U0235713

中国医学发展系列研究报告

物理医学与康复学进展

【2015—2018】

中 华 医 学 会　编著

岳寿伟　何成奇　主编

中华医学电子音像出版社
CHINESE MEDICAL MULTIMEDIA PRESS
北 京

图书在版编目（CIP）数据

物理医学与康复学进展：2015—2018/ 岳寿伟，何成奇主编；中华医学会编著 . —北京：中华医学电子音像出版社，2018.8

ISBN 978-7-83005-018-4

Ⅰ . ①物… Ⅱ . ①岳… ②何… ③中… Ⅲ . ①物理医学②康复医学 Ⅳ . ① R454 ② R49

中国版本图书馆 CIP 数据核字 (2018) 第 171051 号

物理医学与康复学进展【2015—2018】
WULI YIXUE YU KANGFUXUE JINZHAN【2015—2018】

主　　编：岳寿伟　何成奇

策划编辑：冯晓冬　王翠棉

责任编辑：王翠棉

校　　对：马思志

责任印刷：李振坤

出版发行：中华医学电子音像出版社

通信地址：北京市东城区东四西大街 42 号中华医学会 121 室

邮　　编：100710

E - mail：cma-cmc@cma.org.cn

购书热线：010-85158550

经　　销：新华书店

印　　刷：廊坊市佳艺印务有限公司

开　　本：889 mm×1194 mm 1/16

印　　张：31

字　　数：780 千字

版　　次：2018 年 8 月第 1 版　　2018 年 8 月第 1 次印刷

定　　价：180 元

版权所有 侵权必究

购买本社图书，凡有缺、倒、脱页者，本社负责调换

内 容 简 介

　　本书为"中国医学发展系列研究报告"丛书之一，旨在记录中国物理医学与康复学的创新发展和学科建设，以期对该专业后续发展起到良好地指导和推动作用。全书分为学科发展、学术进展和精选文摘三大部分：第一部分（第一至第三章）介绍了中国物理医学与康复学的发展史、学科现状及物理医学与康复学分会的组织架构，力求让读者能很快地了解学科的发展历史及现状；第二部分（第四至第十章）回顾了近 3 年该专业领域研究的总体概况，涵盖脑卒中康复进展、颅脑损伤康复进展、脊髓损伤康复进展、肌肉骨骼康复进展、重症康复研究进展、心肺康复进展和儿童脑性瘫痪康复进展，系统回顾了各个领域的研究工作与成果，力求让读者迅速把握我国物理医学与康复学者当前的研究热点及成就；第三部分（第十一章）精选了该专业内具有较高水平的优秀论著，进行评述，切实分析该研究的先进性和科学性等特点，通过分析国内外差距并对今后研究方向予以点评。本书全面反映了近 3 年我国物理医学与康复学的研究进展，为读者提供康复研究的学术盛宴，以启迪思路、继往开来。

中国医学发展系列研究报告
物理医学与康复学进展
编委会

主　　审　励建安　顾　新

主　　编　岳寿伟　何成奇

副 主 编　刘宏亮　黄晓琳　王宁华　张志强

编　　委　（以姓氏笔画为序）

王宁华　北京大学第一医院

王宏图　天津市环湖医院

王楚怀　中山大学附属第一医院

丛　芳　中国康复研究中心北京博爱医院

刘宏亮　陆军军医大学西南医院

牟　翔　空军军医大学西京医院

李红玲　河北医科大学第二医院

李建华　浙江大学医学院附属邵逸夫医院

何成奇　四川大学华西医院

张长杰　中南大学湘雅二医院

张志强　中国医科大学附属盛京医院

陈丽霞　北京协和医院

岳寿伟　山东大学齐鲁医院

顾　新　北京医院

黄晓琳　华中科技大学同济医学院附属同济医院

谢　青　上海交通大学医学院附属瑞金医院

谢欲晓　中日友好医院

潘　钰　清华大学附属北京清华长庚医院

参编人员　（以姓氏笔画为序）

马　超　中山大学孙逸仙纪念医院

马丙祥　河南中医药大学第一附属医院

马跃文　中国医科大学附属第一医院

王　朴　上海交通大学医学院附属瑞金医院

王　璐　江苏省人民医院

王瑜元　复旦大学附属华山医院

王熠钊　华中科技大学同济医学院附属同济医院

尹　珏　中日友好医院

卢淑卿　佳木斯大学康复医学院

史姗姗　佳木斯大学康复医学院

白玉龙　复旦大学附属华山医院

戎　荣　江苏省人民医院

曲玉娟　山东大学齐鲁医院

朱思忆　四川大学华西医院

刘　洋　中南大学湘雅二医院

刘师宇　佳木斯大学康复医学院

刘守国　江苏省人民医院

江　山　解放军总医院第一附属医院

阮雯聪　浙江大学医学院附属儿童医院

杜　青　上海交通大学医学院附属新华医院

孙晓龙　空军军医大学西京医院

李红玲　河北医科大学第二医院

李明月　中山大学附属第三医院

李晓捷　佳木斯大学康复医学院

李海峰　浙江大学医学院附属儿童医院

李瑞星　河南中医药大学第一附属医院

励建安　南京医科大学第一附属医院

吴　涛　浙江大学医学院附属邵逸夫医院

吴　毅　复旦大学附属华山医院

怀　娟　山东大学齐鲁医院

迟茜茜　中国康复研究中心北京博爱医院

张　岩　天津市医科大学总医院

张　皓　中国康复研究中心北京博爱医院

张　霞　北京大学第三医院

张小年　中国康复研究中心北京博爱医院

张长杰　中南大学湘雅二医院

张媛媛　天津医科大学

陆　晓　江苏省人民医院

陆　敏　华中科技大学同济医学院附属同济医院

陈　红　华中科技大学同济医学院附属同济医院

陈　曦　中山大学附属第三医院

茅　矛　江苏省人民医院

周　璇　上海交通大学医学院附属新华医院

庞　伟　佳木斯大学康复医学院

赵肖奕　北京协和医院

胡昔权　中山大学附属第三医院

侯景明　陆军军医大学西南医院

倪莹莹　广东三九脑科医院 / 暨南大学医学院附属脑科医院

高　崇　天津市海滨医院

郭　琪　天津医科大学

黄　怀　广州军区广州总医院

彭慧平　福州总医院

谢晓娟　福建中医药大学

谢鸿宇　复旦大学附属华山医院

蔡小娥　清华大学附属北京清华长庚医院

翟晓雪　清华大学附属北京清华长庚医院

潘　钰　清华大学附属北京清华长庚医院

魏　全　四川大学华西医院

评述人员

文摘编写　（以姓氏笔画为序）

马　将　　马红鹤　　王　帅　　王文春　　王永慧　　王红星

王萍芝　　尹　昱　　卢红建　　乔鸿飞　　刘　刚　　刘　昊

刘　剑　　刘汉军　　江　山　　巫嘉陵　　李　哲　　李海峰

李旭红　　李燕云　　李燕如　　杨德刚　　吴　涛　　吴军发

吴欣桐　　余　波　　张　路　　张立新　　张逸仙　　张富强

陈　彦　　郄淑燕　　周　停　　赵利娜　　索　吕　　夏文广

徐　阳　　徐　薇　　徐开寿　　殷　樱　　郭　风　　郭　琪

唐　迪　　黄丽萍　　康治臣　　蒋东生　　喻锦成　　傅永旺

鲁雅琴　　曾凡硕　　潘　雷　　魏　全

评述专家（以姓氏笔画为序）

马　超　　马红鹤　　王　彤　　王　强　　王宏图　　尹　勇

朱　宁　　刘　楠　　Howe LIU（刘浩）　　刘汉良　　刘忠良

许光旭　　孙强三　　阳初玉　　李　玲　　李红玲　　杨万章

杨名霞　　肖　农　　吴　文　　吴　毅　　吴　霜　　何　竟

沈岳飞　　宋　嵘　　张　路　　张长杰　　张巧俊　　张立新

张安仁　　张志强　　张听雨　　张继荣　　张富强　　陆　晓

陈　红　　陈文华　　陈启波　　陈卓铭　　陈新野　　岳寿伟

赵利娜　　贾子善　　夏文广　　倪朝民　　郭钢花　　郭铁成

桑德春　　黄丽萍　　黄晓琳　　符　俏　　梁　英　　彭争荣

雄　鹰　　谢欲晓　　虞乐华

学术秘书　高　强　怀　娟

序

习近平总书记指出："没有全民健康，就没有全面小康"。医疗卫生事业关系着亿万人民的健康，关系着千家万户的幸福。随着经济社会快速发展和人民生活水平的提高，我国城乡居民的健康需求明显增加，加快医药卫生体制改革、推进健康中国建设已成为国家战略。中华医学会作为党和政府联系广大医学科技工作者的桥梁和纽带，秉承"爱国为民、崇尚学术、弘扬医德、竭诚服务"的百年魂和价值理念，在新的百年将增强使命感和责任感，当好"医改"主力军、健康中国建设的推动者，发挥专业技术优势，紧紧抓住国家实施创新驱动发展战略的重大契机，促进医学科技领域创新发展，为医药卫生事业发展提供有力的科技支撑。

服务于政府、服务于社会、服务于会员是中华医学会的责任所在。我们从加强自身能力建设入手，努力把学会打造成为国家医学科技的高端智库和重要决策咨询机构；实施"品牌学术会议""精品期刊、图书""优秀科技成果评选与推广"三大精品战略，成为医学科技创新和交流的重要平台，推动医学科技创新发展；发挥专科分会的作用，形成相互协同的研究网络，推动医学整合和转化，促进医疗行业协调发展；积极开展医学科普和健康促进活动，扩大科普宣传和医学教育覆盖面，服务于社会大众、惠及人民群众。为了更好地发挥三个服务功能，我们在总结经验的基础上，策划了记录中国医学创新发展和学科建设的系列丛书《中国医学发展系列研究报告》。丛书将充分发挥中华医学会88个专科分会专家们的聪明才智、创新精神，科学归纳、系统总结、定期或不定期出版各个学科的重要科研成果、学术研究进展、临床实践经验、学术交流动态、专科组织建设、医学人才培养、医学科学普及等，以期对医学各专业后续发展起到良好的指导和推动作用，促进整个医学科技和卫生事业发展。学会要求相关专科分会以高度的责任感、使命感和饱满的热情认真组织、积极配合、有计划地完成丛书的编写工作。

本着"把论文写在祖国大地上，把科技成果应用在实现现代化的伟大事业中"的崇高使命，《中国医学发展系列研究报告》丛书中的每一位作者，所列举的每一项研究，都是来自"祖国的大地"、来自他们的原创成果。该书及时、准确、全面地反映了中华医学会各专科分会的现状，系统回顾和梳理了各专科医务工作者在一定时间段内取得的工作业绩、学科发展的成绩与进步，内容丰富、资料翔实，是一套实用性强、信息密集的工具书。我相信，《中国医学发展系列研究报告》丛书的出版，让广大医务工作者既可以迅速把握我国医学各专业蓬勃发展的脉搏，又能在阅读学习过程中不断思考，产生新的观念与新的见解，启迪新的研究，收获新的成果。

　　《中国医学发展系列研究报告》丛书付梓之际，我谨代表中华医学会向全国医务工作者表示深深的敬意！也祝愿《中国医学发展系列研究报告》丛书成为一套医学同道交口称赞、口碑远播的经典丛书。

　　百年追梦，不忘初心，继续前行。中华医学会愿意与全国千百万医疗界同仁一道，为深化医疗卫生体制改革、推进健康中国建设共同努力！

中华医学会会长

前　言

　　为贯彻实施《中华医学会第二十五届理事会五年工作规划》，推进落实"精品图书"战略，更好地发挥中华医学会在医学创新、人才培养、技术传播等方面的优势和作用，巩固各专科分会的行业引领地位，中华医学会于2017年6月启动了《中国医学发展系列研究报告》丛书编写计划。丛书旨在充分发挥中华医学会88个专科分会专家们的聪明才智、创新精神，科学归纳、系统总结。定期出版各个学科的重要科研成果、学术研究进展、临床实践经验、学术交流动态、专科组织建设、医学人才培养和医学科学普及等，以期对医学各专业后续发展起到良好指导和推动作用，促进医学科技和卫生事业发展。学会要求各相关专科分会以高度的责任感、使命感和饱满热情认真组织、积极配合、有计划完成丛书的编写工作。为此，2018年3月，中华医学会物理医学与康复学分会组织分会全体专家正式启动了中国医学发展系列研究报告《物理医学与康复学进展【2015—2018】》分册的编写工作。

　　中国物理医学与康复学起始于20世纪20年代。经过近1个世纪的发展和几代人的不懈努力，学科发展日新月异，已成为临床医学的重要组成部分。特别是2008年汶川地震以后，原卫生部先后印发了《综合医院康复医学科基本标准》《综合医院康复医学科建设与管理指南》《康复医院基本标准》《"十二五"时期康复医疗工作指导意见》等一系列的政策性文件，进一步推动了中国物理医学与康复学学科的发展。

　　1978年5月，中华医学会理疗学分会成立。1985年，中华医学会理疗学分会更名为中华医学会物理医学与康复学分会。经过40年的励精图治与砥砺奋进，中华医学会物理医学与康复学分会已拥有6000余名专科会员，58名委员、8个学组，具有较强影响力的组织。40年来，分会始终坚持不忘初心、牢记使命、敢于担当、积极推动中国物理医学与康复学事业的发展，为"健康中国"事业做出了积极贡献。因此，值此中华医学会物理医学与康复学分会成立40周年之际，我们谨以此书纪念专科分会40年的闪亮历程。

　　本书是反映中国物理医学与康复学研究进展的《物理医学与康复学进展》系列的第1本，以学科进展的形式客观记录了中国物理医学与康复学的发展现状，多角度、全方位反映了本专业学者在医疗、教学、科研及学术交流方面的业绩。全书分为学科发展、学术进展和精选文摘述评三大部分：第一部分（第一至第三章）介绍了中国物理医学与康复学的发展史、学科现状及物理医学与康复学分会的组织架构，力求让读者能很快地了解学科的发展历史及现状；第二部分（第四至第十章）回顾了近3年本专业领域研究的总体概况，涵盖脑卒中康复进展、颅脑损伤康复进展、脊髓损伤康复进展、肌肉骨骼康复进展、重症康复研究进展、心肺康复进展和儿童脑性瘫痪康复进展，系统回顾了各个领域的研究工作与成果，力求让读者迅速把握我国物理医学与康复学学者当前的研究热点及成就；第三部分（第十一章）精选了本学科内具有较高水平的优秀论著，进行评述，切实分析该研究的先进性和科学性等特点，通过分析国内外差距并对今后研究方向予以点评。本书的参考文献主要为 2015 年 1 月 1 日至今中国学者发表的康复基础与临床研究的中英文文献。通过对这些研究的整理和综述，全面反映近年我国物理医学与康复学的研究进展，为读者提供康复研究的学术盛宴，以启迪思路、继往开来。

在此，我们要感谢奋战在康复医学医教研一线的学者们！您们一篇篇宝贵的学术论文是本书的源头；感谢悉心为本书精心撰稿的所有专家们！您们百忙之中的挑灯夜战与严谨谋篇是本书如期收官的重要保障；感谢为本书精选文摘撰写述评的专家们！您们的真知灼见为本书增光添彩；感谢为本书审稿校对付出辛勤工作的老师们；特别感谢中华医学会副会长饶克勤教授的指导，感谢中华医学会电子音像出版社编辑部的老师们，正是他们的努力才使本书得以如期与读者见面。

由于这是我们专业委员会的第一次尝试，编写时间仓促，书中难免错漏不足之处。敬请各位同行专家、老师及读者提出宝贵意见，给予批评斧正，不胜感激！

岳寿伟　何成奇

2018 年 6 月

目 录

第一章　砥砺前行　梦圆康复

——专科分会 40 周年发展历程回顾

一、萌芽与发展

　　物理治疗专业由来已久，我国的针灸、手法等传统治疗已有 2000 余年历史，现代的物理治疗也已有 100 多年的历史。我国首部《物理疗法》专著（图 1-1），由齐鲁大学的恩薇露教授编写，1935 年由中华医学会编译部出版。物理治疗学一直随着现代物理学和工程学的进步而发展。爱迪生发明照明灯泡以后，20 世纪 20 年代出现了红外线治疗。20 世纪 30 年代随着无线电的发明，出现了高频电治疗。随后的几十年内，微波和超声波治疗、功能性电刺激、激光、毫米波治疗的发现和发展也是伴随着科学技术进步而逐步开展、成熟。

　　我国的物理医学起始于 20 世纪 20 年代。中华人民共和国成立前，我国物理治疗与功能康复工作仅在北京、上海、武汉、广州、济南、成都等大城市的少数国家级医院或教会医院（如北京协和医院、齐鲁医院、华西医院）中开展。最早的理疗论

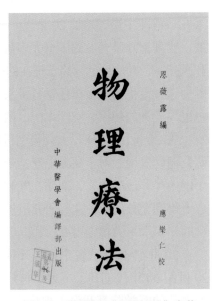

图 1-1　我国首部《物理疗法》专著

著是发表于 20 世纪 20 年代初介绍热疗的启蒙文章"达庵透曼（Diathermia）新疗法"[中华医学杂志，1920，6（4）：202]。后续发表于 1925 年中华医学杂志的"对于体育之我见"[中华医学杂志，1925，1（1）：24]和 1928 年的"光疗法"[齐鲁医刊，1928，8（1）：1]，1929 年的"各种玻璃透过紫外线多寡之比较试验"[中华医学杂志，1929，15（6）：627]，出现了对治疗方法的研究探讨，当时先驱者对物理疗法的探索可见一斑[1-2]。学科建设方面，1923 年，美国物理治疗师 Mary McMillan 来到中国北京协和医院建立了我国最早的理疗室，后改为物理治疗科，开展了电疗、蜡疗、水疗等。同期恩薇露受英国教会的派遣来到济南在齐鲁大学建立了物理治疗科，之后陆续有国外专家在国内各地开展临床医疗，同时也为我国培养了医师、护士等物理治疗专科人才。广泛的专业知识、严谨的医疗作风及积累的相关文献，都为 20 世纪 50 年代我国物理医学与康复学的发展做出了不可忽视的贡献。

　　我国近代物理疗法起源近百年，真正的蓬勃发展还是 20 世纪 50 年代，也就是中华人民共和国成立之后。由于国家采取了走出去和请进来的办法，自 1950—1958 年苏联先后派出多批理疗专家来华工作。在国家卫生部的支持下，选派人员去苏联系统学习理疗、体疗、疗养学。自 1951—1955 年

我国先后派出多名地方与部队医师去苏联留学，邹贤华、郭中和、陈景藻、金石正等人获得理疗、疗养、体疗副博士学位后回国，在北京、西安、沈阳等地开展工作。苏联专家还在大连、北京、沈阳等地举办多期培训班，在全国范围选择数百名优秀的青年医师参加学习。例如，1951年上海华东医院举办理疗人员学习班，学员40人，由国内学者张天民主讲。1950—1952年武汉协和医院附属博医技术专科学校主办2年制理疗学习班培训3期近20人，其后于1953—1955年中南卫生专科学校（校长为姚克方）设半年制理疗班，先后为中南地区培养理疗人员近百人。北京苏联红十字会医院（现北京友谊医院）于1955—1956年先后办2期理疗医师培训班，共培养理疗医师20余名，沈阳医学院受卫生部委托于1955年举办了为期半年的中级医校理疗师资培训班，培训40名教师。1956年，举办了为期10个月的"卫生部高级理疗师资学习班"培训50名高校教师。南方各班及大连、北京、沈阳等班的学员形成了我国近40年来学科发展的骨干。1956年，部队在湖北咸宁举办理疗军医学习班，李维礼、肖萍主讲，培训20余人。经国内原有专家和苏联援华专家的努力，物理治疗学科逐步蓬勃发展，物理治疗学普及到了绝大多数的医学院教学和医院临床中，也普及到了厂矿和大中院校的卫生所和医务室，其广度远远高于现在的康复医学。20世纪50—60年代许多物理治疗科都是先进红旗科室，因为选择了优秀人员担任学科带头人。当时的物理治疗和体育治疗不仅人员多，而且质量也高。不仅将世界先进的超声、空气离子、微波、肌电图、生物反馈等及时引进到了我国，而且有不少创新。

在20世纪50年代大规模引进物理医学与康复学以后，20世纪60年代早期，我国对于理疗学的研究蓬勃发展，对于高频电疗、药物离子导入疗法、紫外线治疗、空气离子治疗等都有详尽研究，对于国内疗养地的水文、地质、气候都有比较广泛系统研究。论文发表数量和质量的跃进可以从各种杂志上得到充分反映。这些研究虽然没有超越国外的突破性成果，但是已使得国人对于物理医学与康复学的知识水平大幅度提高，为以后的学科创新奠定了基础。

20世纪60年代各个地区开始进行学术交流，在各级医学会下纷纷成立理疗学组或者体疗学组。20世纪60年代创刊了《理疗与疗养》杂志，标志着学科的成熟和独立。直到20世纪60年代中期，大多数的医学院都开设了理疗或医疗体育课程，所有大中城市医院、大型厂矿医院，甚至大的卫生所，都有大小不同的理疗科室。国外所有的物理疗法几乎都在国内开展，包括间动电流、干扰电流、调制中频电流、空气离子治疗。治疗病种也非常丰富，内、外、妇、儿、眼、耳、鼻、喉、神经、皮肤等疾病都应用了理疗。

20世纪70年代最大的创举就是针刺麻醉。临床方面既有腹部大手术的观察，也有开颅手术的经验。在动物实验上对于针刺刺激的部位（穴位）、频率、强度、时间都进行了系统研究。既有不同脑结构的电生理学观察，也有脑组织的多种生物化学变化的记录。这两者都是今日医学生物学研究的两大领域。虽然现在针刺麻醉很少使用了，但是由针刺麻醉启动的电生理学研究，推动了我国疼痛研究的发展和电生理学的发展。磁疗的发展推广也始于这一时期，由于它简单、便宜，所以普及非常迅速。激光医学从20世纪70年代初开始在国内萌芽，它一开始就是弱激光和强激光并举，最后形成目前的格局。弱激光治疗基本上是理疗科掌握，强激光治疗由各个专科掌握。此外，光敏治疗也是这一时期的成果，康复理疗科和各专科都在使用。对于这三项技术，当时的理疗医师发挥了自己的特长，进行了许多基础研究，研究物理因子的生物学效应和应用技巧。

20世纪80年代初，我国引入了现代康复医学的概念，医学模式也从单纯生物医学模式逐步向生物－心理－社会模式转变，从治疗疾病到疾病与功能并重，并转变到加强功能训练，极大地改变了医务人员的思维与行为模式，同时也促进了物理医学的发展。康复医学虽然内容广泛，参与的专科人员众多，但是它的最大量的日常治疗活动，或者说核心治疗仍然是器械治疗和运动治疗。因此，随着康复医学的发展，物理治疗和理疗器械领域又迎来了新的生机。20世纪80年代是丰富多彩的年代。最大贡献应当说是发明了我国有自主知识产权的电脑中频，它简化了低中频电治疗，使之成为从医院到家庭都适用的疗法。这一时期还推广了远红外线，使远红外线治疗成为比电脑中频电治疗更加普及的物理治疗。高温治癌和激光治疗研究也是这一时期的重要进展。我国的物理治疗迅速普及，为我国的卫生保健事业做出了巨大的贡献。

到20世纪90年代末，我国的物理医学经过了近20年的学习和摸索，完成了物理医学向物理医学与康复学的转变。建立了专科医师认证制度、硕士研究生及博士研究生培养制度、治疗师学校和治疗师职称考试制度等等。从业人数之多，人员素质之高，整个学科的学术地位和社会地位都是以往不可比拟的，学术水平大步提高，许多方面接近国际水平。

教育与教材方面，1952年卫生部组织全国各地学者翻译出版苏联巨篇名著《理疗学基础》，成为学科成员的必备教材。其后又有一些专著翻译出版，如《临床实用理疗学》（金正均等译）、《理疗学》（中专教材，南登崑译）、《理疗学手册》（孙星炯译），朱霖青编写的《理疗与按摩》，舒昌达编写的《临床电疗学》。1953年，上海同济大学医学院张天民医师被卫生部确认为我国第1名理疗学副教授，并于20世纪30年代受培训于北京协和医院美籍物理治疗专家，奉行"伤而不残、残而不废"的宗旨，在临床、教学方面做出了很大贡献，积极工作，培养人才。1953年，朱霖青编写的《理疗法》（人民卫生出版社）是我国第1本论述理疗的专著。1984年，郭万学主编的《物理治疗学》，也是人民卫生出版社出版，150万字，是一本理疗学的通著，全面论述了物理治疗学（包括体疗和疗养）的各个治疗因子及其各个方面。1987年，缪鸿石将理疗学中的光电疗部分扩展为"电疗与光疗"，这是国内专家写的论述光电疗最深入的著作[3]。

二、分会发展史

从20世纪50年代开始，随着物理治疗专业在全国普遍开展，成立自己的专科学术组织成为大势所趋、众望所瞩，经北京地区骨干分子的积极酝酿和申请，中华医学会第十五次常务理事会批准，1958年5月22日中华医学分会理疗学会筹备委员会在北京小汤山疗养院成立，由郭万学任筹备委员会主任委员、邹贤华为副主任委员，委员有黄厚朴、鲁一民、蒋惠中、郝福安、李芳，后又补充陈子元。与此同时，举行了由数十名代表参加的全国性学术会议，进行了首次全国范围的学术交流。会后原来由汤岗子疗养院出版的地方性专业季刊《理疗与疗养》改为全国发行，各省市先后陆续成立地区性分会组织，物理治疗的医疗、教学、科研工作在全国各地迅速开展起来。

20世纪50年代后期，超声诊断医学发展，初起时有相当一部分工作在理疗科开展。1961年10月在理疗学分会筹备委员会中成立超声诊断学组，组长为郭万学。学组在北京召开了第一次全国性超声诊断学术交流会。

20世纪60年代初期，我国电诊断与肌电图检查技术，由我学科专家张天民、李维礼、汪荫棠、陈达光、沈定国先后在武汉、广州、呼和浩特、北京等地开展，取得一些重要成果，推动了全国临床神经电生理技术的发展，成为物理医学学科的重要组成部分。

1963 年，卫生部成立了理疗、疗养、体疗专题小组，研究制定我国本学科发展的十二年规划。董炳琨为组长，分会负责人及专家王立民、郭万学、陈子元、张天民、陈达光、杨子彬、邹贤华、张玉秀为组员，成为卫生部的咨询和工作机构。

1964 年，由全国 38 名会员、专家首次合作撰写内容全面的长达 150 万字的参考书《理疗学》于 1965 年完成初稿，拟提交出版社出版。

1966 年以前，我国的理疗向物理医学稳步发展。但"文革"期间我国理疗事业受到很大的冲击和挫折，大批专业人员被下放或转科，科室被缩减或关闭，学会的学术活动和各项工作先后停顿。

20 世纪 70 年代中期，各地物理医学与康复学科的专业工作逐渐在各地恢复。分会组织对《理疗学》初稿进行了修改补充，先由小汤山疗养院内部出版发行。此外，还出版了《实用理疗学》《临床理疗学》等书籍。1978 年全国科技大会的召开，迎来了科学春天的《理疗学》的内部版本获大会奖，党的政策激励人心，会员们积极性高涨，纷纷要求恢复分会组织和学术活动。

随着改革开放大潮，物理医学进入深入发展的阶段。1978 年 5 月 27—31 日，在中华医学会领导下，在辽宁省鞍山市汤岗子疗养院召开了全国地区性理疗学术会议。这次大会是第一次全国性学术大会。会议收到论文 389 篇，到会正式代表 231 名，大会宣读论文 45 篇。会议期间正式成立了中华医学会理疗学分会，选举了第一届委员会，委员共 35 名，推举郭万学为主任委员，邹贤华、张玉田为副主任委员，陈子元、杨子彬、张缙熙、蒋惠中、鲁一民为常务委员，缪鸿石、谭维溢为秘书。在此后几年中陆续增补了 5 名委员，共 40 名委员。委员会下设理疗、疗养、体疗、超声诊断 4 个学组，还成立了《中华理疗杂志》编辑委员会，将原《理疗与疗养》杂志改为《中华理疗杂志》，编辑部设在鞍山汤岗子疗养院。总编辑为张玉田，副总编辑为郭万学、王立民，后补充金石正。1978 年 10 月 20 日出版《中华理疗杂志》创刊号，为季刊，该杂志主要刊登物理治疗的实验研究与临床应用的论著。根据委员会的决定，1979 年 9 月 20 日在河北医学院成立《中华物理医学杂志》编辑委员会，总编辑为冯经义，副总编辑为郭万学、杨子彬、邹贤华、梁惠英。1979 年 9 月 20 日出版《中华物理医学杂志》创刊号，为季刊。该杂志主要刊登超声诊断、磁学、电子显微镜技术、电子计算机技术、激光及有关物理新技术在医学中的应用与研究的论著。为物理医学与康复学科此后的发展奠定了组织上的基础，创立了学术交流的条件。从此全国学术气氛更加活跃，物理治疗得到更加广泛的应用和发展，通过研究和引进又建立和开展了许多新的物理治疗和诊断技术，学科的发展再次进入高潮。

同一时期，受卫生部委托，以汤岗子理疗医院为基地，自 1979 年开始，每年举办 1 期全国理疗医师进修班，每班学员数十名，每期学习 1 年，为全国培养了大批人才，成为学科的新生力量。我国学者注意到国外现代康复医学的发展，组织了现代康复医学知识的学习，并开展了国内外学术交流，许多医院的理疗科及其他临床医学科的医技人员纷纷学习康复医学的理论和技术，掀起了发展康复医学的高潮。许多综合医院的理疗科改建或扩建为物理医学与康复科（或称康复医学科、康复理疗科）。许多省市建立了康复中心或康复医院，其中中国康复研究中心是当时国内规模最大的康复专科机构。

分会正式成立之后，全国的学术氛围活跃，先后出现了不少物理治疗和诊断的新技术，如：黑光灯疗法、远红外线疗法、激光疗法、调制中频电疗法、恶性肿瘤的高频电热疗法、空气负离子疗法、冷冻疗法、中频电诊断、红外线热像图诊断等，磁疗、医疗体育和超声诊断也有较快的发展。本阶段先后召开了全国性物理治疗及超声诊断专题学术会议 9 次。1981 年，在武汉同济医科大学创建了医学信息季刊，《国外医学：物理医学与康复医学分册》（初名《物理医学与运动医学分册》），由南登崑任主编。1983 年南京总医院理疗科的会员们汇编出版了 1920—1981 年"理疗中文文献索引"，为同道们查阅专业资料提供了很好的工具。1980 年由朱霖青主编中英医学百科全书《理疗学分册》，组织我分会成员近 20 人参加编写，编写过程中还初步理顺了本学科专业名词。该书于 1986 年印刷发行。此外还编写出版了《电疗与光疗》《理疗手册》《简易理疗》等书籍。

1984 年 5 月 14—18 日，在安徽省合肥市召开了第二次全国理疗学术会议，会上由专家报道了学科的发展趋向。会议期间改选了分会的委员会，成立第二届委员会，选出委员 39 人，推举邹贤华为主任委员，南登崑、缪鸿石为副主任委员，还有司福厚、乔志恒、陈化民、陈景藻、高良恕、梁惠英、黄美光、谭维溢为常务委员，谭维溢、殷秀珍为秘书。委员会聘请王立民，朱霖青、李维礼、郭中和为顾问。委员会下设物理诊断、物理治疗、专科康复与疗养 4 个学组。

1985 年，《中华理疗杂志》编辑委员会改组，成立第二届编辑委员会，总编辑张玉田，副总编辑缪鸿石、王立民、黄美光、金石正。1987 年调整为：顾问张玉田、王立民，总编辑邹贤华，副总编辑周从家、缪鸿石、金石正、刘政达。同年，《中华物理医学杂志》编辑委员会改组，成立第二届编辑委员会。总编辑何瑞荣，副总编辑邹贤华、梁惠英、刘洪祥。

1984 年，缪鸿石副主任委员参加了由卫生部派出的我国第 1 个康复医学考察团赴美国考察、回国后在《中华理疗杂志》上著文介绍国外物理医学与康复学发展的情况。此后各地又有多位专家，包括主任委员邹贤华教授赴美国、日本、加拿大、澳大利亚、菲律宾等国参观考察或进修，或参加国际学术会议，学习国外开展康复医学的先进经验。在国际康复医学事业迅速发展的影响下，在原有物理治疗、运动医学、疗养医学、伤残军人康复和中国传统康复的基础上，中国的现代康复医学事业在 20 世纪 80 年代中期逐渐兴起和发展起来，国内一些大中型医院的理疗科室、疗养院加强了康复医疗工作。很多医院先后在原理疗科的基础上扩建成立康复医学科，在第二届全国学术会议上出现了有关康复医疗的论文报道，并在分会中成立了专科康复学组。面对物理医学与康复（康复医学）事业迅速发展的趋势，分会委员会曾多次组织不同规模，不同内容、形式的会议讨论我国开展康复事业的一些重要举措，做了大量工作。

为顺应学科的发展，使名实相符，经中华医学会常务理事会讨论，中华医学会理疗学分会于 1985 年 6 月申请更名为中华医学会物理医学与康复学分会，报送科学技术协会并于 1985 年 9 月 15 日获得批准。同期，国内还先后建立了中国康复医学会、中国残疾人康复协会，出版了《中国康复医学杂志》《中国康复》等期刊及许多有关康复医学的译著与专著。此后，全国各省市分会的专科学会及许多省市的大中型医院理疗科也随之扩建更名。由于超声医学的发展，1986 年 2 月 16 日中华医学会批准成立中华医学会超声医学分会，第一届主任委员为任建方，自此超声诊断学组从我分会分离出去。

1986 年 6 月，由分会领导人建议创办了《中国康复杂志》，为季刊，成为本学科的一个重要阵地。该刊由中国残疾人联合会领导、资助，同济医科大学承办，南登崑任主编。本阶段国内出现了许多有关神经系统、运动系统、呼吸系统疾病康复的工作经验报道、还打破了过去认为的禁区，取得了冠心病、心肌梗死和冠状动脉旁路移植术后的康复，光敏诊治恶性肿瘤，高频高热治疗恶性肿瘤的成功经验。红外线、激光、调制中频电、音乐电、生物反馈、中频电诊断等新技术、新设备进一步丰富了物理治疗、物理诊断的手段。计算机技术于 1985 年首先应用于中频电治疗仪，受到广大医务人员和患者的欢迎。紫外线、经皮电刺激等设备的小型化也方便了基层卫生机构和家庭的应用。医务人员与工程技术人员合作研制了许多物理疗法、运动疗法的治疗设备，进一步满足医疗、教学、科研工作的需要[4]。

经分会向卫生部提出在高等医学院校中开设康复医学课程的建议报告后，卫生部科教司于 1984 年发出了在高等医学院校增设康复医学课程的文件，要求"全国高等医学院校增设康复医学课程，时数不超过 40 个学时，作为必修课、选修课或讲座"。发文后全国有 23 所高等医学院校开设了康复医学课程，使康复医学基本知识在医学生中得到普及。

此外，分会于 1984 年向卫生部呈送了在全国培养专业人才、调整医院康复科人员编制的建议报告。1985 年还组织了 10 余名委员和会员专家撰写出我学科 2000 年发展计划。这些工作对卫生部领导康复医学事业工作起了参谋作用。

1987 年，在中华医学会医学名词审定委员会的领导下，组成了物理康复名词审定组，邹贤华任组长，周士枋、南登崑、缪鸿石、谭维溢为组员，后补充徐绍仪为组员，谭维溢为副组长。小组成立后开始着手专业中英文名词的汇编和修订。

1986 年，由陈仲武任主编，南登崑任副主编的《中国医学百科全书·康复医学分卷》完成编写，于 1988 年出版。

1988 年，分会 20 名会员参加了全国近百名专家合著的第一本大型（160 万字）康复医学参考书《中国康复医学》的编写，卓大宏、缪鸿石分别任主编、副主编。该书汇集了康复医学基本理论和国内外康复医学的新技术，于 1990 年出版。在副主任委员南登崑的组织下，全国 40 余名会员编译了世界康复医学巨著《克氏康复医学》，全书 84 万字，于 1990 年出版。各省市分会的会员们也纷纷编著出版了许多专业书籍。这些书籍的出版为我国的康复医学工作者提供了宝贵的资料和教材。

1989 年 10 月 11—14 日在陕西省西安市召开了第三次全国物理康复学术会议。会议期间改选分会委员会，成立第三届委员会，选出委员 40 人，推举缪鸿石为主任委员，南登崑、谭维溢、吴宗耀为副主任委员，乔志恒、李晶、邹贤华、周淑梅、郭志英、徐衡、唐德修、殷秀珍、黄美光为常务委员，殷秀珍为秘书，委员会聘请司福厚、陈化民、高良恕、梁惠英为名誉委员。委员会下设康复评定、物理治疗、运动疗法、继续教育、疗养 5 个学组。

1990 年，《中华理疗杂志》编辑委员会改组，成立第三届编辑委员会，总编辑缪鸿石。副总编辑徐国忠（以后调整为张黎明）、金石正、刘政达。《中华物理医学杂志》编辑委员会也同时改组，成立第三届编辑委员会，总编辑何瑞荣，副总编辑南登崑、任建方、邹贤华、徐智章。

为加快我国年轻的康复医学事业发展，第三届委员会着重抓了人才的培养。从 1990 年起由分会与中国残疾人联合会、中国康复研究中心联合举办了全国在职康复医师继续教育培训班，主任委员缪鸿石亲自负责这个班的工作。到 1994 年共办了 5 期，学员 250 余人，包括 113 名高级职称的医师。分会及各省市分会的委员及《中华理疗杂志》编委大部分都参加过这个培训班。在原卫生部和世界卫生组织西太区的领导下，武汉同济医科大学同济医院与世界卫生组织中国香港康复合作中心联合，在分会副主任委员南登崑的主持下，自 1989 年 9 月起举办 WHO 康复医师培训班 5 期，每期 1 年，有

223 名除西藏外全国各省市的康复医学医师毕业。广州中山医科大学于 1987 年被确认为世界卫生组织康复合作中心，武汉同济医科大学于 1990 年 8 月被确认为世界卫生组织康复培训与研究合作中心。1987 年学位的学科名称经过争取改为理疗学与康复学。自 1983—1994 年，同济医科大学、中国医科大学、湖南医科大学、第四军医大学、第三军医大学、第二军医大学、中山医科大学、中国人民解放军总医院等院校先后共培养毕业硕士研究生 70 余名。在此基础上，几家军事院校先后申请建立博士研究生培养点。1994 年批准第三军医大学成立本学科第 1 个博士研究生培养点，为我国培养有高学位称号的高级专业人才开辟了一条新的途径。在分会会员的共同努力下，几年来为全国培养了大批高级和中、初级专业人员，使得在职人员知识更新，年轻人才补充，壮大了专业队伍。

在本阶段又出现了一些新型的物理治疗方法，各地较普遍地开展了神经科和骨科伤病的康复治疗和康复评定。重庆西南医院、武汉同济医院、天津医科大学总医院、辽宁省人民医院等先后开设了康复科病房，占有床位 10~40 张，开创了在综合医院开设康复病房的先例。

为解决高等医学院校康复医学教学的需要，副主任委员南登崐和主任委员缪鸿石组织全国 16 所高等医学院校的 32 名会员专家共同编著了高等医学院校参考教材《康复医学》，1993 年出版，发行数万册。20 世纪 90 年代初期，全国各地还出版了不少专业书籍，如：南京军区总医院续编的《1982—1989 年物理医学与康复中文文献索引》，还有《康复医学词典》《物理医学与康复》《康复医疗手册》《临床电疗与光疗》《电疗与光疗（第 2 版）》《实用理疗学（第 2 版）》《实用理疗手册》《理疗器械原理与维修》《常用运动处方》《实用社区康复医疗》《社区康复教材丛书》（甲种本）及（乙种本）、《中国病人家庭康复图解》等书。主任委员缪鸿石主编达 200 万字的大型康复医学参考书《康复医学的理论与实践》，全国有 20 余名专家参加编写。这些书籍的编辑出版大大活跃并丰富了专业领域。

1993—1994 年分会的部分专家还参与了卫生部康复医疗机构的设置标准和管理条例的起草与制订工作，为康复医疗机构管理的立法打下基础。本阶段分会工作使物理医学与康复专业在广度和深度方面有了进一步的发展。

1994 年 5 月 31 日至 6 月 2 日在北京市召开了第四届全国物理康复学术会议，收到论文 528 篇，到会正式代表 215 人。大会专题报告 2 篇，大会宣读论文 13 篇，分组交流论文 251 篇。会议期间改选了分会委员会，成立第四届委员会，选出委员 44 人，另有中青年委员 10 人，推举南登崐为主任委员，缪鸿石、谭维溢、吴宗耀为副主任委员（谭维溢为常务副主任委员），于淑芬、华桂茹、吴慧敏、李晶、周万松、周淑梅、范维铭、郭志英、殷秀珍为常务委员，李晶、郭正成为秘书。委员会下设康复治疗、康复评定、教育培训 3 个学组。

为了向先进地区学习、以推动分会进一步向纵深发展，分会成员先后去美、日、德、澳、加等地区参观考察。先后参加康复国际（Rehabilitation International，RI）、国际康复医学会（International Rehabilitation Medicine Association，IRMA）、国际物理医学与康复学会（International Federation of Physical Medicine and Rehabilitation，IFPMR）等世界大会，获取大量信息，加强了与国外联系，为走向世界奠定了有利的基础。

为了进一步学习国外康复医学的先进理论与技术，各地先后与国外康复医疗机构合作，进行专业人员的培训，如北京协和医院自 1982 起与澳大利亚坎伯兰卫生科学院展开了为期 10 年的医疗、教学方面的合作、引进"澳氏手法"治疗颈椎病、肩关节疾病、腰腿痛，并举办多次全国学习班；北京医科大学第一医院 3 次请中国香港物理治疗学会专家来举办颈椎病、偏瘫与脑外伤、热塑夹板等康复技术进修班；辽宁省康复中心和汤岗子理疗医院与世界卫生组织、中国香港康复学会联合举办脑卒中康复培训班等。这些学习班都面向全国招生，扩大了培养面。

本阶段在专业书籍编著方面又有新的进展，如《新编物理治疗学》出版、《康复医学理论与实践》于 1995 年定稿付印。分会物理康复名词小组经 6 年的努力，对初稿多次反复修改补充，2 次扩大征询范围，于 1995 年定稿送审。期刊方面中国康复研究中心创办了《中国康复医学理论与实践》。

经前两届委员会的努力争取，专科分会的命名已从"理疗学会"更名为"物理康复学分会"。第四届委员会为了促进学科的发展，进一步与国际接轨，再次申请更名为"物理医学与康复学分会"。1995 年 6 月 29 日，经中华医学会第二十一届第四次常务理事会审议，批准分会更名的申请，分会全称改为中华医学会物理医学与康复学分会（Chinese Society of Physical Medicine and Rehabilitation）。在本届委员会任期内举行了四次全国性学术会议。

1997 年 5 月，康复教育与培训学组在湖北十堰召开了全国康复医学教育研讨会，参会者 20 人，讨论了全国康复医学教育的现状与今后工作。会后向卫生部递交了两份报告，对今后高等医学院校康复医学教育和修改参考教材《康复医学》提了建议。

1997 年 9 月，康复评定学组在四川成都召开了第二次全国康复评定学术会议，参会者 50 人，会议交流了有关偏瘫、骨关节疾病的康复评定经验。

为了进一步开展了对外学术交流活动，专科分会有 10 多位会员参加了国际物理医学与康复学会（International Society of Physical and Rehabilitation Medicine, ISPMR）的第 12 届大会学术活动和国际康复医学会（International Rehabilitation Medicine Association, IRMA）的第 7、8 届大会学术活动。ISPMR 推举专科分会主任南登崑出任理事，接纳分会为团体会员，专科分会第四届委员会委员（共 44 名）均成为会员国会员。各地会员还通过出国短期研修学习，参观访问，请外国专家来华讲学等多种方式进行国际学术交流。

中华医学会 1997 年 7 月举办了中韩医学大会，我专科分会在会场组织了中韩康复医学交流会，中韩双方共有 50 人参会，各有 6 篇论文以英语报告交流，并组织了韩方代表去中国康复研究中心参观。为期 3 天的学术活动组织有序，讨论发言踊跃。

属于物理医学与康复专业范围的《中华理疗杂志》与《中华物理医学杂志》为会员与同道提供了学术交流的园地，随着学科的发展，两本杂志的质量均有较大的提高。《中华理疗杂志》于 1995 年 6 月换届成立第四届编委会，南登崑任总编辑，张黎明、缪鸿石、金石正、谭维溢任副总编辑，编委 55 人，并于 1998 年起由季刊改为双月刊。

康复医学事业发展迅速成为现代医学四个组成部分之一，但中华医学系列杂志中缺乏一本专门的康复医学杂志。自 1979 年创刊已有 20 年《中华物理医学杂志》刊登了大量有关物理医学的理论和技术研究的文章，随着现代康复医学在我国的兴起和发展，也刊登了许多有关康复医学的文章，为了促进物理医学与康复学的学术交流与学科发展，为了使分会杂志名称与分会名称相一致，专科分会于 1995 年 12 月向学会申请将《中华物理医学杂志》更改为《中华物理医学与康复杂志》。1996 年 3 月中华医学会常务理事会通过了对该杂志的更名申请。在学会的领导和支持下，经中华人民共和国科技部、中国科学技术协会、中华人民共和国新闻出版署的批准，该刊自 1999 年第 1 期起更名为《中华物理医学与康复杂志》，成为中华医学会系列杂志中唯一集中刊登物理医学与康复学论文的高级学术期刊。

本阶段还出版了多本专著，如《新编物理治疗学》《临床实用理疗学》《实用物理治疗学》《现代康复治疗技术》《现代康复医学诊疗手册》《脑卒中的康复评定和治疗》《中国理疗疗养康复专著出版概况》等。由南登崑、缪鸿石等 32 名专家教授合著的，1993 年出版的高等医学院校参考教材《康复医学》于 1996 年获卫生部第三届全国优秀教材二等奖、卫生部医药卫生杰出科技著作科技进步三等奖。

多种多样的办学形式为学科培养了大量专业人才。1996 年国家卫生部发布了第 13 号文件《综合医院康复医学学科管理规范》，明确设定了各级医院康复医学学科设置的低限规范要求，在全国各地贯彻实施[5]。多数医学院校（附属医院）建立了康复医学教研室（科）。北京协和医院与澳大利亚坎伯兰卫生科学院、北京协和医院护士学校合作，自 1984 年始，在国内率先开展对康复治疗师的培养，连续开办 3 届理疗康复中专班，每届学期 4 年，毕业获中专文凭，培养的康复治疗师是国内最早的科班康复治疗师，迅速成为全国各地的骨干。全国其他各地也积极开展进修、短期培训教育，使许多人得到知识更新与补充。纳入我国大中专教育计划的有首都医科大学和华西医科大学的医疗系本科生康复专业分流班，安徽医科大学、天津医科大学和首都医科大学的物理治疗技术大专班，武汉同济卫校、湖北咸宁卫校和山西运城卫校的康复治疗中专班。

许多单位在组织在职医技人员培训方面做了大量工作，如：在世界卫生组织的支持下，同济医科大学举办了 1 年制的全国康复医师培训班已达 7 期，培训了康复医师 315 名；设在同济医院的世界卫生组织康复培训与研究合作中心与世界卫生组织香港复康合作中心联合建立了康复资源中心，成为各期培训班已毕业学员的联络交流中心。中国康复研究中心举办的康复医师、治疗师短期培训班，到 1998 年已达 8 期，共培养学员 3376 名。安徽医科大学举办为期 2 年的康复治疗师学习班 3 期。汤岗子理疗医院从 1979 年起举办为期 1 年的全国理疗／康复医师进修班到 1998 年已达 17 期，全国成年人高等教育理疗大专专业证书班已达 4 期。各省市也举办了许多短期的脱产或部分脱产专业学习班。

高级人才的培养也在逐步发展。到 1998 年全国已有理疗与康复学硕士点 9 个，已毕业的硕士研究生近百名。1994 年在第三军医大学建立的我国第 1 个理疗与康复学博士点已毕业博士研究生 5 名。据不完全统计，到 1998 年全国理疗康复专业副主任医师、技师以上人员超过 350 人，他们是学科发展的骨干力量。

在医疗市场发展的推动和会员同道们的共同努力下，学科的发展提高较快，医疗和科研工作都取得新的成果和进展。如：脑卒中的康复已成为我学科的一个重点课题，"康复早期介入"的概念日益加强，提前到 1 个月，直至生命体征稳定后数天。脑卒中康复医疗的内容以偏瘫的运动功能康复为重点，同时进行偏瘫合并症及其他功能障碍的康复，因而大大提高了疗效。许多单位参加了全国"九五"攻关课题"脑卒中早期康复"的研究，颅脑外伤的康复，骨关节疾病康复，冠状动脉旁路移植术后和心肌梗死后康复也都取得了较满意的疗效。

有不少单位研究了康复评定方法，如功能独立性测定（functional independence measure，FIM）的信度、效度和可行性的分析，生活质量的评定量表，诱发电位 P300 对大脑认知功能的评定，平衡仪在神经、骨关节伤病中的应用，等速肌力测定仪的应用等研究也取得了一定成绩。

1998 年 10 月 5—9 日中华医学会第五次全国物理医学与康复学术会议暨首届中青年学术交流会在浙江杭州召开[6]。会议收到论文 331 篇，参会者 200 人，大会上有美国及中国香港、内地专家做了专题报告 13 篇，对学科的发展方向起了引导作用。本次会议特别反映出中青年的新生力量和水平，会议期间举行了中青年学术交流会，论文报告 18 篇，检阅了中青年的水平，评出中青年优秀论文 4 篇并颁奖。大会交流论文全部收入论文汇编，会议反映了国内本专业的新进展、新动态，代表们进一步了解到专科疾病的康复评定和治疗的新经验、物理医学与康复的新技术、新课题研究的进展及有关的基础理论。期间改选了专科分会委员会，成立了第五届委员会，选出委员 42 人，推举谭维溢为主任委员，吴宗耀、吴慧敏、李晶为副主任委员，李晶、王惠芳为秘书，聘请南登崑为名誉主任委员。委员会下设康复治疗、康复评定、康复教育与培训、疗养康复 4 个学组，并推荐了 8 名中青年委员。

本届委员会共举办 3 次全国性学术会议。2000 年 5 月在贵州贵阳举办了全国神经康复学术会议。会议上国内外专家的报告指出了 21 世纪学科的发展方向和任务，专题报告展示了神经康复的新进展及治疗、评定技术的新经验，中青年论坛显示了中青年骨干和学科带头人的干劲、朝气和事业心。2001 年 5 月在重庆举办了全国骨与关节康复学术会议，会议收到论文 218 篇，参会者 194 人。会议的专题报告反映了骨与关节常见伤病的临床诊断与康复评定、康复治疗的新知识、新技术。大会上，中外专家有关疼痛、神经系统伤病、骨关节伤病的康复评定与治疗，以及心脏病康复、老年病康复、物理治疗因子研究、康复工程、康复教育等方面的学术交流。会议还首次开设了中青年英语论文报告专场，并给优秀报告人发了奖。本阶段的这三次大会都属于国家级继续教育项目，参会者反映每次会议都有其特色，有较大收获。此外，1999 年 10 月专科分会与中国电子学会生命电子学分会在上海联合举办了第一届全国毫米波医学应用学术交流会，在基础研究与临床应用、治疗技术方面进行了交流。

本阶段对外学术交流频繁、活跃。2001 年 ISPMR 与 IRMA 合并为 ISPRM。分会仍是新组织 ISPRM 的团体会员，副主任委员吴宗耀出任团体会员理事，励建安为个人理事。我国 20 名学者参加了 2001 年 7 月在荷兰阿姆斯特丹举行的 ISPRM 第一次国际学术会议发表论文 25 篇。2001 年分会还提出承办 2007 年 ISPRM 第四次国际学术会议的申请，虽然由于各种原因，此次申办未获通过，但也在国际上初步显示了我国专业发展的现状。

2000 年 10 月，分会邀请国际 Mckenzie 学院的 Mckenzie 等两位专家来北京举办腰痛的力学诊疗技术学习班，学员 45 人均为中级以上医技人员。广东省物理医学与康复学分会在分会支持下于 2001 年 6 月举办颈腰疾病康复手法治疗学习班后，一些省市也纷纷举办了类似的学习班，丰富了颈肩腰腿痛的康复治疗。

2000 年、2001 年，应中国香港医院管理局的邀请，分会两次各派 4～5 人的代表团赴港参加中国香港复康医学年会，会后对香港几家医院进行了参观访问，我们也邀请中国香港医院管理局的代表团来参加分会的全国性学术会议。

此期的期刊变化包括《中华理疗杂志》自 1999 年起改为大开本。《中华物理医学杂志》的更名已获正式批准；自 1999 年起更名为《中华物理医学与康复杂志》并改为大开本，2000 年起由季刊改为双月刊[7]。1999 年 3 月两本杂志的编委会换届。《中华理疗杂志》第五届编委会由南登崑任名誉总编辑，谭维溢任总编辑，张黎明、金石正、李晶任副总编辑，编委 45 人。《中华物理医学与康复杂志》第五届编委会由何瑞荣任顾问，南登崑任名誉总编辑，吴宗耀任总编辑，缪鸿石、吴慧敏、李贵晨任副总编辑，编委 52 人。两个编委会换届时组织了全体编委专题学习"如何进行期刊的编辑"，讨论编审工作的改进。

2001 年，中华医学会杂志社进行杂志出版工作改革，调整中华医学系列杂志，决定将我学科的这两本杂志合二为一，改为月刊，定名《中华物理医学与康复杂志》。6 月，对 6 个申办杂志的单位进行审核评论后决定将合并后的杂志承办单位改为武汉同济医院。8 月，召开专科分会正副主任委员、在京常务委员及原两本杂志正副总编辑协商会，与会者及原《中华理疗杂志》承办单位领导兼副总编辑一致同意在两本杂志合刊后将原两本杂志编委会合并，稳定过渡。合刊后的《中华物理医学与康复杂志》第五届编委会由裘法祖、Johnson EW、何瑞荣任顾问，南登崑任名誉编辑，谭维溢、吴宗耀任总编辑，李晶、李贵晨、吴慧敏、张黎明、金石正任副总编辑，编委 85 人。为方便工作，在武汉设立一个专家编审小组，协议编辑工作。10 月国家科学技术委员会、新闻出版总署等有关部门正式批准合刊后的新刊正式出版。在承办单位编辑部、编委、会员和同道们的共同努力下，合刊后的《中华物理医学与康复杂志》自 2002 年 1 月起正式按月出版，兼具原来两杂志的内容，成为中华医学系列杂志中唯一的物理医学康复学（康复医学）专业的杂志。

专著方面，集体编著的大型参考书有：《中国康复医学诊疗规范（上、下册）》《康复医学理论与实践（上、下册）》《物理治疗学全书》《现代物理治疗学》《实用康复医学》《实用瘫痪康复》等。集体编著的教科书有：原卫生部全国高等医药教材建设委员会组织出版的、五年制、七年制共用的面向 21 世纪课程规范教材——南登崑主编的《康复医学》（第 2 版），陈景藻主编的《康复医学》是高等教育面向 21 世纪内容和课程体系改革计划项目教材，谭维溢、戴红主编的《全科医疗中的康复医学》是中华医学会全科医学系列教材的一个分册。原北京市卫生局组织、李晶主编的《物理医学与康复科诊疗常规》出版。分会医学名词审定组，在全国自然科学名词审定委员会、中华医学会医学名词审定委员会领导和指导下进行英汉专科名词审定工作，10 余年来多位专家参加了筛选、编审、经反复修改整理及有关部门的审定，确定 332 个词条，于 2002 年出版发布。2000 年中国科学技术协会，中华医学会组织各学科撰写大型普及性丛书《21 世纪学科发展》，分会编写了"临床医学"分册第六章"康复医学"2002 年出版，所有书籍的编著都凝集了国内广大老、中、青专家学者的宝贵知识经验，为学科的提高和发展起了很好的推动作用。

为了贯彻人事部，卫生部关于"科学客观公正地评价卫生专业人员的技术水平和能力""逐步推行卫生专业技术资格考试制度"的决定，分会从 1995 年起参加了"临床医学专业中高级技术资格评审条件"中康复医学专业部分的起草，经征求意见、六次修改，领导审定，于 1999 年发布试行。2001 年起，又参加了"药理、护理、卫生技术专业中高级技术资格评审条件"中康复医学治疗技术专业部分的起草，经征求意见，五次修改，同时再次提出了康复治疗技术人员职称，理顺为治疗师的建议意见。

分会 10 余名专家与多名相关专业同道，于 2001 年、2002 年参加了卫生部卫生专业技术资格考评委员会组织的我专业的初级技术资格考试大纲、指南的编写和题库的建立，完成了 2001 年开始、每一年度的康复医学专业中级技术资格（主治医师）考试和 2002 年开始的每年一度的康复医学治疗技术专业中初级技术资格（主管技师、技师、技士）考试的命题审题工作。

所完成的技术资格评审条件的制定和考试工作将保证各级医技人员的专业技术水平和资格的认可，有利于各单位评聘制度的实行及专科队伍人员素质的提高。

为了加速合格的、高水平的专业人才的培养，各省市分会、各单位一如既往为在职医技人员举办纳入各级继续教育项目的各种类型短期专题学习班成系统学习班。将康复医学专业纳入正规，专业设置的高等医学院逐渐增多，如：首都医科大学康复医学院除继续举办康复治疗技术大专班外，又积极筹办康复医学大本班，南京医科大学也在筹办康复医学院本科班，两校还合作编写成套本科专业教材。第四军医大学筹办理疗与康复专业本科班。湖北假肢学校迁京后改建的中国假肢矫形技术中等专业学校举办了物理治疗与作业治疗师专业班及矫形器假肢专业班。

随着时代的前进，学科的发展，各项临床和基础研究进一步深化，如：脑卒中的康复在"九五"攻关课题"脑卒中早期康复"的研究基础上，2001 年全国 20 多个单位又参加了"十五"攻关课题"急性脑血管病三期康复方案"的研究，分头在临床实践中进行探索。同时各单位又从不同角度进行深入的研究，如：打破旧常规的偏瘫肢体强迫使用、功能性电刺激的应用、吞咽障碍的评定与训练、神经心理技术的应用等。临床观察中多配合进行了功能评定量表、平衡姿势图、诱发电位检查等客观指标的评定。在偏瘫、截瘫、脑瘫的康复治疗中应用了肉毒杆菌毒素 A 治疗痉挛、减重支持训练治疗下肢运动的功能障碍等新技术。有些单位在脑梗死等实验研究应用了组织化学、分子生物学的研究技术水平有了提高。近年，骨关节伤病康复研究的水平也在逐步提高，研究较多的有人工全髋关节、膝关节置换术后，半月板损伤或交叉韧带损伤关节镜下修复术后、截肢后、骨关节炎、颈椎病、腰椎间盘突出症等的康复治疗功能训练，以及持续被动运动（continuous passive motion，CPM）训练、等速肌力训练等。内科疾病如心肌梗死早期康复训练、糖尿病的有氧训练等也有不少单位在研究，不断提高疗效。

物理治疗因子的临床应用和研究不断有新的报告，如经皮神经电刺激对热痛阈的影响、超短波对骨关节病结构的影响、半导体激光的血管内和体腔内照射等，值得注意的是超声波溶血效应、高强度聚焦超声高热治疗肿瘤、强磁刺激对脊椎功能的影响等研究具有临床应用价值。随着环保意识的加强，一些物理因素如次声、恒定磁场、脉冲磁场、脉冲电磁波对生物体的影响得到研究。研究不断深入进行，推陈出新，推动了学科的发展和提高。

2002 年 4 月 6—10 日在广州召开的第六次全国物理医学与康复学术大会期间谭维溢主任委员做工作总结报告，代表们对物理康复医学的研究进展进行了广泛的学术交流，进行了全国委员会的换届选举，确定了中华理疗杂志合并为中华物理医学与康复医学杂志[8]。改选了分会委员会，成立了第六届委员会，选出委员 43 人，推荐李晶为主任委员，吴宗耀、杜宝琮、励建安为副主任委员，王惠芳为学术秘书，聘请南登崑、方心让为顾问，谭维溢为名誉主任委员，赵英为工作秘书。除原有的康复治疗、康复评定、康复教育、疗养康复 4 个学组外，增设了外科康复、内科康复、神经科康复 3 个学组（共 7 个学组）。会后经过酝酿并通信投票，推选了 10 名中青年委员。会上重点讨论了当时各种物理治疗学的研究及临床应用，特别是物理镇痛疗法等，体现和包涵了近年康复医学、物理医学的新技术、新方法、新成果。大会邀请了美国、日本，以及中国香港、澳门、台湾的著名康复医学专家到会进行学术演讲。

本届委员会经过多方了解、反复征求意见，最后经常委会讨论通过、报学会组织部批准，又增补了西藏自治区和河南省 2 位委员，使委员总数达到 45 名。首次实现了除中国台湾省外，全国各省、直辖市、自治区至少都有 1 名委员，这样更有利于全国各地学科发展和专科分会工作。

本届委员会为了了解与完善各省、直辖市、自治区专科分会的组织机构，加强组织建设，在全国范围内进行了调查统计，着重了解各省、直辖市、自治区专科分会的组织建设情况，督促已过任期的分会进行改选，还特别关注和支持西部地区、边远地区的分会建设工作。

为纪念中日邦交正常化30周年，2002年11月3—6日中华医学会与日本医学会、日本齿科医学会在北京联合举办中日医学大会。分会积极参加这一活动，在分会场组织了中日康复医学交流会。中日双方共有50余人参会，分会有6篇论文（日方4篇）均用英语在会上报告，展示了我国专科实力，我方中青年代表在会上讨论中踊跃发言、气氛活跃，给日方留下深刻印象，此外，还有50余篇论文在会上进行书面交流。最后我方又组织日方代表参观了中日友好医院。为期3天的学术活动取得圆满成功，增强了中日两国康复医学界的相互了解，也增进了中日友谊，达到了预期目的。对这次会议的组织、准备工作和取得的良好效果，得到学会的表扬和日方代表的赞誉。

2002年12月专科分会第三次派团（4名）参加中国香港康复医学年会，会后参观访问了多所医院。

为了加强对外学术交流，常务委员会继续发展ISPRM会员，组织人员积极参加该组织的学术活动。2002年6月吴宗耀、励建安出席了在意大利西西里岛Siracusa市召开的ISPRM理事会，加强与各国理事的交流，扩大了分会的影响。

本届委员会成立后就积极酝酿2003年全国性学术会议，经常务委员会会议讨论最后决定，2003年10月在山东济南举行"脊柱与相关疾病康复治疗学术会议"，主题为"脊柱损伤与相关疾病的康复"。

由原卫生部组织编写的《临床技术操作规范》和《临床诊疗指南》的康复医学科两个分册的编委会于2002年初成立，由分会主任委员李晶任主编。编审工作得到老中青专家们的大力支持，编写任务于2002年年底完成。并于2003年第一批出版。这两本书成为全国范围适用的、能指导和监督医疗质量的规范和指南。这是我国卫生部在医疗系统采取的一个重要举措，对学科发展起到重要的推动作用。

高等医学院校的专业教材继续修订出版，如北京医科大学殷秀珍与周谋望等主编的《康复医学》与《康复护理学》，南登崑主编的规范教材《康复医学》（第3版）《中国康复医学》（第2版）等，这些书籍的出版推动了我国康复医学与康复医学教育事业的发展。

为了加强各省、直辖市、自治区学科建设情况的沟通，本专科活动信息和医疗、教育、科研动态的信息及时交流，以及增强国际交往，分会从2000年起着手建立网站。本届委员会成立后，对这项工作进行了整顿并加强领导，建立通信员网、筹措经费、申请域名、网站栏目设计、网页制作、充实内容等。2002年11月在北京召开的学会常务委员会决定，由珠江医院康复科黄国志主任负责分会网站的筹划和建设。在多方共同努力下，中华医学会物理医学与康复学分会网站网站（http：//www.csprm.org）于2003年1月10日正式开通。最初设有《新闻动态》《学会简介》《继续教育》《科研动态》《学术会议》《康复药械》《康复论坛》等栏目，分别由分会各位常务委员或委员负责各栏目的建设和维护[9]。

为加强在职医技人员的培训，分会在全国《临床技术操作规范》与《临床诊疗指南》出版后，组织各省、直辖市、自治区分会举办系统学习班进行学习，加强本专业基本知识、基本技术的学习。

同时也积极支持各省、直辖市、自治区分会举办康复治疗、康复评定新知识、新技术的学习班,使基础性学习与提高性学习相结合,极大地加强了学科队伍的素质,提高业务水平。

此期分会还积极支持开展基础性研究和重大课题的攻关。有 20 个单位参加的、由上海华山医院康复科胡永善、吴毅负责的"急性脑血管病三级康复方案的研究"的国家"十五"科技攻关课题,通过合作攻关,取得积极成果。

中华医学会第七次全国物理医学与康复学学术会议于 2005 年 9 月 9—13 日在上海召开,会议的主题是"加快学科建设,迎接学科繁荣"[10]。选出新一届委员会主任委员 1 名、副主任委员 3 名、常务委员 14 名。主任委员华桂茹,副主任委员励建安、吴毅、李玲,常务委员王兴林、华桂茹、孙启良、励建安、吴毅、张继荣、李玲、李建军、杜宝琮、周谋望、岳寿伟、赵庆荣、郭铁成、窦祖林。本次大会共组织专题发言 24 场,工作坊(Workshop)7 场,有 10 多位国外和中国香港地区的物理医学与康复医学专家作专题报告和发言,有来自全国各地近 60 名专家和教授作了精彩的专题报告,他们的发言给全体代表留下了深刻印象。代表们从物理医学与康复学的各个层面进行了介绍与交流,为与会代表提供了新思路、新经验和新模式。

中华医学会第八次全国物理医学与康复学学术会议于 2006 年 9 月 22—25 日在克拉玛依市召开[11]。会议由中华医学会物理医学与康复学分会主办,由克拉玛依市中心医院协办。本次学术会议的主题是"推动西部发展,促进全面繁荣",宗旨是提高学术水平,加快学科发展。本次会议的学术气氛浓厚,专题报告内容丰富,包括中国香港地区的专家李常威教授、李曾慧平教授、贝维斯女士,内地老专家南登崑教授、周士枋教授和中青年业务骨干在内的讲座都很精彩,涉及学科建设、临床治疗、康复评定、康复处理、社区康复等各个领域。

中华医学会第九次全国物理医学与康复学学术会议于 2007 年 5 月 19—21 日在南京召开。会议由中华医学会物理医学与康复学分会主办,南京医学会承办,江苏省康复医学会、江苏省医学会物理医学与康复学分会协办。会议主题:"锐意创新、和谐奋进"。宗旨是促进学术交流,提高学术水平,加快学科发展。为与国际接轨,大会首次建立了会议网站,让参会者不仅能够及时地了解会议信息及会务安排,而且也提供了一个很好的互动平台。同时,参照国际会议的操作模式,大会实施了网络注册优惠方式。边远/贫困地区的代表和学生可以享受特殊的优惠注册,早期注册和提前注册也有相应的优惠,另外,会议还设立了单日注册的类别,适用于由于时间关系不能参加会议全过程的学者。此外,大会设立的英文论文交流专场取得良好的效果,目的在于提高我国青年学者的英语交流水平,也为参加国际会议交流提供了锻炼的机会。会场学术交流气氛浓厚,内容丰富。大会邀请的国内外著名物理医学与康复学专家就国内外最新进展的专题报告、国内专家学者在临床、科研等各方面成果的展示、优秀论文演讲和评选、英文论文报告及先进设备和适用技术的操作示范等,涉及本专业领域的各个方面。

中华医学会第十次全国物理医学与康复学学术会议于 2008 年 11 月 7—11 日在广州召开。本次会议的主题是"继往开来,共创物理医学与康复学新时代!",以物理医学与康复学专业的新理论、新知识、新技术为重点主题,邀请国内外著名专家就康复医学领域的热点问题作专题演讲,评选中英文交流优秀论文,举办先进设备展览。本次会议由中华医学会物理医学与康复学分会主办,广东省医学会物理医学与康复学分会承办。期间选举了第八届委员会,李玲当选主任委员,副主任委员为励建安、燕铁斌、吴毅、岳寿伟。

中华医学会第十一次全国物理医学与康复学学术会议于 2009 年 9 月 15—18 日在沈阳召开。本次会议的主题是"实施循证康复，促进学科发展"，重点将以物理医学与康复学专业的新理论、新知识、新技术为主题，邀请国内外著名专家就康复医学领域的医学教育网搜集整理热点问题作专题演讲，评选中英文交流优秀论文，举办先进设备展览。会议特设中青年英文会场，为广大物理医学与康复学中青年医师提供英文交流的平台。

中华医学会第十二次全国物理医学与康复学学术会议于 2010 年 8 月 19—23 日在安徽省歙县召开[12]。本次会议的主题是"继往开来，共谋全国康复医学事业发展"，重点学习和交流物理医学与康复学专业的新理论、新知识、新技术，邀请国内外著名专家就康复医学领域的热点问题作专题讲座，进行中英文学术交流并评选优秀论文，举办康复设备展览。

由中华医学会、中华医学会物理医学与康复学分会主办，云南省医学会、云南省物理医学与康复学分会、云南省第二人民医院承办的"中华医学会第十三次全国物理医学与康复学学术会议"于 2011 年 9 月 16—18 日在云南昆明召开[13]。本次会议的主题为"推动和促进西部康复医学发展"，着重学习国际完善的康复医学培训制度、推广国际系统规范的康复治疗流程、掌握了解国内外康复研究新进展、推动全国康复医学的发展，缩小康复欠发达地区与先进地区之间的差距，促进西部地区康复医学发展。数 10 名国内外知名康复医学专家与全国各地的 500 余名康复医学界代表共襄盛举，为推动中国康复医学事业发展献力献策。大会共设有 2 个主会场及 6 个分会场，2 天的会议时间分别针对神经康复、骨骼肌肉康复、康复基础研究、康复治疗评定与教育等领域进行了专场交流。会议期间对分会委员会进行了改选，选举出第九届委员会，选举顾新为主任委员，周谋望、岳寿伟、刘洪亮、燕铁斌为副主任委员。

中华医学会第十四次全国物理医学与康复学学术会议于 2012 年 8 月 17—19 日在哈尔滨召开[14]。中华医学会物理医学与康复学分会主任委员顾新教授以"纽带与桥梁"为题做了工作汇报。大会还邀请中华医学会心血管病学分会主任委员胡大一教授作了探索中国心脏康复的专题讲座。会议学术活动包括专题讲座 39 篇，会议主题为"加强康复医疗体系建设推动康复医学学科发展"，会议设立"完善康复医疗服务体系建设"专题分会场，第一次将行政工作与学术交流融于一体，会议中有许多省、市、地区卫生厅、医务部负责人参会，卫生部医政司综合处领导做了题为《中国康复医疗医务体系建设现状与展望》的报告。本次大会在以往分会场内容基础上调整为更细化、更具实效性，如设立了颅脑损伤康复、痉挛的康复处理、卒中康复、康复治疗新技术、慢性疼痛和电生理诊断、儿童康复、生物力学与康复等分会场，本次大会将儿童康复设为独立的分会场，体现了对儿童康复的重视。此次会议上建立了 8 个专业学组：康复治疗学组、康复评定学组、康复教育学组、骨科康复学组、神经康复学组、心肺康复学组、疗养康复学组、言语语言康复学组。会议期间还举行了卫生部康复医学建设研讨会、人民卫生出版社《康复医学》第 5 版定稿会，中国女医师协会康复医学专业委员会座谈会。

中华医学会第十五次全国物理医学与康复学学术会议于 2014 年 6 月 19—23 日在江西南昌召开。本次会议的主题为"夯实康复基础，引领学科发展"。会议由中华医学会物理医学与康复学分会主办，南昌大学第二附属医院承办。会议邀请国内外专家作专题讲座，内容既包括康复专业的基础理论、基本知识和基本技术，又涵盖本学科的发展前沿。会议期间还进行论文交流并评选优秀论文，举办康复仪器设备展览和新技术研讨会。会议期间完成了委员会的改选，成立了第十届委员会，选举励建安为主任委员，岳寿伟为候任主任委员，吴毅、黄晓琳、刘宏亮、牟翔为副主任委员，吴毅兼任秘书长。

2015 年 8 月 26—29 日由中华医学会、中华医学会物理医学与康复学分会主办，天津市医学会、天津市环湖医院承办，天津市康复医学会协办的第十六次全国物理医学与康复学学术会议成功召开。本次大会以"创新、协作、发展"为主题，为纪念中华医学会成立 100 周年系列学术活动之一，旨在推动我国康复医学的发展，集中展示我国康复医学的学术水平和研究成果。学术会议活动历时 3 天，分别在 6 个分会场同时举行。设院士论坛 2 场（共 3 人）；青年论坛（英文演讲）2 场（共 16 人）；青年委员学术沙龙 1 场；分论坛 32 场，包含脑卒中康复、神经康复、骨科康复、康复治疗、心肺康复、水疗康复、康复教育、康复疗养、康复发展、康复评定、言语语言评定与康复等内容。总发言人数 224 人次；其中特邀院士 3 人次，嘉宾专题讲座 58 人次，口头发言 163 人次。本次会议首次设立院士论坛，由樊代明院士、励建安院士、石学敏院士分别在大会进行了主旨报告。本次大会首次设立水疗康复分论坛，以促进我国水疗康复的发展。会议通过了《中国急性脑梗死康复》专家共识。中华医学会物理医学与康复学分会青年委员会召开了"学术沙龙"，在学术沙龙活动中，青年委员代表们就青年康复工作者发展关注的焦点问题进行了充分讨论，选题紧扣临床问题，科研热点突出，演讲精彩，讨论热烈，体现了青年康复工作者的活跃思维和创新能力。

2016 年 9 月 9 日，由中华医学会物理医学与康复学分会主办的第十七次全国物理医学与康复学学术会议在河南郑州隆重召开。本次会议以"继承创新、共谋发展"为主题，旨在推动全国康复医学的进一步发展。时任中华医学会物理医学与康复学分会主任委员励建安教授、河南省医学会王伟秘书长分别做开幕致辞。会议历时 3 天，与会专家教授、学者分别做了 14 个专题论坛的讲座及发言。

2017 年 9 月 13—16 日，由中华医学会物理医学与康复学分会主办，辽宁省医学会承办，中国医科大学附属盛京医院、辽宁省医学会物理医学与康复学分会、辽宁省康复医学会共同协办的第十八次全国物理医学与康复学学术会议在沈阳召开。本次大会的主题是"健康中国、智慧康复"，邀请众多康复领域国内外知名专家前来授课及学术交流，会议内容既包括康复专业的基础理论、基本知识和基本技术，又涵盖本学科的发展动向和临床病例讨论。会议期间进行了论文交流并评选出优秀论文，举办康复仪器设备展览和新技术研讨会。本次会议除大会报告外还设有神经康复、骨科康复、康复治疗技术、吞咽康复、儿童康复、英文论坛、康复评定、重症康复、言语认知、肿瘤康复、疼痛康复、盆底康复 / 神经源性膀胱、康复教育及护理、内科 / 老年病康复、学科建设、干细胞基础与临床转化、基础研究、康复基础研究等 18 个分论坛，每个分论坛都由行业内著名专家牵头并主持，吸引各专业学科研究人员投稿分享。本次会议期间进行了分会委员会改选，岳寿伟当选为第十一届委员会主任委员，何成奇当选候任主任委员，刘宏亮、王宁华、黄晓琳、张志强当选为副主任委员，选举常务委员 29 名，陈丽霞兼任秘书长。

纵观分会发展的进程，是与时俱进、不断发展与提高的过程。新一届分会领导将带领本学科广大医务人员奋力前进，勇攀科学高峰。21 世纪是生命科学的世纪，作为现代医学四大支柱之一的康复医学，必将得到更多的关注，相信在中华医学会的领导下，分会将在建设全面小康社会的进程中得到更快的发展，取得更大成绩。

三、历届主任委员介绍

中华医学会理疗学分会第一届委员会主任委员郭万学，曾任中国超声医学工程学会会长，中国超声医学杂志出版社社长，北京朝阳超声医学工程研究所所长。中国超声医学工程学会创建发起人之一，曾任中国超声医学工程学会第一届、第二届、第三届会长，终身名誉会长。1978年出席全国科学大会并受奖。1986年被评为我国超声医学界10名有贡献专家之一。1988年，获世界超声医学和生物学联合会等三团体联合签署的"超声医学先驱工作者"奖状。1950年毕业后在北京军区总医院内科就职，1952—1955年任理疗科军医，1956—1987年任科主任，1982年评为主任医师。1958年筹建中华医学会理疗学分会，被选为筹备委员会主任委员及中华医学会常务理事。1960年从事超声诊断，1961年成立中华医学会理疗学分会超声学组，任组长。1975年成立全国超声诊断技术通讯联络组，被推选为组长。1980年改建为中国超声诊断情报中心，任理事长。1984年创建中国超声医学研究会（1986年改称中国超声医学工程学会），当选为会长。编著书籍：《物理疗法》，著，科学普及出版社，1965年；《超声诊断学》，主编，科学技术出版社，1978年；《理疗手册》，辽宁人民出版社，1980年；《理疗学》，主编，人民卫生出版社，1984年；《实用超声诊断学》，主编，贵州人民出版社，1985年；《超声医学》，主编，科学技术文献出版社，1989年。

中华医学会理疗学分会第二届委员会主任委员邹贤华，1949年毕业于同济大学医疗系，毕业后在上海公济医院（现上海市第一人民医院）内科工作。1951年由国家卫生部选送至苏联莫斯科疗养与理疗学研究所学习理疗，1955年取得医学副博士学位。1956年再赴莫斯科。在苏联保健部中央医师进修学院进修学习。留学期间进行了有关氡浴的研究。1957年回国后在北京协和医院理疗科工作，任科副主任。1958年任中华医学会理疗学分会筹备委员会副主任委员。1967—1980年任唐山煤矿医学院（现华北煤炭医学院）附属医院理疗科主任、教授。1981年重回北京协和医院工作，先后任理疗科（后改名物理医学康复科）主任、超声医学科主任、主任医师、教授、硕士研究生导师。邹贤华教授在40余年的医、教、研工作中，一贯拼搏进取，勤奋努力。作为国内物理医学与康复学、医学超声诊断学的创始人及学科带头人之一，他工作努力，作风严谨，为学科的发展做出了贡献。曾任中华医学会理疗学会（后改名为物理医学与康复学会）常务委员、第二届主任委员、《中华理疗杂志》总编辑、《中华物理医学杂志》副总编辑、中国医学影像学会副会长、《中国医学影像学杂志》主编、《中华超声医学杂志》顾问等职。他曾参编《理疗学》、主编《康复医学手册》《物理医学与康复》《B型超声的临床应用》《超声诊断对腹部肿瘤的临床应用》等专著。在国内外学术交流方面也做了大量工作。

中华医学会理疗学分会第三届委员会主任委员缪鸿石，1955年8月毕业于齐鲁大学医学院医疗系。1955—1957年在北京苏联红十字医院（现北京友谊医院）学习，1957年9月至1985年5月，在北京小汤山医院物理治疗科先后担任住院医师、主治医师、副主任医师、主任医师和副院长。他刻苦钻研业务，业绩突出，多次获得国家级、原卫生部和北京市科研成果奖，被评为北京市卫生科技先进个人和北京市科学技术先进工作者，编写了《电疗与光疗》，先后发表康复著作220余万字、译文20余万字。1978年他参与主编的150万字巨著《理疗学》获全国科学大会奖。曾任中国残疾人康复协会副理事长、《中华理疗杂志》总编辑、《中华物理医学与康复杂志》副总编辑和《中国康复》杂志名誉主编。

中华医学会理疗学分会第四届委员会主任委员南登崑，1946 年进入上海同济大学新生院，后入医学院学习，1952 年毕业。毕业后留校工作，经 1 年高级师资培训后，在附属同济医院理疗科工作。1954 年参加迁院工作，随院迁往武汉，在同济医院工作迄今。1956 年去沈阳全国高级理疗师资班学习。1980—1988 年任科主任，1984—1988 任同济医院院长。1990 年任世界卫生组织康复合作中心主任。1994 年选任为中华医学会物理医学与康复学会主任委员。在肌电图电诊断、低中电疗、康复医学总论及社区康复方面较有研究。主编全国性专业刊物。主编《康复医学》规划教材。主译《克氏康复医学》《Delisa 物理医学与康复医学理论与实践》《中国医学百科全书康复医学》分卷副主编。

中华医学会物理医学与康复学分会第五届委员会主任委员谭维溢，曾任北京友谊医院理疗科主任。工作作风踏实稳健，在人才培养、推进学科发展、加强国际交流合作方面做出重要贡献。任主编参加编著出版中华医学会全科医学系列教材的《全科医疗中的康复医学》分册。主持建立了最早的康复医学职称资格考试题库，曾任原卫生部康复医学考试专家委员会主任。在任主任委员期间，主办了 3 次具有深远影响力的全国性学术会议。在国际交流方面，分会派多名学者参加了新合并的国际物理医学与康复医学会第一次国际学术会议，并发表论文 25 篇，在国际上初步显示了我国专业发展的现状。并 2 次派出代表团赴港参加中国香港复康医学年会。学术期刊方面，谭维溢曾担任《中华理疗杂志》副主编、主编，为专业期刊的繁荣发展做了大量工作。任职期间，《中华物理医学杂志》更名为《中华物理医学与康复杂志》，并与《中华物理医学杂志》合刊，谭维溢任总编辑，自 2002 年 1 月起正式按月出版，兼具原来两本杂志的内容，成为中华医学系列杂志中唯一的物理医学与康复学专业的杂志[15]。

中华医学会物理医学与康复学分会第六届委员会主任委员李晶，1960 年毕业于上海第一医学院医疗系。1984—1998 年任北京医院康复医学科主任。现任北京医院康复医学科主任医师、知名专家，老年医学研究所兼职研究员，兼任中华医学会物理医学与康复学分会主任委员、中国医师协会康复医学分会名誉副主任委员、北京医学会物理医学会康复学分会名誉主任委员、《中华物理医学与康复》杂志副主编、《电子医疗与健康》杂志副主编，原卫生部卫生系列高级专业技术资格评审委员会委员等。从医 40 余年，在物理治疗、老年康复医学等方面积累了丰富的经验，在物理治疗机制、颈椎病的发病机制、鉴别诊断、预防与康复治疗等方面取得良好成绩，发表学术论文 40 多篇。参加编著出版《物理医学与康复科诊疗常规》（主编）、《物理治疗全书》（副主编）、《新编物理治疗学》《康复医学的理论与实践》《中国康复医学诊疗规范》和《中国康复医学》等 10 多本著作。获北京医院科技成果奖 2 项和医疗仪器发明专利 1 项。由于在医疗保健工作中做出了优异成绩，多次受到中央保健委员会的表彰与奖励，1993 年开始享受国务院政府特殊津贴。

中华医学会物理医学与康复学分会第七届委员会主任委员华桂茹，1964 年毕业于白求恩医科大学医疗系，同年至北京协和医院工作。现为北京协和医院物理医学康复科教授，中华医学会物理医学与康复学分会常务委员及前主任委员，北京医学会物理医学与康复学会前任主任委员，中国康复医学会前常务理事。于北京协和医院从事物理医学与康复专业的临床、科研、教学工作 41 年，专业理论知识系统、全面、扎实，工作中勤于思考与实践，善于总结与创新，临床经验丰富，诊疗熟练、准确，能够很好地解决疑难复杂问题，尤以炎症、软组织感染、颈椎病等骨关节病的诊疗与康复见长。

通过对"颈椎病的临床研究""高压电位对失眠、更年期综合征的治疗研究"等课题，突出了物理医学与康复学的特色，确立了新技术、新方法；对"脑卒中早期康复的治疗研究"揭示了早期康复的重要性。引入澳式手法并在国内推广应用；引入阻塞型肺病的手法治疗、偏瘫的运动功能再训练等技术。承担了原中国协和医科大学物理医学与康复专业教学工作；首先创办理疗康复中专班，培养了一批专业人才。发表专业论文数十篇，编著专业书籍10余部。

中华医学会物理医学与康复学分会第八届委员会主任委员李玲，中国人民解放军总医院第一附属医院（原304医院）康复医学与理疗科主任兼骨科康复中心主任、空军军医大学康复医学与理疗学专业硕士研究生导师。自1983年以来长期从事理疗、康复医学、神经疾病及骨科疾病的康复临床医疗、教学及研究工作，1990年9月—1991年9月参加世界卫生组织与卫生部、中国香港复康学会合作中心举办的康复医师培训专业证书班、1996年1月—1997年1月受邀请赴法国里昂亨利加布列勒医院神经康复科进修高级神经功能障碍的康复、1999年11—12月赴法国康复管理学院进修学习康复医学管理。1998任硕士研究生导师。2004年被评为军队院校育才"银奖"、培养研究生10名。发表论文150余篇，主编和参编专著25部。获国家、军队、省部级科研课题20余项。获军队科学技术进步奖一等奖及中国康复医学会科学技术进步二等奖。作为人才引进调任中国人民解放军总医院第一附属医院康复理疗科主任。历任第四军医大学西京医院康复医学与理疗学教研室副主任、主任。中华医学会物理医学与康复学分会主任委员；全军理疗与康复专业委员会主任委员。目前担任中国康复技术与转化发展促进会（国家一级学会）副会长兼智能康复分会主任委员、《中华物理医学与康复》杂志副主编、中国康复医学会常务委员兼中国康复医学会康复评定专业委员会副主任委员，中国老年学和老年医学学会骨质疏松分会副主任委员。在临床医疗工作中长期从事神经疾病及骨关节疾病的康复治疗，在脑外伤、偏瘫、截瘫及小儿脑瘫、颈、腰病及骨关节伤病等伤病方面具有较丰富的治疗经验，特别在脑损伤康复治疗的临床与实验研究方面做了大量工作。

中华医学会物理医学与康复学分会第九届委员会主任委员顾新，毕业于上海医科大学医疗系（六年制），毕业后一直从事物理医学与康复医学临床工作。曾作为世界卫生组织访问学者，在澳大利亚科廷大学康复学院学习研究生课程。先后承担和参与过原卫生部、人事部和国家"十五"攻关研究课题，并有多篇论文发表。参与多本康复医学专著编写。担任中央保健委员会中央保健会诊专家，中国康复医学会常务理事，中华医学会北京分会物理医学与康复学专业委员会主任委员，北京市医疗器械评审专家委员会委员，中国老年保健医学会理事，《中华物理医学与康复医学杂志》副主编，《中国康复医学杂志》编委，《中国康复理论与实践》编委等学术职务。在担任第九届委员会主任委员期间，在组织建设管理方面重点加强了委员会的内部管理，建立全体委员邮箱联络制度。另外，积极组建专业学组和青年委员会，团结更多的专业骨干和青年骨干共同参与分会的各项活动，并给专业学组和青年委员会布置具体工作，使其真正发挥作用。在学术交流方面不断完善年会的管理：包括规范年会招标文件、招标流程，调整年会日程使其趋向合理，确立优秀论文评审细则，发挥学组专业优势调整由学组负责年会分论坛，增加了分论坛的数目等。在任期内首创了每年的青年论坛，由青年委员会承担，让青年医师有更多的锻炼机会。任期内恰逢第七届国际物理医学与康复医学学术大会在北京召开，这是国际物理医学与康复医学年会第一次在中国举办，参会代表共3250名，来自73个国家，是参与人数最多的一次康复国际会议。会议学术活动丰富,大会报告 4 场 10 个,分会场报告 64 场 328 个,培训班 13 个,口头发言 211 个,电子壁报 958 篇,同期中文分会场 15 个,是学术安排最丰富的一次康复国际会议。除学术内容外,大会还组织了丰富多彩的社会活动,包括残疾人艺术团的表演、参会代表的才艺展示、八段锦和太极拳的晨练、中国传统文化展示的中国文化街等。带领分会作为主要承办方做了大量的会议宣传筹备、组织管理和学术安排等工作,保证了会议的圆满成功。注重继续教育与科普工作,完成 7 项国家级继续教育项目,组织常务委员们去革命老区科普调研、普及康复医学知识。任期内组织实施并完成了国家级康复医学专业临床重点专科评审工作。积极组织专家参加政府与康复医学专业相关的各项工作的专业咨询、文件起草和其他具体工作,推动全国康复医学专业的规范化发展。在政府指导下,带领分会参与康复医疗服务体系建设。任职期间组织专家参与起草和讨论的文件包括:综合医院康复医学科基本标准(试行)(卫医政发 2011-47 号);综合医院康复医学科建设与管理指南(卫医政发 2011-31 号);康复医院基本标准(卫医政发 2012-17 号);"十二五"时期康复医疗工作指导意见(卫医政发 2012-13 号);《四肢骨折等 9 个常见病种早期康复诊疗原则》《脑卒中等 9 个病种康复医疗双向转诊标准》;康复医学科住院医师培训细则;康复治疗师培训方案;《国家级综合医院康复医疗服务示范中心标准》。在中华医学会百年庆典之前,主动向分会的前任主任委员南登崑教授和谭维溢教授了解分会的发展历史,整理了以往分会工作总结手稿,完成了 1958—2014 年分会主要工作大事记,给分会留下了珍贵的历史资料[16]。

中华医学会物理医学与康复学分会第十届委员会主任委员励建安,美国医学科学院国际院士。南京医科大学第一附属医院康复医学中心主任。南京医科大学康复医学院首任院长。获中华医学奖三等奖 1 项,江苏省科技进步二等奖 2 项和三等奖 1 项,江苏医学奖二等奖和三等奖各 1 项,2010 年获得中国科协科技先进工作者称号,2014 年获得第九届中国医师奖,国家优秀教师称号,国家卫生和计划生育委员会脑卒中筛查与防治工程委员会"突出贡献奖"。被江苏省卫生和计划生育委员会授予"江苏省医学突出贡献奖"。2016 年获江苏省卫生和计划生育委员会杰出贡献奖和江苏省医学会终身医学成就奖,南京医科大学名医称号。2017 年被中国科学技术协会特聘为全国康复医学首席科学传播专家。任期内积极开展继续教育工作,继续教育项目获批数量位居中华医学会各分会前列。充实和实时更新分会网站内容,发布大型学术会议通知、各地继续教育培训班通知、各地新闻动态、招聘信息、共享翻译资料等;建立分会微信平台、常务委员/委员/青年委员等微信群,促进及时沟通交流。积极完成国家卫生和计划生育委员会委托工作,组织专家对 2013 年版《四肢骨折等 9 个常见病种(手术)早期康复诊疗原则》作新增病种撰写,就《单眼视力障碍、部分上肢残疾的残疾人驾驶机动车身体条件规定(讨论稿)》提出修订意见,选派分会多名专家赴天津对爆炸案伤病员开展早期康复治疗、指导、培训工作,完成康复临床路径审定和临床路径释义撰写。励建安于 2014 年 6 月 5 日,在第八届国际物理医学与康复医学世界大会上正式担任第八届 ISPRM 主席。这是自 ISPRM 成立半个世纪以来第 1 位中国人(包括华裔)担任此职位,任期 2 年。自此带领分会逐步迈向国际,加强了国际学术交流,分会是国际物理医学与康复医学学会的国家会员单位,使得全体中国康复医师(1.6 万人)都自动成为该学会的会员,并享受会员的利益。

中华医学会物理医学与康复学分会第十一届委员会主任委员岳寿伟,中国康复医学会副会长,中国医师协会康复医师分会副会长,山东省康复医学会会长,山东省康复医学质量控制中心专家委员会主任委员，国家自然科学基金委员会医学科学部专家评审组成员，《中国康复医学杂志》副主编，《中华物理医学与康复杂志》编委。详细介绍见本书第二章第一节的"中华医学会物理医学与康复学分会第十一届委员会常务委员简介"部分。岳寿伟教授积极创新康复专业人员培养模式，为解决当前及今后一段时间康复专业人员短缺状况做出积极探索，取得有益的经验并进行了区域推广。就任主任委员后，积极开展工作，为提升康复专业整体学术及科研水平做了大量卓有成效的工作。

中华医学会物理医学与康复学分会第十一届委员会候任主任委员何成奇，四川大学华西医院康复医学中心主任，华西临床医学院康复医学院院长，康复医学四川省重点实验室主任。领导的学科为国家临床重点专科，专科排名连续4年全国第五、西部第一。详细介绍见本书第二章第一节的"中华医学会物理医学与康复学分会第十一届委员会常务委员简介"部分。

四、专科医学教育

我国的物理医学与康复学科至今经历了3个阶段：1949年前物理治疗阶段，中华人民共和国成立后至1980年为物理医学阶段，20世纪80年代至今为物理医学与康复学阶段。1982年起我国引进了新的康复医学概念，在日常医疗工作中开展了神经发育疗法、神经生物疗法、语言疗法、文娱疗法、假肢与矫形器，还有许多评测方法、团队工作的概念及开展脑卒中的康复、脑外伤的康复、骨科伤病的康复等，极大地丰富了学科的内涵，进一步增强了对现代康复医学概念的认识及为患者全面整体服务的意识。一批临床医务人员参与进来，这对学科发展更多的专科康复（如心血管、神经、整形、矫形等）十分有利。目前我国的康复医学模式已初具规模，无论是机构、人员、业务及科研等方面已达到一定水平，愈来愈成为医学的前沿学科。由于社会的进步，人民群众生活水平的提高，人人都需要较高的生活质量，康复医学的需求显得更加重要，加之社会人口老龄化，工伤事故增多，也给康复医学带来了契机与要求，赋予了学科新的活力和生命力。

追溯历史，我国政府历来重视理疗、疗养、体疗学科的发展，早在20世纪50年代初期、中期，一方面邀请多批苏联专家来华讲学、办班、指导工作，另一方面先后派送5名医师前往苏联攻读学位或进修学习[17]。这5名留学生学成回国后，几十年来为我学科的建设和发展做出了很大的贡献。首先被派出留学的是邹贤华。1951年他被国家卫生部选送至苏联莫斯科疗养与理疗学研究所学习理疗。1956年再赴莫斯科，在苏联保健部中央医师进修学院进修学习。曾任中华医学会理疗学分会常务委员、第二届主任委员、《中华理疗杂志》总编辑、《中华物理医学杂志》副总编辑，在国内外学术交流方面也做了大量工作。第二批留学生由军事委员会总后勤部派出，选送了1954年第二军医大学毕业生金石正、黄美光和第四军医大学毕业生陈景藻。他们3位于1955年抵达苏联列宁格勒（现名圣彼得堡），进入苏联军事医学科学院学习。在派送第二批留学生后1年，军事委员会总后勤部于1957年又派送当时东北军区第一陆军医院医务处副主任郭中和赴苏联军事医学科学院的物理治疗、疗养与医疗体育教研室进修理疗。并于1959年4—8月在苏联疗养与物理治疗研究所进修学习4个月。前述5名我学科20世纪50年代的留学生，在国内、军内本专业的各个领域中做了大量医疗、教学、科研和管理工作，开展了新技术，推广到全国各地，培养年轻一代，加快了新一代接班人和骨干的成长。他们的论著传播了他们的丰富经验和渊博知识，产生了深远的影响，成绩卓著，在我学科的发展中发挥了重要的作用。

国家于 1977 年恢复高考，1978 年恢复研究生教育，开始培养高层次人才。康复医学与理疗学学科先前的学位名称是理疗学。1986 年南登崑教授参加学位讨论会经过争取将名称改为理疗与康复，将康复纳入学位名称，1997 年国务院学位委员会在对学科专业进行调整时将本学科学位名称定名为康复医学与理疗学。国家学位委员会设立"物理医学与康复医学"专业，与内科学与外科学并列。国家科技部设立理疗学，与内科学并列为二级学科。康复医学和运动医学则是保健医学的分支学科（三级学科）。康复工程学是生物医学工程的分支学科。研究生教育方面，康复医学与理疗学学科最早是中国医科大学朱霖青教授于 1978 年开始招生，较早招生的有华中科技大学同济医学院同济医院南登崑教授，中山医科大学卓大宏教授等。南京医科大学周士枋教授，复旦大学医学院范振华教授招收运动医学研究生，主要从事康复医学工作[18]。1982 年 6 月，广州中山医科大学率先设立了康复医学教研室。随后，南京、上海、武汉、北京等地高等医学院校也相继成立了康复医学教研室。1984 年 8 月，卫生部致函高等医学院校，建议增设康复医学课程，到 1992 年底，就已经有 30 余所高等医学院校开设本课程（40 学时）。卫生部医政司、教育司、中国康复医学会于 1992 年 3 月在北京召开康复医学教育研讨会。1992 年 8 月，医政司下发了《康复医学教育方案》，其中包括康复医师、康复治疗师（士）、物理治疗师（士）、作业治疗师（士）的培养方案和教学计划。

2001 年起，国家教育部逐步批准在部分高校开设本科康复治疗学专业；与此同时卫生部、教育部联合颁发的《中国医学教育改革和发展纲要》明确了"高等职业技术教育和中等教育主要设置医学相关类专业"的目标。2002 年，开始编订本科康复治疗专业教育统一的教学计划、教学大纲，编写和出版统一教材。2004 年，卫生部、教育部联合颁发的《护理、药学和医学相关类高等教育改革和发展规划》，明确界定了"医学相关类在专科层次上属高等职业教育范畴"。2006 年，卫生部启动了本科康复治疗专业卫生部规划教材编写工作。由此，康复专业教育得到迅速发展。通过调查 2013—2015 年我国普通高等学校本科专业设置/备案情况，2013 年普通高等学校本科专业备案或审批结果中，新增备案康复相关专业普通高等学校 23 所，按照 2013 年我国教育部全国教育事业发展统计公报提供的数据，全国普通高等学校 2491 所（含独立学院 292 所），仅占 0.923%。2014 年新增备案康复相关专业普通高等学校 24 所，占同年教育部提供全国普通高等学校 2529 所（含独立学院 283 所）的比例为 0.949%。2015 年未查及相关新增数据。新增/备案学位授予门类理学 42 个，教育学 5 个，修业年限均为 4 年。从地域分布主要分布于我国华北、华中、华东、华南地区，多集中于经济较为发达省份，如上海、广东等省份[19]。

就目前我国康复医疗资源分布情况，康复产业人才缺口较为严峻，对于康复医疗人才的培养有待国家的进一步投入。同时，对于康复医疗事业的发展，我国目前处于新生阶段，拥有很大的前景和巨大的机遇[20]。如何更好地、更全面地培养社会需要的、医疗发展需要的康复专业人才，需要教育者们投入更多的精力去探索。康复教育、医疗体系的建设处于初步发展阶段，我国目前对于康复治疗师/医师体系建设还尚未完善，探索一个适合于当下社会需求、人民需求、医疗环境需求的康复医疗资源体系，需要更多的康复人奋不顾身，投入更多的热情。

五、政策法规

我国康复医学发展从 20 世纪 80 年代至今，已有 30 年历史。随着我国人口老龄化和退行性疾病发病率的增高，社会对康复医疗的需要急剧增加。但全国康复医疗资源有限，现有康复服务能力不能满足需求。因此，建立和完善康复医疗服务体系迫在眉睫。2009 年，《中共中央国务院关于深化医药卫生体制改革的意见》明确了建设防、治、康一体化综合服务体系的目标。

随着我国城乡居民基本医疗保障体系的建立和发展，一些地方逐步把部分医疗康复项目纳入基本医疗保障范围，使残疾人的康复服务得到明显改善。为贯彻落实《中共中央国务院关于促进残疾人事业发展的意见》和《中共中央国务院关于深化医药卫生体制改革的意见》精神，更好地保障参保（参合）人员特别是残疾人的基本康复需求，提高基本医疗保障水平，2010 年，卫生部发布《国家基本医疗保障医疗康复项目》，要求各省（自治区、直辖市）要把以治疗性康复为目的的运动疗法等 9 项医疗康复项目纳入基本医疗保障范围，自 2011 年 1 月 1 日起分别由城镇职工基本医疗保险、城镇居民基本医疗保险（以下简称城镇医保）、新型农村合作医疗（以下简称新农合）基金按规定比例给予支付。2016 年，为进一步提高包括残疾人在内的广大参保人员医疗康复保障水平，按照《国务院关于加快推进残疾人小康进程的意见》精神，经组织专家遴选，决定进一步新增部分医疗康复项目，将康复综合评定等 20 项医疗康复项目纳入基本医疗保险支付范围。

2011 年，卫生部颁布了《建立完善康复医疗服务体系试点工作方案》，启动了涉及东部、中部、西部 14 个省份 46 个城市（城区）的试点工作[21]。各试点省份以公立医院改革为契机，联合残疾人联合会等多部门共创政策保障，结合实际探索建立分级分段康复医疗服务体系，鼓励引进社会资本，明确各机构定位，试点规模逐渐扩大，取得了一定的成绩，带动了多数试点机构基础建设，提升了机构运营绩效，改善了康复服务的质量和治疗效果，康复患者经济负担降低及满意度提高，康复医疗服务体系纳入社会大康复格局基本形成。

为贯彻《中共中央国务院关于深化医药卫生体制改革的意见》提出的"注重预防、治疗、康复三者的结合"的原则和要求，为促进我国康复医学的发展，加强综合医院康复医学科建设，根据《医疗机构管理条例》及其配套文件，2011 年卫生部组织制定了《综合医院康复医学科基本标准（试行）》，作为核定医疗机构诊疗科目的依据，对科室、面积和床位、人员、设备（包括功能评定与实验检测设备、康复治疗专业设备、急救设备和信息化设备）和规章制度做了具体规定。为满足人民群众日益增长的康复医疗服务需求，全面加强康复医疗服务能力建设，原卫生部根据康复医疗工作实际和"十二五"卫生事业发展规划，研究制定了《"十二五"时期康复医疗工作指导意见》。该指导意见的目标是提高康复医疗机构建设和管理水平，加强康复专业人员队伍建设，提高康复医疗服务能力，初步建立分层级、分阶段的康复医疗服务体系，统筹规划、合理利用各类康复医疗资源。体现了国家充分认识到康复医疗服务的医疗属性和社会属性，重视部门合作。通过与改革、教育、民政、财政、人力资源社会保障、中医药、残疾人联合会等部门和单位密切协作，积极争取有利于康复医学教育、机构建设、人才培养（培训）、经费投入、医疗保障的制度和政策措施，努力营造各部门理解和支持康复医学发展，全社会关注康复医学事业的政策和社会环境。2012 年，根据《医疗机构管理条例》及其实施细则等法律、法规，卫生部还组织对 1994 年发布的《康复医院基本标准》进行了修订，形成了

《康复医院基本标准（2012年版）》，作为新建康复医院的验收标准。对三级康复医院和二级康复医院的床位数、科室设置、人员、设备、场地、各项规章制度、人员岗位责任制、诊疗指南和临床、护理技术操作规程和注册资金等做了详细规定。同年，为规范临床康复治疗行为，进一步提高康复医疗服务水平，保障医疗质量和患者安全，原卫生部委托中国康复医学会组织专家编写了《常用康复治疗技术操作规范（2012年版）》，涉及康复评定、运动治疗、物理因子治疗、作业治疗、言语治疗等方面。要求各级卫生行政部门和康复医疗机构、有关学术团体要组织康复专业人员认真学习，并在执业过程中遵照执行。我国康复事业在"十二五"期间取得了广泛的成就，专业康复护理机构不断增加。截至2015年，全国共建有康复医院453所，护理院168所，护理站65所，比"十一五"期末分别增加了69.0%、242.9%、16.1%。康复护理人才队伍进一步壮大。2015年，康复医院、护理院、护理站从业卫生人员分别为36 441人、11 180人、316人，比"十一五"期末分别增加了96.5%、286.7%、69.9%。

在疾病早期规范开展康复诊疗，可以有效避免或减轻患者功能障碍，提高生活自理能力和生活质量，降低家庭与社会负担。为充分发挥综合医院康复医学科早期康复诊疗作用，推动康复医学科与其他临床科室的密切合作，提高疾病诊疗效果和综合医院工作效率，原国家卫生和计划生育委员会于2013年组织编写并印发了《四肢骨折等9个常见病种（手术）早期康复诊疗原则》，要求各级卫生行政部门、医疗机构和有关学术团体组织康复医学和相关临床学科医务人员学习，并在诊疗活动中参照执行。涉及了四肢骨折、运动创伤、髋/膝关节置换、手外伤、周围神经损伤、脊髓损伤、脑外伤、脑出血术后和脑卒中等常见病种（手术），强调了早期干预，将康复干预开始的时间设定于临床专科处置完成并且患者生命体征稳定、神经功能缺损症状稳定后的24～48小时内。对康复评定和康复治疗的项目均作了具体规定。提出了患者安全原则、循序渐进原则、个体化诊疗原则和多学科合作原则等四项基本原则。原卫生部发布了这几个病种的早期康复原则，体现了国家对于康复工作的重视。

康复辅助器具是改善、补偿、替代人体功能和实施辅助性治疗及预防残疾的产品。康复辅助器具产业是包括产品制造、配置服务、研发设计等业态门类的新兴产业。我国是世界上康复辅助器具需求人数最多、市场潜力最大的国家。近年来，我国康复辅助器具产业规模持续扩大，产品种类日益丰富，供给能力不断增强，服务质量稳步提升，但仍存在产业体系不健全、自主创新能力不够强、市场秩序不规范等问题。当前，我国经济发展进入新常态，全球新一轮科技革命与产业变革日益加快，给提升康复辅助器具产业核心竞争力带来新的机遇与挑战。发展康复辅助器具产业有利于引导激发新消费、培育壮大新动能、加快发展新经济、推动经济转型升级；有利于积极应对人口老龄化，满足残疾人康复服务需求，推进健康中国建设，增进人民福祉。为加快康复辅助器具产业发展，2016年国务院印发了《关于加快发展康复辅助器具产业的若干意见》，提出增强自主创新能力，促进产业优化升级，扩大市场有效供给，营造良好市场环境，落实税收价格优惠，强化企业金融服务，加强财政资金引导，完善消费支持措施，加强人才队伍建设，加强组织领导，推进综合创新试点，健全行业统计制度。并要求，民政部、国家发展改革委员会要加强对本意见实施情况的督促落实，及时向国务院报告。国务院将适时组织专项督查。目标是将康复辅助器具产业发展融入"中国制造2025""互联网＋"、现代服务业发展进程，促进业态融合，推动产业全面发展，到2020年，康复辅助器具产业自主创新能力明显增强，创新成果向现实生产力高效转化，创新人才队伍发展壮大，创新驱动形成产业发展优势。产业规模突破7000亿元，布局合理、门类齐备、产品丰富的产业格局基本形成，涌现一批知名自主品牌和优势产业集群，中高端市场占有率显著提高。产业发展环境更加优化，产业政策体系更加完善，市场监管机制更加健全，产品质量和服务水平明显改善，统一开放、竞争有序的市场环境基本形成。

2017 年，为贯彻落实《国家卫生计生委关于深化"放管服"改革激发医疗领域投资活力的通知》要求，鼓励社会力量举办康复医疗机构、护理机构，打通专业康复医疗服务、临床护理服务向社区和居家康复、护理延伸的"最后一公里"，卫生和计划生育委员会组织制定了《康复医疗中心基本标准（试行）》《护理中心基本标准（试行）》及管理规范。要求康复医疗中心、护理中心功能定位以贴近社区、服务家庭为主，对于推进分级诊疗、促进医养结合具有重要作用。各级卫生行政部门应当高度重视，加强组织领导，完善配套政策，确保工作落实到位。康复医疗中心、护理中心属于独立设置的医疗机构，依法独立承担民事责任。康复医疗中心、护理中心的设置审批权限由省级卫生行政部门按照《医疗机构管理条例》及其实施细则确定。鼓励康复医疗中心、护理中心集团化、连锁化经营，建立规范、标准的管理与服务模式。对申请举办集团化、连锁化康复医疗中心、护理中心的，可优先设置审批。各级卫生行政部门应当将康复医疗中心、护理中心纳入当地医疗质量管理与控制体系，加强医院感染防控等服务风险管理，严格落实相关专业管理规范与制度，确保医疗质量安全。康复医疗中心、护理中心应当与区域内二级及以上综合医院建立协作关系，不断提升医疗服务能力，确保医疗质量安全。有条件的康复医疗中心、护理中心可以采取家庭病床、巡诊等方式提供上门服务。

一系列政策法规的制定，体现了我国康复医学的快速发展和人民群众对康复医疗需求度的逐步提高，符合现有经济社会发展水平，有利于我国整体医疗健康事业的发展进步。但仍存在着诸多问题有待业内有识人士去寻求解决之路，我们坚信通过医学界的共同努力，在新任主任委员的带领下，我国的康复医疗事业会更上一个台阶，定会实现所有康复人的"中国梦"。

（陈丽霞　岳寿伟　顾　新　何成奇　赵肖奕）

参考文献

［1］　范建中. 物理医学与康复的百年进展（下）. 人民军医，2002，45（2）：114-115.

［2］　吴宗耀. 国人对于物理医学与康复的贡献. 中华医学会第八次全国物理医学与康复学学术会议论文汇编，2006：203-207.

［3］　吴宗耀. 继承发展物理治疗学，重振物理治疗专业. 中华医学会第九次全国物理医学与康复学学术会议论文集，2007：33-37.

［4］　励建安. 运动疗法的历史与未来. 中国康复医学杂志，2003，18（2）：68-68.

［5］　范建中. 物理医学与康复的百年进展（上）. 人民军医，2002，44（1）：48-51.

［6］　谭维溢，李晶. 中华医学会第五次全国物理医学与康复学术会议暨首届中青年学术交流会召开. 中华物理医学与康复杂志，1998（4）.

［7］　谭维溢，吴宗耀.《中华物理医学杂志》更名为《中华物理医学与康复杂志》——致读者一封信. 中华物理医学与康复杂志，1999（1）.

［8］　张月娥. 第六次全国物理医学与康复学术会议在广州召开. 西南军医，2002（3）.

［9］ 黄国志. 中华医学会物理医学与康复学分会网站开通. 中华物理医学与康复杂志，2003，25（6）.

［10］ 杜宝琮. 中华医学会第七次全国物理医学与康复学学术会议在上海召开. 中华物理医学与康复杂志，2005，27（10）：640-640.

［11］ 中华医学会第八次全国物理医学与康复学学术会议会议纪要. 中华物理医学与康复杂志，2006，28（12）：860-860.

［12］ 佚名. 中华医学会第十二次全国物理医学与康复学学术会议. 麻醉与监护论坛，2010，（3）：228.

［13］ 尹勇. 中华医学会第十三次全国物理医学与康复学学术会议在昆明举行. 实用疼痛学杂志，2011，7（5）：400.

［14］ 陈慧娟. 中华医学会第十四次全国物理医学与康复学学术会议总结. 实用疼痛学杂志，2012，（4）.

［15］ 谭维溢. 从学会和期刊的更名看物理医学与康复学科的发展. 中华物理医学与康复杂志，2002，24（1）：4-5.

［16］ 顾新. 中华医学会物理医学与康复学分会的发展史. 中华医学会第十五次全国物理医学与康复学学术会议论文集，2014：49-50.

［17］ 谭维溢. 我学科早年的留学生. 中华理疗杂志，2001，24（4）：255-256.

［18］ 张长杰. 对康复医学与理疗学学科研究生教育的认识. 中国康复医学会脑血管病专业委员会第八次全国学术研讨会论文集，2004：55-57.

［19］ 陈乐春，陈春春，林建平，等. 我国康复医学康复治疗专业设置调查结果. 课程教育研究：学法教法研究，2017（14）：33.

［20］ 徐亭亭，齐瑞，孙萍萍. 中国康复治疗学专业发展现状及展望. 按摩与康复医学，2015，6（11）：1-3.

［21］ 马朝霞，赵琨，肖月. 康复医疗服务体系建设试点情况与问题及对策. 中华医院管理杂志，2015（5）：332-335.

第二章 中华医学会物理医学与康复学分会现状

第一节 组织架构与常务委员分工

一、中华医学会物理医学与康复学分会概况

第十一届委员会成员（图 2-1）
主任委员：岳寿伟
前任主任委员：励建安
候任主任委员：何成奇
副主任委员：刘宏亮　黄晓琳　王宁华　张志强

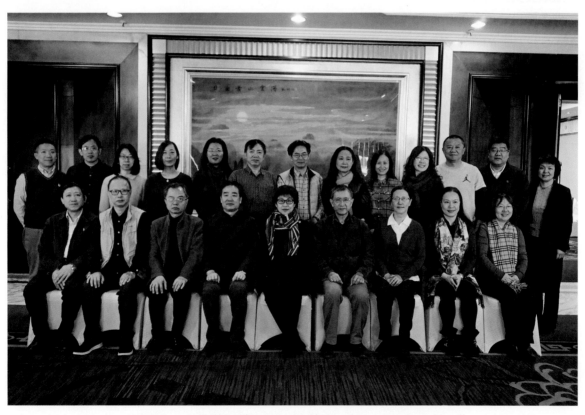

图 2-1　中华医学会物理医学与康复学分会第十一届常务委员合影

常务委员：陈丽霞　丛　芳　顾　新　潘　钰　谢欲晓　王宏图　李红玲　谢　青　李建华
　　　　　　张长杰　王楚怀　牟　翔

秘 书 长：陈丽霞

委　　员（以姓氏笔画为序）：

马跃文　王　彤　王宝兰　王宝军　尹　勇　叶超群　白玉龙　白定群　朱　宁
刘　楠　刘忠良　江钟立　许　涛　孙强三　杜　青　杨建荣　吴　霜　余　茜
张　岩　宋振华　张巧俊　张庆苏　张鸣生　张桂青　张跃萍　张锦明　陈卓铭
武　亮　林建强　罗　军　赵　亮　胡昔权　倪朝民　郭钢花　梁　英　廖维靖
翟　华　潘翠环

工作秘书：怀　娟

党小组成员

组　　长：何成奇

纪检委员：张志强

宣传委员：黄晓琳

组织委员：刘宏亮

群工委员：王宁华

青年委员会成员

副主任委员：江　山　陈　红　魏　全　王永慧

委　　员（以姓氏笔画为序）：

马　将　马红鹤　王文春　王红星　王萍芝　王锋存　尹　昱　卢红建　朱路文
乔鸿飞　刘　刚　刘　昊　刘　剑　刘汉军　巫嘉陵　李　哲　李旭红　李海峰
李燕云　李燕如　杨延砚　杨德刚　吴　涛　吴军发　余　波　余洪俊　张　路
张立新　张逸仙　张富强　陈　彦　郄淑燕　周达岸　夏文广　徐　薇　徐开寿
殷　樱　郭　琪　唐　迪　黄丽萍　康治臣　蒋东生　喻锦成　傅永旺　鲁雅琴
曾凡硕　潘　雷

言语语言康复学组

组　　长：陈卓铭

副组长：陈　艳　席艳玲　张庆苏　吴军发

委　　员（以姓氏笔画为序）：

于　洋　于增志　王孝文　王德强　丘卫红　冯兰云　兰　月　朱俊丽　乔鸿飞
刘　瑛　许　冰　孙　洁　阳伟红　李一贤　何林宜　邹飒枫　张润宁　陆　敏
陈慧娟　邵伟波　武效芬　招少枫　胡荣亮　胡桂芳　姚黎清　袁　英　顾　莹

徐　宁　高立群　郭壮丽　黄　臻　谢菊英　赖靖慧　蔡德亮　颜益红

心肺康复学组

组　　　长：谢欲晓

副 组 长：刘遂心　陆　晓　郭　琪　马跃文

委　　　员（以姓氏笔画为序）：

丁荣晶　马　晶　王　磊　车　琳　孔永梅　叶红华　朱利月　刘佩军　许丹焰
李玉柱　李寿霖　吴　鸣　吴　涛　陈　彦　邵迥龙　范志清　欧雪梅　周顺林
赵红梅　柳立红　姜永梅　殷稚飞　曹鹏宇　戚　艳　符　鲲　梁　崎　曾昭萍
游国清　廖碧红　熊维宁　潘化平　潘惠娟　魏　妮

神经康复学组

组　　　长：潘　钰

副 组 长：王　强　张　皓　白玉龙　胡昔权

委　　　员（以姓氏笔画为序）：

丁　桃　王　鑫　王永慧　王宝军　王萍芝　牛传欣　毛雅君　朱　奕　乔　晋
向　云　江玉娟　许　涛　许东升　芦海涛　李贞兰　杨海芳　何增义　沈顺姬
宋　涛　张　一　张巧俊　张立新　陈　曦　陈立早　陈尚杰　陈雪丽　孟迎春
赵　澎　胡世红　侯　莹　陶　陶　商晓英　寄　婧　谢　荣　樊蕴辉

疗养康复学组

组　　　长：牟　翔

副 组 长：杜　青　陈银海　练　涛　唐　迪

委　　　员（以姓氏笔画为序）：

吕智海　刘西纺　李水琴　李锐铭　杨　艳　肖　农　宋虎杰　陈　健　茆红霞
尚　清　金红芳　胡　西　胡可慧　胡继红　侯　梅　姜　艳　洪　梅　贺奇志
袁兆红　聂怀利　夏剑萍　顾　琴　栾　霞　高　晶　郭友华　黄翠立　程华军
廖　瑛　潘华舫

康复治疗学组

组　　　长：丛　芳

副 组 长：袁　华　郄淑燕　朱玉连　金冬梅

委　　　员（以姓氏笔画为序）：

王　维　王文清　毛玉瑢　邓丽明　史　达　刘学勇　刘朝晖　齐素萍　闫彦宁
关晨霞　李　岩　李玉明　李扬政　杨述鸣　杨俊生　沈　滢　张　玥　陈文华

武　亮　林　惠　欧阳辉　周贤丽　郑栋华　赵建民　袁光辉　钱宝延　徐　晖
黄　杰　黄　程　黄明威　常冬梅　康治臣　寄　婧　蒋天裕　廖麟荣　霍　速

康复评定学组

组　　长：谢　青

副组长：李建华　王　彤　梁　英　于惠秋

委　　员（以姓氏笔画为序）：

王　红（广东）　王　红（上海）　王学新　方征宇　艾　坤　付　宇　乐　琳
冯　玲　邢晓红　伍少玲　刘　芸　刘　昊　刘　鹏　孙强三　李　可　李　菁
李红玲　李红霞　李剑锋　吴　霜　吴庆文　吴勤峰　何　竟　何晓阔　余　波
余洪俊　沈　峰　张　敬　张　缨　张桂青　姜从玉　袁海峰　高　崇　彭　博
韩　冰　蔺　勇

康复教育学组

组　　长：王楚怀

副组长：宋鲁平　黄真　潘翠环　万春晓

委　　员（以姓氏笔画为序）：

王　朴　王　艳　王红星　王宝兰　巩尊科　任　凯　任亚锋　刘　芸　刘　琦
刘玉海　刘武军　刘忠良　刘雅丽　闫金玉　许建文　许晓冬　孙天宝　李　江
李　莉　李水琴　李长清　李福胜　杨永红　张敬学　林　坚　林国徽　周　云
周凤华　姜志梅　徐冬青　高汉义　高晓平　曹师承　董安琴　詹　霞　翟　华

骨科康复学组

组　　长：张长杰

副组长：马　超　倪国新　白定群　张　杨

委　　员（以姓氏笔画为序）：

王义亮　王雪强　叶大勇　叶超群　刘　红　刘佩军　许　卓　许正月　孙银娣
李　蕊　李雪萍　杨　霖　杨长远　杨德刚　沈　梅　宋振华　张　军　张伟明
张宏伟　陈爱华　尚翠侠　罗　军　周　云　郑遵成　赵　宁　郝永红　姜　丽
徐　辉　唐　梅　唐长华　寄　婧　蔡　斌　熊道海　樊振勇

二、中华医学会物理医学与康复学分会第十一届委员会常务委员简介

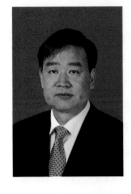

岳寿伟

中华医学会物理医学与康复学分会第十一届委员会主任委员，负责专科分会全面工作。

岳寿伟，1963 年 9 月出生，山东临沂人。现为山东大学齐鲁医院康复医学科主任，山东大学康复医学教研室主任，教授，主任医师，博士研究生导师。现任中国康复医学会副会长，中国医师协会康复医师分会副会长，山东省康复医学会会长，山东省康复医学质量控制中心主任委员。2003 年遴选为康复医学与理疗学专业博士研究生导师，已指导博士研究生 33 名，硕士研究生 33 名，博士后 3 名。先后承担国家自然科学基金项目 5 项，山东省自然科学基金项目 2 项。以第一完成人获山东省科技进步二等奖 1 项，三等奖 3 项。已发表 SCI 收录论文 30 余篇，国内期刊论文 100 余篇，主编著作 4 部，副主编 3 部。2012 年获中国科学技术协会"全国优秀科技工作者"称号，2018 年被授予"山东省创新能手"称号。担任《中国康复医学杂志》副主编，《中华物理医学与康复杂志》编委，国家自然科学基金委员会医学科学部专家评审组成员。

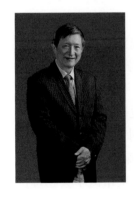

励建安

中华医学会物理医学与康复学分会第十一届委员会前任主任委员，负责全面工作。

励建安，1952 年 6 月出生，浙江宁波人，南京医科大学第一附属医院康复医学中心主任，教授，主任医师，博士研究生导师。江苏钟山老年康复医院院长，美国国家医学院国际院士，原国家卫生和计划生育委员会（现国家卫生健康委员会）能力建设与继续教育中心康复医学专委会主任委员，国家卫生健康委员会脑卒中防治工程委员会康复专业委员会主任委员，中国残疾人康复协会副理事长，中国老年医学学会副会长，中国非公立医疗机构协会康复专业委员会主任委员，中国国际投资促进会智慧健康产业联盟理事长，国际物理医学与康复医学学会前任主席，中国康复医学会前任常务副会长兼秘书长，中国医师协会康复医师分会前任会长。曾经主持国家自然基金课题 4 项，国家"十一五"课题子课题 2 项，国家"十二五"支撑项目子课题 1 项，国际合作课题 6 项，江苏省科技支撑课题 2 项。江苏省科技进步二等奖 2 项和三等奖 1 项，中华医学科技奖三等奖 1 项，江苏医学奖二等奖和三等奖各 1 项。第一或通信作者发表论文 380 篇（SCI 文章 35 篇）。主编和副主编专著 63 本。荣获国家优秀教师，中国科学技术学会先进个人，江苏省医学突出贡献奖，江苏省卫生和计划生育委员会杰出贡献奖，中国医师奖，原国家卫生和计划生育委员会脑卒中防治工程委员会突出贡献奖。《中国康复医学杂志》主编，*Journal of Rehabilitation of Medicine* 副主编。

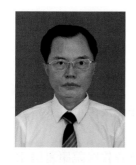

何成奇

中华医学会物理医学与康复学分会第十一届委员会候任主任委员，党小组组长。

何成奇，1964年6月出生，四川射洪人。四川大学华西医院康复医学中心主任，四川大学华西临床医学院康复医学院院长，康复医学四川省重点实验室主任，教授、主任医师、博士研究生导师。四川省学术技术带头人，四川省卫生和计划生育委员会首席专家，华西医院一级专家。个人荣获中国医师奖、中国优秀科技工作者及宝钢优秀教师奖。曾任中国康复医学会第五届运动疗法专业委员会主任委员。现任中国医师协会康复医师分会骨科康复专业委员会副主任委员，四川省医学会物理康复专业委员会候任主任委员、四川省医师协会康复医师分会会长、成都康复医学会会长。主持国际项目5项、国家自然科学基金项目4项，863子课题2项、其他项目11项。作为负责人先后获得华夏医学科技一等奖、教育部科技进步二等奖及专利11项等。发表第一作者SCI收录论文53篇、中文统计源期刊论文223篇。主编出版著作16部、副主编9部，参编16部。担任《中国康复医学杂志》《中华物理医学与康复杂志》等5家杂志编委。

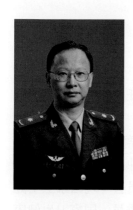

刘宏亮

中华医学会物理医学与康复学分会第十一届委员会副主任委员，分管组织建设。

刘宏亮，1964年7月出生，安徽安庆人，陆军军医大学西南医院康复科主任，主任医师、教授，博士研究生导师，全军创伤疾病康复治疗中心主任。现任中国康复医学会常务理事、中华医学会物理医学与康复学分会副主任委员、中国医师协会康复医师分会常务委员、中国老年医学学会老年康复分会副会长、中国康复医学会创伤康复专业委员会副主任委员、中国康复医学会重症康复专业委员会副主任委员、中国康复医学会电诊断专业委员会副主任委员、国家工伤康复专家咨询委员会专家、《中华物理医学与康复杂志》编委、《中国康复理论与实践》编委、《中国康复医学杂志》编委、重庆市残疾人康复协会会长、重庆市医学会物理医学与康复学分会主任委员等职务近20项。曾参与《中国康复医学事业发展规划纲要（2010—2015）》《综合性医院康复医学科建设指南》等政府相关文件的制定工作。2012年获总后勤部"育才银奖"。承担国家重大研发计划重点专项课题1项，"十二五"国家科技支持计划1项，国家自然科学基金课题3项，省部级二等奖2项，以第一作者在专业级杂志发表论著30余篇。主编、参编专著20余部，被原卫生部教材办聘任为全国医学院校规划教材《康复医学》（第6、5、4、3版）编委，《康复医学科临床速查掌中宝》主编，《康复医学》（国家电子书包）副主编，《烧伤康复学》副主编。

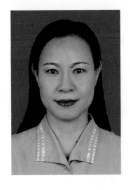

黄晓琳

中华医学会物理医学与康复学分会第十一届委员会副主任委员。

黄晓琳，1960年7月出生，湖南人，二级教授，主任医师，博士研究生导师，华中科技大学同济医学院附属同济医院康复医学科主任，世界卫生组织康复培训与研究合作中心主任。目前担任：中国康复医学会副会长，中华医学会物理医学与康复学会副主任委员，中国医疗保健国际交流促进会康复医学分会副主任委员，中国医院协会医疗康复管理机构分会常务委员，湖北省康复医学会会长，湖北省康复医疗质控中心主任，《中华物理医学与康复杂志》总编，《中国康复》杂志主编，《神经损伤与功能重建》杂志、《康复学报》副主编等职。长期从事脑卒中康复基础与临床研究、脑卒中康复机器人的临床转化研究，主持和承担国家自然科学基金、国家863计划和科技支撑计划、中国/世界卫生组织合作项目、世界健康基金会研究项目等，在国内外核心期刊上发表学术论文80余篇，获国家专利2项。在康复基础理论研究方面，通过大量实验，为磁刺激技术和干细胞移植治疗脑卒中提供了坚实的理论基础；在脑卒中康复治疗方面开展了大量的标准制定和流程构建工作，开展了一系列临床研究，构建了脑梗死康复临床路径，建立了脑梗死三级康复治疗方案和社区脑卒中康复管理模式；参与完成的"利用人多潜能干细胞研究和治疗神经系统疾病"获得2017年中华医学科技奖三等奖。一贯重视教学工作，主持的《康复医学》课程获湖北省精品课程；重视教材建设，主编（译）和参编了20余部康复医学规划教材和专著。先后多次获得原卫生部、科技部以及华中科技大学优秀教材奖，获得华中科技大学教学质量及教学成果一等奖，被评为华中科技大学教学名师。

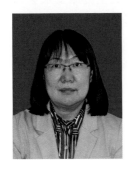

王宁华

中华医学会物理医学与康复学分会第十一届委员会副主任委员，牵头负责分会对外学术交流与合作，兼管分会财务工作，国际物理医学与康复学分会国家会员。

王宁华，1964年5月出生，北京人。北京大学第一医院康复医学科主任，主任医师、博士研究生导师。北京大学医学部临床医学专业教学委员会康复医学教学组组长。负责并参与国家863计划、国家科技部、教育部、北京市科学技术委员会重大项目、首都医学发展科研教等多项课题。参与美国、德国、芬兰等国际合作课题。具有3项专利和1项著作权。主编专著和教材有《康复医学概论》、主译《脑卒中康复—优化运动技巧的练习与训练指南》《运动控制原理与实践发表》《腰部疾患：循证预防与康复》等18部，以第一作者和通信作者发表的论著70余篇，参与了20余种书籍的编写。作为第一主编的《临床康复医学》获得北京市精品教材奖。现担任《中华物理医学与康复杂志》《中国康复医学杂志》《中国康复理论与实践》编委，原国家卫生和计划生育委员会（现国家卫生健康委员会）康复医学专家委员会委员等职务。

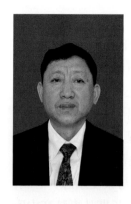

张志强

中华医学会物理医学与康复学分会第十一届委员会副主任委员。

张志强，1956 年 12 月出生，江苏无锡人。中国医科大学附属盛京医院康复中心主任，中国医科大学康复治疗学教研室主任。教授，主任医师，博士研究生导师。现任中国医师协会康复医师分会副会长、辽宁省康复医学会理事长、中国老年医学学会康复分会副会长，原国家卫生和计划生育委员会能力建设和继续教育康复医学专家委员会物理治疗学组组长。先后承担省部级课题 2 项，主编和参编的著作 10 余部，发表论文 50 余篇，其中 SCI 论文 5 篇。

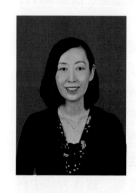

陈丽霞

中华医学会物理医学与康复学分会第十一届委员会常务委员，兼秘书长，协助主任委员工作。

陈丽霞，1967 年 7 月出生，山西大同人，北京协和医院康复科主任、保健医疗部副主任，主任医师，北京协和医学院理疗与康复学系副主任、教授、硕士研究生导师。中华医学会物理医学与康复学分会第十一届委员会常务委员兼秘书长、中国康复医学会第六届理事会理事、中国医师协会康复医师分会第四届委员会常务委员、中国医院协会医疗康复机构管理分会常务委员、中国健康促进与教育协会运动与康复分会副主任委员、中国女医师协会第一届心脏康复中心常务委员、国家食品药品监督管理总局医疗器械技术审评中心咨询专家、《中国康复医学杂志》编委、中国血友病诊疗中心协作网物理治疗组组长、中央保健会诊专家。先后主持国际基金 3 项、国家卫生健康委员会保健局课题 1 项、参与国家卫生健康委员会行业基金 1 项、参与国家卫生健康委员会保健局重点课题 1 项、参与首发基金 1 项，发表中文核心期刊文章及 SCI 文章 40 余篇。

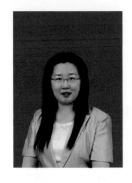

丛芳

中华医学会物理医学与康复学分会第十一届委员会常务委员，康复治疗学组组长。

丛芳，1966年10月出生，辽宁大连人。2005年7月，首都医科大学康复医学与理疗学专业博士毕业，现任中国康复研究中心北京博爱医院理疗科主任、主任医师、副教授。

曾任中华医学会物理医学与康复学分会第八届青年委员、第十届全国委员兼康复治疗学组副组长，北京医学会物理医学与康复学分会第十一届常务委员兼秘书、第十二届副主任委员，中国医师协会康复医师分会第四届全国委员兼水疗康复专业委员会主任委员，中国医师协会整合医学医师分会第一届康复治疗专业委员会常务委员，北京康复医学会第五届常务理事兼康复治疗专业委员会副主任委员等。

近年来，负责欧洲博士后研究基金合作课题"多模态感觉反馈治疗幻肢痛的研究"、财政部高等院校科研基金"新型水疗康复器械的设计研发"、中国康复研究中心课题"体外冲击波治疗非特异性下腰痛"等研究。担任《理疗学》副主编、《综合水疗学》副主译、《Delisa物理医学与康复医学理论与实践》编译等。近年来发表论文6篇、综述2篇，荣获软件著作权3项，发明专利1项，实用新型专利7项。目前兼任《中国康复理论与实践》杂志、《中国老年保健医学》杂志编委。

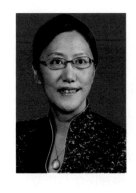

顾新

中华医学会物理医学与康复学分会第十一届委员会常务委员。

顾新，1964年12月出生，上海人，二级主任医师。自2000年起担任北京医院康复医学科科主任，自2005年起担任中央保健会诊专家。曾任中华医学会物理医学与康复学分会第九届委员会主任委员，《中华物理医学与康复杂志》第七届编委会副总编辑，现任北京医学会物理医学与康复学专业委员会前任主任委员兼常务委员，中国老年医学学会常务理事，中国康复医学会理事，中国老年保健医学研究会理事，中国老年医学学会康复分会会长，中国残疾人康复协会康复技术专业委员会副主任委员，中国康复医学会远程康复专业委员会副主任委员，中国康复技术转化及发展促进会智能康复技术专业委员会副主任委员，世界中医药学会联合会肿瘤康复专业委员会副会长，中华中医药学会养生康复学会常务委员，北京市老龄产业协会"编制北京市居家养老服务标准项目"专家组专家，中国健康促进基金会"中老年保健知识管理平台建设"公益项目副主任委员，中国健康促进基金会骨病专项基金骨科康复专家委员会副主任委员，北京康复医学会骨科分会会长，《中国康复医学杂志》编委。曾负责人事部、原卫生部的科研课题，曾参加国家"十五""十一五""十二五"攻关课题，参加多项北京市科学技术委员会课题，参编著作教材数十篇，发表论文数十篇。

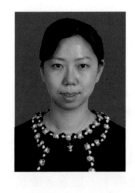

潘钰

中华医学会物理医学与康复学分会第十一届委员会常务委员，神经康复学组组长。

潘钰，1973年2月出生，辽宁瓦房店人，目前担任清华大学附属北京清华长庚医院康复医学科主任，主任医师，康复医学博士。在国内率先开展经颅直流电刺激和经颅磁刺激治疗脊髓损伤、脑肌接口联合外骨骼机器人手功能康复、淋巴水肿评估和综合消肿治疗等新技术。主持清华大学自主研发课题、北京市自然科学基金、北京市优秀人才资助项目、首都医科大学基础与临床合作课题，已发表SCI和核心论文20余篇，多次获邀在国际物理医学与康复学大会发言。参编著作和译作5部。主要社会兼职：中国康复医学会理事、中国康复医学会远程康复专业委员会常务委员和呼吸康复专业委员会委员、中国医师协会康复医师分会肌肉骨骼专业委员会委员、中华医学会整形外科学分会淋巴水肿学组委员、中华医学会心身医学分会心身康复协作学组委员、世界中医药联合会疼痛康复专业委员会常务理事、北京康复医学会常务理事、北京康复医学会脊柱脊髓损伤专业委员会主任委员、北京医学会物理医学与康复学分会委员、北京市康复质量控制和改进委员会委员、北京市自然科学基金评审专家，*Neural Regeneration Research* 和 *Journal of Spinal Cord Medicine* 杂志审稿人。

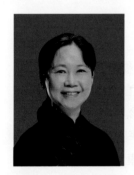

谢欲晓

中华医学会物理医学与康复学分会第十一届委员会常务委员，心肺康复学组组长。

谢欲晓，1960年6月出生，湖南人，现任中日医院康复科主任，兼任中国康复医学会常务理事兼副秘书长、中国女医师协会总会常务理事兼康复专业委员会主任委员、全国首席康复科学传播专家等。曾获2012年北京医学会先进个人；2008年北京市全国残疾人社区康复示范区培育工作先进个人。承担"十二五"课题（糖尿病及其并发症康复治疗技术与产品研发）、北京市科学技术委员会重大项目（膝骨关节炎康复评定及治疗技术的规范化研究）。担任《中华物理医学与康复杂志》《中国康复医学杂志》《国外医学康复医学分册》《中国康复》《健康管理》等杂志编委。近年来在国内外累计发表论文60余篇。参编著作和译作4部。

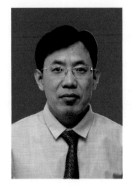

王宏图

中华医学会物理医学与康复学分会第十一届委员会常务委员。

王宏图，1972年3月出生，河北丰润人。现为天津市环湖医院康复医学科副主任，主任医师。现任中华医学会物理医学与康复学分会常务委员、原国家卫生和计划生育委员会（现国家卫生健康委员会）脑卒中防治工程中青年专家委员会常务委员、中国康复医学会脑血管病康复专业委员会委员、中国康复医学会电诊断学专业委员会委员、中国康复医学会康复评定专业委员会委员、中华医学会神经病学分会神经康复学组委员、中国卒中学会脑卒中康复分会委员、中国医师协会康复医师分会水疗康复专业委员会副主任委员、中国医师协会神经内科医师分会神经康复专业委员会委员、天津市医学会物理医学与康复学分会主任委员、天津市毕业后医学教育康复医学质控专家组组长、天津市康复医学质量控制中心副主任委员、天津市医师协会康复医师分会副会长等职。先后参与国家"十二五"科技支撑课题1项、国家自然科学基金1项及多项省部级课题。参编著作3部，发表中华系列期刊及核心期刊多篇。担任《中国康复医学杂志》审稿专家。

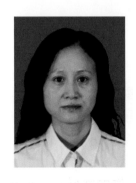

李红玲

中华医学会物理医学与康复学分会第十一届委员会常务委员。

李红玲，1963年12月出生，河北晋州人，现任河北医科大学第二医院康复医学二科主任，主任医师，教授，博士研究生、硕士研究生导师。

专业特长为神经康复。培养硕士研究生25名；参编、副主编、主编各类教材12部。主编、副主编、参编专著10部。发表论文60余篇，其中SCI 1篇。获原河北省卫生厅优秀医学科技进步奖一等奖2项，二等奖5项，三等奖1项，其中《脑卒中早期康复的临床与基础研究》获河北省科技厅医学科技成果奖三等奖，第一主研人。任中华医学会物理医学与康复学分会常务委员（2008—2018年），康复教育学组组长（2012—2018年），中国医师协会康复医师分会常务委员（2007—2018年），河北省医学会物理医学与康复学分会主任委员（2007—2018年），河北省医师协会康复医师分会主任委员（2007—2018年），中国康复医学会脑血管病专业委员会常务委员（2008—2018年），中国康复医学会老年康复专业委员会常务委员（1997—2018年），中华医学会航海医学分会高气压临床专业委员副主任委员（2009—2018年），中华医学会高压氧医学分会委员（2015—2018年），脑复苏学组副组长，河北省医学会医用高压氧学组组长（2010—2018年）。《中华物理医学与康复杂志》（1998—2018年）、《河北医科大学学报》（2006—2018年）、《脑与神经杂志》（2008—2018年）、《中国康复》（2014—2018年）、《中国康复医学杂志》（2015—2018年）编委。

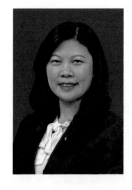

谢青

中华医学会物理医学与康复学分会第十一届委员会常务委员，康复评定学组组长。

谢青，1963年11月出生，湖北随州人。现为上海交通大学医学院附属瑞金医院康复医学科主任，上海交通大学医学院康复医学系主任，上海市瑞金康复医院副院长，主任医师，硕士研究生导师。现任中华医学会物理医学与康复学分会常务委员，中国老年医学学会康复医学分会副会长，中国康复医学会康复评定专业委员会副主任委员，中国康复医学会电诊断专业委员会候任主任委员，中国康复医学会脑血管病专业委员会常务委员，中国医师协会康复医师分会骨骼肌肉康复专业委员会常务委员，中国研究型医院学会肌骨疾病专业委员会副主任委员，上海市医学会物理医学与康复学分会候任主任委员。承担了上海市科学技术委员会项目、国家科学技术委员会子项目、国家自然科学基金、上海交通大学医工交叉重点项目各1项，原上海市卫生局项目、上海市残疾人联合会项目各2项，参与国家自然科学基金面上项目2项。2015—2017年连续3年被评为上海市"引领专科康复—优秀学科带头人"。获上海康复医学科技奖二等奖。共发表论文40余篇，参编专著7部，SCI收录论文3篇。担任《中华物理医学与康复杂志》《中国康复》《中国康复医学杂志》《中国医学前沿杂志（电子版）》等编委。

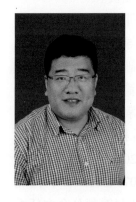

李建华

中华医学会物理医学与康复学分会第十一届委员会常务委员。

李建华，1970年11月出生，硕士研究生导师，主任医师，现任浙江大学医学院附属邵逸夫医院康复医学中心主任，从事康复医学临床工作25年，擅长神经系统疾病康复、骨与关节损伤康复，尤其是在疾病肌肉痉挛诊治、盆底功能性障碍疾病康复诊治方面有深入研究。先后获得省部级科研课题10余项，国内核心期刊发表学术论文50余篇，其中SCI文章5篇，主编或参编康复医学教材10余本。现任中华医学会物理医学与康复学分会常务委员、中国医师协会康复医师分会常务委员、中国康复医学会理事、中国康复医学会运动疗法专业委员会副主任委员、中国国际医疗保健促进会康复医学分会副主任委员兼盆底障碍康复学组组长、浙江省医学会物理医学与康复学分会候任主任委员兼盆底障碍康复学组组长、浙江省医师协会康复医师分会副会长、浙江省体育科学学会运动医学专业委员会副主任委员，担任《中华物理医学与康复杂志》《中国康复医学杂志》《中国运动医学杂志》编委。

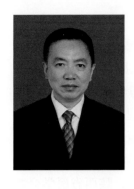

张长杰

中华医学会物理医学与康复学分会第十一届委员会常务委员。

张长杰，1962年2月出生，湖南常德人。主任医师，教授，医学博士。中南大学湘雅二医院康复医学科主任，国家临床重点专科负责人。中华医学会物理医学与康复学分会常务委员，骨科康复学组组长，中国康复医学会常务理事，中国康复医学会老年康复专业委员会、手功能康复专业委员会副主任委员，湖南省医学会物理医学与康复学专业委员会主任委员，湖南省残疾人康复协会会长，湖南省康复医学会副会长。主编原卫生部规划教材《肌肉骨骼康复学》（第1、2版）《骨科康复学》（第2版）主编。担任《中华物理医学与康复杂志》《中国康复医学杂志》《中国康复理论与实践杂志》的编委。发表论文60多篇。培养研究生50余名。

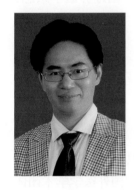

王楚怀

中华医学会物理医学与康复学分会第十一届委员会常务委员，康复教育学组组长。

王楚怀，1966年10月出生，广东潮州人。现任中山大学附属第一医院康复医学科主任、康复医学培训基地主任，中山大学附属第一医院东院颈腰痛康复中心主任，主任医师，教授，博士研究生导师。从事创伤骨科及神经疾患的临床康复与科研教学教工作，擅长脊柱相关疾病及骨骼肌肉疼痛康复。科研方向：生物力学、姿势控制、神经调控与神经可塑性研究，重点是脊柱退行性疾病的生物力学与神经调控机制。现任中国医师协会康复医师分会副会长、中国老年医学学会康复医学分会副会长、中国康复医学会颈椎病专业委员会副主任委员、中国康复医学会疼痛专业委员会副主任委员、广东省康复医学会副会长兼脊椎伤病康复分会会长、广东省物理医学与康复学会副主任委员、广东省医师协会康复医师分会副主任委员等。近几年主持包括国家自然科学基金、部省市各级科研项目20多项。发表专论著60多篇，其中SCI论著10多篇。主编著作2部，副主编专著4部，参编多部。担任《中国康复医学杂志》《中华物理医学与康复杂志》等多家杂志编委。

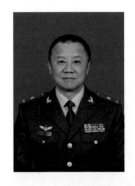

牟翔

中华医学会物理医学与康复学分会第十一届委员会常务委员。

牟翔，1961年4月出生，山东烟台人。现任西京医院康复科主任、康复医学与理疗学教研室主任，医学博士，主任医师、教授，博士研究生导师。

现任中国康复医学会理事会常务理事，中华医学会物理医学与康复医学分会副主任委员，全军康复与理疗学专业委员会主任委员，西安医学会物理医学与康复学分会主任委员，中国老年医学学会康复分会副会长，中国老年保健医学研究会医养康复分会副会长，陕西省康复医学会副理事长，陕西省医学会物理医学与康复医学分会副主任委员等。《次声损伤机制与医学防护研究》获解放军科学技术进步奖一等奖、《脊髓损伤的康复治疗》获解放军优秀电视教材一等奖等。主持国家自然科学基金重大研究计划项目1项，国家863项目1项，国家自然科学基金面上项目1项等，主持全军重点课题3项、全军指令性课题2项，陕西省自然科学基金2项等科研任务。获国家发明专利3项。主编和参编专著20余部。发表SCI及核心期刊论文60余篇。任《中华物理医学与康复杂志》和《中国疗养医学杂志》常务编委、《中国康复医学杂志》和《康复学报》编委等。

（顾　新）

第二节　学术交流及国际学术组织任职情况

中华医学会物理医学与康复学分会业务范围包含：开展继续医学教育，组织会员和其他医学科技工作者学习业务，不断更新科学技术知识，提高医学科学技术业务水平；发展同国外医学学术团体和医学科学技术工作者的联系和交往，开展国际学术交流。随着国内康复专业水平的飞速发展，国内外交流途径的日益便捷，中国康复专业人员参与国内国际学术交流逐渐增多，并有越来越多杰出人才担任国际学术组织的重要任职。

一、学术交流

在中华医学会物理医学与康复学分会的带领下，中国康复医学界学术交流频繁，成果丰硕，极大地促进了学科的发展，现综述2015年1月至今主要的国内国际学术交流。

1. 第九届国际物理医学与康复医学会国际会议　2015年6月19—23日，第九届国际物理医学与康复医学会（International Society of Physical and Rehabilitation Medicine，ISPRM）国际会议在德国柏林召开，来自100多个国家（或地区），近3000位代表出席了本次大会。ISPRM主席励建安教授率领中国代表团共计150余人参与了本次大会，并在开幕大会上发表了精彩的主旨发言。

本次大会针对康复、骨骼肌肉和疼痛、健康策略等12个专题的内容，设置了23个分会场，分别有疼痛、脊髓损伤、截肢康复、脑外伤和心血管疾病、癌症康复、脑瘫、创伤和烧伤、吞咽困难、退行性关节疾病、社区康复、老年康复、康复教育、儿童康复、痉挛管理、物理医学与康复生物分子研究、康复机器人等。采用了会前课程和工作坊、大会主旨发言、口头发言、壁报交流等多样的会议形式，值得一提的是，会议特设了中国康复医学会主题专场——东西方康复医学交锋，充分展示了中国康复医学的成就和进步，扩大了国际学术影响。此外，在会议期间，中国代表和美国物理医学与康复医学会达成协议，集体申请成为美国物理医学与康复医学学会会员，为进一步加强中美康复医学界学术交流创造了良好的条件。

2. 中华医学会第十六次全国物理医学与康复学学术会议 2015 年 8 月 26—29 日中华医学会第十六次全国物理医学与康复学学术会议在天津召开。由中华医学会、中华医学会物理医学与康复学分会主办，天津市医学会、天津市环湖医院承办，天津市康复医学会协办。作为纪念中华医学会成立100 周年系列学术活动之一，本次大会以"创新、协作、发展"为主题，旨在集中展示我国康复医学的学术水平和研究成果，进一步推动我国康复医学的发展。

本次大会共有 1500 人参会，其中注册代表 754 人，旁听 500 人，会议服务人员及志愿者 60 人，厂商代表 186 人。大会共收到论文稿件 1084 篇。首次设立院士论坛，由樊代明院士、励建安院士、石学敏院士分别在大会上进行了主旨发言。大会设置分论坛 32 场，包含脑卒中康复、神经康复、骨科康复、康复治疗、心肺康复、水疗康复、康复教育、康复疗养、康复发展、康复评定、言语语言评定与康复等内容。总发言人数 224 人次，除特邀院士 3 人次外，嘉宾专题讲座 58 人次，口头发言163 人次，共有 28 篇论文获优秀论文。

在大会过程中，中华医学会物理医学与康复学分会青年委员会召开了"学术沙龙"，青年委员代表们就青年康复工作者发展关注的临床焦点问题进行了充分讨论，演讲精彩纷呈、现场讨论热烈，充分体现了青年康复工作者的活跃思维和创新能力。大会最终评选出青年优秀英文论文：一等奖 1 名、二等奖 2 名、三等奖 3 名。

3. 2015 年美国物理医学与康复学会年会 2015 年 10 月 1—4 日美国物理医学与康复学会（The American Academy of Physical Medicine and Rehabilitation，AAPM&R）年会在美国东部历史文化名城波士顿举行，会议的主题是 *The Physiatry Experience: Success in a Changing Health Care Environment*。来自世界各国数千位代表参加了大会，周谋望教授受中华医学会物理医学与康复学分会委派，参加了这次大会。大会分为疼痛和脊柱医学、肌肉骨骼和运动医学、神经康复等几个主题，对物理医学与康复领域的基础和临床等方面的问题进行了广泛深入的交流，相关主题报告近 200 场，还举办了肌肉骨骼超声、药物注射、手法治疗等数十个工作坊。

4. 第十届国际物理医学与康复医学会国际会议 2016 年 5 月 29 日至 6 月 2 日，第十届 ISPRM国际会议在马来西亚吉隆坡召开。本次大会由 ISPRM 主办，大会主题是 *Embrace and Empower Rehabilitation Medicine: from Knowledge to Practice*，ISPRM 主席励建安教授率领中国代表团共计约 100人参加了本次大会，并在开幕大会上发表了精彩的主题演讲。

5. 中华医学会第十七次全国物理医学与康复学学术会议 2016 年 9 月 8—11 日中华医学会第十七次全国物理医学与康复学学术会议在郑州召开。会议由中华医学会、中华物理医学与康复学分会主办，河南省医学会承办，河南省物理医学与康复学分会、河南省康复医学会协办。大会主题是"继承创新、共谋发展"。本次大会共有 1500 余人参会，其中注册代表 711 人，旁听 500 余人，厂商代表200 余人，会议服务人员及志愿者 40 余人。

学术会议活动历时 3 天，设大会主论坛 2 场、青年论坛（英文演讲）2 场、分论坛 16 场。大会主论坛首次提出了肠道微生态与康复相关的新理论、新观念。分论坛包含神经康复、神经康复评定、神经康复治疗技术、言语康复、吞咽康复、骨科康复、骨关节康复评定、慢性疼痛康复、骨关节术后康复、运动康复、运动损伤康复技术、儿童康复、心肺康复、康复疗养、康复教育等内容。大会共收到论文稿件 920 篇，总发言人数 216 人次，主论坛报告 11 人次，嘉宾专题讲座 75 人次，论文口头发言 130 人次，其中有 13 篇为英文发言。与此同时有 42 篇论文进行了壁报交流。

为了促进物理医学和康复学青年医师的学术交流，激励更多的优秀青年人才脱颖而出，大会特评出了青年优秀论文奖。共颁发一等奖 1 名、二等奖 2 名、三等奖 3 名。

为保证会议质量大会组织者对参会者满意度进行了问卷调查，共发放问卷 120 份，收回 104 份。总体情况良好，满意度达 98%。问卷反映的意见和建议对今后年会的改进有重要参考价值。

本次大会落实了"继承创新、共谋发展"的理念，大会的顺利召开为今后我国康复医学事业的发展注入了新的活力与动力，大会的圆满落幕成为开启一个物理医学与康复学事业发展的新起点。

6. 中华医学会第十八次全国物理医学与康复学学术会议　2017 年 9 月 13—16 日中华医学会第十八次全国物理医学与康复学学术会议在辽宁沈阳召开。会议由中华医学会、中华医学会物理医学与康复学分会主办，辽宁省医学会承办，中国医科大学附属盛京医院、辽宁省医学会物理医学与康复学分会、辽宁省康复医学会协办。大会主题是"健康中国、智慧康复"。本次大会参会人数近 1000 人，正式注册 551 人，会议服务人员及志愿者 45 余人。

本次会议除大会报告，设有神经康复、骨科康复、康复治疗技术、吞咽康复、儿童康复、英文论坛、康复评定、重症康复、言语认知、肿瘤康复、疼痛康复、盆底康复 / 神经源性膀胱、康复教育及护理、内科 / 老年病康复、学科建设、干细胞基础与临床转化、基础研究及康复基础研究等 18 个分论坛，每个分论坛都由相关领域著名专家牵头主持，各专业学科优秀研究人员投稿分享。大会共收到论文稿件 885 篇。在为期 3 天的会议中，共进行了 105 篇论文交流，其中有 14 篇英文论文，与此同时有 32 篇论文进行了壁报交流。与以往年会不同，本次会议首次设置了独具特色的病例讨论环节，由各专业学组专家组织，针对常见或疑难病例展开讨论，现场热烈讨论以寻求对本病例更透彻深刻的认识。本次大会为所有参会的康复医学工作者奉献了一场汇集康复最新临床与基础研究的学术盛宴，促进了国内康复水平的进一步提高。

二、国际学术组织任职情况

现代康复医学起源于第二次世界大战后的西方国家，大量伤残军人的出现极大地刺激了康复医学的需求，促使康复医学持续快速的发展。与此同时，一批有影响力国际学术组织也逐渐建立起来。目前国际上具备广泛影响力的康复医学学术组织主要包括：ISPRM、康复国际（Rehabilitation International，RI）、世界物理治疗师联盟（World Confederation for Physical Therapy，WCPT）和世界作业治疗师联盟（World Federation of Occupational Therapists，WFOT）。其中 ISPRM 是由 1972 年成立的国际物理医学与康复联合会（International Federation of Physical Medicine and Rehabilitation，IFPMR）（由 1950 年成立的国际物理医学会改名而来）和 1969 年成立的国际康复医学会（International Rehabilitation

Medicine Association，IRMA）于 1999 年合并而成，目前已发展成为全球规模最大、影响力最为广泛的国际康复医学专业学术组织。值得骄傲的是，江苏省人民医院的励建安教授于 2014—2016 年担任该学会的主席，充分显示了国际上对我国康复医学近几十年来飞速发展的认可。

目前我国担任康复学相关国际学术组织具体职务的人员情况见表 2-1。

表 2-1　我国康复专家近年在主要国际学术组织的重要任职

姓名	学术组织名称	职务	起止年限
励建安	美国医学科学院	院士	2014 年至今
	国际物理医学与康复医学学会（ISPRM）	主席	2014—2016 年
	国际物理医学与康复医学学会（ISPRM）	副主席	2010—2012 年
	国际物理医学与康复医学学会（ISPRM）	候任主席	2012—2014 年
	WHO-ISPRM 国际康复救灾委员会	主席	2010 年至今
张海迪	康复国际（RI）	主席	2016—2020 年

总体而言，在国际学术组织我国任职人员还相对较少，主要原因如下。

我国现代康复医学起步晚，自 1982 年才正式传入我国，客观上造成与西方国家发展程度上的差距。

康复医学专业人才长期短缺，2014 年调查研究显示，我国目前保守估计需要康复治疗师约 30 万人，而实际只有 3 万余人，缺口巨大。与临床医学相关专业相比，康复医学专业学历层次设置较低，很长一段时间以专科层次培养为主，最高学历为本科教育，直到近几年部分高校如四川大学、北京大学等才开始设立康复医学专业硕士研究生学历。

康复医学基础研究薄弱，由于目前我国康复医学专业人员学历层次普遍不高，绝大部分康复医师、康复治疗师缺乏规范深入的基础研究训练，难以产出有国际影响力的康复研究成果，很难得到国际同行的认可。

可喜的是，随着"健康中国"战略的大力实施，康复专业的人员数量、学历层次、学术水平必将大幅度提高，2018 年 3 月在十三届全国人民代表大会第一次会议上山东代表团举行全体会议提出在青岛筹建"中国康复大学"，更显示出高等教育机构对康复事业的大力支持，相信将来在国际学术组织任职上将会出现越来越多中国人的名字！

（牟　翔　孙晓龙）

第三节　住院医师规范化培养

住院医师规范化培养是医学教育的一个特有阶段，是指医学毕业生完成院校教育后，必须在经认定的培训基地接受为期 3 年的以临床技能训练为主的系统培训，经考核合格后，获得资格在各临床岗位就业，继续完成亚专科医师培训。通过规范化的培养可以有效保证临床医疗质量。康复医学自 20 世纪 80 年代引入中国以来，就已经与内科、外科、妇产科、儿科等临床学科并列为临床二级学科。因此，康复医学住院医师规范化培养，与其他临床学科一样，都在国家住院医师规范化培训政策的实施中得到了长足的发展。

一、发展历史与现状

我国住院医师培训始于 20 世纪 20 年代初，当时北京协和医学院实行"24 小时住院医师负责制和总住院医师负责制"。自 20 世纪 80 年代起，原卫生部从部分大学附属医院开始试点住院医师规范化培训工作，后试点范围逐步扩大，1993 年原卫生部颁发《临床住院医师规范化培训试行办法》，1995 年颁发《临床住院医师规范化培训大纲》，全国许多医院相继开始住院医师规范化培训的前期探索，包括康复医学专业，对于提高临床医师队伍素质、保障医疗质量起到了重要作用。限于以往经济社会发展水平及医学教育发展水平，一些地方的住院医师规范化培训工作顶层设计不够完善，培训工作缺乏必要的人事、财政等配套政策支撑，工作推进过程中还面临着不少困难和问题，主要表现为培训体系不健全，培训水平和规范程度不一，区域之间发展不平衡，城乡基层的医师普遍缺乏接受高水平住院医师规范化培训的机会等。2009 年《中共中央国务院关于深化医药卫生体制改革的意见》中明确提出"建立住院医师规范化培训制度"，2010 年《国家中长期人才发展规划纲要（2010—2020年）》规定"开展住院医师规范化培训工作"，为推进住院医师规范化培训制度建立工作提供了有力的保障，原卫生部选择部分地区开展住院医师规范化培训试点工作，如上海市 2010 年、2011 年共招收 3827 名住院医师接受培训，其中康复专业医师 44 名[1]。

2013 年，国家卫生和计划生育委员会同教育部等部门印发了《关于建立住院医师规范化培训制度的指导意见》，要求到 2015 年，各省（直辖市、自治区）全面启动住院医师规范化培训工作；到2020 年，基本建立住院医师规范化培训制度，所有新进医疗岗位的本科及以上学历临床医师均接受住院医师规范化培训。2014 年出台了《住院医师规范化培训管理办法（试行）》[2]和《住院医师规范化培训内容与标准（试行）》[3]，康复医学科也被纳入住院医师规范化培训制度体系，制定了康复医学科培训内容与标准，并将康复医学作为重要内容纳入全科等其他专业住院医师规范化培训。同年发布《住院医师规范化培训基地认定标准（试行）》[4]，在全国范围内启动住院医师规范化培训基地认定工作，9 月份国家卫生和计划生育委员会、国家发展改革委员会公布 450 家医院为第一批国家级住院医师规范化培训基地，主要为临床医学和口腔医学培训基地，均设在三级甲等医院，同年 12 月份国家卫生和计划生育委员会、国家中医药管理局、财政部联合下发住院医师规范化培训基地目录，包括全科和中医在内共 559 家住院医师规范化培训基地。首批遴选认定了 284 家康复医学专业培训基地，实现31 省（自治区、直辖市）和新疆生产建设兵团全覆盖。截至 2016 年，共招收了康复医学专业住院医师1324 人。

为促进包括康复医学在内的医学硕士专业学位研究生与住院医师规范化培训的有效衔接，2014 年教育部会同国家卫生和计划生育委员会等部门印发的《关于医教协同深化临床医学人才培养改革的意见》和 2017 年印发的《意见》均明确提出，要构建以"5＋3"（5 年临床医学本科教育＋3 年住院医师规范化培训或 3 年临床医学硕士专业学位研究生教育）为主体，"3＋2"（3 年临床医学专科教育＋2 年助理全科医生培训）为补充的标准化、规范化临床医学人才培养体系。根据医教协同总体要求，国务院学位委员会修订并印发了《临床医学、口腔医学和中医硕士专业学位研究生指导性培养方案》，从 2015 年起，所有新招收的临床医学、口腔医学和中医硕士专业学位研究生，其临床培养按照国家统一制定的住院医师规范化培训要求进行，毕业研究生可以获得执业医师资格证、住院医师规范化培训合格证、硕士学历和学位证书（四证合一）。同时，国务院学位委员会发布了新的《关于授予具有同等学力人员临床医学、口腔医学和中医硕士专业学位的试行办法》，明确了申请临床医学、口腔医学和中医硕士专业学位资格为"正在接受住院医师规范化培训的执业医师或已获得《住院医师规范化培训合格证书》的临床医师"，畅通了住院医师规范化培训人员以研究生毕业同等学力申请硕士学位的通道。

北京市自 2012 年起，《住院医师规范化培训合格证书》作为参加中级临床医学专业技术资格考试必备条件之一，规范化培训期间政府、聘用单位、规范化培训单位将给予住院医师相应的培训经费、工资及津贴等。这些规定与制度的建立，使规范化培训做到了有专门机构，专人负责，分层管理，责任明确，从组织形式上保证了培训工作的真正落实，让新入职的住院医师有能力也有机会参加住院医师规范化培训，为顺利开展住院医师规范化培训打下较好的基础[5]。

二、培训教材编写

2013 年，在国家卫生和计划生育委员会科教司领导下，由全国高等医药教材建设研究会、人民卫生出版社主办包括康复医学在内的"国家卫生和计划生育委员会住院医师规范化培训规划教材"34 种规划教材开始筹备编写。《康复医学》规划教材由励建安和黄晓琳教授主编，最终于 2016 年 5 月出版，且目前已经进入了第 2 版修订的筹划阶段。

此教材以康复住院医师必须掌握的临床技能为主线，包含临床要素提炼、功能障碍分析、康复方案制订、康复临床管理等内容。教材读者主要定位为经过 5 年制临床医学本科教育，具备了基础理论、基础知识、基本临床技能的医学生，经过康复医学科住院医师规范化培训，使其成为合格的康复医学科医师，继而进入下一阶段专科医师培训阶段。此教材的内容定位立足于住院医师在特定培训阶段、特定临床时期的需求与要求，把握教材内容的广度与深度，既高于院校教育阶段，也与康复医学专科医师培养阶段有差异。另外，本书不仅可作为住院医师规范化培训的教材，也可以作为全科、老年医学科、骨科和风湿科、神经内科和外科、心脏内科和心脏外科及胸外科、呼吸科等临床医师的参考书。

教材强调了住院医师规范化培训和 5 年制临床医学本科教育对接，和执业医师考试及培训考核对接，和 3 年后的专科医师准入和培训对接；强调把基本理论转化为临床实践、基本知识转化为临床思维、基本技能转化为临床能力；强化了"三个临床"（即早临床、多临床、反复临床）；提高"三种能力"（年轻医师发现问题、分析问题与解决问题的能力，年轻医师创新思维的能力，年轻医师完成科研工作的能力）；培养"三种素质"（职业素质、人文素质、综合素质）；实现"三医目标"（即医病、医身、医心，不仅要诊治单个疾病，而且要关注患者整体，关爱患者心理）；强调"规范化"和"普适性"，教材中的临床流程、思维与诊治按照相关的临床诊疗指南、诊疗规范、临床路径、专家共识，或者编写专家组一致认可的诊疗规范进行编写。此教材有别于传统教材的编写，充分利用 PBL、CBL 的教学方法，充分体现住院医师规范化培训教育的特色，强调实践能力的训练与提高。

三、专业基地建设

培训基地是承担住院医师规范化培训的医疗卫生机构。国务院卫生行政部门根据培训需求及各地的培训能力，统筹规划各地培训基地数量。培训基地由符合条件的专业基地组成。专业基地由本专业科室牵头，会同相关科室制订和落实本专业培训对象的具体培训计划，实施轮转培训，并对培训全过程进行严格质量管理。根据原国家卫生和计划生育委员会发布的《住院医师规范化培训基地认定标准（试行）》，康复医学科专业基地是规定的 34 个专业基地之一。2014 年 8 月在全国范围内启动第一批住院医师规范化培训基地认定工作，首批遴选认定了 284 家康复医学专业培训基地，实现 31 省（自治区、直辖市）和新疆生产建设兵团全覆盖。

按照专业基地认定细则，康复医学科专业基地应设在三级医院中，同时对科室规模、诊疗疾病范围、医疗设备、相关科室或实验室、医疗工作量都提出了要求。科室规模（总床位数、年收治患者数、年门诊量、床位使用率、平均住院日）必须达到规定的标准。诊疗疾病种类需包括神经疾患的康复、骨科疾患的康复、慢性疼痛患者的康复、心肺疾患的康复等。临床诊断技术操作的种类需包括各种注射技术、肌骨超声诊断、心肺运动试验、步态分析、神经电生理检测等。基地专有设备包括有步态分析仪、超声诊断仪、心电图仪、心肺运动试验仪等。要求具备培训学员所需的相关科室（神经内科、神经外科、骨科或矫形外科、心脏内科、心脏外科、呼吸科、放射影像学科、超声科等），要求具备神经系统疾病、骨科疾病、内科疾病相关的实验室等。医疗工作量要求能够满足培训学员有足够的管床数和足够的门诊工作量。

康复医学科专业基地师资条件对人员配备、指导医师条件、专业基地负责人条件都提出了要求。人员配备方面要求每床至少配备 0.25 名医师，其中至少有 2 名副高级以上专业技术职务的医师，主任医师至少 1 名；每床至少配备 0.5 名康复治疗师；每床至少配备 0.3 名护士；指导医师与培训对象比例 1：2；亚专业研究方向应≥2 个。指导医师应获认证的康复专业主治医师及以上专业技术职务；从事本专业临床工作 5 年以上；国家级杂志发表论文的数量＞1 篇。专业基地负责人应具有获认证的康复专业主任医师专业技术职务，从事康复医学专业的医疗、科研和教学工作≥10 年；近 3 年来在国外重要学术杂志或国家级杂志上发表临床学术论文≥2 篇；获得地、市级及以上与本专业相关的临床科技成果奖励，或目前仍承担地、市级及以上临床科研项目，有独立的科研任务和科研经费。

四、培训内容

根据 2014 年国家卫生和计划生育委员会发布的《住院医师规范化培训内容与标准（试行）》康复医学培训细则，培训学员需完成康复医学科和相关临床科室的轮转，总计 33 个月的轮转时间。最终培训目标是让学员掌握康复医学科的基础理论、基本知识和基本技能，掌握康复医学科常见的伤病和残疾的功能评定、康复治疗方法，掌握相关专科的临床诊疗常规，具备良好的人际沟通能力，熟悉康复医疗团队的合作工作模式。培训结束时，住院医师能够具有独立从事康复医学科临床日常工作的能力，同时具备一定的教学能力与科研能力。

住院医师在康复医学科和其他相关临床学科的临床实践中，学习专业理论知识，学习规范的临床工作流程，学习基本的操作技能，完成规定的病种和基本技能操作数量，填写《住院医师规范化培训登记手册》；参与临床教学和科研工作，撰写文献综述或者病例分析 1 篇，并在公开专业期刊发表。

第 1 年，在相关临床科室轮转，总计 12 个月（表 2-2）。熟悉相关临床学科的诊疗基本原则和方法。

表 2-2　相关临床科室轮转时间安排表

轮转科室	时间（月）	轮转科室	时间（月）
心血管内科	1	骨科	2
呼吸内科	1	儿科	1
ICU	1	神经电生理及心肺运动试验	1
神经内科	2	医学影像科（含超声诊断）	1
神经外科	1	自选	1
		合计	12

第 2~3 年，在康复医学科本专业临床实践，重点为神经康复、骨关节康复、内科康复、儿童康复、康复治疗及康复门诊等（表 2-3），总计 21 个月。住院医师在轮转过程中跟随指导教师每周查房不少于 5 次，出专科门诊及会诊每周 1~2 次，分管患者 6~14 人。通过系统学习，掌握康复医学的基本理论、基本知识和基本技能；掌握康复医学科常见病、多发病的临床医疗、康复评定和治疗；熟悉常用的物理治疗、作业治疗、言语治疗和吞咽障碍治疗，假肢和矫形器装配的特点、适应证和注意事项；初步掌握康复医学临床研究和教学的方法；了解康复医疗团队的工作特点。

表 2-3　康复医学科培训时间安排表

轮转科室	时间（月）	轮转科室	时间（月）
物理治疗	2	神经康复	5
作业治疗、言语治疗与吞咽障碍治疗、假肢矫形器	2	骨科康复	5
康复门诊	2	内科康复	2
自选专业	1	儿童康复	2
		合计	21

五、培训考核

住院医师规范化培训考核包括过程考核和结业考核，以过程考核为重点。过程考核是对住院医师轮转培训过程的动态综合评价。过程考核一般安排在完成某专业科室轮转培训后进行，内容包括医德医风、出勤情况、临床实践能力、培训指标完成情况和参加业务学习情况等方面。过程考核由培训基地依照各专业规范化培训内容和标准，严格组织实施。复旦大学附属华山医院自 2010 年开始在住院医师培训过程中推行了迷你临床演练评估方法（modified scale of mini clinical evaluation exercise,

Mini-CEX）。Mini-CEX 考核是临床带教教师对康复学员的临床思维推理和演练能力给予评估及回馈，针对每一项康复临床诊疗能力，学员接受相同的临床教师的评估及回馈，每一份的评估代表一项康复临床诊疗能力接受一次评估及回馈。针对各项康复临床诊疗能力，学员如能接受 4～6 次的评估及回馈，基本可以确定学员的康复临床诊疗能力[6]。

过程考核合格和通过医师资格考试是参加结业考核的必备条件。培训对象申请参加结业考核，须经培训基地初审合格并报省级卫生行政部门或其指定的行业组织、单位核准。结业考核包括理论考核和临床实践能力考核。国务院卫生行政部门或其指定的有关行业组织、单位制订结业考核要求，建立理论考核题库，制订临床实践能力考核标准，提供考核指导；各省级卫生行政部门或其指定的行业组织、单位负责组织实施结业考核，从国家建立的理论考核题库抽取年度理论考核试题组织理论考核，安排实施临床实践能力考核。

专业理论考核采取人机对话形式，考核内容为运用临床基本知识、经验、安全、有效、规范地从事临床诊疗活动的能力。临床实践考核方式为模拟操作和临床操作，考核内容为规范的临床操作技能和独立处理本专业常见多发疾病的能力，多采用"五站式"或"六站式"考核形式。北京市康复医学科住院医师规范化培训的技能考核采用"五站式"考核，考核中使用真实患者与临床更接近，更能真实地反映住院医师的临床能力，除了检验考生对检查发现的解释和概括能力及做出鉴别诊断和诊疗计划的能力外，还同时考核考生与患者及家庭成员的沟通技能。山东省康复医学科住院医师规范化培训结业考核采用客观结构式临床考核的方式，共设患者接诊、医疗文书书写、临床思维与决策、技能操作、辅助检查结果判读 5 个考站，考核时间 100 分钟。

对通过住院医师规范化培训结业考核的培训对象，颁发统一制式的《住院医师规范化培训合格证书》。

六、师资培训

为加强住院医师规范化培训基地的建设与管理，进一步提高全国住院医师规范化培训康复医学专业骨干师资的教学水平和带教能力，满足康复医学师资发展的需求，中国医师协会相继举行了 2 届培训班。2017 年 7 月 29—31 日在山东省泰安市举办了"全国住院医师规范化培训康复医学专业教学基地教学主任研修班"，主要培训对象是全国住院医师规范化培训康复医学专业教学基地的教学主任。培训重点包括国家开展住院医师规范化培训的有关制度和政策学习，康复医学专业住院医师规范化培训的实施和质量控制，住院医师规范化培训标准解读、人文培训、法律法规培训、教学主任职责与管理模式，康复医学专业培训标准、过程及结业考核，康复医学专业临床带教能力培训等。2017 年 11 月 25—26 日在江苏省无锡市举行了"全国住院医师规范化培训康复医学专业教学基地骨干师资培训班"，培训对象为全国住院医师规范化培训康复医学专业基地的教学主任、教学秘书和骨干师资等。20 多位全国著名康复医学专家和学者为培训班传授了丰富的专业知识和宝贵的临床经验，授课内容涵盖了国家住院医师规范化培训政策解读、康复医学住院医师规范化培训细则、人文医学教育、住院医师规范化培训考核评估原则和方法、临床教学方法和住院医师规范化培训带教经验分享，以及脑、脊髓和心肺康复多个亚专科临床评估和康复教学重点等多个方面。培训班上还精心安排了脑卒中患者和脊髓损伤患者的临床带教演示及专家点评，并现场展示了脑卒中患者基于新 BOBATH 的多学科联合康复评价会，为骨干师资今后的临床工作和住院医师规范化培训带教提供了实际操作的示范。培训班学员经考核均授予中国医师协会师资培训证书。

（黄晓琳　陆　敏　王熠钊）

参考文献

［1］　姜从玉，胡永善，吴毅，等. 上海康复医学住院医师规范化培训实施中的思考，中国康复医学杂志，2012，27（6）：557-559.

［2］　国家卫生和计划生育委员会 .《住院医师规范化培训管理办法（试行）》[2018-07-16]. http://www.nhfpc.gov.cn/qjjys/s3593/201408/e810bec360b64994bfc5b60273b0fa28.shtml.

［3］　国家卫生和计划生育委员会 .《住院医师规范化培训内容与标准（试行）》. [2018-07-16].http://www.nhfpc.gov.cn/qjjys/s3593/201408/946b17f463fa4e5dbcfb4f7c68834c41.shtml.

［4］　国家卫生和计划生育委员会 .《住院医师规范化培训基地认定标准（试行）》[2018-07-16].http://www.nhfpc.gov.cn/qjjys/s3593/201408/946b17f463fa4e5dbcfb4f7c68834c41.shtml.

［5］　张皓，王晓艳，张婷婷，等. 北京市康复医学科住院医师规范化培训结业考核结果分析，中国康复理论与实践，2017，23（4）：494-496.

［6］　姜从玉，黄虑，朱玉连，等. Mini-CEX 操作考核在康复医学住院医师规范化培训中的应用研究，中国高等医学教育，2016，1：4-6.

第三章 中华医学会物理医学与康复学分会学科建设

第一节 国家自然基金获得情况分析

一、国家自然科学基金概述

国家设立国家自然科学基金，用于资助《中华人民共和国科学技术进步法》规定的基础研究，主要来源于中央财政拨款。国家自然科学基金资助工作遵循公开、公平、公正的原则，实行尊重科学、发扬民主、提倡竞争、促进合作、激励创新、引领未来的方针。目前由国家自然科学基金委员会（以下简称"基金委"）来负责受理项目申请，组织专家评审及管理资助项目。

国家自然基金项目包括下面对国家自然科学基金项目申请流程一般为：提交申请→形式审查→初筛→通讯评审→会议评审→审批。申请人申请国家自然科学基金资助，应当以年度基金项目指南为基础确定研究项目，在规定期限内通过依托单位向基金管理机构提出书面申请。基金委自基金资助项目申请截止之日起45日内，完成对申请材料的初步审查。符合条件的，予以受理，并公布申请人基本情况和依托单位名称、申请基金资助项目名称。基金委聘请具有较高的学术水平、良好的职业道德的同行专家，对基金资助项目申请进行评审，一般是先从同行专家库中随机选择3名以上专家进行通讯评审，再组织专家进行会议评审。评审专家对基金资助项目申请从科学价值、创新性、社会影响及研究方案的可行性等方面进行独立判断和评价，提出评审意见。评审专家的意见还应包括申请人和参与者的研究经历、基金资助经费使用计划的合理性、研究内容获得其他资助的情况、申请人实施基金资助项目的情况及继续予以资助的必要性。评审标准包括项目的科学意义和应用前景、创新性、立论依据、可行性、申请人和课题组的研究能力、工作基础、工作条件。会议评审提出的评审意见通过投票表决。决定予以资助的项目，会书面通知申请人和依托单位，并公布申请人基本情况及依托单位名称、申请基金资助项目名称、拟资助的经费数额等；决定不予资助的，基金委也会书面通知申请人和依托单位，并说明理由。

国家自然科学基金项目类型包括面上项目、重点项目、重大项目、重大研究计划项目、青年科学基金项目、地区科学基金项目、优秀青年科学基金项目、国家杰出青年科学基金项目、创新研究群体项目、海外及港澳学者合作研究基金项目、国际（地区）合作研究与交流项目、联合基金项目、国家重大科研仪器研制项目等。康复医学（代码H17）领域的中标基金项目主要集中在面上项目、青年科学基金项目（以下简称"青年项目"）及地区科学基金项目（以下简称"地区项目"）。

二、康复医学领域申请与中标数量分析

国家自然科学基金发展至今已有 30 余年，在此期间康复医学学科不断发展。2001 年康复医学学科国家自然基金中标数量为 2 项，2017 年中标数量为 59 项，中标数量逐年增加（图 3-1）。图 3-2 至图 3-4 分别显示了自 2001 年以来康复医学科面上项目、青年项目、地区基金项目的中标情况。

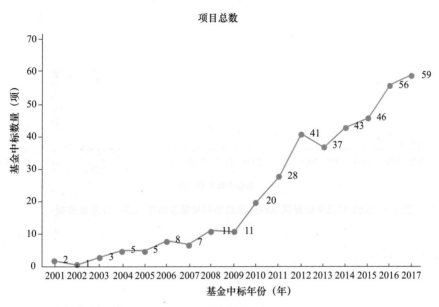

图 3-1　2001 年以来康复医学科国家自然科学基金中标总数分析

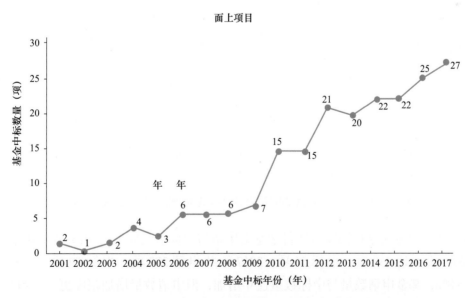

图 3-2　2001 年以来康复医学科国家自然科学基金面上项目中标总数分析

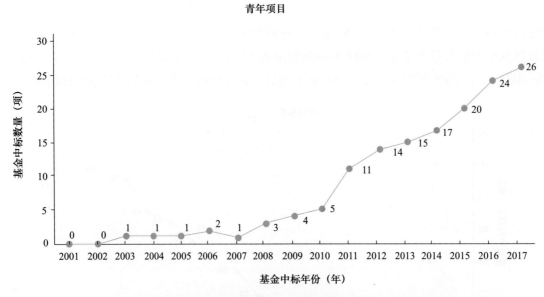

图 3-3　2001 年以来康复医学科国家自然科学基金青年项目中标总数分析

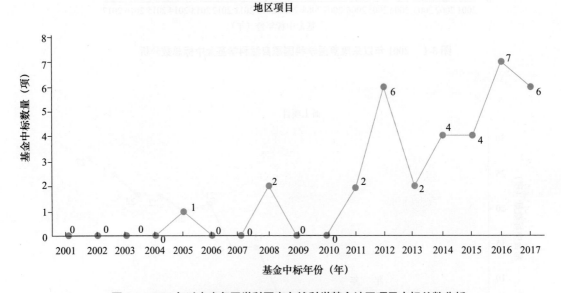

图 3-4　2001 年以来康复医学科国家自然科学基金地区项目中标总数分析

　　2015—2017 年，康复医学科国家自然科学基金申请与中标情况如下：2015 年共申请 242 项，中标 46 项；2016 年共申请 330 项，中标 56 项；2017 年共申请 373 项，中标 59 项。中标率分别为 19%、17%、15.8%，基金申请数量与中标数量连年增加，但申请数量增加幅度更大。图 3-5 及图 3-6 是 2015—2017 年国家自然基金申请与中标情况分析。

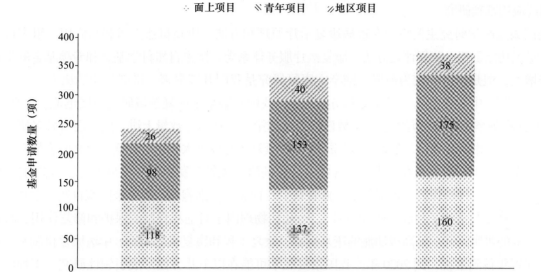

图 3-5　**2015—2017 年康复医学科国家自然科学基金申请情况分析**

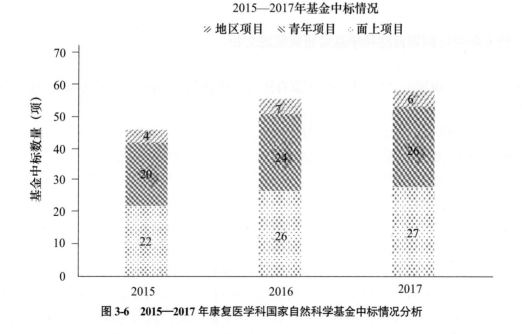

图 3-6　**2015—2017 年康复医学科国家自然科学基金中标情况分析**

三、研究现状及前景

康复医学主要资助运动系统、神经系统及其他系统疾病或损伤所致功能障碍的机制，康复机制、康复评定、康复治疗及康复预防的科学问题研究。鼓励多学科交叉、原始创新、有利于康复技术突破的基础或应用基础研究。

我国康复医学研究主要集中在疾病康复治疗原理和方法、康复机器人研制和应用、组织再生和修复、组织功能重塑、康复评定方法、康复医疗服务体系等。国家自然科学基金和专项基金的支持力度逐步增大，但是整体仍较为薄弱。脑卒中康复研究是我国开展最多、进展最快的康复医学研究领域。自建立脑卒中后规范化三级康复网络模式后，我国在脑卒中康复领域研究发展迅速。至2014年6月，我国在脑卒中康复研究发表论文数已排名全球第五。从研究数量上讲，国内已有较多研究机构和团队开展脑卒中康复研究。然而，我国的脑卒中康复研究成果水平相对较低，论文发表期刊主要集中在国内杂志，少有能发表在高水平SCI收录杂志的研究成果。发表在国外SCI收录杂志的论文中，主要研究方向有：神经保护、神经再生、血管新生、针灸、干细胞等。近年来国家自然科学基金课题侧重在组织修复与重建（神经、骨和软骨）、运动和物理因子对脑和脊髓的保护和修复作用、心血管运动与康复的机制研究、脑高级功能的康复机制、康复工程和康复机器人等。中医康复机制和实践的研究也在近年得到重视。到2020年，我国康复医学可能在以下几方面形成引领性研究：①神经康复研究，主要为运动训练和物理因子对干细胞诱导、分化、归巢的机制和临床研究，脑保护和功能重塑研究。②慢病康复中生理性缺血训练对于缺血性疾病的作用。③中西结合治疗在疼痛、神经康复、骨关节康复中的应用。④ICF研究，主要为ICF在临床评定、医保和医疗质量控制及卫生经济学方面的标准和应用。国家自然科学基金将加强对临床实践有直接影响研究的支持，避免为研究为文章而进行的研究；加强对原创性方法、制约康复医学发展关键问题及国家合作项目等方面研究的资助。

四、近3年中标国家自然科学基金研究领域分析

2015—2017年，康复医学专业共中标国家自然科学基金课题164项。现对各领域中标情况做一简要分析。

1. 脑卒中及颅脑损伤　目前，神经康复仍是康复医学专业的一大热点。其中，关于脑卒中与颅脑损伤的研究占有较大比重，近3年中标的国家自然科学基金课题中共有48项。

在关于神经血管损伤重建机制的研究中，邓仪昊[1]探讨了自噬与凋亡的转换与调控在脑卒中后神经保护中的作用及机制，罗婧[2]研究了rTMS通过GSK-3β/β-Catenin通路调控脑梗死大鼠内源性神经干细胞行为的机制，黄晓琳[3]的研究试图阐述rTMS促进脑缺血后移植的个体化多潜能干细胞源性NPC神经环路重建的作用，何俐[4]、余丽华[5]分别研究了Huwe1调控下的神经重塑机制，余克威[6]的研究试图探讨丰富环境促进缺血再灌注性脑损伤后神经功能重塑的线粒体机制，林阳阳[7]的研究为经rTMS易化的FES对脑梗死使用依赖可塑性cAMP/PKA-MAPK-BDNF-CREB通路，徐光青[8]分析了CTBS对活体YFP卒中小鼠E/I平衡的调控机制与神经可塑性，廖红[9]研究了小胶质细胞的CD200/CD200R通路在脑缺血后功能重建中对突触可塑性和神经发生的影响及机制，冯俊涛[10]试图阐述周围神经交叉移位术治疗中枢性偏瘫患者的大脑感觉中枢功能重塑情况，张坤山[11]分析了基于单细胞转录组分析的多因子动员神经干细胞促进脑缺血损伤修复的机制，王勇[12]探讨了内质网应激对p38MAPK调控在脑缺血再灌注损伤中的作用及鹰嘴豆芽素A的干预作用。此外，

谢鸿宇[13]研究了肌源性鸢尾素分泌在丰富环境促进脑缺血后血供重塑中的作用，赵静[14]则探讨了 SDF-1α-CXCR7-Rac1/VEGF 协同诱导内皮祖细胞血管新生在脑卒中神经康复中的机制。

针对功能障碍的具体康复治疗，刘楠[15]研究了康复训练经 OPA1/ 线粒体途径促进脑缺血后神经功能恢复的情况，贾杰[16]提出了 Haptoglobin 是运动激活脑缺血后神经保护与康复潜在靶点的观点，姚黎清[17]试图阐述脑卒中患者双重任务能力恢复的神经机制，张彭跃[18]探讨了脑卒中早期运动训练对脑功能区重塑的影响及机制，胡昔权[19]研究了 Shh 通路介导运动训练促进外源性神经干细胞在脑梗死大鼠纹状体增殖分化的机制，张备[20]阐释了脑内 5-HT 通过调控伏隔核内 ΔFosB 提高运动动机在脑梗死后运动功能恢复中的作用机制，李平[21]探讨了海马至不定带投射在 TBI 后运动学习障碍中的作用与 A2AR 的调控情况。关于肢体功能恢复，沈云东[22]总结了一侧半球损伤后健侧皮质运动中枢手功能代表区神经重塑的规律，白玉龙[23]阐述了健侧脑区在强制性运动促进脑缺血后患肢功能恢复中的作用机制，王丽[24]研究了抗阻和牵拉运动对脑卒中患者肌肉功能改善的效果及其信号调控机制，杨永红[25]探讨了 rTMS 联合 VR 对亚急性期脑卒中患者手功能的影响及相关可能机制，蒋苏[26]阐述了周围神经交叉移位治疗中枢性上肢瘫的运动中枢动态重塑模式，燕铁斌[27]分析了脑 tDCS 与肢体 FES 协同治疗脑卒中偏瘫患者下肢运动障碍的脑网络机制，邱彦群[28]研究了改变神经通路治疗脑卒中内囊损伤后难治性运动障碍的原理。冯珍[29]探讨了外侧下丘脑电刺激对脑外伤昏迷大鼠的促醒作用及机制，付剑亮[30]分析了线粒体自噬在糖尿病慢性脑低灌注动物认知功能障碍中的作用及高压氧保护机制，郭风[31]阐述了 SDF-1α/CXCR4 轴在重复经颅磁刺激改善脑卒中后认知功能障碍中作用机制，聂晶晶[32]则讨论了 PKMζ 在丰富康复训练改善局灶性脑缺血大鼠认知功能中的作用和机制。言语及吞咽障碍也是脑卒中及颅脑损伤后的常见功能障碍，任彩丽[33]使用静息态 fMRI 联合 DTI 对 rTMS 干预亚急性期完全性失语症功能连接和结构连接的机制进行了研究，刘鹏[34]、席艳玲[35]分别研究了脑卒中后言语功能异常的影像学特征，吴东宇[36]探讨了心理语言评价指导经颅直流电刺激靶向治疗失语症的疗效及其机制，林枫[37]阐述了语义特征在语义导航治疗中重塑失语症脑神经功能网络；针对吞咽功能障碍，招少枫[38]研究了脑卒中后吞咽障碍的发生调控机制，万萍[39]分析了脑梗死后梨状窝滞留的病理机制，杨万章[40]阐述了吞咽障碍的高密度动态肌电评估方法，兰月[41-42]分别研究了卒中后吞咽障碍的神经调控机制及重建机制，王三荣[43]探讨了小脑外侧核 DBS 对早期缺血性脑卒中大鼠吞咽障碍的治疗作用及机制，窦祖林[44]分析了双向干预对 AD 源性 MCI 患者执行－吞咽功能的影响及其神经网络连通性机制。

此外，温红梅[45]进行了基于脑白质重塑机制的 rTMS 干预脑梗死后执行功能障碍的状态依赖性研究，王晔[46]探讨了 HIF-1α/STAT3 信号介导小胶质细胞不同极化在缺血性脑卒中的机制，左夏林[47]分析了星形胶质细胞 Connexin43 在大脑皮质梗死继发丘脑变性中的作用及机制，刘苏[48]阐述了高压氧抑制创伤性脑损伤后 TRAF6 介导的神经炎症反应机制。

2. 脊髓损伤　脊髓损伤系由于各种原因引起的脊髓结构、功能的损害，造成损伤水平以下的运动、感觉、自主神经功能障碍，影响患者活动能力。近 3 年项目集中在对损伤修复的机制研究，苏敏[49]探讨了 rTMS 通过调控自噬应激与 HDAC6 的交互作用影响脊髓损伤后神经网络重建机制，徐华梓[50]试图阐述低氧诱导 bFGF 基因修饰神经干细胞对急性脊髓损伤的修复作用及自噬相关的调控机制，王莉[51]研究了 Ambra/Beclin1 介导的内源性神经干细胞自噬对脊髓损伤功能修复的作用及机制，邓文斌[52]研究了优化的 iPS-Olig2 阳性前体细胞来源的胶质细胞移植促进脊髓损伤修复的效应，许东升[53]阐释了 CXCL12 / CXCR7 通路诱导祖细胞迁移和血管新生协同促进脊髓损伤修复相关内容，陈佳佳[54]研究了 GRP94/HAX-1 在脊髓损伤修复过程中的作用及其对内质网应激的调控，张宏宇[55]的研究评价了 CSPGs 靶向脂质体丝素凝胶双重递送 bFGF/DTX 改善脊髓神经修复效果，黄斐[56]进行了复合细胞因子控释系统的功能化多肽水凝胶支架与神经干细胞联合移植修复脊髓损伤的实验研究，殷樱[57]探讨了激活 mTOR 和 JAK/STAT 信号通路联合任务向导性康复训练促进脊髓损伤大鼠轴突再生的作用及机制，程瑞动[58]则阐述了 P2Y2 受体在脊髓损伤大鼠星形胶质细胞介导血管及神经再生与修复中的作用。此外，肖健[59]研究了新型包裹嗅鞘细胞的 bFGF-HP 温控型水凝胶对脊髓损伤的治疗作用，刘宏亮[60]探讨了光遗传学技术靶向激活大脑 M1 区兴奋性神经元对不完全脊髓损伤运动功能的恢复作用及机制，王彤[61]的研究在于阐述运动减轻脊髓损伤后痉挛的机制。王琳琳[62]研究了 BMSC 调控脊髓损伤中 NLRP3 炎症小体激活的机制，周玉龙[63]阐述了 ER stress 和 autophagy 信号通路对脊髓损伤后血 - 脊髓屏障的影响和机制，邬芬赞[64]的研究讨论了新型多聚阳离子 -bFGF 复合材料通过促进大鼠血 - 脊髓屏障修复的机制，吴岩[65]探讨了二甲双胍保护脊髓继发性损伤的机制。扈慧静[66]的研究关注了脊髓损伤后肌肉电生理特性的评估及康复机器人干预下的功能重建，杨卫新[67]分析了损伤后尿道括约肌对排尿功能的影响，姜华茂[68]则研究了钩藤碱调控 T 型钙通道抑制骶髓上损伤膀胱 Cajal 间质细胞兴奋性的分子机制。

3. 其他中枢神经系统损伤及疾病　除上述占有较大比重的脑卒中、颅脑损伤及脊髓损伤，中标项目对其他神经系统疾病及损伤也有一定涉及，具体情况如下。

杜怡峰[69]、吴婷[70]分别探讨了有氧运动对阿尔茨海默病的作用及机制，沈雪彦[71]研究了丰富环境联合年轻小鼠脾细胞治疗阿尔茨海默病的效应。张新安[72]、卢昌均[73]分别探讨了运动对血管性痴呆大鼠认知功能改善的机制。靳令经[74]研究了多模式康复训练改善帕金森病运动平衡障碍的分子机制，刘文锋[75]探讨了有氧运动改善帕金森病纹状体突触可塑性的效应与机制，叶军明[76]阐述了 bFGF 促进神经细胞分化及神经递质分泌治疗帕金森病的作用。郑海清[77]研究了 CD5+调节性 B 淋巴细胞在间充质干细胞治疗多发性硬化疾病中的作用机制，陈婵[78]分析了跑轮运动对多发性硬化动物模型神经保护作用中的 Rho 激酶机制。徐开寿[79]的研究关于强制性运动治疗偏瘫型脑瘫的作用和机制，赵晓科[80]探讨了 miR-132 在经颅超声促脑瘫大鼠海马突触可塑性变化中的机制。周小勤[81]研究了去分化 hUC-MSCs 通过 RARβ 介导的 hSDF-1α 重编程机制参与 HIBD 神经修复的机制，代英[82]对 HIF-1α 抑制 PTEN 基因调节人脐血干细胞修复 HIBD 大鼠突触功能的机制进行了阐述。程梅[83]、沈滢[84]分别探讨了不同康复治疗对海洛因成瘾的作用及机制，孙强[85]阐述了氢气调节自噬保护一氧化碳中毒迟发性脑损伤的机制，徐麟皓[86]则研究了抑制 PERK/CHOP 信号通路对降低慢性间歇性低氧海马神经元凋亡的机制。

4. 骨科康复　过去 3 年康复医学专业在骨科康复方面的研究课题共有 23 项，涉及领域主要包括骨代谢、骨关节炎、椎间盘病变、骨质疏松等。孙永新[87]研究了核转录因子 Nrf2 的缺失或持续激活对骨代谢的影响，何百成[88]探讨了 Wnt10b 与 PTEN 影响 BMP9 诱导间充质干细胞成骨分化的关系，陈春媛[89]阐述了尿源干细胞外泌体借助适配体靶向 BMSC 促进成骨的作用及机制，曾建华[90]的研究则在于探讨载 rhBMP-2/rhCXCL13 中空 HA 微球 / 壳聚糖复合物骨修复作用及机制。有关骨关节炎的课题有 4 项，何成奇[91]基于 RANK 与 Wnt 信号通路研究了不同物理因子配伍治疗膝骨关节炎的作用与机制，许涛[92]探讨了 lncRNA-MEG3/miR-181/INPP5E 调控网络在运动促进骨关节炎康复中的机制，李雪萍[93]研究了超声靶向他汀微泡保护骨关节炎软骨胆固醇逆转运的调控机制，夏鹏[94]的研究有关低强度脉冲超声促进 BMSC 修复骨关节炎软骨的自噬调控机制。此外，汪泱[95]研究了 iPS-MSC 来源 Exosome 促进软骨组织再生修复的分子机制，黄路[96]则对 YAP 抑制剂维替泊芬通过自噬效应阻缓创伤性关节炎的机制进行了研究。殷潇凡[97]提出了 Zn^{2+}-ZIP8 信号轴介导髓核细胞外基质降解这一椎间盘退变机制，李君[98]阐述了靶向抑制脯氨酰羟化酶 2 通过 HIF-1α 调控 miR-421 在椎间盘退变中的作用及机制，张桦[99]对 SDF-1 诱导椎间盘干细胞 niche 内多能干细胞迁移的效应机制及其纳米微粒原位诱导组织再生作用进行了研究。王雪强[100]探讨了全身振动训练对非特异性腰痛患者核心肌群延迟激活的作用及机制。陈熙[101]、邹军[102]分别从不同角度研究了运动对于骨质疏松防治的作用机制，王谦[103]阐述了脉冲电磁场激活骨内特异性内皮细胞启动骨形成防治骨质疏松的机制。

除此之外，叶冬梅[104]研究了高频电疗法对 HIF-1 介导的骨髓间充质干细胞归巢促进骨折愈合的作用及机制，秦彦国[105]进行了含锶银分子筛晶体涂层 3D 打印金属微孔负载 BMSC 促进植入式假肢骨整合及皮肤界面修复机制研究，袁霆[106]探讨了选择性激活血小板膜受体干预肌腱干细胞异分化及促进肌腱病修复的机制，师东良[107]研究了基于中枢功能重塑的生物桥接和纳米发电技术修复前交叉韧带及其对 RhoA/ROCK 信号的影响，万青[108]对 IGF-1/PI3K/Akt 信号通路参与低频电刺激治疗失用性骨骼肌萎缩的机制进行了研究，王智伟[109]探讨了 Sema3A 基因在青少年特发性脊柱侧凸骨吸收 - 形成偶联失衡中的效应及机制。

5. 疼痛　根据国际疼痛协会的定义，疼痛是一种不愉快的感觉体验和伴有实际或潜在组织损伤的情绪体验，疼痛的表达可在某种程度上降低个体正经受的伤害。按照病因不同可将疼痛分为：伤害感受性疼痛、炎性疼痛、神经病理性疼痛、癌性疼痛等。岳寿伟[110]、魏慧[111]、曲玉娟[112]分别从不同角度探讨了大鼠背根神经节持续受压所致神经病理性疼痛的调控机制，刘曾旭[113]研究了移植微囊化施万细胞对 P2X2/3 受体介导神经病理性疼痛的作用。尤浩军[114]阐述了肌肉痛及其慢性化中枢调控作用失衡的机制，王楚怀[115]探讨了核心稳定训练干预慢性腰痛脑功能网络的机制，孙涛[116]提出了补体系统调控——"炎症刹车信号"脂氧素治疗椎间盘突出所致根性神经痛的新机制。齐峰[117]对 PI3Ks/Rho/MLCP 在肌筋膜疼痛扳机点肌小节中的表达及机制进行了研究，张静娜[118]阐述了镜像治疗患肢痛的脑功能影像学，王永慧[119]研究了单核细胞趋化因子 -1 调控 NMDA-NR2B 在激痛点所致脊髓敏化中的作用及机制，吴文[120]分析了基于人格特质分层的"预期因素"在镇痛与致痛作用中的脑网络机制。

6. 内科疾病　与内科疾病相关的课题主要集中在冠状动脉粥样硬化性心脏病和糖尿病两大慢病上，曹阳[121]、王磊[122]、丁荣晶[123]从不同角度探讨了运动改善心肌损伤的机制，宋慧芳[124]研究了 NDNF 在老年间充质干细胞年轻化和治疗缺血性心肌损伤中的作用及机制，沈莉[125]对 EETs 调控 TFAM 乙酰化在有氧康复运动改善心肌梗死后心力衰竭中的作用和机制进行了探讨。此外，陆晓[126]阐述了生理性缺血训练改善心力衰竭的作用及自主神经调节机制，魏全[127]、黄伟强[128]分别对心肌血管再生的机制进行了探讨，赵威[129]研究了生长分化因子 15 在增强型体外反搏抗动脉粥样化中的作用。运动改善胰岛素抵抗的机制尚不明确，可能的机制包括 miR-492/BCL-2L14/BECN-1 调控自噬[130]、FGF21/PGC1-α/resistin/TLR4 调控自噬[131]、LncRNAs 调控 miR-492/resistin 表达[132] 和影响肌肉组织 miR-200b 表达[133]。

另外，对于其他内科疾病也有少量涉及。张丽颖[134] 研究了 eNOS 在运动训练改善高血压大鼠认知障碍中的作用与机制，商萍[135] 探讨了 RhoA/ROCK 信号在缺氧性肺动脉高压中的作用及机制，刘宇健[136] 对氧化应激诱导内皮细胞衰老在肥胖增加急性肺损伤易感性中的作用及运动干预的保护机制进行了研究，刘向云[137] 阐述了 HIF-1a/Leptin 对低氧暴露再唤醒肥胖小鼠前列腺组织增生的调节作用及机制，李培军[138] 研究了 SDF-1/CXCR4 轴介导脂肪干细胞归巢修复压力性尿失禁的机制。

7. 其他　除上述研究，对于神经、血管再生，细胞分化等问题的研究还有：沃雁[139] 阐述了运动神经源性蛋白 Agrin 在神经瘢痕抑制中对神经再生选择性的影响及作用机制，王海红[140] 研究了 CRMP-2 介导的微管组装在 Cdc42 调节神经元轴突发生中的作用，刘钦毅[141] 探讨了 3D 微图形化静电纺丝神经定向再生仿生支架复合 NSCs 修复 CST 环路损伤界面及在轴突导向中的作用，朱浩[142] 对骨骼肌电刺激通过 Erk/Cdk5 上调 LRP4 信号促进周围神经选择性再生和功能恢复的机制进行了研究；胡斌[143]、李青[144] 从不同角度研究了血管新生的机制，邢华医[145] 阐述了失神经支配后经皮电刺激通过 Wnt 通路促进卫星细胞分化的机制，宋兴辉[146] 对 MT1-MMP 介导 bFGF 诱导的 hESC-MSC 脂肪分化作用及机制进行了研究，叶晓健[147] 探讨了 BMSC 在不同拓扑结构纳米纤维支架中向纤维环细胞定向分化的差异及机制，娄淑杰[148] 研究了高脂饮食诱发肥胖损害大鼠学习记忆能力的内质网应激相关机制及有氧运动的调节作用，许丹焰[149] 进行了有氧康复运动通过上调 EETs 负向调控 PCSK9 的实验研究，何志杰[150] 进行了 α-1 antitrypsin——运动干预血源性新靶点的机制研究。吴毅[151] 对丰富环境辅以 Rho 激酶抑制剂对脑缺血白质纤维的重建作用进行了研究，敖丽娟[152] 探讨了经颅聚焦超声联合微泡对血-脑脊液屏障的调控机制。

对于具体疾病，也有一些课题涉及：罗晨芳[153] 研究了缝隙连接传递活性氧通过 PIAS3 负调控 STAT3 在肝移植急性肾损伤修复中的作用，王荣梅[154] 探讨了正念训练对胃癌患者心理困扰的康复效应及心理机制，刘红霞[155] 建立了肾移植受者服药依从性预测模型，闫煌[156] 的研究讨论了 Chiari I 型畸形患者后颅窝结构异常与脑脊液流体力学改变的定量对比及其在后颅窝减压术后临床转归中的意义，杨琳[157] 探讨了利用靶向神经移植术重建缺失肢体运动神经信息源的机制，杨风英[158] 对 mTOR 相关性自噬在肌卫星细胞移植防治肌肉衰减征中的作用机制进行了研究，吴雏燕[159] 阐述了运动对多囊卵巢综合征雄激素糖代谢通路中 5α 还原酶的干预作用，陶倩[160] 研究了盲人学习"电子蝙蝠耳"声音定位的康复及神经机制，鹿麒麟[161] 采用多模态磁共振技术研究了知觉学习干预成年人弱视的神经环路可塑性机制，李小洁[162] 探讨了 Notch1 信号通路调控牙周韧带干细胞向施万细胞分化的作用和机制。

另外，帕丽达·买买提[163] 探讨了维医和西医结合的废用综合征康复护理方法及其评估指标，李胜玲[164] 构建了宁夏发展性照护理念的早产儿延续护理管理模式。

（岳寿伟　怀　娟）

参考标书

［1］　邓仪昊.　自噬与凋亡的转换与调控在脑卒中后神经保护中的作用及机制研究.　81660383.　2016.　地区项目.

［2］　罗婧.　rTMS 通过 GSK-3β/β-Catenin 通路调控脑梗死大鼠内源性神经干细胞行为的机制研究.　81702232.　2017.　青年项目.

［3］　黄晓琳.　rTMS 促进脑缺血后移植的个体化多潜能干细胞源性 NPC 神经环路重建的研究.　81572238.　2015.　面上项目.

［4］　何俐.　Huwe1 调控 proBDNF/p75NTR 介导神经干细胞移植后 GABA 相关紧张性抑制对脑卒中后神经重塑的作用机制研究.　81772435.　2017.　面上项目.

［5］　余丽华.　Huwe1 调控 proNGF 对猴脑缺血后神经轴突可塑性作用的研究.　81501951.　2015.　青年项目.

［6］　余克威.　丰富环境促进缺血再灌注性脑损伤后神经功能重塑的线粒体机制研究.　81601961.　2016.　青年项目.

［7］　林阳阳.　经 rTMS 易化的 FES 对脑梗死使用依赖可塑性 cAMP/PKA-MAPK-BDNF-CREB 通路的研究.　81601981.　2016.　青年项目.

［8］　徐光青.　CTBS 对活体 YFP 卒中小鼠 E/I 平衡的调控机制与神经可塑性研究.　81572224.　2015.　面上项目.

［9］　廖红.　小胶质细胞的 CD200/CD200R 通路在脑缺血后功能重建中对突触可塑性和神经发生的影响及机制研究.　81572240.　2015.　面上项目.

［10］　冯俊涛.　周围神经交叉移位术治疗中枢性偏瘫患者的大脑感觉中枢功能重塑研究.　81702228.　2017.　青年项目.

［11］　张坤山.　基于单细胞转录组分析的多因子动员神经干细胞促进脑缺血损伤修复的机制研究.　81601975.　2016.　青年项目.

［12］　王勇.　内质网应激对 p38MAPK 调控在脑缺血再灌注损伤中的作用及鹰嘴豆芽素 A 的干预.　81560378.　2015.　地区项目.

［13］　谢鸿宇.　肌源性鸢尾素分泌在丰富环境促进脑缺血后血供重塑中的作用研究.　81702218.　2017.　青年项目.

［14］　赵静.　SDF-1α-CXCR7-Rac1/VEGF 协同诱导内皮祖细胞血管新生在脑卒中神经康复中的机制研究.　81572232.　2015.　面上项目.

［15］　刘楠.　康复训练经 OPA1/ 线粒体途径促进脑缺血后神经功能恢复的研究.　81772452.　2017.　面上项目.

［16］　贾杰.　Haptoglobin，运动激活脑缺血后神经保护与康复的潜在靶点?　81672252.　2016.　面上项目.

［17］　姚黎清.　脑卒中患者双重任务能力恢复的神经机制研究.　81760414.　2017.　地区项目.

［18］　张彭跃.　脑中风早期运动训练对脑功能区重塑的影响及机制研究.　81660384.　2016.　地区项目.

［19］　胡昔权.　Shh 通路介导运动训练促进外源性神经干细胞在脑梗死大鼠纹状体增殖分化的机制研究.　81672261.　2016.　面上项目.

［20］　张备.　脑内 5-HT 通过调控伏隔核内 ΔFosB 提高运动动机在脑梗死后运动功能恢复中的作用机制研究.　81702217.　2017.　青年项目.

［21］　李平.　海马至不定带投射在 TBI 后运动学习障碍中的作用与 A2AR 调控研究.　81772455.　2017.　面上项目.

［22］ 沈云东. 一侧半球损伤后健侧皮层运动中枢手功能代表区神经重塑的规律研究. 81672257. 2016. 面上项目.

［23］ 白玉龙. 健侧脑区在强制性运动促进脑缺血后患肢功能恢复中的作用机制. 81572225. 2016. 面上项目.

［24］ 王丽. 抗阻和牵拉运动对脑卒中患者肌肉功能改善及其信号调控机制的研究. 81501944. 2015. 青年项目.

［25］ 杨永红. rTMS 联合 VR 对亚急性期脑卒中患者手功能的影响及相关机制研究. 81601976. 2016. 青年项目.

［26］ 蒋苏. 周围神经交叉移位治疗中枢性上肢瘫的运动中枢动态重塑模式研究. 81501945. 2015. 青年项目.

［27］ 燕铁斌. 基于多模态 MR 神经成像技术的脑 tDCS 与肢体 FES 协同治疗脑卒中偏瘫患者下肢运动障碍的脑网络机制研究. 81772447. 2017. 面上项目.

［28］ 邱彦群. 改变神经通路治疗卒中内囊损伤后难治性运动障碍的应用基础研究. 81601977. 2016. 青年项目.

［29］ 冯珍. 外侧下丘脑电刺激对脑外伤昏迷大鼠的促醒作用及机制研究. 81660382. 2016. 地区项目.

［30］ 付剑亮. 线粒体自噬在糖尿病慢性脑低灌注动物认知功能障碍中的作用及高压氧保护机制. 81672243. 2016. 面上项目.

［31］ 郭凤. SDF-1α/CXCR4 轴在重复经颅磁刺激改善脑卒中后认知功能障碍中作用机制的研究. 81702231. 2017. 青年项目.

［32］ 聂晶晶. PKMζ 在丰富康复训练改善局灶性脑缺血大鼠认知功能中的作用和机制研究. 81702238. 2017. 青年项目.

［33］ 任彩丽. 静息态 fMRI 联合 DTI 对 rTMS 干预亚急性期完全性失语症功能连接和结构连接的机制研究. 81501949. 2015. 青年项目.

［34］ 刘鹏. 脑卒中言语产生中感觉运动整合异常的多模态神经影像学研究. 81772439. 2017. 面上项目.

［35］ 席艳玲. 脑卒中后维 - 汉双语运动性失语症损伤和恢复的多模磁共振影像研究. 81660379. 2016. 地区项目.

［36］ 吴东宇. 心理语言评价指导经颅直流电刺激靶向治疗失语症的疗效及其机制研究. 81572220. 2015. 面上项目.

［37］ 林枫. 语义特征在语义导航治疗中重塑失语症脑神经功能网络. 81672255. 2016. 面上项目.

［38］ 招少枫. 基于运动学习环路的脑卒中后吞咽障碍发生机制及 tDCS 调控研究. 81601966. 2016. 青年项目.

［39］ 万萍. 基于脑 fMRI 整合多模式吞咽检测探索脑梗死后梨状窝滞留的多因素病理机制. 81772442. 2017. 面上项目.

［40］ 杨万章. 吞咽障碍的高密度动态肌电评估及康复研究. 81572233. 2015. 面上项目.

［41］ 兰月. 基于磁共振波谱分析的卒中后吞咽障碍神经网络 E/I 平衡调控机制研究. 81772438. 2017. 面上项目.

［42］ 兰月. 基于吞咽脑区 MEP 定位图绘制的卒中后吞咽功能重建机制研究. 81572230. 2015. 面上项目.

［43］ 王三荣. 小脑外侧核 DBS 对早期缺血性卒中大鼠吞咽障碍的治疗作用及机制研究. 81601967. 2016. 青年项目.

［44］ 窦祖林. 双向干预对 AD 源性 MCI 患者执行 - 吞咽功能的影响及其神经网络连通性机制. 81672256. 2016. 面上项目.

［45］ 温红梅. 基于脑白质重塑机制的 rTMS 干预脑梗死后执行功能障碍的状态依赖性研究. 81672259. 2016. 面上项目.

［46］ 王晔. HIF-1α/STAT3 信号介导小胶质细胞不同极化在缺血性脑卒中的机制研究. 81760417. 2017. 地区项目.

［47］ 左夏林. 星形胶质细胞 Connexin43 在大脑皮层梗死继发丘脑变性中的作用及机制研究. 81501952. 2015.
　　　青年项目.

［48］ 刘苏. 高压氧抑制创伤性脑损伤后 TRAF6 介导的神经炎症反应机制. 81702223. 2017. 青年项目.

［49］ 苏敏. rTMS 通过调控自噬应激与 HDAC6 的交互作用影响脊髓损伤后神经网络重建机制的研究.
　　　81672244. 2016. 面上项目.

［50］ 徐华梓. 低氧诱导 bFGF 基因修饰神经干细胞对急性脊髓损伤的修复作用及自噬相关的调控机制.
　　　81572227. 2015. 面上项目.

［51］ 王莉. Ambra/Beclin1 介导的内源性神经干细胞自噬对脊髓损伤功能修复的作用及机制. 81601971. 2016.
　　　青年项目.

［52］ 邓文斌. 优化的 iPS-Olig2 阳性前体细胞来源的胶质细胞移植促进脊髓损伤修复的研究. 81772449. 2017.
　　　面上项目.

［53］ 许东升. CXCL12 ／ CXCR7 通路诱导祖细胞迁移和血管新生协同促进脊髓损伤修复. 81772453. 2017.
　　　面上项目.

［54］ 陈佳佳. GRP94/HAX-1 在脊髓损伤修复过程中的作用及其对内质网应激的调控. 81702216. 2017. 青年项目.

［55］ 张宏宇. CSPGs 靶向脂质体丝素凝胶双重递送 bFGF/DTX 改善脊髓神经修复效果的研究. 81772450.
　　　2017. 面上项目.

［56］ 黄斐. 复合细胞因子控释系统的功能化多肽水凝胶支架与神经干细胞联合移植修复脊髓损伤的实验研究.
　　　81601974. 2016. 青年项目.

［57］ 殷樱. 激活 mTOR 和 JAK/STAT 信号通路联合任务向导性康复训练促进脊髓损伤大鼠轴突再生的作用和
　　　机制研究. 81702221. 2017. 青年项目.

［58］ 程瑞动. P2Y2 受体在脊髓损伤大鼠星形胶质细胞介导血管及神经再生与修复中的作用研究. 81601965.
　　　2016. 青年项目.

［59］ 肖健. 新型包裹嗅鞘细胞的 bFGF-HP 温控型水凝胶提高脊髓损伤治疗作用研究. 81572237. 2015. 面上项目.

［60］ 刘宏亮. 光遗传学技术靶向激活大脑 M1 区兴奋性神经元对不完全脊髓损伤运动功能的恢复作用及机制
　　　研究. 81672251. 2016. 面上项目.

［61］ 王彤. 运动调控 BDNF-ERK-CREB-GAD65/67 途径减轻脊髓损伤后痉挛的机制研究. 81672258. 2016.
　　　面上项目.

［62］ 王琳琳. BMSCs 调控脊髓损伤中 NLRP3 炎症小体的激活及其机制研究. 81572229. 2015. 面上项目.

［63］ 周玉龙. ER stress 和 autophagy 信号通路对脊髓损伤后血 - 脊髓屏障的影响和机理研究. 81601980. 2016.
　　　青年项目.

［64］ 邬芬赞. 新型多聚阳离子 -bFGF 复合材料调节自噬促进大鼠血 - 脊髓屏障修复的研究. 81501953. 2015.
　　　青年项目.

［65］ 吴岩. 二甲双胍上调少突胶质细胞自噬水平保护脊髓继发性损伤及机制研究. 81601963. 2016. 青年项目.

［66］ 扈慧静. 脊髓损伤肌肉电生理特性评估及康复机器人干预后的功能重建研究. 81702227. 2017. 青年项目.

［67］ 杨卫新. 脊髓损伤后尿道内括约肌对排尿功能的影响. 81672245. 2016. 面上项目.

［68］ 姜华茂. 钩藤碱调控 T 型钙通道抑制骶髓上损伤膀胱 Cajal 间质细胞兴奋性及分子机理研究. 81672265.

2016. 面上项目.

［69］ 杜怡峰. 有氧运动促进外泌体释放对阿尔茨海默病认知功能的保护作用及机制. 81772448. 2017. 面上项目.

［70］ 吴婷. AQP4 调节的胶质淋巴清除功能在有氧运动延缓阿尔兹海默病进程中的作用. 81772454. 2017. 面上项目.

［71］ 沈雪彦. 丰富环境联合年轻小鼠脾细胞治疗阿尔茨海默病的研究. 81702219. 2017. 面上项目.

［72］ 张新安. 有氧运动促进血管性痴呆大鼠认知功能康复的皮层机制研究. 81572243. 2015. 面上项目.

［73］ 卢昌均. 运动针刺早期干预激活 PI3K-Akt-mTOR 通路改善血管性痴呆大鼠认知功能的机制研究. 81760413. 2017. 地区项目.

［74］ 靳令经. 多模式康复训练改善帕金森病运动平衡障碍的分子机制研究. 81572234. 2015. 面上项目.

［75］ 刘文锋. 有氧运动通过 ALDH2 调节 CaMKII 羰基化改善帕金森病纹状体突触可塑性的效应与机制. 81702236. 2017. 青年项目.

［76］ 叶军明. bFGF 促进神经细胞分化及神经递质分泌治疗帕金森病的作用研究. 81560375. 2015. 地区项目.

［77］ 郑海清. CD5＋调节性 B 淋巴细胞在间充质干细胞治疗多发性硬化疾病中的作用机制. 81572228. 2015. 面上项目.

［78］ 陈婵. 跑轮运动对多发性硬化动物模型神经保护作用中的 Rho 激酶机制研究. 81601960. 2016. 青年项目.

［79］ 徐开寿. 基于 Nogo-A/RhoA/ROCK 通路研究强制性运动精准治疗偏瘫型脑瘫的作用与机制. 81672253. 2016. 面上项目.

［80］ 赵晓科. miR-132 在经颅超声促脑瘫大鼠海马突触可塑性变化中的机制研究. 81501946. 2015. 青年项目.

［81］ 周小勤. 去分化 hUC-MSCs 通过 RARβ 介导的 hSDF-1α 重编程机制参与 HIBD 神经修复. 81601973. 2016. 青年项目.

［82］ 代英. HIF-1α 抑制 PTEN 基因调节人脐血干细胞修复 HIBD 大鼠突触功能的机制研究. 81672248. 2016. 面上项目.

［83］ 程梅. 不同强度跑台训练对海洛因成瘾大鼠康复期学习记忆影响及机制研究. 81501950. 2015. 青年项目.

［84］ 沈滢. 高频重复经颅磁刺激对海洛因成瘾的治疗作用及其脑机制. 81702230. 2017. 青年项目.

［85］ 孙强. 氢气调节自噬保护一氧化碳中毒迟发性脑损伤的研究. 81501957. 2015. 青年项目.

［86］ 徐麟皓. 抑制 PERK/CHOP 信号通路对降低慢性间歇性低氧海马神经元凋亡的机制研究. 81601972. 2016. 青年项目.

［87］ 孙永新. 核转录因子 Nrf2 的缺失或持续激活对骨代谢影响机制的研究. 81572221. 2015. 面上项目.

［88］ 何百成. Wnt10b 与 PTEN 影响 BMP9 诱导间充质干细胞成骨分化的关系研究. 81572226. 2015. 面上项目.

［89］ 陈春媛. 尿源干细胞外泌体借助适配体靶向 BMSCs 促进成骨的作用功效与分子机制研究. 81702237. 2017. 青年项目.

［90］ 曾建华. 载 rhBMP-2/rhCXCL3 中空 HA 微球／壳聚糖复合物骨修复作用及其机理研究. 81560377. 2015. 地区项目.

［91］ 何成奇. 基于 RANK 与 Wnt 信号通路研究不同物理因子配伍治疗膝骨关节炎的作用与机制. 81572236. 2015. 面上项目.

［92］ 许涛. lncRNA-MEG3/miR-181/INPP5E 调控网络在运动训练促进骨性关节炎康复中的作用及机制.

81772440．2017．面上项目．

[93] 李雪萍．超声靶向他汀微泡保护骨关节炎软骨的胆固醇逆转运调控机制研究．81772437．2017．面上项目．

[94] 夏鹏．低强度脉冲超声促进 BMSCs 修复骨关节炎软骨的自噬调控机制研究．81501941．2015．青年项目．

[95] 汪泱．iPS-MSC 来源 Exosome 促进软骨组织再生修复的分子机理．81672254．2016．面上项目．

[96] 黄路．YAP 抑制剂维替泊芬通过自噬效应阻缓创伤性关节炎的机制研究．81601964．2016．青年项目．

[97] 殷潇凡．椎间盘退变的新机制：Zn^{2+}-ZIP8 信号轴介导髓核细胞外基质降解．81772433．2017．面上项目．

[98] 李君．靶向抑制脯氨酰羟化酶 2 通过 HIF-1α 调控 miR-421 在椎间盘退变中的作用及机制研究．81702225．2017．青年项目．

[99] 张桦．SDF-1 诱导椎间盘干细胞 niche 内多能干细胞迁移的效应机制及其纳米微粒原位诱导组织再生作用的研究．81672246．2016．面上项目．

[100] 王雪强．全身振动训练对非特异性腰痛患者核心肌群延迟激活的作用及机制研究．81501956．2015．青年项目．

[101] 陈熙．骨微环境血管形成在运动防治骨质疏松症中的作用研究．81702235．2017．青年项目．

[102] 邹军．miR-214 在运动防治骨质疏松中的作用机制研究．81572242．2015．面上项目．

[103] 王谦．脉冲电磁场激活骨内特异性内皮细胞启动骨形成防治骨质疏松的机制研究．81702226．2017．青年项目．

[104] 叶冬梅．高频电疗法对 HIF-1 介导的骨髓间充质干细胞归巢促进骨折愈合的作用及机制研究．81601982．2016．青年项目．

[105] 秦彦国．含锶银分子筛晶体涂层 3D 打印金属微孔负载 BMSCs 促进植入式假肢骨整合及皮肤界面修复机制研究．81772456．2017．面上项目．

[106] 袁霆．选择性激活血小板膜受体干预肌腱干细胞异分化及其促进肌腱病修复的机制研究．81572239．2015．面上项目．

[107] 师东良．基于中枢功能重塑的生物桥接和纳米发电技术修复前交叉韧带及其对 RhoA/ROCK 信号的影响研究．81772432．2017．面上项目．

[108] 万青．IGF-1/PI3K/Akt 信号通路参与低频电刺激治疗废用性骨骼肌萎缩的机制研究．81601978．2016．青年项目．

[109] 王智伟．Sema3A 基因在青少年特发性脊柱侧凸骨吸收 - 形成偶联失衡中的效应及机制研究．81702220．2017．青年项目．

[110] 岳寿伟．oGPCRs 对大鼠背根神经节持续受压所致神经病理性疼痛的调控机制研究．81772436．2017．面上项目．

[111] 魏慧．TRPV4-AQP1 对大鼠背根神经节持续压迫痛觉过敏的调控及机制研究．81501948．2015．青年项目．

[112] 曲玉娟．有氧运动缓解肥胖大鼠背根神经节持续受压后神经病理性疼痛的机制研究．81702224．2017．青年项目．

[113] 刘曾旭．移植微囊化雪旺细胞对 P2X2/3 受体介导神经病理性疼痛的作用研究．81760418．2017．地区项目．

[114] 尤浩军．肌肉痛及其慢性化中枢调控作用失衡及 P2X 受体机制研究．81772451．2017．面上项目．

[115] 王楚怀．核心稳定训练干预慢性腰痛的脑功能网络机制．81772434．2017．面上项目．

［116］ 孙涛. 补体系统调控——"炎症刹车信号"脂氧素治疗椎间盘突出所致根性神经痛的新机制. 81772443. 2017. 面上项目.

［117］ 齐峰. PI3Ks/Rho/MLCP 在肌筋膜疼痛扳机点肌小节中的表达及机制研究. 81672250. 2016. 面上项目.

［118］ 张静娜. 镜像治疗患肢痛的脑功能影像学研究. 81601970. 2016. 青年项目.

［119］ 王永慧. 单核细胞趋化因子 -1 调控 NMDA-NR2B 在激痛点所致脊髓敏化中的作用及机制研究. 81672249. 2016. 面上项目.

［120］ 吴文. 基于人格特质分层的"预期因素"在镇痛与致痛作用中的脑网络机制研究. 81772430. 2017. 面上项目.

［121］ 曹阳. 运动康复训练抑制 miR-155 改善心肌梗死后缺血再灌注损伤. 81672260. 2016. 面上项目.

［122］ 王磊. 微小 RNA-210 介导运动保护心肌缺血再灌注损伤的作用及分子机制. 81772444. 2017. 面上项目.

［123］ 丁荣晶. 运动作用于 miR-129-1-3p/Smad3 调控网络在心肌梗死后心功能保护中的分子机制研究. 81772446. 2017. 面上项目.

［124］ 宋慧芳. NDNF 在老年间充质干细胞年轻化和治疗缺血性心肌损伤中的作用及机制研究. 81702239. 2017. 青年项目.

［125］ 沈莉. EETs 调控 TFAM 乙酰化在有氧康复运动改善心肌梗死后心力衰竭中的作用和机制探讨. 81702240. 2017. 青年项目.

［126］ 陆晓. 生理性缺血训练改善心衰的作用及自主神经调节机制. 81772441. 2017. 面上项目.

［127］ 魏全. Ganglioside-CD44 信号通路在 PEMFs 对小鼠缺血心肌血管生成影响中的作用及其机制研究. 81572231. 2015. 面上项目.

［128］ 黄伟强. 有氧运动通过增强内皮祖细胞 Neuregulin-1/ErbB 信号促进心肌梗死后血管再生的作用机制. 81760415. 2017. 地区项目.

［129］ 赵威. 生长分化因子 15 在增强型体外反搏抗动脉粥样硬化中的作用研究. 81601968. 2016. 青年项目.

［130］ 刘遂心. 有氧运动通过 miR-492/BCL-2L14/BECN-1 调控自噬改善胰岛素抵抗及运动能力的研究. 81672262. 2016. 面上项目.

［131］ 刘元. 有氧运动通过 FGF21/PGC1-α/resistin/TLR4 调控自噬改善胰岛素抵抗研究. 81702241. 2017. 青年项目.

［132］ 蔡颖. 有氧运动通过 LncRNAs 调控 miR-492/resistin 表达改善主动脉内皮胰岛素抵抗的机制研究. 81501955. 2015. 青年项目.

［133］ 李海燕. 运动对小鼠肌肉组织 miR-200b 表达的影响及其改善胰岛素抵抗的分子机制研究. 81501954. 2015. 青年项目.

［134］ 张丽颖. eNOS 在运动训练改善高血压大鼠认知障碍中的作用与机制. 81601979. 2016. 青年项目.

［135］ 商萍. RhoA/ROCK 信号通过自噬促进血管平滑肌细胞凋亡在缺氧性肺动脉高压中的作用及机制研究. 81601983. 2016. 青年项目.

［136］ 刘宇健. 氧化应激诱导内皮细胞衰老在肥胖增加急性肺损伤易感性中的作用以及运动干预的保护机制研究. 81672266. 2016. 面上项目.

［137］ 刘向云. HIF-1α/Leptin 对低氧暴露再唤醒肥胖小鼠前列腺组织增生的调节作用及机制. 81772429.

2017. 面上项目.

［138］ 李培军. SDF-1/CXCR4 轴介导脂肪干细胞归巢修复压力性尿失禁的机制研究. 81560376. 2015. 地区项目.

［139］ 沃雁. 运动神经源性蛋白 Agrin 在神经瘢痕抑制中对神经再生选择性的影响及作用机制. 81672247. 2016. 面上项目.

［140］ 王海红. CRMP-2 介导的微管组装在 Cdc42 调节神经元轴突发生中的作用. 81572222. 2015. 面上项目.

［141］ 刘钦毅. 3D 微图形化静电纺丝神经定向再生仿生支架复合 NSCs 修复 CST 环路损伤界面及在轴突导向中的作用. 81672263. 2016. 面上项目.

［142］ 朱浩. 骨骼肌电刺激通过 Erk/Cdk5 上调 LRP4 信号促进周围神经选择性再生和功能恢复. 81772431. 2017. 面上项目.

［143］ 胡斌. Exosome 中 miR-1281 通过组蛋白去乙酰化介导血管新生的机制研究. 81501939. 2015. 青年项目.

［144］ 李青. 干细胞分泌外泌体传递 miR-720 调控内皮尖端细胞特化促进血管新生的作用及机制. 81572223. 2015. 面上项目.

［145］ 邢华医. 失神经支配后经皮电刺激通过 Wnt 通路促进卫星细胞分化的机制研究. 81501940. 2015. 青年项目.

［146］ 宋兴辉. MT1-MMP 介导 bFGF 诱导的 hESC-MSC 脂肪分化作用及其机制研究. 81501943. 2015. 青年项目.

［147］ 叶晓健. BMSC 在不同拓扑结构纳米纤维支架中向纤维环细胞定向分化的差异及机制研究. 81772445. 2017. 面上项目.

［148］ 娄淑杰. 高脂饮食诱发肥胖损害大鼠学习记忆能力的内质网应激相关机制及有氧运动的调节作用. 81572241. 2015. 面上项目.

［149］ 许丹焰. 有氧康复运动通过上调 EETs 负向调控 PCSK9 的实验研究. 81672264. 2016. 面上项目.

［150］ 何志杰. α-1 antitrypsin——运动干预血源性新靶点的机制研究. 81702229. 2017. 青年项目.

［151］ 吴毅. 丰富环境辅以 Rho 激酶抑制剂对脑缺血白质纤维重建作用的研究. 81672242. 2016. 面上项目.

［152］ 敖丽娟. 经颅聚焦超声联合微泡对血脑屏障调控及机制研究. 81660381. 2016. 地区项目.

［153］ 罗晨芳. 缝隙连接传递活性氧通过 PIAS3 负调控 STAT3 在肝移植急性肾损伤修复中的作用研究. 81501938. 2015. 青年项目.

［154］ 王荣梅. 正念训练对胃癌患者心理困扰的康复效应及心理机制探讨. 81702233. 2017. 青年项目.

［155］ 刘红霞. 肾移植受者服药依从性预测模型的建立与检验. 81572235. 2015. 面上项目.

［156］ 闫煌. Chiari I 型畸形患者后颅窝结构异常与脑脊液流体力学改变的定量对比研究及其在后颅窝减压术后临床转归中的意义. 81702234. 2017. 青年项目.

［157］ 杨琳. 利用靶向神经移植术重建缺失肢体运动神经信息源及机制研究. 81760416. 2017. 地区项目.

［158］ 杨凤英. mTOR 相关性自噬在肌卫星细胞移植防治肌肉衰减征中的作用机制. 81601962. 2016. 青年项目.

［159］ 吴雏燕. 运动干预多囊卵巢综合征雄激素糖代谢通路中 5α 还原酶作用的研究. 81501947. 2015. 青年项目.

［160］ 陶倩. 盲人学习"电子蝙蝠耳"声音定位的康复及神经机制研究. 81601969. 2016. 青年项目.

［161］ 鹿麒麟. 采用多模态磁共振技术研究知觉学习干预成人弱视的神经环路可塑性机制. 81501942. 2015.

青年项目.

[162] 李小洁. Notch1 信号通路调控牙周韧带干细胞向雪旺细胞分化的作用和机制研究. 81702222. 2017. 青年项目.

[163] 帕丽达·买买提. 维医和西医结合的废用综合征康复护理方法及其评估指标研究. 81660380. 2016. 地区项目.

[164] 李胜玲. 宁夏发展性照护理念的早产儿延续护理管理模式的构建研究. 81660385. 2016. 地区项目.

第二节　国家临床重点康复专科建设项目进展报告

一、国家临床重点专科建设项目简介

（一）国家临床重点专科建设项目相关背景

国家临床重点专科建设项目是指由原国家卫生和计划生育委员会（现国家卫生健康委员会）、国家中医药管理局和财政部共同设立，以三级医院具有较高技术水平或潜力的临床专科为范围，以促进临床专科能力建设、临床技术创新性研究和成果转化，提高我国专科临床服务能力为目标，按照一定标准和程序开展的专科能力建设项目。国家临床重点专科建设项目工作遵循鼓励先进、合理布局、整体规划、分步实施的原则，采取自主申请、平等竞争、择优支持、定期考评的机制。项目的资金主要来源于中央财政专项补助资金和项目单位自筹资金。

原国家卫生和计划生育委员会（现国家卫生健康委员会）、国家中医药管理局和财政部成立国家临床重点专科建设工作领导小组，负责国家临床重点专科建设的组织领导工作。领导小组下设办公室，负责组织制定国家临床重点专科建设项目年度工作安排，组织项目的申报、评估、指导、管理、验收及监督检查等工作，办公室设在原国家卫生和计划生育委员会（现国家卫生健康委员会）医政医管局。中华医学会、中华中医药学会受领导小组委托，按照评估标准和管理要求，负责国家临床重点专科建设项目的具体评估工作。

（二）康复医学科国家临床重点建设项目申报与评估

康复医学科是第二批启动的国家临床重点建设项目专科之一。2013 年 4 月，各医院按照要求上交了康复医学科国家临床重点专科建设项目申报书，经过程序化审核批准，最终确定了 10 家单位为康复专科国家临床重点建设项目单位。分别为（以拼音首字母为序）：北京博爱医院、北京大学第三医院、复旦大学附属华山医院、华中科技大学同济医学院附属同济医院、南京医科大学第一附属医院（江苏省人民医院）、山东大学齐鲁医院、四川大学华西医院、云南省第二人民医院、中南大学湘雅二医院、中山大学附属第一医院，2017 年 7—8 月，获批的 10 家国家临床重点康复专科建设项目单位，根据原国家卫生和计划生育委员会（现国家卫生健康委员会）关于开展国家临床重点专科建设项目总结评估工作的要求，完成网上信息传递，包括对接 HQMS 系统及信息上报两部分；之后按照程序进行审核验收。

二、"十二五"康复医学科国家临床重点建设项目内涵

康复医学国家临床重点建设项目的内涵包括六项内容，主要包括医院基本信息，康复专科基本信息，如科室实际开放床位数、科室业务用房建筑面积、科室医师数、科室护士数和科室治疗师（士）人数，项目自评报告，项目管理情况，专科建设与服务情况，如2016年每个亚专科的年门诊人次数、年出院人次数、年工作量，特色技术，技术突破与创新，发明专利与实用新型专利情况，发表文章情况，人员培训情况，专科国际、国内影响力等。

三、"十二五"国家临床重点康复专科建设项目总结评估

"十二五"国家临床重点康复专科建设项目总结评估指标体系分五个部分，实行量化千分制，其中"项目管理情况"占100分，"专科建设与服务情况"占400分，"人才队伍建设情况"占300分，"专业影响力"占200分；"附加分"100分，在总分1000分外另行计算；其中专家评估部分总分为385分。

四、国家临床重点康复专科简介及部分信息统计（以拼音首字母为序）

信息统计部分的内容为10家国家临床重点康复专科建设项目单位，按照原国家卫生和计划生育委员会（现国家卫生健康委员会）电视电话会议精神网上上报的，截止于2016年12月31日的数据资料。文中部分内容收集时间截止于2018年7月。

（一）北京博爱医院

1. 专科简介　北京博爱医院成立于1988年，是以康复为特色的三级甲等综合医院，隶属于中国康复研究中心。北京博爱医院设有康复临床、综合临床、康复治疗、医技等52个科室，拥有神经康复、脊髓损伤康复、儿童康复、骨与骨关节康复、神经泌尿康复、心肺康复和传统医学康复等多个优势专业。医院以现代康复医学为主导，针对脊髓损伤、脑卒中、脑外伤、截肢、骨关节病、小儿脑瘫等引起的功能障碍及慢性疾病，采用综合康复治疗手段和康复治疗小组工作模式开展系统康复，包括运动疗法、作业疗法、言语吞咽治疗、水疗、物理因子治疗、文体治疗、心理治疗、音乐治疗、中医治疗、假肢矫形、社会康复、教育康复和职业训练等，形成了以功能评估－康复治疗－效果评价为基础的康复流程，探索出了一套急性期救治与恢复期康复相结合、中西医结合、医工结合的康复模式。目前开放康复床位551张，治疗室面积达6400余平方米，现有康复医师143人，康复治疗师169人，康复护士227人。医院拥有智能型多关节康复训练仪、假肢矫形器计算机辅助设计与制造系统、康复机器人等具有康复特色及满足综合医疗需要的康复设备600余台。

北京博爱医院作为首都医科大学的教学医院，学历教育层次涵盖本科、硕士、博士，并设立了博士后流动站；目前PT、OT、假肢矫形工程3个专业已通过国际认证。2014年以来，共承担国家自然科学基金项目2项，省部级课题12项，科研项目经费3905万元，发表SCI收录论文112篇，国内核心期刊论文551篇，荣获省部级等各类奖项4项，发明专利12项，实用新型专利6项，软

件著作权 4 项，制定行业标准 6 项，主编、参编康复专著 30 部。共开展各类康复培训班 280 期，培训各类康复人员 65 785 人次；共接收来自全国各地的 1800 余名康复专业人员进修。作为北京市康复医疗质量控制和改进中心主任委员单位、全国康复专科住院医师规范化培训主任委员单位、全国水疗康复专业委员会主任委员单位等，积极配合卫生行政部门开展康复质量控制和康复培训等工作。

2. 学科带头人姓名　李建军。

3. 康复亚专科　脊髓损伤康复、神经康复、儿童康复、骨关节康复、神经泌尿康复、心肺康复。

4. 特色技术　①语言障碍和吞咽障碍的综合康复；②综合康复评定技术应用；③脑性瘫痪及孤独症综合康复技术；④智能化康复技术应用；⑤影像尿动力学及神经电生理诊断技术。

5. 重大技术突破　①脊髓损伤康复方向：研究脊髓损伤后脑的运动控制策略的变化及康复策略；改变呼吸肌动力源重建颈脊髓损伤后呼吸功能；研发下肢仿生外骨骼重建脊髓损伤患者步行功能。②脑损伤康复方向：完成脑血管病康复国家支撑课题，建立完善我国脑血管病康复体系并颁布相关指南；建立智能远程康复信息系统，创新、研发多种智能康复设备。③神经泌尿方向：突破性开展移动尿动力学检查，建立首创影像尿动力学技术互联网数据库；开展多项膀胱尿道功能重建技术。④脑瘫康复方向：建立脑瘫高危儿童及脑瘫儿童的三级网络康复指导系统。⑤慢病康复方向：建立与实施慢病康复组织架构，多种慢病规范化诊疗。⑥假肢矫形方向：将计算机辅助设计与制造技术用于常规假肢矫形器生产。⑦康复治疗方向：创新运用太极拳进行文体训练；创新开展以社会康复小组活动形式的社会职业康复；运用针灸等特色疗法结合现代康复治疗技术对肢体功能障碍进行治疗。⑧康复评定方向：完成偏瘫和脑瘫患者定量康复评定项目、规范和流程的制定；完成偏瘫、脑瘫、截肢患者平衡功能与步态数据库的建立。

（二）北京大学第三医院

1. 专科简介　北京大学第三医院康复医学科于 1992 年 8 月由北京大学运动医学研究所康复组及北京大学第三医院理疗科合并成立，至今已有 26 年的历史。自其成立以来，集医、教、研为一体，逐渐规范和完善医疗体系，坚持以骨科、运动创伤康复为特色，神经、心肺康复全面发展。目前科室病区有 24 张病床，住院及门诊 2 个康复治疗区，拥有 51 名职工，其中主任医师 1 人，副主任医师 4 人，主治医师 3 人，住院医师 5 人，主管治疗师 6 人，治疗师 21 人，主管护师 4 人，护师、护士 7 人。收治病种包括骨科疾病、运动损伤、脊髓损伤、神经系统疾病和心肺功能障碍等。科室在全国率先以临床医师、康复医师及治疗师组成治疗团队开展工作，以临床–康复一体化的工作模式进行康复治疗，将骨科围术期康复的模式总结为"骨科康复一体化"并在全国推广，得到了康复界同仁的认同，经过几代人的努力使该科在运动创伤、骨科康复方面处于国内领先地位。2013 年，科室入选原卫生部国家临床重点专科建设项目，依托项目，近几年把科室建设成为了具有国内一流、国际先进水平的国家级康复医学示范中心，于 2016 年受国家卫生和计划生育委员会委托开始承担国家康复医学专业质量控制中心工作。科室承担了北京大学医学部临床八年制、护理学院本科生的康复医学教学任务，作为负责单位从 2004 年开始承担北京大学医学部康复医学与理疗学的硕士研究生培养工作，2006 年获得博士点资格，作为全国首家试点单位于 2017 年开始康复治疗学硕士研究生培养并面向全国招生。科室近 5 年主编、参编、专著、译著及教材 9 部，发表论文共计 34 篇，获国家自然科学基金支持项目 3 项，国家科技支撑计划 2 项，北京市科技计划项目 3 项，北京市自然科学基金 1 项。

科室时刻关注国际康复医学的发展，结合国内康复医学的发展现状，及时引进国际上先进的康复治疗仪和功能训练器械。同时也注意从教学、科研等多角度进行国际合作：1998 年，荷兰教育部批专款与科室合作建立了中 – 荷康复医学培训中心，至 2010 年先后分 4 批共 24 人到荷兰进修学习，提高了科室人员的业务水平；2014 年与加拿大瑞克汉森研究所和加拿大认证局签署了合作协议，进行脊髓损伤方面的多项合作研究；2016 年与美国南加州大学签署了为期 8 年的合作协议，将先后为北京大学培养康复治疗专业研究生教育师资 4 名，博士研究生 15 名。

2. 学科带头人姓名　　周谋望。

3. 康复亚专科名称　　骨科及运动创伤康复、神经系统康复、脊髓损伤康复及功能重建、心肺疾病康复、骨质疏松症的康复治疗。

4. 特色技术　　①骨科围术康复：神经源性膀胱患者的尿流动力学评定。②SNMT 节段性神经肌肉疗法。③电刺激引导下 A 型肉毒毒素靶肌内注射。④肌张力障碍的选择性定位冲击波治疗。

5. 重大技术突破　　①骨科康复一体化模式的研究及推广。②在该科室试行开展骨科康复临床路径。③开展了康复机器人在脑卒中、脊髓损伤及骨关节炎早期康复中的应用。④针对脊髓损伤后神经源性膀胱和肠道，开展了脊髓损伤患者多通道尿动力检查及脊髓损伤患者的肛门直肠检查和盆底电生理检查并开展了针对性的康复治疗。⑤开展了冲击波在骨科疾病中的应用。⑥在对脑卒中患者进行康复治疗的同时，加强了对合并肌肉骨骼并发症患者的规范化康复评定与治疗。

（三）复旦大学附属华山医院

1. 专科简介　　复旦大学附属华山医院康复医学科是一个具有 60 年悠久历史的学科。创建于 1957 年。开展以运动系统伤病康复为主的综合康复医疗工作，其中断指再植后康复、关节功能牵引的基础与临床研究，以及等速肌力测试与训练技术等在国内处于领先地位。1984 年成立运动医学与康复医学科，为国内综合医院中第一批建立的康复医学专科，同时也是国内较早招收康复医学与理疗学研究生的硕士点和博士点之一，科室在范振华教授、胡永善教授和吴毅教授的领导下，逐步开展神经系统疾病康复的基础与临床研究，促进了国内神经康复的发展。

科室现有康复医师 24 名，治疗师 27 名，专职研究员 1 名；其中教授 5 名（博士研究生导师 3 名，硕士研究生导师 2 名）。康复床位 110 张，年门诊量 3.2 万余人次。学科共招录 68 名住院医师、9 名专科医师，每年接受 40 余名进修医师和治疗师、80 余名实习学生、10 余名澳大利亚科廷大学的海外实习学生来科室学习。

科室发展方向以神经系统疾病康复、重症颅脑损伤康复、骨关节系统疾病康复为重点，内科疾病康复及儿童康复等并重，开展多学科合作的综合性康复医疗服务。先后领衔进行国家"十五"攻关课题、国家 863 计划项目及国家"十二五"支撑计划课题的研究。近 5 年来，学科承担有国家级科研项目 20 余项（其中国家自然科学基金项目 17 项），上海市科学技术委员会、上海市经济和信息化委员会、上海市卫生和计划生育委员会等省部级科研项目 20 余项，共获得千余万科研经费资助。学科已培养硕士研究生 74 名，博士生研究生 21 名，博士后 4 名。发表学术论文 300 余篇，其中 SCI 收录

50 余篇。获得发明专利 6 项、实用新型专利 16 项。主编康复医学著作 17 部，参编 15 部。获得 2017 年首届中国康复医学会科技进步奖一等奖、2017 年中华医学科技奖二等奖、2016 年上海医学奖三等奖、2015 年国家科技进步奖二等奖、2015 年上海市康复医学科技奖二等奖、2014 年教育部科技进步奖二等奖、2014 年上海市残疾人康复服务技术成果奖二等奖等。2015—2017 年全国专科声誉榜排名中，华山医院康复医学科排名位列全国第二名。

2. 学科带头人姓名　吴毅。

3. 康复亚专科名称　神经系统疾病康复、骨关节系统疾病康复、内科疾病康复。

4. 特色技术　①肉毒毒素注射治疗肌痉挛；②重复经颅磁刺激（rTMS）治疗；③智能化下肢平衡评定训练系统；④脑计算机接口（BCI）治疗；⑤经颅超声。

5. 重大技术突破　①脑卒中后上肢及手功能康复规范化评估和治疗；②外伤性额叶损伤认知障碍康复治疗策略方面的研究；③颅脑损伤后吞咽障碍康复治疗疗效发生机制的拓展性研究；④脑卒中后肢体高肌张力成分的分析和治疗研究；⑤分娩性臂丛神经损伤的康复治疗；⑥脑损伤后意识障碍的康复治疗；⑦脑损伤患者言语语言功能的康复治疗。

（四）华中科技大学同济医学院附属同济医院

1. 专科简介　华中科技大学同济医学院附属同济医院康复医学科成立于 1984 年，为国内较早成立的康复医学科，是一个集医疗、教学、科研、培训于一体的科室，1990 年被 WHO 确认为 WHO 康复培训与研究合作中心。2013 年获批国家临床重点专科建设项目。2015 年作为亚洲首家以独立专科形式通过了德国卫生领域透明质量管理（KTQ）国际认证。近 5 年在复旦版全国康复专科中均排名前三。

科室技术力量雄厚，现有职工 110 人，其中教授、主任医师 7 人，医师博士学位获得者超过 70%。学科带头人黄晓琳教授兼任中国康复医学会副会长、中华医学会物理医学与康复学会副主任委员、中国医疗保健国际交流促进会康复医学分会副主任委员、湖北省康复医学会会长、湖北省康复医疗质控中心主任等职务。

科室拥有先进的康复评定、康复训练和治疗仪器与设备，包括：神经电生理检查、经颅磁刺激专用影像导航系统及重复经颅磁刺激器、人体姿态稳定性分析诊断系统、动态姿势分析系统、运动心肺及气体代谢分析系统、便携式彩色多普勒超声仪等。应用物理治疗、作业治疗、言语、认知、吞咽治疗、高压氧治疗、假肢矫形器治疗、注射治疗、中医治疗等常规治疗方法，以及脊柱侧凸的综合诊疗技术、神经源性膀胱的康复护理技术、脊柱力学诊疗技术、吞咽评估与治疗技术、中枢神经系统感觉运动通路的电生理诊断技术等，提供早期康复介入、住院综合康复治疗及出院后康复医疗服务。目前科室的规模和硬件水平居于国内综合医院康复医学科的前列。

作为华中科技大学同济医学院的教学医院，获批康复医学与理疗学硕士、博士点，承担本科生、八年制、留学生的康复教学及专业实习工作，每年接收进修生 60 余人。举办多期国家级和省、市级继续教育项目培训班，并积极举办国际、国内学术会议。主编、主译了《康复医学》五年制本科规划教材，《实用康复医学》《Delisa 物理医学与康复医学理论和实践》《康复医学临床指南》等。科室拥有专科实验室和干细胞研究中心各 1 个，近 5 年来获得国家重点研发计划"干细胞及转化研究"试点专项青年科学家项目（359万），国家自然科学基金10余项，科技部863项目2项，国家科技部"十一五""十二五"支撑计划（分中心）各1项，省级课10余项，项目总经费近1000万，5项国家实用新型专利，发表学术论文140余篇（SCI论文近20篇，3篇高分文章，影响因子分别为22、14和11分），获得2017年中华医学科技奖三等奖。承办《中国康复》及《中华物理医学与康复杂志》等国家级专业期刊。

2. 学科带头人姓名　黄晓琳。

3. 康复亚专科名称　颅脑病损康复、脊髓损伤康复、骨科康复、神经电生理诊断与治疗。

4. 特色技术　①脊柱侧凸的综合诊疗技术；②神经源性膀胱的康复护理技术；③脊柱力学诊疗技术；④吞咽评估与治疗技术；⑤中枢神经系统感觉运动通路的电生理诊断技术。

5. 重大技术突破　在人多潜能干细胞库（PSC）的建立、构建"人鼠脊髓"嵌合模型、利用PSC体外模拟神经元变性疾病、脊髓损伤临床前期研究等方面取得了若干个重要的突破成就。

（五）南京医科大学第一附属医院（江苏省人民医院）

1. 专科简介　江苏省人民医院康复医学中心目前是国家临床重点专科建设单位、江苏省康复与功能重建临床医学研究中心建设单位、江苏省兴卫工程重点学科和重点临床专科、原卫生部康复医学培训基地、国家临床药物试验基地，原卫生部脑卒中康复治疗培训基地，也是国内最早获得美国康复医疗机构质量认证委员会（Commission on Accreditation of Rehabilitation Facilities，CARF）3年期认证的康复医学科。在复旦大学医院管理研究所最佳专科排行榜中连续5年专科排名第一。学科带头人励建安教授是美国医学科学院国际院士，国际物理医学与康复医学学会前任主席，中华医学会物理医学与康复医学分会前任主任委员，南京医科大学康复医学院前任院长，中国康复医学杂志主编，*Journal of Rehabilitation Medicine* 副主编等。科室有强大的辐射能力是南京医科大学康复医学院的主要依托科室，拥有1个二级学科博士点（运动医学）和2个硕士点（运动医学、康复医学与理疗学）。博士研究生导师3名，硕士研究生导师7名，主编教材和书籍40余部，科室目前实际开放床位180张，总面积15 000平方米。总设备价值4000余万元。目前科室成员共有179人。高级职称28人（15%），中级职称53人（30%），初级职称98人（53%）。南京医科大学第一附属医院康复医学中心是国家康复医学临床重点专科、原卫生部康复医学培训基地、原卫生部脑卒中康复培训基地、国家临床药物试验基地、江苏省重点学科。承担包括国家自然科学基金项目、"十二五"国家科技支撑计划分中心和省级项目40余项，发表论文200余篇，SCI论文近70篇（其中3篇论文影响因子＞10分）。多人在国内外学术组织中任常务委员及常务委员以上职务。

2. 学科带头人姓名　励建安。

3. 康复亚专科名称　脑卒中康复、脑外伤康复、脊髓损伤康复、骨关节疾病康复、疼痛康复和内脏疾病康复。

4. 特色技术　①心肺运动训练；②经颅磁刺激技术；③神经阻滞术；④三维步态分析；⑤吞咽造影检查。

5. 重大技术突破　在国家临床重点专科建设及多项国家级、省级科研基金的支持下，围绕心脏康复、脑损伤康复方面取得了系列突破性的成果。

在心脏康复方面，创造性地提出并证明了正常肢体等长收缩运动或袖带加压造成的生理性缺血可以促进远隔缺血心肌侧支循环的生成，在国内外首创"生理性缺血训练"的运动方式。

在脑高级功能康复方面，在国内率先引进经颅磁刺激技术。2015 年底开始利用 TMS 进行改善物质成瘾的康复治疗。同时开展了镜像神经元理论在失语症、偏侧忽略症、认知障碍康复上的创新思维和实践，首次发现手动作观察可以显著提高失语症患者的整体语言功能和命名专项检查评分。同时在有氧训练对阿尔茨海默病患者认知障碍的干预作用、脑卒中二级预防等方面也有系列创新性研究并取得重要进展。

（六）山东大学齐鲁医院

1. 专科简介　山东大学齐鲁医院康复医学科由最初的理疗科发展而来，早在 1923 年，齐鲁大学医院就建立了理疗科，我国首部《物理疗法》专著即由齐鲁大学医院的恩薇露医师编写，于 1935 年由中华医学会编译部出版。经近 1 个世纪的发展，科室现已成为集医疗、教学和科研于一体的现代化康复医学中心。于 2013 年获批国家临床重点专科建设项目，现为国家级康复医师规范化培训示范中心、山东大学康复医学与理疗学硕士及博士学位授权点、山东省康复医学质量控制中心挂靠单位。于 1996 年获批山东大学康复医学与理疗学硕士学位授权点，2003 年获批博士学位授权点，目前已培养博士研究生 33 名，硕士研究生 35 名，博士后 3 名，其中与丹麦奥尔堡大学感觉与运动交互作用实验室联合培养博士研究生 4 名。学科带头人岳寿伟教授现为中华医学会物理医学与康复学分会主任委员、中国康复医学会副会长、中国医师协会康复医师分会副会长、山东省康复医学会会长。主编本科规划教材 1 部，副主编 2 部，参编多部多版规划教材，主编其他著作 4 部。科室主要开展脑卒中、脑外伤、脊髓损伤、脑瘫、周围神经损伤、颈椎病、腰椎间盘突出症、骨关节疾病、骨折、截肢、关节置换术后、手外伤、运动创伤及慢性疼痛等疾病的康复，承担齐鲁医院临床各科室患者疾病、损伤的急性期临床康复，以会诊模式，选派康复医师和治疗师深入相关临床科室，提供早期、专业的康复医疗服务。

齐鲁医院康复医学科现有医院编制床位 111 张，病房均按照国际标准配备无障碍设施。设有康复评定室、运动疗法室、作业疗法室、物理因子治疗室、脑瘫治疗室、言语治疗室、吞咽功能训练室、日常生活活动能力训练室、针灸室、康复工程室等康复训练场地，总面积达 2000 余平方米。科室现有康复医师 24 人，康复治疗师 56 人，康复护士 33 人。近 5 年来康复中心共承担国家自然科学基金项目 15 项，省部级课题 5 项，发表 SCI 收录论文 40 余篇，国内核心期刊论文 100 余篇，获山东省科技进步二等奖 1 项，三等奖 3 项。科室配备先进的治疗设备，如上下肢康复机器人、三维运动采集与分析系统、奥托博克假肢支具制作系统、平衡评估训练仪、快速牵引床、肌力综合评价仪、虚拟现实康复训练系统、主被动训练系统、语言评估训练仪、膀胱功能测定训练仪、重复经颅磁刺激仪、体外冲击波治疗系统等。作为山东省康复医学质量控制中心挂靠单位和山东省康复医学会会长单位，科室积极配合卫生行政部门开展的质量控制和康复培训等工作，目前已开展多期康复治疗技术培训和医师转岗认证培训、基层康复医师能力培训工作，在山东省康复医疗服务体系建设中起到龙头及带动辐射作用。

2. 学科带头人姓名　岳寿伟。

3. 康复亚专科 神经康复、脊髓损伤康复、骨科康复、儿童康复。

4. 特色技术 ①CT引导下球囊造影定位环咽肌肉毒毒素注射；②假肢矫形治疗技术；③多方位腰椎快速牵引治疗腰椎间盘突出症；④肌电引导下痉挛肌肉肉毒毒素注射；⑤与骨科联合开展围手术期康复介入。

5. 重大技术突破 ①CT引导下球囊造影定位环咽肌肉毒毒素注射；②腰椎间盘突出症手术治疗后步态和肌电分析；③虚拟现实结合助力性功能性电刺激治疗设备的研发。

（七）四川大学华西医院

1. 专科简介 四川大学华西医院的前身是1892年由美、英、加等国基督教会在成都创建的成都仁济、存仁医院，1929年便开始了物理因子治疗疾病，1989年正式成立康复医学科，2013年成立华西康复医学中心。2013年成为中国十个国家临床重点专科之一，2016年全国最佳专科排名第五。目前，中心拥有业务用房近2万平方米、编制床位209张、员工176名，其中高级职称13人，中级职称22人、博士后3人、博士12人、硕士28人。1997年9月，报教育部、卫生部备案批准，在美国纽约中华医学基金会资助下，华西医院康复医学科在华西临床医学院医学技术系下招收全日制康复专业本科生。2001年获批康复医学与理疗学硕士学位授权点、2006年获批博士学位授予权点及康复医学系、2008年建立博士后流动站、2014年成立华西康复医学院。2000年获科技部"九五"地方重大科技项目1项，拥有"九五""十五""十一五""十二五"、863、国家自然科学基金项目等省部级项目共计80项（其中国家自然科学基金项目9项，国际合作项目4项），项目总金额逾千万。共发表论文约492篇，其中Medline收录论文40篇，SCI收录论文66篇。主编专著及教材14部；参编专著及教材74人次。先后获得国际奖励－亚洲医院管理银奖1项，获得国、省部级科技进步一等奖1项，三等奖3项，获得发明专利6项、新型专利18项；全国学会主任委员1人、候任主任委员1人、常务委员6人、委员10人，省级学会主任委员3人、副主任委员6人、委员15人。

2. 学科带头人姓名 何成奇。

3. 康复亚专科名称 肌肉骨骼康复、神经康复、脊髓损伤康复、心肺康复。

4. 特色技术 ①骨骼肌肉物理治疗技术；②神经物理治疗技术；③作业治疗技术；④言语吞咽障碍治疗技术；⑤心肺物理治疗技术。

5. 重大技术突破 低频脉冲电磁场、经颅磁刺激、微创技术、脊髓损伤康复、康复机器人、表面肌电图、骨科康复、肌骨超声、肌肉能量技术、心肺康复技术、神经源性膀胱康复、步态分析技术、平衡评定与训练技术及水疗技术等。

（八）云南省第二人民医院

1. 专科简介 云南省第二人民医院康复医学科成立于2003年2月，经过15年的建设，科室现已发展成为集医疗、科研、教学于一体的现代化康复医学中心，主要开展脑卒中、颅脑损伤、脊髓损伤、周围神经损伤、骨与关节疾病、儿童疾病、颈肩腰腿痛、运动创伤等疾病康复医学临床与基础研究，实施早期康复医疗介入及全面开展规范、系统的康复医学诊疗与管理。

云南省第二人民医院康复医学科现有康复医学住院部和康复医学门诊部两大诊疗区，其中，医院编制床位 90 张。设有脑血管病康复、脊髓损伤康复、颅脑损伤康复、骨科康复、儿童康复、心理康复、疼痛康复、传统医学康复、心肺康复、运动医学康复等 9 个康复医学临床亚专业，组建"云南省康复医学疑难病症诊治中心"，提供规范化常规诊疗及疑难危重疾病康复诊疗。门诊部设有物理治疗室、作业治疗室、言语治疗室、临床心理康复门诊、儿童康复治疗区、传统康复治疗室等，总面积为 3500 平方米。科室现有康复医师 14 名、康复治疗师 26 名、康复护士 28 名。近 5 年来科室承担国家自然科学基金 3 项、"十二五"国家科技支撑项目 1 项，省级基金 6 项。发表 SCI 收录论文 10 余篇，国内核心期刊论文 60 余篇，出版专著 4 部。科室配置有智能上、下肢康复机器人、运动反馈训练系统、三维平衡动态系统等康复设备。作为云南省医学会物理医学与康复学分会主任委员单位、云南省康复医疗质控中心、云南省神经康复研究中心、国家级康复专科住院医师规范化培训基地和云南省继续医学教育康复医学培训基地，多次完成国家级、省级各类康复医学人才培养的指令性任务，参与政府多项康复健康产业政策、标准的制定。科室"立足云南，服务西部，面向南亚、东南亚"，充分发挥康复医学国家临床重点专科良好示范效应和辐射带头作用，推动区域康复医学飞速发展。

2. 学科带头人姓名　尹勇。

3. 康复亚专科名称　脑卒中康复、颅脑损伤康复、周围神经损伤康复、脊髓损伤康复、骨科康复、重症康复组、儿童康复、运动创伤康复。

4. 特色技术　①运动再学习疗法；②强制性使用运动疗法；③针刺治疗眼肌麻痹；④智能上下肢康复机器人；⑤三维动态平衡功能训练系统。

5. 重大技术突破　自 2005 年起在云南省内率先开展国际先进"运动再学习疗法""强制性使用运动疗法"等康复治疗新技术在脑血管病康复的临床应用，确定"脑血管病神经康复"为学科优势特色研究方向，增加智能上下肢康复机器人、三维动态平衡训练系统、运动反馈训练系统等康复治疗新技术的应用。

（九）中南大学湘雅二医院

1. 专科简介　中南大学湘雅二医院康复医学科由原来的理疗科（1958 年）发展而来。是中国康复医学会常务理事单位、中华医学会物理医学与康复学分会常务委员单位、中国医师协会康复医师分会骨骼肌肉康复专业委员会副主任委员单位。《中华物理医学与康复杂志》《中国康复医学杂志》《中国康复理论与实践》《中国康复》等 10 余家杂志编委单位。科室在 1986 年成为湖南省首批康复医学硕士学位授权点，现是康复医学与理疗学博士学位、硕士学位授权点。

科室现有本部与长株潭分院两部分组成，共有门诊 1 个，康复治疗中心 2 个，总业务用房达 4000 平方米，编制床位 124 张。本部和长株潭分院康复治疗中心设有康复评定室、运动治疗室、光疗磁疗室、低中频电疗室、牵引治疗室、高频电疗室、蜡疗室、超声波治疗室、作业治疗室、言语吞咽治疗室、支具与矫形器制作室、儿童康复室、认知治疗室、压力衣制作室、传统康复治疗室和小针刀治疗室等 10 多个专业康复室。学科现有工作人员 108 人，其中教授 4 人、副教授 2 人、副主任技师 1 名；博士 21 人，硕士 7 人；治疗师中拥有硕士学位 3 人，拥有本科学历 42 人；护士中硕士学位

3 人，本科学历 30 人。

2006 年成为卫生部康复专科医师培训基地。2010 年获得中南大学"青年文明号"称号。2012 年 8 月中南大学康复医学研究室成立。2013 年获批国家临床重点专科建设项目单位。设有神经康复专科、骨关节康复专科、脊髓损伤康复专科、颈腰痛老年康复专科、高压氧专科 5 个亚专科门诊。

2. 学科带头人姓名　张长杰。

3. 康复亚专科　神经康复、骨骼肌肉康复、脊髓损伤康复和小儿康复。

4. 特色技术　①难治性膝关节僵硬的综合康复治疗；②昏迷与植物状态促醒；③ANRM 技术；④呼吸康复康复机器人。

5. 重大技术突破　①膝关节僵硬治疗技术、重度昏迷促醒技术；②呼吸训练技术；③康复机器人训练系统技术。

（十）中山大学附属第一医院

1. 专科简介　中山大学附属第一医院康复医学科是 1982 年在原理（体）疗科基础上成立的。1983 年获批准卫生部首批康复医学培训基地。1987 年确定为 WHO 康复合作中心。目前本康复医学科是广东省临床重点专科建设单位及国家临床重点专科建设单位。

科室现有医教研、技术、护理各级工作人员 100 余人，其中医教研系列 20 人、治疗师 45 人、护理人员 38 人。正高职称 9 人，副高职称 4 人，博士研究生导师 6 人，硕士研究生导师 2 人。科室以脑卒中综合康复、神经变性疾病康复、重症及 ICU 康复、脊柱相关及骨关节康复、心肺康复为重点，同时在全院各科开展临床早期康复治疗服务。设有康复病区、康复门诊、颈腰痛康复中心、儿童治疗部、康复评定部、物理治疗部、作业治疗部、言语与吞咽治疗部和义肢矫形部等部门。康复病区共有规划床位 80 张。科室拥有多项国内领先的诊疗与评估特色项目，如三维运动学动力学及表面肌电同步检测分析、听觉反馈扰动技术、超声肌肉肌腱形态评估技术、视听觉综合提示虚拟步态训练系统、持续暴发式刺激脑功能修复技术等。拥有多项创伤骨科及脊柱相关疾病康复新技术培训点，如足踝生物力学矫正技术、智能脉冲整脊技术、Sigma 整脊技术、SET 训练技术、Thera-band 训练技术、姿势评估与矫正技术等。

教学方面，1982 年由卓大宏教授在国内最早成立康复医学教研室，开设临床医学专业的《康复医学》选修课。1985 年获批康复医学与理疗学硕士授权点。1990 年招收住院医师规范化学员。2003 年成为康复医学与理疗学博士授权点及博士后工作流动站。2003 年开始培养 4 年制本科康复治疗学学士。2006 年成为卫生部首批康复医学科专科医师培训示范基地。科研方面，设有语音认知神经生理实验室、脑电信息功能实验室、运动重建实验室及姿势控制实验室。2013 年被广东省科技厅批准为广东省康复医学与临床转化工程技术研究中心。近几年来，承担国家和省部级科研项目 40 余项，其中国家自然科学基金面上项目 15 项；广东省自然科学杰出青年基金 1 项；广州市民生重大科技专项 4 项。发表论文 150 余篇，其中 SCI 论文 60 余篇；获得专利 9 项。

2. 学科带头人姓名　黄东锋。

3. 康复亚专科名称　神经康复、骨科创伤康复、心肺及内科康复和儿童康复和重症康复。

4. 特色技术　①同步运动、动力、无线肌电测试技术；②帕金森康复干预技术；③脊柱疼痛生物力学康复诊疗技术；④肌肉骨骼超声建模转化及介入治疗技术；⑤导航定位重复经颅磁刺激（rTMS）治疗技术。

5. 重大技术突破　①神经康复诊疗技术：脑损伤运动控制重建技术，多学科合作在神经功能外科术中唤醒功能定位技术。②脊柱疼痛生物力学诊疗与康复技术。

（丛　芳　怀　娟）

第三节　国际功能、残疾和健康分类在中国的研究进展

世界卫生组织（WHO）2001 年在世界卫生大会上颁布"国际功能、残疾和健康分类（International Classification of Functioning, Disability and Health, ICF）"。这是 WHO 继国际疾病分类编码（ICD）之后颁布的第二本字典。ICF 是功能、残疾和健康状况的分类体系，作为功能的标准化共同语言，用于健康事业相关（预防、治疗、康复）政策制定的基础依据，也是医学临床功能评定的重要工具。所谓分类是指按照种类、等级或性质，分别归类，使得事物更加有规律。ICF 定义中的分类，简单来说，就是把相对抽象的功能定义，具体化为 1454 条 ICF 条目，并按照一定的规律（身体功能和身体结构、活动和参与、环境因素、个人因素）进行归类。

ICD 反映疾病和健康问题的病理和病理生理，但是无法反映动态功能。颁布 ICF 旨在延伸 ICD 的内涵，反映动态功能分类和结局评定体系。ICD 和 ICF 是医疗系统的基本工具，两者联合使用可以有效发挥两大分类的协同作用，确保获取患者疾病诊断及功能状况的完整信息，以最大限度地理解疾病对健康状况的实际影响。ICF 正在进一步延伸为康复医学和临床医学功能评定的工具，而不仅仅是一个医学分类体系。

WHO 国际分类家族 ICF 研究分中心一直在倡导 ICF 的临床推广应用工作，2011 年起，与 ICF 中国研究团队进行了紧密的合作和联系，基于一系列临床应用及验证结果，双方商讨后一致决定：ICF 的临床应用可分为三个层次，分别是通用水平（ICF 通用组合）、功能障碍水平（ICF 康复组合）和特定疾病与健康问题水平（ICF 核心组合），可用于失能等级评定、临床结局分析、医保给付、医疗管理和医疗质量控制等方面。ICF 通用组合适用于所有医学科室，ICF 康复组合适用于康复医学领域或者与康复密切相关的临床科室，ICF 核心组合是针对特定疾病 / 外伤或者健康问题的功能，适用于特定临床或者康复亚专业。

作为 ICF 临床研究和应用较早和较好的国家，中国现阶段主要侧重第一和第二层次的应用。下面将从上述三个方面对 ICF 在中国的研究进展进行综述。

一、ICF 通用组合

2013 年，ICF 研究中心开发了 ICF 通用组合（ICF Generic Set），用最少的条目描述普通人群及临床学科最具共性的基本功能问题，以用于人群最共性功能的评估[1]。ICF 通用组合是在临床实践中用于人群基本功能评估的最低标准，其 7 个类目分别是：①精气神（能量和驱力，b130）；

②情感功能（b152）；③痛感（b280），④执行日常事务（d230）；⑤步行（d450）；⑥非步行方式的移动（到处移动，d455）；⑦有报酬的就业（d850）。其中④～⑦为活动参与类目。ICF通用组合的诞生，为实现跨越不同健康状况人群及不同背景的医疗机构进行功能评估提供了可能性；跨越不同健康状况人群进行功能评估能够为医疗质量控制、医疗卫生政策制定、卫生资源配置、保险报销等提供依据。

自2011年，中国康复医学界与WHO国际分类家族的ICF研究分中心合作，共同致力于推动ICF在中国卫生系统中的临床应用。ICF通用组合在中国范围的临床应用是ICF应用推广的第一步。

张霞等[2]在2013年对ICF通用组合在临床功能评估中的适用性进行了初步研究。该研究对将通用组合的7个条目与ICF限定值（5个等级：0，没有问题；1，轻度问题；2，中度问题；3，重度问题；4，完全问题）联合用于患者的功能信息搜集。中国的21个医院761名患者参与了该研究。结果发现，ICF通用组合的平均评估耗时为6.2分钟。在剔除条目d850获得有报酬的就业后，剩下的ICF通用组合条目能够匹配Rasch分析模型，通过转换能够构建功能评分。住院前后ICF通用组合分分值变化为9.7（95%CI 8.9～10.4），分值变化敏感。

该研究也发现ICF通用组合的临床应用存在问题：①ICF限定值以百分比的方式区分等级边界，作为报告量表临床评估者在应用限定值进行评估时存在困难，无法很好地区分不同限定值之间的界限。②中国的评估者对于ICF通用组合条目的理解存在差异，没有很好的一致性，影响评估者间信度。③条目"d850有报酬的就业"，在中国背景的住院机构中无敏感的分值变化，需要被剔除。为了进一步推进ICF通用组合的临床应用，我们需要建立基于中国文化背景的ICF条目描述，让中国的评估者更直观简洁地理解条目内容，改善评估者间的一致性。同时在评估方法上，需要用更简单易行的评估方式替代限定值，比如0～10分的数字评定量表[3]。

针对以上问题，中国ICF研究者团队与WHO国际分类家族ICF研究分中心于2014年在中国苏州ISPRM发展中国家峰会上召开了针对ICF功能障碍组合（现名康复组合，包含通用组合）的专家共识会。来自中国不同区域的21名康复医学专家参与该会议，制定了基于中国国情及文化背景的ICF康复组合简洁、描述直观的条目，见表3-1[4]。

此外，在此次会议上，为了解决限定值划分不明确及在临床上遇到的一些其他问题，ICF研究中心同意励建安等中国学者的建议，在临床应用上推荐使用数字评估量表（Numeric Rating Scale，NRS）来报告患者的功能，取代0～4分的分类尺度。NRS评定时界定两端，分别是0和10，其中0代表完全没有问题，而10代表完全严重的问题[3]。

在以上背景下，刘守国等[5]对ICF通用组合（直观简洁描述）与数字化评估量表（0～10分）联合的功能评估工具临床应用可行性进行了验证与探索。来自中国20个省份的50家医院中不同科室的4510名患者参与了该研究。研究结果证实基于ICF通用组合与数字评定量表（0～10分）结合的功能评定工具是可信、有效的，可以用于不同健康状况人群和卫生服务机构的基本功能评估。高秋野等[6]对ICF通用组合进行前瞻性、多中心、大样本队列研究，证明通用组合在临床应用中评估者间和评估者内信度良好。刘姗等[7]探讨了ICF通用组合在中国人群临床功能评估中的结构效度，结果提示通用组合结构效度良好，是一种有效的临床功能测量工具。

表 3-1　ICF 康复组合类目直观、简介描述

ICF 类目	临床解释
b130G 精气神	维持精力、气色、欲望（活动、食欲）的能力
b134 睡眠功能	入睡和维持睡眠时间和质量的能力
b152G 情感功能	具有和管理恰当心理和情感的能力
b280G 痛觉	情绪相关的不愉快的主观感受的程度
b455 运动耐受功能	与心肺功能相关的维持运动时间和强度的能力
b620 排尿功能	随意控制和排出尿液的能力
b640 性功能	性活动有关的精神和躯体能力，包括性唤起、准备、高潮和消退阶段
b710 关节活动功能	关节活动的幅度和灵活性
b730 肌肉力量功能	肌肉或肌群收缩的能力
d230G 进行日常事务	计划、安排并完成日常生活事务的能力
d240 控制应激	调节、控制、处理应激事件的能力
d410 改变身体基本姿势	从某种身体姿势转变为另一种姿势的能力
d415 保持一种身体姿势	保持某种身体姿势不变的能力
d420 移动自身	从某处表面移动身体到另一处表面的能力
d450G 步行	使用双下肢移动身体从某地到另一地的能力，总有一只脚在地面
d455G 到处移动	以非步行的方式，从一地移动身体到另一地的能力
d465 利用设备到处移动	使用辅助器具（拐杖、轮椅等）将身体从一处移动到另一处的能力
d470 利用交通工具	作为乘客利用交通工具到处移动
d510 盥洗自身	清洁和擦干全身或部分身体的能力
d520 护理身体各部	护理皮肤、牙齿、毛发、指（趾）甲和生殖器等的能力
d530 如厕	以恰当的方式完成大小便和经期护理的能力
d540 穿着	根据气候和环境选择衣物和鞋袜，并以适当方式穿脱的能力
d550 吃	使用适当的器具将食物送入口中并能咽下的能力
d570 照顾个人健康	通过各种方式保持身体舒适健康及身心愉悦的能力
d640 做家务	居家生活，包括清洁居室，洗衣服，使用家用电器，储存日用品和处理垃圾等的能力
d660 帮助别人	帮助他人学习、交流、生活自理和到处活动，并使他们保持良好状态的能力
d710 基本人际交往	以符合社会背景的恰当方式与他人交往的能力
d770 亲密关系	与他人产生和维持亲密关系的能力，如夫妻、情侣等
d850G 有报酬的就业	获得有报酬工作的能力
d920 娱乐和休闲	参与娱乐、休闲活动及任何形式游戏等的能力

　　在临床应用上，记录每个患者的 ICF 分值可用于比较和分析患者功能水平变化，用于指导医疗与康复目标制定、治疗计划安排、任务分配及治疗计划调整。但是 ICF 分值的统计处理方式存在分歧。Ehrmann-Bostan 等认为，ICF 的分值是定序资料（ordinal data），在统计分析时不能简单地当做定距资料（interval data）进行分析。以往的研究也发现有众多定序资料在统计分析中被当成定距资料的误用。所以 Ehrmann-Bostan 和中国学者等对 ICF 通用组合分值进行了标准化转换研究，在该研究中

4510 名患者在住院前后接受 ICF 通用组合评估。使用 RUMM2030 软件包部分评分模型（PCM）对 ICF 分值进行标准化转换。在分值转换后，对住院前后的分值变化进行敏感性分析。该研究发现不同健康状况的 ICF 通用组合分值能够匹配 PCM 模型，ICF 通用组合分值在患者住院前后变化敏感，同时该研究也确立了 ICF 通用组合分值的标准化转化表（表 3-2）[8]。

表 3-2　不同健康状况 ICF 通用组合原始总分标准化转换表

原始总分（分）	肌骨及神经系统疾病（分）	呼吸及心血管系统疾病（分）	肿瘤及其他疾病（分）
0	0	0	0
1	11.49	15.15	17.25
2	18.00	21.11	23.16
3	21.72	24.28	26.47
4	24.19	26.32	28.60
5	26.09	27.85	30.13
6	27.59	29.03	31.34
7	28.86	30.01	32.32
8	29.95	30.93	33.15
9	30.90	31.68	33.87
10	31.74	32.43	34.56
11	32.49	33.09	35.17
12	33.18	33.70	35.74
13	33.78	34.27	36.26
14	34.36	34.82	36.78
15	34.85	35.40	37.27
16	35.31	35.92	37.73
17	35.74	36.49	38.19
18	36.15	37.04	38.65
19	36.52	37.53	39.11
20	36.90	38.10	39.57
21	37.18	38.65	40.01
22	37.56	39.17	40.47
23	37.85	39.75	40.93
24	38.10	40.29	41.36
25	38.48	40.87	41.79
26	38.68	41.42	42.25
27	39.00	41.99	42.71
28	39.26	42.57	43.15
29	39.60	43.15	43.55

待续

续表

原始总分（分）	肌骨及神经系统疾病（分）	呼吸及心血管系统疾病（分）	肿瘤及其他疾病（分）
30	39.92	43.69	43.98
31	40.24	44.27	44.41
32	40.52	44.84	44.84
33	40.84	45.42	45.22
34	41.19	45.97	45.62
35	41.53	46.54	46.05
36	41.94	47.12	46.49
37	42.40	47.70	46.89
38	42.86	48.30	47.29
39	43.35	48.91	47.75
40	43.92	49.54	48.19
41	44.59	50.17	48.68
42	45.33	50.86	49.14
43	46.17	51.53	49.71
44	47.18	52.28	50.29
45	48.24	53.05	50.95
46	49.42	53.92	51.64
47	50.69	54.84	52.48
48	52.10	55.88	53.43
49	53.60	57.03	54.58
50	55.27	58.32	55.93
51	57.11	59.79	57.57
52	59.16	61.49	59.50
53	61.41	63.48	61.75
54	63.94	65.75	64.23
55	66.73	68.40	67.05
56	69.99	71.51	70.28
57	73.85	75.35	74.14
58	78.83	80.39	79.12
59	86.32	88.1	86.66
60	100	100	100

  需要指出的是，国内的统计专家和临床专家对此有不同意见，认为定序资料和定距资料之间并没有绝对界限。如果等级划分很细，则可以考虑作为定距资料进行统计处理。例如疼痛的 VAS 评定采用 0～100mm 的方式，在文献中大部分作为定距资料处理。此问题的研讨需要进一步深入，以便 ICF 真正能够在临床大规模使用。

二、ICF 康复组合

2011 年，WHO 国际分类家族 ICF 研究分中心在开发通用组合的同时，开发了康复组合。康复组合（为扩大版的 ICF 通用组合）在 7 个类目的基础上增加了 23 个类目，共计 30 个类目。其中"身体结构和身体功能" 6 个，"活动和参与" 17 个。除 ICF 通用组合 7 个类目外，余 15 个类目适用于有健康问题的人群，8 个类目适用于医疗全过程。其中 ICF 通用组合的类目必评（但是 d850 不适用，可以除外），根据临床需要可以选评另外 23 个类目或从特定疾病的核心组合中选评，适用于康复医学领域或者与康复密切相关的临床科室[9]。

根据 ICF 临床应用的不同层次划分，康复组合适用于康复医学及与康复医疗相关的临床科室。2017 年开始，基于 ICF 通用组合的研究和临床应用基础，中国研究团队针对康复组合进行了一系列临床验证和研究。

高焱等[10] 研究根据 ICF 康复组合 30 个条目的内容，开发出相应的评定量化标准，旨在进一步促进康复组合在临床使用的标准化和透明化。

除了康复医学领域，ICF 康复组合也应用在老年失能人群的功能评估领域。2017 年，在中国社会保障协会医保专业委员会的组织下，启动了老年失能人群功能评估工具项目。在此项目中，ICF 康复组合作为老年失能人群功能障碍调查工具的候选条目库，其部分条目组成了老年失能人群功能评估量表。涉及的条目见表 3-3。

表 3-3　老年失能等级评定工具涉及的功能领域和条目

序号	功能领域	条目
1	活动能力	b455 活动耐受
		d450 步行
		d455 非步行移动
2	自理能力	b525 排便
		b620 排尿
		d230 执行日常事务
		d510 盥洗自身
		d520 护理身体各部
		d530 如厕
		d540 穿脱
		d550 吃
3	睡眠与精神状态	b130 精气神
		b134 睡眠
4	情感	b152 情感
5	疼痛	b280 痛感
6	认知	b114 定向
7	人际交往	b144 记忆
		d710 基本人际交往
8	感知能力	b210 视力
		b230 听力

本研究共有来自全国范围内的 15 家养老院及护理院参与了，共收集了 1699 例数据，针对此评估工具的临床验证及数据分析已经完成，项目结题报告正在撰写中。

2018 年北京康复医学会开始了康复组合的多中心临床应用研究，旨在验证康复组合在康复临床应用的可行性、分值变化的敏感性及信效度等。来自北京地区的 7 家三级甲等医院参与了本研究，收集了近 400 例数据，相关分析正在进行中。

三、ICF 核心组合

ICF 核心组合是根据特定的疾病或者健康问题，结合疾病的特殊时期（急性期、亚急性期或恢复期），挑选最密切相关的类目组成的类目集合。根据临床应用的目的又分为简明核心组合（brief core set）和综合核心组合（comprehensive core set）。前者常用于临床实践，后者多用于临床科研。

1. ICF 核心组合开发研究　李琨等通过研究确定了与脊髓损伤患者护理相关的《国际功能、残疾和健康分类》（ICF）类目，该研究通过文献检索确定文献中与脊髓损伤护理相关的 ICF 类目。系统性回顾所得 ICF 类目和世界范围内的 Delphi 专家调查的结果合并，形成国内专家咨询问卷。获得 80% 以上专家认同的 ICF 类目将被纳入脊髓损伤护理相关 ICF 组合。该研究初步确定的 81 个脊髓损伤护理相关 ICF 类目，包括 33 个身体功能类目、8 个身体结构类目、24 个活动和参与类目，6 个环境因素类目和 10 个个人因素类目，能够反映中国脊髓损伤护理实践的主要内容，为临床护士应用 ICF 提供了依据和范围[11-12]。

喻勇等[13]基于系统回顾法对吞咽障碍患者的 ICF 核心类目进行了筛选。筛选的结果发现吞咽障碍 ICF 核心类目 57 项，其中身体功能类目 27 项、身体结构类目 13 项、活动和参与类目 7 项，环境因素类目 10 项，该组合有望为吞咽障碍的评定和治疗提供框架和理论依据。

毛雅君等[14]通过临床调查和专家调查的方式初步确定了中国版脑外伤意识清醒期简明 ICF 的核心要素。该研究最终确定的中国版脑外伤意识清醒期简明 ICF 核心要素共 29 项，其中身体功能类目 10 项，身体结构类目 1 项，活动和参与类目 10 项，环境因素类目 8 项。

2. 核心组合的信度、效度研究及 Rasch 分析　李琨等探讨了《脊髓损伤护理相关 ICF 组合》的信度和效度。来自 4 个研究中心的 140 例脊髓损伤患者参与研究，采用《脊髓损伤护理相关 ICF 组合》和《脊髓独立测量量表》第 3 版（SCIM Ⅲ）评定患者，以检验《脊髓损伤护理相关 ICF 组合》的内在一致性信度、评定者间信度、重测信度和校标关联效度。该研究的结果提示《脊髓损伤护理相关 ICF 组合》作为脊髓损伤患者的临床护理评估工具是稳定和可靠的[15-16]。

邱利等[17]探讨了糖尿病简明 ICF 核心要素量表在糖尿病肾病血液透析患者中应用的信度和效度。结果发现，糖尿病简明 ICF 核心要素量表具有良好的信度、效度，适合在国内糖尿病肾病血液透析患者中进行临床应用。

李琨等[18]采用 Rasch 分析检验《脊髓损伤护理相关 ICF 组合》中的"身体功能"成分的限定值反应选项。该研究采用 ICF-SCIN 的"身体功能"成分对 4 个研究中心 140 例脊髓损伤患者进行评定。采用 RUMM 2030 版软件对评定结果进行 Rasch 分析。结果提示，ICF-SCIN "身体功能"成分 78.8% 类目的阈值顺序发生逆反，顺序逆反的 ICF 类目等级多发生在 1～3 之间。结果提示 ICF－SCIN "身体功能"成分中的类目在经过重新计分后，与 Rasch 模型的拟合度得到了明显改善，类目的阈值顺序也呈现出递升趋势。该研究中大多数的条目逆反都表现在 1、2、3 限定值级别上，等级概率曲线也提示 1、2、3 级别的概率曲线与其他的概率曲线发生重叠，说明评定者无法细致、明确地区分 ICF 限定值中的轻、中和重度损伤（1、2、3），提示使用者应更注重 ICF 限定值量化标准的研究。ICF 虽然提供了 5 级限定值的评定标准，但对如何评定并没有明确的操作性指引。评定者对条目定义的理解、评定的严格程度及评定者本身的专业背景和专业经验都会对评定结果产生影响。因此，在今后的研究中需要做好 ICF 条目详细的评定量化方法及评定者的培训。

进一步研究发现，在删除了 4 个与 Rasch 模型拟合度差的类目后，剩余 77 个类目的身体功能、身体结构、活动和参与领域与 Rasch 模型的拟合度较好，分别为 $\chi^2=86.29$，$P=0.006$；$\chi^2=22.44$，$P=0.130$；$\chi^2=39.92$，$P=0.159$。三个领域的个人分离指数分别是 0.80、0.54 和 0.97. 显示改良后的脊髓损伤护理相关 ICF 组合拟合度特性较好，可以作为未来脊髓损伤患者护理临床评估工具[19]。

3. ICF 核心组合的临床应用　乔鸿飞等[20]探讨了 60 条 ICF 吞咽障碍核心条目在脑卒中后吞咽功能障碍评定和治疗中的作用。研究发现，在常规吞咽功能障碍治疗的基础上，根据 ICF 吞咽障碍的评定结果进行有针对性的干预，可显著改善患者的洼田饮水试验分级及各肌群吞咽时程和募集最大振幅。

王萍等[21]使用肥胖 ICF 综合核心组合对肥胖型多囊卵巢综合征（polycystic ovary syndrome，PCOS）的疾病特征进行描述，揭示和探讨符合肥胖型 PCOS 疾病特征功能障碍的相关领域。研究结果提示，肥胖 ICF 综合核心组合可用于描述肥胖型 PCOS 的疾病特征和功能障碍，为临床应用 ICF 核心组合评估 PCOS 患者的功能障碍提供了可能。

目前正在进行的一项国际脊髓损伤调查中，使用了脊髓损伤 ICF 核心组合，旨在收集不同国家的脊髓损伤患者在实际生活中的功能状态、健康问题及相关影响因素，以便进一步形成推荐意见，为政策制定服务。

4. ICF-CY 核心组合　WHO 在 2007 年颁布了儿童与青少年版《国际功能、残疾和健康分类》（International Classification of Functioning，Disability and Health：Children and Youth Version，ICF-CY），共含有 1685 个类目。2013 年完成国际中文版的翻译和标准化工作[22]。ICF-CY 更具针对性和指导性地描述儿童不同生长时期的健康状况，为儿童康复的发展提供了方向和奠定了理论基础。儿童领域的相关专家密切合作开发了 ICF-CY 核心组合，为儿童的功能评定、功能诊断、功能干预提供了临床工具和方法。

2014 年 3 月发布的脑瘫 ICF-CY 核心组合是首个基于 ICF 的脑瘫儿童评定工具，可描述各种类型脑瘫的功能状态。邱霞等[23]的研究提示利用简明版脑瘫 ICF 核心组合对脑瘫儿童进行功能评估是可信、有效的，具有良好的临床实用价值。

王国祥等[24]应用 ICF-CY 理论架构和分类体系，对脑瘫儿童运动功能障碍进行评定，并基于 ICF-CY 架构将脑瘫功能障碍与水疗干预方法进行匹配，构建脑瘫儿童水疗康复方法体系，研究结果提示该方法能够有效改善患儿的粗大运动功能、平衡能力，降低肌肉张力。

以上回顾分析了 ICF 在中国的临床研究进展，应该注意到这是多个学科和利益相关方的共同语言和工具。不仅临床工作者如医师、治疗师及护士能够评定，非医务人员如行政管理工作者、医保或质控管理人员等，也能够评定。因此，未来在使用 ICF 时，我们应尊重不同利益相关方的应用目标。①康复与临床专业人员：用于确定康复目标、制定康复方案、分解康复任务、评定治疗效果、调整康复方案、长期随访观察、临床结局分析等。②医院管理人员：用于分析医疗工作状况、医疗质量控制、经济效益分析、医院与科室运营分析、发展战略分析等。③医保管理人员：用于功能结局分析、医保给付标准、医保监控、投入产出分析，社会影响分析、医保政策调整等。④质控管理人员：分析质控单元的运行状况、医疗隐患和管理措施，分析医疗功能结局等。⑤康复临床科研人员：作为研究工具，特别是结局分析的工具。⑥康复医疗服务系统：作为医院转诊的依据，分析各层级医疗的功能价值。

（励建安　张　霞　刘守国）

参考文献

［1］ Cieza A, Oberhauser C, Bickenbach J, et al. Towards a minimal generic set of domains of functioning and health. BMC public health, 2014, 14: 218.

［2］ Reinhardt JD, Zhang X, Prodinger B, et al. Towards the system-wide implementation of the international classification of functioning,disability, and health in routine clinical practice: Empirical findings of a pilot study from mainland china. J Rehabil Med, 2016, 48（6）: 515-521.

［3］ Li J, Prodinger B, Reinhardt JD, et al. Towards the system-wide implementation of the international classification of functioning, disability and health in routine practice: Lessons from a pilot study in china. J Rehab Med, 2016, 48: 502-507.

［4］ Prodinger B, Reinhardt JD, Selb M, et al. Towards system-wide implementation of the international classification of functioning, disability and health（ICF）in routine practice: Developing simple, intuitive descriptions of icf categories in the icf generic and rehabilitation set. J Rehab Med, 2016, 48: 508-514.

［5］ Liu SG,Reinhardt JD, Zhang X, et al. System-wide routine clinical assessment of functioning based on the International Classification of Functioning, Disability and Health（ICF）Generic Set in Chin. Health Serv Res, 2018. Under review.

［6］ 高秋野，励建安，张霞，等. ICF 通用组合在临床应用中的评估者间和评估者内信度研究，中国康复医学杂志，2016，31：1339-1343.

［7］ 刘姗，张霞，方蕙英，等. ICF 通用组合在中国人群临床应用中的效度研究. 中国康复医学杂志，2017，32：994-998.

［8］ Ehrmann-Bostan C, Prodinger B, Liu SG, et al. Towards the system-wide implementation of the International Classification of Functioning, Disability, and Health in routine clinical practice: Validation of the Generic International Classification of Functioning, Disability, and Health Set in a nursing setting in China. Under Review.

［9］ Prodinger B, Cieza A, Oberhauser C, et al. Toward the ICF Rehabilitation Set: A minimal generic set of domains for rehabilitation as a health strategy. Arch Phys Med Rehabil, 2016, 97: 875-884.

［10］ Gao Y, Yan T, You L, et al. Developing operational items for the International Classification of Functioning, Disability and Health Rehabilitation Set: the experience from China. Intern J Rehab Res, 2018, 41: 20-27.

［11］Li K, Yan T, You L, et al. International classification of functioning, disability and health categories for spinal cord injury nursing in China. Disab Rehab, 2015, 37: 25-32.

［12］李琨，燕铁斌，尤黎明，等. 脊髓损伤护理相关《国际功能、残疾和健康分类》类目的初步研究. 中国康复医学杂志，2016，31：509-513.

［13］喻勇，姜丽，窦祖林，等. 基于系统回顾法的吞咽障碍 ICF 核心类目研究. 中华物理医学与康复杂志，2016，38：96-99.

［14］毛雅君，陈广城. 中国版脑外伤意识清醒期简明国际功能、残疾和健康分类核心要素的初步研究. 中国康复医学杂志，2016，31：274-279.

［15］Li K, Yan T, You L, et al. The inter-rater reliability of the International Classification of Functioning, Disability and Health set for spinal cord injury nursing. Int J Rehab Res, 2016, 39: 240-248.

［16］李琨，燕铁斌，尤黎明，等. 脊髓损伤护理相关 ICF 组合的信度与效度研究. 中国康复，2016，31：201-204.

［17］邱利，薛梅. 糖尿病简明 ICF 核心要素量表在糖尿病肾病血液透析患者中应用的信度效度分析. 天津护理，2016，8：295-297.

［18］李琨，燕铁斌，尤黎明，等.《脊髓损伤护理相关 ICF 组合》中的身体功能限定值反应选项的 Rasch 分析. 中华物理医学与康复杂志，2017，39：109-113.

［19］Li K, Yan T, You L, et al. Psychometric properties of the International Classification of Functioning, Disability and Health set for spinal cord injury nursing based on Rasch analysis. Disabil Rehabil, 2018, 40：338-345.

［20］乔鸿飞，张巧俊，袁海峰，等. 国际功能、残疾和健康分类在脑卒中后吞咽功能障碍中的临床应用. 中华物理医学与康复杂志，2015，37：917-919.

［21］王萍，江钟立，林枫，等. 应用肥胖国际功能、残疾和健康分类综合核心组合描述肥胖型多囊卵巢综合征的疾病特征. 中华物理医学与康复杂志，2015，37：20-23.

［22］邱卓英. 国际功能、残疾和健康分类（儿童和青少年版）. 世界卫生组织，2013：1-52.

［23］邱霞，姜志梅，孟静，等. 脑性瘫痪《国际功能、残疾和健康分类（儿童与青少年版）》核心分类组合简明通用版临床应用的初步研究. 中国康复医学杂志，2016，31：269-273.

［24］王国祥，梁兵，陶蓉，等. 基于 ICF-CY 的脑性瘫痪儿童运动功能评定及水疗方案. 中国康复理疗与实践，2017，23：146-150.

第四章　脑卒中康复进展

第一节　神经修复研究进展

脑卒中后主要包括两组修复模式：胶质修复和神经修复。胶质修复主要发生在损伤灶核心区域，以胶质修复的方式对损伤灶进行填充或者形成液化区的内壁；神经修复主要依靠结构重塑和功能重组的方式进行，修复基础是脑的可塑性，包括神经细胞再生、突触生长、环路形成等各个层面的修复。神经修复是脑卒中康复治疗的理论基础，康复医学中多种物理因子刺激及运动治疗均可以影响或调控神经修复。

一、物理因子调控神经修复

（一）基础部分的相关研究

1. 电刺激对神经修复的调控作用　赵文栋等[1]选择易卒中肾性高血压大鼠（stroke-prone renovascular hypertensive rat，RHRSP），采用电凝法复制大脑中动脉闭塞模型。将 RHRSP 大鼠随机分为假手术组、梗死组和电针组。电针组选病灶对侧 3 个穴位进针，相当于人体的手三里穴、外关穴及足三里穴，治疗仪设置为电流 1～2mA、频率 40 次 / 分钟、持续 30 分钟 / 次，1 次 / 天，6 天为 1 个疗程，隔天进行下个疗程，干预持续直至大鼠处死。参照 Garcia 评分表对大鼠脑梗死后 1 天、3 天、5 天和 7 天神经运动功能的变化进行评分；HE 染色比较梗死灶体积及神经细胞病理改变；免疫组织化学观测各组大鼠在 7 天、14 天、21 天和 28 天时脑梗死灶周边区巢蛋白（nestin）、胶原纤维酸性蛋白（glial fibrillary acidic protein，GFAP）、生长相关蛋白 -43（growth associated protein-43，GAP-43）阳性标记细胞数的变化。结果发现，在 3 天、5 天、7 天对 2 组评分进行比较，电针组 Garcia 评分明显高于梗死组，且差异均有统计学意义（$t=6.14$、2.98、2.93，P 均 <0.05）。低倍镜下可见，电针组的脑梗死体积在 7 天、14 天、21 天时较梗死组缩小，且差异具有统计学意义（$t=3.50$、3.92、3.45，P 均 <0.05）；其中电针组各个时间点脑梗死灶周边区 nestin 阳性细胞计数比梗死组增殖明显增加，且差异均有统计学意义（$t=3.85$、5.61、2.84、3.45，P 均 <0.05）；7 天和 14 天时电针组梗死灶周边区 GAP-43 阳性细胞数较梗死组明显增加，且差异均有统计学意义（$t=3.72$、2.64，P 均 <0.05）；而电针组 7 天、21 天和 28 天时梗死灶周 GFAP 阳性细胞计数明显低于梗死组，且差异均有统计学意义（$t=3.02$、2.83、3.06，P 均 <0.05），尤其是 7 天时差异最显著。由此可见，电针可上调神经干细胞的潜能，增强脑梗死灶周边区神经修复，促进神经功能的恢复。

Ma 等[2]发现了经皮迷走神经耳支刺激（transcutaneous auricular vagus nerve stimulation，ta-VNS）可降低局灶性脑缺血再灌注损伤大鼠的梗死体积并诱导血管生成，研究了 GDF11 和激活素样激酶 5

（ALK5）的表达及经皮迷走神经刺激在大鼠脑缺血再灌注损伤模型中的作用。对于经皮迷走神经刺激，在诱导缺血后 30 分钟开始使用经皮电针刺激，刺激部位是左耳甲腔，刺激时间持续 1 小时。在再灌注后 24 小时、3 天和 7 天，通过酶联免疫吸附试验、免疫组织化学、实时聚合酶链反应和免疫印迹分析 GDF11 的表达。该实验还评估了大鼠神经行为学功能并测量了梗死周围皮质中血管内皮细胞（endothelial cell，EC）的增殖，以及 ALK5 在 EC 中的表达。结果显示，在脑缺血再灌注损伤后，GDF11 水平在血浆和梗死周围的大脑皮质中均显著升高。缺血后脾 GDF11 水平降低。实验还发现 ALK5 在梗死皮质周围的 EC 中表达，并观察到血管重塑现象。经皮耳郭神经电刺激改善神经行为恢复，上调大脑 GDF11 和下调脾 GDF11，表明脑卒中期间脑－脾器官间存在信号交流。经皮迷走神经刺激还增加 EC 中 ALK5 的表达并刺激 EC 的增殖。这些结果表明，在脑缺血后，经皮耳郭神经电刺激可能通过 GDF11 促进血管生成因子的重新分布并参与血管生成，该作用至少部分通过 ALK5 介导。

2. 磁刺激对神经修复的调控作用　Guo 等[3]在脑卒中后认知功能障碍大鼠模型中评估了重复经颅磁刺激（repetitive transcranial magnetic stimulation，rTMS）对脑卒中后认知功能障碍（post stroke cognitive impairment，PSCI）的治疗效果，并研究了其可能的作用机制。该研究将雄性 SD 大鼠随机分为假手术组、大脑中动脉栓塞（middle cerebral artery occlusion，MCAO）组和 rTMS 组。rTMS 刺激方案：将一个圆形的小动物专用线圈（直径 6cm，峰值磁场为 3.5T）定位在垂直于前囟右侧约 5mm 的颅骨区域，刺激强度设定为平均静息运动阈值（rest motor threshold，RMT）的 120%，刺激频率为 10Hz，刺激 3 秒，然后休息 50 秒，重复 10 次。在刺激前后通过磁共振成像检测各组大鼠脑梗死体积，水迷宫试验评估其认知功能，通过免疫荧光和 TUNEL 染色等检测神经元和细胞凋亡情况，通过 Western blot 和 RT-PCR 检测脑源性神经营养因子（BDNF）等相关神经调节因子的表达水平。结果显示，rTMS 缓解了认知功能减退，并且倾向于减少脑损伤的大小。此外，rTMS 通过增加内源性神经再生和减少同侧海马中细胞凋亡的机制显著改善了大鼠认知功能。在用 rTMS 处理后，BDNF 及其受体原肌球蛋白激酶 B（tropomyosin receptor kinase B，TrkB）在缺血侧海马中明显上调。研究还发现，rTMS 显著增强了凋亡相关 B 细胞淋巴瘤/白血病基因 2（Bcl-2）的表达，降低了 Bcl-2 相关蛋白 X（Bax）和 TUNEL-阳性细胞在缺血海马的表达。由此可见，缺血性脑卒中后，rTMS 治疗通过抑制细胞凋亡和增强海马神经发生促进认知障碍的功能恢复，该机制可能由 BDNF 信号传导途径介导。

（二）临床部分的相关研究

1. 电刺激对神经修复的调控作用　张萍[4]将 102 例缺血性脑卒中患者随机分为观察组和对照组。2 组患者均给予常规基础治疗，观察组在此基础上采用小脑顶核电刺激治疗，治疗时将电极置于患者双侧耳后乳突根部，频率 150～180 次/分钟，强度 70%～100%，刺激强度达到患者无法耐受为止。电刺激时间 30 分钟，2 次/天，每周治疗 5 天，间隔 2 天。2 组均治疗 6 周。采用美国国立卫生院卒中量表（National Institute of Health Stroke Scale，NIHSS）和改良版临床结局变化量表（COVS）评估治疗前后 2 组患者的神经功能。测量并比较观察组患者治疗前后的心率和血压。结果发现，治疗 6 周后，观察组患者 NIHSS 评分和 COVS 评分较治疗前明显改善（$t=-4.617$、5.342，$P=0.007$、0.003），明显优于对照组（$t=-4.847$、3.954，$P=0.005$、0.012）。观察组患者治疗后心率、收缩压及舒张压与治疗前比较，差异均无统计学意义（P 均>0.05）。由此可见，电刺激小脑顶核治疗可改善缺血性脑卒中患者的神经功能缺损。

Lai 等[5]分别对 15 名健康青年和 15 名脑卒中患者进行 40 分钟的正中神经电刺激治疗。选择矩形脉冲 1 毫秒，频率 100Hz，20 秒 -20 秒的周期刺激模式，强度设定在受试者的最高可耐受水平，没有诱发肌肉收缩或引起疼痛。在刺激期前后，嘱受试者以 50% 最大自主收缩（maximal voluntary contraction，MVC）进行 20 秒维持拇指屈曲同时采集其 EEG 和 EMG 的信号。结果发现，在电刺激治疗（electrical stimulation，ES）后，健康成年人和脑卒中患者的 γ 波段 EEG-EMG 相干性显著增加，分别为 22.1% 和 48.6%。此外，在正中神经电刺激之后，2 组的力稳定性也得到改善，如稳态收缩期间力量波动的减少（健康成年人和脑卒中个体分别为 -1.7% MVC 和 -3.9% MVC）所示。由此可见，正中神经电刺激能够造成一系列可被检测到的神经肌肉改变，运动表现的改善可能与正中神经电刺激诱发的强感觉输入和增强的感觉运动整合有关。

2. 磁刺激对神经修复的调控作用 Li 等[6]利用静息状态功能磁共振成像（resting state functional magnetic resonance，rsfMRI），探索 rTMS 后脑功能重组的证据。该研究招募了 12 例大脑中动脉供血区单侧皮质下脑卒中的患者。其中 7 例在脑卒中发生后约 5 天开始接受 10 天的 rTMS 治疗。刺激部位是患侧 M1 区，刺激强度设定为平均 RMT 的 120%，刺激频率为 5Hz。其余 5 例给予假刺激处理。2 组患者在 rTMS 或假 rTMS 之前和之后给予 rsfMRI 检查和运动功能评分。结果发现，根据行为测试评分显示，rTMS 组运动功能恢复，而假 rTMS 组前后运动功能评分无显著差异。因此证明了 rTMS 有助于早期缺血性脑卒中患者的运动恢复。研究发现，与假 rTMS 相比，rTMS 治疗患者的患侧 M1 区与健侧 M1 区、辅助运动区、双侧丘脑和健侧中央后回之间的功能性连接显著增加。而患侧 M1 区与患侧中央后回和额中回下中部之间的功能性连接下降。rsfMRI 检测到的功能性连接增加或减少是了解脑功能重组机制的重要切入点。rTMS 可对一系列脑功能区的功能连接产生影响，可促进早期脑卒中患者的运动功能康复。

二、运动训练调控神经修复

（一）基础部分的相关研究

1. 主动运动训练对神经修复的调控作用 邢雪松等[7]探讨了穿梭箱训练对血管性痴呆（vascular dementia，VD）大鼠神经再生及脑组织 N-myc 蛋白表达的影响。该研究将雄性 Wistar 大鼠随机分为 4 组：假手术组、模型组、训练组、bFGF 组。采用间歇性阻断双侧颈总动脉联合硝普钠降压法制作大鼠 VD 动物模型，于造模后行穿梭箱训练。该训练以声音为条件刺激，电击为非条件刺激。先将大鼠放入穿梭箱内暗适应 5 分钟，然后持续声音刺激 5 秒，如大鼠不逃到另一端（穿梭），则给予电击，电流强度 10～20mA，使动物逃至箱底不通电一侧，此时电击停止，否则持续受电击 5 秒。间隔 30 秒，开始下一轮训练。每次实验进行 20 次声、电刺激。采用 HE 和免疫组织化学方法检测海马组织 N-myc 蛋白的表达。结果发现，脑缺血再灌注 3 天，缺血海马区神经元 N-myc 阳性细胞明显增多，随缺血再灌注时间的延长逐渐增多，14 天达高峰。应用穿梭箱训练和 bFGF 干预后 N-myc 阳性细胞明显增加。由此可见，穿梭箱训练和 bFGF 可以促进神经再生及缺血脑组织 N-myc 蛋白的表达，提示穿梭箱训练和 bFGF 促进神经再生作用可能由 N-myc 信号介导。

黄婷婷等[8]探讨了电击跑台训练经 bFGF/Caveolin-1/VEGF 通路促进大鼠缺血半暗区神经血管再生的作用机制，为跑台训练在脑卒中类疾病中的应用提供实验依据及理论基础。大鼠采用局灶性 MCAO 模型，并分为假手术组（S）、模型组（M）、运动模型组（EM）、bFGF 模型组（bM）及 bFGF 运动模型组（bEM）。EM 组、bEM 组 SD 大鼠在造模前，进行实验性跑台训练（5～8m/min，30min/d）。MCAO 造模后 24 小时，运动组 SD 大鼠给予跑台训练（0°斜度，20m/min 的履带传输速度）分别训练至 7 天和 28 天（每周累积训练 5 天，30min/d）。7 天和 28 天后检测相应实验指标。S 组、M 组和 bM 组不进行跑台训练。各组大鼠选取脑缺血半暗区组织，利用免疫荧光观察 VEGFR-2/CD34、BrdU/Nestin 双标阳性细胞数；采用 Western blot 检测 Caveolin-1、VEGF 和 bFGF 的表达。结果发现，神经行为学评分显示 bEM 组较同期 EM、bM、M 组为低（$P<0.05$）；免疫结果显示，缺血半暗区 VEGFR-2/CD34、BrdU/nestin 双标阳性细胞数组内 28 天组较 7 天组阳性细胞数为低（$P<0.05$），bEM 7 天组阳性细胞数较 EM 7 天、bM 7 天、M 7 天组明显增高（$P<0.05$）；Western blot 检测结果显示，缺血半暗区 EM 组较 M 组 bFGF 表达增多（$P<0.05$），其中 bEM 7 天组 Caveolin-1、VEGF 的 Western blot 图像灰度比值较 EM 7 天、bM 7 天、M 7 天组明显增高（$P<0.05$）。由此可见，外源性 bFGF 可上调脑缺血半暗区 Caveolin-1 和 VEGF 的表达；跑台训练经 bFGF/Caveolin-1/VEGF 通路促进脑缺血半暗区神经和血管再生。

Pan 等[9]探索了强制转轮运动训练在脑卒中后新物体识别（NOR）记忆中的特定作用及强制转轮运动训练恢复记忆的确切皮质参与区域。该研究对自发性高血压大鼠（spontaneously hypertensive vat，SHR）进行短暂性 MCAO 造模或假手术，在短暂性 MCAO 后第 3 天开始进行 26 天的转轮运动训练。该训练将大鼠放入电动轮装置内，在前 12 天，运行速度设定为 5 转/分钟（约 3m/min），20 分钟，2 次/天，在接下来的 14 天内，转轮速度增加到 10 转/分钟（约 6m/min）；假手术组和短暂性 MCAO 组的大鼠被饲养在同样的标准笼子里，没有特定的训练。各组大鼠在训练后评估脑梗死体积、神经行为结果和 NOR 记忆；在前额叶皮质、内嗅皮质和胼胝体区域进行免疫荧光染色和卢卡斯快蓝（luxol fast blue，LFB）染色；通过 Western blot 分析检测 nestin、Bcl-2 和 SYN 蛋白在内嗅皮质中的表达。结果发现，短暂性 MCAO 后，SHR 出现 NOR 记忆障碍。接受运动训练后的脑缺血大鼠与没有运动训练的脑缺血大鼠相比，物体辨别率增加，伴随脑梗死体积减少和神经行为学严重程度评分（mNSS）的改变。脑卒中后，NeuN 阳性细胞数目在内嗅皮质中急剧减少且前额叶皮质没有出现这种减少。缺血性脑卒中对胼胝体中的髓磷脂、磷脂，以及 SMI-32/MBP 的比例均没有影响。运动训练可增加内嗅皮质 NeuN、Nestin、Ki67、MBP、SYN、PSD-95 和 Bcl-2 的表达，而 TUNEL 和 SMI-32 的表达降低。该结果提示，运动训练促进的 NOR 记忆改善能力与内嗅皮质的神经元增殖和突触重塑密切相关。

Li 等[10]探索强制转轮运动训练通过抑制 Nogo-A/NgR1 和 Rho-A 途径促进轴突重塑，从而促进脑卒中后运动功能恢复。该研究在 RHRSP 中建立大脑中动脉闭塞模型，并将之随机分为对照组、运动训练组和假手术组。将运动训练组的大鼠置于电动旋转轮中，并在第 2 天、7 天、14 天、28 天和 52 天进行跑步锻炼。转轮速度设定为 7 转/分钟（约 5m/min）训练 10 分钟，10 转/分钟（约 7m/min）训练 10 分钟，13 转/分钟（约 9m/min）训练 10 分钟，每次 30 分钟，每天训练 2 次。对照组和假手术组被安置在没有转轮的标准笼中。通过握力实验检测各组大鼠的运动功能；采用免疫荧光法检测轴突和髓鞘重塑标志物、GAP-43、髓鞘碱性蛋白、tau 蛋白和淀粉样前体蛋白；在大脑中动脉闭塞后 7 天、14 天、28 天和 52 天，用免疫荧光和 Western blot 检测 Nogo-A、NgR1 和 Rho-A 的表达。研究发现，运动训练组握力较高（$P<0.05$）；与对照组相比，运动训练能增加 GAP-43、髓鞘碱性蛋白（7 天、14 天和 28 天）和 tau 蛋白（7 天和 14 天）的表达，并减少轴突损伤淀粉样前体蛋白的表达（7 天和 14 天）；Nogo-A（7 天和 14 天）、NgR1（7 天、14 天和 28 天）和 RH-A（14 天和 28 天）在运动训练后减少。由此可见，强制转轮运动训练能促进脑梗死后的运动功能改善，Nogo-A/NgR1/Rho-A 的下调可能介导运动训练诱导的轴突重塑。

Zhang 等[11]比较强制转轮训练和肢体技能训练（skilled reaching training，SRT）对轴突重塑和运动功能恢复的影响。该研究采用 RHRSP 皮质梗死模型，将大鼠随机分为 4 组：对照组强制转轮训练组、SRT 组和假手术组。强制转轮训练组将大鼠置于电动轮装置中，并以 7 转 / 分钟（约 5m/min）的速度运行，持续 10 分钟，然后增加到 10 转 / 分钟（约 7m/min），持续 10 分钟，最后到 13 转 / 分钟（约 9m/min）持续 10 分钟；SRT 组进行食物抓取训练，两组大鼠训练 30min/d，5 天 / 周，持续 40 天；对照组和假手术组被安置在没有运动或训练的标准笼里。在缺血后的第 3 天、7 天、14 天、21 天、28 天、35 天和 42 天进行 mNSS 和前肢握力测试。将顺行神经纤维示踪剂生物素化葡聚糖胺（BDA）注入大鼠以追踪健侧的皮质下行神经纤维束的轴突重塑。与对照组相比，SRT 组和强制转轮训练组的 mNSS 评分在第 28 天（$P<0.05$）、35 天和 42 天下降（$P<0.01$）。在缺血后 42 天，SRT 组的肌肉强度相对于强制转轮训练组增加（$P<0.01$）。强制转轮训练组和 SRT 组在红核水平（$P<0.01$）和颈膨大水平（$P<0.01$）均表现出增强的健侧皮质下行纤维束的轴突重塑。在 SRT 组的红核水平上观察到比在强制转轮训练组中更多健侧皮质红核束的重塑（$P<0.001$）。这些结果表明，SRT 可能比强制转轮训练更有效地增强了皮质下区的轴突重塑，并且这些轴突重塑与脑缺血后的运动恢复相关。

Lin 等[12]使用大鼠模型研究功能性电刺激（functional electrical stimulation，FES）诱发的非自主运动、强迫运动和自主运动对 VD 的认知功能恢复及缺血性病灶的局部修复的影响。将 Wistar 大鼠随机分为假手术组、VD 对照组（VD）、非自主运动组（I-Ex）、强迫运动组（F-Ex）和自主运动组（V-Ex）。手术后 1 周开始 3 种运动干预模式。对于 I-EX 大鼠，双相 FES 的频率为 100Hz，脉冲宽度为 300 毫秒，每进行 3 次 10 分钟的刺激疗程后休息 10 分钟；V-Ex 大鼠在转轮中自主跑步训练；F-EX 大鼠被迫以 12m/min 的速度在转轮上跑步，每进行 3 次 10 分钟的强制性运动后休息 10 分钟。3 个运动组的运动量均约为 360m/d，为期 2 周。VD 组和假手术组的大鼠不给予运动干预。各组大鼠使用物体识别试验（object recognition test，ORT）和物体定位试验（object location test，OLT）来评估认知功能的恢复；使用 Western blot 和免疫组织化学等方法评估突触素 I（synapsin，SYN）、突触体素（synaptophysin，SYP）、突触后密度 95（postsynaptic PSD-95）、微管相关蛋白 2（microtubule-associated protein 2，MAP-2）和海马中的 Tau 蛋白的水平；应用尼氏染色来观察海马中残存的神经元。结果发现，非自主运动和自主运动在 ORT 和 OLT 结果方面均改善了脑缺血后认知功能，强迫运动只改善了 ORT 结果。3 种运动训练模式都能增强海马中 SYN、PSD-95、MAP-2 和 tau 蛋白的表达水平。此外，3 种模式都减少了海马 CA1 和 CA2 区的树突和神经元的损失，但 3 种运动疗法之间没有显著差异。由此可见，3 种不同模式的运动均可以促进海马神经再生，产生神经修复作用。

2. 强制性运动疗法对神经修复的调控作用　脑卒中后强制性运动治疗（constraint induced

movement therapy，CIMT）不仅可以促进成年大鼠的功能恢复，还可以增强大脑的结构可塑性。Qu 等[13] 探索了强制性运动是否可以影响老年脑缺血大鼠的神经再生、细胞凋亡和行为恢复。该研究将老年大鼠分为假手术组、缺血对照组和缺血＋强制性运动组。通过注射内皮素 -1 诱导局灶性脑缺血，在脑缺血后第 7 天开始进行肢体强制性运动训练。方法是在大鼠健侧上肢周围固定上石膏以限制健侧肢体活动，持续 3 周。在术后第 32 天通过平衡木行走试验评估运动功能恢复，通过免疫组织化学的方法检测双皮质素、胶质纤维酸性蛋白和 Iba-1 的表达，并通过 TUNEL 分析检测神经细胞凋亡情况。研究发现，侧脑室下区（subventricular zone，SVZ）神经母细胞的产生在脑缺血损伤后显著增加。强制性运动增强了 SVZ 新生神经元的增殖，并促进了新生神经元的长期存活。此外，强制性运动可抑制衰老大鼠的细胞凋亡并改善脑缺血损伤后的运动功能。但是强制性运动对炎症几乎没有影响，对海马中新生颗粒细胞的数量和树突复杂性也没有明显作用。该研究结果提示，即使在老年大鼠中，强制性运动对增强脑卒中后的神经修复和行为恢复也是有效的。

Zhang 等[14] 探索 CIMT 促进运动功能恢复的可能机制。该研究将大鼠随机分为 MCAO（模型）组、CIMT＋模型组（CIMT）组和假手术组。在 CIMT 组和假手术组中，通过石膏模型限制健侧肢体，强制大鼠使用患肢进行抓木杆和横梯行走训练，3 次 / 天，共训练 14 天。结果发现，与模型组相比，CIMT 显著改善了大鼠的前肢功能表现。Western blot 检测显示，CIMT 组大鼠在缺血侧皮质和海马的磷酸化胞外调节蛋白激酶的表达明显低于模型组，且与假手术组相似。由此可见，CIMT 后的功能恢复可能与双侧皮质和海马中磷酸化细胞外调节蛋白激酶的表达降低有关。

Zhao 等[15] 探索了 CIMT 是否通过 SDF-1/CXCR4 途径参与神经再生并促进脑缺血损伤后远期行为的恢复。该研究用内皮素 -1 诱导脑缺血，并采用 CXCR4 拮抗剂 AMD3100 阻断缺血大鼠 SDF-1/CXCR4 通路。将大鼠分为 4 组：假手术组、脑缺血对照组、脑缺血＋强制性运动组和脑缺血＋强制性运动＋AMD3100 组。缺血 1 周后，将大鼠健侧前肢固定以限制健侧肢体活动 3 周。通过免疫组织化学分析 SVZ DCX 阳性细胞的增殖、迁移和存活，以及齿状回 DCX 阳性细胞的树突复杂性，并且检测纹状体梗死部位的炎症反应。通过平衡木行走和水迷宫测试评估运动功能恢复。结果发现，CIMT 促进了新生神经元的存活、增殖、迁移，并且增加了树突的复杂性。此外，CIMT 抑制了脑缺血后炎症反应并改善了运动和认知功能。AMD3100 显著消除了 CIMT 导致的行为学恢复和神经再生。该研究结果提示，CIMT 可以增强神经修复和行为恢复，SDF-1/CXCR4 通路可能参与脑缺血后 CIMT 导致的神经发生和行为学改善。

3. 运动预处理对神经修复的调控作用　孙竹梅等[16] 探讨有氧运动预处理对脑缺血大鼠脑组织海马区 GAP-43、Nogo-A 的影响。该研究将 120 只 D 大鼠平均分为假手术组、脑缺血再灌注组和有氧运动预处理组。使用改良 Pulsinelli 四血管阻断（4-VO）法制备脑缺血再灌注模型。运动预处理组进行跑台运动，跑台坡度为 0°，先以 10m/min、15m/min、20m/min 各持续 10 分钟适应性训练 7 天，然后以 20m/min 持续 30 分钟训练 14 天。训练后行脑缺血再灌注手术。分别在缺血后 6 小时、1 天、3 天、7 天，采用 HE 染色观察大鼠海马组织神经细胞形态变化，免疫组织化学法检测海马组织 GAP-43、Nogo-A 表达，RT-PCR 法检测海马组织 GAP-43、Nogo-A 水平。结果显示，与脑缺血再灌注组相比，有氧运动预处理组的神经元密度、GAP-43 蛋白和 mRNA 表达水平明显升高（$P < 0.01$），Nogo-A 蛋白和 mRNA 表达水平明显降低（$P < 0.01$）。由此可见，有氧运动预处理可促进脑缺血再灌注后神经元

细胞存活和轴突再生，与上调脑组织海马区 GAP-43 表达并下调 Nogo-A 表达有关。

（二）临床部分的相关研究

1. 脑卒中后出现的神经修复　功能磁共振成像（functional magnetic resonance imaging，fMRI）研究表明，脑卒中引起的运动功能缺陷与运动时脑区激活的半球间不平衡相关。Tang 等[17]通过荟萃分析探索运动相关皮质的半球间激活平衡（interhemispheric activation balance，IHAB）和脑卒中后运动恢复的关系。该研究搜索 PubMed 中相关 fMRI 研究，调查脑卒中患者运动恢复期的 IHAB。提取运动改善前后的偏侧指数 [（患侧激活指数－健侧激活指数）/（患侧激活指数＋健侧激活指数）] 作为 IHAB 的结局指标。通过用 95%CI 计算标准化均值差（Standard: 2ed mean difference，SMD）来合成数据。结果发现，459 项研究被拒绝后，22 项试验符合纳入标准，并纳入系统评价和荟萃分析。分别对感觉运动皮质（sensorimotor cortex, SMC，22 项试验，195 例受试者）、前运动皮质（premotor cortex，PMC，12 项试验，93 例受试者）、辅助运动区（supplementary motor area, SMA，12 项试验，92 例受试者）和小脑（cere bellum, CB，4 项试验，31 例受试者）的单侧偏向指数进行了评估。患者中出现运动改善并伴随偏侧指数正性改变的区域有 SMC（SMD，0.71；95%CI 0.41～1.01；P＜0.00001）和 PMC（SMD, 0.68；95%CI 0.36～1.00；P＜0.0001），但该改变在 SMA（SMD, 0.07；95%CI －0.62～0.75 P＝0.85）和 CB（SMD，－0.17；95%CI －1.52～1.19，P＝0.81）中不存在。有关脑卒中患者运动功能恢复差的研究显示，4 种运动相关皮质均无显著变化（P＞0.05）。这项荟萃分析表明，随着脑卒中患者的运动恢复，IHAB 在 SMC 和 PMC 中上调，但在 SMA 和 CB 中无显著变化。由此可见，脑卒中后会出现运动相关皮质的活动改变，这种改变和运动功能的恢复相关，因而提示脑卒中后出现了功能层面的神经修复现象。

2. 被动运动对神经修复的调控作用　Zhou 等[18]探讨了在纹状体内囊梗死（striatocapsular infarction，SCI）早期进行被动运动期间，不同的脑功能区激活模式与受损肢体运动功能恢复之间的相关性。该研究共纳入 17 例急性期 SCI 患者和 3 例健康志愿者作为对照。在脑卒中发病 1 周内，对患者的患肢进行被动运动期间的 fMRI 扫描。在此过程中要求患者尽可能配合进行全关节范围的手指被动运动，并同步想象患侧手指的被动运动。手指运动频率为 1～2Hz，整个训练过程包括被动运动 30 秒，然后休息 30 秒，共 6 次交替。训练后的 1 个月和 3 个月对患肢的运动功能进行随访。结果发现，对照组显示激活主要位于对侧 SMC 和双侧 SMA；脑卒中患者的 fMRI 脑区激活模式可分为 3 型：Ⅰ型主要包括双侧 SMC 和 SMA 激活；Ⅱ型包括患侧 SMC 和 SMA 激活；Ⅲ型仅包括患侧的 SMC 或者仅 M1 激活。Ⅰ型患者恢复较好且较快，Ⅱ型患者恢复较好但较慢，但Ⅲ型患者恢复较差且较慢。该研究结果提示，在 SCI 早期受累肢体的被动运动期间可出现多种皮质激活模式，并且不同激活模式与患者的临床预后之间存在相关性。

Fu 等[19]用 fMRI 比较主动和被动运动对脑梗死患者脑激活的影响。该研究采用 fMRI 评估 24 例脑梗死患者。所有患者进行主动和被动对指运动（拇指反复触碰相关的 4 个手指）。主动运动任务中，指示患者主动执行对指运动，每秒执行 2 次对指动作，持续 20 秒（如果严重运动障碍患者不能进行主动运动，则被指示想象手指反向对指运动）；被动运动任务中，患者的手指被检查者移动以执行对指运动，检查者移动患者的手指，每秒执行 2 次对指动作，持续 20 秒。每次主动或者被动运动后休息 20 秒，整个任务包括 3 次对指运动和 3 次休息。结果发现，相对于患侧手指的主动运动，其在被动运动期间，患侧半球 SMC 激活强度和范围显著增强（$P<0.05$）。但是，健侧手指的主动和被动运动对健侧 SMC 激活强度和范围的影响没有明显差异（$P>0.05$）。另外，患侧手指被动运动激活了大脑的许多其他区域，这些激活的脑区都有向健侧 SMC 集中的趋势。该研究结果提示，被动运动会诱发脑梗死患者的皮质量重组。

三、其他康复训练调控神经修复

（一）基础部分的相关研究

丰富环境训练对神经修复具有调控作用。丰富环境（enriched enviroment，EE）可以促进脑卒中后神经发生和功能恢复。Zhang 等[20] 对雄性 C57BL/6 小鼠进行 60 分钟 MCAO，建立缺血再灌注模型。然后将脑缺血小鼠饲养在标准环境（standard enviroment，SE）或 EE 中。SE 是 27cm×22.5cm×14cm 的标准笼，3~4 只小鼠 / 笼；EE 是 86cm×76cm×31cm 的宽敞笼子，里面有隧道、小屋、玩具和转轮等物件，5~8 只小鼠 / 笼。研究发现，脑缺血小鼠在 EE 干预 28 天后，其神经元细胞质中的 NF-κB/p65 蛋白水平降低，但是该蛋白在其细胞核中的表达水平相应增加。EE 对脑缺血 28 天后的患侧半球 TUNEL 阳性细胞无影响。使用 NF-kB 抑制剂 Bay11-7082 处理的 EE 组小鼠在 28 天后减少了 SVZ 神经前体细胞（neural precursor cell，NPC）的增殖和分化，并且阻碍了功能恢复。Bay11-7082 处理减弱了 EE 对缺血 28 天后小鼠的白介素 17A（interleukin nA，IL-17A）、信使 RNA（messenger RNA，mRNA）和蛋白表达。此外，体外数据显示，在原代星形胶质细胞培养物中，加入的 Bay11-7082 显著降低了活化的星形胶质细胞的细胞裂解物和上清液中 IL-17A 的表达。用中和抗体阻断 IL-17A 后，来自 SVZ 的 NPC 增殖和神经元分化明显减弱。由此可见，EE 可以促进缺血性脑卒中后的神经再生和功能恢复，其中 NF-κB/IL-17A 信号通路可能起了重要作用。

EE 治疗在脑缺血 / 再灌注（cerebral ischemia/reperfusion，I/R）损伤中发挥神经修复作用。Chen 等[21] 探讨了 EE 的各种组成部分在脑缺血后的功能恢复中的作用，特别是 EE 的物理和社会成分对脑缺血后星形胶质细胞增殖的影响。建立 MCAO 再灌注损伤动物模型，将脑缺血大鼠分为 5 组：物理因子丰富组（physical enrichment group，PE）、社会因子丰富组（social enrichment group，SE）、物理和社会因子丰富（physical and social enrichment group，PSE）、缺血＋标准环境组（ischemia＋standard group，IS）和假手术＋标准环境组（sham-operated＋standard group，SS）。标准环境是 40cm×32cm×20cm 的标准笼；EE 是 90cm×75cm×50cm 的宽敞笼子，里面有隧道、小屋、玩具和转轮等物件；社会环境和 EE 笼子相同，但没有物件。干预后结果发现，各 EE 成分组的大鼠与标准组相比出现了明显的运动功能改善，但是仅在 PSE 和 PE 组中观察到梗死体积减小。双免疫荧光标记和 Western blot 分析表明，与 SE 组相比，PSE 和 PE 组大鼠星形胶质细胞增殖明显更多，BDNF 表达水平更高。星形胶质细胞增殖和 BDNF 表达与运动功能结果明显相关。由此可见，EE 可以促进脑缺血大鼠的神经修复并改善其神经功能，其中物理成分是 EE 影响星形胶质细胞增殖和 BDNF 表达的一个主要因素。

徐磊等[22] 观察了醒脑开窍针法结合 EE 训练对缺血性脑卒中大鼠运动功能及脑组织梗死灶周围皮质神经 GAP-43 表达的影响，探讨了针刺配合 EE 治疗对缺血性脑卒中的作用机制。该研究将 SD

大鼠随机分为假手术组、模型组、康复组、综合康复组，每组 18 只。每组分 7 天、14 天、21 天 3 个亚组，每组 6 只。采用热凝闭大脑中动脉法复制大鼠局灶性脑缺血模型。康复组给予丰富康复训练的方法治疗，EE 包括对大鼠笼内物品定时进行更换，变化放置乒乓球、转盘、管道、阶梯、摇铃、爬梯等，同时给予不同的声、灯光刺激，每次 2 小时，1 次 / 天，每周将环境改变 2 次；综合康复组在给予丰富康复训练的基础上针刺双侧"内关"及"水沟"穴，每天 1 次，每次 30 分钟。各组大鼠分别于相应治疗时间结束后进行神经功能评分，平衡木行走、转棒上行走试验评分，并行免疫组织化学 SP 法检测脑组织梗死灶周围皮质 GAP-43 表达。结果发现，各时间点模型组大鼠神经功能评分及平衡木、转棒试验评分较假手术组均显著升高（$P<0.01$）。造模 7 天后，康复组和模型组比较，大鼠平衡木、转棒试验评分差异无统计学意义；其余各时间点康复组、综合康复组大鼠神经功能评分及平衡木、转棒试验评分均较模型组显著降低（$P<0.05$）。各时间点综合康复组大鼠神经功能评分及平衡木、转棒试验评分均较康复组显著降低（$P<0.05$）。各时间点模型组大鼠脑组织中梗死灶周围皮质 GAP-43 阳性细胞数表达较假手术组均显著增加（$P<0.01$）。各时间点康复组与综合康复组大鼠脑组织梗死灶周围皮质 GAP-43 阳性细胞数较模型组均显著增加（$P<0.01$）。各时间点综合康复组大鼠脑组织中梗死灶周围皮质 GAP-43 阳性细胞数较康复组均显著增加（$P<0.01$）。该研究结果提示，醒脑开窍针法结合丰富康复训练的综合治疗方法可有效地促进缺血性脑卒中大鼠的神经功能恢复，增加大鼠脑组织梗死灶周围皮质 GAP-43 表达可能是其主要机制之一。

（二）临床部分的相关研究

1. 虚拟现实训练对神经修复的调控作用　Xiao 等[23]研究了亚急性脑卒中患者虚拟现实下的跑台训练（virtual reality-enhanced trendmill，VRET）后的皮质重组现象。该研究纳入 8 例缺血性脑卒中患者，对其进行每次 60 分钟，每周 5 次 VRET 的治疗，共持续 3 周。虚拟环境显示在跑步机前 42 英寸宽的电视屏幕上，以创造并模拟现实生活环境中的行走。患者控制步态的情景包括街道横穿、公园散步、跨越障碍物等。干预前后嘱患者进行单侧踝关节背屈，并同时进行 fMRI 检查以量化选定脑区域的活动，并辅以步行速度测定和临床量表（FMA-LE 和 Brunel 平衡量表）等功能评定。结果发现，在干预后观察到病变侧半球的主要感觉运动皮质和双侧半球辅助运动区的激活增加（$P<0.01$），并伴随步行速度显著改善（$P<0.05$）。统计发现，病变半球的主要感觉运动皮质中体素计数的变化与 VRET 后 10m 步行时间的减少呈负相关（$R=-0.719$）。该结果说明，在 VRET 训练后，脑卒中患者步行改善并出现皮质区域的活动增强。此外，皮质功能重组程度与步行功能恢复程度相关。该研究结果提示，虚拟现实跑台训练可促进脑卒中后步行功能恢复并且伴随皮质网络的功能重组。

Wang 等[24]探讨了基于 Leap Motion 控制器（可以跟踪双手和手指的细微运动）的虚拟现实系统对亚急性脑卒中患者的影响。该研究将 26 例亚急性脑卒中患者分配给接受虚拟现实训练结合传统作业治疗的试验组，以及仅接受常规康复治疗的对照组。虚拟现实训练包括以下几种训练。①花瓣采摘游戏：旨在通过在虚拟环境中采摘莲花花瓣来发展手指的拿捏技巧，可改善手指的灵活性和协调性。②钢琴演奏：旨在提高手指的个性化运动技能，同时提高手指的灵活性和协调性。③机器人装配游戏：主要用于发展手指拿捏技能，并提高前臂的旋前和旋后能力。④萤火虫游戏：专注于手部的弯曲和伸展及手部抓握运动技能的发展。⑤蜜蜂击球游戏：该游戏着重于增加手部、肘部、肩部和手腕关节的运动范围，改善运动速度、肌肉力量和运动控制。训练前后采用 Wolf 运动功能测试（Wolf Motor Function Test，WMFT）量表评估患侧上肢的运动功能；采用功能磁共振成像来测量皮质功能区的激活情况。研究发现，治疗 4 周后，患者上肢运动功能明显改善，试验组改善明显优于对照组。WMFT 中的特定动作完成时间在试验组中显著降低。此外，健侧半球初级感觉运动皮质的激活强度和偏侧指数在试验组和对照组均增加。这些结果证实虚拟现实训练是一种可行的补充性康复干预，可以改善亚急性脑卒中患者的运动功能并促进健侧半球感觉运动皮质的功能重组。

2. 运动想象训练对神经修复的调控作用 孙莉敏等[25]利用 fMRI 研究脑卒中患者运动想象训练后上肢功能恢复的脑重塑机制，为临床脑卒中患者的康复治疗提供一定的理论基础。该研究选择 9 例脑卒中偏瘫患者，进行每周 5 次的运动想象训练，每次约 30 分钟，共 4 周，并进行常规康复训练。应用 Fugl-Meyer 上肢运动功能量表（FMA-UL）分别在治疗前和治疗后 4 周评估患者的上肢运动功能。在 4 周康复干预前后对患者进行患手被动握拳任务下的 fMRI 检查，采用组块设计，利用 SPM8 软件进行数据处理，采用感兴趣区的个体化分析、统计各感兴趣区的脑皮质激活情况，比较干预前后对侧感觉运动区的激活变化，分析脑卒中患者的脑重塑模式。结果发现，4 周运动想象干预后脑卒中患者的 FMA-UL 评分从（22.44±11.59）分提高到（39.78±14.03）分（$P=0.011$）。比较干预前后 2 次 fMRI 检查脑皮质 SMC 区的激活情况，发现 9 例脑卒中患者的功能恢复呈现出两种不同的皮质重塑模式：一种模式为募集激活，即大部分患者第 2 次 fMRI 检查，患手被动任务下对侧 SMC 的激活增加（有 6 例患者）；另一种模式是集中激活，即小部分患者第 2 次 fMRI 检查，患手被动任务下对侧 SMC 的激活虽然是减少的，但其偏侧指数（LI-SMC）却是显著增加的（有 3 例患者）。由此可见，运动想象训练可改善脑卒中患者的上肢运动功能，经过 4 周干预后脑卒中患者存在损伤同侧 SMC 区的募集激活和集中激活两种脑重塑模式。随着患者上肢功能的恢复，脑重塑机制逐渐倾向于损伤侧 SMC 的激活。

（吴　毅　谢鸿宇）

参考文献

[1] 赵文栋，李常新，吴晓巍，等. 电针促进大鼠脑梗死灶周神经修复及功能恢复的实验研究. 中华针灸电子杂志，2016，5（3）：98-103.

[2] Ma JX, Zhang LN, He GQ, et al. Transcutaneous auricular vagus nerve stimulation regulates expression of growth differentiation factor 11 and activin-like kinase 5 in cerebral ischemia/reperfusion rats. J Neurol Sci, 2016, 369: 27-35.

[3] Guo F, Lou JC, Han XH, et al. Repetitive Transcranial Magnetic Stimulation Ameliorates Cognitive Impairment by Enhancing Neurogenesis and Suppressing Apoptosis in the Hippocampus in Rats with Ischemic Stroke. Front Physiol, 2017, 8: 559.

[4] 张萍. 小脑顶核电刺激对缺血性脑卒中患者神经功能重建的治疗效果. 神经损伤与功能重建, 2017,（4）: 356-357.

[5] Lai MI, Pan LL, Tsai MW, et al. Investigating the effects of peripheral electrical stimulation on corticomuscular

functional connectivity stroke survivors. Top Stroke Rehab, 2016, 23（3）: 154-162.

［6］ Li J, Zhang XW, Zuo ZT, et al. Cerebral functional reorganization in ischemic stroke after repetitive transcranial magnetic stimulation:an fMRI study. CNS Neurosci Ther, 2016, 22（12）: 952-960.

［7］ 邢雪松，吕威力，吴溪婷. 不同干预方法对血管性痴呆大鼠神经再生及脑组织 N-myc 蛋白表达的影响. 中风与神经疾病杂志，2015，（7）: 616-618.

［8］ 黄婷婷，庞琼怡，项炳武，等. 跑台训练通过 bFGF/Caveolin-1/VEGF 信号通路促进大鼠缺血半暗区神经血管再生. 中国细胞生物学学报，2015，（09）: 1216-1225.

［9］ Pan XN, Jiang T, Zhang LY, et al. Physical exercise promotes novel object recognition memory in spontaneously hypertensive rats after ischemic stroke by promoting neural plasticity in the entorhinal cortex. Front Behav Neurosci, 2017, 11: 1-12.

［10］ Li C, Wen HM, Wang QM, et al. Exercise training inhibits the Nogo-A/NgR1/Rho-A signals in the cortical peri-infarct area in hypertensive stroke rats. Am J Phys Med Rehabil, 2015, 94（12）: 1083-1094.

［11］ Zhang CJ, Zou Y, Li K, et al. Different effects of running wheel exercise and skilled reaching training on corticofugal tract plasticity in hypertensive rats with cortical infarctions. Behav Brain Res, 2018, 336: 166-172.

［12］ Lin YY, Dong JT, Yan TB, et al. Involuntary, forced and voluntary exercises are equally capable of inducing hippocampal plasticity and the recovery of cognitive function after stroke.Neurol Res, 2015, 37（10）: 893-901.

［13］ Qu HL, Zhao M, Zhao SS, et al. Forced limb-use enhanced neurogenesis and behavioral recovery after stroke in the aged rats. Neuroscience, 2015, 286:316-324.

［14］ Zhang B, He Q, Li YY, et al. Constraint-induced movement therapy promotes motor function recovery and downregulates phosphorylated extracellular regulated protein kinase expression in ischemic brain tissue of rats.Neural Regen Res, 2015, 10（12）: 2004-2010.

［15］ Zhao SS, Qu HL, Zhao Y, et al. CXCR4 antagonist AMD3100 reverses the neurogenesis and behavioral recovery promoted by forced limb-use in stroke rats.Restor Neurol Neurosci, 2015, 33（6）: 809-821.

［16］ 孙竹梅，李建民，王国立，等. 有氧运动预处理对全脑缺血再灌注大鼠再生相关因子的影响. 中国康复理论与实践，2016，（07）: 759-764.

［17］ Tang Q, Li GM, Liu T, et al. Modulation of interhemispheric activation balance in motor-related areas of stroke patients with motor recovery: Systematic review and meta-analysis of fMRI studies. Neurosci Biobehav Rev, 2015, 57: 392-400.

［18］ Zhou LJ, Wang W, Zhao Y, et al. Blood oxygenation level-dependent functional magnetic resonance imaging in early days: Correlation between passive activation and motor recovery after unilateral striatocapsular cerebral infarction. J Stroke Cerebrovasc Dis, 2017, 26（11）: 2652-2661.

［19］ Fu Y, Zhang Q, Zhang J, et al. Comparative functional MRI study to assess brain activation upon active and passive finger movements in patients with cerebral infarction. Eur Neurol, 2015, 73（1-2）: 13-19.

［20］ Zhang YJ, Xu D, Qi H, et al. Enriched environment promotes post-stroke neurogenesis through NF-kappa B-mediated secretion of IL-17A from astrocytes. Brain Res, 2018, 1687: 20-31.

［21］ Chen XP, Zhang X, Liao WJ, et al. Effect of physical and social components of enriched environment on astrocytes proliferation in rats after cerebral ischemia/reperfusion injury. Neurochem Res, 2017, 42（5）：1308-1316.

［22］徐磊，闫兴洲，李震宇，等. 醒脑开窍针法结合康复训练对缺血性脑卒中大鼠神经修复和梗死灶周围皮质神经生长相关蛋白 -43 表达的影响. 针刺研究，2017，（03）：223-228.

［23］Xiao X, Lin Q, Lo WL, et al. Cerebral reorganization in subacute stroke survivors after virtual reality-based training: a preliminary study. Behav Neurol, 2017,（2017）：1-8.

［24］Wang ZR, Wang P, Xing L, et al. Leap motion-based virtual reality training for improving motor functional recovery of upper limbs and neural reorganization in subacute stroke patients. Neural Regen Res, 2017, 12（11）：1823-1831.

［25］孙莉敏，吴毅，尹大志，等. 运动想象训练促进脑卒中患者上肢运动功能恢复的功能磁共振研究. 中国康复医学杂志，2015，30（12）：1217-1242.

第二节 吞咽障碍研究进展

吞咽障碍（dysphagia，deglutition disorders，swallowing disorders）是指由于下颌、双唇、舌、软腭、咽喉、食管等器官结构和（或）功能受损，不能安全、有效地把食物输送到胃内的过程。吞咽障碍是脑卒中的重要并发症之一，脑卒中后吞咽障碍可导致误吸、吸入性肺炎、窒息、营养不良、脱水及心理与社会交往障碍等并发症，重者导致死亡。脑卒中后吞咽障碍康复治疗是目前神经康复的热点之一，2015 年至今，我国脑卒中后吞咽障碍康复治疗的相关临床研究较多，主要集中在各项治疗技术的临床应用方面。

一、中医疗法对脑卒中吞咽障碍的影响

（一）不同针具和不同操作方法对脑卒中吞咽障碍的影响

1. 毫针法对脑卒中吞咽障碍的影响 毫针是我国传统针刺医术中最主要、最常用的一种疗法，是刺疗法的主体。在脑卒中吞咽障碍治疗中也是主要的针刺法。

（1）有效性、安全性与随访研究：针刺作为吞咽障碍治疗的一个重要方法，已被作为 1b 级证据进行 A 类推荐使用，但其有效性的验证研究从未间断。夏文广等[1]在随机、双盲、对照研究中探讨了针刺联合康复训练对脑卒中后吞咽障碍恢复的疗效、安全性及随访效果，为脑卒中后吞咽障碍的针刺治疗提供更多的证据支持。在预试验基础上进行样本量估算后，130 例经严格筛选的脑卒中后吞咽障碍患者，随机数字信封隐藏法分为观察组 67 例和对照组 63 例。在常规药物治疗和吞咽康复训练基础上，观察组给予循经辨证针刺治疗并根据不同证型予以配穴，对照组根据观察组取穴原则在穴旁 5cm 浅刺（假针刺）治疗。均留针 30 分钟，每天 1 次，每周 5 次，为期 6 周；在治疗结束 3 个月后进行随访。研究过程中有 14 例患者脱落，最后观察组 61 例、对照组 55 例进入统计分析。比较 2 组患者治疗前、治疗 6 周后、3 个月随访时标准吞咽功能评分（standardized swallowing assessment，SSA）、电视透视吞咽检查（video fluoroscopy swallow study，VFSS）评分（随访时未进行）、改良 Barthel 指数（modified Barthel index，MBI）、吞咽障碍特异性生活质量（swallow quality-oflife questionnaire，SWAL-QOL）及产生的不良反应。研究中治疗者、评定者均经过统一培训；实行研究者、操作者、统计者三分离；不知分组情况的评定者进行第三者疗效评价；在单独隔离的治疗室为患者治疗；不参与本课题设计的针灸医师完成针刺治疗。结果表明，针刺治疗安全、有效，显著改善脑卒中患者的近期吞咽障碍、提高日常生活活动能力、提高患者的生活质量；进一步发现患者的吞咽功能及吞咽相关的生活质量在治疗6周后改善不明显，故建议早期进行吞咽障碍的针刺治疗。

陈诗玲等[2]在随机区组研究中观察了针刺配合吞咽康复训练对脑卒中后假性延髓性麻痹吞咽困难及相关并发症的影响。研究纳入来自3家医院的80例脑卒中后假性延髓性麻痹吞咽障碍患者，随机分为对照组（基础治疗＋吞咽康复疗法）及治疗组（针刺治疗＋基础治疗＋吞咽康复疗法）。第1个针刺疗程（10次）为每天1次，第2个针刺疗程（10次）为隔天1次，2个疗程间隔1周。2个疗程后3个月进行随访。对2组患者治疗前及治疗1、2个疗程和随访时进行澳洲皇家布里斯班医院吞咽功能评定表（Royal Brisbane Hospital Outcome Measure for Swallowing，RBHOMS）、食物性状和饮料黏稠度评分评估对比，并观察并发症、体质量指数（body mass index，BMI）及死亡情况。结果显示，针刺联合吞咽康复显著改善脑卒中后吞咽障碍患者的短期和长期吞咽功能，但对于吸入性肺炎的发生和降低死亡率没有显著疗效；进一步发现，随病程延长，吞咽障碍患者BMI降低，针刺联合吞咽治疗有效地延缓BMI的下降。

（2）不同取穴对脑卒中吞咽障碍的影响：多数针刺研究取穴廉泉[2]，并需留针20～30分钟，患者不易耐受。马培锋等[3]对取穴和操作方法改良后进行了探讨。80例脑卒中后吞咽困难患者随机分为2组：在常规治疗基础上，对照组予针刺廉泉留针治疗，治疗组予速刺阿呛穴不留针治疗。结果表明，速刺阿呛穴改善吞咽障碍显著。此法较一般针法简捷且针刺后患者"咽部不适"的得气效应一般可持续1～2小时，较常规针法针感持续时间长，建议临床推广应用。

楚佳梅等[4]探讨"高氏项针"对脑卒中后假性延髓性麻痹患者吞咽障碍及生活质量的影响，并分析影响疗效的相关因素。100例脑卒中后吞咽障碍患者按入院时间先后分为观察组和对照组：对照组给予常规治疗和吞咽康复训练；观察组加"高氏项针"治疗。为期8周。期间脱落3例。比较两组治疗前后反复唾液吞咽测试（repetitive saliva-swallowing test，RSST）、SSA、SWAL-QOL，并分析观察组发病次数、病变部位与疗效的关系。结果显示，"高氏项针"配合吞咽康复训练可有效改善脑卒中后假性延髓性麻痹患者吞咽障碍，提高患者的生活质量，进一步分析发现，患者的病变部位与针刺疗效无关，而发病次数与其疗效成反比。这一发现有待于进一步验证。

2. 其他针法对脑卒中吞咽障碍的影响　陈广玲等[5]观察了耳针治疗对脑卒中恢复期患者吞咽障碍的影响。78例脑卒中吞咽障碍患者随机分为对照组和联合组。对照组给予吞咽功能训练、心理护理及神经肌肉电刺激（neuromuscular electrical stimulation，NMES），联合组在此基础上给予耳穴磁贴治疗。结果提示，耳穴磁贴联合治疗明显改善脑卒中患者的吞咽功能，并且耳穴磁贴属于非侵入性操作，对于部分痛阈较低的患者，值得推荐。

Cai等[6]在随机对照研究评估了舌针在脑卒中后吞咽障碍治疗中的作用。脑卒中后吞咽障碍患者随机分成2组：舌针组（90例）给予舌针治疗；传统针灸治疗组（90例）接受项部和腕关节针刺治疗。治疗前后进行美国NIHSS评分评估、VFSS和胸部X线检查（查肺炎发生率）评价疗效。结果表明，舌针治疗改善吞咽障碍、降低肺炎发生率更显效。

把传统脏腑经络理论和大脑皮质功能定位在头皮的投影结合起来的头针疗法得到越来越多的关注。周凯欣等[7]探讨了头针针刺同步吞咽训练对脑卒中吞咽障碍的影响。研究纳入 60 例脑卒中后吞咽障碍患者，随机分为治疗组和对照组。对照组在 NMES 后接吞咽训练，治疗组在 NMES 后紧接在头针针刺下同步吞咽训练。疗程 2 周。比较两组治疗前后 VFSS、SSA、洼田饮水试验、才藤吞咽障碍分级的变化。结果表明，头针针刺同步吞咽训练能显著改善脑卒中后吞咽障碍患者各期的吞咽功能。

眼针作为一种微针疗法，主治脑血管疾病。姜润哲等[8]观察了眼针结合康复训练在急性脑卒中吞咽障碍治疗中的疗效，为推广眼针治疗提供证据支持。60 例脑卒中吞咽障碍患者随机分为对照组 30 例（传统针刺＋吞咽功能训练）和对照组 30 例（眼针＋吞咽功能训练），疗程 4 周。治疗前后使用洼田饮水试验、Fugl-Meyer 运动功能评分表、MBI、汉密尔顿抑郁量表（Hamilton Depression Scale，HAMD）、匹兹堡睡眠质量指数量表（Pittsburgh sleep quality index，PSQI）进行全面评价比较。结果显示，眼针结合康复训练更有效地改善脑卒中患者的吞咽功能、运动功能、日常生活能力、心理状态、睡眠质量，促进患者整体功能的恢复、提高生活质量。

普通针刺与吞咽功能训练常不能同时进行。孙丹等[9]进行了皮内针同步吞咽功能训练结合 NMES 治疗吞咽障碍的探讨。80 例符合纳入标准的脑卒中吞咽障碍患者随机分为对照组和观察组。对照组给予吞咽功能训练及 NMES；观察组加皮内针埋针治疗，治疗顺序为 NMES、撤针埋针治疗、吞咽功能训练。治疗前后进行吞咽功能检查（藤岛一郎评定标准）和 3 种状态下［放松状态、干吞咽状态（主动单次吞咽唾液）、咽水状态（主动单次吞咽 2ml 水）］舌骨肌群的表面肌电图（surface electromy-ogrophy，sEMG）波幅评估比较。结果发现，皮内针同步吞咽功能训练结合 NMES 明显改善脑卒中吞咽障碍的同时，舌骨肌群的 sEMG 波幅显著提高，为皮内针治疗提供了电生理方面的证据。皮内针治疗给皮肤和脉络持续（24 小时）而稳定的针刺刺激，并且不影响患者的日常活动，可随时进行吞咽训练，有利于吞咽功能的恢复，可进行推广使用。

Vitalstim 治疗仪是配合康复训练常用的电刺激治疗仪。张生玉等[10]根据 Vitalstim 治疗仪的治疗参数改装成电针仪后在脑卒中后吞咽障碍治疗中进行应用观察。80 例发病 30 天内的脑卒中后吞咽障碍患者随机分为对照组及治疗组。对照组给予常规基础治疗和吞咽康复训练，治疗组辅以改装的 Vitalstim 穴位电针治疗。治疗前后进行洼田饮水试验、脑卒中患者神经功能缺损程度评分标准中的吞咽困难亚量表、VFSS、生活质量评价量表（SF-36）评估比较。结果显示，Vitalstim 穴位电针联合康复训练改善脑卒中后吞咽障碍疗效显著，有效地改善患者的生活质量。Vitalstim 穴位电针自制改装小电极的放置，使大块肌肉电刺激为主转变为神经肌肉局部刺激，具有临床针对性。

张铭铭等[11]探讨了穴位注射对吞咽障碍的影响。不同疾病时期的脑梗死吞咽障碍患者 86 例入选，随机分为对照组和治疗组。对照组给予普通针刺，治疗组在普通针刺后进行穴位注射。连续治疗 4 周后评价疗效。结果表明，普通针刺后进行穴位注射改善脑梗死吞咽障碍疗效确切。该疗法通过针刺的机械刺激和药理作用激发经络穴位，延长穴位刺激时间，同时药物的吸收可以使刺激作用缓慢而持久，达到良好的治疗效果。

3. 其他中医方法对脑卒中吞咽障碍的影响　假性延髓性麻痹多属中医的"中风""喉痹"等范畴，认为多由气虚、痰凝、瘀血等所致。李洁等[12]在对比研究中探讨中药在脑卒中后吞咽障碍治疗中的作用。风痰瘀阻证脑卒中后吞咽障碍患者随机分为对照组和治疗组，各 75 例。在基本治疗和吞咽训练基础上，对照组给予针刺，治疗组给予针刺联合化痰通咽汤治疗。疗程 4 周。治疗前后进行洼田饮水试验评分、VFSS、吞咽功能障碍中医评价量表评分和 SWAL-QOL 评估比较。结果显示，在神经内科基本治疗、康复训练和针灸基础上的化痰通咽汤治疗显著改善脑卒中后的吞咽障碍和生活质量。

宋珏娴等[13]在急性脑卒中后吞咽困难患者中进行汤剂喷咽治疗的观察。急性脑卒中吞咽障碍患者随机分为对照组（西医常规治疗＋吞咽康复训练）和威灵仙组（威灵仙浓煎汤剂喷咽治疗＋西医常规治疗＋吞咽康复训练），每组各 35 例。结果表明，威灵仙喷咽结合吞咽训练改善脑卒中吞咽障碍显著。该疗法操作简便、易于患者接受，推荐在家庭中使用。

濮红萍等[14]探讨了穴位按摩在脑卒中吞咽障碍治疗中的效果。脑卒中吞咽障碍患者 100 例随机分为治疗组和对照组。对照组给予吞咽训练和心理护理；治疗组加予穴位按摩治疗。结果发现，穴位按摩结合吞咽训练显著改善脑卒中患者的吞咽困难。与针刺相比，穴位按摩具有时间和次数易于掌握，与患者的皮肤接触广，可更好地促进头颈面部皮肤及吞咽肌群的触觉、本体感觉恢复等特点，可进行推广。

（二）不同针刺参数对吞咽障碍的影响

孟迎春等[15]探讨了不同针刺深度对脑卒中后吞咽障碍治疗疗效的影响，以及安全性，针刺操作策略提供数据支持。在预试验基础上进行样本量估算后，符合标准的 273 例脑卒中后吞咽障碍患者1:1:1 随机分为舌咽针刺组、廉泉浅刺组和廉泉深刺组。常规治疗基础上，3 组均行舌咽针刺法；舌咽针刺法后，廉泉浅刺组予针刺廉泉穴 30～40mm，廉泉深刺组针刺廉泉穴 60～70mm。比较 3 组治疗前、2 周及 4 周后吞咽功能变化和治疗安全性。期间脱失率为 8.06%，没有安全性问题发生，符合设计规定。结果表明，廉泉穴深刺应用于脑卒中后吞咽障碍治疗，较为安全可行、效果显著。

王再岭等[16]对比了芒针治疗与常规毫针治疗脑梗死后吞咽障碍的有效性和安全性。急性脑梗死吞咽障碍患者随机分为芒针组 50 例（取穴天突，0.30mm×125mm 针灸针进针 100～115mm）和毫针组 50 例（取风池等穴，常规进针 25～40mm）。评估对比治疗前后 SSA 和疗效（尼莫地平法自拟疗效评定标准）及两种针法的安全性。结果显示，芒针疗法与毫针疗法一样安全，改善患者的吞咽功能更有效。芒针针长刺深、取穴精简，且得气后不需留针，对于害怕针多、留针时间长的患者来说，只要严格掌握适应证，规范操作，是一个安全、有效的治疗方法。

电针是在针具上通接近人体生物电的微量电流，利用针和电两种刺激达到防治疾病的一种方法。频率作为电刺激的重要参数之一，可影响电针的疗效。Zhang 等[17]观察了不同频率电针对脑卒中吞咽障碍的影响。60 例脑卒中吞咽障碍患者随机分为低频电针组和高频电针组，在常规康复训练基础上，分别给予 2Hz 连续波、100Hz 连续波的电针刺激。治疗前后进行 VFSS、洼田饮水试验、SSA 评估比较。结果发现，低频电针在改善脑卒中后吞咽障碍方面更具优势。机制可能与不同脑区对不同频率信号反应不同有关，在下丘脑和脑干的一些核团，2Hz 引起的反应远远大于 100Hz 电针有关。这一发现为电针参数的选择提供初步证据。

（三）对吞咽障碍的血生化指标的影响

张春雨等[18]探讨了针刺联合常规疗法对脑卒中后吞咽障碍及血液流变学的影响。脑卒中后假性延髓性麻痹患者被随机分为 2 组：对照组 65 例，给予抗血小板聚集、抗动脉粥样硬化治疗；治疗组

66 例增加益气化痰针灸处方针刺治疗。比较治疗前后吞咽功能和血液流变学指标（包括高切全血黏度、低切全血黏度、红细胞比容和血浆黏度）变化。结果表明，针刺联合常规疗法改善脑卒中假性延髓性麻痹患者的吞咽功能显著，并能有效地改善血黏度等指标，为针刺治疗吞咽障碍提供血液流变学方面改变的有力证据。

P 物质是一种肽类神经递质，血清 P 物质水平与吞咽反射的活动相关。梁艳桂等[19]探讨了中药联合针刺治疗对吞咽障碍和血清 P 物质的影响。研究纳入了 86 例脑梗死吞咽障碍患者，随机分为 2 组：对照组给予常规药物干预，观察组在此基础上给予化痰通络汤及舌咽针刺治疗。比较治疗前及治疗后 3 周、6 周的吞咽功能和血清 P 物质水平变化。结果发现，化痰通络汤及舌咽针刺治疗有效地改善脑梗死吞咽障碍患者的吞咽功能，并显著提高血清 P 物质水平。可能与化痰通络汤联合舌咽针刺治疗后，患者血清 P 物质水平上调、P 物质分泌增加改善了吞咽反射进而改善吞咽功能有关。

（四）对防治脑卒中吞咽障碍肺感染的影响

肺感染是脑卒中吞咽障碍患者常见的并发症之一，也是导致脑卒中患者死亡的重要原因。陈坚[20]探讨了针刺治疗在预防脑梗死吞咽困难患者并发肺感染的应用价值。100 例脑梗死伴吞咽困难患者随机分为 A 组 50 例（常规治疗）及 B 组 50 例（常规治疗＋针刺）。比较 2 组患者治疗前后肺感染的发生率和疗效、NIHSS 评分和 Barthel 指数（Barthel index，BI）。结果显示，针刺治疗可有效减低脑梗死吞咽困难患者肺感染的发生率、提高肺感染的治疗效果，改善患者脑梗死吞咽困难，充分体现了中医学"治未病"原则。

王小亮等[21]进行中药干预对脑卒中相关性肺炎的疗效观察。152 例脑卒中后假性延髓性麻痹属肾虚血瘀痰阻证的患者随机分为治疗组与对照组，2 组均给予常规治疗、吞咽电刺激及康复训练，治疗组加用补肾利咽饮干预。结果证明，补肾利咽饮可降低脑卒中后假性延髓性麻痹吞咽障碍相关性肺炎的发生率，有助于脑卒中相关性肺炎的治疗。

桂树虹等[22]评估针灸疗法联合中药治疗脑卒中后肺感染的临床疗效。研究纳入 156 例脑卒中后吞咽困难并发肺感染患者，随机分为观察组和对照组。对照组给予吞咽训练、低频电刺激治疗，观察组加针灸疗法联合化痰祛瘀汤（口服＋雾化吸入）治疗。结果显示，针灸疗法联合中药治疗改善脑卒中后吞咽障碍合并肺感染患者的吞咽功能疗效显著，有效减轻肺感染症状。

李鞍英[23]对针刺联合穴位按摩在脑卒中后吞咽困难并发肺感染中的应用进行观察。符合标准的患者随机分为 2 组，对照组 36 例给予吞咽训练、振动排痰等常规基础治疗，治疗组 36 例加用针刺五泉穴联合穴位按摩。结果表明，针刺五泉穴联合穴位按摩能有效改善脑卒中患者吞咽困难、肺部感染等症状。为临床探索中医多种方法联用治疗脑卒中后吞咽障碍并发肺感染提供新的思路。

（五）对脑卒中吞咽障碍患者营养状态的影响

脑卒中吞咽障碍患者常伴有营养不良。罗菁等[24]探讨了针刺对吞咽障碍患者营养状态的影响。入选的脑卒中吞咽障碍患者随机分为治疗组 33 例和对照组 29 例。在药物治疗、吞咽功能训练和电刺激基础上，治疗组给予调神利咽针刺法治疗；对照组给予常规针刺治疗。疗程 2 周。治疗前后使用 SSA 和微型营养评价法（mini-nutritional assessment，MNA）对 2 组患者进行评估比较。结果发现，在药物治疗及常规康复治疗基础上，调神利咽针刺法更有效地改善脑卒中吞咽障碍患者的吞咽功能，显著提高患者的营养水平。脑卒中后吞咽障碍患者的营养状态与吞咽功能常常相互影响，形成恶性循环。提示临床治疗中，改善患者吞咽功能的同时提高其营养水平，才能有利于患者的整体功能恢复。

陈琴等[25]则观察了针刺治疗脑卒中后假性延髓性麻痹致吞咽困难的临床疗效，为针刺治疗提供更多的数据支持。60 例符合标准的脑卒中后吞咽困难患者随机分为治疗组（药物和吞咽训练＋针刺治疗）与对照组（药物和吞咽训练）。4 周结束后，评估日本吞咽困难分级量表评分、脉冲血氧饱和度（SaO_2）下降值和血清前白蛋白水平了解吞咽功能、误吸和营养不良变化并观察针刺中的不良反应。结果表明，针刺疗法安全、改善脑卒中后假性延髓性麻痹致吞咽困难效果显著，能明显改善患者的营养不良状况、减少误吸。

（六）中医综合治疗对脑卒中吞咽障碍的影响

唐军等[26]进行了针刺和中药联合治疗脑卒中吞咽障碍的临床观察。研究纳入 90 例患者，随机分为针刺组（针刺舌体及廉泉穴）、中药组（中风复元方口服）及针药组（针刺＋中药治疗），每组30 例。评估比较治疗前和治疗后 4 周、8 周的吞咽功能并进行分析。结果发现，针药联用显著提高脑卒中后吞咽障碍的临床疗效。

Xia 等[27]在随机、单盲、对照研究中观察多种针刺联合吞咽训练对吞咽障碍的影响。在预试验基础上进行样本量估算后，124 例经 VFSS 确定的脑卒中吞咽障碍患者随机分为对照组 62 例（吞咽训练）和针刺组 62 例（吞咽训练＋头针、项针和舌针治疗）。每周 6 天，为期 4 周。受试者每周测试 1次 SSA，共测试 5 次（治疗前及治疗 1 周、2 周、3 周、4 周）；治疗前和治疗 4 周后进行 VFSS（DOSS量表）及 MBI、SWAL-QO 评估，并观察不良反应。研究中评估者和统计者不知情，脱落 4 例，每组60 例进入分析。结果显示，针刺配合吞咽训练改善脑卒中吞咽障碍患者的吞咽功能安全、有效，效果从治疗 1 周后开始显现。

Mao 等[28]则探讨了针刺结合吞咽训练治疗脑卒中后吞咽障碍的前瞻性队列研究。在预试验基础上进行样本量估算后，连续收治入院的 105 例经 VFSS 确定的、来自两个不同科室的脑卒中吞咽障碍患者分为对照组 55 例（来自神经内科，吞咽训练），针灸组 50 例（来自神经康复科，吞咽训练＋头针、体针和夹脊穴针刺治疗）。每周 5 天，为期 4 周。治疗前后进行 VFSS、SSA、RBHOMS 评分比较，并观察发生的不良反应。研究中评价者和统计者不知情。最终针刺组 45 例和对照组 53 例完成研究并纳入分析。结果表明，针刺联合吞咽训练安全、有效，改善 VFSS、SSA 评分显著，但是改善短期 RBHOMS 评分不明显，这一结果与陈诗玲等[2]的研究结果不一致，可能与针刺疗法的治疗方案、患者特征等不同有关。

李宝栋等[29]评估了"皮质－咽部－舌根"序贯针刺法对急性期脑卒中吞咽障碍的影响。研究将严格筛选的 68 例病程<7 天的急性脑卒中吞咽障碍患者随机分为治疗组和对照组。对照组给予基础治疗；治疗组增加"皮质－咽部－舌根"序贯针刺治疗（分别在头皮、咽部及舌根针刺治疗）。每天1 次，为期 14 天。结果表明，序贯针刺法改善脑卒中吞咽障碍显著。可能机制为序贯针刺法以神经解剖为基础、通过对参与吞咽反射的高级皮质中枢、皮质下结构、脑干吞咽中枢、咽反射环路及舌根等多靶点的立体化治疗，实现了吞咽功能恢复和功能重组，建议临床推广。

（七）对延髓麻痹吞咽障碍的影响

脑卒中吞咽障碍患者中尤以延髓梗死者严重，延髓作为吞咽中枢模式发生器，一旦发生病变，产生的吞咽障碍比较严重。Zhang 等[30]探讨了通关利窍针法在脑干梗死吞咽障碍治疗中的作用。按照 MRI 结果将 64 例脑干梗死后吞咽障碍患者分为延髓梗死组 22 例、中脑和脑桥梗死组 16 例和多发性脑梗死组 26 例。均给予通关利窍针刺治疗 28 天。治疗前后进行洼田饮水试验、藤氏吞咽等级评价、SSA、BI 等评价。结果表明，通关利窍针法能够促进脑干梗死的恢复，改善患者的吞咽功能，尤其是延髓梗死的患者；给针刺治疗延髓麻痹提供初步证据。

杨玉霞等[31]借助 TMS 在大脑皮质进行吞咽功能区定位后探讨使用头电针对延髓梗死后吞咽困难的影响研究。30 例延髓背外侧综合征吞咽障碍患者随机分为治疗组 16 例和对照组 14 例。对照组给予吞咽功能训练和低频电治疗，治疗组在此基础上由 TMS 在患者对侧大脑皮质定位后给予头电针治疗。结果显示，通过 TMS 定位后的头电针刺激显著改善延髓梗死患者的吞咽障碍。为靶向激活吞咽皮质兴奋性，促进吞咽中枢功能重建，加速吞咽功能恢复提供新的思路。

二、西医疗法对吞咽障碍的影响

（一）各项治疗技术对吞咽功能恢复的影响

1. 口腔感觉训练技术对吞咽障碍影响　李海萍等[32]探讨了冰刺激对脑梗死后吞咽困难患者的应用效果。脑梗死后吞咽困难患者随机分为试验组与对照组各 60 例。对照组给予常规康复训练，试验组此基础上加用冰刺激疗法。比较 2 组治疗前后吞咽功能的改善情况，并比较吞咽困难症状的病程。结果表明，常规训练联合冰刺激干预脑梗死后吞咽困难疗效显著，明显缩短吞咽困难病程。冰刺激具有制作容易、操作简单的优点，便于家庭推广。

2. 口腔运动训练技术对吞咽功能障碍的影响　孟阳等[33]观察了爱荷华口肌训练仪（Iowa Oral Performance Instrument，IOPI）配合吞咽功能训练治疗脑卒中后吞咽障碍的临床疗效。经 VFSS 确定的 60 例脑卒中后吞咽障碍患者随机分为对照组和治疗组。对照组给予常规药物治疗和康复训练，治疗组在此基础上给予 IOPI 治疗。比较评估 2 组患者治疗 1 个月和 2 个月后 VFSS 得分的变化。结果显示，IOPI 配合吞咽功能训练治疗脑卒中后吞咽功能障碍疗效显著，且带有压力反馈和视觉反馈功能，值得临床推广应用。

Gao 等[34]对比了下颌收拢抗阻运动（CTAR）和雪克运动（Shaker）2 种康复训练方法对脑梗死后吞咽障碍及心理状态的影响。90 例 60 岁以上脑梗死后吞咽障碍患者随机分为 CTAR 组、Shaker 组和对照组（每组 30 例）。对照组仅接受内科用药、康复训练及常规护理等常规治疗；除常规治疗外，CTAR 组接受 CTAR 训练、Shaker 组接受雪克运动训练。3 组接受 4 次 VFSS 检查（治疗前及治疗后 2 周、4 周、6 周）、2 次抑郁自评量表（Self-Rating Depression Scale，SDS）评估（治疗前、治疗后 6 周）。结果表明，对于脑梗死后吞咽障碍患者，CTAR 训练显著改善患者吞咽功能的同时，减轻患者的抑郁情绪更明显。

3. 气道保护法对吞咽功能障碍恢复的影响　气道保护方法可增加患者舌骨喉复合体等结构的运动范围，增强患者感觉和运动协调性，避免误吸。陈慧芳等[35]探讨了生物反馈配合门德尔松手法对脑卒中假性延髓性麻痹致吞咽障碍的疗效。脑卒中后假性延髓性麻痹致吞咽障碍患者64例，分为治疗组和对照组，治疗组31例（门德尔松手法＋生物反馈和吞咽训练）和对照组33例（生物反馈和吞咽训练）。结果显示，门德尔松手法可有效提高脑卒中吞咽障碍患者的吞咽功能。

4. 呼吸训练对吞咽障碍影响　呼吸训练增强呼吸肌的收缩力及强度，提高气道分泌物的清除能力。温梦玲等[36]评价了腹式呼吸训练配合"吹龙"对脑卒中吞咽障碍的影响。经反复唾液吞咽试验及洼田饮水试验筛查出来的脑卒中后吞咽障碍患者随机分为观察组33例和对照组32例。2组患者均给予吞咽功能训练，观察组增加腹式呼吸训练配合"吹龙"（用印有图案的蜡纸制成的小玩具）。结果表明，腹式呼吸训练配合"吹龙"可有效改善脑卒中后吞咽障碍患者的吞咽功能。"吹龙"进行呼吸训练，方法简单、易行、有效，患者能亲身感受到训练后的效果；趣味性强、家庭参与度高，能分散患者的注意力，调节患者的情绪，利于推广。

贾慧敏等[37]探讨早期核心肌群及徒手呼吸功能训练对脑卒中后吞咽障碍患者的影响。60例脑卒中后吞咽障碍患者随机分为对照组和观察组，每组各30例。两组均予常规吞咽康复、电刺激及传统呼吸功能训练，观察组增加核心肌群和徒手呼吸功能训练。治疗前后进行SSA、用力肺活量（forced vital capacity, FVC）、每分钟最大通气量（maximum voluntary ventilation，MVV）、最长呼气时间评估比较。结果显示，早期采用核心肌群及徒手呼吸功能训练显著改善脑卒中后吞咽障碍患者的吞咽和呼吸功能。

5. 低频电刺激疗法对吞咽功能障碍恢复的影响　目前使用较多的是NMES、经皮神经电刺激（transcutaneous electric nerve stimulation, TENS）等。NMES已广泛应用于脑卒中后吞咽障碍患者，但其有效性的科学证据尚不充足。李冰洁等[38]使用VFSS从吞咽运动学变化方面探讨NMES对脑卒中患者吞咽障碍的治疗作用。研究纳入43例经3盎司咽水试验及脉冲SaO_2筛查存在吞咽障碍的脑卒中患者，随机分为研究组23例（NMES真刺激＋吞咽常规训练）和对照组20例（NMES假刺激＋吞咽常规训练），治疗均为每次20分钟，5次/周，为期4周。治疗前后均行VFSS，获取4种食团吞咽的Rosenbek渗透－误吸量表（penetration-aspiration scale, PAS）评分、咽传递和延迟时间、舌骨向前和舌骨向上运动最大幅度、喉向前及喉向上运动最大幅度等吞咽运动学参数并进行比较。结果显示，NMES有效改善脑卒中患者的吞咽功能，同时提高喉－舌骨复合体的向上运动。从吞咽运动学上为NMES治疗脑卒中后吞咽障碍的有效性提供证据。

NMES治疗时，电极片放置位置、频率、刺激持续时间、频率等治疗参数不同可能会产生不同效果。高婧慧等[39]观察NMES治疗脑卒中后吞咽障碍的临床疗效，对比分析不同电极片放置位置的电刺激对患者舌骨喉复合体动度的影响。VFSS检查存在咽期吞咽障碍的30例脑卒中患者随机分为治疗A组（舌骨上、下区NMES＋吞咽康复训练和药物治疗）、治疗B组（舌骨上区NMES＋吞咽康复训练和药物治疗）及对照组（吞咽康复训练和药物治疗）。分别于治疗前后对3组进行VFSS检查，并测量吞咽半流质时其舌骨及甲状软骨向上、向前移动距离；进行吞咽功能疗效评估。结果表明，在常规吞咽训练基础上辅以NMES显著改善脑卒中后吞咽障碍患者吞咽功能；电极片的不同位置放置对疗效无显著影响。

杨涓等[40]评估了不同频次NMES对脑卒中后咽期吞咽障碍治疗的影响。采用随机法将VFSS检查为咽期吞咽障碍的脑卒中患者分为3组，每组15例。在常规吞咽训练基础上，3组患者均给予NMES治疗；治疗1组每天1次，治疗2组每天2次，治疗3组每天3次。才藤吞咽障碍分级评价（单盲法）吞咽功能共4次（治疗前及治疗后1周、2周、4周），VFSS检查2次（治疗前及治疗后2周），并对比3组治愈患者平均治疗天数。结果显示，NMES治疗脑卒中后咽期吞咽障碍安全、有效，且在每天1～3次治疗范围内，随着治疗频次增加疗效随之增强，治愈患者平均治疗时间亦明显缩短，有利于患者的快速康复。

赵殿兰等[41]探讨不同强度NMES对脑卒中后吞咽障碍影响的同时观察对舌骨喉复合体运动速度的影响，以获得更多的证据支持。经严格筛选的30例咽期脑卒中吞咽功能障碍患者随机分为对照组、NMES组和强化NMES组。对照组给予常规吞咽训练，NMES组、强化NMES组在此基础上辅以NMES每天1次、每天2次。治疗前、治疗后2周及4周进行VFSS，测量吞咽半流质食物时舌骨、甲状软骨向前、向上的运动幅度和时间，计算相应的速度，同时采用洼田饮水试验、才藤吞咽障碍分级、PAS进行疗效评定（由对分组情况不详的康复医师和言语治疗师完成）。结果表明，强化NMES在改善吞咽障碍方面优势明显，说明增加电刺激时间可以提高治疗效果；同步VFSS证实舌骨喉复合体运动速度显著增快，从吞咽动力学方面提供了有力的证据。故推荐强化NMES治疗在临床中推广。

6. 表面肌电生物反馈训练对吞咽功能障碍恢复的影响　对于依从性较好的吞咽障碍患者，可考虑使用表面肌电生物反馈疗法（surface electromyographic biofeedback therapy，SEMG-BFT）。吴霜等[42]观察了肌电生物反馈联合低频电刺激和康复训练对脑卒中后吞咽障碍影响，对比不同性状食物在吞咽中的差异。VFSS进行吞咽障碍分期的脑卒中患者56例随机分为治疗组和对照组，每组28例。对照组采用低频电刺激和康复训练治疗，治疗组患者增加SEMG-BFT治疗。治疗前、治疗2周、4周后分别采用洼田饮水试验、中文版吞咽功能评估量表（GUSS）评估患者吞咽功能，同时采用颏下肌群SEMG检测2组患者吞咽不同性状食物（空吞咽唾液、流食、糊状食物）时的吞咽时程和平均波幅值。结果显示，SEMG-BFT联合电刺激和康复训练显著改善脑卒中后的吞咽障碍；提供的听觉和视觉刺激反馈便于患者接受和理解，促进患者主动参与吞咽训练，是一种比较直观的训练工具，可进行推广。此外发现，糊状食物是一种相对安全的训练工具。

7. 球囊扩张术对吞咽功能障碍恢复的影响　球囊扩张术操作简单、安全、创伤小，在临床中应用越来越广泛。邵伟波等[43]使用有专利权的柱状球囊导管，结合VFSS和高分辨率食管测压（high resolution manometry，HRM），探讨柱状球囊扩张术治疗脑卒中后食管上括约肌（upper esophageal sphincter，UES）失弛缓致重度吞咽障碍患者的作用机制及效果。经严格筛选的64例脑卒中后UES失弛缓致重度吞咽障碍患者随机分为2组，对照组32例给予常规药物治疗、吞咽康复训练和Vitalstim电刺激，治疗组32例在此基础上给予柱状球囊扩张术。分别于治疗前和治疗终点或治疗4周时行VFSS、HRM和吞咽障碍程度评估并进行比较。结果显示，柱状球囊扩张术有效降低UES张力、缓解痉挛，对UES失弛缓具有明显的针对性治疗作用，为推广使用提供了吞咽动力学方面的证据和支持。

球囊导管多在扩张术训练后拔除。项洁等[44]进行球囊导管扩张后把球囊导管留置并观察治疗脑干卒中环咽肌失弛缓症患者吞咽障碍的疗效。VFSS确诊为脑卒中后环咽肌失弛缓症的、管饲饮食的吞咽障碍患者10例，给予常规口颜面功能训练、Mendelsohn手法治疗、电刺激等，并留置球囊导管扩张术治疗。治疗时间≤3周，如FOIS评级≥6级则终止治疗。治疗前后用经口进食量表（functional oral intake scale，FOIS）评分、才藤吞咽障碍分级及VFSS对患者进行评价；对患者进行为期1年随访，观察其吞咽功能及并发症情况。结果表明，留置球囊扩张术治疗脑干卒中后环咽肌失弛缓症疗效显著，安全、操作简单、治疗时间短、患者依从性好、远期疗效好，值得临床进一步研究、推广。

8. 神经调控技术对吞咽功能障碍恢复的影响　神经调控技术通过改变脑的兴奋性诱导脑的可塑性，目前正处于临床研究与初步应用阶段，值得关注。

（1）磁刺激：Du 等[45]在随机、假对照、双盲试验中观察了 rTMS 对脑卒中后吞咽障碍患者吞咽功能的影响及安全性。严格筛选的 40 例脑卒中后吞咽障碍患者随机分为 3 组：对照组 12 例（rTMS 假刺激）、高频组 15 例（损伤同侧 3Hz rTMS）和低频组 13 例（损伤对侧 1Hz rTMS），疗程 5 天。对 3 组患者评估吞咽功能、吞咽严重程度和功能残疾程度共 5 次（治疗前及治疗后，疗程结束后 1 个月、2 个月、3 个月），治疗前后评估皮质兴奋性。研究中患者和评估者不知具体分组和刺激类型。结果表明，无论是低频还是高频 rTMS 均显著改善脑卒中后吞咽障碍及功能障碍，蓄积作用维持到治疗后 3 个月。此外，治疗过程中无明显不良反应发生。rTMS 安全、有效、作用持久，是早期脑卒中后吞咽障碍患者的一种有效的治疗方式，值得临床推广。

马明等[46]探讨了重复性外周磁刺激（rPMS）联合吞咽功能训练治疗脑卒中后咽期吞咽障碍的临床疗效。经 VFSS 存在咽期吞咽障碍的 60 例脑卒中偏瘫患者随机分为对照组（常规吞咽功能训练）和观察组（外周磁刺激组，rPMS＋常规吞咽功能训练），每组 30 例。治疗前、治疗 4 周后由对不知分组情况的言语治疗师分别采用洼田饮水试验、FOIS 和 PAS 进行评定。结果显示，rPMS 联合吞咽功能训练能明显改善脑卒中患者咽期吞咽障碍。治疗过程中患者均反映麻刺感很弱，无任何不适感，其治疗依从性较好且安全性及可操作性均较好，值得在脑卒中吞咽障碍中推荐应用。

（2）经颅直流电刺激：经颅直流电刺激（transcranial direct current stimulation，tDCS）是一种利用恒定、低强度直流电调节大脑皮质神经元活动的神经调控技术。Zhao 等[47]探讨了在不同吞咽投射半球给予阳极 tDCS 同步吞咽任务对舌骨上肌群运动诱发电位（motor evoked potential，MEP）的影响。30 名健康受试者随机分为 2 组：第 1 组对吞咽强投射区靶半球进行电刺激；第 2 组对吞咽弱投射半球进行电刺激。采用阳极 tDCS 和假刺激 2 种方法随机刺激。共记录 5 次舌骨上肌群的 MEP（干预前及干预后 5 分钟、30 分钟、60 分钟和 90 分钟）。结果发现，阳极 tDCS 刺激靶向和非靶向半球引出的舌骨上肌群 MEP 具有不同的效果，与刺激部位相关。为阳极 tDCS 在脑卒中后吞咽困难患者中的应用提供治疗策略。

袁英等[48]评估 tDCS 在脑卒中后共济失调型吞咽障碍治疗中的疗效。符合纳入标准的脑卒中后共济失调型吞咽障碍患者随机分为 tDCS 组和对照组，各 15 例。在外周经皮电刺激治疗的基础上，tDCS 组给予小脑 tDCS 治疗，对照组给予小脑 tDCS 假刺激治疗。治疗 20 天。结果表明，小脑阳极 tDCS 显著改善脑卒中后共济失调型吞咽障碍患者的吞咽功能，为共济失调型吞咽障碍的治疗提供了新的手段。

9. 镜像疗法　镜像疗法成为近来国外学者研究的热点，能够帮助脑卒中患者进行动作理解、复杂动作模仿、治疗运动功能缺损。龙耀斌等[49]探讨镜像治疗在急性期脑卒中吞咽障碍康复中的疗效。研究纳入 60 例脑卒中吞咽障碍患者，随机分成治疗组和对照组。对照组接受常规吞咽训练和间歇口腔胃管营养法，治疗组在此基础上给予镜像治疗。治疗前后进行 VFSS 检查、洼田饮水试验评估比较，观察肺部感染发生率。结果表明，镜像治疗能有效改善急性期脑卒中后吞咽困难患者的吞咽功能，降低误吸风险。以视听刺激为主的镜像治疗操作简单易行，可由护士甚至患者家属自行操作，具有推广应用价值，适合早期开展。

10. Rood 疗法　王玲等[50]探讨 Rood 疗法干预和常规口腔干预对脑卒中存在吞咽困难患者的影响，旨在为脑卒中吞咽困难患者的治疗提供参考依据。脑卒中吞咽困难患者随机分为观察组（Rood 疗法干预）和对照组（常规口腔干预）。比较 2 组患者的吞咽功能（洼田饮水试验）、营养状况（总蛋白、白蛋白和血红蛋白）和干预效果。结果显示，Rood 疗法干预能够有效促进脑卒中存在吞咽困难患者吞咽功能的恢复，显著改善患者的营养状况，降低误吸和营养不良发生风险，值得临床推广。

11. 认知训练　吞咽过程需要完整的认知及行为功能参与。杨丹等[51]观察认知训练结合吞咽实时电刺激治疗对脑卒中后并发认知功能障碍和吞咽障碍患者吞咽功能的影响。40 例符合入选标准的脑卒中患者随机分为观察组 20 例和对照组 20 例。观察组给予常规吞咽训练同步实时电刺激和认知训练，对照组给予常规吞咽训练和 NMES。治疗前后采用 MMSE 和 VFSS 进行认知功能和吞咽功能的评定。结果表明，认知训练结合吞咽实时电刺激治疗治疗脑卒中后并发认知功能障碍和吞咽障碍患者吞咽功能的疗效显著。

12. 西医综合康复治疗对吞咽功能障碍恢复的影响　在各种提高吞咽功能治疗技术中，主动性、个体化治疗方案十分重要，几种方法联合应用效果更佳。吴春芳等[52]探讨口腔锻炼联合 Shaker 在脑出血后出现吞咽障碍患者中的应用效果。将 112 例脑出血后吞咽障碍患者随机分为 4 组，各 28 例。对照组给予常规治疗与护理；口腔锻炼组、Shaker 组、联合组分别增加口腔锻炼法治疗、Shaker、口腔锻炼法联合 Shaker。疗程 4 周。治疗前后对 4 组患者进行 VFSS 评估比较。结果表明，口腔锻炼联合 Shaker 疗法较单一疗法显著改善脑出血吞咽障碍患者的吞咽功能。

徐晓明等[53]观察了 NMES 结合酸性刺激治疗急性 / 亚急性脑卒中口腔期吞咽障碍的疗效及不良反应发生情况。经 VFSS 确定为吞咽障碍口腔期的 90 例急性 / 亚急性脑卒中患者采用随机信封隐藏法 1∶1∶1 分为 NMES 组、酸性刺激组和综合组。各组在常规吞咽训练基础上分别应用 NMES、酸性刺激疗法、NMES 结合酸性刺激疗法。分别于治疗 3 周、12 周进行 VFSS 口腔功能评分和 FOIS 评估比较，并记录不良反应。结果显示，急性或亚急性脑卒中吞咽障碍口腔期的患者，早期应用 NMES 结合酸性刺激治疗，有利于提高患者口腔控制食物能力、协调吞咽动作，防止并发症发生。

（二）脑卒中吞咽障碍患者并发症的康复研究进展

吞咽障碍将明显增加患者误吸及肺感染的风险，减少经口进食，导致脱水、电解质紊乱及营养不良，增加患者的病死率和不良预后；此外吞咽障碍还会引起患者焦虑、抑郁等心理与社会交往问题。

1. 脑卒中吞咽障碍伴肺感染康复研究进展　陈晓琳[54]探讨集束化管理在脑梗死急性期预防吸入性肺炎中的影响。老年急性期脑梗死患者随机分为 2 组，每组 36 例。对照组给予饮食护理、排痰护理、疾病相关知识宣教等常规护理；干预组应用吞咽功能训练、摄食管理、自制角度测量仪进行体位管理等方法进行集束化管理。观察入院 30 天内吸入性肺炎发生率、吞咽功能改善情况及患者满意度。结果表明，集束化管理有效降低脑梗死急性期患者吸入性肺炎的发生率，改善患者吞咽功能和护患关系，强化了护理团队的凝聚力，提升了护士的职业素质和医院的社会形象，减少医疗纠纷。集束化管理方法简单、实用，可行性强，值得临床推广和应用。

2. 脑卒中后吞咽障碍患者心理障碍康复研究进展　曾艳芳等[55]探讨 NMES 对脑梗死吞咽障碍患者焦虑抑郁状态的影响。研究纳入脑梗死后吞咽障碍患者 126 例患者，随机分为治疗组（66 例）

和对照组（60例）。均给予常规药物治疗及吞咽训练，治疗组加用NMES。治疗前后均给予汉密尔顿焦虑量表（Hamilton Anxiety Scale，HAMA）及HAMD测试。结果发现，脑梗死后患者焦虑、抑郁程度与吞咽障碍的严重程度相关；NMES治疗改善脑梗死患者吞咽功能的同时改善了焦虑抑郁状态。

韦艳燕等[56]评估认知行为干预对脑卒中后吞咽障碍患者负性情绪及日常生活能力的影响。140例脑卒中后吞咽障碍患者随机分为试验组和对照组各70例。2组均给予内科常规护理干预，试验组在对照组的基础上实施认知行为干预。在干预前和干预2个月，均采用HAMA和HAMD评估心理状态、MBI评估日常生活能力。结果显示，对脑卒中后吞咽障碍患者实施认知行为干预，能够有效降低患者负性情绪，提高生活自理能力。

冯娟娟等[57]探讨了球囊扩张术对脑卒中后吞咽障碍患者吞咽功能及焦虑抑郁心理的影响。38例伴有抑郁、焦虑症状的脑卒中后吞咽障碍患者随机分为2组。对照组给予常规药物治疗及吞咽功能训练，观察组在此基础上予以球囊扩张治疗。治疗时间均不超过5周，如治疗过程中患者恢复正常经口进食则终止治疗。治疗前后分别进行VFSS、洼田饮水试验、HAMD及HAMA评定对比。结果表明，在常规吞咽功能训练基础上辅以球囊扩张治疗有效改善脑卒中患者吞咽功能并对缓解患者抑郁及焦虑情绪明显促进作用。其机制可能由于球囊扩张后吞咽功能改善打破了吞咽障碍和焦虑抑郁的恶性循环。

（三）脑干卒中吞咽障碍患者康复研究进展

VFSS是目前诊断吞咽障碍的"金标准"，但是对滞留、误吸、咽肌收缩无力等不能进行量化分析。兰月等[58]探讨了吞咽造影数字化分析技术定量评价吞咽功能。经VFSS诊断为咽期吞咽障碍的脑干卒中患者按治疗方法分为2组：球囊扩张组（15例，球囊扩张术治疗＋吞咽康复训练），吞咽康复训练包括口颜面肌肉训练、低频电刺激和表面肌电生物反馈治疗等，对照组接受常规吞咽康复训练。5次/周，共3周。治疗前后进行VFSS和数字化测量分析（咽收缩率和咽收缩持续时间）。结果显示，球囊扩张治疗明显延长患者吞咽稀流质、浓流质及糊状食物时的咽收缩持续时间，降低吞咽稀流质、浓流质食物时的咽收缩率。

脑干损伤可出现与运动感觉障碍相关的程度较重的吞咽障碍，如环咽肌失弛缓等。卫小梅等[59]等利用fMRI揭秘吞咽机制。脑干卒中后UES失弛缓症咽期吞咽障碍患者20例随机分为常规治疗组（吞咽训练和低频电刺激）和球囊扩张组（球囊扩张治疗＋吞咽训练和低频电刺激），每组10例；健康受试者10例作为正常组。治疗前后采用fMRI观察3组受试者吞咽唾液时吞咽相关皮质兴奋性的变化，比较皮质和皮质下激活情况。结果发现，健康人群吞咽时包括双侧大脑的中央前回、中央后回、额颞顶枕岛叶广泛激活小脑、脑干部分激活。脑干卒中后吞咽障碍患者脑区激活明显减少。球囊扩张明显激活脑区但激活体素较低。这一发现揭示了大脑皮质在脑干卒中后咽期吞咽障碍恢复的调控作用，为球囊扩张技术的使用提供有力的循证依据。

郭钢花等[60]借助表面肌电分析，探讨了单侧脑干卒中吞咽障碍患者的吞咽肌群是否单侧异常及吞咽障碍的发生机制。经VFSS提示咽期或口咽期吞咽障碍的左侧脑干卒中患者8例、右侧脑干卒中后7例及健康志愿者10例纳入研究，表面肌电图记录吞咽时双侧颏下肌群表面肌电振幅及时程并进行比较分析。结果表明，单侧脑干卒中后吞咽障碍患者双侧颏下肌群功能均受损，且病灶侧受损程度较对侧严重。从吞咽肌电生理改变方面揭示了吞咽障碍的发生机制，为科学制订康复训练计划提供参考资料。

虽然改良球囊扩张疗法已被证明能改善脑卒中后吞咽功能，但其改善的神经机制尚不清楚。Wei 等[61]对其进行了探讨。将单侧脑干卒中后 UES 功能不良的鼻饲患者随机分为扩张组 15 例（改良球囊扩张术＋常规康复治疗）和对照组 15 例（常规康复治疗）。治疗前后进行 MEP（双侧颏下肌）、VFSS 检查［UES 开口直径（UOD）和舌骨的最大位移（HD）］、NIHSS 评分和 FOIS 评分比较。计算机产生随机序列，所有负责评估的医师（包括 MEP 评估和 VFSS 数据分析）均不清楚分组情况。符合下列条件之一时终止研究：①治疗达 3 周。②患者完全从口进食，不再依赖管饲饮食补充。结果表明，同侧皮质诱发的患侧颏下肌 MEP 的波幅变化和 HD 之间存在线性正相关。改良球囊扩张改善同侧皮质诱发的患侧颏下 MEP 的振幅、UOD 和 HD 显著。进一步分析，同侧延髓通路的恢复可能是咽功能改善的主要原因。揭示了改良球囊扩张治疗增加单侧脑干卒中患者患侧投射兴奋性的机制。

（四）吞咽障碍患者的康复管理

何泽液等[62]探讨群组管理对脑卒中后吞咽障碍患者康复训练效果的影响。150 例脑卒中吞咽障碍患者随机分为观察组和对照组。在常规药物治疗的基础上，对照组采取常规的一对一康复训练模式，观察组采取群组管理模式进行康复训练，为期 5 周。比较 2 组患者干预前后的总体疗效、NIHSS 评分和 SSA 评分。结果表明，群组管理模式下，脑卒中后吞咽障碍患者的康复训练效果显著，神经功能和吞咽功能的恢复更佳，患者的依从性更高，值得临床推广。

刘玲等[63]探讨以护理协调为主导的多学科团队协作模式在脑卒中后吞咽障碍患者治疗中的应用效果。采用抽签法将 120 例脑卒中后吞咽障碍患者随机分为对照组和多学科组。对照组采用常规吞咽治疗及康复护理，多学科组采用护理协调为主导的多学科团队协作模式。治疗前后比较 2 组患者吞咽功能、营养水平、心理状况。结果显示，护理协调为主导的多学科团队协作综合了各学科的资源优势及人员的有机结合，共同制订并及时调整治疗护理方案，能有效提高患者吞咽功能、改善营养状况，减轻患者心理负担，有利于患者康复。

（五）吞咽障碍患者的康复护理研究进展

除探讨不同康复治疗方法对脑卒中后吞咽障碍的影响外，护理模式对脑卒中后吞咽障碍的影响也进行了一系列研究。洪显钗等[64]评估了集束化护理对脑卒中后吞咽障碍患者的康复效果及生存质量的影响。研究纳入 84 例脑卒中后吞咽障碍患者，随机分为观察组和对照组。对照组患者给予常规康复护理，观察组患者在此基础上实施集束化护理。干预前后采用 HAMA、HAMD、BI、NIHSS 评分、洼田饮水试验、慢性疾病生存质量评分量表对 2 组患者心理状况、日常生活能力、神经功能缺损、吞咽功能及生存质量进行评价。结果显示，集束化护理能有效提高脑卒中后吞咽功能障碍患者的康复效果，改善其生存质量。

刘静[65]观察了家庭跟进服务模式对脑卒中后吞咽障碍预防及生活质量的影响。120 例脑卒中患者随机分为观察组及对照组。对照组出院时进行常规出院指导，观察组出院时给予家庭跟进服务模式干预。为期 6 个月。结果表明，家庭跟进式护理有效降低吞咽障碍及其并发症的发生，提高吞咽障碍患者锻炼依从性和满意度。

三、中西医结合疗法对吞咽障碍的影响

吞咽障碍的康复治疗目前有许多方法，每种治疗方法均有其优点及不足，且一个患者不可能采用所有方法，探讨哪几种治疗方法联合治疗效果更好显得尤为重要。

余爱军等[66]探讨了针灸和 NMES 联用对吞咽障碍的影响。该研究纳入了 180 例脑卒中后吞咽障碍患者，随机分为 3 组：针灸治疗对照组、吞咽治疗仪治疗对照组、吞咽治疗仪联合针灸治疗组。4 周后使用洼田饮水试验对 3 组患者进行评估及比较。结果表明，NMES 和针灸治疗均可促进脑卒中后吞咽障碍的恢复，两者的疗效差异不明显；但是，NMES 联合针灸治疗脑卒中后吞咽障碍疗效更显著，治愈率更高；两者的原理不同，相互配合、相互促进，值得推广。

李英南等[67]进一步探讨了针刺联合 NMES 对脑卒中后吞咽障碍吞咽时表面肌电信号的影响，提供电生理方面的证据支持。96 例脑卒中后吞咽障碍患者随机分为对照组（常规药物治疗和吞咽功能训练）和观察组（在对照组基础上加针刺联合 NMES）。比较治疗前、治疗 4 周后 2 组的吞咽功能、双侧舌骨肌群的 sEMG 最大波幅和吞咽时程变化。结果表明，针刺联合 NMES 改善吞咽功能更显著，显著促进舌骨肌群 sEMG 波幅的升高。从电生理方面证实了针刺联合 NMES 的有效性。

彭继海等[68]探讨二腹肌低频调制中频电针治疗对脑卒中后吞咽障碍患者舌骨垂直抬高及前移的影响。选取脑卒中后存在舌骨上提障碍患者共 45 例，采用前瞻性随机对照研究方法，分成电针组、电疗组和对照组，各 15 例。对照组仅给予手法治疗，电疗组加低频脉冲吞咽治疗仪，电针组在手法治疗基础上在 B 型超声定位下连低频调制中频针灸针刺激二腹肌前腹运动点治疗。治疗前后比较分析 VFSS 检查中舌骨抬高及前移的幅度。结果显示，在脑卒中后咽期吞咽障碍患者中，低频调制中频电后连接一次性针灸针刺激二腹肌前腹运动点，定位精准，有效上抬舌骨，减少喉渗透及误吸风险，改善吞咽功能。该方法安全可行，有临床应用前景。

随着神经调控技术的发展，吞咽障碍的治疗手段更加丰富。钮雪康等[69]将经颅磁刺激和针刺联合应用探讨对脑卒中后吞咽障碍的临床影响。符合纳入标准的 60 例患者随机分为对照组和观察组，各 30 例。对照组给予吞咽功能训练，观察组在对照组基础上给予经颅磁刺激和针刺治疗（包括头针、舌针、体针）。治疗前后进行洼田饮水试验和 SSA 评估。结果表明，经颅磁刺激和针刺联合显著改善吞咽障碍。支持新型神经调控技术和传统针刺疗法联合使用治疗脑卒中后吞咽障碍。

康复治疗介入越早，效果越好。李娜等[70]对出血性脑卒中术后吞咽障碍患者早期给予头针联合吞咽肌电刺激治疗，探讨介入时机并评估治疗效果。行微创钻孔引流术后 48 小时的 90 例脑出血术后吞咽障碍患者分为治疗组和对照组各 45 例；对照组给予吞咽康复训练，治疗组加用头针同步吞咽肌电刺激。每周 5 次，为期 3 周。共 5 例退出。治疗前后进行 SSA、FOIS 评分比较。结果显示，头针同步吞咽肌电刺激在出血性脑卒中术后 48 小时开始治疗吞咽障碍可显著促进患者吞咽功能的恢复。

倪荣福等[71]对吞咽康复训练、针刺、NMES 疗法在脑卒中后吞咽障碍的影响进行了探讨。经

VFSS 检查的脑卒中后吞咽障碍患者随机分为对照组（吞咽康复训练）、电刺激组（吞咽康复训练＋NMES）、针刺组（吞咽康复训练＋针刺）和综合组（吞咽康复训练＋NMES＋针刺）4 组，每组各 25 例。共 3 个疗程 60 天。受试者每 20 天进行 1 次 VFSS，共测试 4 次（治疗前、治疗 1、2、3 个疗程后）。结果显示，吞咽康复训练、针刺及神经肌肉电刺激疗法治疗脑卒中后吞咽障碍均有效，针刺组与电刺激组的疗效比较无明显差异，但 3 种治疗联合应用效果最佳，而且治疗时间越长效果越明显。建议吞咽治疗应手段多样、综合、规范、系统、足疗程。

吴娟等[72]进行了不同的研究设计。180 例脑卒中后吞咽障碍患者随机分为 4 组：单独吞咽功能训练组、单独针灸组、单独电刺激组及联合组（吞咽功能训练＋低频电刺激＋针灸），每组 45 例。对比 4 组治疗前后吞咽功能及血氧饱和度变化。结果证实，吞咽康复训练、针刺、神经肌肉电刺激治疗任一疗法治疗脑卒中后吞咽障碍和减少误吸均有效，但联合组的效果最佳。因此，相比于单独一种疗法，可考虑吞咽功能训练、针灸和电刺激疗法联合使用更有效地治疗脑卒中后吞咽障碍。

四、存在的问题和展望

（一）基础研究方面

吞咽障碍的康复治疗方法众多，但是均是这些方法的临床研究，尚无相关的动物实验模型和实验研究。

（二）临床研究方面

各种康复方法治疗吞咽障碍的临床有效性研究较多。而有待解决的问题主要有以下方面。①研究的设计，多数研究没有预试验，当然就谈不上进行样本量的估算，故样本量偏小；大多为随机对照研究，但是随机方法描述不清。即使做到了随机，但少有考虑分配隐藏、盲法设计。缺乏大样本、多中心的随机对照研究。②纳入研究对脑卒中后吞咽障碍患者的病程、疾病分期、病变部位等信息并无详细描述，无法得到更有针对性的结果。③对吞咽障碍的筛查和评估选用的标准众多，多采用洼田饮水试验，还有标准吞咽功能评估表、藤岛一郎评定标准等，使用称作评估吞咽障碍"金标准"的 VFSS 的不多。④各种康复治疗方法中哪种方法治疗吞咽障碍最有效尚不明确。即使同一种方法，治疗的强度、时间等无统一标准。各种治疗如何科学搭配和组合模糊不清。⑤疗效的评估标准不一。如生存质量的评价，有使用 SWAL-QOL，也有使用 SF-36 的。⑥安全性评估较少，即使描述了患者的不良反应，也只是简单描述。⑦多为短期疗效观察，缺乏对患者远期疗效的随访观察。对脑卒中后吞咽障碍所致的肺部感染、营养不良、死亡率等结果的影响，需要更多的随访试验支撑。⑧各种治疗吞咽障碍方法的电生理、影像机制研究少。期待在未来的研究中、在不断探索中回答和解决上述问题。

（王宏图　高　崇　张　岩）

参考文献

［1］ 夏文广，郑婵娟，夏隽晖，等. 循经辨证针刺治疗脑卒中后吞咽障碍：随机对照研究. 中国针灸，2016，36（7）：673-678.

［2］ 陈诗玲，倪光夏. 针刺配合吞咽康复疗法治疗中风后假性球麻痹吞咽困难患者40例临床观察. 中医杂志，2017，58（5）：401-404.

［3］ 马培锋，徐树岭，田雯艳，等. "阿呛穴"速刺法治疗脑卒中后假性延髓麻痹疗效观察. 中国针灸，2016，36（10）：1027-1030.

［4］ 楚佳梅，刘小平，陈飞宇，等. "高氏项针"对脑卒中后假性延髓麻痹患者吞咽功能及生活质量的影响：随机对照研究. 中国针灸，2017，37（7）：691-695.

［5］ 陈广玲，缪雪. 脑卒中吞咽障碍患者耳穴磁贴联合吞咽治疗仪治疗的效果观察. 护理学报，2015，22（14）：68-69.

［6］ Cai H, Ma B, Gao X, et al. Tongue acupuncture in treatment of post-stroke dysphagia. Int J Clin Exp Med, 2015, 8（8）：14090-14094.

［7］ 周凯欣，欧海宁，郑栋，等. 头针针刺下吞咽训练治疗脑卒中后吞咽障碍的临床疗效观察. 中华物理医学与康复杂志，2015，37（12）：936-939.

［8］ 姜润哲，王鹏琴. 眼针结合康复训练治疗脑卒中后吞咽困难临床观察. 针灸临床杂志，2016，（10）：12-15.

［9］ 孙丹，徐纬，陈娜，等. 皮内针埋针对脑卒中后吞咽障碍患者的吞咽功能和表面肌电图的影响. 针刺研究，2018，43（2）：118-122.

［10］ 张生玉，刘哨兵，吴伟，等. Vitalstim穴位电针法联合康复训练治疗脑卒中后吞咽障碍的临床疗效. 针刺研究，2017，42（2）：168-172.

［11］ 张铭铭，杨杰. 穴位注射联合针刺治疗脑梗死后吞咽障碍疗效观察. 中国中医急症，2017，26（12）：2232-2234.

［12］ 李洁，周芳，王小云，等. 针药结合治疗风痰阻络证中风后吞咽障碍患者75例临床观察. 湖南中医药大学学报，2017，37（2）：181-184.

［13］ 宋珏娴，刘凤春，高利. 威灵仙浓煎汤剂喷咽治疗脑卒中后吞咽困难的疗效观察. 中西医结合心脑血管病杂志，2016，14（15）：1714-1716.

［14］ 濮红萍，史婷奇，李敏，等. 穴位按摩在脑卒中吞咽功能障碍治疗中的应用价值. 江苏中医药，2015，47（5）：66-68.

［15］ 孟迎春，王超，尚士强，等. 廉泉穴针刺深度对中风后吞咽障碍的疗效影响：随机对照研究. 中国针灸，2015，35（10）：990-994.

［16］ 王再岭，马金娜，宁丽娜. 芒针弯刺天突穴治疗脑梗死后吞咽障碍临床疗效观察. 中国针灸，2016，36（10）：1019-1022.

［17］ Zhang L, Xu N, Li R, Wang L. Clinical study of electroacupuncture with different frequencies at Lianquan（CV 23）and Fengfu（GV 16）for stroke dysphagia. Zhongguo Zhen Jiu, 2018, 38（2）：115-119.

［18］张春雨，邢鹏，聂耀，等. 针刺联合常规疗法对脑卒中后假性延髓麻痹患者吞咽功能与血液流变学的影响. 国际中医中药杂志，2015，37（2）：122-125.

［19］梁艳桂，吴海科，谭峰，等. 化痰通络汤联合舌咽针刺治疗脑梗死后假性球麻痹所致吞咽困难疗效观察. 现代中西医结合杂志，2016，25（18）：1974-1976.

［20］陈坚. 针刺预防脑梗死伴吞咽障碍患者发生卒中相关性肺炎的疗效. 成都中医药大学学报，2015，38（2）：55-58.

［21］王小亮，侯斌，姜远飞，等. 补肾利咽饮干预卒中后假性延髓麻痹吞咽障碍对卒中相关性肺炎的影响. 中国中医急症，2016，25（2）：346-348.

［22］桂树虹，黄东勉，李俊驹，等. 中药联合针灸治疗脑卒中后吞咽障碍肺部感染临床观察. 中国中医急症，2016，25（7）：1378-1380.

［23］李鞍英. 针刺五泉穴联合穴位按摩治疗卒中后吞咽困难并发肺感染疗效观察. 中国中医急症，2016，25（9）：1783-1785.

［24］罗菁，古志林，徐振. 调神利咽针刺法治疗脑卒中后吞咽障碍的疗效观察. 中华物理医学与康复杂志，2015，37（12）：940-942.

［25］陈琴，刘丽，林智，等. 针刺治疗脑卒中后假性球麻痹致吞咽困难临床研究. 中医学报，2016，31（5）：756-760.

［26］唐军，储瑾，王燕平，等. 针药联合治疗脑卒中吞咽障碍90例临床观察. 云南中医学院学报，2015，38（4）：41-43，56.

［27］Xia W, Zheng C, Zhu S, et al. Does the addition of specific acupuncture to standard swallowing training improve outcomes in patients with dysphagia after stroke ?a randomized controlled trial. Clin Rehabil, 2016, 30（3）：237-246.

［28］Mao LY, Li LL, Mao ZN, et al. Therapeutic effect of acupuncture combining standard swallowing training for post-stroke dysphagia: A prospective cohort study. Chin J Integr Med. 2016, 22（7）：525-531.

［29］李宝栋，白晶，宋伟伟，等. "皮层 - 咽部 - 舌根" 序贯针刺法治疗卒中后吞咽障碍临床研究. 河北中医，2016，38（5）：754-757.

［30］Zhang CH, Bian JL, Meng ZH, et al. Tongguan Liqiao acupuncture therapy improves dysphagia after brainstem stroke. Neural Regen Res, 2016, 11（2）：285-291.

［31］杨玉霞，江玉娟，项蓉，等. 经颅磁刺激定位配合低频电治疗延髓背外侧综合征吞咽困难的临床观察. 中华中医药学刊，2018，36（1）：215-217.

［32］李海萍，彭力. 常规训练联合冰刺激在脑梗死后吞咽困难中的应用效果观察. 中西医结合心脑血管病杂志，2017，15（7）：871-873.

［33］孟阳，顾莹，王欣. 爱荷华口肌训练仪配合吞咽功能训练治疗脑卒中后吞咽功能障碍的临床观察. 中华物理医学与康复杂志，2015，37（12）：934-936.

［34］Gao J, Zhang HJ. Effects of chin tuck against resistance exercise versus Shaker exercise on dysphagia and psychological state after cerebral infarction. Eur J Phys Rehabil Med, 2017, 53（3）：426-432.

［35］陈慧芳，廖玉明，王博禹，等. 生物反馈配合门德尔松手法对脑卒中合并假性球麻痹致吞咽障碍的康复治疗的研究. 中国医药导刊，2015，17（1）：20-21，23.

［36］ 温梦玲，陈冬梅，吕莹莹，等. 腹式呼吸训练配合"吹龙"对脑卒中吞咽障碍患者吞咽功能的影响. 广东医学，2016，37（10）：1521-1523.

［37］ 贾慧敏，葛宣宣，赵庆贺，等. 早期核心肌群及徒手呼吸功能训练对脑卒中后吞咽障碍患者的影响. 中国康复理论与实践，2017，23（3）：326-329.

［38］ 李冰洁，张通，李芳. 神经肌肉电刺激对卒中后吞咽障碍治疗作用的研究. 中国卒中杂志，2017，12（3）：207-213.

［39］ 高婧慧，王强，李明，等. 神经肌肉电刺激对脑卒中后吞咽障碍患者舌骨喉复合体动度的影响. 中华物理医学与康复杂志，2015，37（5）：348-352.

［40］ 杨涓，冯珍. 不同频次神经肌肉电刺激治疗脑卒中后咽期吞咽障碍的疗效观察. 中华物理医学与康复杂志，2017，39（2）：122-126.

［41］ 赵殿兰，王强，孟萍萍，等. 强化神经肌肉电刺激对脑卒中吞咽障碍患者吞咽功能及舌骨喉复合体运动速度的影响. 中华物理医学与康复杂志，2017，39（6）：427-432.

［42］ 吴霜，刘春风，楚兰，等. 肌电生物反馈联合低频电刺激和康复训练对脑卒中后吞咽功能障碍的影响. 中华物理医学与康复杂志，2017，39（5）：332-335.

［43］ 邵伟波，王珧，蒋惟伟，等. 柱状球囊扩张术治疗脑卒中后食管上括约肌失弛缓致重度吞咽障碍临床研究. 中国现代神经疾病杂志，2017，17（3）：185-191.

［44］ 项洁，魏宁，高修明，等. 留置球囊导管扩张术治疗脑干卒中后环咽肌失弛缓的疗效观察. 中华物理医学与康复杂志，2017，39（4）：283-285.

［45］ Du J, Yang F, Liu L, et al. Repetitive transcranial magnetic stimulation for rehabilitation of poststroke dysphagia：A randomized, double-blind clinical trial. Clin Neurophysiol, 2016, 127（3）：1907-1913.

［46］ 马明，杨玺，蔡倩，等. 重复性外周磁刺激联合吞咽功能训练治疗脑卒中后咽期吞咽障碍的疗效观察. 中华物理医学与康复杂志，2017，39（10）：749-752.

［47］ Zhao S, Dou Z, Wei X, et al. Task-concurrent anodal tDCS modulates bilateral plasticity in the human suprahyoid motor cortex. Front Hum Neurosci, 2015, 9: 370.

［48］ 袁英，汪洁，吴东宇，等. 经颅直流电刺激改善卒中后共济失调型吞咽障碍的疗效观察. 中国康复医学杂志，2015，30（8）：765-770.

［49］ 龙耀斌，张红敏. 镜像疗法对急性期脑卒中吞咽障碍的效果. 中国康复理论与实践，2015，21（9）：1078-1081.

［50］ 王玲，裘小平，叶李娟. Rood 技术干预与常规口腔干预对脑卒中吞咽困难患者营养不良的效果对比. 世界华人消化杂志，2017，25（21）：1980-1984.

［51］ 杨丹，魏海棠，彭涛，等. 认知训练结合吞咽实时电刺激对脑卒中后吞咽障碍的疗效. 中国康复理论与实践，2015，21（8）：939-942.

［52］ 吴春芳，陈勇，张起顺，等. 口腔锻炼联合雪克运动在脑出血后吞咽障碍患者中的应用效果分析. 中国基层医药，2015，22（13）：1998-2001.

［53］ 徐晓明，段隽丹，杨麟. 神经肌肉电刺激与酸性刺激治疗急性脑卒中吞咽障碍口腔期的效果. 中国康复理论与实践，2017，23（2）：194-198.

［54］ 陈晓琳. 集束化管理在脑梗死急性期预防吸入性肺炎中的作用. 中国实用护理杂志，2017，33（20）：1540-1543.

［55］ 曾艳芳，谈晓牧，冀旗玲，等. NMES 治疗对脑梗死吞咽障碍患者焦虑抑郁状态的影响. 脑与神经疾病杂志，2015，23（4）：276-280.

［56］ 韦艳燕. 认知行为干预对脑卒中吞咽障碍患者负性情绪及日常生活能力的影响. 中国实用护理杂志，2016，32（28）：2166-2170.

［57］ 冯娟娟，尚小平，何予工，等. 球囊扩张治疗对脑卒中后吞咽障碍患者抑郁和焦虑的影响. 中华物理医学与康复杂志，2017，39（6）：437-439.

［58］ 兰月，徐光青，林拓，等. 吞咽造影数字化分析评价脑干卒中后吞咽障碍患者咽部功能治疗前后的变化. 中华物理医学与康复杂志，2015，37（8）：577-580.

［59］ 卫小梅，窦祖林，招少枫，等. 脑干卒中后吞咽障碍患者改良导管球囊扩张治疗中枢调控机制的 fMRI 研究. 中华物理医学与康复杂志，2015，37（12）：892-898.

［60］ 郭钢花，李晓丽，李哲，等. 单侧脑干卒中后吞咽障碍患者双侧颏下肌群表面肌电分析. 中华物理医学与康复杂志，2016，38（7）：497-500.

［61］ Wei X, Yu F, Dai M, et al. Change in Excitability of Cortical Projection After Modified Catheter Balloon Dilatation Therapy in Brainstem Stroke Patients with Dysphagia: A Prospective Controlled Study. Dysphagia, 2017, 32（5）：645-656.

［62］ 何泽液，吴小丽，陈令军，等. 群组管理对脑卒中吞咽障碍患者康复训练效果的影响. 中国现代医学杂志，2015，25（6）：73-76.

［63］ 刘玲，何竟. 护理协调为主导的多学科团队协作模式在卒中后吞咽障碍患者治疗中的应用效果. 现代临床护理，2017，16（9）：64-69.

［64］ 洪显钗，舒美春，留盈盈，等. 集束化护理对脑卒中吞咽功能障碍患者康复效果及生存质量的影响研究. 中国全科医学，2015，18（8）：950-953.

［65］ 刘静. 家庭跟进式护理对脑卒中吞咽功能障碍预防及生活质量的影响. 蚌埠医学院学报，2017，42（6）：816-818.

［66］ 余爱军，曾广军，王炎林，等. 吞咽治疗仪联合使用针灸治疗脑卒中后假性球麻痹所致吞咽困难的疗效观察. 卒中与神经疾病，2015，22（4）：248-249，229.

［67］ 李英南，周鸿飞，刘峻，等. 针刺联合神经肌肉电刺激对脑卒中后吞咽障碍吞咽功能及表面肌电图的影响. 河北中医药学报，2017，32（6）：47-49.

［68］ 彭继海，范小平，张雷，等. 二腹肌低频调制中频电针刺激对脑卒中后吞咽障碍舌骨位移的影响. 中国康复医学杂志，2015，30（6），555-561.

［69］ 钮雪康，杜宇鹏，庞锦阔，等. 经颅磁刺激联合针刺治疗脑卒中后吞咽功能障碍患者的临床观察. 中国中医急症，2017，26（6）：1031-1033.

［70］ 李娜，甄文剑，文博. 早期头针同步吞咽肌电刺激治疗出血性脑卒中术后吞咽障碍的疗效观察. 中国中医急症，2018，27（1）：127-129.

［71］ 倪荣福，戢彬. 电刺激及针刺联合吞咽训练治疗脑卒中后吞咽功能障碍的疗效观察. 成都医学院学报，

2016，11（1）：108-111.

[72] 吴娟，江文宇，李莹，等. 吞咽功能训练、针灸联合低频电刺激治疗脑卒中吞咽功能障碍疗效观察. 现代中西医结合杂志，2016，25（21）：2318-2320.

第三节　肌肉痉挛研究进展

关于肌肉痉挛的准确定义，目前国际上尚未统一。早在 1980 年，*Lancet* 提出痉挛的定义为：以速度依赖性的牵张反射增强、腱反射亢进为特点的运动障碍，属于上运动神经元综合征。这个定义是目前最为被广泛接受的定义。上运动神经元综合征有 4 个特征表现：牵张反射增强（痉挛）、下肢屈肌反射释放出现的病理征阳性、手指灵活精细运动丧失和肌肉无力。1994 年，Young 等学者将痉挛定义为"以速度依赖的牵张反射增强为特征的运动障碍，源于异常的脊髓内原始传入冲动过程"。这个定义是相对狭隘的，不能涵盖痉挛的所有表现。2005 年 Pandyan 把痉挛的定义扩展修订为"痉挛是一种感觉运动控制障碍，由上运动神经元损害所致，表现为简短的或连续的肌肉不随意激活"。因此，对于痉挛定义，随着认识的逐步深入还需要不断完善。

脑卒中后的肢体痉挛也常称为脑源性痉挛，一般在发病后 4 周内出现。主要特点包括：单突触传导通路的兴奋性增强；反射活动快速建立和抗重力肌过度兴奋并形成偏瘫的异常姿势。临床上脑源性痉挛表现为肌张力持续增高状态，通过反复缓慢的牵张刺激可以获得暂时的缓解。对于痉挛发生的详细机制目前尚无定论，还需要进一步的基础研究加以明确。

目前康复临床对脑卒中后痉挛治疗依据痉挛阶梯治疗方案进行，病程早期出现的痉挛主要采用去除痉挛诱因，良肢位摆放、被动牵伸治疗来进一步缓解肌张力的升高，对于中期痉挛可采用口服药物（巴氯芬）、局部肉毒毒素注射、康复辅具固定等手段控制肌张力，预防关节挛缩；对于脑卒中后期痉挛程度较重，患者往往出现强迫体位，给肢体功能甚至基础护理都带来了巨大挑战，临床治疗可采用化学性神经毁损、巴氯芬泵植入、外科手术神经切除等手段治疗。近年来，国内医师和学者在脑卒中后痉挛的治疗上取得了丰富的研究成果，传统针灸和中药的配合使用，也给痉挛的治疗带来了新的思路，本文简要综述如下。

一、脑卒中后上肢肌肉痉挛处理

脑卒中后上肢肌肉表现为以屈肌张力增高为主，包括肩胛带相关肌肉，如肩胛下肌、胸大肌、胸小肌等，造成患者上肢表现为肩关节内旋内收，屈肘屈腕屈指及前臂旋前（后）。曲颖等[1]采用 A 型肉毒毒素联合肌电生物反馈治疗脑卒中后上肢肌痉挛，肌电生物反馈治疗强调患者的主动参与和主观能动性，并设计物理、生理及控制学的康复技术，工作原理为患者自主收缩肌肉时的微弱电信号通过设备记录、放大，并转变为可感知的视听信号，进而指导患者的自主训练。结果显示，A 型肉毒毒素联合肌电生物反馈治疗的脑卒中患者上肢痉挛改善总有效率显著高于仅接受肌电生物反馈治疗的脑卒中患者，可有效降低患者上肢痉挛状态，改善上肢和腕部运动能力，提高患者的日常生活能力。

鲍晓等[2]观察肉毒毒素对脑梗死患者上肢局部肌痉挛治疗效果发现，使用肉毒毒素联合康复训练，患者改良 Ashworch 评分量表（Modified Ashworth Score，MAS）、Carroll 上肢功能评定量表（upper extremities function test，UEFT）、MBI 及上肢 3 个运动任务功能性活动评分（清洁患侧手掌、给患手剪指甲和将患手放进袖子）均优于单纯康复训练组，A 型肉毒毒素注射剂量最大不超过 400U。结果表明，A 型肉毒毒素用于治疗脑卒中后肢体痉挛可显著降低肌肉痉挛程度，提高肢体功能。宋培铎等[3]采用 A 型肉毒毒素联合平衡阴阳针刺法治疗脑外伤后上肢痉挛，治疗组安全注射 A 型肉毒毒素后第 2 天施针。取穴如下：上肢取极泉、肩髃、尺泽、曲池、内关、外关。其中阴阳经穴分别组配成对，极泉配肩髃，尺泽配曲池，内关配外关。平衡阴阳针刺法：极泉、尺泽、内关提插捻转得气，拇指行后，示指旋前，并针上提的提插捻转泻法；肩髃、曲池、外关提插捻转得气，拇指行前，示指行后，并针按下的提插捻转补法。普通针刺法：取上肢肩髃、手三里、曲池、外关、合谷。方法：常规针刺，行提插捻转法使之得气，得气后行针。结果表明，肉毒毒素注射联合平衡阴阳针刺法可缓解脑外伤患者上肢肌痉挛症状，显著优于普通针刺法治疗组，可提高患者运动协调性，改善上肢肢体运动功能，提高日常生活能力。

袁文超等[4]对脑卒中后肘关节屈曲痉挛进行研究，治疗组选取肱二头肌、肱桡肌及肱肌，肉毒毒素注射总量不超过 200U。对照组：运动训练方法同治疗组，口服巴氯芬片 3 次 / 天，每次 30mg，疗程为 12 周。2 组治疗 1 周、6 周 MAS 评分均较治疗前呈持续下降趋势（$P<0.05$、$P<0.01$），且治疗组低于对照组（$P<0.05$、$P<0.01$）。12 周时对照组 MAS 评分与 6 周时无明显改变，治疗组 MAS 评分出现不同程度的反弹，但仍明显低于对照组（$P<0.01$）。结果显示，采用 A 型肉毒毒素治疗组的 15 例患者在治疗后 1 周、6 周、12 周分别与治疗前比较，A 型肉毒毒素注射后的 3 个时间段的 MAS 评分均较治疗前的 MAS 评分明显下降 1～2 个等级；对于这 3 个时间段的 Fugl-Meyer 量表（Fugl-Meyer assessment，FMA）评分也进行了比较，较治疗前 FMA 评分提高。证明 A 型肉毒毒素结合运动疗法治疗脑卒中后肘关节痉挛有效，可降低肘关节屈肘肌肌肉张力，早期脑卒中后患者的肢体在降低了肌肉张力的限制后，有利于分离运动的诱发，提高了患上肢近端的功能，有益于肢体康复。

二、脑卒中后下肢肌肉痉挛处理

脑卒中患者下肢肌痉挛主要表现为抗重力肌肉，如股四头肌、小腿三头肌等为主，主要影响患者步行能力及平衡功能，肌张力较高患者将导致跟腱等出现挛缩，引起关节功能障碍，对远期康复产生重大不利影响。程偲[5]采用 Bobath 疗法联合 A 型肉毒毒素治疗脑卒中患者下肢功能障碍，研究发现，使用 A 型肉毒毒素注射下肢痉挛肌肉后再行 Bobath 疗法，治疗效果明显优于单纯使用 Bobath 疗法组，患者在步行能力及下肢痉挛程度均优于单纯手法治疗组。结果表明，A 型肉毒毒素可明显降低脑卒中患者下肢肌张力，改善患者步行能力。李亚斌等[6]研究 A 型肉毒毒素结合强化运动治疗对脑卒中后下肢痉挛患者步行能力的影响，用 Kpoint 表面肌电图表面电极采集患者小腿跖屈肌群、足内翻肌群的肌电信号，评估肌张力变化，同时评估治疗前后患者 MAS、步行能力的变化。在外周神经电刺激仪进行局部靶肌肉定位后，进行局部注射治疗，对于单纯足下垂的患者，选取腓肠肌及比目鱼肌上 1/3 处进行直流电刺激定位，伴痉挛型足内翻者，同时选取胫后肌，伴明显的足趾痉挛者，可加选趾长屈肌及踇趾长屈肌进行直流电刺激，治疗后患者步行能力及肌张力较前明显改善。

Huang 等[7]对比研究 A 型肉毒毒素注射联合痉挛肌治疗仪与单纯 A 型肉毒毒素注射治疗脑卒中患者下肢肌肉痉挛的临床疗效，该研究将 80 例脑卒中患者随机分为治疗组 41 例和对照组 39 例，2 组均给予常规康复治疗。2 组均在超声引导下给予 A 型肉毒毒素注射治疗（衡力），4ml 0.9% 氯化钠注射液稀释 100U，腓肠肌内外侧头及比目鱼肌各 100U，胫后肌 50U，共 350U，每个肌内 3～5 个注射位点。在注射前，注射后 1、4、8、12 周评估，采用 MAS、Fulg-Meyer FMA 评分、Barthel 指数、患者步行时步长和步速评估患者疗效。肌肉痉挛治疗仪（河南安阳翔宇 XY-K-JLJ-3D 型），1 个疗程 10 次，共做 3 个疗程。治疗组和对照组在 A 型肉毒毒素注射后肌肉张力明显降低，治疗组和对照组治疗后 1、4 周的改良 Ashworth 评分明显低于治疗前，治疗后 1、4 周患者下肢运动功能明显改善，两组步长和步行速度比较差异有显著差异（$P < 0.01$）。超声引导 A 型肉毒毒素注射技术操作简便，安全性好，能有效改善卒中患者的下肢伸肌痉挛，痉挛缓解可持续 3 个月，痉挛肌治疗仪可改善术后下肢肌肉痉挛状况。

Zhang 等[8]将 108 例脑卒中后患者随机分成 3 组，对照组给予常规治疗和康复训练，观察组在对照组的基础上给予 A 型肉毒毒素注射，治疗组在观察组的基础上给予踝足矫形器（AFO）治疗。两组患者在 B 型超声引导下给予 A 型肉毒毒素（衡力），4ml 0.9% 氯化钠注射剂稀释 100U，注射痉挛肌肉，3 组均给予正常康复训练，治疗组在注射 3 天后给予 AFO 佩戴辅助治疗，分别在注射治疗前、治疗后 1 个月，治疗后 3 个月，治疗后 6 个月评估 3 组临床痉挛指数（CSI）、Berg 平衡量表（Berg Balance Scale，BBS）、FMA、功能独立量表（functional independence measure，FIM）。治疗后 1 个月与治疗前比较，治疗组和观察组 CSI、FMA 和 FIM 评分均有显著性差异（$P < 0.05$），而对照组无显著性差异（$P > 0.05$），治疗后第 3 个月和第 6 个月与治疗前比较，3 组间差异有显著性（$P < 0.05$）。BBS 评分：3 组治疗后 1 个月、3 个月、6 个月均高于治疗前（$P < 0.05$），治疗后第 3 个月和第 6 个月与治疗前比较差异有显著性（$P < 0.05$），治疗后第 3 个月与第 6 个月比较，差异有显著性（$P < 0.05$）。引导下肉毒毒素注射联合踝足矫形器治疗能有效促进脑卒中后下肢痉挛患者下肢肌肉痉挛、运动、平衡及日常生活活动。

赵雪艳[9]研究 A 型肉毒毒素对脑出血轻度下肢痉挛患者康复效果的影响，在电刺激引导下于患侧注射 A 型肉毒毒素，比目鱼肌选 2 个点注射，每个点 25U，腓肠肌内外侧分别选 2 个点注射，每个点 50U，胫后肌选 1 个点注射 50U。对照组在康复训练的基础上在注射相同剂量 0.9% 氯化钠注射液。本研究对 2 组治疗疗程为 6 个月，分别于治疗前、治疗 1 个月、3 个月、6 个月分别采用 MAS、CSI、BBS 及 Fugl-Meyer 运动功能量表、FIM、Barthel 指数及 Gaitwatch 量表对 2 组下肢运动功能及步态进行评定。结果表明，注射 A 型肉毒毒素能有效降低脑出血患者肌痉挛程度。因此，早期对患者注射 A 型肉毒毒素不仅能有效预防下肢痉挛进一步发展. 同时能有效改善患者下肢功能，提高患者生活质量。吴涛等[10]学者也对脑卒中早期患者（发病 6 周以内）下肢有轻度痉挛患者注射 200U 肉毒毒素（腓肠肌、比目鱼肌和胫后肌）。该研究发现早期肉毒毒素注射，可以显著降低肌张力，提高患者步行能力。他们认为，痉挛是可以预测的。一般发病早期瘫痪程度越重，日后痉挛的程度也会更高。痉挛会导致运动减少，运动减少又会加重痉挛。因此，早期注射肉毒毒素，打破这个恶性循环，可以给患者早期康复提供宝贵的时间窗，让患者肢体获得更多训练机会并且抑制异常运动模式出现。如果患者出现明显的肢体痉挛再去注射肉毒毒素，不仅药量要加大，而且患者习得的异常运动模式也很难纠正。因此，选择合适的早期脑卒中患者注射肉毒毒素可能是有益的。

三、总结

近年来，中国脑卒中发病率逐年升高，发病年龄呈现年轻化趋势，如何有效降低脑卒中患者病残率，提高脑卒中患者生活质量是康复医学面临的巨大挑战。脑卒中患者往往存在多种并发症，如认知功能障碍、吞咽障碍、运动功能障碍等，其中，运动功能障碍是临床工作的重点，肌痉挛是一把双刃剑，痉挛早期可以促进功能的恢复，中晚期对肢体功能恢复产生不利影响，目前的研究主要集中在利用肉毒毒素联合其他手段来降低脑卒中后肌张力，提高肢体功能，取得了一定的临床效果，但是，肉毒毒素作用时间有限，对于部分患者需要重复多次注射来降低肌痉挛，仍然缺乏有效的治疗方案，未来需要更多的研究解决脑卒中后痉挛问题，进一步改善患者生活质量。

（李建华　吴　涛）

参考文献

［1］ 曲颖，山磊，刘长喜，等. A 型肉毒毒素联合肌电生物反馈治疗脑卒中后上肢肌痉挛的临床疗效分析. 现代生物医学进展，2017（27）：5323-5326.

［2］ 鲍晓，李伟峰，刘惠宇. 肉毒毒素对脑梗死后患者上肢局部肌痉挛治疗的疗效观察. 黑龙江医学，2015，39（3）：292-293.

［3］ 宋培铎，楚妍峰，滕以亮，等. 肉毒毒素联合平衡阴阳针刺法治疗脑外伤后上肢肌痉挛. 吉林中医药，2017，37（11）：1164-1167.

［4］ 袁文超，杨坚，靳令经. A 型肉毒毒素注射联合运动疗法治疗脑卒中后肘关节屈曲痉挛的疗效观察. 中国实用神经疾病杂志，2016，19（16）：76-77.

［5］ 程偲. A 型肉毒杆菌毒素联合 Bobath 技术治疗脑卒中患者痉挛期踝关节功能障碍的研究. 北方药学，2016（6）：133-134.

［6］ 李亚斌，冯海霞，白佳佳，等. A 型肉毒毒素局部注射结合强化运动治疗对脑卒中后下肢痉挛患者步行能力的影响. 中国实用神经疾病杂志，2017（6）：5-9.

［7］ Ding X, Huang L, Wang Q, et al. Clinical study of botulinum toxin A injection combined with spasmodic muscle therapeutic instrument on lower limb spasticity in patients with stroke. Exp Ther Med, 2017, 13（6）：3319-3326.

［8］ Ding XD, Zhang GB, Chen HX, et al. Color Doppler ultrasound-guided botulinum toxin type A injection combined with an ankle foot brace for treating lower limb spasticity after a stroke. Eur Rev Med PharmacolSci, 2015, 19（3）：406-411.

［9］ 赵雪艳. A 型肉毒毒素对脑出血轻度下肢痉挛患者康复效果的影响. 中国实用神经疾病杂志，2016，19（16）：37-39.

［10］ Wu T, Dong Y, Li JH, et al. Gait improvement by low-dose botulinum toxin A injection treatment of the lower limbs in subacute stroke patients. J Phys Ther Sci, 2015, 27（3）：759-762.

第五章 颅脑损伤康复进展

因脑卒中、脑外伤、脑肿瘤等疾病导致的颅脑损伤可能出现语言、认知功能障碍和意识障碍，客观评价语言、认知功能和意识障碍程度，是有效康复的前提。了解语言认知康复机制、客观评价，通过药物、电磁刺激、康复治疗技术、传统中医中药、高压氧治疗来改善语言、认知功能及昏迷促醒，是近年我国康复医学领域医务人员研究的重点。

第一节 认知与语言康复研究进展

一、颅脑损伤后认知障碍

颅脑损伤导致脑组织结构和功能的改变，对躯体、认知、情感等都产生一定的影响，认知障碍是颅脑损伤后最具代表性的临床症状之一，2015年1月至今，我国有关颅脑损伤后认知障碍的相关研究较为深入。

（一）基础研究

1. 颅脑损伤后认知障碍机制探讨 颅脑损伤后认知障碍的机制包括脑组织结构损伤、神经系统递质异常、神经元线粒体凋亡、炎症反应、氧化应激等。确切机制至今仍不清楚。目前国内关于颅脑损伤后认知障碍机制的相关基础研究简单概述如下。

Luo等[1]开发了一种改良的反复轻型颅脑损伤（repeated mild traumatic brain injury，rmTBI）小鼠模型，发现rmTBI可诱导短暂性神经功能缺损和持续性空间记忆功能损害，对认知功能具有持久的不利影响。为了研究rmTBI诱导记忆障碍的分子机制，在rmTBI小鼠和对照小鼠中进行基因表达谱分析，对海马中的全基因组基因表达进行了特异性分析。结果发现，rmTBI显著改变了87个参与凋亡、应激反应、代谢和突触可塑性基因的表达水平，这些基因包括转录因子、转运蛋白、受体和膜交通蛋白等。

tau蛋白（tau protein）属于微管相关蛋白家族，对高磷酸化tau蛋白（P-tau）的神经毒性作用的研究表明，P-tau的积累可能通过诱导轴突和树突损伤而导致神经元的功能障碍。Zhao等[2]研究发现在小鼠颅脑损伤（traumatic brain injury，TBI）模型的多个脑区在受伤后立即发现P-tau的存在，主要是在Ser404，包括同侧顶叶皮质、对侧海马和前额叶皮质，这些脑区在记忆中起着重要的作用。P-tau主要位于神经元中，伴有轴突损伤和树突棘变性。研究表明，P-tau从TBI损伤皮质向其他脑区逐渐和选择性地扩散，并且所有受影响的区域都是工作记忆回路的一部分。这些结果有助于了解TBI后记忆障碍的病理组织学基础。然而，对 P-tau 形成的确切机制和信号通路、P-tau 诱导神经元功能障碍的机制及预防 P-tau 的产生和扩散所需的药理干预都需要进一步探索。

局灶性皮质梗死引起同侧非缺血性丘脑和海马的神经元凋亡，这可能与脑卒中后认知障碍相关。移位蛋白（translocator protein，TSPO）在调节线粒体凋亡途径中至关重要。Chen 等[3]研究了新型 TSPO 配体 2-（2- 氯苯基）喹唑啉 -4- 基二甲基氨基甲酸酯［2-（2-chlorophenyl）quinazolin-4-yl dimethylcarbamate，2-Cl-MGV-1］对脑卒中后认知功能障碍、神经元线粒体凋亡及同侧丘脑和海马继发性损伤的影响。将大鼠分为手术组和假手术组，其中手术组再分为 2-Cl-MGV-1 组和二甲基亚砜组。结果发现，二甲基亚砜组和 2-Cl-MGV-1 组之间的梗死体积无显著差异，2 组中的同侧丘脑和海马中的神经元和神经胶质均少于假手术组。与二甲基亚砜组相比，2-Cl-MGV-1 显著改善了空间认知障碍并降低了神经元死亡和神经胶质激活（$P<0.05$），在丘脑内阻止了线粒体跨膜电位的破坏和细胞凋亡诱导因子和细胞色素的释放。因此认为 2-Cl-MGV-1通过线粒体依赖途径减少神经细胞凋亡，并减弱非缺血丘脑和海马的继发性损害，可能有助于改善皮质梗死后的认知障碍。

慢性脑灌注不足（chronic cerebral hypoperfusion，CCH）被认为与认知障碍为特征的各种神经退行性疾病有关，血管内皮生长因子（vascular endothelial growth factor，VEGF）的外源给药可以在缺血期间发挥有效的认知保护作用。Wang 等[4]探索了认知损害的体内神经突触功能改变机制，并进一步检查了突触功能改变是否与自噬有关。将大鼠分为假手术组、CCH 组和 CCH＋VEGF 组，在 CCH＋VEGF 组中，手术后 3 天内经鼻内给予重组大鼠 VEGF 164。结果显示，CCH 损害了空间认知，而 VEGF 减轻了海马突触功能受损，包括基础突触传递、成对脉冲促进、短期或长期可塑性、去充能及突触蛋白水平。研究结果表明，CCH 可以诱导过量的自噬，这可能被 VEGF 抑制。因此，VEGF 可以通过抑制过度自噬而改善 CCH 诱导的突触功能受损，最终改善空间学习和记忆功能。

新辅助化疗可影响脑肿瘤患者认知功能。Cheng 等[5]探讨了术前顺铂治疗对大鼠术后认知影响及其可能的机制。还测试了突触 N- 甲基 -D- 天冬氨酸受体（N- methyl -D- aspartic acid receptor，NMDAR）抑制剂美金刚是否可以减轻顺铂诱导的认知功能改变。结果发现，用顺铂处理的大鼠具有比生理盐水注射大鼠更差的认知功能。顺铂组 NMDA 受体、突触蛋白 PSD95 和细胞外信号调节激酶（extracellular signal-regulated kinase 1 and 2，ERK1/2）蛋白表达水平下降，美金刚可上调其表达。因此，研究认为，顺铂加剧大鼠术后认知障碍，这可能是海马 NMDA 受体表达较低所致，美金刚可以减弱这些改变。

2. 海马与颅脑损伤后认知障碍　海马是大脑结构在认知功能中起关键作用的结构。颅脑损伤后认知障碍常常伴随着海马中的一系列分子和细胞异常，如神经元死亡的增加、谷氨酸能神经传递的改变和海马突触可塑性的破坏等。

熊翱等[6]研究了海马沉默水通道蛋白 4（aquaporin 4，AQP4）对脑创伤致大鼠学习记忆障碍的作用。大鼠 TBI 后 12 小时海马组织 AQP4 蛋白表达明显增高，脑含水量明显升高；注射 siRNA-AQP4 脂质体溶液沉默 AQP4 蛋白后，AQP4 蛋白表达明显下调，脑含水量明显降低，说明该方法可减轻脑水肿。TBI 组和 AQP4 RNAi 组伤后第 11 天、13 天和 15 天 Morris 水迷宫（Morris water maze，MWM）实验潜伏期明显延长，探索时间明显缩短；与 TBI 组比较，AQP4 RNAi 组第 15 天逃避潜伏期明显缩短，探索时间明显延长，认知功能得到改善。

Zhang 等[7]建立了 TBI 后认知障碍小鼠模型，探讨淫羊藿苷（icariin，ICA）对小鼠脑外伤后认知损害的影响及其与海马乙酰化水平变化的关系。与假手术组相比，TBI 组的 Morris 水迷宫实验表现、海马乙酰胆碱（Acetylcholine，Ach）含量、mRNA 和胆碱乙酰转移酶（choline acetyltransferase，ChAT）蛋白水平及乙酰化 H3（acetylated H3，Ac-H3）和乙酰化 H3（acetylated H4，Ac-H4）蛋白水平均显著降低（P<0.05）。高剂量的 ICA 能明显改善 TBI 诱导的弱 MWM 表现，增加海马 ACh 含量、海马 mRNA 和 ChAT 蛋白水平。

Lu 等[8]使用皮质受控冲击（controlled cortical impact，CCI）诱导卵巢切除老年雌性小鼠制造 TBI 模型，用 17β- 雌二醇（17β-estradiol，E2）在 CCI 前或后连续 10 天每天腹腔注射。在 CCI 前和 CCI 后，E2 的长期使用都对 TBI 小鼠有神经保护、降低神经系统损伤严重程度等作用。E2 改善了 TBI 对海马的有害影响，包括神经元凋亡、空间记忆障碍、N- 甲基 -D- 天冬氨酸受体 2B（N-methyl-D-aspartic acid receptor 2B，NR2B）减少、氧化应激增强和 ERK1/2 通路激活，从而改善认知障碍。这些结果为 E2 治疗 TBI 后认知障碍提供了证据。

在 Liu 等[9]的研究中，行为测试显示低温预处理减轻了 TBI 诱导的小鼠学习记忆障碍。与 TBI 组相比，亚低温预处理改善 TBI 诱导的树突棘减少和突触可塑性变化，小鼠皮质和海马突触蛋白 PSD92、PSD95 和 NR2B 的表达显著增加，减少了小鼠神经元丢失。长时程增强（long-term potentiation，LTP）是突触可塑性的一种形式，在海马中，LTP 被认为是海马加工和记忆痕迹编码的需要，而 LTP 的损害与啮齿动物的记忆损伤相关。研究结果显示，TBI 组与假手术组相比，LTP 受损，TBI＋低温预处理组 TBI 对 LTP 的抑制作用减弱。低温预处理增加了 TBI 小鼠的葡萄糖代谢，改善 TBI 小鼠的低代谢状态。综上所述，低温预处理可能通过以上机制起到保护 TBI 后学习记忆功能的。

Li 等[10]评估恒定光暴露对大鼠 TBI 后神经功能缺损和神经元存活的影响。结果表明，14 天的恒定光暴露不仅使大鼠的感觉运动障碍显著恶化，也加速了 TBI 后的记忆损伤。同时发现 TBI 后持续的光暴露加重了皮质和海马 CA1 区存活神经元的丧失。该研究表明，减少 TBI 患者的光暴露和重建正常的昼夜节律可能是必要的，维持昼夜节律的药物和策略将提供一种新的治疗选择。

3. 氧化应激、免疫 / 炎症反应与颅脑损伤后认知障碍　氧化应激、免疫 / 炎症反应在颅脑损伤发病机制中起着重要作用，它引发了导致长时间神经元功能障碍和重塑的事件。Zhou 等[11]研究了促红细胞生成素（erythropoietin，EPO）与免疫 / 炎症调节在小鼠实验性 TBI 模型中的神经保护作用。在 TBI 后 1 小时及 1 天、2 天和 3 天注射 EPO（5000μg/kg 体重），并观察其对认知功能、脑水肿、免疫 / 炎症细胞的影响，包括调节性 T 细胞（Treg）、中性粒细胞、CD3+T 细胞和小胶质细胞，在治疗后不同时间点评估细胞因子，包括白介素 -10（IL-10）、转化生长因子 -β（TGF-β）、白介素 -1β（IL-1β）和肿瘤坏死因子 -α（TNF-α）。结果发现，与生理盐水对照组相比，EPO 显著降低脑水肿，改善认知功能（P<0.05）。EPO 治疗可显著提高脾和脑组织 Treg 水平，与生理盐水对照组相比，损伤半球的免疫 / 炎性细胞（中性粒细胞、CD3+T 细胞和小胶质细胞）的浸润和激活减少（P<0.05）。ELISA 分析显示 EPO 处理增加了抗炎细胞因子 IL-10 的表达，降低脑组织中炎性细胞因子 IL-1β 和 TNF-α 的表达（P<0.05）。因此认为 EPO 可通过调节免疫 / 炎症反应来改善 TBI 患者的神经功能和认知功能，EPO 有可能作为未来 TBI 认知障碍的有效治疗方法。

Qin 等[12]的研究评估锦葵（malva sylvestris，MS）对 rmTBI 认知障碍的影响。结果发现，与对照组相比，MS 治疗可明显改善认知功能。组织病理学研究表明，MS 治疗组神经退行性细胞计数和星形胶质细胞增生明显减少（$P<0.01$）。MS 组减弱了 rmTBI 导致的超氧化物歧化酶（superoxide dismutase,SOD）活性降低、过氧化氢酶（catalase，CAT）和过氧化脂质（lipid peroxide，LPO）活性增强的变化，大鼠脑组织炎性细胞因子（IL-1B、IL6、TNF-α）明显低于对照组（$P<0.01$）。由此得出结论，MS 治疗可通过降低神经元细胞氧化应激和炎症反应，减轻脑组织的神经退行性变和星形胶质细胞增生，从而显著改善认知功能障碍。

Mao 等[13]研究了原花青素（procyanidins，PC）对 TBI 后认知障碍的影响，原花青素具有有效的清除自由基、抗氧化的能力，通过抑制 TBI 后氧化应激从而改善认知功能。在研究中，测量了受伤后 14 天海马脑源性神经营养因子（Brain derived neurotrophic factor，BDNF）、环腺苷酸反应元件结合蛋白（cyclic AMP-response element binding protein，CREB）、磷酸化 / 活化 CREB（phosphorylation/activation of CREB，pCREB）和环腺苷酸（cyclic AMP，cAMP）的水平。结果表明，PC 增加 BDNF、pCREB、CREB 和 cAMP 水平，升高谷胱甘肽（glutathione，GSH）水平和 SOD 活性，降低丙二醛（malondialdehyde，MDA）含量，改善了 TBI 后 Morris 水迷宫的认知能力。上述证据表明，原花青素通过抗氧化活性和 cAMP/CREB 信号的上调来对抗 TBI 后的氧化损伤和认知障碍。

4. 康复治疗与颅脑损伤后认知障碍　高压氧（hyperbaric oxygen，HBO）是治疗各种类型脑损伤的一种治疗选择。Zhou 等[14]研究了脐带间充质干细胞（umbilical cord-derived mesenchymal stem cell，UC-MSC）移植联合 HBO 治疗对 TBI 的治疗效果。损伤大鼠经尾静脉行 UC-MSC 移植联合 HBO 治疗。与单药治疗相比，AQP4 在损伤大鼠脑内表达减少，而生长相关蛋白 -43（growth-associated protein-43，GAP-43）表达和 CM-Dil 阳性细胞数增加。联合治疗后，大鼠认知功能和神经功能显著改善。该研究表明，这种综合疗法比单药治疗对 TBI 有更好的治疗效果。但是，该研究未探讨 UC-MSC 移植联合 HBO 治疗所涉及的分子机制。

体育锻炼（physical exercise，PE）是一种有效的改善脑外伤患者认知功能的方法。Chou 等[15]研究了 PE 康复是否减轻了 TBI 大鼠的认知缺陷，并探讨了其可能的分子学机制。研究发现，PE 显著降低了大鼠脑挫伤和改善了认知障碍，同时增加海马和皮质的热休克蛋白 20（heat shock protein 20，HSP20）、BDNF 和原肌球蛋白受体激酶 B（the tropomyosin receptor kinase B，TrkB）比值。此外，通过脑内注射表达 HSP20-RNAi 的 P 超质粒减少海马和皮质 HSP20 的表达，显著降低 PE 诱导的海马和皮质 BDNF 和 TrkB 比值增高，并逆转 PE 对神经损伤与认知障碍的有益作用。海马和皮质组织中 HSP20 和 BDNF，以及 HSP20 和 TrkB 之间呈正相关。因此，运动康复通过刺激 TBI 大鼠大脑 HSP20/BDNF/TrkB 信号轴从而改善认知障碍。

Lin 等[16]使用大鼠血管性痴呆模型来比较功能性电刺激（非自主运动）、强制运动和自主运动对认知功能恢复的不自主运动的影响及其潜在机制。结果发现，非自主的、强制性的和自主运动都可以逆转血管性痴呆的认知缺陷，其效果基本相同。在 3 个运动组中，海马 CA1，CA2/3 和齿状回区域中 BDNF、pCREB 和 pERK1/2 免疫阳性细胞的数目显着增加。此外，3 种运动都激活 BDNF 及海马和前额叶皮质中 Akt、TrkB、丝裂原活化蛋白激酶（mitogen-activated protein kinase 1 and 2，MEK1/2）、ERK1/2 和 CREB 的磷酸化，可能有益于改善脑缺血后的认知障碍。

丰富环境可以改善由慢性脑灌注不足引起的学习和记忆损伤，并且p38丝裂原活化蛋白激酶（p38 mitogen-activated protein kinase，p38 MAPK）信号传导途径在缺血发展期间对神经系统发挥有益和有害的双重作用。Li等[17]研究调查p38 MAPK是否参与丰富环境改善慢性脑灌注不足所引起的认知障碍的过程。结果丰富环境显著增强了血管性痴呆模型大鼠的认知能力，并且随着认知功能改善，p38 MAPK蛋白表达降低。通过选择性抑制剂SB 203580抑制p38 MAPK功能来提高VD大鼠的认知功能，同时通过p38 MAPK反义寡核苷酸上调p38 MAPK的表达，此时丰富环境并不能改善血管性痴呆大鼠的认知障碍。p38 MAPK参与丰富环境改善慢性脑灌注不足所致认知障碍的过程。

Liu等[18]通过大鼠脑缺血/再灌注（I/R）损伤模型研究了迷走神经刺激（vagus nerve stimulation，VNS）在恢复认知功能中的作用及可能机制。将实验对象分为MCAO/R组（脑损伤组）、VNS＋MCAO/R组（脑损伤＋VNS治疗组）和DSP-4＋VNS＋MCAO/R组（脑损伤＋VNS治疗＋DSP-4组），最后一组大鼠脑室注射去甲肾上腺素神经元的选择性神经毒素N-（2-氯乙基）-N-乙基-2-溴苄胺盐酸盐（N-（2-chloroethyl）-N-ethyl-2-bromobenzylamine hydrochloride，DSP-4）。结果显示，与MCAO/R组相比，VNS＋MCAO/R组空间记忆改善，与VNS＋MCAO/R组相比，DSP-4＋VNS＋MCAO/R组皮质和海马脑区去甲肾上腺素（norepinephrine，NE）水平降低，VNS诱导的空间记忆改善的益处遭到逆转。结果提示，VNS可改善大鼠MCAO/R损伤模型的空间记忆。然而，来自DSP-4给药的NE减少阻断了这些保护作用，表明NE可能对VNS表现出的影响对脑I/R相关损伤大鼠的记忆功能有影响。

5.其他相关影响因素　Zhang等[19]研究了脑活素（cerebrolysin）对轻度脑损伤大鼠认知功能的改善作用。与生理盐水治疗比较，脑活素治疗显著改善了长期的空间学习和记忆（$P<0.05$）。脑活素显著增加了神经母细胞的数量，并促进了齿状回中的神经发生，以及降低了脑内APP积聚和胼胝体、皮质、齿状回、CA1、CA3区的星形胶质细胞增生（$P<0.05$）。研究结果表明，脑活素治疗mTBI改善了远期认知功能，且这种改善可能与脑淀粉样蛋白前体蛋白积聚减少和星形胶质细胞增生减少及神经母细胞增多和神经发生增多相关。

Zhou等[20]探讨血府逐瘀汤改善TBI后认知障碍的机制，结果发现，血府逐瘀汤增强了神经保护作用，同时改善了受控皮质冲击大鼠的学习和记忆能力。生物信息学分析表明，血府逐瘀汤的认知改善效果通过调节长时程增强相关蛋白表达，包括N-甲基-D-天冬氨酸受体1（N-methyl-D-aspartate receptor 1，NMDAR1）、钙调素依赖性蛋白激酶Ⅱ（calcium calmodulin-dependent protein kinase Ⅱ，CaMK Ⅱ）和GAP-43。分子生物学研究进一步证实血府逐瘀汤上调NMARD1、CaMK Ⅱ和GAP-43的mRNA和蛋白水平。血府逐瘀汤的药理突触调节可为TBI后认知功能障碍提供新的治疗策略。

贝沙罗汀对创伤性脑损伤小鼠的神经保护作用。Zhong等[21]研究探讨长链非编码RNA Neat1的潜在作用。研究发现，贝沙罗汀显著上调Neat1水平，呈RXR依赖性。Neat1敲除导致mRNA表达的显著改变，并且改变的mRNA参与许多生物学过程，包括突触形成和轴突导向。在原代神经元中，Neat1敲除抑制，Neat1过表达提示轴突伸长。多个蛋白，包括Pidd 1，被Neat1捕获。Neat1通过捕获Pidd 1抑制细胞凋亡和限制炎症反应。在C57BL/6小鼠中进一步证实了Neat1的体外抗凋亡和抗炎作用，使TBI后有更好的运动和认知功能。该研究得出结论：贝沙罗汀上调lncRNANeat1，抑制细胞凋亡和炎症反应，从而导致TBI后小鼠的功能包括认知功能恢复。

（二）临床研究

1. 颅脑损伤后认知功能障碍特点及其发生机制　认知功能障碍是颅脑损伤患者最为常见的症状之一，发生率尚未有大样本的流行病学研究报道。不同程度的颅脑损伤患者都可能存在认知功能障碍，只是其表现形式和程度略有不同。认知功能障碍可以表现为记忆障碍、注意障碍、执行功能障碍、思维障碍等多种形式，当患者表现为反应能力下降、主动性减少、对周围事物漠不关心、近期记忆障碍等一种及多种认知功能障碍时，会影响患者对康复训练的识记、巩固及提取，将干扰和影响患者的运动再学习，进而影响康复疗效，给患者的日常生活带来重要影响，成为患者回归社会及工作的关键。詹燕等[22]对脑外伤患者进行回顾性分析发现，脑外伤的临床特点主要包括应变及推理能力下降、注意力下降、记忆力下降、感觉能力下降和失语，分别占 56.7%、46.7%、70.0%、31.7%、66.7%，右侧半球脑损伤患者治疗后的洛文斯顿作业疗法认知评定成套测验（Loewenstein Occupational Therapy Cognitive Assessment，LOTCA）总分高于左侧半球脑损伤、双侧半球脑损伤患者。

颅脑损伤后认知功能障碍的发生机制十分复杂，目前尚不完全清楚。认知功能障碍的形成机制大致分为两个方面：认知相关脑组织结构的破坏及神经递质系统的异常。认知功能障碍与脑损伤部位密切相关。戴备强等[23]发现不同部位颅脑损伤患者认知功能障碍发生率之间的差异有统计学意义，其中丘脑损伤患者认知功能障碍率最高，为 92.31%，小脑损伤患者最低，为 34.56%。原劲松[24]发现，脑外伤患者中，认知功能障碍与左右脑损伤、枕叶及小脑无明显关联，而与额叶、顶叶、颞叶、基底节损伤具有相关性。小脑可能也参与认知、情感等高级皮质功能，但是目前还缺乏确切的证据。此外，与认知功能有关的神经递质包括：乙酰胆碱、多巴胺、去甲肾上腺素、5- 羟色胺、γ- 氨基丁酸、谷氨酸等。另外研究发现，脑外伤术后的炎症蛋白水平和认知功能之间也存在一定的相关性[25]。

2. 康复评价　简易精神状态检查（Mini-Mental State Examination，MMSE）和蒙特利尔认知评估（Montreal Cognitive Assessment，MoCA）是目前最为常用的 2 种认知功能障碍筛查量表，都是综合性的认知功能评定量表，操作简单，临床使用较广。但两者在内容上也有明显的差异，MMSE 侧重于定向力和语言功能的评定；MoCA 覆盖面更广，评定内容更全面，尤其在视空间、执行功能方面占的权重更大，更易于识别轻度认知功能障碍患者[26]。

标准化的成套测验可用于某一认知领域的系统评定，例如 LOTCA 主要用于知觉功能检查。张瑜等[27]使用 LOTCA 评估脑外伤早期患者发现，脑外伤患者有较全面认知功能损伤，其中知觉损伤较少，思维运作损伤偏多。然而 LOTCA 诊断其认知功能障碍的敏感性不如 MMSE，不建议单独使用 LOTCA 作为脑外伤患者认知功能障碍筛查的工具。

3. 药物治疗　目前尚缺乏针对颅脑损伤后认知功能障碍药物治疗的大规模随机对照研究和循证医学证据，所有的药物治疗经验均来自于一些小样本的研究，或是来自于其他原因脑损伤（如阿尔茨海默病、血管性痴呆等）所致认知功能障碍的研究结果。

盐酸美金刚是具有中等亲和性的非竞争性 NMDA 受体拮抗药，理论上具有阻止创伤后诱导的谷氨酸兴奋性毒性和改善颅脑损伤后认知障碍的作用。同时它们对多巴胺系统也具有一定的作用，包括间接增加多巴胺的释放，减少突触前多巴胺的再摄取，激活多巴胺受体及增强突触后多巴胺受体敏感性的作用。李飞翔等[28]在盐酸美金刚联合谷红注射液治疗脑外伤认知功能障碍患者的研究中发现，日常生活能力（activity of daily living，ADL）、MMSE 及 MoCA 评分均较对照组有改善。

胞磷胆碱为脑代谢激活药，为核酸的衍生物，是合成卵磷脂的主要辅酶，是构建人体生物膜的重要组成成分，能够促进脑细胞呼吸，增强上行网状结构激活系统的功能。卢建明等[29]在对 75 例脑外伤患者足三里穴位注射胞二磷胆碱发现，其可以降低脑外伤患者的自由基水平，保护神经元，对患者记忆功能和认知功能的恢复有积极意义。

4. 康复治疗　认知康复是针对脑损伤患者的认知功能的一种康复治疗方法，目前开展的认知康复方法主要有作业疗法、内隐记忆康复、无错性学习、认知神经心理康复、电脑辅助和虚拟认知康复、通过互联网进行远程控制的认知康复及电磁刺激等。针对认知功能障碍的训练治疗没有一个统一固定的模式和方法，因为患者的认知功能障碍表现是复杂多样的，所以必须根据患者的具体情况采取灵活多变的方法，同时尽早、长期地利用周围有益的环境因素给予患者良性刺激，以促进其认知功能的改善[30-32]。

也有针对颅脑损伤后认知功能障碍的中药及针刺治疗研究，中药以回神醒脑汤为主，针刺则以头穴留针最常用。如孙新亭等[33]在通窍活血汤对脑外伤大鼠认知功能障碍的影响中发现，通窍活血汤可能是通过影响海马区的神经重塑，改善脑外伤大鼠的认知功能。黄芳等[34]利用头针治疗脑外伤认知功能障碍患者 3 个月后发现治疗组 MoCA 评分及事件相关电位 P300 均较对照组改善。廖亮华等[35]发现重复经颅磁刺激结合眼针治疗脑外伤的 LOTCA 各项评分较其单独治疗更优。

二、颅脑损伤后言语障碍

颅脑损伤后患者的大脑遭受了局灶性或弥漫性的损伤，造成各种功能障碍，其中语言障碍是较为常见的症状之一。这种后天习得性语言功能受损或丧失，对患者无论在生理上还是心理上均有极大的伤害。随着社会的发展、人民生活质量的提高，不断改善患者愈后的生活质量、恢复和保存语言功能，已成为临床康复关注的焦点。

1. 发生和恢复机制　失语症是由于脑损伤而引起的语言功能缺失，它是语言中枢原发性及继发性损伤的结果。有 21%～38% 的急性脑卒中患者会伴有失语症，严重影响患者的日常生活质量。众多结构、功能神经影像技术已经广泛用以探究失语患者的语言损害、恢复及其神经生理机制。袁帅[36]对比分析了 100 例运动性失语患者和 100 例健康志愿者的头 DTI 及 MRI 扫描结果，结果发现，健康志愿者双侧脑 44 区、45 区的 FA 值均明显低于患者组，健康志愿者双侧脑 44 区、45 区的 ADC 值均高于运动性失语患者，数据差异均有统计学意义。张劼[37]通过对比分析 14 例脑卒中后失语患者和 11 例健康对照者的 DTI 结果，发现在亚急性期脑卒中后失语患者中，左半球语言相关纤维的髓鞘和轴索均受累，其中左侧下额枕束与多项语言功能之间存在密切关联，提示可能是影响失语症语言功能严重程度的关键纤维。病灶对侧半球的髓鞘亦发生了完整度的改变、但轴索尚未发生不可逆的改变，提示亚急性期失语症患者中可能已存在非优势半球的可塑性动员过程。刘作武等[38]通过对 10 例 Broca 失语症患者和 10 例健康成年人进行常规序列及 DTI 扫描，发现除由语言功能区的损伤引起 Broca 失语外，其纤维通路的损伤亦可导致 Broca 失语的发生。杨宓[39]通过融合多模态的静息态功能磁共振成像、三维 T_1 结构成像和弥散张量成像，探测失语患者脑功能和结构异常变化的影像特征，可为临床诊断和评估提供客观的神经影像学依据。

针对失语症的恢复机制，有学者也进行了相关的研究。王鑫等[40]考察了运动性失语患者不同疗效的脑区激活特点，发现语言功能有明显左侧偏侧性，运动性失语症患者语言功能恢复与左侧半球未受损的功能相关。李闯[41]采用基于 ReHo 的静息态 BOLD-fMRI 的方法，研究脑卒中后运动性失语患者（发病 7 天内和康复 1 个月后）和无失语患者在静息状态下局部脑区活动的差异，探讨脑卒中后运动性失语患者康复前后的脑功能区变化情况，采用种子点功能连接方法分析脑卒中后运动性失语患者脑功能区的功能连接变化，探讨运动性失语患者脑功能区的可塑性变化机制。

张慧[42]采用了 fMRI 技术探究失语患者在静息状态下自发性脑活动的特点及重复经颅磁刺激治疗后语言功能恢复的神经机制，研究发现，失语患者右侧额叶与胼胝体功能连接增强，而胼胝体具有调节双侧半球相互作用的机制，重复经颅磁刺激治疗提高了失语患者的语言行为表现，促进了语言激活模式的改变，增强了白质的完整性。

2. 康复治疗　言语障碍患者的康复治疗，应倡导精准化的综合康复治疗，如考虑患者的脑损伤程度、部位、功能障碍情况、身体素质、年龄、病程长短及合并症等情况，结合影像诊断学了解脑区损伤信息，依据相应临床分类和评估结果，应用神经医学、精神心理学、语言学、语言康复学等多学科知识制订系统的康复治疗计划，选择有效药物、物理及心理综合康复治疗方案，并根据康复进展情况进行相应的修订，以使疾患得到显著控制和改善。

药物治疗方面有个别的研究报道。吕瑞妍等[43]观察了美金刚联合言语训练治疗早期脑卒中后失语的临床效果，提示美金刚与言语训练联合应用疗效更佳。赖靖慧等[44]研究发现帕罗西汀联合言语训练治疗脑卒中后运动性失语有更积极的治疗作用，其疗效优于单纯的言语训练。

经颅磁刺激或经颅电刺激联合言语训练治疗也是近几年的研究热点。付婧等[45]考察了言语训练联合经颅磁刺激治疗外侧裂周失语的疗效及 BOLD-fMRI 表现，发现低频刺激联合言语训练早期干预治疗可能会通过调节脑卒中后的语言功能重组，促进脑卒中后外侧裂周失语患者的恢复。张洪等[46]通过经颅直流电刺激联合常规言语康复治疗脑卒中后非流畅性失语症的疗效观察，发现左侧额下回三角部区阳极刺激＋右侧额下回三角部区阴极刺激，配合常规语言治疗脑卒中后非流畅性失语症，可以提高患者的自发言语、复述、命名成绩。

目前临床应用的高压氧治疗，可以改善脑组织缺氧导致的脑损伤和功能障碍，通过对脑血管的作用不但可有效增加语言区脑组织的氧含量和储氧量，促进侧支循环形成，恢复脑组织的有氧代谢，直接或通过反射影响该区域脑组织功能细胞，使受损部位的言语形成过程恢复正常[47]。

三、问题和展望

颅脑损伤后认知功能障碍基础方面研究较多，包括损伤机制及在此基础上的各种治疗方法，但目前研究大多局限于动物实验，且关于损伤机制的研究相对较少，治疗手段方面研究方向较分散，目前尚缺乏更深度的研究，这些治疗应用于临床患者是否有效？具体机制是什么？如何回答这些问题，是未来研究的重点。

颅脑损伤后认知功能障碍康复缺乏大规模的随机对照研究和 Meta 分析结果，针对颅脑损伤后认知功能障碍的发生和恢复机制的临床研究也不够深入。随着计算机多媒体和三维技术的进步，计算机丰富的听觉、视觉刺激和直观、规范的训练方法在脑损伤后认知训练方面具有广阔的应用前景。国内的电脑辅助认知训练研究尚处于起步阶段，主要是进行一些基础训练软件的开发。此外，电脑虚拟现实技术及远程认知康复训练的应用前景也非常广阔，是当前认知康复治疗研究的一个重要方向。

国内应用针刺或中药结合语言训练治疗失语症的研究缺乏规范统一的针刺疗法或中药配方。言语训练的重要性和普及性得到了肯定，基于传统的训练方案，也有一定的创新性探索，例如基于强制治疗理念的语言训练、个体化精准化的语言训练、音乐治疗等，均取得一定的效果，有待于深入。

（张　皓　白玉龙　张小年　王瑜元　蔡小娥　迟茜茜）

参考文献

［1］　Luo Y, Zou H, Wu Y, et al. Mild traumatic brain injury induces memory deficits with alteration of gene expression profile. Sci Rep, 2017, 7(1):10846.

［2］　Zhao Z A, Ning Y L, Li P, et al. Widespread hyperphosphorylated tau in the working memory circuit early after cortical impact injury of brain (Original study). Behavioural Brain Research, 2017, 323:146-153.

［3］　Chen Y, Veenman L, Singh S, et al. 2-Cl-MGV-1 Ameliorates Apoptosis in the Thalamus and Hippocampus and Cognitive Deficits After Cortical Infarct in Rats. Stroke, 2017, 48(12).

［4］　Wang L, Wang J, Wang F, et al. VEGF-Mediated Cognitive and Synaptic Improvement in Chronic Cerebral Hypoperfusion Rats Involves Autophagy Process. Neuromolecular Medicine, 2017(5):1-13.

［5］　Cheng J, Liu X, Cao L, et al. Neo-adjuvant chemotherapy with cisplatin induces low expression of NMDA receptors and postoperative cognitive impairment. Neuroscience Letters, 2016, 637:168-174.

［6］　熊翱，金戈，熊仁平，等. 沉默水通道蛋白4对脑创伤致大鼠学习记忆功能障碍的作用研究. 中华危重病急救医学，2018，30(2)：170-175.

［7］　Zhang ZG, Wang X, Zai JH, et al. Icariin improves cognitive impairment after traumatic brain injury by enhancing hippocampal acetylation. Chi J Integrat Med, 2018, 24(5):1-6.

［8］　Lu H, Ma K, Jin L, et al. 17β-estradiol rescues damages following traumatic brain injury from molecule to behavior in mice. J Cell Physiol, 2017, 233(2):1712-1722.

［9］　Liu B, Wang L, Cao Y, et al. Hypothermia pretreatment improves cognitive impairment via enhancing synaptic plasticity in a traumatic brain injury model. Brain Res, 2017, 1672:18-28.

［10］　Li D, Ma S, Guo D, et al. Environmental Circadian Disruption Worsens Neurologic Impairment and Inhibits Hippocampal Neurogenesis in Adult Rats After Traumatic Brain Injury. Cell Molec Neurobiol, 2016, 36(7):1045-1055.

［11］　Zhou ZW, Li F, Zheng ZT, et al. Erythropoietin regulates immune/inflammatory reaction and improves neurological function outcomes in traumatic brain injury. Brain Behav, 2017, 7(11).

［12］　Qin H, Qin J, Hu J, et al. Malva SylvestrisAttenuates Cognitive Deficits in a Repetitive Mild Traumatic Brain Injury Rat Model by Reducing Neuronal Degeneration and Astrocytosis in the Hippocampus. Med Sci Monit, 2017, 23:6099-

6106.

［13］ Mao X, Hao S, Zhu Z, et al. Procyanidins protects against oxidative damage and cognitive deficits after traumatic brain injury. Brain Injury, 2015, 29(1):86-92.

［14］ Zhou HX, Liu ZG, Liu XJ, et al. Umbilical cord-derived mesenchymal stem cell transplantation combined with hyperbaric oxygen treatment for repair of traumatic brain injury. Neur Regener Res, 2016, 11(1):107-113.

［15］ Chou W, Liu Y F, Lin C H, et al. Exercise Rehabilitation Attenuates Cognitive Deficits in Rats with Traumatic Brain Injury by Stimulating the Cerebral HSP20/BDNF/TrkB Signalling Axis. Molec Neurobio 2018(Pt 3):1-10.

［16］ Lin Y, Lu X, Dong J, et al. Involuntary, Forced and Voluntary Exercises Equally Attenuate Neurocognitive Deficits in Vascular Dementia by the BDNF-pCREB Mediated Pathway. Neuro Res, 2015, 40(9):1839-1848.

［17］ Li YW, Li QY, Wang JH, et al. Contribution of p38 MAPK to the Ameliorating Effect of Enriched Environment on the Cognitive Deficits Induced by Chronic Cerebral Hypoperfusion. Cell Physiol Biochem, 2016, 40(3-4):549-557.

［18］ Liu AF, Zhao FB, Wang J, et al. Effects of vagus nerve stimulation on cognitive functioning in rats with cerebral ischemia reperfusion. J Translational Mede, 2016, 14(1):1-12.

［19］ Zhang Y, Chopp M, Meng Y, et al. Cerebrolysin improves cognitive performance in rats after mild traumatic brain injury. J Neurosurg, 2015, 122(4):843-855.

［20］ Zhou J, Liu T, Cui H, et al. Xuefu zhuyu decoction improves cognitive impairment in experimental traumatic brain injury via synaptic regulation. Oncotarget, 2017, 8(42):72069-72081.

［21］ Zhong J, Jiang L, Huang Z, et al. The long non-coding RNA Neat1 is an important mediator of the therapeutic effect of bexarotene on traumatic brain injury in mice. Brain Behav Imm, 2017, 65:183-194.

［22］ 詹燕, 王珊珊, 荀雅晶, 等. 脑外伤患者认知障碍的特点及康复疗效分析. 中国实用神经疾病杂志, 2016, 19（18）：77-79.

［23］ 戴备强, 郑波, 王小正, 等. 不同部位脑外伤对认知功能的影响. 全科医学临床与教育, 2016, 14（2）：144-147.

［24］ 原劲松. 脑外伤患者认知障碍与损伤部位的关系分析. 中国医药指南, 2016, 14（2）：155.

［25］ 张帅, 姜晓晖, 翁小娟, 等. 炎症反应蛋白水平与脑外伤患者术后认知功能障碍相关性研究. 中国农村卫生事业管理, 2016, 36（4）：476-477.

［26］ Zhang H, Zhang XN, Zhang HL, et al. Differences in cognitive profiles between traumatic brain injury and stroke：A comparison of the Montreal Cognitive Assessment and Mini-Mental State Examination. Chin J Traumatol, 2016, 19 (5):271-274.

［27］ 张瑜, 张一, 姚秋近, 等. 洛文斯顿作业治疗用认知评定量表在脑外伤早期患者认知功能评定中的效能. 中国康复理论与实践, 2016,（1）：84-87.

［28］ 李飞翔, 焦红军, 张晓晓, 等. 盐酸美金刚联合谷红注射液对脑外伤后认知障碍患者的疗效观察. 中国实用神经疾病杂志, 2017, 20（6）：29-32.

［29］ 卢建明, 陈西亚. 足三里穴位注射胞二磷胆碱疗法对脑外伤后记忆障碍及认知功能障碍的影响. 现代中西医结合杂志, 2018,（7）：762-765.

［30］ 吴光柳. 早期认知康复干预对脑外伤后认知功能障碍患者的作用研究. 昆明医科大学, 2017.

［31］ 李丽，李淑君，王琴. 早期康复护理在重型脑外伤患者认知功能恢复及减少鼻饲并发症中的作用. 现代中西医结合杂志，2015，24（8）：898-900.

［32］ 陶平宇，祝一虹. 回院认知功能训练对脑外伤所致精神障碍出院患者认知障碍的疗效观察. 护理与康复，2017，16（10）：1092-1093.

［33］ 孙新亭，迟茜茜，孙晓静. 通窍活血汤对脑外伤大鼠认知功能障碍的影响. 中国康复理论与实践，2015（12）：1379-1384.

［34］ 黄芳，王晓红，邵彬，等. 头针治疗脑外伤后认知障碍的临床效果. 中国康复理论与实践，2015，21（1）：79-81.

［35］ 廖亮华，滕新，高丽君，等. 重复经颅磁刺激结合眼针对脑外伤患者认知功能障碍的疗效. 中国康复理论与实践，2017，23（1）：92-96.

［36］ 袁帅. 脑卒中后运动性失语的磁共振成像研究. 中国医药指南，2017，15（4）：95-95.

［37］ 张劼. 语言相关白质纤维在卒中后失语症中的弥散张量成像研究. 浙江大学，2017.

［38］ 刘作武，李华，陈营，等. Broca 失语症脑白质结构的 DTI 研究. 中国实用神经疾病杂志，2016，19（8）：81-82.

［39］ 杨宓. 失语症多模态影像特征研究. 电子科技大学，2016.

［40］ 王鑫，施伟，孙彩花，等. 运动性失语患者不同疗效的功能 MRI 研究. 中国实用神经疾病杂志，2016，19（20）：1-3.

［41］ 李闯. 基于静息态 BOLD-fMRI 卒中后运动性失语患者脑功能可塑性的研究. 石河子大学，2017.

［42］ 张慧. 失语症患者自发性脑活动及语言功能康复的神经机制. 华东师范大学，2017.

［43］ 吕瑞妍，罗丹峰，汪锦飘，等. 盐酸美金刚联合言语康复训练治疗早期脑卒中后失语的疗效观察. 临床合理用药杂志，2016，9（32）：46-47.

［44］ 赖靖慧，程熙，戴清月，等. 帕罗西汀联合言语训练治疗卒中后运动性失语的疗效观察. 医学理论与实践，2017，（23）：3487-3488.

［45］ 付婧，余茜，肖军，等. 言语训练联合经颅磁刺激治疗外侧裂周失语的疗效及 BOLD-fMRI 表现. 中华物理医学与康复杂志，2016，38（1）：34-38.

［46］ 张洪，刘静，杨未风，等. 经颅直流电刺激联合常规言语康复治疗脑卒中后非流畅性失语症的疗效观察. 康复学报，2017，27（3）：39-42.

［47］ 周静，李海舟，应志国，等. 高压氧早期介入结合言语治疗对脑外伤运动性失语症的改善作用. 中国听力语言康复科学杂志，2016，14（5）：333-336.

第二节　促醒研究进展

颅脑损伤导致的意识障碍包括昏迷状态、植物状态、最小意识状态及闭锁综合征。导致意识障碍的原因有很多，包括 TBI、感染、脑卒中、心脏骤停及代谢性因素等。目前我国 TBI 发病率已超100/10 万人，成为导致患者意识障碍的主要原因之一。2015 年以来我国关于颅脑损伤导致意识障碍的研究主要集中在促醒机制、意识障碍评价和预后判断、西药和中药、中医治疗技术、综合康复治疗、电磁刺激技术、护理和人文方面，综述如下。

一、颅脑损伤意识障碍促醒机制研究

颅脑损伤意识障碍促醒机制研究多应用正中神经电刺激（median nerve electrical stimulation，MNES）、迷走神经电刺激（vagus nerve stimulation，VNS）、经颅直流电刺激、针刺疗法等方法进行动物实验展开探索。

（一）正中神经电刺激的促醒机制

1. MNES 对前额叶 γ- 氨基丁酸（GABA）b 受体表达的影响　魏天祺等[1]将 SD 大鼠分为空白对照组、假刺激组、MNES 组、GABAb 受体激动药巴氯芬组，应用 MNES 治疗脑外伤后昏迷大鼠，观察其行为学变化和前额叶皮质（prefrontal cortex，PFC）区 GABAb 受体的表达。结果发现，大鼠经"自由落体撞击法"造模后出现与临床昏迷状态相似的行为学变化，MNES 后大鼠现短暂的兴奋性反应，意识状态等级提高，MNES 是治疗脑外伤后昏迷的有效治疗方法，其机制可能与降低前额叶抑制性递质 GABAb 受体表达有关。

2. MNES 对前额叶皮质去甲肾上腺素 α1 受体（α1R）表达的影响　陈琴等[2]将健康成年 SD 大鼠 72 只分为对照组、假刺激组、刺激组和拮抗剂组。对照组不做任何处理，其余 3 组均制作 TBI 昏迷大鼠模型，假刺激组不做治疗，拮抗剂组大鼠侧脑室注射食欲素受体 1（orexin-1 receptor，OX1R）拮抗药 SB334867，刺激组和拮抗剂组均给予 MNES 治疗。观察各组大鼠行为学变化和 PFC 区 α1R 表达水平。结果显示，MNES 可改善 TBI 后昏迷大鼠的意识状态水平，其机制可能与上调 PFC 区 α1R 表达水平有关，且食欲素 A 参与调节此过程。

（二）迷走神经电刺激的促醒机制研究

1. VNS 对 PFC 去甲肾上腺素 α1R 水平的影响　陈琴等[3]取健康成年 SD 大鼠 90 只，随机分为空白对照组、假刺激组和刺激组。TBI 后昏迷大鼠给予 VNS 治疗，观察其行为学变化，并通过免疫组织化学和 Western blot 检测大鼠 PFC 组织中去甲肾上腺素 α1R 含量。结果发现，VNS 可改善 TBI 后昏迷大鼠的意识状态水平，对促进 TBI 后昏迷大鼠的觉醒有积极的治疗作用，可能与 PFC 去甲肾上腺素 α1R 水平上调有关。

2. VNS 对 PFC 及下丘脑部位 Orexin-A 和 OX1R 水平的影响　董晓阳等[4]将 SD 大鼠随机分为空白对照组、假刺激组和刺激组。应用 VNS 治疗脑外伤后昏迷大鼠，观察其行为学变化，并用 ELISA、Western blot、免疫组织化学检测各组大鼠 PFC 和下丘脑组织的 Orexin-A 及 OX1R 表达。研究表明，VNS 可提高脑外伤昏迷大鼠意识状态，其可能机制为上调 PFC 及下丘脑部位 Orexin-A 及 OX1R 水平，VNS 有望成为脑外伤后昏迷促醒的有效方法。

3. VNS 对 PFC 区 GABAb1R 的影响　廖诚诚等[5]将 168 只健康 D 大鼠随机分为空白组、TBI 组、拮抗剂组和 VNS 组，每组 42 只。TBI 组、VNS 组、拮抗剂组撞击法复制脑外伤模型，造模后昏迷至少 30 分钟的大鼠入选。VNS 组予 VNS，拮抗剂组侧脑室注射 OrexinA 受体 1 拮抗剂 SB334867 后加 VNS，TBI 组予假 VNS。分别于干预后 6 小时、12 小时、24 小时观察大鼠意识水平，应用免疫组织化学、Western blot 检测 PFC 区 GABAb1R 表达水平。研究发现，GABAb1R 蛋白表达 TBI 组＞拮抗剂组＞VNS 组＞空白组，但不同时间点无显著性差异，推测 VNS 可促 TBI 昏迷大鼠觉醒，其促醒机制可能与 OrexinA 介导大鼠 PFC 区 GABAb1R 表达水平下调有关。

4. VNS 对 PFC 区组胺 H1 受体表达的影响　黄菲菲等[6]将 72 只 SD 大鼠分为空白对照组、假刺激组（TBI）、刺激组（TBI＋VNS）和 OXR 拮抗剂组（TBI＋SB334867＋VNS）。应用 VNS 治疗脑外伤后昏迷大鼠，观察其行为学变化，并用免疫组织化学检测各组大鼠 PFC 区组胺 H1 受体表达的变化。研究表明，VNS 可改善脑外伤后昏迷大鼠的意识状态，推测 VNS 有望成为 TBI 昏迷促醒的一种新的电刺激方法，其促醒机制可能与 PFC 区 H1 受体水平的上调有关，OrexinA 可能通过 OXR 在其中起调节作用。

（三）经颅直流电刺激在促醒中的作用

廖诚诚等[7]探讨了经颅直流电刺激（tDCS）对脑外伤昏迷大鼠的促醒作用及其可能机制。实验将成年 SD 大鼠随机分为 3 组，每组 18 只，分别是空白组、TBI 昏迷组及 tDCS 组。tDCS 组和 TBI 组制作脑外伤昏迷模型，前者用 tDCS 治疗（阳极电极固定于颅骨表面的左侧前额叶体表投影部位，阴极置于右侧眶上切记，刺激参数选择 40μA，30 分钟），后者进行假 tDCS 治疗（只有始末各进行 10 秒阳极刺激）。各组处理后在 6 小时、12 小时、24 小时点评定大鼠意识水平，对比治疗前后意识水平变化，处死大鼠，获取前额叶和海马，应用 Western blot 法测定大鼠组织中 BDNF 的表达。结果发现，空白组 18 只、TBI 组 6 只、tDCS 组 11 只出现翻正反射，TBI 组大鼠前额叶与海马 BDNF 表达较空白组升高，在 12 小时点，tDCS 组大鼠前额叶 BDNF 表达较 TBI 组升高；在 6 小时点，tDCS 组大鼠海马 BDNF 表达较 TBI 组升高。结果提示，tDCS 可促 TBI 昏迷大鼠觉醒，其机制可能与上调前额叶及海马 BDNF 表达有关。

（四）针刺疗法的促醒机制研究

温春丽等[8]将 100 只 SD 大鼠随机分为假手术组、模型组、针刺组、醒脑静组和针刺＋醒脑静组，用改良四血管阻塞法建立大鼠全颅缺血性脑损伤昏迷模型，各组给予不同干预后，通过免疫组织化学法观察各组脑内 GABA、GLU、β-EP 的表达，并测定其含量。结果显示，促醒组的 GABA、β-EP 表达的降低和 GLU 表达增高较假手术组和模型组均有统计学差异，其中针刺＋醒脑静组表达减低（或增高）更为显著。因此，推测针刺对全颅缺血性昏迷大鼠的促醒机制是通过减少抑制性神经递质 GABA、β-EP 表达和增加兴奋性神经递质 GLU 的表达，且针刺和醒脑静的联合应用促醒效果更佳。

二、意识障碍评价和预后判断研究

意识障碍评价和预后判断一直是颅脑损伤康复的难题和研究重点，客观评价有赖于麻醉检测、电生理、脑电图和功能性磁共振成像等技术。

（一）Narcotrend 指数的应用和研究

麻醉／意识深度监测系统（Narcotrend，NT）作为基于原始脑电图的计算机分析技术已经被证实可以很好地用于麻醉／镇静深度的监测，但是只有少数用于颅脑损伤患者意识障碍程度评估和预后判断的报道。

钟映玉等[9]分析了 Narcotrend 指数对昏迷患者意识障碍程度的量化评定及预后评估价值。研究选取 42 例重症昏迷患者，分析刺激前 NT 与 APACHE Ⅱ、格拉斯哥昏迷评分（Glasgow coma scale，GCS）相关性、刺激前后 NT 与格拉斯哥预后评分（Glasgow outcome scale，GOS 相关性、刺激前后 NT 预测患者预后。结果显示：刺激前患者 NT 值为（56.62 ± 25.59），GCS 为（4.55 ± 0.80）分，APACHE Ⅱ 为（28.57 ± 7.46）分，刺激前 NT 与 GCS 分值呈正相关（$r=0.881$），与 APACHE Ⅱ 呈负相关（$r=-0.952$），刺激后患者 NT 值为（61.72 ± 29.87），GOS 为（2.43 ± 1.35）分，刺激前后 NT 与 GOS 评分均呈显著正相关（$r=0.836$、$r=0.905$）。刺激前 NT 值的曲线下面积为 0.916（$95\%CI$ 为 $0.833 \sim 0.999$）预测昏迷患者良好预后的最佳截点为 59.67，此时敏感度为 92.9%，特异度为 71.4%，漏诊率为 7.1%，误诊率为 28.6%。刺激后 NT 值的曲线下面积为 0.957（$95\%CI$ 为 $0.000 \sim 1.000$）预测昏迷患者良好预后的最佳截点为 74.58，此时敏感度为 97.3%，特异度为 92.9%，漏诊率为 2.7%，误诊率为 7.1%，刺激前后患者 NT 值预测昏迷患者良好预后曲线下面积分别为 0.916、0.957（均＞0.9），NT 值预测昏迷患者良好预后准确性较高。

（二）神经电生理的应用和研究进展

目前神经电生理检查已成为严重意识障碍患者脑功能监测和预后研究的重要手段，尤其是脑干听觉诱发电位（brainstem auditory evoked potentials，BAEP）和体感诱发电位（somatosensory evoked potentials，SEP）的结合，能同时反映脑干不同水平及大脑的功能状态，脑损伤后 BAEP 和 SEP 异常程度与预后密切相关，两者结合能更好地对预后作出判断。

冯英等[10]探讨了恢复期严重意识障碍患儿 SEP、BAEP 动态变化特点，以及其对患儿意识恢复的预测价值。研究入组脑损伤恢复期严重意识障碍患儿 52 例，住康复科 48 小时内完成临床评估和 SEP、BAEP 评估，病程满 12 个月、脱离最低意识状态、死亡为评估止点。结果显示，52 例患儿在病程 1 年内有 27 例恢复意识，意识恢复率为 51.2%，各种病因所致的严重意识障碍患儿的意识恢复率差异无统计学意义。首次 SEP 检查分级越高，意识恢复率越低；首次 SEP 检查分级为 Ⅰ 级的患儿 24 例，其中 20 例意识恢复，有 4 例（3 例多次复查 SEP 均为 Ⅰ 级，1 例转为 Ⅲ 级）在病程 1 年时其意识仍未恢复。首次 SEP 检查为 Ⅱ 级或 Ⅲ 级的患儿 28 例，有 3 例患儿由 Ⅱ 级转为 Ⅰ 级，其中 2 例意识完全恢复，有 2 例患儿由 Ⅲ 级转为 Ⅰ 级，其中有 1 例意识完全恢复。其余 23 例持续为 Ⅱ 级或 Ⅲ 级，在病程 1 年时最终只有 3 例意识完全恢复。52 例患儿中有 50 例 BAEP 检查正常，Ⅱ 级、Ⅲ 级各 1 例。SEP 可以作为恢复期严重意识障碍患儿意识是否恢复的有效预测指标。BAEP 对处于恢复期的严重意识障碍患儿的意识是否恢复缺乏预测性。

王晓艳等[11]探讨了治疗前后植物状态（VS）和最小意识状态（MCS）患者失配负性

（MMN）和 P300 反应的变化，以及探究它们对预测预后的价值，研究对 11 例患者（包括 VS 6 人和 MCS 5 人）和 5 个健康对照组进行事件相关电位（ERP），并进行了 6 个月的电话随访，以监测意识恢复的变化，结果显示，3 组比较显示，VS 患者在听到自己名字时，MMN 和 P300 的潜伏期显著延迟，并且在持续刺激后 MMN 的波幅及在听到其他人名字后 P300 的波幅显著降低；对 MMN 和 P300 的反应来源，对照组是额叶，而 VS 和 MCS 组是颞叶。因此，MMN 振幅的突然增加和潜伏期缩短可能表明意识状态的改善。神经生理学的评价表明，VS 和 MCS 可能类似于意识保留患者保留了更高级皮质功能。

（三）脑电图的应用和研究进展

脑电图（electroencephalography，EEG）是反映全脑功能的一个较好指标，对大脑缺血、缺氧及代谢异常均较为敏感。邱建敏等[12]用视频脑电图（VEEG）对心肺复苏后昏迷患者进行检测，研究冷热水刺激的脑电反应（VEEG-Reaction）对预后的评估价值。研究选择心肺复苏后昏迷患者 28 例，患者均根据 VEEG 监测和冷热水刺激的 VEEG-Reaction、GCS 和急性生理与慢性生理健康状况评分（APACHE Ⅱ）进行预后评估，以临床随访结果为金标准，分析 3 种预后评估方法的判别价值，最终 19 例死亡，9 例生存。结果显示，3 种评估方法在全组均有良好的预测价值，VEEG-Reaction 预测最佳；冷热水刺激 VEEG-Reaction 对心肺复苏后昏迷患者预后评估的敏感度和特异度均高于 GCS 和 APACHE Ⅱ 评分，与随访结果具有较高的一致性；比较受试者工作特征曲线（ROC）下面积提示 VEEG-Reaction（0.82）优于 APACHE Ⅱ（0.78）、GCS（0.72）。因此，冷热水刺激的 VEEG-Reaction 能够较为准确地评估心肺复苏后昏迷患者预后，评估结果与随访结果具有较高的一致性，具有较高的临床应用价值。

脑电双频指数（bispectral index，BIS）是一种以脑电图判断镇静水平和监测麻醉深度的较为准确的方法，其是将 EEG 双频信号转化成简单的数字信号。许乐宜等[13]分析了 BIS 对颅脑术后患者持续意识障碍的预测价值。选取了脑术后患者 83 例，实时记录其术后 1～6 小时 BIS 最大值（BISmax），绘制 ROC 曲线以评价术后 1～6 小时 BISmax 对颅脑术后患者持续意识障碍的预测价值。结果显示，83 例患者中 2 例 BIS 监测信号质量指数（SQI）＜55，因干扰监测效果而被排除。根据患者是否发生持续意识障碍分为持续意识障碍组 16 例和无持续意识障碍组 65 例。2 组患者年龄、女性比例、手术时间、体质量指数、基础疾病、高血压发生率、高脂血症发生率及冠心病发生率比较，差异均无统计学意义。时间与方法在 BISmax 上无交互作用；时间在 BISmax 上主效应不显著；方法在 BISmax 上主效应显著。无持续意识障碍组患者术后 1 小时、2 小时、3 小时、4 小时、5 小时和 6 小时 BISmax 均高于持续意识障碍组。术后 6 小时 BISmax 对颅脑术后患者持续意识障碍的预测价值最高，PK 值为 0.90，AUC 为 0.87，最佳截断值为 76，敏感度为 82%，特异度为 78%。因此，术后 6 小时 BIS 对颅脑术后患者持续意识障碍预测价值较高。

（四）功能磁共振成像的应用

磁共振成像能清晰地显示意识障碍患者的脑损伤部位，能对临床判断病情及预后提供一定的帮助。静息态功能磁共振成像（rs-fMRI）不需患者配合，简单易行，可以对患者的自发神经元神经活动进行观察。

印澄莹等[14]分析了颅脑外伤及非外伤病因导致的意识障碍患者脑和功能连接的改变特点，探讨评估患者意识水平和判断预后的生物学指标。19 例 TBI 及其他病因伴意识障碍患者纳入研究，同时招募正常志愿者 14 名作为对照组，进行脑结构和 rs-fMRI 检查。根据患者基线及随访时的 GCS 分值，分析其意识水平与脑结构和功能连接指标的关系及其判断预后的作用。结果显示，意识障碍患者（$n=19$）中，结构磁共振成像结果显示胼胝体、内侧前额叶及脑干的损伤概率较其他部位明显增高。rs-fMRI 结果显示，与正常对照组相比（$n=14$），意识障碍患者的默认模式网络（default mode network，DMN）和执行控制网络（ECN）的功能接强度减低，并且 ECN 中左侧的颞下回及枕下回的功能连接强度与意识水平相关，DMN 中楔前叶的功能连接强度与预后的 GCS 分值相关。与非 TBI 组相比，TBI 组 DMN 功能连接减少，而 ECN 功能连接增多。因此，胼胝体、内侧前额叶及脑干的损伤导致意识障碍的可能性大，ECN 及 DMN 的功能连接强度可作为评估患者意识水平和判断预后的临床指标。

马淑娟等[15]探讨了意识障碍患者静息态脑网络对针刺合谷、太冲的反应性。他们以后扣带作为种子点，做全脑静息态功能连接分析，然后对意识障碍患者静息态脑网络在针刺合谷、太冲前后的反应变化进行统计分析，主要是默认网络和额顶网络。结果显示，默认网络功能连接强度在针刺前后未发生显著变化，后扣带回与额顶控制网络中的额上回及缘上回的拮抗作用在针刺后显著增强。因此，推测针刺合谷、太冲可能对意识障碍患者负责内外部意识的 2 个网络之间功能交互具有积极作用。

三、西药在颅脑损伤促醒中的作用

目前较少针对颅脑损伤促醒的特效药物，近年研究应用金刚烷胺、胞二磷胆碱、纳洛酮、乙酰谷酰胺等研究发现，药物有助于缩短昏迷时间、改善患者认知和运动功能症状。

萧云等[16]探讨了金刚烷胺对颅脑损伤后意识障碍的疗效。研究对象为 52 例颅脑损伤伴意识障碍患者，对照组采取常规的对症支持及康复治疗，观察组在对照组治疗的基础上，每天给予金刚烷胺（每次 100mg，2 次 / 天），连续 4 周。比较 2 组治疗前后残疾评定量表（DRS）评分及修订版昏迷恢复量表（CRS-R）评分。结果发现，2 组患者治疗后 DRS 评分及 CRS-R 评分较治疗前均明显改善，观察组改善更明显。用药过程中，对照组有 5 例出现胃肠道不良反应，观察组有 6 例。对照组有 2 例出现癫痫发作，观察组仅 1 例，经对症治疗后均能耐受药物。研究提示金刚烷胺对颅脑损伤的意识障碍具有一定的促醒作用，临床状态好转，起效时间较纳洛酮组和醒脑静组明显缩短，随着治疗时间延长，3 组患者 GCS 分值均逐渐升高，以联合用药组治疗后 14 天的升高更显著。研究提示醒脑静和纳洛酮联合用药较两药单独使用意识好转更快，但对临床疗效结局的影响不明显。

陈爱男等[17]观察了纳洛酮与醒脑静联合使用对脑出血合并意识障碍患者临床疗效的影响。研究采用前瞻性研究方法，选择 GCS 7～9 分的脑出血患者 118 例，分为纳洛酮组 39 例（纳洛酮 2mg/d 静脉滴注），醒脑静组 42 例（醒脑静 20ml/d 静脉滴注），醒脑静和纳洛酮联合用药组 37 例（上述方法同时使用）。在均给予西医常规治疗基础上，以 14 天为 1 个疗程，2 个疗程后评定各组临床疗效、意识状态好转起效时间、GCS 分值的变化。结果发现，联合用药组总有效率均高于纳洛酮组和醒脑静组，但差异无统计学意义；联合用药组意识状态好转起效时间较纳洛酮组和醒脑静组明显缩短，随着治疗时间延长，3 组患者 GCS 分值均逐渐升高，且以联合用药组治疗后 14 天的升高更显著。研究提示醒脑静和纳洛酮联合用药较两药单独使用意识好转更快，但对临床疗效结局的影响不明显。

黄志平等[18]观察了胞二磷胆碱注射液联合醒神通腑方治疗急性脑梗死昏迷疗效及对血管细胞黏附分子（VCAM）-1、IL-10、TNF-α 的影响。研究将患者 80 例随机分为对照组和观察组各 40 例，分别给予胞二磷胆碱注射液单用及醒神通腑方联用治疗，比较 2 组患者近期疗效、治疗前后中医证候积分、美国国立卫生研究院卒中量表（National Institute of Health Stroke Scale，NIHSS）评分、脑水肿量、GCS、IL-10、TNF-α 及 VCAM-1 水平等。结果发现，观察组患者近期治疗总有效率显著高于对照组；观察组患者治疗后中医证候积分、NIHSS 评分、脑水肿量、GCS 分值、IL-10、TNF-α 及 VCAM-1 水平等指标均显著优于对照组、治疗前。结果提示，胞二磷胆碱注射液联合醒神通腑方治疗急性脑梗死昏迷可有效缓解症状体征，减轻神经功能损伤，促进脑水肿消退，有助于调节 IL-10、TNF-α 及 VCAM-1 水平。

陈冬颖等[19]探讨了大剂量纳洛酮对急性重型颅脑损伤患者促醒的临床疗效。研究选取 2015 年 1 月至 2017 年 1 月期间收治的急性重型颅脑损伤患者，采用 GCS 评估后，选取分值为 3～8 分的患者 80 例，随机分为观察组和对照组（每组 40 例）；对照组患者根据其自身病情给予针对性的常规治疗，观察组患者在对照组治疗基础上加用大剂量纳洛酮注射液（0.4mg/kg，连续用药 72 小时后调整为 4.8mg/d，连续用药 7 天）静脉注射治疗，比较 2 组患者用药后觉醒时间，以及治疗前后早期临床疗效和晚期的语言功能和运动功能的评分值。结果发现，观察组患者用药后觉醒时间明显优于对照组，治疗早期、晚期的临床疗效均明显优于对照组，病死率明显低于对照组。结果提示，大剂量纳洛酮用于治疗急性重型颅脑损伤患者的临床疗效确切，患者觉醒快且病死率低。

刘涛等[20]观察了乙酰谷酰胺联合醒脑静治疗老年急性重度颅脑损伤的临床疗效。研究纳入 102 例重度颅脑损伤老年患者，根据用药不同分为观察组 52 例和对照组 50 例。2 组患者均给予常规脱水、呼吸机辅助通气、促醒护脑、抗感染和营养支持治疗。对照组患者在此基础上给予乙酰谷酰胺静脉滴注；观察组患者在对照组基础上加用醒脑静静脉滴注。2 组患者疗程均为 2 周，观察对比两组患者临床疗效、GCS 分值变化、觉醒情况和血清中 IL-10 与 TNF-α 水平。结果发现，观察组总有效率为 82.69%，明显高于对照组的 72%；观察组 GCS 分值明显高于对照组；观察组觉醒人数明显多于对照组，觉醒时间也明显缩短。治疗后观察组 IL-10、TNF-α 水平明显多于对照组。研究提示，乙酰谷酰胺联合醒脑静治疗老年急性重度颅脑损伤临床疗效显著，联合应用具有协同药效作用，可明显提高 GCS 分值和觉醒人数，缩短觉醒时间，对在临床推广应用有一定指导作用。

四、电刺激与磁刺激在颅脑损伤促醒中的作用

外周神经或中枢神经电刺激和磁刺激因无创、方便使用和促进中枢可塑性变化，成为颅脑损伤

意识障碍促醒治疗的常用技术。近年来临床研究进一步证实了电磁刺激技术在促醒康复中的应用价值和前景。

（一）经颅磁刺激在促醒中的作用

吕超等[21]观察并探讨了低频重复经颅磁刺激对颅脑损伤后 VS 患者的促醒作用。试验以颅脑损伤后 VS 62 例患者为研究对象，平均分为对照组和试验组。对照组患者给予常规康复治疗，观察组在康复治疗的基础上给予低频重复经颅磁刺激治疗（选取超兴奋大脑额叶区为具体刺激部位。刺激强度选择静息运动阈值的 80%，刺激频率为 0.5Hz，持续 10 秒，每隔 1 分钟刺激 1 次，连续刺激 20 次完成 1 次治疗，每周连续刺激 5 天，休息 2 天，连续刺激 4 周）。比较 2 组患者治疗前后肯尼迪昏迷恢复量表（CRS-R）评分，检查 2 组患者 BAEP，评估患者脑功能恢复情况。结果发现，观察组治疗后 CRS-R 评分较治疗前显著升高，且明显高于对照组治疗后，左侧脑干及右侧 BAEP 的 5 个波潜伏期均显著短于对照组。2 组患者治疗中均未出现癫痫发作。研究提示低频重复经颅磁刺激可显著改善颅脑损伤后 VS 患者中枢神经功能及意识状态，对患者促醒有一定作用。

（二）正中神经电刺激在促醒中的作用

杨初燕等[22]探讨了 MNES 对脑外伤后昏迷患者的促醒作用及可能机制。试验将脑损伤后昏迷患者随机分为试验组和对照组，均给予常规促醒治疗，试验组在常规治疗的基础上加用 MNES 治疗。2 组治疗前后均行 GCS 和 EEG 及单光子发射计算机化断层显像（SPECT）检查。结果发现，治疗 4 周后试验组平均 GCS 分值明显优于对照组；试验组脑电图病灶 δ/θ 活动减少，α 波波幅降低；SPECT 视觉分析表明治疗后试验组病灶区脑血流量较治疗前明显增加。研究提示，MNES 对脑外伤后昏迷患者具有促醒作用，机制可能与病灶区脑血流灌注增加有关。

卫晓红等[23]探讨了右 MNES 对创伤性脑损伤昏迷患者苏醒的影响。研究选取 82 例 TBI 昏迷患者，根据随机数表法将患者分为对照组和观察组，每组 41 例。对照组给予常规的促清醒康复治疗，观察组在对照组基础上给予右 MNES，干预 2 周后，比较 2 组患者的 GCS 分值、颅内压、脑部血流灌注改变、不良反应。结果发现，干预后 2 组患者的 GCS 分值均高于干预前，颅内压均低于干预前，且观察组 GCS 分值高于对照组。干预后对照组皮质、丘脑、脑干的血流灌注与干预前比较差异无统计学意义，而观察组皮质、丘脑血流灌注量明显高于干预前，且明显高于对照组；对照组不良反应发生率低于观察组，但 2 组间比较差异无统计学意义。结果表明，MNES 应用于 TBI 昏迷患者的苏醒治疗可以有效地提高 GCS 分值，增加脑部血流灌注量，值得临床推广。

闻万顺等[24]探讨了早期右侧 MNES 对颅脑外伤后昏迷患者的短期促醒作用及长期临床疗效和价值。研究将颅脑外伤后昏迷患者分为治疗组和对照组，对照组按常规治疗，治疗组在常规治疗基础上加用右侧 MNES 治疗，连续治疗 4 周。在治疗开始前及结束后分别行 GCS 及脑电图检查。4 周治疗结束后继续随访 6 个月，再次评估患者意识状态，并对意识恢复的患者进行 FCA 评估。结果发现，治疗组患者 GCS 分值及 EEG 分级均较治疗前明显改善，且显著优于对照组。随访 6 个月后，治疗组有更多患者恢复意识，同时恢复意识的患者中，治疗组患者的 FCA 评分明显高于对照组。结果提示，右 MNES 疗法应用于颅脑外伤后昏迷患者不仅能够在短期内达到促醒效果，且对于患者长期的预后及生活质量的提高均具有显著疗效。

石艳红等[25]利用 Meta 分析系统评价了 MNES 与常规促醒疗法在治疗昏迷患者疗效上的不同效果。研究使用计算机检索 CNKI、万方数据库、VIP、中国生物医学文献数据库和 PubMed 及 Web of Science，收集了关于 MNES 治疗与常规昏迷促醒治疗的随机对照试验。由 2 名研究者按照纳入与排除标准筛选文献，提取数据和评价纳入研究的方法学质量后，采用 RevMan5.1.0 软件进行 meta 分析。结果纳入 12 个研究，1001 例患者，观察组 503 例，对照组 498 例。MNES 能提高 GCS 分值；有改善脑干诱发电位、脑电图和患者言语功能的效果。结果提示，MNES 疗法可以提高患者 GCS 分值，改善脑血流量，对促进患者清醒有较好效果。

（三）磁疗在促醒中的作用

刘玉林等[26]观察了磁疗对昏迷患者的促醒作用。研究选取重症康复病房昏迷患者 80 例，随机分为磁疗组和对照组，每组 40 例。对照组给予常规康复治疗［包括肢体被动运动（每天 1 次，每次 40 分钟，每周 5 次）、低频电刺激（每天 1 次，每次 20 分钟，每周 5 次）、高压氧（治疗压力 0.18～0.20MPa）、针灸（每次 30 分钟，每周 5 次）等］，磁疗组在常规康复治疗基础上增加磁疗（珠海产 HZ-MR-A 型磁场综合治疗系统，对其头部进行治疗，采用三维交变磁场，磁场强度为 10mT，刺激频率为 20Hz，整个治疗过程中保持恒定的磁场强度及频率，每次治疗 30 分钟，每周 5 次，治疗 4 周），治疗前及治疗 4 周后，分别对患者进行 GCS 分值和脑电图检查，并采用 Synek 分级标准对其脑电图进行预后分类，评估患者意识水平的变化。结果发现，治疗前 2 组患者 GCS 分值比较无差异。与组内治疗前比较，2 组患者治疗 4 周后 GCS 分值较高，且治疗 4 周后磁疗组 GCS 分值显著高于对照组。治疗 4 周后，磁疗组促醒成功率（47.5%）显著优于对照组（15.0%），差异有统计学意义。治疗 4 周后，2 组患者 Synek 分级较组内治疗前明显提高，且磁疗组显著优于对照组。结果提示，磁疗可改善昏迷患者的意识状态，对重症脑损伤患者有促醒作用。

五、中医中药治疗在颅脑损伤促醒中的作用

中医中药治疗在颅脑损伤促醒中应用较为广泛，近年研究发现针灸针刺、穴位按摩和促醒方剂能改善重度颅脑外伤患者意识障碍程度。

（一）针灸针刺在促醒中的作用

周勇等[27]探讨了针灸对重度脑外伤急性期患者凝血功能影响及其促醒作用。该研究追踪并观察了 92 例重度脑外伤急性期患者，随机分为对照组及观察组，对照组予手术治疗、降低颅内压、纠正低氧血症、营养治疗、高压氧舱等常规治疗，观察组在常规治疗的基础上加针灸治疗，连续治疗 1 周。治疗结束后，对比治疗前后患者凝血功能中凝血酶原时间、活化部分凝血活酶时间、血浆 D- 二聚体、血小板等凝血指标及血中内皮素（ET）、一氧化氮（NO）等因子的水平变化及 2 组患者治疗

苏醒时间。结果表明，针灸能够明显改善重度脑外伤急性期患者凝血功能，降低内皮素和 NO 含量，促进患者苏醒，提高临床疗效。

王志杰等[28]研究了速刺法针刺对重型颅脑损伤昏迷患者的促醒作用。针刺对颅脑损伤有较好疗效，被认为是颅脑损伤后昏迷患者的重要促醒手段之一。但目前针刺多采用留针法和电针法。此研究采用速刺法针刺治疗。研究将 100 例重型颅脑损伤昏迷患者随机分为针刺组和对照组各 50 例。对照组给予常规治疗。针刺组在对照组治疗基础上配合速刺法针刺治疗。比较两组患者治疗 3 周后 GCS 分值、EEG 及 BAEP 的变化情况。虽然 2 组患者治疗 3 周后与治疗前相比，在 GCS 分值、苏醒率及脑神经电生理活动等方面均有改善，但针刺组明显优于对照组。提示速刺法针刺在节约治疗时间的同时，仍可在短期内对重型颅脑损伤昏迷患者起到良好的促醒作用。因此，速刺法针刺可改善脑神经电生理活动、促进重型颅脑损伤昏迷患者苏醒。

赵斌等[29]探究了电针联合高压氧对脑损伤后昏迷患者的促醒作用。该研究纳入了脑损伤后昏迷患者 64 例，随机分为观察组及对照组，每组 32 例，观察组采用电针联合高压氧的治疗方法，对照组单纯使用高压氧治疗，分别于纳入时、治疗 1 个月、治疗 3 个月、治疗 6 个月，对患者进行 GCS 分值。结果发现，在治疗 6 个月后，观察组仍能提高患者的 GCS 分值，说明电针联合高压氧具有更为明显的远期效应。因此，在昏迷患者的早期促醒治疗中，电针联合高压氧要比单纯使用高压氧更为有效，且对于需要长期接受治疗的昏迷患者，电针联合高压氧的方法更值得推荐，且对提高患者 GCS 分值更有效。

（二）中药治疗在促醒中的作用

陈彦伊等[30]致力于研究菖芩 I 号治疗重型颅脑损伤患者的临床疗效及对预后的影响。菖芩 I 号为颅脑损伤急性期促醒基础方，方中以芳香走窜的石菖蒲为君，开窍醒神，化湿豁痰。药理研究表明，石菖蒲可抑制兴奋性氨基酸毒性，改善氧自由基代谢，保护神经元；三七、蒲黄等活血利水药可有效减轻脑水肿；大黄素甲醚抗氧化，有脑保护作用。石菖蒲化痰，黄芩清热，两者可清上焦肺热痰浊之邪，对于肺部感染有效。此试验纳入了 65 例重型颅脑损伤患者，随机分为治疗组 32 例和对照组 33 例。对照组给予西医基础治疗。治疗组在此基础上给予菖芩 I 号，每日 1 剂，分 2 次胃管鼻饲或冲服。连续治疗 14 天。治疗后 1 个月，比较两组患者清醒率、清醒时间、并发症情况及 MMSE 评分，治疗后 3 个月进行 GOS 以评价预后。结果发现，菖芩 I 号联合西医治疗有助于重型颅脑损伤患者早日清醒，减少肺部感染并发症，提高清醒患者的认知功能并改善预后。

付杰[31]探讨了安宫牛黄丸对重型脑损伤患者降温止抽和促醒的效果。安宫黄牛丸为中医急症经典中药制剂，对痰热闭阻引起的邪热壅盛、蒙蔽心窍症候有标本兼治的效果，尤其适用于高热烦躁、神昏谵语者。现代医学研究也证实，安宫黄牛丸有强效抗惊厥、镇静和抑制细菌内毒素损害脑细胞的作用。此研究随机将 56 例重型脑损伤患者均分为试验组和对照组，对照组患者给予常规综合治疗，试验组患者在对照组基础上加用安宫牛黄丸，比较 2 组高热降温总有效率、止抽总有效率、意识恢复总有效率、植物状态存活率和死亡率、血清 Mg^{2+} 浓度、GCS 分值、外周血 NSE 水平等指标。结果发现，安宫牛黄丸能够有效对重型脑损伤患者进行高热降温、止抽、促醒，可有效降低患者死亡率，改善 GCS 分值、血清 Mg^{2+} 浓度和外周血清 NSE 水平，体温改善明显。

（三）穴位按摩在促醒中的作用

杭嘉敏等[32]探讨了辨证施穴康复对持续性植物状态（persistent vegetative state，PVS）患者的促醒作用。辨证施穴是对于气虚血瘀、脑窍闭塞患者及痰瘀互结、脑窍壅塞患者，分别选取神庭、本神、人中、涌泉、百会、四神聪、印堂、劳宫、中脘、三阴交、内关等不同穴位采用点、按、揉的按摩手法，每次每穴持续点、按、揉 1 分钟。本研究选取了 60 例 PVS 患者，随机分为观察组和对照组，各 30 例。2 组患者均采用常规治疗和护理，观察组在此基础上采用辨证施穴按摩康复护理，共进行 3 个疗程。观察并比较 2 组患者苏醒率、苏醒时间、PVS 及 ADL 评分。结果发现，经 3 个疗程后，观察组患者苏醒率较高，苏醒时间缩短，总有效率增高，由此说明 PVS 患者采用辨证施穴按摩康复护理可有助于患者病情改善，促进意识恢复，提高疗效。

六、综合康复训练在颅脑损伤促醒中的作用

贾元臣等[33]为探讨多感官促醒干预对高血压性脑出血患者脑功能及觉醒意识的影响，选择 43 例高血压性脑出血患者作为对照组，采用常规护理；再选取 43 例高血压性脑出血患者作为观察组，采用多感官促醒干预护理，包括：言语促醒、听觉刺激、视觉刺激、触觉刺激、针灸治疗与按摩、直电流刺激和运动刺激，比较 2 组患者护理前后昏迷评分、功能障碍评分、脑功能评分、BAEP 及苏醒时间。结果显示，观察组护理 2 周后昏迷评分、脑功能评分均高于对照组（$P<0.05$）。功能障碍评分低于对照组（$P<0.05$）。观察组护理 4 周后 BAEP 及平均苏醒时间均低于对照组，差异有统计学意义（$P<0.05$）。多感官促醒干预运用于高血压性脑出血患者中，可优化脑功能，提高觉醒意识，值得推广。

张丽娜等[34]为研究感知行为干预对重度脑性昏迷患者意识状态、神经功能的影响，选取 100 例重型颅脑损伤致重度脑性昏迷患者，采用计算机抽取法将 100 例患者随机分为对照组和观察组，每组 50 例。对照组实施常规护理干预，观察组在对照组的基础上实施感知行为干预，包括：言语唤醒、音乐唤醒、光线感知、皮肤刺激、冷热感知。分别于干预前、干预 4 周后比较 2 组患者 GCS 分值、脑功能障碍（DRS）评分、EEG 评分，比较 2 组患者干预 4 周后的苏醒时间、苏醒率、意识恢复效果。结果显示，干预前 2 组患者 GCS、DRS、EEG 评分比较，差异无统计学意义（$P>0.05$）。干预 4 周后观察组 GCS、DRS、EEG 评分与对照组比较，差异有统计学意义（$P<0.05$）。干预 4 周后 2 组患者 GCS、DRS、EEG 评分与干预前比较，差异有统计学意义（$P<0.05$）。观察组患者苏醒率、意识恢复总有效率高于对照组（$P<0.05$）。观察组苏醒患者的苏醒时间短于对照组（$P<0.05$）。在重度脑性昏迷患者的临床治疗过程中实施感知行为干预，可有效促使患者意识恢复，改善患者的脑功能障碍。

黄小惠等[35]为探讨唤醒干预对于脑性昏迷患者觉醒意识的感知水平及预后的作用和影响，将

140 例脑性昏迷患者作为研究对象，随机等分为对照组和研究组，对照组均予以常规护理，研究组在对照组基础上予以唤醒干预，包括语言唤醒、音乐唤醒、肢体唤醒、光唤醒，将其觉醒意识的感知水平及预后情况进行比较。结果显示，干预后 1～4 周，研究组感知水平评分均明显高于对照组（$P<0.05$）；其平均苏醒时间明显少于对照组（$P<0.05$）。针对脑性昏迷患者积极实施唤醒干预，可有效提升其觉醒意识的感知水平及促进预后，具有极大的推广应用价值。

山林林等[36]为评价综合康复治疗对脑卒中后意识障碍患者合并肺部感染的疗效，将 48 例脑卒中后意识障碍合并肺部感染的患者，随机分为对照组及观察组各 24 例。对照组根据痰培养结果给予敏感抗生素，观察组在此基础上给予综合康复治疗，具体方法为：①体位引流；②叩击排痰；③手法振肺排痰；④电动起立床治疗；⑤超声脉冲电导治疗。观察 2 组患者疗效、症状及体征的改善时间。结果显示，2 组临床疗效比较，观察组总有效率明显高于对照组（$P<0.01$）。观察组咳嗽、咳痰症状及发热、湿啰音体征改善的时间较对照组明显缩短（$P<0.05$）。综合康复治疗对脑卒中后意识障碍合并肺部感染患者有更好的疗效。

戴敏超等[37]为探讨选择性音乐治疗对脑外伤意识障碍患者的康复促醒作用，采用随机对照方法，对脑外伤意识障碍患者进行分组干预，分成以下 3 组：①对照组 36 例；②普通音乐组 37 例；③选择音乐组 36 例。所有患者根据脑外伤救治指南进行必要的手术和（或）药物治疗，其中对照组无音乐治疗，普通音乐组给予莫扎特《D 大调双钢琴奏鸣曲》播放，选择音乐组根据患者或家属提供平时喜欢常听的音乐给予播放。治疗周期 2 周，并进行 GCS 分值、呼唤反应、BAEP 检测，对计数资料结果进行卡方检验。结果显示，音乐疗法有助于提高脑外伤患者 GCS 分值，增强呼唤反应，改善 BAEP 结果，选择性音乐治疗效果更佳。得出结论：选择性音乐疗法能更好地发挥脑外伤意识障碍患者的康复促醒作用。

七、颅脑损伤促醒护理及人文研究进展

颅脑损伤患者需大量照护，良好的医疗护理对昏迷促醒起到积极作用。昏迷患者的照护涉及人文和伦理问题，值得关注和研究。

黄晓燕等[38]观察了综合护理措施对颅脑损伤患者的护理疗效，选取 18 例颅脑外伤患者，并进行综合护理干预，包括：急救护理；病程初期护理观察；手术后护理；康复期护理。结果 18 例颅脑外伤患者，经过住院期间积极治疗及康复护理，最终出院 16 例，死亡 2 例。颅脑外伤患者住院期间。护士要准确观察，及时发现疾病变化先兆，抓住有利时机，针对性进行治疗和护理争取最佳预后效果。将为维护患者生命安全，提高生命质量，起到至关重要的作用。

郭少英等[39]探究重型颅脑损伤昏迷患者行 ICU 综合护理干预对其预后的影响，研究发现，重型颅脑损伤昏迷患者接受 ICU 综合护理干预对其预后具有十分重要的应用意义，值得临床积极借鉴。侯桂红等[40]对比分析在 ICU 重症颅脑外伤患者中应用分级护理模式和传统护理干预对预后康复的影响，研究提示，分级护理模式在 ICU 重症颅脑损伤患者中应用临床效果较好，综合功能恢复快，住院时间短，并发症少，生活质量较高，满意度高，推荐临床广泛推广应用。金红珍等[41]探讨刺激性护理干预对创伤性脑损伤昏迷患者促醒效果和神经功能恢复的影响，发现创伤

性脑损伤昏迷患者采用刺激护理干预能促进神经功能恢复，缩短清醒时间，改善预后情况，降低并发症发生率。

杨艺等[42]调查了国内三个大城市的慢性意识障碍患者的治疗现状，以及造成家庭陪护者生活和精神压力的可能因素。结果显示，慢性意识障碍患者中，男性45例（71.4%），女性18例（28.6%）；诊断为VS 41例（65.1%），MCS 20例（31.7%）。大部分患者来自农村。外伤、脑血管病变和缺血缺氧性脑病是最常见的病因。51名陪护者（81.0%）不同意放弃治疗，35名陪护者（55.5%）表示目前精神状态差。三大城市的慢性意识障碍患者普遍获得积极的治疗，而陪护者的生活和精神压力非常大。应采取一些有效改进社会救助和患者陪护的措施，并采用有效的方法来缓解陪护者的压力。

八、颅脑损伤促醒研究存在问题与展望

颅脑损伤促醒机制研究针对TBI昏迷大鼠某种或某几种兴奋性递质的表达，其递质之间的相互关系还需进一步探讨；基础实验对象是大鼠，针对意识障碍患者确切的促醒机制尚不清楚；意识障碍评价临床研究样本量较小，不同病因及病灶位置对于预后的影响较大，需进一步分组探讨；意识障碍患者对于外界干扰的反应判断仍不够客观，需要制定敏感准确的评估标准；患者意识障碍恢复情况的长期随访还需完善。中西药和综合康复促醒虽能改善部分意识障碍患者意识状况，但仍无特效药物、康复技术和方法；意识障碍治疗和护理涉及较多伦理问题，关于康复疗程等问题均缺乏相关研究，今后在意识障碍患者促醒机制、神经干预促醒技术、昏迷状态客观评价、护理和人文伦理等方面仍有较大研究空间。

（潘　钰　胡昔权　翟晓雪　陈　曦　李明月）

参考文献

［1］　魏天祺，冯珍. 正中神经电刺激对脑外伤后昏迷大鼠 γ- 氨基丁酸 b 受体表达变化的影响. 中国康复医学杂志，2016，31（1）：9-13.

［2］　陈琴，杜青，冯珍. MNES 对脑损伤后昏迷大鼠 PFC 去甲肾上腺素 α1 受体表达的影响. 重庆医学，2017，46（18）：2453-2455.

［3］　陈琴，黄菲菲，董晓阳，等. 迷走神经电刺激对脑外伤后昏迷大鼠前额叶皮质去甲肾上腺素 α1 受体表达变化的影响. 中国康复医学杂志，2017，32（1）：28-32.

［4］　董晓阳，刘丹，黄菲菲，等. 迷走神经电刺激对脑外伤后昏迷大鼠前额叶皮质和下丘脑 Orexin-A 及其受体 OX1R 表达变化的影响. 中国康复医学杂志，2017，32（7）：744-749.

［5］　廖诚诚，冯珍，黄菲菲，等. 迷走神经电刺激对脑外伤昏迷大鼠意识及前额叶皮质 γ- 氨基丁酸 b1 受体表达的影响. 中国康复理论与实践，2017，23（9）：1037-1042.

［6］　黄菲菲，董晓阳，陈琴，等. 迷走神经电刺激对脑外伤昏迷大鼠前额叶皮质组胺 H1 受体表达的影响.

中国康复医学杂志，2017，32（11）：1208-1213.

［7］　廖诚诚，孙伟铭，冯珍. 经颅直流电刺激对脑外伤昏迷大鼠意识及脑源性生长因子表达的影响. 中国康复医学杂志，2018，33（3）：269-273，285.

［8］　温春丽，胡风云. 缺血性大鼠昏迷模型的针刺促醒机制的研究. 中医临床研究，2017，9（34）：7-11.

［9］　钟映玉，陈宇冲，潘挺军，等. Narcotrend 指数对昏迷患者意识障碍程度的量化评定及预后评估价值研究. 河北医学，2018，24（1）：69-73.

［10］　冯英，肖农，陈玉霞，等. 体感诱发电位和脑干听觉诱发电位预测恢复期严重意识障碍患儿意识恢复的价值. 临床儿科杂志，2016，34（11）：806-810.

［11］　Wang XY, Wu HY, Lu HT, et al. Assessment of mismatch negativity and P300 response in patients with disorders of consciousness. Eur Rev Med Pharmacol Sci, 2017, 21（21）：4896-4906.

［12］　邱建敏，游学炼，刘丽青，等. 冷热水刺激的脑电反应对心肺复苏后昏迷患者预后的评估. 中国全科医学，2017，20（z2）：45-47.

［13］　许乐宜，邱峰，陈丽，等. 脑电双频指数对颅脑术后患者持续意识障碍的预测价值研究. 实用心脑肺血管病杂志，2017，25（10）：46-49.

［14］　印澄莹，张冰，王正阁，等. 意识障碍患者脑功能连接的改变特征及其对预后的评估作用. 临床放射学杂志，2018，37（2）：194-200.

［15］　马淑娟，程玮涛，王宁，等. 意识障碍患者静息态脑网络对针刺合谷、太冲穴的反应性研究. 中国中医基础医学杂志，2017，23（4）：528-531.

［16］　萧云，谭泽梁. 金刚烷胺对颅脑损伤患者意识障碍的临床疗效. 中国临床神经外科杂志，2016，21（9）：566-567.

［17］　陈爱男，张志明，祝兆林，等. 醒脑静联合纳洛酮对脑出血意识障碍患者的促醒作用. 中国中西医结合急救杂志，2016，23（6）：649-650.

［18］　黄志平，张俊锋，洪枫，等. 醒神通腑方联合胞二磷胆碱注射液治疗急性脑梗死昏迷疗效及对 VCAM-1、IL-10、TNF-α 的影响. 中国中医急症，2017，26（6）：1055-1057.

［19］　陈冬颖，周志斌，詹华清. 大剂量纳洛酮对急性重型颅脑损伤患者促醒的疗效评价. 抗感染药学，2017，14（4）：870-872.

［20］　刘涛，李宝栋，李耀辉. 醒脑静联合乙酰谷酰胺治疗老年急性重度颅脑损伤患者疗效观察. 西部医学，2015，27（10）：1552-1554，1557.

［21］　吕超，费舟，胡学安，等. 低频重复经颅磁刺激对颅脑损伤后植物状态患者的促醒作用. 中国医药导报，2016，13（17）：69-72.

［22］　杨初燕，王亮，冯珍，等. 正中神经电刺激对脑外伤后昏迷患者促醒作用的临床及机制研究. 中国康复医学杂志，2016，31（11）：1195-1199，1207.

［23］　卫晓红，袁晓冬，程月芳，等. 右正中神经电刺激对创伤性脑损伤昏迷患者苏醒的影响. 医学临床研究，2017，34（12）：2457-2458.

［24］　闻万顺，赵元元，叶祥明. 早期右正中神经刺激对颅脑外伤昏迷患者促醒作用的临床观察. 浙江创伤外科，2017，22（3）：420-423.

［25］石艳红，邵秀芹，冯珍，等. 正中神经电刺激与常规疗法治疗昏迷患者促醒疗效的 meta 分析. 中国康复
　　　医学杂志，2017，32（11）：1273-1277.

［26］刘玉林，何任红，吴红瑛，等. 磁疗对昏迷患者的促醒作用. 中华物理医学与康复杂志，2017，39（5）：
　　　366-368.

［27］周勇，李琦，杨海峰，等. 针灸对重度脑外伤急性期患者凝血功能影响及促醒作用的研究. 热带医学杂
　　　志，2015，15（9）：1219-1222.

［28］王志杰，刘朝晖，彭细娟. 速刺法针刺对重型颅脑损伤昏迷患者的促醒作用. 中国中医急症，2016，25
　　　（9）：1791-1793.

［29］赵斌，窦丽娜，肖洪波，等. 电针联合高压氧对脑损伤后昏迷患者促醒作用的临床研究. 当代医学，
　　　2017，23（36）：116-117.

［30］陈彦伊，王东生，朱惠彬，等. 菖芩Ⅰ号联合西医治疗重型颅脑损伤临床研究. 中国中医药信息杂志，
　　　2017，24（6）：17-21.

［31］付杰. 安宫牛黄丸对重型脑损伤患者降温止抽和促醒作用的临床观察. 中药药理与临床，2016，32（3）：
　　　162-164.

［32］杭嘉敏，宁亚利. "辨证施穴"康复对持续性植物状态患者促醒作用的研究. 中国医药导报，2016，13
　　　（13）：170-173.

［33］贾元臣. 多感官促醒干预对高血压性脑出血患者脑功能及觉醒意识的影响. 护理实践与研究，2017，
　　　（24）：9-11.

［34］张丽娜，费磊，徐海侠，等. 感知行为干预对重度脑性昏迷患者意识状态及神经功能的影响. 实用心脑
　　　肺血管病杂志，2017，25（S1）：198-200.

［35］黄小惠，王兰芬，胡姑长. 唤醒干预对脑性昏迷患者觉醒意识的感知水平及预后的影响. 护理实践与研
　　　究，2017，14（7）：56-57.

［36］山林林，王玉龙，查甫兵，等. 综合康复治疗对脑卒中意识障碍合并肺部感染患者的疗效观察. 中国康
　　　复，2016，31（1）：66-67.

［37］戴敏超，杨红专，孙骏，等. 选择性音乐疗法对脑外伤意识障碍患者的康复促醒疗效研究. 中国现代医
　　　学杂志，2016，26（22）：64-67.

［38］黄晓燕，王志莲. 综合护理干预对颅脑损伤患者的疗效观察. 中国保健营养，2016，26（28）：215.

［39］郭少英，梁带娣，何英. ICU 综合护理对重型颅脑损伤昏迷患者的预后影响分析. 数理医药学杂志，
　　　2016，29（2）：259-260.

［40］侯桂红，陈虹，曹军华. 分级护理模式在 ICU 重症颅脑外伤患者中应用对预后康复影响的研究. 新疆医
　　　学，2017，47（7）：780-782.

［41］金红珍，徐希德，顾宇丹，等. 刺激性护理干预对创伤性脑损伤昏迷病人促醒效果和神经功能恢复的影
　　　响. 护理研究，2017，31（12）：1460-1463.

［42］杨艺，王凯，周锋，等. 中国三个大城市意识障碍患者的治疗及陪护者现状的多中心调查. 临床神经外
　　　科杂志，2017，14（2）：102-106，111.

第三节 高压氧研究进展

地球表面为大气所包围，大气具有质量，单位面积上所承受的大气压的重量，称为压强。将接近海平面附近的大气压定为 1 个大气压（1ATA＝760mmHg），又称为常压。其中氧分压为 0.21ATA。当周围环境气体压力超过 1 个大气压时，称为高气压。高压氧（hyperbaric oxygen，HBO）一般指高压下的纯氧；高分压氧指混合气体中氧分压超过 0.21ATA（21kPa）时的氧。高压氧舱是为高压氧治疗提供压力环境的特殊设备。根据氧舱内充注的介质不同分为高压空气舱（舱内充注的介质为压缩空气）和高压纯氧舱（舱内充注的介质是氧气）。患者在空气加压舱内通过面罩或类似装置吸纯氧（浓度>95% 的氧气）或氧气加压舱内直接吸舱内氧气，利用氧的物理、化学、生物及生理作用治疗疾病的方法，称为高压氧治疗。

目前 HBO 已广泛应用于临床各科，治疗的疾病近百种。2015 年 1 月至今我国有关 HBO 治疗在创伤性颅脑损伤（traumatic brain injury，TBI）方面的基础和临床研究主要集中在作用机制及 HBO 对 TBI 后意识障碍、认知功能障碍、失语症、运动障碍等方面的疗效观察。

一、基础研究进展

（一）高压氧治疗创伤性颅脑损伤的作用机制

HBO 在颅脑损伤方面的应用很广泛，但其治疗机制目前没有完全明确，近年研究结果主要集中在以下 3 个方面。

1. 相关因子及蛋白表达的影响

（1）衍生因子和趋化因子：周苏键等[1]通过观察大鼠受损脑细胞中基质细胞衍生因子 -1(stromal derived factor-1，SDF-1）及其趋化因子受体 4（chemokine receptor 4，CXCR4）的表达来研究 HBO 对颅脑损伤大鼠的保护作用及潜在机制。采用改良 Feeney 法，按自由落体原理建立 SD 大鼠颅脑损伤模型，随机分为假手术组、模型组和 HBO 组。采用 0.2MPa HBO，每天 1 次进行干预。应用 Western blot 检测受损脑组织 SDF-1 及其受体 CXCR4 的表达情况。结果显示，HBO 组的 SDF-1 及其受体 CXCR4 表达均高于模型组，HBO 可能通过增加 SDF-1 或 CXCR4 的表达来加快大鼠神经功能恢复，从而促进内源性骨髓间充质干细胞归巢至受损脑组织。

（2）神经保护因子：牛峰等[2]探讨了 HBO 对 TBI 调控内源性神经保护因子沉默信息调节因子 1（SIRT1）的作用。将小鼠用重物下落击打法建立闭合性脑损伤模型，随机分为对照组、TBI 组和 HBO 组。HBO 组干预方案：用纯氧洗舱 10 分钟，匀速加压 20 分钟至 0.25MPa 稳压吸氧 60 分钟，匀速减压 20 分钟出舱，每天 2 次，持续 5 天，治疗 10 次后用细胞免疫荧光和免疫印迹法检测小鼠皮质神经元内 SIRT1 的表达情况。结果显示，TBI 后 TBI 组小鼠的行为能力、平衡和警觉性等显著下降，而 HBO 组可通过提高 SIRT1 的表达对小鼠脑组织起到保护作用。

（3）蛋白酶和核因子：范鹏涛等[3]研究了 HBO 对颅脑损伤大鼠过氧化氢酶（CAT）、超氧化物歧化酶（SOD）、谷胱甘肽过氧化物酶（GSH-Px）和核因子 E2 相关因子 2（Nrf2）的影响。将 SD 大鼠平均分成假手术组、模型组、HBO 组。HBO 组用 0.2MPa HBO 治疗，每天 1 次，共 10 天。用酶联免疫吸附法、荧光定量 PCR 及 Western Blot 检测脑细胞中的 CAT、SOD、GSH-PX 和 Nrf2 的含量。结果发现，HBO 通过调节脑组织中 CAT、SOD、GSH-Px 和 Nrf2 的表达来改善 TBI 大鼠的氧化性损伤，对脑组织起保护作用。

2. 对信号通路的影响

（1）Nrf2 信号通路：Meng 等[4] 探讨了 HBO 对 TBI 后继发性损伤 Nrf2 信号通路的影响，将 60 只成年雄性 SD 大鼠随机分为假手术组、TBI 组和 TBI 后 HBO 组，HBO 组采用 0.12MPa 高压氧治疗。损伤 24 小时后用 Western blot 法检测 Nrf2、血红素加氧酶 1（HO-1）和醌氧化还原酶 1（NQO-1）的表达水平。结果显示，HBO 治疗可增加 TBI 大鼠病灶周围细胞核 Nrf2 蛋白、HO-1 和 NQO-1 的表达，进而保护损伤的神经细胞。

（2）炎症信号通路：Geng 等[5] 研究了 HBO 对 TBI 后炎症信号的影响，将 TBI 模型实验小鼠分别为假手术常压组、HBO 组、TBI 常压组、TBI 后 HBO 组，HBO 组采用压力 2.0ATA。用 qRT-PCR 和 Western blot 法测量炎症体成分及其产物的表达，用酶联免疫吸附试验（ELISA）计算 IL-1β、IL-18 和高迁移率族蛋白 B1（high mobility group box1，HMGB1）的变化。结果发现，HBO 可抑制炎症小体相关蛋白的表达，降低 IL-1β、IL-18 的水平，脑组织和血清中的 HMGB1 也减少。HBO 治疗可能通过抑制炎症小体信号的激活来缓解 TBI 后炎症反应。

Qian 等[6] 研究了 HBO 对 TBI 后 NLRP-3 炎症信号通路的影响，将 280 只实验小鼠分为正常组、假手术组、TBI 组和 HBO 治疗组。HBO 治疗组用 2.0ATA 压力治疗 1 小时，每天 1 次，共 7 天。采用 ELISA 法分析 IL-1β 和 IL-18 的表达情况，Western blot 检测 NLRP-3 相关组件的表达，结果显示，HBO 治疗组能有效降低 IL-1β 和 IL-18 的水平，抑制 NLRP-3 炎症信号通路的活性，从而减轻 TBI 引起的炎症反应。

（3）TLR4/NF-kB 信号通路：Meng 等[7] 研究了 HBO 通过抑制 Toll 样受体 4（Toll-like receptor 4，TLR4）/细胞核因子 κ 蛋白（NF-κB）信号通路减轻继发性脑损伤。将 60 只 SD 大鼠随机分为假手术组、TBI 组和 HBO 治疗 TBI 组。采用纯氧洗舱 10 分钟，加压至 0.12MPa，保持 60 分钟，匀速减压 20 分钟后出舱，10 小时内治疗 2 次。采用 Western blot 检测 TLR4、IkappaB、p65 和 caspase-3 的表达水平，ELISA 法检测 TNF-α、IL-6 和 IL-1β 水平。结果表明，HBO 治疗可显著抑制 TLR4/NF-κB 信号通路的激活，减少 caspase-3、TNF-α、IL-6 和 IL-1β 的表达，从而减少神经元细胞的凋亡，改善神经功能。

3. 干细胞增殖

（1）HBO 同时调节体内、体外神经干细胞增殖：Yang 等[8] 研究了 HBO 促进 TBI 后神经干细胞增殖及神经功能恢复的机制，将 24 只 SD 大鼠随机分为假手术组、TBI 组和 HBO 组。HBO 治疗方案：采用纯氧洗舱 10 分钟，加压至 2.0ATA，保持 1 小时，匀速减压 20 分钟后出舱，每天 1 次，共 7 天。结果显示，在体内，TBI 后第 7 天，神经干细胞增殖加快，血管内皮生长因子（vascular endothelial growth factor，VEGF）、VEGFR2、Raf-1、MEK1/2 和磷酸化细胞外信号调节激酶（ERK）1/2 蛋白表达增加，与其他组相比 HBO 组以上指标得到进一步提高。在体外，将神经干细胞移植到损伤细胞进行培养，结果，HBO 加速了神经干细胞增殖和细胞周期相关蛋白质水平的表达及细胞损伤后的 VEGF/ERK 途径，其能被 VEGFR2 抑制剂抑制。因此，HBO 可能通过激活 VEGF/ERK 信号途径促进神经干细胞增殖。

（2）内源性神经干细胞增殖：杨永凯等[9]探讨了 HBO 及 Notch 信号阻断剂（DAPT）对大鼠颅脑损伤后内源性神经干细胞增殖分化的影响，100 只 Wistar 大鼠分为假手术组、TBI 组、DAPT 组、HBO 组和二甲基亚砜组。HBO 组：采用纯氧洗舱 10 分钟，加压至 2.0ATA，保持 1 小时，匀速减压 20 分钟后出舱，每天 1 次，共 28 天。采用免疫荧光双标记染色法对伤后 7 天、14 天、21 天及 28 天大鼠海马区神经干细胞增殖分化情况进行观察。结果显示，在伤后 7 天和 14 天 HBO 组双标阳性细胞数高于 TBI 组和 DAPT 组，TBI 组高于 DAPT 组。因此，HBO 能促进内源性神经干细胞增殖分化，而 Notch 信号阻断剂可抑制内源性神经干细胞增殖分化。

（二）高压氧治疗对颅脑损伤后认知功能障碍的影响

1. 疗效及作用机制研究　Liu 等[10]将大鼠随机分为假手术组、假手术 HBO 组、TBI 组和 TBI HBO 组。TBI 组：15 分钟加压至 2.0ATA，保持 1 小时，匀速减压 15 分钟后出舱，每天 1 次，共 2 周。使用 MWM 评估大鼠 TBI 后空间学习和记忆恢复情况，通过弥散加权成像（diffusion weighted imaging，DWI）测量海马表观扩散系数的变化，实验后 8 小时、24 小时、48 小时、7 天和 14 天后评测 MWM，并将大鼠脑摘除进行脑水肿测量。结果显示，在 8 小时、24 小时和 48 小时，TBI HBO 组脑水肿程度较 TBI 组显著减轻，而 7 天、14 天 2 组脑水肿程度无明显差异。认知方面研究结果发现 7 天后，TBI HBO 组的 MWM 成绩显著改善，但 14 天后，TBI 组和 TBI HBO 组的 MWM 表现无明显区别。早期进行 HBO 治疗可通过减轻脑水肿改善 TBI 后认知功能。

刘颖等[11]将 75 只 SD 大鼠分为假手术组、TBI 组和 HBO 治疗组，探讨 HBO 对 TBI 大鼠认知功能的影响及海马区 cc 趋化因子 2（CCL2）及其 cc 趋化受体 2（CCR2）的表达情况。HBO 治疗组：采用纯氧洗舱 10 分钟，加压至 2.0ATA，保持 1 小时，匀速减压 15～20 分钟后出舱，每天 1 次，共 21 次。用 MWM 测试认知功能，免疫荧光标记检测海马 CA1 区 CCL2 和 CCR2 的表达。实时定量 PCR 检测损伤侧海马区 CCL2 mRNA 和 CCR2 mRNA 的表达情况。结果显示，HBO 治疗组在 7 天、14 天和 21 天后与 TBI 组比较，平均潜伏期下降，穿越平台次数增多，海马区 CCL2 mRNA、CCR2 mRNA 水平明显下降。HBO 治疗能有效改善脑外伤认知功能，机制可能与海马区 CCL2 mRNA、CCR2 mRNA 的下调有关。

2. 疗效与高压氧介入时间　周瑜欢等[12]探讨脑损伤后不同时间给予 HBO 治疗认知功能的疗效及神经可塑性的影响，将 40 只大鼠分为假手术组和干预组。干预组在建立模型后按 1 小时、2 周和 4 周进行 HBO 治疗。各组大鼠在基线和第 8 周进行 MWM 检测，以及海马、纹状体的 GAP-43、Syn 表达情况。结果发现，第 8 周时，各干预组逃避潜伏期高于假手术组，目标象限停留时间低于假手术组；1 小时组逃避潜伏期时间低于 2 周组和 4 周组。2 周组和 4 周组海马和纹状体的 GAP-43 和 Syn 表达水平明显高于 1 小时组。HBO 开始治疗的时间对 TBI 认知功能改善有一定的影响，但并不是越早越好。HBO 治疗对神经重塑的促进作用，可能是越晚越明显。Zhang 等[13]将 70 只 SD 大鼠 TBI 模型随机分为对照组和干预组，观察 HBO 不同介入时间（1 天、3 天、5 天、7 天和 14 天）8 周后

MWM 及 GAP-43 和 syn 的表达水平。结果显示，TBI 5～7 天后进行 HBO 治疗，可有效改善认知功能和神经可塑性。

二、临床研究进展

（一）机制研究

1. 血清学相关指标-N 端脑钠素前体　姬云翔等[14]研究了 HBO 治疗对重型颅脑损伤患者血清中 N 端脑钠素前体（NT-proBNP）的影响，收集 100 例 TBI 患者平均分为对照组和治疗组，治疗组用 HBO 治疗，采用 0.22MPa 压力，吸氧 30 分钟，休息 5 分钟，再吸氧 30 分钟，减压 30 分钟出舱。在术后 4 天、7 天、10 天、14 天和 21 天记录血清 NT-proBNP 浓度。结果显示，术后 4 天治疗组的血清 NT-proBNP 浓度与对照组无明显差异，术后 7 天、10 天、14 天和 21 天治疗组较对照组降低明显。HBO 治疗可降低重型 TBI 患者血清 NT-proBNP 含量，提高临床疗效。

2. 血清炎症指标与氧化指标　王琰等[15]将 87 例重型 TBI 患者分为常规治疗组和 HBO 治疗组，观察治疗后第 1 天、5 天和 10 天血清 IL-6、TNF-α、C 反应蛋白（CRP）、丙二醛（MDA）、超氧化物歧化酶-1（SOD-1）的表达情况。结果显示，在 HBO 治疗后第 1 天无明显变化，第 5 天和 10 天，患者血清炎症指标、抗氧化指标均优于常规治疗组。常规治疗加 HBO 治疗可以有效减轻患者的炎症反应、改善机体低氧状态、提高抗氧化水平，从而提高治疗效果。

许燕凯等[16]探讨了 HBO 治疗对患者血清中 IL-1β、IL-6 水平的影响。将 150 例颅脑损伤患者用随机、单盲法分为对照组和观察组，观察组采用 HBO 治疗，比较 2 组血清中 IL-1β、IL-6 的含量。结果显示，HBO 治疗能有效降低血清 IL-1β、IL-6 水平，改善炎症反应。

刘岱等[17]探索 HBO 对重型 TBI 患者血清炎症因子（CRP、TNF-α、IL-6 及 IL-10）、氧化应激（MDA 及 SOD-1）、ET 的影响。选取 110 例重型 TBI 患者随机分为对照组和治疗组，治疗组给予 HBO 治疗，比较 2 组治疗前后血清相关指标表达情况。结果显示，2 组血清相关指标均较治疗前有所改善，治疗组 CRP、TNF-α、IL-6、MDA 及 ET 表达水平较对照组明显降低；而 IL-10、SOD-1 表达水平较对照组显著升高。HBO 治疗重型 TBI 患者能有效减轻损伤后氧化应激和炎症反应。

3. 外周血 CD34$^+$细胞　孙阳等[18]研究了 HBO 治疗对脑外伤患者外周血 CD34$^+$细胞的影响，将 147 例 TBI 患者分为对照组和观察组，观察组采用 HBO 治疗。于治疗后第 1 天、3 天、5 天、7 天、11 天和 14 天采用流式细胞仪计数 CD34$^+$细胞绝对值。结果表明，观察组外周血 CD34$^+$细胞计数随治疗时间变化逐渐升高，且高于对照组计数。治疗第 7 天达到高峰，之后逐渐回落。HBO 治疗 TBI 可能与动员骨髓干细胞、CD34$^+$细胞参与中枢神经修复有关。

4. 神经细胞损伤因子、激素、糖代谢相关酶　张维涛[19]研究了 TBI 后 HBO 治疗下神经细胞血清内的相关指标和红细胞内的糖代谢情况。选取符合标准的 TBI 患者分为 HBO 治疗组和对照组，相应治疗后 1 天、3 天、5 天、7 天采集血清并测定神经元和神经胶质细胞损伤分子、应激分子及激素、红细胞糖代谢关键酶的含量指标。结果表明，治疗 1 天无明显变化，治疗 3 天、5 天、

7天后 HBO 治疗组血清中脑红蛋白（NGB）、NSE、胶质纤维酸性蛋白（GFAP）、S100β 蛋白（S100β）、MDA、皮质醇（Cor）、胰岛素（Ins）、去甲肾上腺素、肾上腺素、葡萄糖 -6- 磷酸脱氢酶（G-6PD）、AR 含量均低于对照组，其中 SOD、谷胱甘肽过氧化物酶（GSH-PX）、磷酸果糖激酶（PFK）含量高于对照组。HBO 治疗 TBI 能有效改善细胞内缺氧，红细胞糖代谢，减轻应激状态，具有显著临床效果。

李玉芳等[20]探讨 HBO 对 TBI 后认知功能障碍的影响及调控血清蛋白的作用。收集认知功能障碍患者分为 HBO 组和对照组，对 2 组患者治疗前后采用神经行为认知状况测试量表（NCSE）和 MMSE 评价患者的认知功能；采用 ELISA 检测血清蛋白 S100B 和 NSE 浓度。结果显示，2 组患者的认知功能、血清学指标均得到有效改善，HBO 组 NCSE、MMSE 评分均优于对照组，血清 S100B、NSE 浓度均低于对照组。HBO 可能通过降低血清中 S100B、NSE 的含量来改善脑损伤后认知功能障碍。

（二）功能改善及临床疗效观察

1. 改善并发症与预后 曹春妮等[21]探索了 HBO 治疗对重型 TBI 患者术后并发症及预后的影响收集 160 例符合标准的患者分为 HBO 组和常规组。结果显示：HBO 组术后并发症发生率（脑膨出为 31.4%，术后癫痫为 10.5%，硬膜下积液为 32.6%，脑积水为 11.6%）明显低于对照组（脑膨出为 47.3%，术后癫痫为 23.0%，硬膜下积液为 41.9%，脑积水为 24.3%）；脑脊液转化生长因子 β1（transforming factor-β1，TGF-β1）、髓鞘碱性蛋白（myelin basic protein，MBP）的含量在治疗后 14 天、21 天明显降低；脑电图大幅度得到改善；GCS 评分显著提高；术后 6 个月改良性 Rankin 量表评分预后良好，所有指标均优于常规组。HBO 治疗重型 TBI 能有效改善术后并发症，改善脑电图，降低脑脊液中 TGF-β1、MBP 的含量，有一定的临床疗效。

刘安员[22]研究了 HBO 治疗重型颅脑损伤的临床效果，收集研究对象 92 例，分为观察组和对照组，对照组使用康复治疗模式，观察组用 HBO 治疗。HBO 治疗压力为 0.2MPa，治疗 80 分钟，每天 1 次，10 天为 1 个疗程，共 5 个疗程。对比 2 组患者的治疗效果、生活质量水平、日常生活能力等。结果显示，观察组治疗有效率为 50% 高于对照组的 21.74%。第 5 个疗程后，观察组生存质量分数高于对照组；日常生活能力高于对照组。运用 HBO 治疗重型脑损伤患者能更好的降低致残率，提高患者的生存质量，改善日常生活能力。

徐裕等[23]对比了常规治疗与 HBO 治疗 TBI 患者的临床疗效，将收集 60 例 TBI 患者随机分为观察组和对照组，对照组常规治疗，观察组在对照组基础上进行 HBO 治疗，分析 2 组治疗后的残疾分级量表（DRS）、GCS 分值及总有效率。结果显示，观察组的 DRS（11.23±3.18）、GCS 分值（13.19±3.06）高于对照组（15.07±2.19、8.28±4.45）；总有效率（90%）也高于对照组（56.67%），并发症发生率（6.67%）低于对照组（30%）。

2. 降低颅内压，改善脑循环 周静[24]研究 HBO 对重型 TBI 术后患者脑代谢、颅高压、脑血流情况及其疗效观察，收集符合标准患者随机分为对照组和 HBO 治疗组。HBO 治疗：压力为 0.2MPa，治疗 1 小时，每天 1 次，10 天为 1 个疗程，共 4 个疗程，每个疗程间隔 3 天。比较 2 组治疗后临床疗效。结果显示，治疗后 3 天、5 天和 10 天 HBO 组大脑中动脉收缩期峰流速（Vs）、平均血流速度

（Vm）、脑摄氧率均高于对照组，颅内压、搏动指数（PI）低于对照组。HBO 治疗组的总有效率为 85.89% 高于对照组的 68.89%。HBO 治疗 TBI 患者能有效降低颅内压，改善脑部微循环，增加有氧代谢，具有显著的临床疗效。

罗泽彬[25] 探讨了 HBO 对重型 TBI 患者的临床疗效，选取 100 例重型 TBI 患者分为对照组和 HBO 治疗组，2 组治疗后比较近期和远期相应指标。结果显示，治疗 7 天后，HBO 组颅内压低于对照组，脑血流情况优于对照组，脑摄氧率高于对照组。治疗 6 个月后，HBO 治疗组的总有效率为 96% 高于对照组的 76%。

3. 改善运动功能和神经功能　付伟奇[26] 研究了 HBO 治疗重度 TBI 术后患者肢体功能及神经功能的影响。将 64 例 TBI 患者分为研究组和对照组，研究组给予 HBO 治疗，对照组给予常规治疗。治疗 3 个月后。结果发现，研究组 Fugl-Meyer 量表总分高于对照组；血清 BDNF、NSE、S100β 蛋白、胶质纤维酸性蛋白（GFAP）明显低于对照组。HBO 治疗 TBI 能有效改善四肢运动功能和神经功能。

4. 改善意识水平、运动功能及日常生活能力　曾年菊等[27] 对 HBO 治疗 TBI 后意识、运动及日常生活能力的临床疗效进行探讨，选取 80 例重型 TBI 患者随机分为对照组和观察组，观察组给予 HBO 治疗，治疗 1 个月后进行 2 组意识状态（GCS 分值）、运动功能（FMA 运动功能量表）、日常生活能力（MBI 评分）比较。结果显示：观察组各项评分均高于对照组。HBO 可以改善早期 TBI 患者的意识状态，提高运动功能和日常生活能力，对预后有很大作用。

郝亚华等[28] 探讨 HBO 对 TBI 后昏迷患者的疗效，选取符合标准的患者分为高压氧组和常规治疗组。HBO 治疗采用 0.2MPa 压力，每天 1 次，10 天为 1 个疗程，共 3 个疗程。用 GCS 对治疗后的患者进行评定。结果显示，治疗 3 个疗程后，HBO 组的 GCS 分值（9.1±3.1）较常规治疗组（7.6±2.0）显著提高。HBO 治疗可有效改善 TBI 引起的意识障碍。

冯晓东[29] 研究 HBO 对 TBI 患者的疗效及日常生活能力的影响，选取 100 例 TBI 患者分为观察组和对照组。观察组采用 HBO 治疗。比较 2 组治疗后的临床疗效。结果，观察组 GCS 分值和 ADL 评分均高于对照组；观察组总有效率 96% 高于对照组 64%。HBO 治疗能提高 TBI 患者 GCS 分值和日常生活能力，有效改善临床症状。

黄锦[30] 观察了 HBO 治疗早期重型 TBI 的临床疗效，收集 TBI 患者分为对照组和观察组，入院 5 天后，对照组常规治疗，观察组采用 HBO 治疗。治疗后比较 2 组的 GCS 分值、ADL 评分及临床效果。结果显示，观察组患者的 GCS 分值、ADL 评分均高于对照组。HBO 治疗早期 TBI 能有效改善 GCS、ADL 评分具有显著疗效。

谢观生等[31] 研究 HBO 治疗重度 TBI 的疗效。收集重度 TBI 患者分为对照组和观察组，观察组给予 HBO 治疗。结果显示，观察组总有效率为 96.37% 高于对照组的 81.82%，GCS 分值、ADL 评分显著高于对照组。HBO 治疗能有效改善 TBI 患者的 ADL 评分、GCS 分值，提高患者的生活质量，值得推广。

5. HBO 介入时间及疗程　余芳等[32] 探讨了 HBO 介入时间对脑外伤患者 GCS 分值及功能独立量表（FIM）的影响，将 TBI 患者分为对照组和 HBO 组，按损伤时间分为 HBO 1 组（＜15 天）；HBO 2 组（15 天≤TBI≤30 天）；HBO 3 组（＞30 天）。HBO 治疗压力 0.2MPa，吸氧 30 分钟共 2 次，每天 1 次，1 周 5 次，共 40 次。观察比较 GCS 分值、FIM 评分情况。结果显示，治疗 60 天，HBO 1、2 组 GSC 分值分别为 13.36±3.06、13.66±1.42 均高于对照组 11.83±3.57。HBO 1、2、3 组 FIM 评分分别为 71.38±35.77、71.68±37.55、66.27±37.98 均高于对照组 45.25±26.11。各组 GCS 分值、FIM 评分变化为高压氧 1 组>2 组>3 组>对照组。HBO 介入时间越早对 TBI 临床疗效越显著，能有效改善 GCS 分值、FIM 评分，改善预后。

邱子文[33] 探讨 HBO 对重度颅脑外伤患者的临床疗效。选取颅脑外伤患者分为对照组和观察组，观察组在损伤后 8 天至 1 个月进行 HBO 治疗，对照组则在 1~2 个月进行 HBO 治疗，比较 2 组治疗后 GCS 分值、ADL 评分。结果显示，观察组 GCS 分值（11.43±2.07）、ADL 评分（68.97±12.59）明显高于对照组（8.17±0.97、57.93±10.75）。对于颅脑损伤患者越早进行 HBO 治疗，效果越明显，能尽早地改善 GCS 评分和日常生活能力。

张奕等[34] 探讨 HBO 对 TBI 后最小意识状态及日常生活能力的影响，将最小意识状态患者分为 HBO 1 组治疗 3 个疗程，HBO 2 组治疗 6 个疗程和常规治疗组。HBO 治疗：运用 0.2MPa 压力，每天 1 次，15 天为 1 个疗程。治疗 12 周、24 周后应用 CRS-R 及改良 Barthel 指数（modified Barthel index，MBI）评价患者的意识及日常生活能力。结果显示，HBO 组 CRS-R 评分、MBI 评分均高于常规组，治疗 24 周后，HBO 2 组 CRS-R 评分（21.9±2.2）高于 HBO 1 组（20.0±3.6）；MBI 评分（57.5±28.9）高于 HBO 1 组（41.6±32.2）。HBO 能改善 TBI 后最小意识状态的意识情况和日常生活能力，治疗时间越长效果越明显，不宜过早地结束 HBO 治疗。

6. 改善认知障碍　黄前琼[35] 研究 HBO 治疗 TBI 对认知功能障碍的影响，收取 80 例 TBI 患者分为对照组和观察组，对照组常规治疗，观察组进行 HBO 治疗，比较 2 组患者认知功能及临床疗效。结果显示，观察组总有效率为 97.7%，高于对照组的 82.5%，观察组 MMSE 评分（24.37±6.76）高于对照组（21.73±5.65）。HBO 治疗能明显改善 TBI 患者的认知功能。

钱小红[36] 探讨 HBO 治疗 TBI 后认知功能障碍及疗效，选取 97 例符合条件的 TBI 患者分为对照组和观察组，观察组给予 HBO 治疗，结果显示，观察组的有效率为 93.75% 高于对照组的 77.55%，观察组神经行为认知状况测试量表（NCSE）评分（69.06±5.83）优于对照组（48.72±7.95）。HBO 治疗能有效改善 TBI 患者的 NCSE 评分，有利于认知功能的恢复。

7. 对失语症的影响　李琴[37] 探讨不同压力的 HBO 对 TBI 后失语症患者的疗效及依从性。选取 93 例 TBI 后失语症患者依据分为治疗 1 组、治疗 2 组和对照组，治疗 1 组采用 0.175MPa HBO 治疗，治疗 2 组采用 0.20MPa HBO 治疗，对照组给予常规综合治疗。采用西方失语症成套测验（western aphasia battery，WAB）内容包括（自发言语、听理解、复述、命名），比较治疗前后 3 组 WAB 和组间 WAB 各亚项及失语商（AQ）的评分、疗效、失语平均恢复时间、患者医嘱依从性。结果显示，HBO 治疗可明显改善患者的自发言语、听理解、复述、命名及 AQ，治疗 1 组和治疗 2 组的有效率分别为 83.87%、87.1% 均高于对照组的 58.06%；治疗组 WAB 各亚项、AQ 评分均较对照组明显提高。对照组、治疗 1 组、治疗 2 组平均失语恢复时间分别为 51.2±9.7 天、36.2±9.8 天、36.8±8.8 天。组间比较无明显差异；医嘱不依从治疗 1 组比治疗 2 组例数减少 31.37%、医嘱部分依从增加 13.86%、医嘱完全依从增加 17.51%。采用 0.175MPa HBO 治疗颅脑损伤后失语症患者更加安全，更能提高患者依从性，临床效果更佳。

（三）对持续植物状态的促醒作用

PVS 在医学上是难题，HBO 能改善血流动力学和提高摄氧能力，对 PVS 也有很好的促醒作用，目前研究主要集中于治疗时间和患者年龄方面，虽然有效，但效果不太理想，有待进一步研究。

1. 病因、年龄、高压氧介入时间与疗效　李亚范等[38] 应用 HBO 治疗 PVS 并观察其疗效。对 96 例用 HBO 治疗的 PVS 患者进行分析，比较不同病因、年龄、病程和疗程组间的 HBO 治疗效果。结果显示，总有效率为 83.3%，颅脑损伤组基本痊愈率最高为 45.7%，其次为脑血管病组 40.0%；<30 岁基本痊愈率最高为 54.3%；发病后 30～59 天内开始治疗基本痊愈率最高为 59.5%；治疗疗程>6 个月的基本痊愈率高达 54.2%。因此，对于 PVS 患者，疗程足够的情况下，发病时间越早，年龄越小，疗效越明显。

2. 年龄、手术方式与疗效　陈家祥等[39] 研究 HBO 对颅脑损伤后 PVS 的疗效，将 56 例 PVS 患者分为试验组和对照组，试验组常规治疗基础上 HBO 治疗，对照组常规治疗，治疗结束后比较 2 组脑电图、PVS 评分和分析影响疗效的相关因素。结果，2 组患者脑电图都较治疗前有所改善且试验组显著优于对照组（$\chi^2=8.94$，$P=0.03$），试验组的 PVS 评分（8.23±1.96）较对照组（6.92±2.08）提高明显，PVS 评分改善的危险因素是年龄>30 岁，而减压手术是 PVS 评分提高的保护因素。HBO 治疗 PVS 有显著疗效，其效果受年龄和手术方式的影响。

（四）对儿童颅脑损伤疗效

儿童发生意外导致的颅脑损伤也是常见，HBO 用于治疗儿童颅脑损伤疗效也被许多研究者肯定。

刘娟等[40] 针对儿童中重型 TBI HBO 治疗的临床疗效进行分析，选取儿童中重颅脑外伤患者随机分为对照组和 HBO 治疗组，观察 2 组治疗疗效。结果显示，2 组治疗前无明显差异，治疗 14 天后，HBO 治疗组 GCS 分值（12.0±1.9）高于对照组（10.4±2.8），随访治疗后 3 个月、6 个月，HBO 治疗组 GOS 分值高于对照组。HBO 治疗儿童 TBI 疗效显著，能改善 GCS 分值、GOS 评分，临床值得推广运用。

江书等[41] 对 HBO 治疗儿童外伤性斜坡区硬膜外血肿的疗效进行观察，将 7 例儿童 TBI 后硬膜外血肿的患者分为对照组 3 例，HBO 治疗组 4 例，观察比较 2 组的临床效果。结果显示，HBO 治疗组 20 天后血肿完全吸收，临床症状和体征消失较快，而对照组 20 天后血肿吸收 1 例，未完全吸收 2 例。HBO 治疗儿童 TBI 后硬膜外血肿能较快改善患者临床症状，提高患儿治愈率，临床疗效显著，值得推广。

三、问题与展望

（一）基础方面

目前机制研究涉及面比较广泛，如衍生因子、趋化因子、蛋白表达、炎症因子；Nrf2 信号通路、TLR4/NF-κB 信号通路、NLRP-3 炎症信号通路；干细胞增殖等。尽管每种机制的研究都有突破性进展，但迄今为止 HBO 治疗 TBI 的机制尚未完全明确，存在以下问题：缺乏比较系统的作用机制研究报道；是否还有其他的可能机制？目前试验对象多为小鼠，影响其对 TBI 后失语、运动等障碍方面的研究，今后是否改用大型动物如兔、猴等研究 HBO 治疗对 TBI 后认知功能障碍、运动障碍、失语症的作用机制进行相关研究？还有待去探索。

（二）临床研究方面

2015 年以来大量研究集中于 HBO 对 TBI 患者的临床疗效观察，如意识促醒、运动功能、认知功能障碍、日常生活活动能力等。指出早期介入，足够疗程的 HBO 治疗可达到较好临床效果。未来可以从以下方面入手，进一步深入研究：不同压力、不同疗程、不同吸氧时间、不同介入时间的 HBO 治疗对 TBI 患者不同功能障碍的治疗效果，以便为临床提出最佳治疗方案；HBO 对儿童 TBI 方面的研究较少，可进一步深入探讨；目前 HBO 治疗 TBI 后失语症的研究较少，还有很大研究空间去探索。

（李红玲　彭慧平　谢晓娟）

参考文献

[1] 周苏键，谭耀武，刘咏武栎，等. 高压氧对创伤性颅脑损伤大鼠神经保护作用及骨髓间充质干细胞归巢因子表达的影响. 中华航海医学与高气压医学杂志，2015，22（5）：347-351.

[2] 牛锋，陈碧琴，费强峰，等. 高压氧对脑损伤小鼠脑组织的保护作用及其对沉默信息调节因子 1 表达的影响. 中华物理医学与康复杂志，2016，38（5）：335-339.

[3] 范鹏涛，杨菲，刘保成，等. 高压氧对模型大鼠颅脑损伤 CAT、SOD、GSH-Px 和 Nrf2 影响的研究. 神经解剖学杂志，2017，33（3）：280-284.

[4] Meng XE, Zhang Y, Li N, et al. Effects of hyperbaric oxygen on the Nrf2 signaling pathway in secondary injury following traumatic brain injury. Genet Mol Res, 2016, 15 (1): gmr6933.

[5] Geng F, Ma Y, Xing T, et al. Effects of Hyperbaric Oxygen Therapy on Inflammasome Signaling after Traumatic Brain Injury. Neuroimmunomodulati, 2016, 23 (2): 122-129.

[6] Qian H, Li Q, Shi W. Hyperbaric oxygen alleviates the activation of NLRP-3-inflammasomes in traumatic brain injury. Mol Med Rep, 2017, 16 (4): 3922-3928.

[7] Meng XE, Zhang Y, Li N, et al. Hyperbaric Oxygen Alleviates Secondary Brain Injury After Trauma Through Inhibition of TLR4/NF-κB Signaling Pathway. Med Sci Monit, 2016, 22：284-288.

[8] Yang Y, Wei H, Zhou X, et al. Hyperbaric oxygen promotes neural stem cell proliferation by activating vascular endothelial growth factor/extracellular signal-regulated kinase signaling after traumatic brain injury. Neuroreport, 2017, 28 (18): 1232-1238.

[9] 杨永凯，张帆，韦浩，等. 高压氧及 Notch 信号阻断剂对大鼠颅脑损伤后海马区神经干细胞增殖分化的影响. 中国当代医药，2017，24（28）：7-10.

［10］ Liu S, Liu Y, Deng S, et al. Beneficial effects of hyperbaric oxygen on edema in rat hippocampus following traumatic brain injury. Exp Brain Res, 2015, 233 (12): 3359-3365.

［11］ 刘颖，张淑珍，朱晓红，等. 高压氧治疗对创伤性脑损伤大鼠认知功能的影响. 中国康复医学杂志，2017，32（11）：1214-1219.

［12］ 周瑜欢，吴登宠，黄粱，等. 不同时间给予高压氧治疗对大鼠脑外伤后认知功能的疗效及对神经可塑性的影响. 北京医学，2017，39（5）：509-512.

［13］ Zhang X, Wang X, Sun X, et al. Differences in Cognitive Function of Rats with Traumatic Brain Injuries Following Hyperbaric Oxygen Therapy. Med Sci Monit, 2016, 22：2608-2615.

［14］ 姬云翔，王冰，李桂花，等. 高压氧治疗对重型颅脑损伤患者血清 NT -proBNP 的影响及与预后相关性的研究. 中国急救医学，2015，20（10）：900-903.

［15］ 王琰，李洁，郑洪佳. 高压氧治疗在重型颅脑损伤的临床效果及多方机制综合分析. 脑与神经疾病杂志，2016，24（7）：439-442.

［16］ 许燕凯，吴晋，马少玲，等. 高压氧疗法对重型颅脑损伤患者的疗效及对血清白介素 -1β 和白介素 -6 水平的影响. 中国基层医药，2016，23（19）：2949-2952.

［17］ 刘岱，杨虎银. 高压氧对重型颅脑损伤患者血清炎性因子、氧化应激、内皮素及颅内压的影响. 海南医学院学报，2017，23（5）：651-654.

［18］ 孙阳，黄昌仁. 高压氧治疗脑外伤的疗效及对外周血 CD34＋的影响. 中国现代医学杂志，2017，27（11）：45-49.

［19］ 张维涛. 早期高压氧治疗对颅脑损伤患者血清学指标以及红细胞糖代谢的影响. 海南医学院学报，2017，23（10）：1438-1441.

［20］ 李玉芳，张绍仁，牛锋，等. 高压氧对创伤性脑损伤后认知功能障碍的保护作用. 中国老年学杂志，2016，36（4）：923-925.

［21］ 曹春妮，张祚福，林春华，等. 高压氧对重度颅脑外伤患者去骨瓣减压术后并发症及预后的影响. 中华航海医学与高气压医学杂志，2017，24（1）：50-55.

［22］ 刘安员. 高压氧对重型脑外伤患者康复治疗的临床疗效探析. 中国继续医学教育，2017，9（25）：117-118.

［23］ 徐裕，孙志刚，徐向东，等. 常规治疗与辅助高压氧治疗颅脑创伤患者的疗效比较. 江苏医药，2017，43（14）：1052-1053.

［24］ 周静. 高压氧对重型颅脑损伤开颅术后患者脑代谢、脑血流及颅内压的影响. 实用医药杂志，2016，33（4）：295-297.

［25］ 罗泽彬. 高压氧在重型颅脑损伤治疗中的临床应用. 中国医药导刊，2016，18（7）：661-662.

［26］ 付伟奇. 高压氧治疗对重度颅脑损伤术后肢体功能及神经功能的影响. 现代中西医结合杂志，2016，25（31）：3508-3510.

［27］ 曾年菊，姚兴发，李灿. 高压氧在早期颅脑损伤患者康复治疗中的应用. 中国基层医药，2015（23）：3549-3551.

［28］ 郝亚华，梁英，李小彦. 高压氧治疗颅脑损伤致昏迷患者的疗效观察. 中国药物与临床，2017，17（2）：

242-243.

[29] 冯晓东. 高压氧治疗重度颅脑外伤的应用及临床意义评定. 中国实用医药, 2017, 12（27）: 49-50.

[30] 黄锦. 早期高压氧综合治疗对重度颅脑外伤患者临床疗效的分析. 湖北科技学院学报（医学版）, 2017, 31（5）: 403-405.

[31] 谢观生, 陈东亮, 张济源, 等. 重度颅脑外伤患者给予早期高压氧综合治疗的效果分析. 中国当代医药, 2017, 24（25）: 51-52.

[32] 余芳, 顾硕, 李爱萍, 等. 颅脑外伤后高压氧介入时间对患者格拉斯哥昏迷量表评分和功能独立性评定评分影响的临床研究. 中华航海医学与高气压医学杂志, 2015, 22（1）: 41-44.

[33] 邱子文. 高压氧治疗重度颅脑外伤早期的疗效观察. 深圳中西医结合杂志, 2017, 27（15）: 96-98.

[34] 张奕, 高宇, 侯晓敏, 等. 高压氧综合治疗颅脑外伤后最小意识状态患者的临床分析. 中华航海医学与高气压医学杂志, 2016, 23（3）: 184-187.

[35] 黄前琼. 高压氧治疗脑外伤临床疗效及对患者认知功能障碍的影响. 吉林医学, 2016, 37（9）: 2319-2320.

[36] 钱小红. 高压氧治疗脑外伤临床疗效及对患者认知功能障碍的影响. 中国继续医学教育, 2017, 9（24）: 149-151.

[37] 李琴. 不同压力高压氧治疗颅脑损伤后失语症的疗效及依从性. 南方医科大学学报, 2015, 35（8）: 1206-1210.

[38] 李亚范, 庞进军, 余敏英. 高压氧综合治疗持续性植物状态患者的疗效分析. 广西医科大学学报, 2015, 32（4）: 599-601.

[39] 陈家祥, 李良平, 梁一鸣, 等. 高压氧综合治疗脑外伤后持续性植物状态的疗效以及影响因素. 山西医科大学学报, 2016, 47（1）: 93-96.

[40] 刘娟, 覃蓉, 熊裕娟, 等. 高压氧治疗儿童中重型颅脑外伤的疗效分析. 临床小儿外科杂志, 2015, （3）: 247-248.

[41] 江书, 龙汉春. 高压氧治疗小儿外伤性斜坡区硬膜外血肿疗效分析. 临床小儿外科杂志, 2015, （5）: 438-440.

第六章　脊髓损伤康复进展

脊髓损伤（spinal cord injury，SCI）是各种原因引起的脊髓结构、功能的损害，造成损伤水平以下运动、感觉、自主神经功能障碍。脊髓损伤是康复医学的重要病种之一，康复治疗是脊髓损伤患者恢复生活能力的重要内容。自 2015 年 1 月至今，我国有关脊髓损伤康复治疗的基础研究和临床研究较多，在脊髓损伤可塑性、干细胞治疗和综合康复治疗方面较为深入。

一、基础研究进展

（一）脊髓损伤后神经系统可塑性

1. 与神经生长相关的生物因子　神经系统的可塑性是脊髓损伤后功能恢复的生理基础。脊髓损伤后局部形成复杂的抑制性微环境、脊髓神经元轴突再生能力降低、损伤部位内源性神经发生缺乏等多种因素的作用，造成目前治疗脊髓损伤仍然是一个临床挑战，很多基础研究尝试从上述各个方面解释脊髓损伤后的损伤及修复机制，以期寻求治疗脊髓损伤的有效方法。Yin 等[1] 应用大型动物（犬）的脊髓损伤模型对紫杉醇联合线性排序的胶原蛋白支架植入损伤部位的作用进行了研究，发现紫杉醇除稳定微管外，还能减少轴突变性和脊髓损伤后瘢痕形成。在这项研究中，紫杉醇联合线性排序的胶原蛋白支架植入增加了神经生长和轴突再生，减少了胶质瘢痕形成，促进了运动诱发电位和运动功能的恢复，为远期治疗急性脊髓损伤提供了新的思路和方法。

Wei 等[2] 通过对不完全胸段脊髓损伤的猕猴的运动恢复过程进行观察，发现损伤后 12 周时，猕猴的后肢运动功能部分恢复，特别是踝关节的运动功能几乎恢复至伤前水平，提示脊髓损伤后越靠近近端，运动功能恢复越显著。该研究结果显示，脊髓损伤后运动功能的恢复与皮质脊髓束的运动回路的塑性重建相关，为进一步探索脊髓损伤后运动恢复的可塑性提供了基础。

Yang 等[3] 研究通过模拟脊髓损伤后微环境下背根神经节神经元的培养和将 IL-6 注射入脊髓损伤后大鼠的蛛网膜腔内，观察其在中枢神经系统损伤中既损伤又修复的双重作用。结果显示，IL-6 通过上调 GAP-43 的表达并下调 Nogo-A 和 NgR 的表达促进脊髓损伤后的轴突发芽和运动功能恢复，具有促进神经再生的作用，探讨了中枢神经损伤后 IL-6 介导的神经再生和功能恢复的潜在分子机制。

Wang 等[4] 通过观察嗅鞘细胞移植联合跑步训练对改善脊髓损伤大鼠后肢运动功能的效果，发现该方法能够显著改善大鼠后肢运动功能，提示嗅鞘细胞移植与跑步训练能够相互协同，上调 Bcl-2 基因的表达，从而抑制神经元凋亡，促进神经元轴索再生，提高神经纤维数量，并且呈时间依赖性。

Wu 等[5] 对不完全胸 10 节段脊髓损伤大鼠模型进行 4 周的跑步机训练观察到跑步训练减轻了

远端腰椎运动神经元的继发性损伤，并增强了腰椎脊髓中 BDNF/TrkB 的表达。同时，通过 A 型肉毒毒素阻断大鼠腓肠肌的神经肌肉活动发现 A 型肉毒毒素治疗抑制了跑步机训练对运动功能和 BDNF/TrKB 表达的影响。该研究结果表明，跑步机训练通过骨骼肌 - 运动神经 - 脊髓途径调节神经系统的可塑性，促进运动功能恢复。

2. 突触可塑性　神经系统的可塑性也可发生在突触水平，在分子水平的基础上，突触可塑性可涉及突触结构和突触功能上的变化。脊髓损伤可诱导神经系统的功能修饰，有可能会对调节海马神经元可塑性的沉默突触产生影响。Jing 等[6]研究证实了急性脊髓损伤可减轻病变大鼠海马中的沉默突触，此过程需要含有 NR2B 的 N- 甲基 -D- 天冬氨酸受体的活化。脊髓损伤可带来海马突触可塑性的损害，提示海马区域可能成为改善脊髓损伤后神经功能受损的潜在治疗靶点。

脊神经根撕裂造成脊髓与脊神经连接中断，从而造成大量的运动神经元死亡、轴突生长的抑制性 CNS/PNS 过渡区（TZ）和有限的神经再生共同导致脊髓损伤后运动功能障碍。在神经再生的过程中微管重新排列组成新的生长锥至关重要，研究表明，微管稳定剂埃坡霉素 B 具有增强脊髓损伤后轴突再生和减轻纤维瘢痕的作用。Li 等[7]应用成年大鼠的脊神经根撕裂再植入模型，观察到 EpoB 治疗能够改善运动功能恢复和运动单位的电活动，促进轴突生长穿过 TZ 区，促进周围神经中更多更完整的轴突生长。EpoB 治疗后神经肌肉接头处突触后结构更完整，肌肉萎缩减轻，提示 EpoB 可能成为新的促进神经损伤后轴突再生的方法。

康复训练可通过影响脊髓损伤后中枢神经系统运动通路的细胞和分子活动来改善运动功能。尽管运动神经元构成了中枢神经系统运动输出的最终共同路径，但关于运动训练对损伤后运动神经元的影响知之甚少。Wang 等[8]应用胸 9 脊椎水平中度脊髓挫伤模型，对跑台训练中腰椎运动神经元形态、神经营养修饰和突触变化的影响进行了观察。研究发现，跑台训练后运动功能明显改善，Basso-Beattie-Bresnahan（BBB）运动评分增加，步态分析显示足下垂减轻。研究还观察到跑台训练显著增加了每个腰部运动神经元支配后肢比目鱼肌和胫骨前肌总的神经突长度和 BDNF 的表达，腰部运动神经元池中的突触密度也显著增加。该研究表明，突触可塑性介导了神经营养修饰作用于损伤远端脊髓运动神经元库中的突触，从而促进了运动功能的恢复，为运动训练作为改善脊髓损伤后功能恢复的有效方法提供了生物基础。

3. 神经网络功能的变化　脊髓损伤后中枢神经解剖变化与功能重组之间的相关性尚不明确。Pan 等[9]采用静息态功能磁共振成像技术应用灰质体积（gray matter volume，GMV）和功能连接作为皮质结构和网络功能的参数，对 18 例不完全性脊髓损伤患者和 18 名健康体检者进行了评估，探讨不完全性脊髓损伤后感觉运动区是否伴有皮质结构和网络功能的改变。结果显示与健康受试者相比，不完全性脊髓损伤患者的感觉运动区 GMV 无明显变化，半球内及半球间的功能连接减少，包括左侧初级体感皮质（BA1）与左侧初级运动皮质（BA4）之间、左侧 BA1 与左侧体感相关皮质（BA5）之间、左侧 BA1 和右侧 BA4 之间、左侧 BA1 和左侧 BA5 之间、左侧 BA4 和左侧 BA5 之间及双侧 BA4 之间的功能连接均减少。该研究提示感觉运动区域的皮质解剖结构和网络功能连接的变化在不完全性脊髓损伤的患者中并不一致，表明感觉运动区域的网络功能改变可能不依赖于解剖结构，感觉运动区域功能连接强度可作为评估和预测不完全性脊髓损伤患者感觉功能的潜在影像学生物标志物。

Xie 等[10]应用完全切除并移除 5mm 成年大鼠胸 8 节段的脊髓损伤模型，损伤区域植入透明质酸钠－睫状神经营养因子（CNTF）支架，通过观察脊髓损伤后神经干细胞（neural stem cell，NSC）的增殖、分化和整合情况，应用平面多电极盘系统（MED64）测试受损区域中再生神经网络电生理学特征，以及电生理和行为评估截瘫大鼠后肢的功能恢复情况来探讨成年大鼠脊髓损伤后激活内源性神经发生和促进神经网络再形成的潜力。结果显示，透明质酸钠-CNTF 支架可激活源自脊髓室管膜的 NSC，并促进其迁移至病变区域分化为成熟神经元，形成突触接触并接受谷氨酸兴奋突触输入；MED64 表明再生神经元之间及再生神经元与宿主组织之间建立了功能性突触连接；电生理和行为学评估结果表明瘫痪大鼠的感觉和运动功能在一定程度上有所恢复。该研究为进一步临床治疗提供了理论依据。

（二）脊髓损伤后炎症反应和细胞凋亡

星形胶质细胞是中枢神经系统的主要胶质细胞群，在中枢神经系统的稳态中起重要生理作用。越来越多的证据表明，星形胶质细胞在各种促炎细胞因子的作用下诱发先天免疫反应。巨噬细胞迁移抑制因子（MIF）是由单核细胞/巨噬细胞分泌的促炎细胞因子，参与炎症相关的病理生理过程。Su 等[11]研究发现脊髓损伤后 MIF 表达显著增加，共定位于小胶质细胞和星形胶质细胞中。同时观察到 MIF 通过激活 CD74 受体和细胞外信号相关激酶（ERK）途径引发星形胶质细胞的炎症反应。转录组分析表明炎症相关因子 MIF/CD74 通路下游的胆固醇 25- 羟化酶（Ch25h）和磷脂酶 A2- ⅡA（Pla2g2a）与星形胶质细胞介导的炎症反应有关，为损伤后中枢神经系统炎症的治疗提供了新的靶点。

褪黑素在神经损伤模型中具有神经保护作用。Jing 等[12]将 63 只雌性 SD 大鼠随机分为假手术组、脊髓损伤组和褪黑素组，褪黑素（10mg/kg）腹膜内注射，通过 CD31 染色和 FITC-LEA 评估血管，通过 Evan's Blue 检测血－脊髓屏障（blood spinal cord barrier，BSCB）的渗透性。通过 NeuN 染色评估神经元并通过 Nissl 染色评估神经元中尼氏体的表达，通过蛋白质印迹法评估 BDNF，突触蛋白Ⅰ或 GAP-43 在脊髓和海马中的表达。结果显示，脊髓损伤后 7 天，褪黑素组血管再生，CD31 水平提高，BSCB 通透性改善。褪黑素显著增加了损伤部位神经元的数量和尼氏体的表达，减少了脊髓损伤导致的脊髓和海马中神经可塑性的分子底物 BDNF、突触蛋白Ⅰ、GAP-43 水平的降低，证明褪黑素可改善脊髓微循环，减少脊髓和脑损伤，具有神经保护作用。

损伤部位周围的神经纤维在脊髓损伤的自发恢复过程中起主要作用。Li 等[13]应用大鼠胸 7 脊髓半切模型，采用 BBB 评分和电生理检查评估损伤后的后肢运动功能恢复情况，发现脊髓半切损伤后病变区域的神经再生对脊髓的自发恢复没有明显作用，脊髓损伤部位的自发性修复过程是再生纤维交叉至对侧，围绕损伤部位，再重新穿过中线向远端修复，从分子机制方面提示远期治疗干预如干细胞或神经营养因子注射时应不仅仅在损伤区域，还应包括损伤周围部位，以获得更好的治疗效果。

Fu 等[14]采用脊髓损伤大鼠模型，通过评估 BBB 评分、脊髓含水量和炎性细胞因子水平，观察到藤黄酸治疗有效地改善了脊髓损伤大鼠的运动功能，抑制了脊髓含水量，降低了肿瘤坏死因子 -α、IL-6、IL-12 和 IL-1β 和氧化应激因子等炎性细胞因子的水平，通过抑制 p38 和 Akt 信号传导途径来抑制炎症反应，对脊髓损伤具有保护作用。

Gao 等[15]发现脊髓损伤患者的血清标本中和过氧化氢处理的 C8-D1A 和 C8-B4 细胞中 MK2 表

达升高而 miR-137 降低。miR-137 的上调可抑制脊髓损伤后炎症标志物 TNF-α 和 IL-6 的表达及过氧化氢处理的 C8-D1A 和 C8-B4 细胞的凋亡。通过使用脊髓损伤小鼠动物模型，观察到脊髓损伤后 miR-137 可通过负调节 MK2 来抑制炎症反应和细胞凋亡，为脊髓损伤的生物治疗提供新的靶点。

脊髓水肿是脊髓损伤的病理生理机制，与脊髓损伤后功能恢复相关。早期脊髓切开术是常用的减轻脊髓水肿的方法。水通道蛋白 -4（AQP4）和水通道蛋白 -9（AQP9）在水的体内平衡调节中起重要作用。Hu 等[16]通过中度脊髓损伤大鼠模型，观察脊髓切开术对 AQP4 和 AQP9 表达和脊髓水肿的影响。结果显示，脊髓切开术显著改善了大鼠的运动功能，在脊髓损伤后 4 天和 6 天，脊髓水肿明显减轻，同时 AQP4 和 AQP9 表达的下调。

Olig2 是中枢神经系统发育过程中最重要的因子之一，可调节中枢神经系统髓鞘再生过程。Tan 等[17]通过构建 Lenti-Olig2 和 Lenti-eGFP 载体，注射治疗受损脊髓，观察到注射 Lenti-Olig2 增加了少突胶质细胞谱系细胞的数量并增强了脊髓损伤后髓鞘的形成，明显地改善了后肢的运动功能。同时 Olig2 对其他少突胶质细胞相关的转录因子具有下调或上调的作用。表明 Olig2 过表达可促进髓鞘化和运动功能恢复，为未来应用 Olig2 治疗脊髓损伤提供理论依据。

研究表明膜融合体剂［如聚乙二醇（polyethyleneglycol，PEG）］可恢复急性断裂的神经纤维的完整性或修复受损的神经元膜，从而减少脊髓损伤的细胞死亡，促进运动功能恢复。Ren 等[18]通过大鼠胸 10 横切脊髓损伤模型，给予损伤部位 PEG 治疗，观察到治疗 4 周后，大鼠的运动功能恢复。躯体感学诱发电位（somatosensory evoked potential，SEP）和弥散张量成像（diffusion tensor imaging，DTI）评估发现 PEG 治疗后 SEP 明显恢复，DTI 显示 PEG 治疗后横切间隙消失。该项研究首次有力地证明了伤后立即应用膜融合剂，完全横断的脊髓损伤能被修复。脊髓完全横断后，立即应用膜融合剂使得灰质神经纤维在瘢痕形成之前快速发芽，并重建传达运动命令的细胞"桥"。该研究结果表明，DTI 有助于有效评估解剖结构，为脊髓损伤的治疗提供了可行性依据。

Guo 等[19]通过大鼠创伤性脊髓损伤模型，进行血清和脑脊液 Aβ 蛋白的 ELISA 分析和 BBB 评分，发现脊髓损伤后血清和脑脊液中 Aβ 蛋白水平在 12 小时时显著升高，3 天达高峰，伤后 28 天时仍维持升高水平。损伤后 28 天时的血清和脑脊液中 Aβ 蛋白水平与损伤严重程度相关。这种脊髓损伤后血清和脑脊液中 Aβ 蛋白水平与损伤严重程度的时间依赖性，有助于精准评估脊髓损伤的严重程度和神经元功能状态。

Zheng 等[20]通过基于空间统计学（tract-based spatial statistics，TBSS）的方法来研究脊髓损伤患者全脑白质完整性及其与临床变量的相关性。结果显示脊髓损伤患者脑白质（white matter WM）的 FA 明显降低，左侧角回的径向扩散率（radial diffusivity，RD）与总运动评分呈显著负相关。该研究表明，脊髓损伤不仅可以引起脊髓的直接变性，而且可引起脑 WM 跨神经元变性，这些变化可能与损伤严重程度无关，左侧角回对康复治疗具有更多影响。

脊髓损伤后 Ca^{2+} 内流形成损伤电位，与脊髓损伤的严重程度呈正相关，同时也是脊髓损伤后继发性损伤的主要诱因。研究表明电场刺激（electric field stimulation，EFS）可延迟和减弱损伤电位的形成，保护脊髓，改善功能结果。Zhang 等[21]发现在大鼠脊髓损伤后 8 周，EFS 后髓鞘丢失明显较少，背侧皮质脊髓束中髓鞘的神经纤维增多。该研究还发现，EFS 抑制钙蛋白酶和半胱天冬酶 -3 的活化及 Bax 的表达，伤后 4 周内 EFS 减轻了细胞凋亡，提示早期 EFS 可显著减少脊髓变性并改善功能，具有神经保护作用。

（三）脊髓损伤后其他相关基础研究

1. 神经源性肠道　Guo 等[22]研究发现神经元型一氧化氮合酶（nNOS）表达可增加大鼠脊髓损伤后脊髓神经源性肠功能障碍（NBD），电针刺激足三里（ST36）可通过下调结肠 nNOS 表达改善NBD。

2. 异位骨化　Dong 等[23]通过双侧髋关节高频超声检查筛查脊髓损伤后异位骨化（NHO）的患者，采用 ELISA 法检测 α2-HS 糖蛋白、C- 反应蛋白（CRP）、D- 二聚体和骨形态蛋白（BMP）的水平。结果发现，异位骨化的脊髓损伤患 α2-HS 糖蛋白显著降低，血清钙、D- 二聚体、BMP和 CRP 显著升高，异位骨化的成熟度不影响 α2-HS 糖蛋白的水平。多因素回归分析显示血清α2-HS 糖蛋白水平与 CRP 和痉挛程度相关。研究结果表明，α2-HS 糖蛋白可能是脊髓损伤患者异位骨化的危险因素。

3. 痉挛　Gao 等[24]采用大鼠脊髓损伤 SCI 模型进行高频（10Hz）rTMS 治疗，观察痉挛改善情况，发现 10Hz rTMS 能减轻脊髓损伤后痉挛，促进大鼠运动功能恢复。脊髓损伤后 KCC2 蛋白表达下调，rTMS 治疗后 KCC2 蛋白表达上调，脊髓损伤后早期行 rTMS 治疗者 KCC2 蛋白上调更显著，因此认为 10Hz rTMS 可减轻 SCI 大鼠痉挛状态，这可能与 KCC2 蛋白表达上调有关，早期脊髓损伤后高频 rTMS 治疗可能取得更好的疗效。Jiang 等[25]采用剪切波超声弹性成像技术评估脊髓损伤大鼠腓肠肌（GM）的僵硬度，观察病理特征变化与杨氏模量值。结果表明，脊髓损伤大鼠体重下降，腓肠肌内 Ⅰ 型纤维比例降低，Ⅱ 型纤维比例增加。超声检查提示腓肠肌弹性模量值增加，并与 GM 中Ⅰ 型纤维比值呈负相关。该研究说明脊髓损伤后腓肠肌僵硬度与初期的病理特征相关，剪切波超声弹性成像技术是评估腓肠肌僵硬度的有用工具。

4. 神经性疼痛　Meng 等[26]研究发现脊髓损伤可诱导颅内铁超载，并通过 NF-κB 信号通路激活小胶质细胞，小胶质细胞分泌炎症因子，诱导神经元损伤并导致中枢性疼痛。用铁螯合剂或NF-κB 或小胶质细胞抑制剂治疗可缓解由脊髓损伤引起的中枢性疼痛。细胞疗法是减轻脊髓损伤引起的神经性疼痛的有效策略。Zheng 等[27]将嗅鞘细胞（olfactory ensheathing cell，OEC）移植入具有神经性疼痛的脊髓损伤大鼠，并定量检测感觉神经功能。结果显示，NF200 表达增加，GFAP 表达下降，感觉神经功能改善。OEC 移植抑制了在神经性疼痛中起重要作用的 P2X4R 的过度表达，是治疗由脊髓损伤引起的感觉功能丧失和 P2X4R 介导的神经性疼痛的候选靶点。He 等[28]研究发现焦点粘着和 T 细胞受体信号通路与神经性疼痛相关，糖原合成酶激酶 3β（GSK3B）、鸟氨酸转氨酶（OAT）和鸟氨酸脱羧酶 1（ODC1）可能是神经性疼痛治疗的潜在靶点。Shu 等[29]提出椎管内微刺激（intraspinal microstimulation，ISMS）可使背角神经元兴奋过度正常化，从而减轻脊髓损伤疼痛。ISMS 诱导感觉传入神经元轴突的频率依赖性传导阻滞，减少异常疼痛信号的传入和上行，ISMS 可直接诱导后角神经元的抑制性突触后电位，触发内源性抑制性神经递质，阿片样物质和 5- 羟色胺的释放，ISMS可改变放电的频率和模式，使得信号冲动不再编码疼痛或激活与疼痛相关的大脑区域。通过精细调节ISMS 电极的刺激参数，位置和几何形状，可调节脊柱结构诱导协同疼痛抑制，ISMS 可作为治疗脊髓损伤疼痛的替代策略。

（四）中医康复方法对脊髓损伤的作用

电针是中医康复方法最常用于促进脊髓损伤功能恢复的方法，很多基础研究关注过电针的作用机制。Zhang 等[30] 研究表明大椎穴和命门穴电针治疗可显著提高 Wnt1、nestin、β-catenin 和 NeuN 的表达水平，提示电针治疗可促进损伤后脊髓的恢复，证实其潜在的机制是通过 Wnt/β-catenin 信号传导，促进神经干细胞的增殖和分化，与 Wang 等[31] 的研究结论一致。

巨噬细胞 / 小胶质细胞是脊髓损伤重要的效应细胞。M1 型巨噬细胞促进先天免疫，M2 型巨噬细胞参与组织修复并减少促炎细胞因子的产生。Zhao 等[32] 应用 SD 大鼠胸 10 节段脊髓损伤模型，观察运动功能恢复和 M1/M2 型巨噬细胞相关的各种炎性因子的水平。结果显示，电针改善了 BBB 评分，抑制 M1 型巨噬细胞比例、TNF-α、IL-1β 和 IL-6 水平，并下调 M1 型巨噬细胞标志物 CD86。同时，电针增强 IL-10、M2 型巨噬细胞的比例并上调 M2 型巨噬细胞标志物 CD206 和神经营养因子 -3（neurotrophin-3，NT-3）的表达。因此电针对脊髓损伤具有积极的治疗作用。

Yang 等[33] 通过大鼠胸 8～胸 9 节段脊髓损伤模型，伤后 24 小时电针刺激足三里（ST36）、宣中（GB39）、抚足（ST32）和三阴交（SP6），观察损伤部位的乙酰胆碱酯酶（acetylcholin-esterase，AChE）活性，脊髓前角中神经元的数量，胶质细胞源性神经营养因子（GDNF）mRNA 表达以及 BBB 运动评分。结果表明，电针增加了 AChE 活性，上调了 GDNF mRNA 表达，能够促进脊髓损伤后前角运动神经元功能的恢复。

高迁移率族蛋白 B1（high mobility group box 1 protein，HMGB1）是脊髓损伤后炎症反应的关键介质。电针预治疗可通过抑制 HMGB1 的释放，提供抗脑缺血损伤的神经保护作用。Zhu 等[34] 研究发现脊髓缺血再灌注后脊髓中 HMGB1 mRNA 和胞质蛋白水平上调，电针预治疗的脊髓损伤动物运动功能恢复良好，细胞凋亡减轻，HMGB1、TNF-α 和 IL-1β 表达减少，LXA4 受体表达下调。电针预治疗通过 LXA4 受体依赖方式抑制 HMGB1 释放来促进脊髓缺血再灌注损伤的修复，提示电针可以作为一种治疗脊髓缺血再灌注损伤的新疗法。Huang 等[35] 研究发现电针对神经髓鞘的保护作用是通过促进少突胶质细胞增殖和抑制脊髓损伤后少突胶质细胞凋亡介导的。该研究应用大鼠脊髓损伤模型，电针刺激成年大鼠足三里（ST36）和太溪（KI3）穴位，观察其保护作用。结果显示，髓鞘的运动功能和超微结构均有明显改善。电针增强了少突胶质细胞的增殖，还通过抑制 caspase-12（内质网应激）和细胞色素 c（凋亡因子和线粒体标志）改善髓鞘碱性蛋白（myelin basic protein，MBP）并保护少突胶质细胞免于凋亡。

脊髓损伤通常导致脊髓神经元死亡和肌肉萎缩，脊髓损伤后恢复脊髓感觉运动通路对缓解肌肉萎缩具有重要作用。研究证实，远端神经电刺激（tail nerve electrical stimulation，TANES）可激活中枢模式发生器（central pattern generator，CPG）并改善脊髓损伤大鼠的运动恢复，而电针治疗具有神经保护作用。Zhang 等[36] 研究表明 TANES 和电针通过腰段脊髓中 NT-3- 的表达来保护运动神经元，减轻肌肉萎缩。该研究应用大鼠脊髓损伤模型，观察 TANES 和 EA 对脊髓横断大鼠腰部运动神经元和后肢肌肉的影响。结果显示，4 周后，TANES 和 EA 对于促进腰椎运动神经元的存活和胆碱乙酰转移酶（ChAT）的表达及改善脊髓损伤后后肢肌肉的萎缩均有显著影响，同一脊髓节段 NT-3 的表达也显著增加。

（五）脊髓损伤的干细胞治疗

1. 骨髓间充质干细胞　随着干细胞治疗研究的深入及再生医学的发展，干细胞移植成为治疗脊髓损伤研究的焦点。骨髓间充质干细胞（bone marrow mesenchymal stem cell，BMSC）因其良好的增殖和多向分化能力、取材方便、易于分离培养和自体移植无免疫源性等生物学特性而成为干细胞治疗脊髓损伤的最佳选择。蒋显锋等[37]通过研究脊髓损伤后不同时间点尾静脉移植大鼠 BMSC 观察干细胞治疗的修复作用，证实 BMSC 可在体外培养、扩增，能通过尾静脉注射的方式迁移到脊髓损伤部位，促进脊髓损伤大鼠的神经功能恢复。

2. 脂肪干细胞　脂肪干细胞（adipose-derived stem cell，ADSC）是一种成体干细胞，易于分离和富集。Yin 等[38]从 SD 雄性大鼠分离 ADSC 并与无细胞脊髓支架（ASC）共培养，移植入脊髓半横断损伤的大鼠。通过流式细胞术分析检测到细胞表面抗原分化簇（CD）29$^+$、CD44$^+$、CD90$^+$和 CD4$^-$细胞具有分化为骨细胞和脂肪细胞的潜力。接受 ADSC 移植的大鼠轴突再生，伤后移植的 ADSC 存活并整合到宿主脊髓中。因此 ADSC 可能为脊髓损伤干细胞治疗提供可行的细胞来源。

3. 胚胎干细胞　胚胎干细胞（embryonic stem cell，ESC）是来源于胚泡分化 5 天后的内细胞团，最早用于治疗脊髓损伤。杨建华等[39]将小鼠胚胎干细胞进行体外培养后移植入脊髓半切小鼠的椎管内，利用反转录酶 PCR 分析、免疫荧光等方法观察分析和研究，发现移植后 ESC 能够存活并且向脊髓损伤部位迁移分化成神经元。

4. 嗅鞘细胞　Wang 等[4]研究发现 OEC 移植联合跑台训练可显著改善脊髓损伤大鼠后肢运动功能，其机制可能为 OEC 移植和跑台训练相互协同，增加 *Bcl-2* 基因表达，抑制神经细胞凋亡，同时 OEC 移植促进神经轴索的再生，增加神经纤维的数量。

（六）脊髓损伤的高压氧治疗

Sun 等[40]应用高压氧（HBO）治疗脊髓损伤大鼠，通过评估 BBB 评分和倾斜平面评估观察神经运动功能，并测量超氧化物歧化酶（superoxide dismutase，SOD）活性和丙二醛（MDA）水平探讨治疗机制。结果显示，HBO 治疗组 BBB 评分和最大倾斜角度明显高于对照组。HBO 治疗组大鼠 SOD 活性显著升高，MDA 水平显著降低，脊髓的囊性变性减少。因此，HBO 对脊髓损伤具有治疗价值，增加氧自由基清除和减少脂质氧化可能是机制之一。

Zhao 等[41]应用大鼠慢性压缩性损伤（chronic constriction injury，CCI）的脊髓损伤模型进行 HBO 治疗，进行机械性退缩阈值（mechanical withdrawal threshold，MWT）和热退缩潜伏期（thermal withdrawal latency，TWL）测试确定动物的机械和热超敏性。同时检测 Kindlin-1、Wnt-10a、β-catenin 和 TNF-α 的表达。结果表明，HBO 治疗显著抑制大鼠 CCI 神经性疼痛模型的机械和热超敏反应。HBO 治疗上调了背根神经节、脊髓和海马中 Kindlin-1，逆转了星形胶质细胞激活和 TNF-α 水平升高，下调 Wnt-10a。该研究证实 HBO 可能通过调节 Kindlin-1/Wnt-10a 信号通路来减弱脊髓损伤诱导的大鼠神经性疼痛和炎症反应。

内质网应激在脊髓损伤后神经元凋亡的诱导中发挥重要作用。HBO 治疗可减轻脊髓损伤后继发性损伤并促进神经功能恢复。Liu 等[42]通过对大鼠胸 10 节段脊髓损伤模型进行 HBO 治疗，观察运动功能恢复和内质网应激相关因子的表达。结果显示，HBO 治疗降低了 CHOP、caspase-12 和 caspase-3 的表达及凋亡，运动功能也有所改善。因此认为 HBO 治疗通过抑制 ER 应激诱导的细胞凋亡来减轻对脊髓的继发性损伤，从而促进神经功能的恢复。

二、临床研究进展

（一）脊髓损伤后综合康复治疗

1. 早期综合康复治疗　随着对脊髓损伤康复的全面理解，脊髓损伤的早期综合康复治疗越来越受到关注。张勇等[43]对脊髓损伤术后患者的早期康复进行了临床观察，脊髓损伤患者术后 1 周转入康复科进行包括卧床期、轮椅期、步行期分阶段的系统康复，结果提示，经过早期、正规康复治疗后，脊髓损伤患者运动功能、感觉功能、平衡功能及日常生活能力明显提高，并发症减低，提示早期康复治疗可降低脊髓损伤患者术后并发症，促进功能恢复。

巫松辉等[44]观察脊柱骨折合并脊髓损伤的患者进行包括呼吸功能训练、运动功能训练、肌肉康复、膀胱功能康复、日常生活能力训练、心理辅导等综合早期康复干预治疗的作用。结果显示，患者治疗后 FIM 评分、Barthel 指数明显提高，脊柱功能恢复时间更短，证实脊髓损伤患者实施早期康复干预治疗有助于脊柱功能快速恢复。

2. 重复经颅磁刺激　潘钰等[45]观察了对胸 5～12 节段美国脊髓损伤协会评分量表（ASIA）C 级的脊髓损伤患者进行 4 周的 rTMS 治疗，治疗频率为 10Hz，治疗强度为 90% 上肢 rTMS，治疗剂量为 500 脉冲 / 日。结果显示，rTMS 治疗可提高脊髓损伤患者 ASIA 运动评分、步行能力及功能独立性，其效果优于常规康复治疗训练。白金柱等[46]观察了 rTMS 同步踏车训练对不完全性胸 10～12 节段脊髓损伤（ASIA C 级）患者运动功能恢复的影响。rTMS 采用 5Hz、10 个序列共 500 次脉冲的刺激处方，踏车训练每次均与经颅磁刺激（TMS）同步启动，6 周治疗后患者 ASIA 运动功能评分、脊髓损伤步行指数 II 明显提高。王艺等[47]观察了 TMS 联合经脊髓受损下端神经根磁刺激对不完全性脊髓损伤患者运动功能障碍的治疗效果，结果证实治疗后患者 ASIA 运动功能评分、脊髓损伤步行指数 II 和运动诱发电位（MEP）的潜伏期和波幅值均有改善，效果优于单纯康复训练。

3. 高压氧治疗　研究表明，脊髓损伤的特征改变为脊髓缺血缺氧，而 HBO 可以增加患者机体血氧含量，改善脊髓损伤段的缺氧，提高伤段脊髓的氧张力及弥散率，伤后早期进行 HBO 治疗可促进神经功能恢复。褚光等[48]在脊髓损伤后 6 小时给予 202.67～303.97kpa 的纯氧吸入 60 分钟，4～6 小时重复，10 天为 1 个疗程，取得满意疗效。

Feng 等[49]观察发现 HBO 治疗可改善脊髓损伤后的焦虑和抑郁状态。研究对脊髓损伤伴有抑郁和焦虑的患者进行分别进行高压氧治疗、心理治疗和常规康复治疗，应用汉密尔顿抑郁量表（HAMD）、汉密尔顿焦虑量表（HAMA）、ASIA 和功能独立性评估抑郁和焦虑、神经功能和日常生活活动能力。治疗 8 周后，HBO 组和心理治疗组 HAMD 评分明显低于对照组，HBO 组与心理治疗组间 HAMD 评分无差异。HBO 组 HAMA 评分低于对照组，HBO 组与心理治疗组、心理治疗组与对照组 HAMA 评分无统计学差异。治疗 8 周后，HBO 组 ASIA 和功能独立性评分高于心理治疗组和对照组。结果显示，HBO 对于抑郁和焦虑的改善作用与心理治疗相似，HBO 可改善 ISCI 患者的神经功能和日常生活活动，无论是心理治疗还是常规治疗康复治疗均不能代替其作用。

4. 生物反馈治疗　杨廷彦等[50]观察了生物反馈疗法在胸腰段不完全性脊髓损伤患者恢复中的作用。脊髓损伤在常规康复训练基础上增加肌电生物反馈疗法，采用功能独立量表（FIM）观察其改善情况。结果提示肌电生物反馈疗法对提高胸腰段不完全性脊髓损伤患者的 FIM 评分有重要意义。

胡可慧等[51]观察了肌电生物反馈疗法联合康复训练对脊髓损伤患者运动功能障碍的康复疗效。胸腰段脊髓不完全性损伤患者在常规康复治疗同时加用双下肢肌电生物反馈治疗，治疗前及治疗后 8 周、12 周进行下肢肌肉最大收缩时表面肌电图（sEMG）信号采集、运动功能评定及 FIM 评定。结果显示，肌电生物反馈疗法联合康复训练对胸腰段不完全性脊髓损伤患者的运动功能有促进作用，能提高患者的股四头肌、胫前肌表面肌电信号及肌力，提高功能独立水平，减少并发症。

下肢智能反馈训练系统在电动起立床基础上增加了减重支持系统、智能反馈系统及虚拟踏步训练，可早期开始模拟正常步行训练，利于患者改善下肢运动功能及步行能力。邵岚等[52]观察了下肢智能反馈训练系统对胸腰段脊髓损伤患者下肢运动功能、平衡功能、步行能力及日常生活活动能力恢复的影响。治疗 6 周后下肢智能反馈训练系统治疗组 ASIA、LEMS 评分、Berg 平衡量表、WISC Ⅲ 评分高于电动起立床组，因此，认为下肢智能反馈训练系统对不完全性胸腰段脊髓损伤患者下肢运动能力的恢复有一定程度的促进作用。

5. 水疗法　水疗法是脊髓损伤患者肌痉挛最重要的物理疗法之一，按具体手段包括步行浴、Hubbard 槽浴、运动水池训练、水中步行训练和全身电动浴，具有预防骨质疏松、体位低血压、静脉血栓及异位骨化作用，有利于改善肌力和痉挛。周学梅等[53]观察了水疗联合巴氯芬对脊髓损伤患者下肢肌痉挛的改善作用。脊髓损伤恢复期患者在常规康复训练、口服巴氯芬基础上联合水疗法，治疗后患者下肢肌张力下降，日常生活能力有所改善，证实康复训练结合巴氯芬对脊髓损伤后下肢痉挛有改善作用，联合水疗后下肢肌痉挛的改善、生活能力的提高更加显著。

6. 前庭康复　前庭康复是基于中枢神经系统可塑性的原理以运动为基础的方法。通过训练使前庭-眼和前庭脊髓反射替代性适应提高，最大限度提高中枢神经系统的前庭病理代偿。前庭功能高度依赖于多感觉整合，包括前庭觉、视觉、体感和触觉等。前庭康复训练可为中枢神经系统提供正常的感觉信号，调节前庭系统对伸肌肌群的张力控制、调控身体重心、影响自主神经系统。伍明等[54]在临床研究中发现经过旋转训练，颈脊髓损伤患者躯干及四肢肌肉痉挛明显减轻，持续 30~90 分钟，有利于改善关节活动度、提高日常生活能力。

张启富等[55]观察了前庭康复训练对脊髓损伤后心脏和血压自主神经异常调控患者的作用。在及时去除诱因、药物对症、肢体功能训练和膀胱功能训练等常规康复治疗的基础上增加前庭功能训练。前庭康复训练方法为患者坐位于转椅上，顺时针和逆时针交替旋转转椅，每 5 分钟交换 1 次，以 20 次／分钟的速度旋转，每次训练 30 分钟，每天 1 次，每周训练 5 天，共 4 周。观察心脏和血压自主神经异常调控出现率。结果显示，前庭康复训练患者心脏和血压的自主神经异常调控减少。因此，前庭康复训练可减少脊髓损伤患者心脏和血压自主神经异常调控出现的频率，改善患者心脏和血压的自主神经调控功能。

　　张启富等[56]还观察了前庭康复训练对脊髓损伤神经源性膀胱的作用。对脊髓损伤伴上运动神经元膀胱的患者在膀胱功能训练、间歇性导尿及微波治疗等常规康复治疗的基础上增加前庭功能训练。结果显示，治疗后患者膀胱容量、膀胱压力及残余尿量均有所改善，证实前庭康复训练可改善脊髓损伤伴上运动神经元膀胱患者的膀胱功能，增加膀胱容量，缓解膀胱痉挛，降低膀胱压力，减少残余尿量。

　　7. 肺康复　颈脊髓损伤患者因呼吸肌不同程度的瘫痪而难以维持正常呼吸，需要呼吸机辅助通气，长时间机械通气可导致不同程度肺功能障碍。肺康复是美国胸科医师学会（American College of Clinical Pharmacology，ACCP）和美国心肺康复协会（American Association of cardiovascular and Pulmonary Rehabilitation，AACVPR）提出的改善慢性呼吸系统疾病患者病情的有效措施，为肺康复的推广提供了科学指导。解雨等[57]观察了早期分阶段综合性肺康复措施对颈脊髓损伤需使用机械通气患者的作用。结果显示，进行肺康复的脊髓损伤患者使用呼吸机时间缩短、总住院时间缩短、肺部感染率下降。早期分阶段综合性肺康复措施可缩短颈脊髓损伤机械通气患者呼吸机使用时间、总住院时间，降低肺部感染率。

　　陈霞[58]探讨了肺康复训练对截瘫晚期患者肺功能及生活质量的影响。通过肺康复功能锻炼患者肺功能指标 FEV1、MVV、FVC、FEV/FVC 显著提高，生活质量指标生理职能、社会功能、情感职能和精神健康及功能独立性明显改善。肺功能康复训练可改善患者的肺功能，提高患者的日常活动能力和生活质量。

　　8. 矫形器及外骨骼　为克服往复式步态矫形器（reciprocating gait orthosis，RGO）步行因髋关节运动受限和上肢过度负重的高能量成本，Yang 等[59]设计了臀部储能行走矫形器（hip energy storage walking orthosis，HESWO），该矫形器在骨盆外壳上使用弹簧组件，用于存储健康上肢运动的能量及腰部脊柱和臀部的屈伸能量，并返回该能量提升骨盆和下肢以协助摆动和步幅的步态。通过对胸 4 至腰 5 慢性脊髓损伤接受 HESWO 和 RGO 步态训练患者的观察，发现 HESWO 可使步行距离、最大步行速度、舒适步行速度增加，为使用 HESWO 作为截瘫行走的替代方法提供了技术支持。

　　Guan 等[60]探讨了脊髓损伤患者神经损伤平面对使用不同类型的无动力型外骨骼行走的影响。通过收集 2 位完全性胸 8 和胸 10 节段脊髓损伤患者穿戴不同类型的无动力型外骨骼行走时的肌电图和运动参数进行分析，结果显示，与完全性胸 10 节段脊髓损伤受试者相比，完全性胸 8 节段脊髓损伤受试者穿戴所有类型的无动力型外骨骼行走时激活了更高水平的躯干肌肉，穿戴 RGO 和能量储存的外骨骼（energy-stored exoskeleton，ES-EXO）时骨盆倾斜度更大。ES-EXO 可重新分配肌肉力量，均匀募集躯干肌肉，提高步行速度并改善额状面 COM 轨迹。这项研究表明 ES-EXO 比传统的无动力型外骨骼在均匀募集肌肉和提高步行速度、步长和 COM 轨迹方面具有优势。

　　截瘫步态矫形器可帮助截瘫患者站立和行走，但需要根据患者的损伤平面和功能恢复情况配制个性化的截瘫矫形器，以改善截瘫患者的生活质量。Shuai 等[61]对 36 例胸 4 以下节段脊髓损伤患者进行维持关节活动范围，残余肌力训练，站立训练，平衡训练和功能性电刺激的系统性康复训练外，根据脊髓损伤程度及肌力进行个性化截瘫运动支具配制和功能锻炼。经过 3 个月的康复训练后，8 例可进行治疗性步行，7 例家庭步行，3 例社区步行，证实个体化截瘫矫形器可提高胸腰段脊髓损伤患者的日常生活和运动能力。

9. 干细胞治疗　干细胞移植已被用于脊髓损伤的临床治疗，但其安全性和有效性的研究结论仍存在争议。目前的临床研究表明[62]干细胞移植治疗可增加患者 ASIA 运动功能评分、ASIA 感觉功能评分、日常生活能力评分及减小膀胱残余尿量。干细胞蛛网膜下腔注射、静脉注射及病灶内注射 3 种移植途径在 ASIA 运动和感觉功能评分、生活能力评分及并发症方面无明显差异，与单纯康复治疗比较，干细胞蛛网膜下腔注射在改善功能方面更明确。因此，蛛网膜下腔注射可能是较理想的干细胞移植途径。房明亮等[63]为 17 例脊髓损伤患者在综合康复治疗的基础上进行了蛛网膜下移植自体 BMSC 移植，结果显示患者感觉、运动和膀胱功能均有改善，ASIA 分级提高。高德萱等[64]对 5 例脊髓损伤患者通过损伤原位注射、腰椎穿刺、静脉输注的方式行自体 BMSC 移植，半年后患者神经功能及生活能力均有一定程度改善。

国内有研究者将异体 OEC 移植技术用于临床治疗脊髓损伤。黄红云等[65]对脊髓损伤患者进行 OEC 移植治疗，结果显示，脊髓功能均有改善。保国锋等[66]对 5 例男性创伤性脊髓损伤患者行 OEC 移植治疗，8 周后有 4 例患者脊髓神经功能有所改善。

（二）脊髓损伤后神经源性膀胱的康复

1. 低频电刺激　Chen 等[67]比较了脊髓损伤后神经源性逼尿肌过度活动症（neurogenic detrusor overactivity，NDO）患者，使用皮肤电极进行经皮胫神经刺激（percutaneous tibial nerve stimulation，PTNS）与琥珀酸索非那新（solifenacin succinate，SS）的有效性。100 例脊髓损伤后 NDO 患者，分别进行 PTNS 和 SS 治疗 4 周，结果显示，膀胱日记参数和失禁生活质量问卷均有改善，组间未见差异，与 SS 相比 PTNS 治疗未发生不良事件。由此证实皮肤电极进行 PTNS 是治疗脊髓损伤后 NDO 的有效方法，无创，易于患者实施。

2. 盆底肌训练　周斌等[68]观察了盆底肌功能训练对脊髓损伤患者膀胱功能障碍的疗效。脊髓损伤患者在接受肢体牵张、肌力训练、神经肌肉促通法（proprioceptive neuromuscular facilitation，PNF）等常规康复治疗基础上给予盆底肌功能电刺激训练，结果发现，盆底肌训练残余尿量和泌尿系感染均明显下降。因此，提出盆底肌功能电刺激训练对脊髓损伤患者膀胱功能障碍有明显改善作用，可减少残余尿量，降低泌尿系感染率。

章志超等[69]对脊髓损伤后神经源性膀胱患者电针配合盆底肌电生物反馈治疗膀胱功能的临床疗效进行了观察。脊髓损伤伴膀胱功能障碍患者在饮水计划、间歇导尿、盆底肌电生物反馈治疗基础上给予电针治疗。结果显示，治疗后每次排尿量较治疗前增多、膀胱残余尿量较治疗前减少，24 小时尿失禁次数较治疗前减少，每次排尿量较对照组增加。治疗后尿流动力学指标最大膀胱容积较治疗前提高，充盈期逼尿肌压力及逼尿肌漏尿点压均较治疗前及对照组明显降低。因此，电针配合盆底肌电生物反馈疗法治疗脊髓损伤所致神经源性膀胱具有协同疗效，能提高膀胱排尿功能、降低膀胱输尿管反流风险。

3. A 型肉毒毒素注射　膀胱内注射 A 型肉毒毒素能有效地改善抗胆碱药难治性神经源性膀胱过度活动症患者的生活质量，明显增加最大膀胱容量和提高膀胱顺应性，减少尿失禁次数及降低最大逼尿肌不自主收缩压，但同时也需要密切关注尿路感染和尿潴留等并发症的发生。付光等[70]研究证明肉毒毒素膀胱注射是脊髓损伤神经源性膀胱的有效和安全治疗方法，注射剂量是 200U 还是 300U 其短期效果无显著差异。Hui 等[71]对逼尿肌过度活动的脊髓损伤患者进行肉毒毒素注射治疗，注射方法分为单纯逼尿肌内注射和逼尿肌联合三角区内注射，观察注射后 4 周和 12 周生活质量、排尿量、尿失禁情况、最大逼尿肌压力、膀胱容积和膀胱输尿管返流不良事件。结果显示，2 种注射方法均安全有效，逼尿肌联合三角区内注射效果更好，未发生膀胱输尿管反流。

张大伟等[72]对脊髓损伤合并逼尿肌尿道外括约肌协同失调（detrusor sphincter dyssynergia，DSD）的患者行超声引导下的 A 型肉毒毒素尿道外括约肌注射治疗。注射前患者清洁灌肠，膀胱适度充盈，消毒会阴部，注射时患者取左侧卧位，左下肢伸直，右下肢屈髋屈膝位，直肠（阴道）超声定位获得准确尿道外括约肌影像，于会阴处进针，尿道外括约肌 3 点、6 点、9 点、12 点位置各注射 25U A 型肉毒毒素，注射时超声见药物回声。6 周后测量残余尿量、最大尿道压、逼尿肌漏尿点压均明显降低。世界卫生组织生存质量测定量表简表评分除环境领域外其他 3 项评分均较治疗前明显提高。DSD 患者在接受 A 型肉毒毒素注射后，其生存质量在生理、心理、社会关系方面均有所提高，尿流动力学指标明显改善。

4. 机器人训练　Huang 等[73]通过比较减重支持的跑台训练（body weight-supported treadmill training，BWSTT）和机器人辅助康复训练（robot-assisted rehabilitation，RAT）对脊髓损伤患者肠道功能如排便时间和排便药物剂量的影响，发现 RAT 组排便时间明显缩短，灌肠剂量减少，RAT 可显著改善肠道功能。

5. 护理干预　周璇等[74]探讨了脊髓损伤神经源性肠道功能障碍的护理干预效果，观察到对脊髓损伤神经源性肠道功能障碍患者进行护理干预后肠道功能如腹胀、便秘、药物依赖、排便时间均有明显改善，生存质量的生理功能、心理功能、社会功能均有提高，说明综合护理干预能够有效改善脊髓损伤患者的神经源性肠道功能和生活质量。

（三）脊髓损伤后痉挛的康复

冯小茗[75]采用低频电子脉冲脊髓通电法治疗高位脊髓损伤后肌痉挛，患者在进行常规康复治疗基础上加用低频电子脉冲脊髓通电法，结果提示，MBI 评分改善，说明低频电子脉冲脊髓通电法治疗可降低脊髓损伤后肌张力，提高患者日常生活能力。董璐洁等[76]观察了高频 rTMS 对不完全性脊髓损伤患者双下肢痉挛的影响。对脊髓损伤患者进行 rTMS 治疗，采用"8"字形线圈，M1 区，刺激强度为 90%RMT，刺激频率 10Hz，共 4 周。治疗后磁刺激组下肢 MAS 改善、F 波和 H 反射潜伏时延长、Hmax/Mmax 值增高。rTMS 治疗前后 SCI 患者的电生理和 MAS 指标变化，提示高频 rTMS 对治疗不完全性脊髓损伤患者下肢痉挛有一定的缓解作用。黄亚琴等[77]观察了局部振动治疗对脊髓损伤患者下肢肌张力及日常生活能力的影响。脊髓损伤患者在进行系统康复训练基础上给予双下肢振动治疗。治疗后 MAS 评分较治疗前降低，MBI 评分较治疗前改善，提示振动治疗可改善脊髓损伤患者肌痉挛。

（四）脊髓损伤后的心理康复

陈怡欣等[78]探讨心理康复治疗对脊柱骨折脊髓损伤所致截瘫患者的康复效果。脊髓损伤患者在外科手术治疗稳定后接受规范的康复治疗，同时接受系统心理治疗，分别评估患者的心理状态、神经功能、日常生活活动能力。结果提示 HAMD、HAMA 评分降低，Barthel 指数、功能独立性量表评分改善。因此，心理康复治疗有利于脊髓损伤所致截瘫患者的心理康复，利于改善生活质量和预后。

Wang 等[79]对 300 例脊髓损伤受访者进行了心理评估，发现 35%、29% 和 27% 超过了创伤后应激障碍、焦虑和抑郁的临界分数。32% 的受访者报告具有良好的适应能力，51% 的受访者报告了中度至高度水平的创伤后增长（post traumatic growth，PTG）环境障碍的程度和适应能力是 PTSD，焦虑和抑郁的重要预测因素。该研究表明中国大陆脊髓损伤人群心理疾病发病率较高，应该在康复过程中尽早发现并进行干预。

朱海娜等[80]探讨了综合心理干预对脊髓损伤后神经病理性疼痛患者焦虑、抑郁情绪及疼痛强度的影响。通过对脊髓损伤伴有神经病理性疼痛的患者在常规康复治疗基础上，实施综合心理干预。心理干预后患者的 SAS、SDS 评分显著低于治疗前，VAS 评分同治疗前比较无显著变化。该研究表明综合心理干预虽然不能减轻脊髓损伤后神经病理性疼痛患者的疼痛强度，但可以显著改善其焦虑抑郁的负性情绪，对于该病的治疗具有重要作用。

（五）脊髓损伤后神经痛的康复

1. 药物 栗晓等[81]探讨了牛痘疫苗接种家兔炎症皮肤提取物片对于脊髓损伤后神经病理性疼痛的临床疗效，同时比较单独使用神经妥乐平与联合使用普瑞巴林和神经妥乐平对神经病理性疼痛的缓解程度、对患者情绪及睡眠状况的改善情况。神经妥乐平组起始剂量为 4U 每天 2 次，普瑞巴林联合神经妥乐平组起始剂量为普瑞巴林 75mg 每天 2 次＋神经妥乐平 4U 每天 2 次，间隔 3 天调整药物剂量，疗程为 4 周。结果显示，单独使用神经妥乐平可缓解脊髓损伤患者神经病理性疼痛，同时改善患者睡眠质量，治疗前后比较差异显著；联合使用普瑞巴林和神经妥乐平治疗后，患者 VAS 和 HAM 评分较神经妥乐平组明显降低。因此证实神经妥乐平可缓解脊髓损伤患者的疼痛症状，联合使用普瑞巴林和神经妥乐平不仅明显缓解脊髓损伤神经病理性疼痛患者的疼痛症状，同时显著改善患者的焦虑抑郁情绪，提高患者睡眠质量，进而提升患者生存质量，是一种有效的临床治疗方法。

郭艳萍等[82]观察了加巴喷丁联合阿米替林治疗脊髓损伤后中枢性疼痛，结果显示，联用时加巴喷丁的有效治疗剂量小，联合用药可提高疗效，改善睡眠；患者嗜睡、口干不良反应较单用加巴喷丁略有增高，对于合并抑郁症状的脊髓损伤患者联合用药效果更好。

2. 重复经颅磁刺激 刘曦等[83]探讨了 rTMS 对脊髓损伤后慢性神经病理性疼痛的疗效。通过对 8 例脊髓损伤后慢性神经病理性疼痛患者应用 rTMS 治疗 5 周，治疗前后采用 VAS 和睡眠状况自评表进行评定。治疗时先测定静息运动阈值（RMT），单个 TMS 脉冲刺激一侧初级运动皮质，表面电极在刺激对侧手第一骨间背侧肌处记录运动诱发电位，在连续 10 次测定中，5 次诱发出至少 50mV 运动诱发电位的最低刺激强度为 RMT。基于 RMT 确定 rTMS 的刺激强度。选择疼痛部位对侧的中央前回，国际脑电图 10～20 系统 Cz 点外侧 3～4cm 为刺激靶点。刺激频率 10Hz，刺激 10 秒，间隔 50 秒，10 串，刺激强度 80%RMT。5 天为 1 个疗程，疗程间隔 2 天，共 5 个疗程。结果提示，治疗后患者 VAS 评分下降 4～6 分，疼痛程度由重度降至轻中度，睡眠状况自评分下降 9～20 分，因此，认为 rTMS 对部分脊髓损伤后慢性神经病理性疼痛有效，可与药物联合治疗。

琚芬等[84]观察了rTMS对脊髓损伤后神经性疼痛（NP）的治疗效果及其对脊髓损伤后大脑皮质兴奋性的影响。对不完全性脊髓损伤后神经性疼痛患者给予常规物理治疗及右侧大脑M1区rTMS治疗，于治疗前、治疗4周后进行VAS测试，并对右侧大脑半球的RMT、运动诱发电位（motor evoked potential，MEP）进行测试及分析。结果显示，治疗4周后，患者VAS评分降低，RMT波幅降低，MEP波幅增高，证明rTMS能有效缓解脊髓损伤后神经性疼痛，其机制可能与大脑皮质兴奋性改变相关。

3. 镜像疗法　镜像疗法最早用于截肢术后患肢痛的治疗，研究显示该疗法对其他损伤引起的复杂性局部疼痛综合征有效。唐朝正等[85]探讨了镜像疗法对高位脊髓损伤后上肢Ⅱ型复杂性局部疼痛综合征患者疼痛缓解的有效性。采用自身交叉对照的试验设计分别应用经皮电神经刺激、镜像盒对该高位脊髓损伤后上肢Ⅱ型复杂性局部疼痛综合征的患者进行为期2周和3周的疼痛治疗，2种干预手段之间的洗脱期为1周，随访时间为1个月。结果显示，前2周的经皮电神经刺激治疗患者疼痛没有实质性缓解，甚至加重，而洗脱期（第3周）后经过3周的镜像治疗，患者的疼痛感受明显减轻；其HAMD、HAMA、世界卫生组织生活质量量表评分也较治疗前明显改善。结果表明镜像疗法作为复杂性局部疼痛综合征综合治疗的补充，可能是一种有效地减轻Ⅱ型复杂性局部疼痛综合征疼痛的康复手段。

（六）脊髓损伤后中医康复

脊髓损伤后中医康复治疗主要包括电针、艾灸、针刀、推拿、中药、按摩等，可单独运用或联合使用。

1. 电针　脊髓损伤恢复期针灸治疗多采用督脉电针或夹脊电针治疗，同时对症取相应特定穴治疗为主。督脉电针或夹脊电针多取脊髓损伤节段上下督脉经穴或夹脊穴。高燕玲等[86]观察了电针任督二脉经穴治疗不完全性脊髓损伤后尿潴留的临床疗效。对不完全性脊髓损伤后尿潴留的患者进行电针任督二脉经穴和常规康复训练，治疗后2组膀胱安全容量、膀胱内压、残余尿量均明显改善，说明电针任督二脉经穴治疗不完全性脊髓损伤后尿潴留有效。夏道宽等[87]以夹脊电针治疗外伤性截瘫，结果表明夹脊电针对治疗外伤性截瘫有良好疗效。王文春等[88]用截瘫三联针法电针治疗外伤性胸腰段脊髓损伤患者，针刺脊髓损伤平面上两节段及下两节段督脉穴、背俞穴，在电刺激引导下针刺双下肢关键肌运动点，并予脉冲电刺激。结果发现，"截瘫三联针法"和常规针刺法均能改善患者的日常生活活动能力和综合功能，"截瘫三联针法"的远期效果优于常规针刺法。

2. 艾灸　齐冰等[89]分析视觉反射反馈排尿训练结合艾灸疗法在脊髓损伤后神经源性膀胱治疗中的临床效果。结果显示，治疗后患者的残余尿量、排尿时程延长率和尿路感染率低于对照组，最大膀胱压、自主排尿率高于对照组，证明脊髓损伤后神经源性膀胱治疗中应用视觉反馈排尿训练结合艾灸疗法可改善膀胱功能，促进有效的排尿。

3. 针刀　潘红[90]对脊髓损伤后遗症患者进行针刀触激治疗，治疗组总有效率为85%，优于对照组。

4. 中药　李明哲等[91]观察益气活血汤内服联合电针对脊髓损伤患者神经功能康复的效果及对血清BDNF、胰岛素样生长因子1（insulin like growth factor1，IGF-1）和神经生长因子（nerve growth

factor，NGF）水平的影响。结果提示，治疗后 ASIA 运动、痛觉和触觉评分，MBI 评分和运动功能评分均高于对照组，气虚脉络瘀阻证评分低于对照组，MBI、FCA 评分分级优于对照组，BDNF、IGF-1和 NGF 水平高于对照组。该研究表明益气活血汤内服联合电针可促进脊髓损伤患者 BDNF、IGF-1 和 NGF 等神经营养因子的表达，改善症状，促进神经功能恢复。

5. 推拿　陈晓红[92]观察了腹部八卦推拿配合穴位贴敷对脊髓损伤康复期便秘的疗效。脊髓损伤患者在常规综合护理基础上行腹部八卦推拿配合穴位贴敷。观察患者大便的性状、排便情况、1 周排便次数及 1 周内使用缓泻药次数等便秘指标。结果显示，大便排便相关指标明显改善，腹部八卦推拿配合穴位贴敷能较好地改善脊髓损伤康复期便秘，有助于脊髓损伤后排便功能的重建。

三、问题与展望

（一）基础研究方面

目前有关脊髓损伤原发和继发损伤的机制、神经系统可塑性、干细胞治疗的基础研究较多，但直接解释损伤机制或提供治疗靶点的研究较少。任何的基础研究，最终目的都是为应用到临床上的，因此以临床需求为出发点进行密切相关的基础研究，是未来的重点工作。

（二）临床研究方面

脊髓损伤除了导致运动、感觉、自主神经功能障碍外，还会引起一系列的继发损伤，近年来关于康复治疗的理念和方法不断进展，因此需开展大量高质量临床随机对照试验予以证实。目前缺乏大样本、多中心的研究，缺乏规范的治疗方法和精准的评估方法。各种康复治疗方法缺乏临床大数据的支持，治疗方法的细节有待于进一步规范和明确，比如细胞治疗脊髓损伤的远期安全性和有效性，对不同 ASIA 分级、不同干细胞类型、不同移植方法及不同移植时间的疗效有待于进一步深入探讨，以指导临床应用。

（张志强）

参考文献

［1］　Yin W, Li X, Zhao Y, et al. Taxol-modified collagen scaffold implantation promotes functional recovery after long-distance spinal cord complete transection in canines. Biomater Sci, 2018, 6 (5): 1099-1108.

［2］　Wei RH, Zhao C, Rao JS, et al. The kinematic recovery process of rhesus monkeys after spinal cord injury. Exp Anim, 2018.

［3］　Yang G, Tang WY .Resistance of interleukin-6 to the extracellular inhibitory environment promotes axonal regeneration and functional recovery following spinal cord injury. Int J Mol Med, 2017, 39 (2): 437-445.

［4］　Wang F, Gao ZY, Zhang T, et al. Study of olfactory ensheathing cells transplantation and treadmill training on improving hind limb motor function of spinal cord injury rats. Zhongguo Gu Shang, 2016, 29 (10): 928-938.

［5］ Wu Q, Cao Y, Dong C, et al. Neuromuscular interaction is required for neurotrophins-mediated locomotor recovery following treadmill training in rat spinal cord injury. Peer J, 2016, (4): e2025.

［6］ Jing Y, Bai F, Chen H, et al. Acute spinal cord injury diminishes silent synapses in the rat hippocampus. Neuroreport, 2017, 28 (17): 1139-1143.

［7］ Li H, Wu W. Microtubule stabilization promoted axonal regeneration and functional recovery after spinal root avulsion. Eur J Neurosci, 2017, 46 (1): 1650-1662.

［8］ Wang H, Liu NK, Zhang YP, et al. Treadmill training induced lumbar motoneuron dendritic plasticity and behavior recovery in adult rats after a thoracic contusive spinal cord injury. Exp Neurol, 2015, 271：368-378.

［9］ Pan Y, Dou WB, Wang YH, et al. Non-concomitant cortical structural and functional alterations in sensorimotor areas following incomplete spinal cord injury. Neural Regen Res, 2017, 12 (12): 2059-2066.

［10］ Xie Y, Song W, Zhao W, et al. Application of the sodium hyaluronate-CNTF scaffolds in repairing adult rat spinal cord injury and facilitating neural network formation. Sci China Life Sci, 2018, 61 (5): 559-568.

［11］ Su Y, Wang Y, Zhou Y, et al. Macrophage migration inhibitory factor activates inflammatory responses of astrocytes through interaction with CD74 receptor. Oncotarget, 2017, 8 (2): 2719-2730.

［12］ Jing Y, Bai F, Chen H, et al. Melatonin prevents blood vessel loss and neurological impairment induced by spinal cord injury in rats. The Journal of Spinal Cord Medicine, 2017, 40 (2): 222-229.

［13］ Li LS, Yu H, Raynald R, et al. Anatomical mechanism of spontaneous recovery in regions caudal to thoracic spinal cord injury lesions in rats. Peer J, 2017, (5): e2865.

［14］ Fu Q, Li C, Yu L. Gambogic acid inhibits spinal cord injury and inflammation through suppressing the p38 and Akt signaling pathways. Mol Med Rep, 2018, 17 (1): 2026-2032.

［15］ Gao L, Dai C, Feng Z, et al. MiR-137 inhibited inflammatory response and apoptosis after spinal cord injury via targeting of MK2. J Cell Biochem, 2018, 119 (4): 3280-3292.

［16］ Hu AM, Li JJ, Sun W, et al. Myelotomy reduces spinal cord edema and inhibits aquaporin-4 and aquaporin-9 expression in rats with spinal cord injury. Spinal Cord, 2015, 53 (2): 98-102.

［17］ Tan BT, Jiang L, Liu L, et al. Local injection of Lenti-Olig2 at lesion site promotes functional recovery of spinal cord injury in rats. CNS Neurosci Ther, 2017, 23 (6): 475-487.

［18］ Ren S, Liu ZH, Wu Q, et al. Polyethylene glycol-induced motor recovery after total spinal transection in rats. CNS Neurosci Ther, 2017, 23 (8): 680-685.

［19］ Guo L, Hou J, Zhong J, et al. Association between injury severity and amyloid β protein levels in serum and cerebrospinal fluid in rats with traumatic spinal cord injury. Mol Med Rep, 2017, 15 (4): 2241-2246.

［20］ Zheng W, Chen Q, Chen X, et al. Brain white matter impairment in patients with spinal cord injury. Neural Plast, 2017, 2017: 4671607.

［21］ Zhang C, Zhang G, Rong W, et al. Early applied electric field stimulation attenuates secondary apoptotic responses and exerts neuroprotective effects in acute spinal cord injury of rats. Neuroscience, 2015, 301 (291): 260-271.

［22］ Guo J, Zhu Y, Yang Y, et al. Electroacupuncture at Zusanli (ST36) ameliorates colonic neuronal nitric oxide synthase upregulation in rats with neurogenic bowel dysfunction following spinal cord injury. Spinal Cord, 2016,54 (12): 1139-

1144.

［23］ Dong L, Dong G, Cao J, et al. Association of α2-HS Glycoprotein with Neurogenic Heterotopic Ossification in Patients with Spinal Cord Injury. Med Sci Monit, 2017, 23: 5382-5388.

［24］ Gao W, Yu LG, Liu YL, et al. Effects of high frequency repetitive transcranial magnetic stimulation on KCC2 expression in rats with spasticity following spinal cord injury. J Huazhong Univ Sci Technolog Med Sci, 2017, 37 (5): 777-781.

［25］ Jiang L, Wang YJ, Wang QY, et al. Correlation between pathological characteristics and Young' s modulus value of spastic gastrocnemius in a spinal cord injury rat model. Biomed Res Int, 2017, 2017: 5387948.

［26］ Meng FX, Hou JM, Sun TS. In vivo evaluation of microglia activation by intracranial iron overload in central pain after spinal cord injury. J Orthop Surg Res, 2017, 12 (1): 75.

［27］ Zheng Z, Du X, Zhang K, et al. Olfactory ensheathing cell transplantation inhibits P2X4 receptor overexpression in spinal cord injury rats with neuropathic pain. Neurosci Lett, 2017, 651: 171-176.

［28］ He X, Fan L, Wu Z, et al. Gene expression profiles reveal key pathways and genes associated with neuropathic pain in patients with spinal cord injury. Mol Med Rep, 2017, 15 (4): 2120-2128.

［29］ Shu B, Yang F, Guan Y. Intra-spinal microstimulation may alleviate chronic pain after spinal cord injury. Med Hypotheses, 2017, 104: 73-77.

［30］ Zhang J, Li S, Wu Y. Recovery of spinal cord injury following electroacupuncture in rats through enhancement of Wnt/ β-catenin signaling. Mol Med Rep, 2017, 16 (2): 2185-2190.

［31］ Wang X, Shi SH, Yao HJ, et al. Electroacupuncture at Dazhui (GV14) and Mingmen (GV4) protects against spinalcord injury：the role of the Wnt/β-catenin signaling pathway. Neural Regen Res, 2016, 11 (12): 2004-2011.

［32］ Zhao J, Wang L, Li Y. Electroacupuncture alleviates the inflammatory response via effects on M1 and M2 macrophages after spinal cord injury. Acupunct Med, 2017, 35 (3): 224-230.

［33］ Yang JH, Lv JG, Wang H, et al. Electroacupuncture promotes the recovery of motor neuron function in the anterior horn of the injured spinal cord. Neural Regen Res, 2015, 10 (12): 2033-2039.

［34］ Zhu XL, Chen X, Wang W, et al. Electroacupuncture pretreatment attenuates spinal cord ischemia-reperfusion injury via inhibition of high-mobility group box 1 production in a LXA4 receptor-dependent manner. Brain Research, 2017, 1659: 113-120.

［35］ Huang S, Tang C, Sun S, et al. Protective effect of electroacupuncture on neural myelin sheaths is mediated via promotion of oligodendrocyte proliferation and inhibition of oligodendrocyte death After compressed spinal cord injury. Mol Neurobiol, 2015, 52 (3): 1870-1881.

［36］ Zhang YT, Jin H, Wang JH, et al. Tail nerve electrical stimulation and electro-acupuncture can protect spinal motor neurons and alleviate muscle atrophy after spinal cord transection in rats. Neural Plast, 2017, 2017: 7351238.

［37］ 蒋显锋，汤锋武，陈旭义，等. 骨髓间充质干细胞对脊髓损伤大鼠的治疗作用. 神经损伤与功能重建，2016，11（2）：99-102.

［38］ Yin H, Jiang T, Deng X, et al. A cellular spinal cord scaffold seeded with rat adipose-derived stem cells facilitates functional recovery via enhancing axon regeneration in spinal cord injured rats. Mol Med Rep, 2018, 17 (2): 2998-

3004.

［39］杨建华，李长德，翟饶生，等. 胚胎干细胞移植修复脊髓损伤的实验研究. 中国修复重建外科杂志，2015，21（5）：487-491.

［40］Sun Y, Liu D, Wang Q, et al. Hyperbaric oxygen treatment of spinal cord injury in rat model. BMC Neurol, 2017, 17 (1): 128.

［41］Zhao B, Pan Y, Xu H, et al. Hyperbaric oxygen attenuates neuropathic pain and reverses inflammatory signaling likely via the Kindlin-1/Wnt-10a signaling pathway in the chronic pain injury model in rats. J Headache Pain, 2017, 18 (1): 1.

［42］Liu X, Yang J, Li Z, et al. Hyperbaric oxygen treatment protects against spinal cord injury by inhibiting endoplasmic reticulum stress in rats. Spine (Phila Pa 1976) , 2015, 40 (24): E1276-E1283.

［43］张勇，宋宇锋，赵斌. 早期康复训练对脊髓损伤后患者功能恢复的影响. 山西职工医学院学报，2016，26（2）：26-28.

［44］巫松辉，叶少腾. 早期康复治疗对脊柱骨折合并脊髓损伤患者术后疗效的影响研究. 中国伤残医学，2015，23（24）：115-116.

［45］潘钰，汪漩，杜巨豹，等. 重复经颅磁刺激对不完全性脊髓损伤患者的干预效果. 中国康复理论与实践，2009，15（11）：1058-1060.

［46］白金柱，洪毅，关骅等. 重复经颅磁刺激同步踏车训练在胸腰段脊髓损伤治疗中的应用. 中国脊柱脊髓杂志，2016，20（9）：707-710.

［47］王艺，周贤丽，侯岷. 磁刺激对脊髓损伤后运动功能障碍的疗效观察. 中国康复，2016，31（4）：273-276.

［48］褚光，李汉俊，赵福莲. 早期高压氧治疗在脊髓损伤中的应用. 中华创伤杂志，2015，7（3）：43.

［49］Feng JJ, Li YH. Effects of hyperbaric oxygen therapy on depression and anxiety in the patients with incomplete spinal cord injury (a STROBE-compliant article) . Medicine (Baltimore) , 2017, 96 (29): e7334.

［50］杨廷彦，唐虹，常有军，等. 操作性肌电生物反馈疗法联合康复训练对胸腰段不完全性脊髓损伤患者功能独立性的影响. 四川医学，2016，37（5）：480-482.

［51］胡可慧，常有军，杨廷彦. 肌电生物反馈联合康复训练对脊髓损伤患者运动功能及功能独立性的影响. 中国康复，2016，31（6）：450-452.

［52］邵岚，白定群，余和平，等. 下肢智能反馈训练系统对胸腰段脊髓损伤患者功能恢复的影响. 中国康复医学杂志，2016，31（6）：654-658.

［53］周学梅，乔姗，赵金荣. 水疗联合巴氯芬改善脊髓损伤后下肢肌痉挛的疗效观察. 中国伤残医学，2017，25（18）：12-14.

［54］伍明，龙耀斌，曹锡忠，等. 旋转训练对脊髓损伤患者痉挛的疗效. 中国康复理论与实践，2016，22（5）：577-580.

［55］张启富，龙耀斌，陈在娟. 前庭康复训练治疗脊髓损伤后心脏和血压自主神经异常调控. 实用医学杂志，2016，32（23）：3905-3907.

［56］张启富，吴小平，陈在娟，等. 前庭康复训练治疗脊髓损伤伴上运动神经元膀胱的疗效观察. 广西医学，2017，39（4）：530-531.

［57］ 解雨，祝晓迎，刘蕾，等. 早期分阶段综合性肺康复措施在颈髓损伤机械通气患者中的应用研究. 重庆医学，2017，46（15）：2048-2050.

［58］ 陈霞. 肺康复训练对截瘫晚期患者肺功能及生活质量的影响. 临床肺科杂志，2016，21（3）：485-489.

［59］ Yang M, Li J, Guan X, et al. Effectiveness of an innovative hip energy storage walking orthosis for improving paraplegic walking：A pilot randomized controlled study. Gait Posture, 2017, 57: 91-96.

［60］ Guan X, Kuai S, Ji L, et al. Trunk muscle activity patterns and motion patterns of patients with motor complete spinal cord injury at T8 and T10 walking with different un-powered exoskeletons. J Spinal Cord Med, 2017,40 (4): 463-470.

［61］ Shuai L, Yu GH, Feng Z, et al. Application of a paraplegic gait orthosis in thoracolumbar spinal cord injury. Neural Regen Res, 2016, 11 (12): 1997-2003.

［62］ 刘盈，刘楚繁，张慧婷，等. 干细胞移植治疗脊髓损伤系统评价及不同移植途径疗效比较的网状 Meta 分析. 中国组织工程研究，2017，21（29）：4748-4756.

［63］ 房明亮，汪明星，王云清，等. 自体骨髓基质细胞源性干细胞治疗脊髓损伤的临床研究. 齐齐哈尔医学院学报，2015，32（13）：2064-2066.

［64］ 高德萱，贾全章，李东君，等. 骨髓间充质干细胞修复损伤脊髓的实验及临床应用短期随访. 中国组织工程研究与临床康复，2015，15（27）：5016-5020.

［65］ 黄红云，王洪美，陈琳. 胚胎嗅鞘细胞移植治疗晚期脊髓损伤影响功能恢复的因素. 中国临床康复，2017，10（9）：1-3.

［66］ 保国锋，崔志明，李卫东，等. 嗅鞘细胞移植治疗脊髓损伤 5 例报告. 中国组织工程研究与临床康复，2015，11（3）：512-514.

［67］ Chen G, Liao L, Li Y. The possible role of percutaneous tibial nerve stimulation using adhesive skin surface electrodes in patients with neurogenic detrusor overactivity secondary to spinal cord injury. Int Urol Nephrol, 2015, 47 (3): 451-455.

［68］ 周斌，王维，刘春霞. 盆底肌训练对脊髓损伤患者膀胱功能障碍的疗效探讨. 基层医学论坛，2015，19（9）：1168-1170.

［69］ 章志超，熊键，王小云，等. 电针配合盆底肌电生物反馈治疗对脊髓损伤后神经源性膀胱的疗效观察. 中国康复，2017，32（1）：13-16.

［70］ Fu G, Wu J, Cong HL, et al. Efficacy of Botulinum-A toxin injection into bladder to treat neurogenic incontinence in patients with spinal cord injury：comparison of two doses. Zhonghua Yi Xue Za Zhi, 2015, 1995 (48): 3920-3923.

［71］ Hui C, Keji X, Chonghe J, et al. Combined detrusor-trigone BTX-A injections for urinary incontinence secondary to neurogenic detrusor overactivity. Spinal Cord, 2016, 54 (1): 46-50.

［72］ 张大伟，杨卫新，朱红军，等. 肉毒素注射对逼尿肌尿道外括约肌协同失调患者的影响. 中国康复，2016，31（6）：445-445.

［73］ Huang Q, Yu L, Gu R, et al.Effects of robot training on bowel function in patients with spinal cord injury. J Phys Ther Sci, 2015, 27 (5): 1377-1378.

［74］ 周璇，刘双云，何慧文. 脊髓损伤后神经源性肠道功能障碍的综合护理干预效果研究. 中国实用神经疾

病杂志，2016，19（2）：130-131.

［75］　冯小茗. 低频电子脉冲脊髓通电法治疗治疗高位脊髓损伤后肌痉挛对比研究. 按摩与康复医学，2015，6（2）：68-69.

［76］　董璐洁，于利国，陈沫，等. 重复经颅磁刺激对不完全性脊髓损伤患者痉挛的影响. 中国康复，2017，32（4）：267-270.

［77］　黄亚琴，何成奇，杨永红，等. 局部振动治疗对脊髓损伤患者下肢痉挛及自理能力的疗效分析. 中国康复，2015，30（4）：271-273.

［78］　陈怡欣，刘遂心，周莉. 心理康复治疗对脊髓损伤患者的康复效果研究. 医学临床研究，2016，33（10）：2071-2073.

［79］　Wang Y, Xie H, Zhao X. Psychological morbidities and positive psychological outcomes in people with traumatic spinal cord injury in Mainland China. Spinal Cord, 2018.

［80］　朱海娜，杜宁，陈巧灵，等. 综合心理干预对脊髓损伤后神经病理性疼痛的疗效. 中国疼痛医学杂志，2017，23（3）：189-193.

［81］　栗晓，柯松坚，罗海杰，等. 普瑞巴林联合神经妥乐平治疗脊髓损伤患者神经病理性疼痛的疗效观察. 中国康复医学杂志，2017，32（7）：783-787.

［82］　郭艳萍，赵金荣，韩芳，等. 加巴喷丁联合阿米替林治疗脊髓损伤后中枢性疼痛的临床观察. 中国疼痛医学杂志，2015，21（5）：397-398.

［83］　刘曦，王剑雄，李涛，等. 重复经颅磁刺激治疗脊髓损伤后慢性神经病理性疼痛8例报道. 中国康复理论与实践，2017，23（7）：829-832.

［84］　琚芬，王冰水，牟翔，等. 重复经颅磁刺激对脊髓损伤后神经性疼痛及大脑皮质兴奋性的影响. 中国康复医学杂志，2017，32（5）：521-524.

［85］　唐朝正，丁政，张晓莉，等. 镜像疗法治疗高位脊髓损伤后上肢Ⅱ型复杂性局部疼痛综合征的有效性：自身交叉对照研究. 中国组织工程研究，2015，19（5）：716-720.

［86］　高燕玲，陈星，程熙，等. 电针任督二脉经穴治疗不完全性脊髓损伤后尿潴留的疗效观察. 医学理论与实践，2017，30（16）：2355-2356.

［87］　夏道宽，崔艳雷，王鑫，等. 央脊电针治疗外伤性截瘫的疗效观察. 针灸临床杂志，2016，27（6）：41-42.

［88］　王文春，卢家春，王倩，等. "截瘫三联针法"对外伤性脊髓损伤患者日常生活活动能力的影响. 中国针灸，2015，32（10）：877-881.

［89］　齐冰，李响. 视觉反馈排尿训练与艾灸疗法对神经源性膀胱的治疗效果. 中国继续医学教育，2017，9（21）：185-186.

［90］　潘红. 针刀刺激治疗脊髓损伤不完全瘫26例. 现代中西医结合杂志，2015，20（12）：1466-1467.

［91］　李明哲，王春成，王衍全，等. 益气活血汤内服联合电针对SCI患者神经功能康复的疗效分析. 重庆医学，2017，46（18）：2545-2547.

［92］　陈晓红. 腹部八卦推拿配合穴位贴敷对脊髓损伤康复期便秘的疗效观察. 医学信息，2016，29（24）：228-229.

第七章　肌肉骨骼康复进展

第一节　肌肉骨骼超声临床应用及进展

超声成像技术（ultrasound imaging，USI）具有无创、无辐射、便捷、经济、实时动态监测、操作时间短和便于医患沟通等优点，已成为现代医学中使用广泛的诊断和介入治疗方法。康复超声成像（rehabilitative ultrasound imaging，RUSI）概念的提出和超声弹性成像（sonoelastography，SEL）等新技术的应用，可在肌肉骨骼、神经系统和心肺疾病诊疗过程中提供更敏感和有效的诊断、评估方法，同时为康复治疗提供可视证据，发挥检测和反馈治疗作用[1-2]。

一、超声在骨关节疾病康复中的应用及进展

近年来肌骨超声越来越受到临床医师的广泛关注，特别是超高频超声探头能够清晰显示肌肉、肌腱、韧带、关节、周围神经等浅表软组织生理形态和病理变化，如损伤、炎症、肿瘤、畸形等和结构异常，结合相关病史及临床症状，大部分病例可得到准确的诊断并实时指导或介入治疗。超高频超声能多角度、动态观察软组织病变，其诊断敏感性可与 MRI 相媲美。

（一）疾病的诊断和评估

1. 肌肉组织　高频超声在肌肉损伤、肌肉肿瘤及炎性病变等方面显像清晰，诊断准确率较高，是肌肉软组织疾病的首选诊断方法之一。超声对肌肉损伤的诊断、评估病情变化等可进行重复检查，应用 SEL 可进一步鉴别肌肉损伤病灶，明确损伤程度、时期、监测和反映肌肉损伤后的恢复情况[3-4]。二维超声可通过测定肌纤维长度、肌肉厚度、肌肉的横断面积、羽状角等，反映肌肉形态和功能状态的变化，用于指导康复训练。应用二维弹性成像技术对盆底肌的形变进行追踪，提取肌肉自身位移参数和肌肉厚度参数，结合测得的肌力数据，对盆底肌肉弹性属性进行客观定量的评估，为女性盆底功能障碍性疾病提供准确诊断[5]。三维彩色血管能量成像通过对组织血管丰富程度的评估和测定，提高对恶性肿瘤的诊断敏感性和特异性，从而达到鉴别良恶性肿瘤的目的。

2. 肌腱、韧带和筋膜　超声成像对于肌腱损伤、肌腱炎、肌腱钙化等的评估和治疗方式的选择都有重要意义。研究表明，超声诊断肩袖撕裂具有较高的敏感性和准确性，有经验的超声检查医师可为临床提供准确的信息来选择合适的治疗方案。超声可较清晰显示肩袖损伤类型、程度[1]（图 7-1）。近年来，应用超声造影技术可进一步提高肩袖损伤的诊断能力。应用 SEL 可定量测定不同运动状态和姿势下跟腱硬度，对急、慢性跟腱炎进行诊断和指导治疗[6]。

超声可作为位置较表浅韧带损伤的首选影像检查方法，为临床诊治提供重要依据[1, 6]。

超声也可用于慢性筋膜炎的诊疗。慢性筋膜炎的病理变化为筋膜小撕裂、炎症、纤维化、粘连和脂肪浸润等。超声表现为痛侧筋膜层较健侧增厚、局部回声增强，应用弹性成像可定量测定活动中筋膜剪切应力变化情况，定量评估治疗效果[1]（图7-2）。

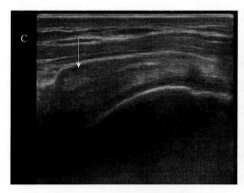 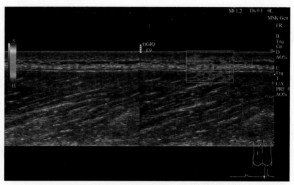

图 7-1　冈上肌肌腱部分撕裂
注：红色箭头为损伤处局部低回声

图 7-2　慢性筋膜炎的超声弹性成像

3. 关节组织　近年来，超声在骨关节炎诊疗中应用发展较快。骨关节炎的组织病理学特点包括关节软骨的变性和缺失，软骨下骨的变性和重塑，以及滑膜炎性改变等，这些结构变化均能被超声识别。

骨关节炎（osteoarthritis，OA）的核心病理表现为关节软骨变性缺失，超声可评估软骨的退行性改变、粗糙度，同时还可通过观察关节内部，如韧带及半月板等组织结构来综合评估骨关节炎的病情发展。针对不同关节部位的软骨进行扫查和评估时，需选择不同的声窗。在疾病早期，超声表现为软骨条带边缘的变钝及不规则化，其超声改变早于常规X线片，故可用于OA早期诊断[7]。最新研究发现，应用3D超声成像的新技术可实现对关节软骨的三维成像，其结果与3D-MRI的测量结果具有很好的一致性和相关性，这为评估OA发病风险提供了一种新的简便、经济的影像诊断方法。

在类风湿关节炎（rheumatoid arthritis，RA）诊断的敏感性、特异性和可靠性的研究中发现，超声对其诊断的可靠性为中等到良好，是临床评估病情活动和治疗反应的有效方法。推荐的半定量系统分级法包括：①滑膜增生分级；②滑膜内血流信号分级；③骨侵蚀分级；④关节积液分级[8]。

超声检查还可对关节炎病因进行鉴别。如早期银屑病关节炎表现为指伸肌肌腱周围出现低回声肿胀，且低回声内能量多普勒信号增强；早期RA以关节内的能量多普勒信号增强为主；焦磷酸盐沉积症患者声像图出现高回声软骨；痛风性关节炎超声表现为"双轨征"的软骨表面声像图。此外，超声还是新生儿发育性髋关节发育不良的重要检查手段。

4. 骨骼组织　超声波不能穿透骨骼，仅能显示探头侧的骨皮质，故其在骨骼组织中的临床应用受限。超声可显示与韧带或肌腱连接处的骨皮质撕脱性骨折，也可观察骨折断端对周围神经及血管的损伤情况，为临床治疗提供重要信息。应用超声可进行多个轴向的检查，获得不同平面的图像，不受骨折线角度的影响，对隐匿性肋骨骨折的检出及骨痂愈合过程监测具有重要的临床应用价值。超声仪携带方便，故可以在急救中弥补其他较大影像设备的不足之处。

（二）超声介导治疗的应用

目前，超声引导介入治疗在肌肉骨骼系统损伤性／疼痛疾病的应用越来越受到关注，能在治疗过程中实时评估准确的位置，特别是在注射过程，可实时显示进针路径中的血管、神经、胸膜等重要结构，降低穿刺的风险；可观察药物弥散情况，从而成为注射等操作的重要影像引导工具。

1. 超声引导软组织与骨关节疼痛的注射治疗　临床上根据诊断、病情严重程度、既往治疗情况等，选择合适的注射药物，如慢性肌腱炎、筋膜炎可考虑局部激素＋利多卡因注射、臭氧、富血小板血浆（platelet-rich plasma，PRP）等；肌腱损伤可给予 15% 高糖溶液（增生疗法 Prolotherapy）或 PRP 局部注射；OA 可根据病情选择关节腔内注射玻璃酸钠、激素、臭氧、PRP 或干细胞等[1, 9-10]。

2. 超声引导抽吸治疗　对于肌肉内血肿、腱鞘囊肿、腘窝囊肿、关节腔积液等可以在超声引导下行抽吸治疗，而痛风性关节炎可进一步行关节腔灌洗治疗[1,9]。

3. 超声引导干针／针刀治疗　对慢性筋膜炎、肌肉触发点（trigger point）、肌腱钙化、周围神经卡压综合征（如腕管综合征）可在局部注射基础上，联合超声引导干针／针刀，可进一步提高疗效[1,9]。

在上述介入治疗中，超声均是重要影像引导工具。应用剪切波弹性成像（shear-wave elastography，SWE）可为慢性筋膜炎／肌腱炎、肌筋膜疼痛综合征、肌腱损伤等定量测定组织的弹性值，评价疗效和预后，虽然有关研究的应用尚处于起步阶段，其在临床和科研中已显示出独特优势。

4. 超声监测肌肉训练　通过测定肌肉在渐进负荷训练中羽状角、肌肉厚度或横断面积等变化及超声图像中肌肉图像纹理灰度分布的熵计算等，都可对肌肉疲劳情况进行定量评估，为科学制订运动训练方案提供客观依据[11-12]。

临床上，可应用超声实时监测腰腹部核心训练和反馈，保证靶肌肉的有效收缩、减少代偿动作。多裂肌是深层稳定性肌肉，与慢性腰背痛的进程密切相关。训练动作正确时，超声可实时显示多裂肌厚度明显增加，而竖脊肌厚度增加不明显，动作结束时，多裂肌厚度恢复到安静状态。也可通过计算收缩比来反映肌肉激活程度，或应用超声测定训练前、后，多裂肌横断面积的变化来评估训练效果（图 7-3）。

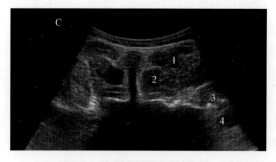

图 7-3　超声监测核心肌群训练

注：1 为竖脊肌；2 为多裂肌；3 为腰方肌；4 为腰大肌

超声监测肌肉训练与 MRI 比较，具有动态、实时、可重复性、经济等优点，易于推广应用。

5. 超声引导脊柱源性疼痛的注射治疗　既往，C 型臂 X 线透视或 CT 引导下穿刺是脊柱源性疼痛治疗中的影像工具，因放射性损伤的缺点，日益引起重视；在这种情况下，超声引导注射技术作为"挑战者"出现了。超声引导的主要优点是无放射性和对神经、血管的实时显示；缺点是对深部组织分辨率有限，特别是肥胖患者，以及内固定术后金属产生的伪影影响图像效果。

超声在脊柱区引导注射时，可通过脊柱骨性结构的形态特点来判断脊柱节段、关节突关节、脊神经根位置、骶管等。超声可清晰显示脊柱的骨性结构，可进行超声引导颈 / 胸 / 腰椎小关节腔内注射、骶髂关节或骶管注射等。超声能清晰显示脊柱周围肌肉、韧带等，进行超声引导斜方肌触发点注射、腰大肌注射、棘上 / 棘间韧带注射等。根据脊柱骨性结构和神经相对解剖关系，可进行超声引导颈 / 腰神经根注射、胸椎旁阻滞、颈神经后内侧支、腰脊神经后支阻滞等，显著提高阻滞的准确性和安全性（图 7-4，图 7-5）。随着超声仪器、探头的不断改进和新技术的应用，超声引导技术也将在椎间盘注射中有较好的应用前景[1, 9, 13-15]。

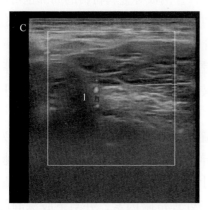

图 7-4　超声引导颈 7 神经根阻滞（平面外成像）

注：1 为颈 7 横突后结节彩色多普勒显示药液注入

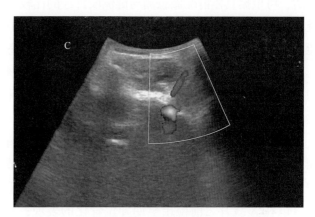

图 7-5　超声引导腰 5 神经根阻滞（平面内成像）

注：彩色多普勒显示药液注入

二、超声在神经康复中的应用及进展

（一）损伤 / 症状的诊断和评估

1. 上运动神经元性痉挛的评估　上运动神经元性痉挛严重影响脑卒中、脑外伤和脊髓损伤患者的肢体功能恢复和康复训练效果，应用实时 SWE 联合高频灰阶超声可对痉挛肌张力分布异常情况进行直观的影像评估，更重要的是能够测量生物组织的杨氏模量，量化组织内部黏弹性等力学属性，反映肌紧张状态变化，实现个体化治疗干预策略，促进患者运动功能恢复。脑卒中患者常存在踝跖屈肌群肌张力增高和继发跟腱病变，影响步行，应用 SWE 可早期发现：患侧腓肠肌内侧头肌纤维长度及羽状角较健侧缩小，跟腱硬度和弹性系数降低，及时加强腓肠肌和跟腱牵伸，最大程度改善踝关节生物力学，在跟腱组织还未形成局部结构改变前进行干预，从而指导临床康复治疗和评估训练疗效[16-17]。应用 SWE 可测定帕金森病患者肢体不同肌群的杨氏模量值，指导康复和评估训练疗效。

2. 脑卒中患者肩痛的原因分析和评估　脑卒中后肩痛发生率为 6.9%～26.0%，常见原因包括：肩关节半脱位、肩袖和肩周病变、肩手综合征等。采用超声可测量患侧肩峰－大结节距离评估肩关节半脱位程度。研究表明，超声评估比触诊、X 线评估更准确和敏感。脑卒中后因肩袖和肩周病变引起肩痛的常见因素包括三角肌下滑囊炎、冈上肌肌腱损伤、肱二头肌长头腱肌腱炎、肩胛下肌肌腱病变等，均有相应的超声改变[18]。因此，可通过超声扫查来进行原因分析、评估及指导治疗。

3. 周围神经损伤或卡压综合征的诊断与评估　近年来随着超声仪器的改进，超声神经成像技术在周围神经损伤的诊断和评估中发展迅速。高频超声结合神经电生理检查能有效明确周围神经病变的病因，对选择合适治疗方式、手术时机等提供重要临床依据。相对于 MRI，超声在周围神经损伤诊断中的优势：超声能对周围神经局部结构进行更加细致的检查，特别是细小的神经；可进行实时动态观察神经、肌肉、肌腱、骨骼或瘢痕组织等的关系，了解活动状态下神经受压的情况；超声扫查灵活，可根据具体情况做患侧与健侧段神经的比较观察；对术后有钢板等金属材料的局部也可进行检查；可根据神经症状（如疼痛、Tinel 征等）引出的部位进行重点观察；可从任意切面观察，使神经能在屏幕上连续完整成像，没有断层效应，没有形态丢失；价廉、可重复检查。

超声神经成像新技术的应用，可根据神经形态来评估周围神经卡压情况（如腕管综合征等），分为：神经水肿增粗、周围结构压迫、外膜毛糙等情况，也可双侧对比测定受压神经横断面积或局部肌腱、韧带（腕横韧带）等增厚情况[19]。

4. 脊髓损伤后异位骨化的诊断与评估　异位骨化是脊髓损伤后常见并发症之一，表现为关节周围软组织密度增高及新骨形成，多发生在髋关节。早期异位骨化的超声表现：肌肉板层状结构肿胀，回声增强或被紊乱不规则结构取代，其内可伴不规则低或无回声区[20]。研究表明，超声检查可以在 X 线片之前检出早期异位骨化的表现；早期识别、处理危险因素，并与下肢深静脉血栓鉴别，从而采取不同的治疗措施。定期系列超声检查可对病情发展进行动态评估，以及选择进行 X 线片检查的最佳时机，从而减少患者接受放射剂量。

（二）超声介导治疗的应用

1. 超声引导肢体肉毒毒素注射　超声引导肢体痉挛的肉毒毒素注射时超声可清晰显示四肢各横断面肌肉解剖层次和周围血管、神经等，保证注射准确、安全[21]。首先根据患者肌张力增高异常姿势，初步分析需注射的靶肌肉；然后进行痉挛严重程度评估，计算各肌肉的注射剂量、拟定注射方案；最后根据患者病情、体型等，选择合适的进针点、进针路径和注射成像方式（平面内或平面外成像方式）。

2. 超声引导特殊类型的肉毒毒素注射　脑卒中患者常出现流唾症、张口困难、环咽肌功能障碍等，可分别在超声引导下行腮腺和下颌下腺、咬肌、环咽肌肉毒毒素注射（图 7-6，图 7-7）。环咽肌功能障碍需通过吞咽造影检查来确诊；超声引导环咽肌肉毒毒素较文献中报道的 CT 引导、内镜／超声内镜、针肌电图引导具有简便、可连续观察进针过程和药液弥散、无辐射、患者痛苦小等优点，值得推广应用[22]。

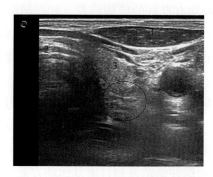 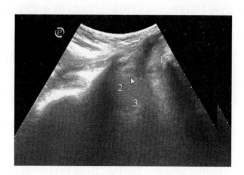

图 7-6 超声引导环咽肌肉毒毒素注射
注：1 为胸锁乳突肌；2 为甲状软骨；3 为甲状腺；4 为环咽肌；5 为颈动脉；黑色圈为药物弥散

图 7-7 超声引导尿道外括约肌肉毒毒素注射
注：1 为后尿道；2 为尿道外括约肌；3 为前列腺；白色箭头为针尖及药物弥散

对于脊髓损伤后尿道外括约肌痉挛引起的排尿功能障碍患者也可在普通超声引导下行经皮尿道外括约肌肉毒毒素注射；对于脊髓损伤后膀胱逼尿肌过度活跃患者可在膀胱内镜下行膀胱逼尿肌肉毒毒素注射。注射前患者需行尿流动力学检查评估确定排尿功能障碍类型。

3. 超声引导脑卒中后肩痛的注射治疗　对于脑卒中后肩袖和肩周病变引起的肩痛，可根据病变情况在超声引导下进行注射治疗。对于脑卒中后肩手综合征、丘脑病灶所致的患侧上肢疼痛和肿胀，保守治疗效果欠佳患者可在超声引导下行星状神经节阻滞来缓解[1,9]。

4. 超声引导周围神经阻滞或卡压综合征的针刀松解　对于肋间神经痛、带状疱疹后神经痛等可根据疼痛部位和范围在超声引导下行神经阻滞，如肋间神经阻滞、胸椎旁阻滞、星状神经节阻滞等。腕管综合征、肘管综合征或局部外伤血肿或瘢痕所致的周围神经卡压出现相应症状、体征和神经电生理指标改变的患者，可在注射基础上加针刀松解[23]。

三、超声在心肺康复中的应用及进展

（一）诊断及功能评估

1. 超声在肺部重症疾病诊断中的应用新进展　因超声波无法穿透充满气体的肺和骨性胸廓对声波的反射使胸膜下正常肺实质无法显像，肺部一直被认为是超声盲区。然而，受损肺的肺泡和间质充气、含水量的改变所产生的一些超声影像，使肺超声检查成为可能。近年来经胸壁超声检查肺和胸膜病变的价值被重新评价；床旁肺超声（bedside lung ultrasound，BLU）对危重症患者心肺状态的评估及实时监测显得特别有价值[24]。

最新研究发现，超声对胸腔积液、肺泡实变、坏死性肺炎、间质综合征和气胸的诊断可能优于X线和CT扫描。急性呼吸衰竭是重症监护室常见病，早期鉴别病因、及时有效干预对预后尤为重要。床旁急性肺部超声方案可用于急性呼吸衰竭患者病因的鉴别诊断。目前肺栓塞的诊断仍然是一个挑战性的问题，肺血管造影仍是诊断"金标准"。一项床边胸部超声和CT肺血管造影（CT pulmonary angiography，CTPA）对照研究结果表明，肺部超声诊断敏感度为80%，特异度为92%，CTPA敏感度、特异度分别为 82%、100%；应用床旁肺超声来诊断肺栓塞有良好的应用前景。肺部超声主要应用于累及胸膜的病变，对肺组织深部病变未累及胸膜的疾病应用受限。同时，需要对临床医师进行专门、长时间培训，才可保证充分发挥超声在肺部疾病诊断中的优势。床旁肺超声在肺部急重症的诊断对重症、脑卒中急性期患者的康复有积极的临床意义。

2. 肺超声在心脏急危重症中的应用　目前已有大量研究表明，应用肺超声评估心力衰竭患者肺充血的可行性，实现了从试验研究到临床应用的转换，并已写入指南。对于任何程度的心功能不全，血管外肺部含水量增多都可以被肺超声观察到，因此，肺超声可以识别无症状的心功能不全，对于此类患者应给予更积极的治疗，防止心功能恶化；同时，根据评估结果制订康复运动方案。大量的研究显示，肺超声可用于评估急性冠状动脉综合征患者的预后。

3. 超声心动图及新技术的应用进展　超声心动图评价左心室收缩和舒张功能已得到广泛应用和认可。近年来，实时三维超声心动图技术（real time threedimensional echocariography，RT-3DE）、超声斑点追踪成像及二尖瓣环位移（mitral annular displacement，MAD）等新技术的发展和应用，为准确客观地评价左心室收缩功能提供了更加便捷有效的手段，为制订心脏疾患的康复运动方案提供客观、科学的指标[25]。

（二）超声介导治疗的应用及进展

1. 超声监测膈肌运动和训练，改善呼吸功能　膈肌是最主要的呼吸肌。临床上多种疾病如脑卒中、脊髓损伤、腹部手术后、心脏术后和 COPD 等均可引起膈肌运动异常，其中重症多发性神经病和肌病是重症膈肌无力及呼吸机依赖的常见原因。超声测定膈肌功能，包括膈肌运动幅度及收缩幅度两方面；应用超声测量右侧膈肌运动有较高的可操作性和可重复性。特别注意，由于膈肌不同部位运动幅度不一样，因此，检测时要尽量先用 B 型超声选择运动幅度最大的膈肌后部，再转为 M 型超声测量，进一步测定膈肌各项指标（运动速度、厚度变化）等。同时，可应用超声实时检测膈肌训练，改善呼吸功能。

2. 床旁肺超声评估和指导重症患者机械通气的脱机　机械通气（mechanical ventilation，MV）是重症监护病房患者脏器功能支持手段之一；如何适当开始和结束 MV 治疗一直是呼吸支持治疗领域的研究热点。随着通气时间延长，患者膈肌功能受损明显，主要反映在膈肌活动度、呼气末膈肌厚度及膈肌厚度和膈肌增厚率（DTF）等指标的下降；其中，DTF 对脱机预测的敏感度为 84%，特异度为83.3%，对脱机预测的特异度高，尤其有助于区别辅助呼吸肌和膈肌功能障碍，对指导临床有重要的实用价值[26]。

3. 超声心动图在心脏疾病康复中的应用　急性心肌梗死经皮冠状动脉介入术（percutaneous coronary intervention，PCI）术后早期进行康复活动能有效扩张患者周围血管，增加组织血液灌流，改善血流动力学指标和心肌血流灌注，缩短患者心功能恢复的时间、降低术后心血管事件发生风险，增加心脏的储备能力和应激耐受力，改善长期预后。超声心动图检查，特别是左心室射血分数，可评估患者 PCI 术后心脏康复的整体疗效，了解患者心脏功能的变化，为制订个体化康复运动方案提供客观、可靠的指标[25]。

（马　超）

参考文献

［1］ 马超，杨海云．超声引导慢性疼痛注射技术，北京：人民卫生出版社，2016.

［2］ 刘琦，吴长君．超声在肌肉骨骼系统中应用的研究进展．医学综述，2017，23（12）：2433-2437.

［3］ 张佳玮，毕胜．超声弹性成像技术在肌肉骨骼系统的应用进展．中国康复医学杂志，2017，32（7）：851-854.

［4］ 李文雪，朱家安．超声弹性成像在肌肉骨骼系统中的应用．中华医学超声杂志（电子版），2015，12（4）：263-265.

［5］ 黄帅，李灵，练莉，等．基于超声弹性成像的女性盆底肌肉定量评估方法．中国生物医学工程学报，2017，36（4）：401-409.

［6］ 张志杰，冯亚男，刘春龙，等．实时超声弹性成像技术评估肌肉韧带力学特性应用研究进展．中国运动医学杂志，2015，34（3）：320-322.

［7］ 张璟，阎作勤．超声在骨关节炎诊疗中应用的新进展．中华关节外科杂志（电子版），2015，9（04）：520-523.

［8］ Chen S, Zheng Q, Liu H, et al. Sonography is superior to serum-based biomarkers for measuring disease status in experimental rheumatoid arthritis. J Ultrasound Med, 2016, 35 (10): 2223-2230.

［9］ 马超，伍少玲．软组织疼痛治疗与康复．2版．广州：广东科技出版社，2016.

［10］ Chen CP, Lew HL, Hsu CC. Ultrasound-guided glenohumeral joint injection using the posterior approach. Am J Phys Med Rehabil, 2015, 94 (12): e117-118.

［11］ 王前，曹霞，尹冠军，等．超声图像熵特性的肌肉疲劳进程评估．中国生物医学工程学报，2015，34（1）：30-36.

［12］ 温慧莹，陈昕，王君，等．基于超声图像的运动肌肉疲劳研究．北京师范大学学报（自然科学版），2015，10（05）：545-550.

［13］ Wan Q, Wu S, Li X, et al. Ultrasonography-guided lumbar periradicular injections for unilateral radicular pain. Biomed Res Int, 2017, 2017, 30: 8784149.

［14］ Wan Q, Yang H, Li X, et al. Ultrasound-guided versus fluoroscopy-guided deep cervical plexus block for the treatment of cervicogenic headache. Biomed Res Int, 2017, 2017, 23: 4654803.

［15］ 许挺，李民，田杨，等．超声引导下平面内经外侧肋间入路行胸椎旁阻滞的临床评价．北京大学学报（医学版），2017，49（1）：148-152.

［16］ 邵玉红，孔迅，彭泽，等．超声弹性成像在评价脑卒中后单侧下肢运动障碍患者康复训练后跟腱恢复功能的价值．中国超声医学杂志，2017，33（2）：166-169.

［17］ 郭云怀，马力，李忠举，等．实时剪切波弹性成像技术评估脑卒中后下肢肌张力的研究．中国现代医学杂志，2017，24（24）：81-84.

［18］ 张芹，徐大华，许华宁，等．实时剪切波弹性成像检测正常成人冈上肌肌腱杨氏模量值的初步研究．临床超声医学杂志，2016，18（9）：608-610.

［19］ 刘智，张文川，华兴，等. 高频超声在周围神经损伤诊断和治疗中的应用. 中华神经外科杂志，2015，31（4）：358-361.

［20］ 何萍，王月香. 局限性骨化性肌炎的超声诊断现状. 重庆医学，2017，46（15）：2141-2143.

［21］ Huang L, Chen HX, Ding XD, et al. Efficacy analysis of ultrasound-guided local injection of botulinum toxin type a treatment with orthopedic joint brace in patients with cervical dystonia. Eur Rev Med Pharmacol Sci, 2015, 19 (11): 1989-1993.

［22］ 林晓婷，杨海云，栗晓，等. 超声引导肉毒毒素注射治疗环咽肌功能障碍探讨. 中山大学学报（医学版），2018，39（3）：472-476.

［23］ Li HF, Wang YR, Huo HP, et al. Neuroprotective effects of ultrasound-guided nerve growth factor injections after sciatic nerve injury. Neural Regen Res, 2015, 10 (11): 1846-1855.

［24］ 王淑红，袁义强. 肺超声在心脏急危重症中的应用. 心肺血管病杂志，2017，36（1）：63-66.

［25］ 冯雪虹. 三维斑点追踪成像技术对急性前壁心肌梗死患者左心室收缩功能评价效果. 心血管康复医学杂志，2017，26（2）：206-209.

［26］ 杨旻，李惠，尹路，等. 床旁肺部超声在重症患者机械通气脱机评估中的应用价值. 中国急救医学，2017，37（11）：1000-1004.

第二节　腰痛康复研究进展

一、概述

2015 年 1 月至 2018 年 4 月，在腰痛康复的研究中，涉及病因、诊断、评定及治疗等各个方面，其中各种治疗方法的临床疗效观察相关研究比例最大，主要包括传统医学治疗、物理因子治疗、康复训练、康复护理及新型治疗方法如富血小板血浆治疗等。

目前腰痛（low back pain，LBP）相关专业用语仍不统一，主要有腰痛、下腰痛、下背痛、腰背痛等，采用关键词检索时，腰痛 428 篇（占 60.3%）、下腰痛 105 篇（占 14.8%）、下背痛 29 篇（占 4.1%）、腰背痛 148 篇（占 20.8%）。根据 ICD10 疾病分类，建议用腰痛的诊断名称。

二、腰痛流行病学

关于腰痛发病率及患病率的研究有数篇。吴家军等[1]以“下背痛”或“腰痛”和“患病率”为检索词，检索中国知网、中国科技期刊数据库和万方数据库；以 low back pain AND prevalence AND（China OR Chinese）检索，检索时间为 2016 年 6 月。采用 Meta 分析的方法，合并现有的研究，得到基于大样本量的参考值。共纳入研究 25 个，总样本量为 24 512 人，样本量最大的 5338 人，最小的 120 人，报道年患病率的文献有 21 篇，周患病率的文献有 6 篇，曾患率的文献有 7 篇。合并结果显示，我国职业人群 LBP 的年患病率为 52%，曾患率为 65%，周患病率为 32%。

也有研究对某些特定职业人员腰痛患病风险进行了横断面研究。Wang 等[2]采用整体抽样方法，对济南市三家主要出租车公司的出租车司机进行问卷调查。采用单因素和多因素 Logistic 回归分析估计受试者的发病风险的比值比（*OR*）和 95% 可信区间（*CI*）。共有 800 名出租车司机参与问卷调查，参与率为 90%。LBP 的 1 年患病率为 54%。多因素 Logistic 回归分析显示，每日较长的驾驶时间（*OR* 3.3，95%*CI* 1.9～5.9）、夜班（*OR* 1.9，95%*CI* 1.2～3.1）和出租车司机工作年数增加（*OR* 1.7，95%*CI* 1.2～2.5）与 LBP 的发病风险呈正相关；每月增加休息时间（*OR* 0.8，95%*CI* 0.7～0.9）、延长睡眠时间（*OR* 0.7，95%*CI* 0.5～0.9）和增加体力活动（*OR* 0.5，95% *CI* 0.3～0.8）可明显降低 LBP 的发病风险。说明我国出租车司机 LBP 的发病风险与出租车司机行业的多种职业特征有关。

三、临床特点

不断发展的影像学检查技术使腰痛的诊断更加精准。Song 等[3]探讨不同影像学指标在椎间盘源性腰背痛诊断中的价值。通过单因素和多因素分析，回顾性分析 120 例受试者（60 例诊断为椎间盘源性腰背痛和 60 例健康人），以确定椎间盘源性腰背痛的诊断相关信息。绘制受试者工作特征（ROC）曲线以显示最终诊断因素的预测准确性。所有受试者，按严格诊断标准 60 例纳入椎间盘源性腰背痛组，另外 60 例纳入对照组。单变量分析结果显示，椎间盘源性腰背痛患者与对照组之间在 5 个方面存在显著差异，包括 Cobb 角、腰椎稳定性、椎间盘高度、Modic 变化和高信号区（HIZ）。多因素 Logistic 回归分析结果显示，腰椎稳定性、Modic 变化和 HIZ 在腰椎间盘源性疼痛诊断中具有较高价值。ROC 曲线显示，将腰椎稳定性（角运动，超过 14.35°）、Modic 变化和 HIZ 的纳入诊断因素中可获得良好的诊断准确性。

Zhang 等[4]应用静息态 fMRI 和低频振幅 ALFF 法观察了试验性急性腰痛患者部分脑区的异常自发性脑活动。该试验为自身对照试验研究，共纳入 12 名健康志愿者，平均年龄 23.83±3.51 岁。所有受试者均接受静息态 fMRI 扫描作为基础数据，然后于俯卧位在腰 4 椎体水平右侧竖脊肌内注入 5% 的高渗盐水 0.5ml（注射深度 2cm），诱导产生急性 LBP，20 秒后再次进行静息态 fMRI 扫描。同时应用 VAS 评分评估受试者疼痛程度。应用静息态 fMRI 数据处理助手软件进行数据处理，ALFF 法的计算采用傅里叶转换，获得 0.01～0.08Hz 范围内每一频率的均方根作为 ALFF 值。应用统计参数图显示 fMRI 脑网络激活情况。结果发现：①双侧前额叶皮质的 ALFF 值明显高于平均值，但在无痛和疼痛条件下的强度不同（*P*<0.05）。②组间分析显示，在疼痛状态和基线之间存在着显著的 ALFF 差异，急性 LBP 下右后扣带回皮质 / 楔前叶和左侧初级躯体感觉皮质的 ALFF 下降，但右内侧前额叶皮质、右侧颞中回、双侧颞下回、双侧岛叶、右前扣带回皮质和左小脑的 ALFF 增加（*P*<0.05）。③在双内侧前额叶皮质、左额下回、左初级躯体感觉皮质、右前扣带回皮质、左侧颞中回的 ALFF 值与 VAS 评分存在显著的负相关（*P*<0.05）。研究认为部分出现异常自发神经活动的大脑区域负责感觉、情感和认知功能，这可能与急性 LBP 的潜在病理生理学机制有关。

四、康复评定

腰痛的康复评定包括疼痛评定、腰椎活动度评定、肌力评定、电生理评定、腰椎功能评定、心理评定、生活活动能力评定等，腰椎功能评定量表很多，如 Oswestry 功能障碍指数（Oswestry disability index，ODI）、Quebec 腰痛分类评定（Quebec back pain disability scale，QSPOs）及日本骨科协会（Japanese orthopaedic association，JOA）腰痛疗效评分等。在诸多腰椎功能评定量表中 ODI 应用最广泛。但近 3 年的文献中，关于腰椎评定的文献较少，发表的文章有腰痛相关评估问卷的汉化及肌电、超声等检查方法对肌肉功能的精准评估。

Yao 等[5] 进行了日本骨科协会背部疼痛评估问卷（Japanese Orthopaedic Association back pain Evaluation Questionnaire，JOABPEQ）简化中文版在腰背痛患者中的跨文化适应性，以及信度、效度检验。该研究根据跨文化适应原则对英文版日本骨科协会腰痛评估问卷进行翻译和跨文化调整，开发简化中文版。采用方差极大旋转的主成分分析法来确定每个子量表的因子结构。用 Cronbach alpha 评估内部一致性。在稳定期患者中检查重测信度，该患者在基线后 4 天到 2 周再次完成问卷调查。通过检查 JOABPEQ 与 Roland-Morris 功能障碍调查表（Roland-Morris Disability Questionnaire，RMDQ）、ODI、简易健康调查（SF-36）和数字疼痛评估量表的中国版本之间的关系，评估该问卷中文版的效度。如果超过 15% 的受访者达到最低或最高可能的总分数，则认为存在天花板和地板效应。结果显示，JOABPEQ 有良好的内部一致性（$\alpha = 0.886$）。重测信度（组内相关系数）为 0.951～0.977。中文版的效度与其他量表如 RMDQ、ODI 和 SF-36 躯体功能量表有高度相关性（r 为 0.426～0.546），与 SF-36 身体疼痛和社会功能分量表呈中度相关性（r 为 0.426～0.546）。Q5 心理健康量表与 SF-36 的项目呈高度相关（r 为 0.337～0.640）。Q1 腰背痛量表存在地板效应（38，20.65%）。结果表明，JOABPEQ 简体中文版是衡量腰背痛患者多维状态的可靠且有效的工具。

Wei 等[6] 进行了中文版坦帕应激惊恐评分（Tampa Scale for Kinesophobia，TSK）在腰痛患者中的跨文化调整及效度评价。前期已完成 TSK 的翻译及跨文化调整。共有 150 名完成了恐惧回避信念问卷、ODI、SF-36 及疼痛视觉模拟评分的腰痛患者参与本研究。评价指标包括：内容效度、构成效度（结构效度和假设检验）、内部一致性和重测信度。对 142 名患者的数据进行最终分析显示，内容效度方面，4 个反向评分项目由于相关性低被排除；结构效度方面，一个三因素（躯体关注点、躲避行为和躲避信念）结构有意义；构成效度方面，11 个最初假设中有 9 个得到了证实。17 项和 13 项的 SC-TSK 版本均有良好的内部一致性（α 系数分别为 0.74 和 0.82）和重测信度（组内相关系数分别为 0.86、0.90）。TSK 简体中文版具有较高的内部一致性、重测信度，以及构成信度，应用价值较高。13 项的三因素 SC-TSK 被认为适合中国大陆患者及临床医师和研究人员使用。

宋海新等[7] 应用表面肌电图（surface electromyography，sEMG）和超声成像检查技术比较下背痛患者双侧多裂肌表面肌电信号平均肌电振幅值（average surface eletromyography，AEMG）与肌肉横断面积变化差异，分析两者之间变化相关性。选取 30 例健康成年志愿者（对照组）和 30 例下背痛患者（病例组），利用 sEMG 图检测仪和超声诊断仪分别对 2 组受试者腰 5 椎体至骶 1 椎体部位双侧多裂肌的 AEMG 值及肌肉横断面积值进行比较分析。sEMG 记录时采用 Biering-Sorensen 腰背肌等长收缩方法测试。结果发现，对照组多裂肌 AEMG 值和肌肉横断面积值的左右侧之间比较（71.30±13.26、70.70±15.00）（5.80±1.14、5.73±1.17），差异均无统计学意义。病例组疼痛侧 AEMG 值和肌肉横断面积值（54.57±16.02、3.86±1.32）均小于非疼痛侧（68.37±16.44、4.92±1.50），且两侧间差异均有统计学意义（$P<0.01$）。病例组疼痛侧的多裂肌 AEMG 值与肌肉横断面积值呈显著相关（$P=0.000$，$r=0.766$）。病例组非疼痛侧多裂肌 AEMG 值与肌肉横断面积值亦呈显著相关（$P=0.000$，$r=0.763$）。对照组左侧多裂肌 AEMG 值与肌肉横断面积值呈显著相关（$P=0.000$，$r=0.807$）。对照组右侧多裂肌 AEMG 值与肌肉横断面积值亦呈显著相关（$P=0.000$，$r=0.800$）。结论认为，下背痛患者疼痛侧多裂肌 AEMG 值和肌肉横断面积值与健侧相比，均有不同程度的下降。双侧多裂肌 AEMG 值与肌肉横断面积值变化均显著相关。超声成像和 sEMG 都可以用于下背痛患者多裂肌功能状态的评估，肌肉的 AEMG 值和肌肉横断面积值都可以作为检测肌肉活动功能的指标。

五、康复治疗

腰痛的康复治疗以非手术治疗为主，相关研究主要集中在中医中药、针灸推拿等对腰痛的疗效观察。

（一）非手术治疗

1. 药物治疗　近年来，对治疗 LBP 的药物研究多为中药组方有效成分提取及疗效验证，也有少量相关基础机制研究。

柚皮苷是一种从葡萄柚中提取的黄酮类化合物，也可从中草药（骨碎补）中提取。Li 等[8] 评估了柚皮苷对椎间盘退化的人类髓核细胞生长的影响，并评价了其对细胞蛋白质和基因表达的修复作用。该研究从退化的椎间盘中分离人类髓核细胞进行体外研究，研究各种浓度柚皮苷对退化的椎间盘的作用。该研究自下腰痛患者退化腰椎间盘中分离髓核细胞，并在 37℃，5%CO_2 中培养。用不同浓度的柚皮苷处理后测定人类髓核细胞的增殖情况。用酶联免疫吸附试验检测肿瘤坏死因子 -α（TNF-α）和骨形成蛋白 2（bone morphogenetic protein2，BMP-2）的表达。通过免疫组织化学染色测量聚集蛋白聚糖和 II 型胶原的变化。用柚皮苷干预 3 天后，进一步检测聚集蛋白聚糖、Sox6 和 MMP-3 的基因表达。结果显示，人类髓核细胞在培养基中成功繁殖，并用甲苯胺蓝染色为阳性。柚皮苷在 20μg/ml 时能够有效增强细胞的增殖，为最佳浓度。柚皮苷的处理导致了 TNF-α 明显受抑制，但上调了 BMP-2、胶原蛋白 II 和聚集蛋白聚糖的蛋白质表达。柚皮苷还增加了包括聚集蛋白聚糖和 Sox6 在内的椎间盘基质活性，并下调 MMP-3 的基因表达。柚皮苷通过增加聚集蛋白聚糖、BMP-2 和 Sox6 的表达，同时抑制 TNF-α 和 MMP-3 的表达，有效促进退化的人类髓核细胞的增殖并改善退化细胞的恢复。这项研究表明，柚皮苷可能作为椎间盘退化的替代治疗剂。

张韬[9] 分析依降钙素联合壮骨止痛胶囊治疗原发性骨质疏松慢性腰背痛患者的临床效果。选取该院 2014 年 6 月至 2016 年 6 月收治的 98 例原发性骨质疏松慢性腰背痛患者为研究对象，按随机排列表法将其分为 2 组，每组患者各 49 例。其中，49 例患者（对照组）口服钙尔奇 D 联合肌内注射依降钙素治疗，另 49 例患者（观察组）口服壮骨止痛胶囊联合肌内注射依降钙素治疗。观察 2 组患者治疗效果、骨密度情况、疼痛情况及不良反应发生情况。结果显示，观察组患者治疗后总有效率为 95.92%（47/49），明显高于对照组患者的 85.71%（42/49）（$P<0.05$）；治疗前 2 组患者骨密度、VAS 评分比较差异均无统计学意义（$P>0.05$）；治疗后 2 组患者骨密度值比较差异无统计学意义（$P>0.05$）；治疗后观察组患者 VAS 评分明显低于对照组患者（$P<0.05$）；观察组患者治疗后不良反应发生率为 4.08%（2/49），略低于对照组患者的 8.16%（4/49）（$P>0.05$）。依降钙素联合壮骨止痛胶囊治疗原发性骨质疏松慢性腰背痛效果较好，对骨密度影响较小，能明显缓解患者疼痛症状，且不良反应少，值得临床应用及推广。

笪巍伟等[10] 运用 Meta 分析方法评价中药干预原发性骨质疏松性腰背痛的有效性和安全性。检索了 PubMed、Cochrane、EMBASE、BioMed Central、维普数据库、中国知网、Sino Med 及万方数据库，根据 Cochrane 中心制定的标准，由 2 位研究者独立评估纳入临床资料，并提取相关要素。采用 Review manager5.3 软件进行 Meta 分析及质量评价。结果显示，最终纳入 23 项随机对照临床试验，共 1971 例骨质疏松伴腰背疼痛患者。中药组与对照组比较，短期 VAS 评分、腰椎骨密度（BMD）的加权均数差（WMD）（WMD=-1.06，95%CI -1.49~-0.63，$P=0.00001$；WMD=0.08，95%CI 0.02~0.13，$P=0.005$），均有统计学意义；中药组＋对照组与对照组比较，短期、中期 VAS 评分（WMD=-1.70，95%CI -2.18~-1.21，$P=0.00001$；WMD=-0.95，95%CI -1.47~-0.43，$P=0.0003$），均有统计学意义，中期腰椎 BMD（WMD=0.05，95%CI 0.00~0.09，$P=0.04$），有统计学意义；不良反应方面（WMD=-0.21，95% CI -0.43~0.01，$P=0.06$），中药组与对照组无统计学意义。由此得出中药能够有效缓解原发性骨质疏松症早期腰背部疼痛症状，提高腰椎 BMD，伴随的不良反应少，因此，可作为防治骨质疏松性腰背痛的一种有效、安全的干预手段。

有研究[11] 采用多中心、双盲设计、安慰剂对照、丰富招募、随机撤药研究的方法，评估丁丙诺啡颊含片（BBUP）在经历阿片类药物治疗（30~160mg 硫酸吗啡当量，MSE）的中重度慢性腰背痛患者中的疗效和安全性。在接受开放标签 BBUP 剂量滴定前，患者阿片类药物剂量减少至≤30mg MSE，能获得足够镇痛疗效且在用药 2 周内耐受较好的患者被随机分配于 BBUP 组（$n=254$）和安慰剂组（$n=257$）。主要疗效指标为从基线到接受 12 周的双盲治疗中每天的疼痛强度评分，打分范围从 0（完全无痛）~10 分（可想象的最痛）。意向性分析（intent to treat analysis，ITT）人群在阿片类药物减量后的平均疼痛评分为 6.7 分，在之后的 BBUP 剂量滴定期降至 2.8 分。随机化分组后 BBUP 组的平均疼痛评分比安慰剂组更低；2 组间疼痛评分变化值的差值为 -0.98（95%CI -1.32~-0.64，$P<0.001$）。BBUP 组患者疼痛减轻 30% 和 50% 的比例皆大于安慰剂组（P 均<0.001）。双盲阶段，BBUP 组对比安慰剂组唯一更常见的不良反应为呕吐（5.5% $vs.$ 2.3%）。该研究阐明了 BBUP 在经全天候阿片类药物治疗的慢性腰背痛患者中的疗效和耐受性。

2. 注射疗法　师存伟等[12] 观察臭氧在侧隐窝联合椎旁肌肉内注射治疗伴有腰椎间盘突出的急性下背痛的临床效果。选取 2014 年 6 月至 2015 年 6 月伴有腰椎间盘突出的急性下背痛患者 132 例，随机分为试验组（A 组）和对照组（B 组）。入组患者均签署了知情同意书。首次治疗 2 组均在 CT

引导下进行病变部位的侧隐窝穿刺，A组注入3ml臭氧（25μg/ml），B组注入3ml甲泼尼龙琥珀酸钠（40mg）；同时在病变椎间盘相邻的两节腰椎旁肌肉内注射，A组每点注入5ml臭氧（25μg/ml），B组每点注入5ml利多卡因溶液（0.5%）。侧隐窝注射只做1次，椎旁肌肉内的注射需重复进行，每周3次，连续治疗3周。采用VAS及ODI评价患者疼痛及腰椎功能情况，记录患者治疗前，治疗后15天、30天、3个月的VAS评分及ODI值。结果显示，132例患者均获得完整随访，A组治疗后各时间点VAS评分及ODI值均低于术前及同时间段的对照组，差异均有统计学意义（$P<0.05$）；A组在第30天随访时出现最好疗效并维持至随访结束。臭氧在侧隐窝联合椎旁肌内的注射可以有效缓解伴有腰椎间盘突出的急性下背痛，值得临床推广应用。

向醒等[13]观察超声引导下腰椎小关节阻滞对缓解经皮椎体后凸成形术（percutaneous kyphoplasty，PKP）术后残余疼痛的可行性及有效性。选取PKP术后残余腰部疼痛患者26例，试验组（A组）16例、对照组（B组）10例。A组根据患者不同压痛点选择相应小关节在超声引导下注射镇痛复合液2ml；B组压痛小关节在超声引导下注入等量0.9%氯化钠注射液。于穿刺前、穿刺后10分钟、第1天及术后2周对2组患者进行VAS评分及ODI评分，观察患者术后10分钟、第1天及术后2周疼痛缓解率。结果试验组与对照组术前VAS评分、ODI值差异无统计学意义（$P>0.05$）。试验组术后10分钟、1天及2周VAS评分、ODI值均低于术前（P均<0.05）。对照组各时点VAS及ODI值与术前差异无统计学意义（P均>0.05）。试验组术后10分钟、1天及2周疼痛缓解率高于对照组，差异均有统计学意义（$P<0.05$）。2组患者均未见明显注射相关并发症。腰椎小关节注射可有效缓解患者PKP术后残余疼痛，在PKP术后残余腰痛的诊断及治疗中有良好的应用前景。

徐小青等[14]探讨第1次经椎间孔硬膜外注射有效间隔2周再次注射治疗腰椎间盘突出症的疗效是否优于疼痛加重后再次注射治疗的疗效。选取2015年1月至2016年1月，于该院疼痛门诊就诊的腰椎间盘突出症患者80例。采用随机分组的方法分配至A和B组，每组40例。A组为首次治疗有效，间隔2周后再次硬膜外注射。B组为首次治疗有效，疼痛加重后再次行硬膜外注射。分别观察A组和B组治疗前VAS评分；A组连续注射后患者疼痛加重再次注射时间，以及B组单次注射后至疼痛加重再次注射时间。结果A组需要再次注射的平均时间是（7.85±1.21）个月，B组是（4.59±1.53）个月。A组注射后VAS评分<3分的持续时间是（8.46±1.53）个月，B组的时间是（5.65±1.25）个月。A组与B组相比，在再次注射时间和VAS评分<3分的维持时间有着显著的优势。首次治疗有效间隔2周重复经椎间孔硬膜外注射治疗腰椎间盘突出症疗效优于疼痛加重后再次注射的疗效。

3. 腰痛治疗新技术：干细胞及富血小板血浆治疗　目前无论是保守治疗还是手术治疗都不能从根本上逆转或阻止椎间盘退变的病理发展，近年来干细胞及富血小板血浆治疗在腰痛治疗中的应用取得显著成果。梁航等[15]归纳、总结近几年干细胞移植治疗退行性椎间盘疾病的研究进展，并分析所面临的挑战及潜在的解决方案。通过检索数据库PubMed查阅2016年9月之前的相关文献，纳入干细胞移植治疗椎间盘退变在体外实验、动物实验及临床试验方面的相关研究，分析该疗法所面临的主要问题。结果显示，干细胞移植的生物学修复技术为椎间盘退行性疾病提供新的治疗策略，迄今已在大量体外实验及动物模型中开展研究，并逐渐跨越至临床试验阶段，均取得显著成果；然而，如何使干细胞移植后适应退变椎间盘的微环境、选择何种干细胞、如何掌握治疗的适应证等一系列问题对研究人员提出巨大挑战。

富血小板血浆是自体全血经离心后得到的血小板浓缩物，因其独特的生物学活性，已用于多种慢性疼痛、骨骼与软组织损伤性疾病的临床替代疗法。研究显示，富血小板血浆释放的多种生长因子及细胞因子能有效抑制退变椎间盘的细胞凋亡并抑制细胞外基质降解，尤其在退变早期发挥重要作用，有望从根本上阻遏甚至逆转退变进程，从而减轻疼痛和促进修复。马良彧等[16]针对当前富血小板血浆治疗椎间盘退变的研究概况做一综述。设计综述的撰写结构，在万方数据库和PubMed数据库中分别输入中、英文检索词，分析所得文献的摘要及内容，通过纳入和排除得到相关文献。结果显示，尽管手术治疗中晚期椎间盘退变有显著疗效，但对于早期退变，仍没有较好的保守治疗方法。富血小板血浆可以促进组织愈合和再生，已被诸多学者用于椎间盘退变模型的治疗中。细胞学实验及动物实验证明，富血小板血浆可以有效延缓甚至逆转椎间盘早期退变；临床试验表明，下腰痛患者接受富血小板血浆治疗后疼痛有所改善，将富血小板血浆和其他生物学治疗结合，能够显著改善椎间盘退变。目前的大多数实验都局限于细胞学和动物学研究，临床治疗的报道少之又少，加之富血小板血浆的提取方法、注射剂量及最佳注射时间都无统一标准，而对富血小板血浆治疗的不良反应也知之甚少，故富血小板血浆治疗椎间盘退变的疗效有待于进一步验证。

4. 物理因子治疗　物理因子是腰痛保守治疗最常用的方法，目前应用广泛，但新方法新技术较少。高卫邦等[17]观察深层肌肉刺激仪（deep muscle stimulator，DMS）治疗非特异性下腰痛的临床治疗效果。选取符合纳入标准的60例非特异性下腰痛患者按随机数字表法分为观察组和对照组，每组各30例。2组患者均给予干扰电及推拿治疗，观察组在此治疗基础上应用DMS进行治疗，分别于治疗前后采用JOA、VAS和ODI评分进行评定。结果显示，治疗4个疗程后，两组患者JOA评分较治疗前明显提高，差异有统计学意义（$P<0.05$），观察组评分高于对照组，差异有统计学意义（$P<0.05$）；2组患者VAS、ODI评分较治疗前明显降低，差异有统计学意义（$P<0.05$），观察组评分低于对照组，差异有统计学意义（$P<0.05$）。DMS治疗可以明显改善非特异性下腰痛患者的症状，提高患者的生活质量，在临床上值得推广使用。

5. 针灸、针刀治疗　桂新星等[18]观察针刀闭合术联合神经阻滞治疗脊神经后支综合征的临床疗效。将64例脊神经后支综合征患者随机分为2组，治疗组32例应用针刀闭合术联合神经阻滞治疗，对照组32例单纯应用神经阻滞治疗，2组均每周治疗1次，治疗3次。治疗后1周、6个月门诊或电话随访，观察VAS评分变化，比较2组治疗后6个月疗效。结果显示，2组治疗后VAS评分均较本组治疗前降低（$P<0.01$）；治疗组治疗后6个月VAS评分低于本组治疗后1周（$P<0.05$）；治疗组治疗后6个月VAS评分低于对照组治疗后同期（$P<0.05$）。治疗组优良率为93.8%，对照组优良率为81.3%，2组优良率比较差异有统计学意义（$P<0.05$），治疗组疗效优于对照组。结果表明，针刀闭合术联合神经阻滞治疗脊神经后支综合征，疗效好，创伤小。

梁非凡等[19]对针灸治疗下腰痛的临床疗效进行Meta分析。通过计算机检索2004年1月至2014年5月PubMed、EMbase、The Cochrane Library、中国生物医学文献数据库、中国知网、维普数据库和万方数据库，查找针灸与其他疗法比较治疗下腰痛患者疗效的随机对照试验，由2位评价员依据纳入排除标准分别独立筛选文献、提取资料和评价纳入研究的方法学质量后，通过 Rev Man5.2 软件对治疗前后 VAS、ODI、JOA、RMDQ 等评分变化进行 Meta 分析。最终纳入 10 个随机对照研究，共计 751 例患者。Meta 分析结果显示：单纯针灸治疗组 VAS 评分改善优于非针灸治疗组（RR −1.32，95%CI −1.41～−1.22，Z=27.28，P<0.00001）；单纯针灸治疗组 ODI 评分改善优于非针灸治疗组（RR −5.07，95%CI −7.50～−2.65，Z=4.10，P<0.0001)，单纯针灸治疗组 JOA 评分改善优于非针灸治疗组（RR 2.83，95%CI 2.02～3.63，Z=6.90，P<0.00001），单纯针灸治疗组 RMDQ 评分改善优于非针灸治疗组（RR −2.80，95%CI −3.49～−2.11，Z=7.95，P<0.00001）。结果表明，单纯针灸疗法在改善下腰痛患者疼痛症状和腰部功能障碍方面具有一定的疗效和优势。

王振国等[20] 观察电针深刺夹脊穴治疗腰椎间盘突出症的疗效及对血浆 β- 内啡肽的影响。将 163 例腰椎间盘突出症患者随机分为治疗组 85 例和对照组 78 例，2 组均采用电针并配合牵引治疗，其中治疗组选取深刺腰部夹脊穴，对照组常规取穴，分别于治疗前、后测定患者血浆 β- 内啡肽的含量，采用 VAS 评分及 JOA 腰痛疗效评分对疼痛进行评定。治疗后 2 组 VAS 评分及 JOA 腰痛疗效评分均明显改善，与治疗前比较差异均有统计学意义（P<0.01），与对照组相应时间点比较，差异有统计学意义（P<0.01）。治疗后 2 组 β- 内啡肽含量均明显增高，与治疗前比较，差异有统计学意义（P<0.01）；其中治疗组 β- 内啡肽含量增高更为明显，与对照组相应时间点比较，差异有统计学意义（P<0.01）。由此可见电针深刺夹脊穴治疗腰椎间盘突出症具有显著的临床疗效，可提高患者血浆 β- 内啡肽活性，这可能是电针镇痛作用机制之一。

6. 推拿和手法治疗　安光辉等[21] 对脊柱推拿用于腰背及颈部相关疼痛的疗效和安全性的系统评价进行再评价。计算机检索 PubMed、EMbase、The Cochrane Library（2015 年第 1 期）、中国知网、中国生物医学文献数据库、万方数据库和维普数据库，搜集脊柱推拿用于腰背及颈部疼痛相关的系统评价和 Meta 分析，检索时间均为从建库至 2015 年 1 月 30 日。由 2 位研究者独立进行文献筛选、资料提取，并采用 AMSTAR 工具评价纳入研究的方法学质量。最终纳入 21 篇系统评价。其中 20 篇对纳入随机对照试验进行了方法学质量评价：2 篇采用 Iadad 量表，5 篇采用 PEDro 量表，6 篇采用 Cochrane 偏倚风险评估 T 具，7 篇采用其他工具。AMSTAR 评价结果显示：报告最差的条目为条目 1 "是否提供了前期设计方案"（18 篇未提供）和条目 4 "发表情况是否已考虑在纳入标准中"（18 篇不满足），其次为条目 10 "是否评估发表偏倚的可能性"（14 篇没有）和条目 11 "是否说明相关利益冲突"（14 篇没有，4 篇不完全）。结果显示，纳入研究的整体证据质量偏低，有限证据结果显示脊柱推拿治疗急性腰背痛优于慢性腰背痛，短期效果优于长期效果，安全性较好。不同手法的脊柱推拿效果不一，其中整脊手法效果较好。但受纳入研究数量和质量所限，上述结论可能存在偏倚，需开展更多高质量研究予以验证。

徐盛元等[22] 观察运用 Mulligan 手法治疗腰椎小关节紊乱的临床疗效。选取 82 例腰椎小关节紊乱患者随机分为观察组和对照组，各 41 例。观察组采用 Mulligan 手法治疗，对照组采用腰部斜扳法治疗。2 组均隔日治疗 1 次，共治疗 3 次。治疗前后进行 VAS 评分和 JOA 腰痛疗效评分，并进行肌酸激酶（creatine kinase，CK）和乳酸脱氢酶（lactate dehydrogenase，LDH）检验。结果显示，治疗 3 次后，2 组 VAS 评分均较治疗前明显下降（P<0.05），且观察组低于对照组（P<0.05）。治

疗后，观察组 JOA 腰痛疗效评分显效率及总有效率较对照组明显升高（$P<0.05$）。治疗后，2 组血清 CK 及血清 LDH 值均较治疗前明显下降（$P<0.05$），且观察组低于对照组（$P<0.05$）。由此证实，Mulligan 手法对腰椎小关节紊乱的疗效明显，可以有效地减轻疼痛，调整腰椎关节，调节腰部周围肌群平衡，从而恢复腰部运动功能。

7. 运动疗法　陈威烨等[23]系统评价运动疗法治疗下腰痛的临床疗效。计算机检索 PubMed、The Cochrane Library（2014 年第 2 期）、中国知网、万方数据库和维普数据库，搜集运动疗法与其他疗法治疗下腰痛的相关随机对照试验，检索时限均为 2000 年至 2014 年 9 月。由 2 位评价员独立筛选文献、提取资料和评价纳入研究的偏倚风险后，采用 RevMan5.3 软件进行 Meta 分析。共纳入 5 个随机对照研究，共计 413 例患者。与对照组相比，运动疗法可减轻患者疼痛（MD=-0.92，95%CI -1.32～-0.51，$P<0.0001$），改善患者功能活动（MD=-1.21，95%CI -1.43～-0.99，$P<0.01$）。结果显示，运动疗法可在一定程度上改善下腰痛患者的疼痛程度与功能活动。受纳入研究数量和质量限制，上述结论尚有赖于进一步开展更多大样本、多中心、高质量的随机对照研究加以验证。

尤婧玮[24]观察对比陆地上及温水中康复体操训练治疗腰肌劳损或椎间盘突出腰背痛患者的疗效。采用随机数字表法将 50 例慢性腰背痛患者（其中腰肌劳损患者 28 例，腰椎间盘突出患者 22 例）分为观察组及对照组，每组 25 例。对照组患者在陆地上进行康复体操训练，观察组患者在温水中进行康复体操训练，2 组患者康复体操动作一致。于治疗前、治疗 9 周后采用 VAS 对 2 组患者疼痛病情进行比较。分别经 9 周治疗后，发现 2 组患者 VAS 评分均较治疗前明显改善（$P<0.05$）；以观察组患者的改善幅度较显著，与对照组间差异具有统计学意义。进一步分析发现，对照组腰椎间盘突出患者临床治愈率和总有效率分别为 9.1% 和 54.6%，腰肌劳损患者临床治愈率和总有效率分别为 21.4% 和 85.7%；观察组腰椎间盘突出患者临床治愈率和总有效率分别为 18.2% 和 81.8%，腰肌劳损患者临床治愈率和总有效率分别为 35.7% 和 100.0%。上述结果表明 2 组腰椎间盘突出患者疗效均不及腰肌劳损患者，观察组腰椎间盘突出患者及腰肌劳损患者疗效均显著优于对照组相同类型腰背痛患者。在温水中进行康复体操训练治疗腰背痛患者的总体效果明显优于常规陆地上康复体操训练；以腰肌劳损患者的康复疗效较理想，腰椎间盘突出患者的治疗效果有待提高，建议延长训练周期或辅以其他措施进行联合干预，以进一步提高患者康复疗效。

杜娟等[25]观察 Mckenzie 手法联合肌内效贴布对运动后下腰痛的临床疗效。选取下腰痛患者共 77 例，按就诊顺序，以随机数字表将患者分为治疗组 39 例与对照组 38 例。治疗组予 Mckenzie 手法联合肌内效贴布治疗，对照组予肌内效贴布治疗。在入选时及治疗 2 个疗程后分别对 2 组患者进行 ODI、Roland-Morris 功能障碍调查表和 VAS 进行评分，同时对过敏性与安全性进行评价。治疗 2 个疗程后 2 组患者 ODI、Roland-Morris 功能障碍调查表得分和 VAS 评分前后组内比较差异有统计学意义（$P<0.01$）；治疗组较对照组评分差异有统计学意义（$P<0.05$）。治疗组无过敏及不良事件发生。结果显示，Mckenzie 手法联合肌内效贴布可以明显改善运动后下腰痛患者腰部、下肢疼痛等主要症状，并在一定程度上改善腰部的功能，可作为安全有效的康复手段之一，其远期疗效及作用机制尚待进一步研究。

黄墩兵等[26]探讨悬吊运动疗法治疗慢性非特异性腰痛（chronic nonspecific low back pain,

CNLBP）的临床疗效。计算机检索 2007 年 6 月至 2017 年 6 月中国知网、维普数据库、万方数据库、PubMed、Web of Science、The Cochrane Library 及 Embase，搜集悬吊运动疗法治疗 CNLBP 的随机对照试验。对纳入文献进行筛选，资料提取，质量评价和风险评估后，采用 RevMan5.3 软件进行 Meta 分析。共纳入 15 个随机对照试验，789 例患者。悬吊运动疗法在改善 VAS 评分（MD=−1.15，95%CI −1.41～−0.90，Z=8.82，P<0.00001）和 ODI 评分（MD=−1.29，95%CI −1.80～−0.78，Z=4.94，P<0.00001）方面优于物理治疗；悬吊运动疗法在改善 VAS 评分（MD=−0.94，95%CI −1.52～−0.37，Z=3.21，P=0.001）和 ODI 评分（MD=−5.96，95%CI −9.41～−2.51，Z=3.38，P=0.0007）优于其他运动疗法，但悬吊运动疗法在改善数字疼痛评分量表（numerical pain rating scale，NPRS）评分方面与其他运动疗法无显著性差异（MD=0.35，95%CI −0.23～0.93，Z=1.19，P=0.23）；悬吊运动疗法在改善 VAS 评分方面与中医疗法无显著性差异（MD=−5.29，95%CI −20.27～9.70，Z=0.69，P=0.49）。结果表明，悬吊运动疗法在一定程度上可以改善患者疼痛和功能受限。因纳入文献数量有限及质量不高，上述确切结论仍需开展大样本高质量的随机对照试验加以验证。

8. 心理干预及预防　王菁菁等[27]评价社会心理因素与职业性下背痛的关联，为减少及预防职业性下背痛提供依据。通过计算机文献检索、人工查阅的方法，并根据预设的纳入和排除标准，纳入 2000—2016 年 21 篇有关社会心理因素与职业性下背痛关联的队列研究文献，进行综合定量 Meta 分析。高工作需求、低同事支持、低领导支持、低工作满意度和工作压力大与职业性下背痛的发生有关联，合并 RR 值分别为 1.168（95%CI 1.047～1.304）、1.200（95%CI 1.096～1.315）、1.182（95%CI 1.094～1.277）、1.320（95%CI 1.206～1.446）和 1.543（95%CI 1.190～2.000）。结果证实，部分社会心理因素与职业性下背痛的发生有明显关联，因此，建议改善工作组织和制度、关注心理负荷、减轻工作压力、提高应激能力，从而预防职业性下背痛的发生。

（二）手术微创治疗

冯华龙等[28]观察 Bioflex 弹性内固定治疗青年单节段腰椎间盘突出症的疗效及影像学特征。将 2013 年 10 月至 2015 年 11 月在深圳市中医院住院并确诊的 80 例青年单节段腰椎间盘突出症患者随机分为试验组和对照组，每组 40 例。试验组采用 Bioflex 动态稳定系统腰椎弹性内固定治疗，对照组采用经皮椎间孔镜髓核摘除手术治疗。分别使用腰腿疼 VAS、JOA 腰痛疗效评分、ODI 进行临床疗效评价。于术前、术后及术后 3 个月、6 个月、12 个月随访时行腰椎正侧位数字 X 线摄影片及 CT、MRI 检查，测量病变镜手术节段椎间盘腹侧高度、椎间盘背侧厚度、棘突间顶距、椎间孔最大距离。比较两种术式的手术时间、术中出血量及并发症。结果显示，术后 12 个月，试验组在维持手术节段椎间盘腹侧高度、椎间盘背侧厚度、棘突间顶距、椎间孔最大距离上均优于对照组（P<0.05）；与术前相比，术后 2 组 JOA 腰痛疗效评分明显升高，VAS 评分及 ODI 明显降低（P<0.05）；术后 3 个月、6 个月，2 组各项评分差异无显著性意义（P>0.05）；术后 12 个月，2 组各项评分差异有显著性意义（P<0.05）；2 种手术方法的手术时间、术中出血量差异均有显著性意义，对照组更优（P<0.05）；2 组并发症方面比较差异无显著性意义（P>0.05）。结果表明，虽然在手术时间及术中出血量上经皮椎间孔镜占有优势，但 2 种术式的早期疗效及并发症并无差异，而且就远期疗效来讲，Bioflex 弹性内固定手术在患者症状、维持椎间高度、防止椎间盘及相邻椎体进一步退变等效果上明显优于经皮椎间孔镜髓核摘除。

孙建中[29]探讨椎间孔镜下脊神经内侧支消融术在小关节源性下腰痛中的临床应用。选取 2014 年 7 月至 2015 年 7 月该院就诊的小关节源性下腰痛患者 62 例，随机分为对照组和观察组各 31 例，对照组采用塞来昔布胶囊（200mg/d）治疗，观察组采用椎间孔镜下脊神经内侧支消融术治疗，观察并比较 2 组患者的临床疗效。观察组治疗优良率为 90.32%，显著高于对照组的 64.52%（$P<0.05$）。治疗后 2 组 VAS 分数均显著降低（$P<0.05$），且同一时间点观察组 VAS 分数显著低于对照组（$P<0.05$）；治疗后观察组 JOA 腰痛疗效分数显著升高（$P<0.05$），且同一时间点观察组 JOA 腰痛疗效分数显著高于对照组（$P<0.05$），对照组治疗后 1 月 JOA 腰痛疗效分数显著升高（$P<0.05$），其他时间点之间 JOA 腰痛疗效分数无显著差异（$P>0.05$）。观察组未见任何不良反应，对照组患者出现胃部不适等症状，对症治疗后症状消失。由此表明，椎间孔镜下脊神经内侧支消融术治疗小关节源性下腰痛的疗效显著，并发症少，值得推广应用。

六、腰痛相关基础研究

Zhang 等[30]应用动物对照研究探讨背根神经节（dorsal root ganglion，DRG）RAGE/STAT3 通路在由腰椎间盘突出引起的持续性痛觉过敏的形成和发展中的作用。通过在小鼠左侧腰 5 神经根植入自体髓核（从动物尾部采集）建立腰椎间盘突出模型，在 28 天观察期间内，分别在 7 天、14 天、21 天和 28 天共 4 个时间点进行机械疼痛阈值和电生理学实验。分别采用免疫印迹和免疫组织化学检测 RAGE 和 p-STAT3 的蛋白水平和定位。结果发现，腰椎间盘突出可引起持续性痛觉过敏，与假手术组（19.25±2.47）和治疗前基线（19.88±2.59）值相比，同侧的 50% 回缩阈值在自体髓核植入后的 7 天、14 天、21 天和 28 天后分别显著降低至 4.15±1.62、3.60±1.36、4.98±1.27 和 5.73±5.73。在植入自体髓核后第 7 天、14 天和 28 天，DRG 神经元动作电位的数量显著增加，DRG 神经元的兴奋性增强。采用免疫印迹检测大鼠 DRG 中 RAGE 和 p-STAT3 的表达在第 7 天显著上调，并持续到 28 天实验结束。免疫组织化学结果进一步证实腰椎间盘突出大鼠第 14 天 RAGE 和 p-STAT3 的表达与假手术组相比显著增加。连续注射剂量为 100μg/10μl 的 RAGE 拮抗剂 FPS-ZM1 对腰椎间盘突出引起的机械性痛觉异常具有明显的抑制作用，连续注射剂量为 100μg/10μl 或 200μg/10μl 的 STAT3 活性抑制剂 S3I-201 降低了由自体髓核植入引起的 DRG 神经元的兴奋性。此外，通过将编码 Cre 和 GFP 的重组腺相关病毒（AAV-Cre-GFP）鞘内注射到敲除 STAT3 基因的小鼠腰 4～腰 6 脊髓蛛网膜下腔，21 天后 DRG 中 STAT3 表达显著降低，与对照组注射 AAV-GFP 的小鼠相比，由于自体髓核植入诱导的机械性异常疼痛被明显抑制。重要的是，研究结果还发现 p-STAT3 的表达与 DRG 中 RAGE 的表达共定位，并且用 FPS-ZM1 抑制 RAGE 阻止了自体髓核植入诱导的 STAT3 激活。RAGE/STAT3 通路的激活在腰椎间盘突出引起的持续性疼痛中起着关键性的作用，并且这一通路可能是治疗腰椎间盘突出引起的持续性疼痛的新的治疗靶点。

（岳寿伟　曲玉娟）

参考文献

［1］ 吴家军，祁成，凌瑞杰，等. 我国职业人群下背痛患病率 Meta 分析. 中国工业医学杂志, 2016, 29（6）: 474-476.

［2］ Wang M, Yu J, Liu N, et al. Low back pain among taxi drivers: a cross-sectional study. Occup Med (Lond), 2017, 67 (4): 290-295.

［3］ Song J, Wang HL, Ma XS, et al. The value of radiographic indexes in the diagnosis of discogenic low back pain: a retrospective analysis of imaging results. Oncotarget, 2017, 8 (36): 60558-60567.

［4］ Zhang SS. Abnormal Spontaneous Brain Activity in Acute Low-Back Pain Revealed by Resting-State Functional MRI. Am J Phys Med Rehabil, 2017, 96 (4): 253-259.

［5］ Yao M, Li ZJ, Zhu S, et al. Simplified Chinese Version of the Japanese Orthopaedic Association Back Pain Evaluation Questionnaire: Cross-cultural Adaptation, Reliability, and Validity for Patients With Low Back Pain. Spine (Phila Pa 1976), 2018, 43 (6): E357-E364.

［6］ Wei X, Xu X, Zhao Y, et al. The Chinese version of the Tampa Scale for Kinesiophobia was cross-culturally adapted and validated in patients with low back pain. J Clin Epidemiol, 2015, 68 (10): 1205-1212.

［7］ 宋海新，魏爽，李建华，等. 关于下背痛患者腰部多裂肌表面肌电信号与肌肉横断面积的研究分析. 中华物理医学与康复杂志, 2016, 38（4）: 297-299.

［8］ Li N, Whitaker C, Xu Z, et al. Therapeutic effects of naringin on degenerative human nucleus pulposus cells for discogenic low back pain. Spine J, 2016, 16 (10): 1231-1237.

［9］ 张韬. 依降钙素联合壮骨止痛胶囊治疗原发性骨质疏松慢性腰背痛的疗效分析. 中国医学工程, 2017, 25（10）: 61-63.

［10］ 笪巍伟，马勇，赵永见，等. 中药改善原发性骨质疏松性腰背痛疗效及安全性的 Meta 分析. 世界中医药, 2017, 12（10）: 2482-2486.

［11］ Joseph Gimbel，徐江涛，马柯，等. 丁丙诺啡颊含片在经历阿片类药物治疗的中重度慢性腰背痛病人中的疗效和耐受性: 一项Ⅲ期、丰富招募、随机撤药研究. 中国疼痛医学杂志, 2017; 23（5）: 325-327.

［12］ 师存伟，敬晓鹏，冶占福，等. 侧隐窝及椎旁肌肉内注射臭氧治疗伴有间盘突出的急性下背痛的临床观察. 中国医科大学学报, 2016, 45（2）: 127-130.

［13］ 向醒，杨晶，张平，等. 超声引导下腰椎小关节阻滞缓解经皮椎体后凸成形术后残余疼痛. 中国介入影像与治疗学, 2017, 14（6）: 360-364.

［14］ 徐小青，史传岗. 重复经椎间孔硬膜外注射治疗腰椎间盘突出症的疗效分析. 颈腰痛杂志, 2017, 38（1）: 36-39.

［15］ 梁航，邓享誉，邵增务，等. 干细胞技术用于椎间盘再生的研究进展及挑战. 中国组织工程研究, 2017, 21（19）: 3063-3071.

［16］ 马良彧，王善正，郭玉冬，等. 富血小板血浆治疗椎间盘退变: 从基础研究到临床应用. 中国组织工程

研究，2017，21（32）：5215-5220.

［17］ 高卫邦，叶金群，张鸣生，等. 应用深层肌肉刺激仪治疗非特异性下腰痛的临床疗效观察. 中国医药科学，2017，7（23）：182-184，252.

［18］ 桂新星，欧阳观，肖金辉，等. 神经阻滞联合针刀闭合术治疗脊神经后支综合征的疗效观察. 颈腰痛杂志，2017，38（2）：153-156.

［19］ 梁飞凡，陈威烨，陈博，等. 针灸治疗下腰痛疗效的 Meta 分析. 中国骨伤，2016，（5）：449-455.

［20］ 王振国，李和. 电针深刺夹脊穴治疗腰椎间盘突出症 163 例疗效观察及对血浆 β- 内啡肽的影响. 颈腰痛杂志，2015，36（1）：49-51.

［21］ 安光辉，赵毅，姚斐，等. 脊柱推拿治疗腰背及颈部疼痛的疗效和安全性的系统评价再评价. 中国循证医学杂志，2015，15（9）：1010-1017.

［22］ 徐盛元，王佳，戴屹东，等. Mulligan 手法治疗腰椎小关节紊乱的临床疗效. 中国康复，2015，30（6）：445-447.

［23］ 陈威烨，王辉昊，梁飞凡，等. 运动疗法治疗下腰痛疗效的 Meta 分析. 中国循证医学杂志，2015；15（11）：1317-1321.

［24］ 尤婧玮. 康复体操训练治疗慢性腰背痛患者的疗效观察. 中华物理医学与康复杂志，2017，（4）：294-296.

［25］ 杜娟，胡晓雷. Mckenzie 手法联合肌内效贴布对运动后下腰痛患者的临床观察. 中国中医急症，2017，26（5）：914-916.

［26］ 黄墩兵，周凡萍，黄赛娥，等. 悬吊运动疗法治疗慢性非特异性腰痛疗效的 Meta 分析. 中国康复理论与实践，2017，23（12）：1435-1442.

［27］ 王菁菁，金宪宁，王世娟. 社会心理因素与职业性下背痛关系的 Meta 分析. 环境与职业医学，2017，34（10）：874-880.

［28］ 冯华龙，何升华，赖居易，等. Bioflex 弹性内固定治疗青年单节段腰椎间盘突出症维持椎间高度的 1 年随访. 中国组织工程研究，2017，21（35）：5630-5635.

［29］ 孙建中. 椎间孔镜下脊神经内侧支消融术在小关节源性下腰痛的临床应用. 颈腰痛杂志，2017，38（4）：358-360.

［30］ Zhang XS. Activation of the RAGE/STAT3 pathway in the dorsal root ganglion contributes to the persistent pain hypersensitivity induced by lumbar disc herniation. Pain Physician, 2017, 20 (5): 419-427.

第三节　骨折康复研究进展

一、临床处理原则

不同的骨折类型选择的处理方式各异，但都离不开骨折临床处理的三大原则即复位、固定、康复，复位是骨折治疗的基础，固定是骨折治疗的关键，康复是骨折治疗的核心，早日正确的物理治疗和运动疗法可促进骨折的愈合，缩短疗程，减少粘连，避免肌肉萎缩，增加关节活动范围，改善患者的运动功能，从而提高患者的生活质量[1]

二、物理治疗

骨折早期物理治疗的主要目的是改善血液循环、消除淤血、促渗液吸收、减少粘连。

（一）高频电疗

骨折早期应用微热量高频电，可促进肿胀消退，缓解或消除疼痛，并可防治感染。有金属内固定者应使用脉冲型短波或微波治疗。

（二）磁疗

磁疗可使组织细胞的生理、生化过程改变，产生消肿、镇痛、促进血液及淋巴循环的作用，可以促进伤口愈合，促进骨生长，消肿、镇痛。

陈张荣[2]以 90 例创伤性骨折患者作为研究对象，按随机数字表法分为对照组与观察组各 45 例，对照组采取常规创伤性骨折治疗方法，观察组在常规治疗基础上进行中频脉冲电疗及脉冲磁刺激治疗，对比 2 组患者的骨折肿胀程度、疼痛程度评分及愈合时间。结果发现，观察组骨折肿胀程度显著轻于对照组（$P<0.05$）；2 组患者治疗前疼痛程度评分差异无统计学意义（$P>0.05$），观察组治疗后疼痛程度评分显著低于对照组（$P<0.05$）；观察组骨骼愈合时间显著优于对照组患者（$P<0.05$）。中频脉冲电疗及脉冲磁刺激可有效消除骨折肿胀，促进骨折快速愈合，减轻患者疼痛，在创伤性骨折的应用中效果较好。

张建军等[3]以 160 例创伤性骨折患者作为研究对象，采取数字表法将其随机分为对照组（80例）与观察组（80 例），对照组采取创伤性骨折常规康复治疗方法，观察组采取电磁疗法，比较 2 组骨折愈合时间、肿胀程度及疼痛感。结果观察组骨折愈合<3 周共 15 例（18.75%）、3～4 周 29 例（36.25%）、>6 周 8 例（10%），疼痛感及肿胀程度相较于对照组差异显著（$P<0.05$）。通过研究发现电磁疗能够有效缓解患者骨折疼痛感及肿胀程度，缩短骨折愈合时间，值得推广应用。

（三）低强度脉冲超声波

Kenichi Matsumoto[4]在成骨细胞系 MC3T3-E1 中发现，通过 14 天低强度脉冲超声波（low-intensity pulsed ultrasound，LIPUS）照射（频率 3MHZ，功率 30Mw/cm^2，骨折部位照射 5 次 / 周，每次 20 分钟），相对于对照组，LIPUS 刺激不仅能增加细胞纤毛的长度和数量，而且在 MC3T3-E1 细胞中能上调 Ift88Mrna、SHH、GLI1 和 GLI2，显示 LIPUS 通过活化初级纤毛介导的 hedgehog 信号通路促进成骨细胞的分化和成熟。

Wu 等[5]在创伤性椎体骨折的大鼠模型的研究中，低强度脉冲超声连续治疗 4 周，通过计算机体层扫描三维重建和组织学分析发现，观察组较对照组的骨折部位形成了丰富的软骨细胞，新生的骨髓腔、骨小梁和微血管。在 LIPUS 组中，新形成的骨小梁、骨髓腔和成骨细胞周围，H 型微血管分布更为丰富。骨形成和血管新生是一个相互耦合的过程，LIPUS 通过调节骨骼血管的密度，促进 H 型微血管形成及骨的生长。

Zhou 等[6]观察 LIPUS 对人脐静脉内皮细胞（human umbilical vein endothelial cell，HUVEC）和人骨肉瘤细胞（MG-63）的影响，通过细胞迁移侵袭试验和体外血管生成实验发现，LIPUS 能显著提高血管内皮细胞的迁移能力，促进血管的生成，此外 LIPUS 可以显著提高成骨细胞成骨相关基因的表达，如 RUNX2、碱性磷酸酶、Osteorix 和 Cyclin-D1 等，加速骨折周围的骨生成。

（四）微波治疗（microwave）

Wang 等[7]在钛合金固定法治疗股骨截骨的新西兰兔模型中发现，术后 3 天开始用微波（2450MHZ，40W）连续处理使用 30 天后，内固定组相对于非内固定对照组的温度有明显升高，电镜下发现内固定组较非内固定组肌肉细胞线粒体有肿胀及液化，且 ROS、Bax 和 Hsp70 被上调，Bcl-2 被下调，可见微波能通过诱导细胞凋亡来促进骨骼及肌肉的修复。

（五）超短波（ultrashortwave）

Zhang 等[8]观察伸展联合超短波治疗关节挛缩的疗效，32 只家兔被单边膝关节固定 6 周后，随即分为 4 组，即自然恢复组、伸展治疗组、超短波治疗组和联合治疗组，通过测定关节的活动范围、评估关节囊胶原沉积、检测 TGF-β1 的 mRNA 和蛋白质的水平，评估拉伸和超短波治疗对关节挛缩的影响。结果发现与对照组相比，联合治疗组髌上关节囊的滑膜增厚、关节囊胶原沉积和 TGF-β1 的高表达，联合组对提高关节挛缩症关节关节囊纤维化的生物学应力、组织学和分子表达均有改善作用。

（六）蜡疗

蜡疗可促进血液循环，消炎消肿，缓解痉挛和疼痛，也可以松解关节粘连。

郭秀珍等[9]观察了蜡疗在创伤后肘关节康复治疗中的效果，选择 80 例创伤后肘关节僵硬的患者，随机分为治疗组和对照组，2 组均给予开放松解术联合铰链式外固定支架治疗，对照组于术后给予综合功能康复锻炼，治疗组在对照组治疗基础上给予蜡疗，比较 2 组治疗前后肘关节屈伸角度，肘关节运动功能的变化情况，根据 MEPS 评分结果进行疗效评估。结果发现，2 组治疗后的角度均有明显改善，而治疗组的改善情况均明显优于对照组（$P < 0.05$），治疗组在治疗后的肘疼痛、肘关节活动范围、肘关节稳定性及肘关节活动能力评分均明显升高（$P < 0.05$）。蜡疗治疗创伤后肘关节僵硬能明显改善患者的肘关节屈伸角度和肘关节运动功能，疗效确切。

（七）紫外线

紫外线可促进钙质沉积与镇痛，蜡疗和超声波作为手法治疗前的辅助治疗，可促进血液循环，软化纤维瘢痕。

刘金辉等[10]选取骨折术后肿胀患者 102 例，按随机数字表法分为观察组（中药外敷＋中波紫外线治疗）与对照组（中波紫外线治疗），治疗 14 天。观察 2 组患者肿胀部位缓解情况，对比治疗 7 天及 14 天后 2 组患者 VAS 评分，最终肿胀消除时间、骨折愈合时间及功能恢复情况。结果观察组总有效率为 92.16%，高于对照组的 64.71%（$P<0.05$）。治疗 7 天及 14 天后 2 组患者 VAS 评分较治疗前均降低，其中观察组患者 VAS 改善情况优于对照组（$P<0.05$）。观察组患者肿胀恢复时间、骨折愈合时间均短于对照组；功能评分为高于对照组（$P<0.05$）。通过此研究发现中药外敷联合中波紫外线治疗能够加速骨折术后肿胀的吸收、促进伤口愈合、减轻患者痛感，同时能提高患者骨折局部功能恢复情况。

三、骨折的康复

（一）锁骨骨折

锁骨骨折是一种常见的骨折。Allman 按解剖位置将锁骨骨折分为锁骨中 1/3 段骨折（Allman Ⅰ）、锁骨远 1/3 段骨折（Allman Ⅱ）、锁骨近 1/3 段骨折（Allman Ⅲ）。其中，锁骨中 1/3 段（简称锁骨中段）骨折最常见，占锁骨骨折的 80%～85%。临床表现为骨折处畸形、肿胀、疼痛，骨折远端上翘，上臂连同肩下坠。目前一致观点为稳定性无移位骨折采取保守治疗。保守治疗以颈腕吊带保护和 8 字绷带外固定最为常用，这 2 种方法都可以减少骨折端的移位，但使用 8 字绷带需要注意预防腋下神经血管的压迫及摩擦所致腋窝下的皮肤破溃。最新研究证明手术治疗骨折不愈合率及功能障碍率比保守治疗低。不愈合的独立风险包括吸烟、原始移位大、粉碎严重[11]。手术治疗的方法有微型钢板内固定和髓内针固定，钢板内固定优点有稳定性强，疼痛缓解明显，术后可以早期活动，髓内针的固定强度稍弱，但创伤小，无明显瘢痕。

王洁等[12]观察 50 例锁骨骨折内固定术后患者，随机分为 2 组，早期康复组 25 例，对照组为常规康复护理 25 例，发现早期功能锻炼的患者疼痛指数、焦虑、抑郁评分均低于对照组，不良反应发生率也低于对照组。

安莉娜等[13]以 92 例锁骨骨折内固定术后患者作为研究对象，随机分为早期康复护理组（46 例）和观察组（46 例），比较 2 组患者 Constant 评分及术后骨折愈合时间。结果发现，研究组患者的 Constant 评分高于对照组（$P<0.05$），骨折愈合时间要短于对照组（$P<0.05$），提示早期康复锻炼能够有效改善患者肩关节功能障碍，并可缩短骨折愈合时间。

（二）肱骨近端、肱骨干骨折

肱骨外科颈骨折是指肱骨解剖颈以下 2～3cm 的骨折，多见于老年人，其中老年患者骨质疏松是骨折的主要原因。肱骨外科颈部位是解剖上的薄弱环节，发病率占全身骨折的 2.3%，随着人类寿命的增加，我国社会逐渐向老龄化发展，导致肱骨外科颈骨折发病率有增多的趋势，肱骨头缺血坏死是肱骨近端骨折最常见的并发症。肱骨近端骨折多采用 NEER 分型，对于没有明显移位，或者复位后稳定的骨折类型适合保守治疗，保守方法有手法复位后，三角巾悬吊伤肢 90° 屈肘于胸前至临床愈合。有明显移位的二部分、三部分、四部分不稳定性骨折需要手术治疗。对于二部分骨折，关节镜治疗大结节骨折的最佳适应证是骨量较小的以肩袖撕裂为主的大结节骨折，肱骨近端锁定髓内钉对肱骨外科颈骨折的疗效满意。对于三部分骨折，手术复位的核心步骤首先恢复头－干关系，然后恢复头与结节的关系，目前临床上锁定接骨板已经得到较为广泛的认可和应用。四部分骨折的预后较其他类型差，肩关节置换术适用于肱骨头压缩面超过 50%，肱骨劈裂，尤其是严重骨质疏松的三、四部分骨折。

肱骨干上起肱骨外科颈下 1cm 处，下达肱骨髁上 2cm 处。骨折多见于成年人，按发生部位可分为上、中、下部骨折。肱骨干中段后方有桡神经沟，其内桡神经紧贴骨面行走，因此，肱骨中下段骨折容易合并桡神经损伤。肱骨干骨折常用 AO 长骨干性骨折分型方法，这种分型方法自 A 型至 C 型手术难度逐渐加大[15]，对于无明显移位的稳定性肱骨干骨折多采用保守治疗，治疗方法包括手法复位后 U 型石膏，夹板，2～3 周后更换肱骨功能支具。手术治疗的方法包括外固定架、切开复位内固定、微创经皮钢板内固定，以及顺行和逆行髓内固定等。

周琼[16]探讨分析早期综合康复治疗介入对肱骨外科颈骨折愈合中的应用情况，以 44 例肱骨外科颈术后患者为研究对象，随机分为研究组和对照组，每组 22 例，对照组按照常规方案治疗，研究组在早期即采取综合康复治疗，结果发现，早期研究组的术后康复治疗时间明显降低（$P<0.05$），研究组的 NEER 评分也高于对照组（$P<0.05$），表明早期康复治疗肱骨外科颈骨折患者能有效改善患者上肢功能。

肌力强化训练向等张运动循序渐进过渡进行。锻炼过程中如出现疼痛难忍的状况可服用少量止疼药物，缓解后停药，同时进行点压、拍击、揉捏等按摩手法进行辅助治疗[17]。

（三）肘关节骨折

肘关节骨折包括肱骨下端骨折、尺骨近端（尺骨鹰嘴及冠状突）骨折及桡骨近端（桡骨头、颈骨折）骨折，特殊类型如恐怖三联症指肘关节后脱位、桡骨头和尺骨冠状突骨折，其中肱骨远端、尺骨鹰嘴骨折是临床上常见的骨折。桡骨头骨折多采用 Manson 分型，鹰嘴骨折采用 Mayo 分型。稳定性骨折多采用保守治疗，方法为复位后加石膏外固定，肱骨远端骨折固定在屈肘 90°，前臂取中立位，尺骨鹰嘴骨折固定在屈肘 60°～75°，前臂取中立位而腕关节轻度背伸，桡骨头骨折/脱位可固定在屈肘 120°，以稳定桡骨头，外科手术多采用切开复位内固定术。

肘关节关节连结多，关节囊与韧带肌肉的关系密切，肘部特别容易挛缩和僵硬。肘关节和其他关节相比起来需要更大的 ROM 范围，恢复正常的活动范围是最重要的目标。术后康复目标是保护已固定的骨折，在不影响骨折稳定性的情况下，为患者减轻疼痛，促进水肿和炎症的减退，促进组织愈合，除骨折部位上下关节外，对患肢进行肌力训练和关节活动度训练，预防关节萎缩，关节僵硬。

何建勇[18]观察现代康复联合 JAS 对肘关节"恐怖三联症"患者术后康复的影响，以 40 例肘关节"恐怖三联症"为研究对象，随机分为观察组 20 例和对照组 20 例，2 组均采用手术治疗，术后固定 4～6 周，外固定撤除后进行肘关节常规物理因子、康复功能锻炼、关节松动等综合康复治疗，观察组在此基础上运用 JAS 肘关节屈伸训练器进行静态渐进牵伸治疗，12 周后观察组的 Mayo 肘关节功能评分，ROM 评定均优于对照组，差异具有统计学意义（$P<0.05$）。现代康复联合 JAS 肘关节屈伸训练器进行静态渐进康复训练能更好地恢复肘关节功能。

（四）前臂与桡骨远端骨折

前臂骨折可分为桡骨干骨折、尺骨干单骨骨折和前臂双骨骨折。特殊类型骨折又分为孟氏骨折和盖氏骨折。前臂骨折常见并发症有神经损伤和骨筋膜室综合征，闭合性手法复位的要点是恢复旋转移位，成角、缩短畸形，恢复双骨生理长度，复位近端桡尺关节，伸直型孟氏骨折复位或低温热塑板将肘关节固定在屈曲 110°，前臂旋后位 2～3 周，待骨折初步稳定后，改用 90° 低温热塑矫形器固定。屈曲型孟氏骨折则用背侧石膏托将肘关节固定在接近伸直位 2～3 周，而后改用背侧低温热塑矫形器将肘关节固定在屈曲 90°，对于特殊类型孟氏骨折和盖氏骨折多采用切开内固定处理。术后使用长臂石膏或低温热塑矫形器固定，固定范围从臂上 1/3 处到腕横纹处，4 周后根据情况改为功能性低温热塑矫形器。

桡骨远端骨折通常发生在桡骨远端 2～3cm 内的骨折，可合并尺骨茎突骨折，多为闭合性骨折，根据创伤机制可分为 Colles 骨折、Smith 骨折和 Barton 骨折。临床表现为疼痛，肿胀，肢体畸形，前臂旋转功能，腕关节、掌指及指间关节活动受限。无移位的 Colles 骨折，中立位石膏托固定 4 周，有移位者，大多采用闭合复位及外固定治疗，复位后用背侧石膏托或小夹板，也可以用低温热塑板在患者身上制成管型支具，把腕关节固定在轻度掌屈和尺偏位 3～4 周。Smith 骨折复位和固定方法与 Colles 方向相反。对于不稳定骨折，应行切开复位内固定术，常用锁定加压接骨板系列。严重的开放性骨折、严重的桡骨远端粉碎性骨折伴明显缩短者，外固定支架是首选方法。

许香兰[19] 探讨康复训练在促进尺骨骨折功能恢复中的效果，将 120 例尺骨骨折患者随机分为干预组和对照组，对照组常规护理，干预组在对照组基础上辅以康复训练，发现尺骨骨折患者接受康复训练的尺骨骨折患者治疗效果的优良率、腕关节功能的自我评定得分均高于对照组患者，差异有统计学意义（$P<0.05$）。

吴春演[20] 探讨对尺骨骨折患者进行康复训练的临床效果，选取 86 例尺骨骨折患者作为研究对象，随机分为对照组（43 例）和研究组（43 例），对照组常规治疗和护理，研究组在对照组基础上进行康复训练。结果发现研究组患者腕关节尺偏角桡偏角，背伸和背屈均大于对照组，差异具有统计学意义（$P<0.05$），研究组患者的并发症发生率低于对照组，差异具有统计学意义（$P<0.05$）。对尺骨骨折患者进行康复治疗的临床效果显著，能促进腕关节功能恢复，降低并发症发生率。

Zhao 等[21] 探讨了中药综合康复疗法治疗桡骨远端骨折后腕关节功能障碍的疗效和优越性。将 72 例桡骨远端骨折患者分为 2 组：试验组 36 例，对照组 36 例。试验组采用中医综合康复疗法（手法治疗、关节固定、中药浸泡、功能锻炼），对照组进行功能性锻炼，并进行中药浸 3 周。评价患者的抓握强度、Gartland 和 Werley 腕关节评分、SAS 及整体疗效。结果显示，经过 3 周的治疗，骨折后 3 个月，试验组的疗效显著优于对照组。在 3 周的治疗后，在抓握强度恢复方面及 Gartland 和 Werley 腕关节评分方面，试验组优于对照组，差异有统计学意义（$P<0.05$）。中药综合康复疗法是治疗桡骨远端骨折后腕关节功能障碍的有效方法。

肩部中量抗阻肌力训练，进行握力球训练、捏力训练、扭瓶盖训练等手部肌力训练；行内固定者可进行肘、腕抗阻肌力训练，使用轻量弹力带或 5 磅以下哑铃；如行内固定 6 周仍无骨痂生长者也可行轻量抗阻运动[22]。

（五）腕部骨折

腕关节作为前臂与手的连结部，由尺桡骨远端，8块腕骨及5块掌骨基底部构成，腕骨可分为远近两排：近排腕骨由舟骨、月骨及三角骨、豌豆骨构成，远排腕骨由桡侧向尺侧依次为大多角骨、小多角骨、头状骨及钩骨，舟骨是最大的一块腕骨，是桡腕关节的重要组成部分，其骨折发生率占腕关节骨折的71.2%，舟骨骨折较少发生移位，多数为稳定性骨折，90%～95%的舟骨骨折可以通过制动进行恰当治疗能愈合。不稳定性骨折需要切开内固定，常用经掌侧或背侧入路植骨Herbert钉或者加压钉内固定

术后3周内，因应激反应、夹板固定手、腕部会存在肿胀、疼痛的情况，早期通过"肌肉泵"的作用可改善局部血液循环，促进血液、淋巴回流，改善局部肿胀、疼痛问题，即从复位固定后当天开始，在患肢可承受的范围内，患侧手指开始进行各关节的主动运动训练，并逐渐增加各关节的运动幅度；主动进行患侧肩、肘关节的活动，包括肩关节摆动练习和肘关节屈伸活动。

如果有用来进行外固定的石膏，需暂时性的拆除，活动范围根据患者对疼痛的耐受情况来决定，一般不超过60°，可由中立逐渐向背伸20°，再向前屈掌20°，以10°～60°的活动度最为适宜。训练结束后，将患者抬高，使用冰袋覆盖在患处20分钟，持续3天，活动的角度也可每天适当增加10°左右[23]。同时辅以屈、伸主动运动，此时主动屈、伸角度不易过大（<15°为宜[24]）。

（六）掌指骨骨折

掌骨和指骨骨折是上肢中最常见的骨折。掌骨骨折分为掌骨头骨折、掌骨颈骨折、掌骨干骨折、掌骨基底部骨折，拇指掌骨基底部骨折分为关节内骨折和关节外骨折，常见类型有Bennett骨折、Rolando骨折，指骨骨折可发生在近节、中节和远节。末节指骨骨折是最常见的手部骨折，粗隆部和体的骨折多为直接暴力损伤，常伴有甲床损伤。临床上治疗掌指骨骨折的方法很多，但若处理不及时或处理不当，极易导致患者发生骨折部位畸形，此外还可能导致患者发生软组织粘连、关节僵硬等并发症，从而严重影响患者的手部功能。大部分掌骨颈、体和大部分指骨的稳定性骨折可通过闭合复位后外固定进行治疗，手术治疗分为克氏针植入、接骨板、螺丝钉、髓内支架、钢丝、Herbert螺钉和张力带技术等。

掌骨和指骨骨折后的主要康复目的是手的关节活动度、肌力和功能性应用。由于手部骨折的防止并发症较多，如肌腱粘连、感染、骨不连、掌骨头坏死、成角畸形、短缩、旋转等，及时纠正和康复治疗相对非常重要。

（七）骨盆骨折

骨盆是一个环形结构，由3块骨组成：骶骨及2块髋骨。髋骨由3个骨化中心结合而成：髂骨、坐骨及耻骨。髋关节由髋臼和股骨头构成，是典型的杵臼关节。骨盆的稳定性不仅依赖其前方及后方的骨性结构，更依赖坚强的韧带将3块骨头连接在一起[25]。

骨盆骨折是常见的损伤，骨折类型较错综复杂，发生率仅次于四肢和脊柱骨折，并发症多见，

常因出血性休克、ARDS、感染等有较高的死亡率。随着科学技术不断进步，3D 打印（three-dimensional printing）等技术已逐渐应用于医学，尤其在骨科、矫形外科领域。3D 打印即一种利用塑料、金属、陶瓷或其他材料参照三维立体图像逐层堆积从而制造三维立体对象的方法。通过实现对骨盆结构的全景真实模拟来为临床医师的诊断和治疗提供帮助，被视为一种操作相对简单、实用性强的临床工具。邓爱文等[26]首次应用 3D 打印技术腹腔镜辅助下内固定术治疗髋臼骨折。

低能损伤引起的骨盆骨折，多为稳定骨折，临床处理较容易，患者一般均能顺利康复。高能损伤所致骨折往往复杂而严重，临床处理困难。既往多采取保守治疗，如骨盆带捆扎、沙袋侧方挤压、髋关节制动、骨牵引、骨盆悬吊、石膏固定、骨盆夹和骨盆稳定器等方法，但畸形愈合、创伤性关节炎的发生率很高。为了降低死亡率及致残率，近些年来更主张、更加积极的治疗。手术治疗方式繁多，外固定架治疗，内固定治疗。近些年来，还有在 TiRobot 机器人辅助下国内医师可经皮固定骨盆后环，为微创固定不稳定骨盆骨折提供了新思路。据前环和后环的损伤不同，可分别选择不同的入路方式，如耻骨联合横向入路接骨板固定、髂腹股沟入路接骨板固定、stoppa 入路接骨板固定、小切口空心钉固定、椎弓根螺钉固定、闭合复位空心钉固定。无论是非手术治疗或是手术治疗，据骨折损伤部位及程度，综合评估后选择更为适合的治疗方案。

运动疗法以改善关节活动范围为主（如牵伸训练、关节松动术、持续功能牵引），加强肌力训练，上、下肢功能训练（如上肢手功能训练，下肢渐行性负重、平衡和协调、步态训练等）；辅以适当的理疗，必要时装配支具、扶拐、手杖、轮椅等作为必要的功能辅助[27]。手术治疗骨折如能达到足够稳定的内固定，术后若无须额外的外固定措施，可以明显地加快康复的进程。为了使患者能够早期下地活动，但是活动的基础是骨骼的质量及牢固的固定。如果骨骼质量很好，不稳定骨折已经被牢固的固定，则患者可以在 3～5 天患侧非负重情况下下地活动。3～6 周的时候患侧可以部分承受部分体重，到 3 个月时即可完全负重。尽管不稳定骨折获得的稳定固定，应在 5～10 天由卧床改为坐椅子活动。避免早期负重活动，直至观察到骨折愈合。若由于骨折情况固定情况不稳定，应术后予以牵引 4～6 周，可以保持肢体长度，减轻内固定物失败的发生[28]。

（八）髋部骨折

髋关节由髋臼和股骨头构成，是典型的杵臼关节。髋臼周围有纤维软骨构成髋臼唇增加了髋臼深度。股骨头关节面约为球形的 2/3，几乎全部纳入髋臼内。关节囊坚韧，周围有韧带加强，因此髋关节具有很强的稳固性。随着人寿命的延长，在骨质疏松症的基础上，股骨颈骨折的发病率日渐增高，常发生于老年女性，其致残率及致死率较高，临床治疗中存在骨折不愈合和股骨头缺血坏死两个主要问题。

青壮年股骨颈骨折常为移位性骨折，骨折断端的血供在骨折发生时就已遭到破坏，尽早手术在某种程度上可以预防一些严重的并发症发生，因此，对于身体状况较好、可耐受手术且不合并其他疾病的患者可在 24 小时内进行急诊手术，以期尽快恢复股骨头的血供，预防骨折不愈合及股骨头坏死等并发症的发生，这与老年股骨颈骨折早期治疗的目标是一致的[29]。

对于无移位骨折的 Garden Ⅰ 型或 Ⅱ 型骨折可非手术治疗，牵引治疗为保守治疗的首选方法，即对患肢做好骨牵引或者皮牵引，给患肢创伤"丁字鞋"，在进行牵引时一定要注意患肢与床要行成 20°～30° 的夹角，牵引物的重量一定保持在患者体重的 5%～7%。在牵引治疗 2～3 天之后，床旁 X 线检测时应注意断面不能太过分开，应至少达到 70% 的对位，在患肢能够抬离床时就可将牵引去除了，一般在患肢牵引治疗 6～8 周，这时可以对患者进行简单的康复训练，双拐不负重下地，3 个月后进行负重式的康复训练[30]。

为了不发生骨折移位并早期离床下地，早期也可采用手术内固定治疗。手术治疗如闭合复位内固定、切开复位内固定、人工股骨头置换术、人工半髋或全髋关节置换术。对于未移位骨折或嵌插骨折可采取内固定治疗或保守治疗，对于移位股骨颈骨折，为避免长期卧床引起的并发症，国内外医学界在老年髋骨骨折临床治疗工作中并不主张采取保守治疗。目前更倾向于手术治疗，人工髋关节置换术是最常采用的手术方式[31]。

Yu 等[32] 通过纳入自 2016 年 17 例不稳定股骨粗隆间骨折的患者随机对照试验，探讨髓内固定与髓外固定的治疗差异，发现髓内固定治疗不稳定股骨粗隆间骨折失败率低，术后功能恢复好。

Zhang 等[33] 对 710 004 例患者进行回顾性分析。纳入 83 例单侧股骨头坏死患者，比较全髋关节置换术（total hip arthroplasty，THA）与直接前路手术（direct anterior approach，DAA）与后入路（PA）的早期康复效果。48 例患者通过 PA（PA 组）进行 THA 治疗，35 例患者通过 DAA（DAA 组）进行 THA 治疗。记录 2 组患者的切口长度、手术时间、出血量、术后首次拄拐时间、术后无拐杖行走时间、Harris 评分、VAS 评分。术后随访 30.2 个月，平均 6～44 个月。DAA 组术后切口长度、出血量、术后第一次拄拐时间、术后无拐杖行走时间均明显优于 PA 组（$P<0.05$）。术后 2 周和 1 个月 DAA 组 Harris 评分明显高于 PA 组（$P<0.05$），术前 2 个月及术后 3 个月和 6 个月比较，差异无统计学意义（$P>0.05$）。术后 1 天、4 天、1 周、2 周 DAA 组 VAS 评分明显低于 PA 组（$P<0.05$），术前 2 组差异无统计学意义（$P>0.05$）。得出 DAA 对 THA 术后恢复有一定意义，该术式便于早期康复。

快速康复外科（fast track surgery，FTS）理念是指采用有循证医学证据，把该理念应用到围术期以减轻手术患者生理及心理的创伤应激，减少患者住院费用，获得快速康复的措施。在 FTS 理念中，术后早期活动是髋部骨折术后康复关键的一步。但关于术后早期活动的时间，暂无明确的定义，国外有学者把术后早期下床活动定义为手术 24 小时内下床活动，手术后 24 小时在走廊内步行；也有学者把术后早期下床活动定义为术后 24 小时下床活动。而国内早期下床应用的时间较早的为术后第 4 天，大多为术后第 7 天，故髋关节置换术术后第 1 天下床行走定义为超早期下床活动[34]。

术后早期活动有利于改善血液循环，促进胃肠和全身肌肉关节功能的恢复，促进伤口愈合，增加肺活量，减少肺部并发症，预防下肢深静脉血栓形成，同时可减少新谵妄的发生。术后延迟活动会出现胰岛素抵抗、肌肉萎缩、肌肉强度下降、肺功能降低、组织氧合下降、加重静脉淤滞及血栓形成等症状。通过评价如下 4 个方面的内容：①行走的距离。②从平躺到坐起。③坐起到站起所需要的帮助级别。④术后第 7 天能不能独立行走，以及用 Iowa 辅助级别量表来测量功能状态水平、急症病房的住院时间来评定患者的康复获益情况，可得出患者术后健康相关生活质量有明显的提高。

目前 FTS 理念早期活动的临床路径目前在国内还未制作引用，在以后的发展中可尝试引用国外的临床路径，如下为英国南安普敦大学附属医院建议术后活动模型如下。①术后第 1 天床边坐 1

小时，2次/天，原地行走30秒。②术后第2天床边坐2小时，2次/天，助行器下行走100m。③术后第3天床边坐2小时，3次/天，行走100m，2次/天。④术后第4～5天床边坐2小时，3次/天，行走100m，4次/天。⑤术后第5天鼓励患者日常活动。⑥术后第6天鼓励患者穿自己的衣服，完全独立活动，是否能走楼梯则需物理治疗师进一步评估，患者逐步恢复到正常活动。

髋部骨折康复近几年研究进展和康复治疗的主要内容如下。

1. 多学科合作 Li等[35]通过长达3年对74例髓内钉内固定术后患者进行分析，根据妮其·桑德斯功能标准，功能组（55例）和功能不良组（19例），探讨老年股骨粗隆间骨折髓内钉内固定术后功能恢复的危险因素。单因素分析显示，年龄、骨密度、营养状态、ASA分类、麻醉方法、骨折复位条件、康复治疗师和尖尖距离是影响髋关节功能恢复的危险因素。Logistic回归分析显示骨密度（$P=0.006$，OR 0.077），康复治疗者（$P=0.006$，OR 0.070），ASA分类（$P<0.001$，OR 0.049），营养状态（$P=0.046$，OR 0.188）是功能恢复的危险因素。提倡建立多学科协作和快速手术系统，促进髋关节功能恢复。

2. 早期密集康复有利于恢复行走 Zhang等[36]探讨了不同的康复方法对老年股骨颈骨折患者髋关节置换术后功能恢复效果的影响。以65例股骨颈骨折经历过髋关节置换术后的患者为研究对象，分为3组：a组为家庭门诊康复，b组为短期密集康复，c组为延迟缓慢康复，发现短期密集康复的患者有更大概率恢复骨折前的活动状况，说明住院密集康复对髋关节置换术后的老年患者有益。

3. 康复训练

（1）术前康复

1）术前体位管理：在术前根据患者具体情况，采取头高脚低位，床头抬高30°～40°，白天间隔2小时改为平卧位半小时，重复循环，夜间持续处于床头抬高20°～30°。患肢穿防旋转鞋（丁字鞋）[37]。

2）术前功能锻炼：主要围绕髋关节周围肌来展开，包括肌力训练、关节活动锻炼（呼吸训练、股四头肌等长收缩训练、臀肌收缩训练、踝泵训练）。

（2）术后康复

1）术后2周，医务人员应该指导患者在双拐的支撑下练习行走，先运用双拐，再改为单拐，扶拐行走时，一定要掌握好步幅，不能过快或者过大，25步/分钟，外展患肢30°，刚开始练习时，每天行走2次，每次5～10分钟，然后根据患者的恢复情况，行走次数逐渐增加，使行走时间延长[38]。

2）髋周肌肉力量练习的方法是渐进性抗阻训练；步态练习，前向上台阶练习，有条件可进行水疗。训练期间，一定要控制好运动量和强度，避免过度劳累[39]。

3）术后需要预防关节脱位：避免坐小板凳及蹲便；避免跷二郎腿或两腿交叉；避免不侧身弯腰或过度向前屈曲；避免术侧髋关节内收、内旋位等不良姿势。一旦出现关节脱位，必须立即与手术医师联系，以进行手法复位或麻醉下复位[40]。

（3）持续家庭式康复训练：髋部骨折术后肢体功能恢复是一个长期过程，系统的康复训练长达1年之久。老年患者髋部骨折一般采取手术治疗，术后容易发生内固定物松动、血管栓塞性疾病及关节僵硬、挛缩等并发症，再加上老年患者整体多脏器功能下降，日常生活能力较弱，术后功能恢复情况较差，影响预后，因此，术后一段时间容易发生髋部再骨折。老年髋部再骨折术后的功能康复锻炼对于患者的预后是十分重要的。在英美国家，老年髋部骨折患者出院之后，医院会为其提供服务，转向康复机构和护理院进行康复；或是转向联合医院、各专业人员及患者家属，共同解决持续性照顾问题。而我国康复机构的发展尚不成熟，面临减少住院时间和长期康复费用等大问题，髋部骨折术后主要通过居家康复完成，且以出院后的持续家庭式康复训练为主。

Wu 等[41]研究髋部骨折后的家庭康复可能是有益的，然而，证据是有争议的。通过纳入 887 例患者的 9 项随机对照试验荟萃分析髋部骨折患者家庭康复的有效性。通过评价结果活动性和日常活动。总体而言，与髋部骨折的对照干预相比，家庭康复显著改善了流动性，日常活动和平衡，但对室外步行没有显著影响。因此建议髋部骨折以家庭为基础的康复治疗。

持续家庭式康复训练主要分为早期（术后 6 周内）、中期（术后 6 周～3 个月内）及晚期（3～6 个月）3 个阶段的功能训练。早期功能锻炼主要指髋膝关节屈伸训练、髋关节内收外旋锻炼、上下床及站立的锻炼，患者需要根据自身的实际情况实施功能锻炼内容。中期锻炼主要指髋关节伸展锻炼，直腿抬高及步行练习，老年患者由于身体比较弱，在中期进行功能训练中需要有家属陪同，锻炼的时间根据患者身体的可承受程度来定，不宜过度疲劳。晚期的功能锻炼主要是日常生活能力的训练，可从日常家务活中进行锻炼。医护人员在患者出院后每周定时电话随访，了解患者的骨折愈合情况、疼痛改善情况及功能锻炼情况等，患者在功能锻炼中有任何不适，及时调整功能锻炼方案。

（九）股骨干骨折

股骨干骨折是指股骨粗隆下 2～5cm 至股骨髁上 2～5cm 的骨干骨折，多发于 10 岁以下儿童及青壮年，约占全身骨折的 6%。股骨干骨折的发生多是由于较大的直接暴力或间接暴力，伴有严重的软组织损伤，易引起股骨干骨折的直接暴力因素有机器挤压、重物击伤、车辆撞击、火器伤等；间接暴力因素有从高处跌下，引起股骨的斜形或螺旋骨折。对于成年股骨干骨折患者，目前多采用股骨干骨折切开复位内固定方法治疗，由于股骨干骨折病程较长，术后的卧床时间长，术后易产生下肢静脉血栓、关节僵硬、肌力减退等并发症。

1. 体操对康复的影响　Yang 等[43]探讨下肢康复体操对老年股骨干骨折患者进行髓内钉内固定术后康复的影响。160 例患者被发现并分为干预组（$n=80$）和对照组（$n=80$）。术后，干预组接受下肢康复体操治疗 3 个月，但对照组没有。在手术后的第 1 周，以及第 2 周、第 1 个月和第 3 个月，所有患者例行要求返回医院检查。通过检查肢体动作能力，检测下肢深静脉血栓形成（DVT）、股四头肌力和 VAS 评分，并进行满意度调查，评价临床康复效果。手术后第 1 周和第 2 周，在下肢深静脉血栓、股四头肌强度、VAS 评分和患者满意度方面，治疗组明显优于对照组。然而，手术后第 1 个月和第 3 个月的治疗组与对照组比较无显著性差异。表明在术后早期，下肢康复体操可以有效地改善下肢功能恢复，有利于减少下肢深静脉血栓和肌肉萎缩等术后并发症，增加患者满意率。

2. 运动预防跌倒　Zhao 等[44]分析了运动干预措施是否有效预防老年人与跌倒有关的骨折相关。对 2015 年 9 月 1 日 PubMed、EMBASE、Cochrane 图书馆进行电子数据库搜索，3136 名参加者符合纳入标准。包括对老年人进行运动干预和报告的与跌倒有关的骨折数据的随机对照试验。主要结

果为 *RR* 和 95%*CI* 对秋季相关骨折的治疗效果。用 95%*CI* 和标准均值差（SMD）评估其对跌倒、腿部强度和平衡的治疗效果。采用随机模型进行 Meta 分析。结果发现，运动干预能降低跌倒风险，增强平衡，减少跌倒相关骨折发生率。

3. 健康信念　Zhang[45] 探讨健康信念康复锻炼对老年骨质疏松性骨折患者的不良情绪，健康信念等的影响。以 162 例骨质疏松骨折的老年患者为研究对象。将患者随机分为常规康复组和健康信念康复组，每组 81 例。经过 3 个月的干预，比较焦虑、抑郁症程度、健康信念。结果显示，经过 3 个月的干预，2 组患者的焦虑和抑郁评分均有所下降。健康信念康复组的焦虑和抑郁评分均低于常规康复组，差异有统计学意义（*P*＜0.001）。健康信念康复组健康信念评分均高于常规康复组，差异有统计学意义（*P*＜0.001）。健康信念康复锻炼能缓解老年骨质疏松性骨折患者的不良情绪，提高健康信念。

术后第 2 天可指导患者通过伸直膝关节，背屈踝关节，来收缩大腿及小腿的肌肉，每次进行 5～10 分钟，每天进行 6～8 次，进行肌肉的收缩活动。术后 1 周鼓励患者做膝关节的伸屈运动。同时活动小腿及踝关节，注意由轻到重的循序渐进原则。

（十）膝关节骨折

膝关节骨折通常包括股骨远端骨折（股骨髁上骨折、股骨髁间骨折）、胫骨平台骨折、髌骨骨折及膝关节内韧带、肌腱等软组织的损伤。其属于创伤性骨折疾病中较常见的一种类型，复位、有效固定和康复治疗为其处理原则，三者在治疗中紧密结合可有效预防各种并发症的发生。但在以往的治疗过程中，对于康复治疗的忽视，常常导致膝关节功能障碍，主要表现为膝关节周围不同程度的肿胀、关节活动障碍、疼痛。因此，在不影响有效固定的前提下，膝关节周围骨折后康复治疗手段的介入，对于预防膝关节功能障碍的产生有着重要意义，可以避免因膝关节功能障碍对患者造成日常生活的不良影响，使其早日重返社会工作。

Hong 等[46] 探讨了后内侧入路倒 L 型切口联合钢板内固定治疗胫骨后段髁突骨折的临床效果，以 19 例明确诊断为后胫骨平台髁突骨折的患者为研究对象，经后侧入路倒 L 型切口联合钢板内固定治疗，术后患者的 HSS 功能评估良好，并发症少，临床愈合短。该方法切口有足够的暴露，损伤小，内固定方便有效，重构钢板具有可塑性好、可支持强、成本低等优点，结合术后康复训练，对膝关节的结构和功能的恢复可达到满意的临床效果。

Ai 等[47] 探讨了海水浸泡对复杂开放性膝关节骨折的疗效，将 40 只成年兔随机分为 A 组为内固定后海水浸泡，B 组为海水浸泡后内固定，C 组海水浸泡联合内固定，D 组为单纯内固定，观察各组骨折愈合、创面感染情况、关节功能、影像学及病理学检查，结果发现延迟内固定有效降低了海水浸泡－复杂开放性骨折的感染率，有利于关节功能的恢复。

膝关节骨折的康复治疗方法研究进展如下。

1. 早期康复治疗　杨俊芬[48] 对比了膝关节术后早期与恢复期实施康复治疗的疗效，选择 148 例膝关节骨折患者为研究对象，根据康复治疗介入时间将其分为早期康复组 73 例和恢复期康复组 75 例，早期康复组给予骨折术后早期康复治疗，恢复期康复组给予恢复期实施康复治疗，观察 2 组康复治疗后膝关节功能情况，结果发现，早期康复组疼痛，肿胀，步行，关节屈曲活动度，不稳定感，上下楼梯和绞锁的评分显著优于恢复期康复组，差异具有统计学意义（$P<0.05$），说明早期康复对于膝关节术后效果良好。

2. 本体感觉训练　王新烨等[49]观察了本体感觉训练对膝关节周围骨折术后所致关节僵硬康复的影响，选择 62 例膝关节周围骨折术后所致关节僵硬患者，随机分为 2 组各 31 例，对照为常规康复训练，观察组采用本体感觉训练，观察组治疗后的关节 AROM、LKSS 评分、BSS 评分均高于对照组，说明本体感觉训练对膝关节周围骨折术后所致关节僵硬患者的康复有利，有很高的临床价值。

3. 等速肌力训练　袁琦[50]观察了综合康复治疗的同时，给予等速肌力训练对膝关节骨折后功能障碍的影响。选择 50 例膝关节骨折术后功能障碍的患者随机分为 2 组，每组各 25 例，两组均首先进行综合康复训练，对照组联合股四头肌训练，观察组联用等速肌力训练，康复训练后，观察组患者活动度、疼痛、肌力、屈曲畸形、稳定性评分均高于对照组，差异具有统计学意义（$P<0.01$），说明膝关节骨折术后功能障碍患者实施康复与等速肌力训练可以有效改善关节活动度。

4. 针刺联合运动康复　Luo 等[51]比较放松针刺手法联合运动疗法和单纯运动疗法治疗骨折术后膝关节运动障碍的临床疗效。对 64 例股骨干骨折术后患者，随机分为放松针刺结合运动治疗组（A 组）和运动治疗组（B 组），各 32 例。在 A 组，放松针刺手法适用于局部疼痛地区的膝部或僵硬的软组织，结合使用运动疗法；在 B 组中，单纯采用运动疗法。2 组患者治疗后 60 天，对 HSS 评分、膝关节运动范围（ROM）和 Lysholm 评分进行比较。经治疗后，2 组患者均有明显改善，HSS、Lysholm 评分，与治疗前相比有显著性差异（P 均<0.05）。A 组的结果优于 B 组（P 均<0.05）。放松针刺手法联合运动疗法是治疗骨折术后膝关节运动障碍的有效方法。

5. 物理治疗　此期患者术后伤口基本愈合良好，根据患者具体情况，如有膝关节周围肿胀、关节内积液、疼痛、瘢痕增生异常等，予以蜡疗[52]，蜡块表面温度为 45～50℃，包绕治疗部位，再用棉垫包好保温，用来改善相关症状；也可以继续予以红外线等物理治疗。

一般临床上对于膝关节周围骨折引起功能障碍的患者，主要康复治疗手段以运动治疗为主，采取多种手段相结合的治疗方案。术后即可开始肌力锻炼，术后 1 周可开始关节活动范围训练，术后 2 周可以考虑增加肌力训练强度和增加关节松动训练范围，术后 4～6 周开始抗阻及负重训练等。当然，具体治疗手段的选择要根据患者的具体骨折情况而定，实行个体化治疗原则，以上治疗手段不是唯一标准，且不同时间段每个个体的恢复情况均有所差异，还得根据恢复的程度进行治疗方法的增减。总之，在不影响骨折愈合的前提下进行康复治疗的早期干预，不仅可以预防各种并发症的出现，还可提高治疗的有效性，保证患者早日回归家庭及社会[53]。

（十一）胫腓骨干骨折

胫腓骨骨折在全身骨折中极为常见，胫骨和腓骨在肢体负重和行走中起着重要作用，特别是胫骨，其中腓骨大约承担人体重量的 1/6，同时小腿大部分肌肉附着于其上。当两者常在剧烈暴力下发生骨折，其中以胫骨骨折最为常见，且胫骨骨折造成的功能障碍显著。骨折过程中难以避免会损伤到血管及神经，疼痛会造成肢体活动障碍，下肢活动减少，血液循环较前变差，大部分患者会出现静脉回流障碍，淤血淤积于骨筋膜室，特别是在闭合性损伤时，其内部压力增高，更容易引起筋膜间隙综合征的发生。这类情况下，为避免肢体坏死，切开减压时非常必要的操作，但患肢极度肿胀的情况下，会导致术后缝合时张力过高、皮肤难以缝合、愈合延迟、切口感染等并发症的出现。在此之前，尽早地牵引预防骨折断端的移位，减轻疼痛，消除肢体肿胀是非常必要的，以保证可尽早进行手术才是最科学的途径。对于闭合性胫腓骨骨折患者出现患肢肿胀情况时，在应用相关脱水药物的基础上，可给予以下康复治疗先减轻肿胀，再行手术治疗。

1. 高压氧的早期应用 李波等[54]探讨闭合性胫腓骨骨折后肢体肿胀早期高压氧治疗的效果，选择128例闭合性胫腓骨骨折患者，随机分为2组，每组64例，试验组接受早期康复结合高压氧治疗，对照组常规物理治理，观察治疗后5天及治疗后10天的下肢周径，比较2组治疗至手术时间、下肢肿胀时间、疗效和并发症情况，和对照组比较，试验组5天后和10天后治疗后下肢周径明显减少，差异具有统计学意义（$P<0.01$），表明早期康复结合高压氧治疗闭合性胫腓骨骨折，能明显缩短消肿时间和减少并发症的发生。

2. 冷疗联合踝泵运动 王燕等[55]探讨冷疗联合踝泵运动对胫腓骨骨折患者早期康复的应用效果，以胫腓骨骨折患者为研究对象，随机分为对照组（$n=58$例）和观察组63例，对照组给予药物消肿治疗及术前护理，观察组在对照组基础上由康复师指导的冷疗联合踝泵运动，发现在伤后24小时、48小时及72小时观察组的周径均比对照组小（$P<0.05$），观察组NRS评分均显著小于对照组（$P<0.05$）。冷疗联合踝泵运动可有效减轻患肢肿胀及疼痛并缩短术前治疗时间。

3. 中医推拿 有学者[56]研究了循经推拿对下肢骨折患者术后肿胀的影响，将72例下肢骨折患者按随机分为2组，每组36例，从术后3天拔除引流管后，2组患者进行相同的康复训练，观察组在基础上加用循经推拿治疗，治疗7天后比较患者下肢肿胀情况及肿胀消退时间发现，观察组的患肢肿胀程度明显轻于对照组，差异具有统计学意义（$P<0.05$），治疗结束后6个月随访，观察组的肿胀消退时间明显短于对照组（$P<0.05$），表明循经推拿结合康复锻炼能有效预防和减轻下肢骨折患者的术后肿胀。

4. 渐进性肌肉放松训练 张敏佳等[57]观察了渐进性肌肉放松训练（progressive muscle relaxation training，PMRT）对下肢骨折术后的康复影响。选择下肢胫腓骨骨折患者120例，随机分为PMRT组和对照组各60例，采用Zung焦虑自评量表评估患者焦虑情况，VAS评估患者疼痛情况，测量患肢周径评估患者术后肢体肿胀情况，发现PMRT组SAS评分、VAS疼痛和下肢周径评分均小于对照组，差异具有统计学意义，说明PMRT可以减轻下肢骨折术后焦虑、疼痛状况，改善肢体肿胀程度，为术后早期功能锻炼创造有利条件。

对于粉碎性骨折、固定不是十分稳定的胫腓骨骨折，患侧肢体功能训练可采取等长收缩训练为主[58]，骨折的上下关节，即膝、踝关节暂不活动，而身体其他部位应积极进行功能锻炼；对于骨折后固定稳定的胫腓骨骨折，应尽早采取关节活动及踝泵等训练。

（十二）踝足骨折

踝关节骨折在创伤性骨科中是一种较为常见的骨折类型。踝关节是人体全身中承重最大的关节，但其关节面比髋关节、膝关节更小，负重明显大于髋膝关节，正常受力时峰值约为体重的4倍，再加之踝关节的组织结构之间缓冲空间小、血供不丰富。当发生踝关节骨折时，临床上主要表现为皮下淤血、踝关节肿胀、内外翻畸形、疼痛等。一般根据患者具体骨折类型，临床上具体手术方式有所差别，即使手术过程顺利，但若出现术后康复治疗上处理不当，也会造成严重的踝关节功能障碍及并发症，如骨筋膜综合征、深静脉血栓、伤口感染和创伤性关节炎等。因此，在踝关节骨折术后，系统的康复治疗也显得尤为重要。

1. 早期康复治疗　蒋军[59]观察踝关节骨折术后进行早期康复训练的远期疗效观察，研究将80例踝关节骨折合并脱位患者为研究对象，随机分为2组，观察组和对照组均40例，对照组行常规康复训练，观察组患者术后行早期康复训练，于2组患者术后1年对踝关节活动度进行评价，包括背伸、屈曲、负重外翻，采用踝关节Kofoed评分标准对踝关节进行评分，满分100分，分数越高，恢复越好。结果显示，观察组的踝关节Kofoed评分高于对照组，差异有统计学意义（$P<0.01$）。踝关节骨折手术后进行早期康复训练能促进关节功能的快速恢复，提高患者的远期生活质量。

2. 超声联合磁疗在早期踝骨折中的应用　Zhou等[60]探讨超声联合磁疗对踝关节早期骨折的影响，收集74例24小时内闭合性踝关节骨折的患者，随机分为观察组和对照组，每组37例，对照组采用中药软膏治疗，观察组采用低强度脉冲超声联合脉冲磁疗。评价疼痛、肿胀、皮肤温度和瘀斑最大直径，深静脉血栓等并发症，发现治疗后第1天、第2天、第3天的VAS评分、肿胀情况及皮肤温度持续下降（$P<0.05$），观察组明显优于对照组（$P<0.05$），观察组的并发症发生率明显低于对照组（$P<0.05$）。超声联合磁疗可以缓解踝关节骨折的疼痛和肿胀，缩短恢复时间，减少并发症，是早期治疗踝关节的有效办法。

3. 功能性支具的应用　Van等[61]观察功能性支具在稳定性B型的踝关节骨折患者中的应用，对44例B型踝关节骨折患者第1周常规使用夹板，1周后随机分为2组，对照组使用石膏固定，观察组使用功能性支具，6周后发现观察组在VAS评分和关节活动度方面均优于对照组（$P<0.01$）。功能性支具对于B型的踝关节骨折患者而言是一个更优的选择。

4. 主动控制运动　Jansen等[62]观察了主动控制运动在不稳定性踝关节骨折中的应用，将50例6周内需要部分负重的踝关节不稳定性骨折的患者随机分为2组，对照组为单独理疗组，观察组为理疗额外主动控制运动，于12周时发现观察组的VAS、Philip评分、Mazur评分、美国足踝外科学会（American Orthopaedic Foot & Ankle Society，AOFAS）评分均优于对照组（$P<0.01$），对不稳定性踝关节骨折的患者中使用主动控制运动，能更好地恢复踝关节功能和重返社会。

5. 水中平板步行运动　吴玉玲等[63]观察水中平板步行运动对踝关节内固定术后患者的康复疗效，选取踝关节骨折内固定术后4～6周的患者45例，随机分为对照组和观察组，对照组23例给予常规康复训练，观察组22例在常规康复训练基础上于术后6周结合水中平板步行训练，2组患者总疗程为12周。分别于术后6周、12周对2组患者进行关节主动活动度、等速踝关节屈伸峰力矩、Baird-JackSon踝关节功能评分进行评定，发现术后12周2组患者各项指标评分较6周有明显改善（$P<0.01$）。在常规康复训练基础上结合水中平板步行运动，对踝关节骨折内固定术后患者的功能恢复有较好的作用。

四、干细胞治疗骨折愈合

Cui等[64]探讨了在骨髓基质干细胞中通过下调LGR6来促进骨折的愈合，试验采用流式细胞仪测定骨髓基质干细胞表面标志物的表达，Western blot 检测 LGR6 蛋白表达水平。用 ALP 和 ARS 染色法来检测骨髓基质干细胞的成骨分化。Western blot 检测成骨基因的蛋白（ALP、胶原蛋白 I、Runx2 和 OCN）的表达。通过将 LGR6 基因敲除的骨髓基质干细胞注入骨折部位，来建立大鼠骨折愈合模型。采用 X 线和 SHE 染色的方法观察骨折的愈合情况。生物力学试验检测最大负荷、弹性应力和骨密度的变化。骨髓基质干细胞中，CD90 和 CD44 阳性表达，CD11b 阴性表达。LGR6 的表达水平随着骨髓基质干细胞的成骨分化逐渐降低。随着 LGR6 的下调，成骨细胞分化过程中成骨细胞的表达水平明显增高。注射 8 周后，用 LGR6 基因敲除的骨髓基质干细胞治疗的大鼠，成纤维细胞数量显著增加。随着 LGR6 的降低，最大载荷、弹性模量和骨密度均得到提高。说明下调 LGR6 的骨髓基质细胞能促进骨折愈合。

Fan 等[65] 探讨了冲击波联合 BMSC 移植在兔骨不连模型中对骨修复的效果。发现该方法能有效增强骨的机械强度，增加 ALP 活性，增加 TGF-β 含量，诱导 BMP-2、BMP-4 和 P2X7 的表达，冲击波联合 BMSC 移植通过 BMP 和 P2X7 信号通路促进兔骨不连的修复。

Chen 等[66] 探讨了 PTH1-34 通过 FGFR3 功能突变来改善大鼠稳定性胫骨骨折的骨质疏松和延迟愈合．在大鼠胫骨骨折模型中，通过影像学、生物力学试验、RT-PCR 分析，发现 PTH1-34 可以减轻骨量丢失，加速软骨细胞成熟，增强软骨相关标志物的表达。而 FGFR3 抑制软骨生成及骨骼的形成，FGFR3 功能突变时，PTH1-34 治疗可以改善骨代谢，改善骨延迟愈合。Xie 等[67] 研究中也证明了基因敲除 FGFR3 大鼠能促进骨折愈合。

Zhang 等[68] 探讨辛伐他汀是否可以通过 Wnt/β- 环通路来促进大鼠 BMSC 的成骨分化，从而促进骨折愈合。从大鼠骨髓标本中分离出 BMSC，并鉴定其纯度。骨培养基中用含辛伐他汀诱导第 3 代 BMSC 生长，经 0.3nmol/L 辛伐他汀治疗 7 天后，细胞的碱性磷酸酶活性和细胞钙化结核数量显著增加。同时，对成骨细胞相关基因的表达，包括碱性磷酸酶、Runx2、OCN 和 OPN 均有明显的上调。辛伐他汀明显上调了 Wnt/β- 环蛋白的表达，而 Wnt/β- 环 shRNA 的转染抑制了成骨细胞相关基因的表达。辛伐他汀可促进大鼠骨髓基质干细胞向成骨细胞分化，其机制可能是 Wnt/β- 环通路有关。

Xin 等[69] 研究探讨了 STAT3 信号转导通路在低氧诱导的 BMSC 迁移和成骨分化中的作用。C57BL/6 雄性小鼠 BMSC 在氯化钴存在下培养，以模拟细胞内缺氧。缺氧促进 BMSC 迁移，上调细胞迁移相关基因表达。缺氧增强 STAT3 和细胞迁移相关蛋白的磷酸化：c-Jun N- 末端激酶（JNK）、黏附激酶（FAK）、细胞外调节蛋白激酶和蛋白激酶 B1/2（ERK1/2）的焦点。低氧促进成骨分化标志物的表达。抑制 STAT3 抑制缺氧诱导的 BMSC 迁移、细胞迁移相关信号分子磷酸化和成骨分化相关基因表达。缺氧诱导的 BMSC 迁移和成骨分化是通过 STAT3 磷酸化，并参与 JNK、FAK 和 MMP-9 信号通路的协同活性。

（张长杰　刘　洋）

参考文献

［1］　保文莉，邱良武，毛健宇．早期运动疗法结合物理治疗对老年下肢骨折患者术后疗效的影响．中国老年

杂志，2018，38（1），172-173.

[2] 陈张荣. 电磁疗在创伤性骨折康复中的应用效果观察. 按摩与康复医学，2017，8（3）：13-14.

[3] 张建军，李金光，李磊. 电磁疗在创伤性骨折康复中的应用效果. 医药卫生（引文版），2016，（5）：363.

[4] Matsumoto K, Shimo T, K T, et al. Low-intensity pulsed ultrasound stimulation promotes osteoblast differentiation through hedgehog signaling. J Cell Biochem, 2018, 119 (6): 4352-4360.

[5] Wu s, Xu X, Sun J, et al. Low-intensity Pulsed Ultrasound Accelerates Traumatic Vertebral Fracture Healing by Coupling Proliferation of Type H Microvessels. J Ultrasound, 2018.

[6] Zhou XY, Wu SY, Zhang ZC, et al. Low-intensity pulsed ultrasound promotes endothelial cell-mediated osteogenesis in a conditioned medium coculture system with osteoblasts. Medicine, 2017, 96 (43): e8397.

[7] Wang G,Xu Y, Zhang L, et al. Enhancement of Apoptosis by Titanium Alloy Internal Fixations during Microwave Treatments for Fractures: An Animal Study. PloS one, 2015, 10 (7): e0132046.

[8] Zhang QB, Zhou Y, Zhong HZ, et al. Effcet of stretching combined with ultrashortwave diathermy on Jiont Function and its possible mechanism in a rabbit knee contracture model. Am J Med Rehabil, 2018, 97 (5): 357-363.

[9] 郭秀珍，高斌礼. 蜡疗在创伤后肘关节僵硬康复治疗中的应用效果观察. 中医药导报，2017，23（11）：104-106.

[10] 刘金辉，聂喜增，李锋，等. 中药外敷联合中波紫外线治疗骨折后软组织肿胀的临床观察. 中国中医急症，2017，26（7）：1254-1256.

[11] Liu W, Xiao J, Ji F, et al. Intrinsic and extrinsic risk factors for nonunin after nonoperative treatment of midshaft clavicle fractures. Orthop Traumatol Surg Res, 2015, 101 (2): 197-200.

[12] 王洁，王美华. 早期功能锻炼对锁骨骨折内固定术后康复的疗效观察. 当代临床医刊，2016，29（6）：2687-2704.

[13] 安莉娜，张秀兰. 早期康复护理对锁骨骨折内固定治疗患者作用分析. 中国保健营养，2017，27（34）：321.

[14] Chen Yongjian, Wang Xin. Treatment progress of proximal humeral fractures. Chinese Journal of Convalescent Medicine, 2016, 25 (2): 132-134.

[15] 孙熊，许花珍，王东. 肱骨干骨折不同治疗方式的研究进展. 中国继续医学教育，2018，10（10）：122-124.

[16] 周琼. 早期综合康复治疗介入对肱骨外科颈骨折愈合疗效观察. 医学理论与实践，2016，29（10）：1382-1391.

[17] 吕厚存. 肱骨近端骨折术后的中医康复治疗. 中国医学创新，2010，7（33）：62-63.

[18] 何建勇，青红梅，谢刚泰. 现代康复联合 JAS 对肘关节"恐怖三联征"患者术后康复的影响. 四川医学，2016，37（3）：311-314.

[19] 许香兰. 康复训练护理在促进尺骨骨折后腕关节功能恢复中的效果观察. 中国卫生标准管理，2015，6（22）：242-243.

[20] 吴春演. 对尺骨骨折患者进行康复训练的效果探究. 当代医药论丛，2017，15（13）；167-168.

［21］ Zhao Y, Dong QQ, Qin WK, et al. Research of TCM synthetic rehabilitation on the recovery of wrist joint after distal radius fractures. Zhongguo Gushang, 2017, 30 (1): 42-46.

［22］ 陈启明，戴尅戎. 骨关节医学与康复. 北京：人民卫生出版社，2015.

［23］ 李庆波，王传英，霍延青，等. 老年桡骨远端不稳定骨折术后早期康复干预对腕关节功能恢复的影响. 中国老年学，2009，29（18）：2382-2383.

［24］ 魏立友，赵刚，张宏伟. 阶梯性康复训练对桡骨远端骨折患者腕关节功能恢复的影响. 中华物理医学与康复杂志，2017，39（2）：149-152.

［25］ 郝定均. 简明临床骨科学. 北京：人民卫生出版社，2014：469-510，719-730.

［26］ 王德伟，赵英伟，等. 3D 打印技术在骨盆骨折诊疗中应用进展. 创伤外科杂志，2018，20（1）：77-80.

［27］ 励建安，黄晓琳. 康复医学. 北京：人民卫生出版社. 2016：337-340.

［28］ 关骅，张光铂. 中国骨科康复学. 北京：人民军医出版社，2011：538-552.

［29］ 徐婧，王海燕，钱燕，等. 老年髋部骨折术后康复护理研究进展. 医学信息，2016，29（18）：55-56.

［30］ 潘小明，刘春艳. 老年股骨颈骨折患者外科治疗的研究进展. 医学信息，2017，30（22）：23-26.

［31］ 郑维. 老年人髋骨骨折 100 例临床诊治效果分析. 中国继续医学教育，2017，9（18）：97-98.

［32］ Yu X, Wang H, Duan X, et al. Intramedullary versus extramedullary internal fixation for unstable intertrochanteric fracture, a meta-analysis. Acta Orthop Traumatol Turc, 2018.

［33］ Zhang Z, Wang C, Yang P, et al. Comparison of early rehabilitation effects of total hip arthroplasty with direct anterior approach versus posterior approach. Zhongguo Xiufu Chongjian Waike Zazhi, 2018, 32 (3): 329-333.

［34］ 胡玉丽，温晓红，徐菊玲，等. 快速康复外科理念在髋部骨折术后早期活动中的应用进展. 护士进修杂志，2017，33（22）：2041-2043.

［35］ Li QQ, Gui XG, Jiang ZH. Analysis on risk factors of functional recovery after intramedullary nail fixation for femoral intertrochanteric fractures in elderly patients. Zhongguo Gu Shang, 2018, 31 (5): 408-412.

［36］ Zhang J, Ang ML, et al. Who Will Walk Again? Effects of Rehabilitation on the Ambulatory Status in Elderly Patients Undergoing Hemiarthroplasty for Femoral Neck Fracture. Geriatr Orthop Surg Rehabil, 2015, 6 (3): 168-172.

［37］ 朱祥萍，吉辉，雷德会，等. 体位管理对老年髋部骨折患者术后髋关节功能恢复及并发症的影响. 海南医学，2018，29（7）：1034-1036.

［38］ 杨梅，邓晓峰，刘敏，等. 老年髋部骨折患者实施康复护理的意义研究. 心理医生，2016，22（2）：150-151.

［39］ 王钢. 骨盆与髋臼骨折的治疗进展及思考. 中华创伤骨科杂志，2018，3（2）：185-186.

［40］ 吴毅. Rehabilitation Medicine Case Study. 上海：上海交通大学出版社. 2016：246-259.

［41］ Wu D, Zhu X. Effect of home-based rehabilitation for hip fracture: A meta-analysis of randomized controlled trials. J Rehabil Med, 50 (6): 481-486.

［42］ 刘璠. 老年髋部骨折的特点及其治疗方法. 中国骨与关节杂志，2018，7（3）：161-162.

［43］ Yang SD, Ning SH, Zhang LH, et al. The effect of lower limb rehabilitation gymnastics on postoperative rehabilitation in elderly patients with femoral shaft fracture: A retrospective case-control study. Medicine, 2016, 95 (33): e4548.

［44］ Zhao R, Feng F, Wang X, et al. Exercise interventions and prevention of fall-related fractures in older people： a meta-analysis of randomized controlled trials. Int J Epidemiol, 2017, 46 (1) 149-161.

［45］ Zhang M. Effect of HBM Rehabilitation Exercises on Depression, Anxiety and Health Belief in Elderly Patients with Osteoporotic Fracture. Psychiatr Danub, 2017, 29 (4): 466-472.

［46］ Hong F, Wang N, Chen GJ. Posterior medial approach inverted L-shaped incision combined with reconstruction plate for posterior condylar fracture of tibial plateau. Zhongguo Gu Shang, 2016, 29 (11): 1027-1032.

［47］ Ai JG, Zhao F, Gao ZM, et al. Treatment of seawater immersion-complication open-knee joint fracture. Genet Mol Res, 2014, 13 (3): 5523-5533.

［48］ 杨俊芬. 膝关节骨折术后早期与恢复期实施康复治疗的疗效对比. 临床医药文献杂志，2016，3（35）：6940-6941.

［49］ 王新烨，王冰，郭杏芳. 本体感觉训练对膝关节周围骨折术后所致关节僵硬患者康复的影响. 现代生物医学进展，2018.18（2）：330-334.

［50］ 袁琦. 综合康复联合等速肌力训练对膝关节骨折术后功能障碍患者功能恢复的影响. 中外医学研究，2018，16（11）：175-176.

［51］ Luo K, Qi T, Yang L, et al. Clinical research of knee joint motor impairment after fracture operation treated with relaxing needling manipulation combined with exercise therapy. Zhongguo Zhen Jiu, 2015, 35 (9): 987-900.

［52］ 杨俊芬. 膝关节骨折术后早期与恢复期实施康复治疗的疗效比较. 临床医药文献杂志，2016，3（35）：6940-6941.

［53］ 姜勇，赵秀杰. 康复治疗对膝关节骨折术后早期功能恢复的疗效观察. 中西医结合心血管病杂志，2018，6（7）：158-158.

［54］ 李波，熊芳. 早期康复结合高压氧治疗在闭合性胫腓骨骨折后肿胀患者中的运用. 中医药导报，2015，12（21）：51-54.

［55］ 王燕，陈莺，姜海涛. 冷疗联合踝泵运动对胫腓骨骨折患者早期康复的影响. 浙江医学教育，2017，16（1）：27-29.

［56］ Shutian L, Feng Z. Effect of tuina along the pathways of meridians plus rahabilitation training on lower limb swelling after surgical repair of frature. J acpuncture tuina sci, 2016, 14 (1): 46-49.

［57］ 张敏佳，林松庆，吕莉，等. 渐进性肌肉放松训练对下肢骨折术后早期康复的影响. 临床与病理杂志，2018，38（6）：1280-1286.

［58］ Tri M Phan, John Arnold, Lucian B Solomon. Rehabilitation for tibial plateau fractures in adults: a scoping review protocol. Jbi Database System Rev Implement Rep, 2017, 15 (10): 2437–2444.

［59］ 蒋军. 踝关节骨折手术后进行早期康复训练的远期疗效观察. 中国继续医学教育，2017，8（33）：117-118.

［60］ Zhou min, Zhang G. Early application of ultrasound combined with magneic therapy in ankle fracture. Chinese journal of rehabilitation. 2018, 33 (1): 23-25.

［61］ Van den Berg C, Haak T. Functional bracing treatment for s table type B ankle fracture. Injury, 2018.

［62］ Jansen H, Jordan M, Frey S, et al. Active controlled motion in early rehabilitation improves outcome after ankle fractures: a randomized controlled trial. Clin Rehabil, 2017, 32 (3): 312-318.

［63］吴玉玲，周先珊，沈良册，等. 水中平板运动在踝关节骨折内固定术后康复中的疗效分析. 颈腰痛杂志，2016，37（6）：522-524.

［64］Cui Y, Huang R, Wang Y. Down-regulation of LGR6 promotes bone fracture recovery using bone marrow stromal cells. Biomed Pharmacother, 2018, 99: 629-637.

［65］Fan T, Huang G, Wu W. Combined treatment with extracorporeal shock wave therapy and bone marrow mesenchymal stem cell transplantation improves bone repair in a rabbit model of bone nonunion. Mol Med Rep, 2018, 17 (1): 1326-1332.

［66］Chen H, Sun X, Yin L, et al. PTH 1-34 Ameliorates the Osteopenia and Delayed Healing of Stabilized Tibia Fracture in Mice with Achondroplasia Resulting from Gain-Of-Function Mutation of FGFR3.Int J Biol Sci,2017,13 (10): 1254-1265.

［67］Xie Y, Luo F, Xu W, et al.FGFR3 deficient mice have accelerated fracture repair. Int J Biol Sci,2017;13 (8): 1029-1037.

［68］Zhang M, Bian YQ, Tao HM, et al. Simvastatin induces osteogenic differentiation of MSCs via Wnt/β-catenin pathway to promote fracture healing. Eur Rev Med Pharmacol Sci, 2018, 22 (9): 2896-2905.

［69］Yu X, Wan Q, Cheng G, et al. CoCl2, a mimic of hypoxia, enhances bone marrow mesenchymal stem cells migration and osteogenic differentiation via STAT3 signaling pathway. Cell Biol Int, 2018.

第四节　颈椎病康复研究进展

颈椎病（cervical spondylosis）是一个涉及临床多学科多方面问题的复杂病种，因此曾经被称为颈椎综合征。在第三届全国颈椎病专题座谈会上，专家们将颈椎病的定义修订为[1]：颈椎病是指颈椎椎间盘组织退行性改变及继发病理改变累及周围组织结构（神经根、脊髓、椎动脉、交感神经及脊髓前中央动脉等），出现与影像学改变相应的临床表现。此后至今一直应用。康复治疗是颈椎病治疗最主要的组成部分，近 3 年来，我国有关颈椎病康复治疗进展主要集中在治疗理念的更新及新疗法的应用方面。

一、颈椎病基础研究进展

与临床研究相比，近几年基础研究进展不太显著，与临床相关比较密切的基础研究主要是动物模型的建立及病理与治疗机制的探讨。

（一）颈椎病动物模型的建立

张欣等[2]设计一种无创颈型颈椎病动物模型的制备方法并验证其可行性，为防治颈椎病研究提供动物模型和实验载体。研究将 24 只新西兰雄性白兔随机分为模型组和对照组，每组 12 只。模型组兔置于改良后的兔盒中，剔去颈部毛发，敷以自制保湿冰袋，调节保湿冰袋松紧并将其下端扣住兔盒，使兔的颈部成低头屈曲 45°，将吹风机出风口对准兔颈部，风力 5 级。每次造模 2 小时，每天造模 2 次，共 4 小时。对照组兔置于兔盒中，允许其颈部自由活动。造模 1 个月后，每组兔麻醉或处死后行：① X 线影像学观察；② 光镜下组织形态学观察；③ 退变颈椎间盘髓核中 TNF-α 浓度变化。比较组间差异性。结果显示，模型组颈椎生理曲度变直，椎间隙变窄，椎体边缘有轻微骨质增生，椎间盘髓核脱水皱缩，重量减轻。纤维环产生放射状裂隙，胶原纤维变性、紊乱甚至断裂；退变髓核中 TNF-α 浓度显著升高。对照组颈椎及椎间盘形态无明显变化。认为本造模法符合人颈椎病发病规律，避免了致病因素单一，操作简便易行，造模方法对所观察组织无损伤干扰，有利于颈椎病防治的进一步研究。

巩彦龙等[3]通过 3 种方法评价椎动脉型颈椎病（cervical spondylosis of vertebral artery type，CSA）模型。研究将 80 只 Wistar 大鼠随机分为空白对照组、植骨压迫法造模组、力学平衡失调法造模组及混合造模法组各 20 只，通过检测造模前、造模后第 2 周、第 4 周颞叶软脑膜微循环血流量、血氧饱和度实验数据的比较，免疫组织化学检测椎动脉组织中 NF-κB 表达，评价 3 种 CSA 大鼠模型。结果显示 3 种造模方法均可成功复制 CSA 模型，其中以混合造模法较为优异，值得推广。

（二）颈椎病病理及治疗机制的研究

宋敏等[4]分析 CSA 模型大鼠垂体组织差异基因表达谱变化，探讨垂体对 CSA 的调控机制。研究将 10 只 SPF 级雄性 Wistar 大鼠随机分为模型组和正常组，采用复合造模法建立 CSA 模型，模型成功后取垂体组织，提取总 RNA，用全基因芯片检测基因表达谱，筛选差异基因，进行基因本体论（GO）、信号通路分析差异基因在信号通路上的富集程度、分子功能和生物学过程。结果表明垂体对 CSA 的调控主要通过对炎性刺激、免疫调节、椎动脉功能及内膜系统等的调节实现。

Liao 等[5]通过构建因动静态力量不均衡引起的颈椎间盘变性的老鼠模型，研究电针刺激（EA）治疗是否通过 TNF-α 肿瘤坏死因子受体 1（tumor necrosis factor receptor1，TNFR1）-caspase-8 和整合素 β1 / Akt 信号通路从而抑制纤维环细胞凋亡。研究共纳入 32 只 D 大鼠，其中 24 只大鼠行颈椎间盘变性手术，而 8 只大鼠在大椎给予电针刺治疗。免疫组织化学染色法用于检测 TNF-α、TNFR1、caspase-8。用末端脱氧核苷酰转移酶介导的 dUTP 缺口末端标记技术（TUNEL）检测纤维环细胞的凋亡。整合素 mRNA 和蛋白表达水平的整合素 β1 和 Akt 分别实时评估聚合酶链反应和免疫印迹分析。结果发现，电针治疗通过抑制 TNF-α-TNFR1-caspase-8 信号通路，提高整合素 β1 和 Akt 的表达实现纤维环细胞的凋亡。电针刺激可能是治疗颈椎病的一种很好的替代疗法。

重秀冰等[6]还探讨了电针在颈椎病大鼠模型椎间盘软骨细胞的凋亡，以及磷脂酰肌醇 3/丝氨酸 - 苏氨酸蛋白激酶（PI3KI、Akt）信号传导通路中的 2 个蛋白 PI3K、Akt 的影响。研究将 40 只 SD 大鼠随机分成电针组、莫比可组、假手术组、模型组 4 组各 8 只，雌雄各半。电针组给予"颈夹脊""手三里"穴治疗每天 1 次，每次 25 分钟，14 天为 1 个疗程共 2 个疗程，中间休息 2 天；莫比可组用莫比可进行灌胃处理；模型组、假手术组无任何治疗只做固定，其治疗疗程同电针组。疗程结束，取大鼠颈部椎间盘组织测生化相关指标。结果显示，电针能延缓颈椎病大鼠椎间盘软骨细胞的凋亡过程，机制与 PI3 K/Akt 信号传导通路及 Bcl-2、Bax 的含量有关。

二、颈椎病临床研究进展

颈椎退行性改变是颈椎病发病的病理基础，生物力学失衡是颈椎病的主要成因。因此，运动治疗及力学治疗才能有效地调整颈椎生物力学失衡及脊椎节段排列紊乱，强化肌力，进而稳定颈椎。近年来，生物力学调整与主动运动康复相结合逐渐成为颈椎病康复治疗的新理念与新趋势。颈椎病病程迁延反复，患者长期受到折磨，易产生心理压力或不适，心理疏导及治疗的适当介入越来越受到重视。

（一）颈椎病的康复评估

1. 心理与精神方面评估量表得到重视 贾少杰等[7]探讨了联合应用简易精神状态量表（MMSE）和蒙特利尔认知评估量表（MoCA）对 CSA 患者认知能力的评定。研究选取了 2012—2013 年在北华大学附属医院神经内科就诊的符合 CSA 诊断标准的患者作为 CSA 组，同时选取年龄、性别、文化程度无明显差异的健康人群为对照组，应用 MMSE 和 MoCA 量表进行检测评分。结果显示 CSA 患者认知功能减退的检出率和严重程度均显著高于健康人。MoCA 量表可用于早期认知功能减退的评定，MMSE 可作为认知障碍的评定。

孙振晓等[8]探讨广泛性焦虑量表（generalized anxiety disorder，GAD）-7 在颈椎病患者焦虑情绪评估的信度和效度。研究应用 GAD-7 及焦虑自评量表（SAS）对 100 例颈椎病患者进行筛查，同时进行美国《精神障碍诊断与统计手册》第 4 版（DSM-Ⅳ）临床定式访谈评定。随机抽取 30 例患者在 GAD-7 测定 1 周后再次进行 GAD-7 评定。结果显示 GAD-7 用于颈椎病患者焦虑情绪评估具有良好的信度和效度。

2. 脊髓型颈椎病的评估 钟伟洋等[9]研究叩足试验（foot tapping test，FTT）在健康人群中的正常值及其在评估脊髓型颈椎病患者下肢运动功能中的作用。研究纳入了被诊断为脊髓型颈椎病的患者 124 例。检测正常对照组 FTT 值，对脊髓型颈椎病患者进行术前、术后随访 1 年的 FTT 和 JOA 评分、抓握手试验（grip and release test，GRT）。结果发现 FTT 值在术后有明显改善，可作为脊髓型颈椎病的客观定量评估指标。

Lee 等[10]研究验证了一种利用手握装置和目标跟踪试验对手部功能进行量化的系统。该系统的功效主要有检测存在的手功能障碍，评估脊髓型颈椎病患者感知的运动功能缺陷和检测术后的身体状况的变化。该研究收集了 30 例脊髓型颈椎病和 30 例非残障对照受试者收集的试验数据，结果验证了本系统是客观、准确地评估手部运动功能损害及应用于手术效果。

3. 热层析成像技术在颈椎病疗效中的应用 王丽等[11]探讨了基于热层析成像技术评价针刺治疗 CSA 的临床疗效。研究选取了 CSA 患者 43 例，应用 Pennes 生物传热理论及基于热层析成像技术，对 40 例 CSA 患者进行常规针刺治疗，取颈夹脊穴、风池、后溪，于治疗前后分别采集患者颈项部热层析成像图，并观察治疗前后患者颈项部温度的变化及患者眩晕症状的缓解情况，并判断其临床疗效。结果显示热层析成像技术对 CSA 患者的临床疗效判定具有应用价值。

（二）颈椎病的康复治疗

近年颈椎病的康复治疗的临床关注及应用研究比较多，取得较明显进展的有以下方面。

1. 牵引治疗　颈椎牵引是治疗颈椎病常用的有效方法。但传统的牵引受到新型减压牵引的明显冲击。非手术脊柱减压系统（SDS）在这几年的使用中因舒适、高效及安全而大受好评。

徐筱潇等[12]探讨 SDS 牵引治疗神经根型颈椎病（CSR）的疗效及其对患者颈部肌肉表面肌电信号的影响。研究选择了 CSR 患者 60 例，随机分为 SDS 组和普通组，各 30 例，分别采用 SDS 和普通牵引系统进行颈椎牵引，采用表面肌电图记录患者颈竖脊肌和胸锁乳突肌的肌电信号，以平均肌电振幅值（AEMG）及中位频率（MF）作为表面肌电信号评估指标，以 VAS 和颈椎功能障碍指数（neck disability index，NDI）评分作为疗效评估指标，对治疗前后数据进行统计学比较。结果显示 SDS 牵引对 CSR 患者的疼痛缓解、功能改善、颈部肌肉放松和减轻肌肉疲劳的效果优于普通牵引。

黄莉华等[13]观察 SDS9900 颈椎脊柱减压系统治疗 CSR 患者的临床疗效及复发率。研究选取了 CSR 患者 112 例并随机分为治疗组及对照组各 56 例。治疗组采用 SDS9900 颈椎脊柱减压系统及动态干扰电治疗，对照组则用常规颈椎牵引及动态干扰电治疗。于治疗前、治疗 6 周后对 2 组患者采用 VAS 及颈椎病临床评价量表（clinical assessment scale for cervical spondylosis，CASCS）对 2 组患者进行评定，并于治疗结束后 3 个月、6 个月、1 年对患者进行随访。结果显示 SDS9900 颈椎脊柱减压系统可有效缓解 CSR 患者的疼痛，提高颈椎功能，并具有较好的远期疗效且复发率低。

沈毅等[14]探讨颈椎非手术脊椎减压在 CSR 治疗中应用效果。研究选取颈椎间盘突出致 CSR 患者 40 例并随机分成观察组与对照组各 20 例，均接受常规治疗。对照组在此基础给予传统颈椎牵引系统治疗，观察组则给予颈椎非手术脊柱减压治疗，对比 2 组患者的治疗效果。结果显示颈椎非手术脊柱减压治疗能有效改善颈椎间盘突出致 CSR 的治疗效果，提升患者突出的椎间盘还纳率，最大限度恢复颈椎生理曲度，值得在临床治疗中应用。

刘霞等[15]研究颈椎 - 非手术脊柱减压系统对颈椎间盘突出所致 CSK 的治疗作用及效果。研究将符合标准的 52 例患者随机分成治疗组和对照组各 26 例，在常规治疗的基础上，治疗组予以非手术脊柱减压治疗，对照组予以传统牵引治疗，比较治疗前后 2 组患者的 VAS 评分、20 分法量化评分及椎间盘突出的横截面积的变化。结果显示对于颈椎间盘所致 CSK 治疗，非手术脊柱减压能够较大程度地使突出的椎间盘还纳，从根本上缓解对神经根的压迫，疗效显著，优于传统牵引治疗，值得临床进一步研究和推广应用。

除非手术脊柱减压系统外，具有调整生理弯曲度特色的曲度牵引也越来越受到重视。毛桂华等[16]探讨曲度牵引结合中频治疗中青年伴随颈椎病颈性眩晕的临床效果。研究收集了颈椎病中青年患者 86 例，随机分为观察组与对照组各 43 例。观察组采用曲度牵引结合中频治疗仪进行治疗，对照组采用拔罐结合中频治疗仪进行治疗，治疗 6 周后，对比 2 组治疗效果、颈椎活动度积分变化及颈部疼痛情况。结果显示采用曲度牵引结合中频治疗伴随颈椎病的颈性眩晕可以有效提高治疗效果。毛桂华等[17]观察了三维曲度牵引结合中频电疗治疗颈型颈椎病的疗效。研究选取了 100 例颈型颈椎病患者，随机分成观察组和对照组，每组各 50 例。观察组给予三维曲度牵引结合中频电疗治疗，对照组给予拔罐结合中频电疗治疗。治疗前后对患者颈部疼痛、压痛，颈椎活动度，临床疗效进行评价。结果显示三维曲度牵引结合中频电疗治疗颈型颈椎病疗效明显优于拔罐联合中频电疗。

2. 悬吊运动疗法 悬吊运动疗法（sling exercise therapy，SET）是以持久改善肌肉骨骼疾病为目的，应用主动训练激活脊柱深层稳定肌，重建正确的肌肉运动控制模式，以增强脊柱稳定性。该疗法越来越受到重视及普及使用。

陈燕云等[18]观察 SET 结合关节松动术治疗颈椎病的疗效。研究将 40 例颈椎病患者随机分为治疗组和对照组，每组 20 例。治疗组采用 SET 结合关节松动术，对照组采用单纯关节松动术，疗程 3 周。结果显示 SET 结合关节松动术治疗颈椎病的整体疗效优于单纯关节松动疗法。SET 可以在巩固手法治疗效果的同时增强颈部深层稳定性，提高颈肌肌力和耐力，对于维持颈椎病的远期治疗效果将有重要意义。

冯梓芸等[19]观察 SET 配合推拿治疗 CSR 的临床疗效。研究选取 CSR 患者 50 例，按照随机数字表法分为观察组和对照组，每组 25 例。对照组给予常规推拿手法治疗，观察组给予 CSR 配合推拿手法治疗。分别于治疗前、治疗后、治疗后 1 个月观察 2 组患者的治疗效果及 VAS、NDI、CASCS 评分变化。结果提示 SET 配合推拿手法治疗 CSR 的疗效显著。

李婷婷等[20]利用表面肌电评估慢性颈痛患者在 SET 与传统姿势性训练治疗前后胸锁乳突肌的肌电变化，间接反映颈深屈肌的功能，来客观评价 SET 的治疗效果。研究选取 14 例慢性颈痛患者作为研究对象。将其随机分为 2 组，其中 SET 组 8 例，对照组 6 例。分别在治疗前和治疗 4 周后对受试者在头颈屈试验（craniocervical flexion test，CCFT）下进行双侧胸锁乳突肌表面肌电测量，取均方根值，标准化后进行统计学比较。其他的评估方法包括 NDI、VAS。评估过程采用盲法。结果显示 SET 对于慢性颈痛患者的治疗要明显优于姿势运动训练，SET 可以使胸锁乳突肌在 CCFT 中的异常兴奋性减低，从而间接说明了颈深肌群被激活。

梁鲁波等[21]探讨 SET 结合肌肉力量技术对失稳性颈型颈椎病的疗效。研究收集 60 例失稳性颈型颈椎病患者，其中男 30 例、女 30 例。治疗组 30 例采用 SET 结合肌肉力量技术，对照组 30 例采用传统推拿结合牵引治疗。结果显示 SET 结合肌肉力量技术疗效更优。

阴涛等[22]收集 72 例颈椎病患者，随机分为试验组（SET 疗法组）与对照组（牵引组），各 36 例。应用 Biodex Ⅲ System 等速测试系统测试颈部肌群力学性能，治疗前和疗程结束后各测试 1 次。结果表明 SET 可以改善颈椎病患者颈部肌群收缩力量和做功效率及颈部肌群屈、伸肌群的协调能力，从而有利于恢复颈椎病患者颈部的生物力学性能。

3. 脊柱脉冲整脊治疗 脉冲整脊治疗是用特定的设备进行整脊治疗颈椎病，能调节神经肌肉兴奋性，增强本体感觉输入、抑制疼痛、调节肌肉收缩力及紧张度。近年来以其高效、快速受到喜爱。

张霞等[23]观察脊柱脉冲治疗仪联合 Mulligan 手法治疗颈型颈椎病的临床疗效。研究将 90 例颈型颈椎病患者随机分为 A、B、C 3 组，每组 30 例。A 组采用脊柱脉冲治疗仪联合 Mulligan 手法治疗，B 组采用脊柱脉冲治疗仪治疗，C 组采用 Mulligan 手法治疗。治疗前后分别对 3 组患者进行颈部 VAS、颈部主动关节活动度（AROM）、NDI 评估。结果显示脊柱脉冲治疗仪联合 Mulligan 手法治疗颈型颈椎病能进一步缓解患者颈部疼痛，增加颈椎关节活动度，减少颈椎功能障碍。

王德利等[24]观察智能脉冲枪整脊联合推拿手法治疗颈型颈椎病的临床疗效。研究采用随机数字表法将 60 例颈型颈椎病患者分为观察组及对照组。对照组患者给予颈部常规推拿治疗，观察组患者在此基础上针对颈 3 棘突及周围压痛点辅以智能脉冲枪整脊治疗。上述治疗均每天进行 1 次，共持续治疗 14 天。于治疗前、治疗 14 天后分别采用 VAS、NDI 调查问卷对 2 组患者颈部疼痛、颈椎功能障碍程度进行评定。结果显示智能脉冲枪整脊联合推拿治疗颈型颈椎病具有协同作用，能进一步缓解颈型颈椎病患者颈部疼痛，改善其颈椎活动功能，该联合疗法值得临床推广、应用。

尚延萍等[25]研究神经松动术联合智能 IQ 脉冲枪对 CSR 的临床疗效。研究收集了 52 例冲枪对 CSR 患者，随机分为对照组和治疗组，每组 26 例。对照组采取常规牵引、推拿治疗，治疗组采用神经松动术和智能 IQ 脉冲枪治疗。5 天为 1 个疗程，2 个疗程后采用 VAS 和田中靖久症状量化表 20 分法进行评分，比较两组治疗效果。结果显示神经松动术联合智能 IQ 脉冲枪治疗 CSR 可以缓解疼痛及临床症状，具有明显的临床效果。

邹兆华[26]比较分析智能脉冲仪与针刺治疗颈型颈椎病的临床疗效。研究将 120 例典型颈型颈椎病的患者随机分为 2 组，观察组采用智能脉冲仪治疗，每次 10 分钟，隔天 1 次，共 7 次；对照组采用针刺治疗，每次 30 分钟，隔天 1 次，共 7 次。观察患者的临床症状、体征积分并计算治愈率。结果显示智能脉冲仪组效果明显，可以作为治疗颈型颈椎病的有效方法，值得推广。

4. 超声引导下的精准注射治疗　超声引导下的注射治疗以其精准定位，明显提高疗效及安全性，受到业界越来越多的应用。罗恒超等[27]探讨超声引导下复方倍他米松注射治疗冲枪对 CSR 的作用。研究收集了冲枪对 CSR 患者 60 例，随机分为对照组和试验组，各 30 例。对照组患者直接给予复方倍他米松注射液治疗，试验组患者在超声引导下采用复方倍他米松注射液治疗，分析 2 组的治疗效果。结果显示冲枪对 CSR 患者采用超声引导下复方倍他米松注射治疗的效果显著。

孙文善等[28]根据超声影像下颈部多裂肌的解剖学特征和位置，观察 PGLA 埋线治疗冲枪对 CSR 颈痛的临床疗效。研究选择 40 例以颈痛为主诉的冲枪对 CSR 患者，观察穴位局部横断面的层次结构特征，测定颈 5、颈 6 夹脊穴处多裂肌横断面上下边缘距皮肤表面的深度及多裂肌横断面内外边缘距脊柱棘突的水平距离，计算多裂肌的深度和位置。根据多裂肌位置测定结果，标记多裂肌体表投影位置，然后对颈 5、颈 6 夹脊穴进行埋线治疗。观察埋线后 7 天、14 天简式 McGill 疼痛量表各项评分，包括疼痛分级指数（pain rating index，PRI）、VAS 和现有疼痛程度的变化情况。结果显示超声定位下 PGLA 埋线治疗冲枪对 CSR 颈痛疗效确切，具有定位准确、操作方便、持续时间长的优点。

才久波[29]探讨超声引导下星状神经节连续脉冲射频治疗交感型颈椎病的疗效。研究收集交感型颈椎病患者 64 例，随机分为对照组与观察组。对照组用 1% 利多卡因 9ml＋曲安奈德 1ml 给予星状神经节阻滞。观察组用 1% 利多卡因阻滞后超声引导连续脉冲射频 2Hz、20 毫秒、45V、42℃和 120 秒，治疗 2 个周期。2 个周期治疗后立即用超声分别记录 2 组治疗前与治疗后 10 分钟椎动脉血流指标。于治疗后 1 周、1 个月、3 个月随访 2 组患者交感神经症状评分对比。结果提示超声引导下星状神经节连续脉冲射频治疗交感神经型颈椎病精准安全，疗效长期稳定。

周艳等[30]探讨超声引导联合神经刺激仪定位选择性颈神经根阻滞术治疗 CSR 的安全性和有效性。研究选择 75 例 CSR 患者，随机分为超声联合神经刺激仪定位组（US 组）、超声引导组（U 组）、传统解剖定位组（C 组），根据患者疼痛神经根支配区域和 X 线、MRI 显示的病变所累及椎间隙节段情况进行选择性颈神经根阻滞术，观察 3 组的穿刺成功率、术后第 1 天的 VAS、并发症的发生率和 1 个月后的效果。结果提示超声引导联合神经刺激仪定位选择性颈神经根阻滞术治疗 CSR 提高了治疗的精准性、安全性、有效性。

5. 护理干预与心理调适 颈椎病的发病与心理紧张、焦虑、应激有关，适当介入护理及心理疏导，对颈椎病的治疗及预防都是非常重要的。该方面日益受到关注。

李容杭等[31]探讨护理干预在 CSA 牵引下整复手法的临床应用效果。研究选取 CSA 患者 104 例，均行牵引下整复手法治疗。随机分为对照组和观察组。对照组患者实施常规护理，观察组患者实施护理干预。采用 VAS 评定疼痛程度，比较 2 组患者的治疗效果及护理满意度情况。结果显示有效的护理干预可显著提高 CSA 牵引下整复手法的治疗效果，明显减轻患者的病痛。

佟合欣等[32]观察颈椎手法牵引复位配合舒适护理对颈椎病患者康复和生活质量的影响。研究选取 60 例颈椎病患者，随机分为治疗组和对照组，每组各 30 例。对照组在颈椎手法牵引复位的基础上实施常规基础护理，治疗组在此基础上采用舒适护理。比较 2 组临床疗效及入院前和出院前 2 组生活质量的变化。结果显示运用颈椎手法牵引复位配合舒适护理可明显提高颈椎痛患者的康复效果，改善生活质量。

李颖馨等[33]研究情志护理结合穴位按摩对颈椎病后抑郁患者生存质量的影响。研究将 134 例颈椎病后抑郁患者随机分为对照组 46 例、情志组 44 例和穴位按摩情志组 44 例。对照组采用项痹的中医护理方案和抑郁患者的常规护理方法进行护理，情志组在对照组的基础上加入情志护理进行干预，穴位按摩情志组在情志组护理的基础上加入穴位按摩进行干预。干预前及干预后 8 周采用 CASCS 对 3 组干预效果进行评价。结果显示情志护理结合穴位按摩有助于改善颈椎病后抑郁患者的生活质量，效果优于单独采用情志护理。

王绍丽等[34]探讨情绪干预在交感神经型颈椎病治疗中发挥的作用。研究将 201 例患者按收治时间划分为 2 组，对照组给予常规治疗和护理，在此基础上，观察组实施情绪干预，使患者的负性情绪转化为正性积极的情绪配合治疗。结果显示对交感神经型颈椎病患者实施情绪干预能有效减轻患者焦虑、抑郁和负性情绪，有利于增强疗效，提高患者健康知识的掌握及护理工作满意度。

苏红梅等[35]观察和分析心理护理对颈椎病伴焦虑患者的影响。研究随机抽取 94 例颈椎病且伴有不同程度焦虑患者，同时根据门诊就诊顺序，按照 1∶1 比例将其随机分为观察组和对照组（每组 47 例），对照组给予常规护理措施、观察组加用心理护理，且对 2 组患者临床疗效、护理前后 SAS 评分进行观察和数据的统计学处理分析。结果显示心理护理在颈椎病伴焦虑患者治疗中应用效果满意，对颈椎病的治疗与康复具有促进作用，值得推广。

关福源等[36]评价健康教育配合工作姿势与工间休息干预措施对慢性颈痛的伏案工作人员颈椎病的预防效果。研究选择 237 例慢性颈痛的伏案工作人员作为研究对象，采用随机与整群分组结合的方法分组，其中干预 1 组 82 例，干预 2 组 70 例和对照组 85 例。对照组不予干预措施，干预 1 组予定期健康教育配合纠正工作坐姿行为干预，干预 2 组予定期健康教育配合工间休息干预，分别在干预前、干预第 10 个月进行 VAS 评分比较 3 组研究对象的颈痛缓解程度，评价干预效果。结果干预 1 组和干预 2 组研究对象干预后的疼痛 VAS 评分。研究显示健康教育配合工作姿势干预，推行工间休息，对于缓解颈部疼痛，预防颈椎病具有积极的作用。

此外，利用现代通信对出院后的患者进行随访及健康宣传也是非常简便而又实效的。黄能等[37]

探讨手机短信服务对颈椎病出院患者的应用效果。研究选取出院颈椎病患者120例作为研究对象，随机分为2组，对照组只做电话随访。而观察组在电话随访的基础上实施手机短信服务，短信内容为饮食知识、康复锻炼知识及日常生活中预防疾病复发知识三部分。结果显示用手机短信服务对颈椎病出院患者进行健康教育，可以降低颈椎病的复发率，减轻患者的痛苦，提高患者的生活质量。

综述国内外关于颈椎病研究的概况，结合基础理论和临床研究实践，论述颈椎病发病因素、病理机制和中医药治疗颈椎病的优越性。加强颈椎病病理基础及防治新技术的研究，突出中医药特色，整合优化治疗方案，促进中医药和现代科学的有机结合，丰富和完善现有的各种技术，改进颈椎病研究工作中存在的问题，是当前和今后颈椎病临床研究发展的趋势。

三、问题与展望

（一）基础研究方面

颈椎病的重要发病因素是椎间盘的退行性改变，加强椎间盘退变的基础研究，有助于进一步了解颈椎病的发生、发展过程及其病理机制。椎间盘退变导致的病理生理变化、生物力学及功能学的变化均有待进一步深入的研究和探讨。

（二）临床研究方面

颈椎病临床康复治疗与研究均存在一些问题与不足。康复治疗目前大多数仍拘泥于传统的疗法；颈椎病的各种治疗方法的合理选用、介入时机及不同疗法之间的科学搭配；颈椎病的评估，尤其是生物力学评估及姿势评估较空白，既不规范，也不统一。临床研究大部分停留在小规模小范围内，未能很好地开展多中心，大样本的合作研究。

（王楚怀）

参考文献

［1］ 李增春，陈德玉，吴德升，等. 第三届全国颈椎病专题座谈会纪要. 中华外科杂志，2008，12（23）：1796-1799.

［2］ 张欣，李殿宁，李开平，等. 无创兔颈型颈椎病动物模型的建立. 中华中医药学刊，2015，33（4）：913-916.

［3］ 巩彦龙，宋敏，刘涛，等. 3种方法评价椎动脉型颈椎病大鼠模型. 暨南大学学报（自然科学与医学版），2016，37（6）：497-502.

［4］ 宋敏，巩彦龙，刘涛，等. Affymetrix基因芯片测序技术分析垂体对大鼠椎动脉型颈椎病模型的调控机制. 西安交通大学学报（医学版），2018，39（2）：210-215.

［5］ Liao J, Zhang L, Zheng J, et al. Electroacupuncture inhibits annulus fibrosis cell apoptosis in vivo via TNF-alpha-

TNFR1-caspase-8 and integrin beta1/Akt signaling pathways. J Tradit Chin Med, 2014, 34 (6): 684-690.

[6] 重秀冰, 郑佳璇, 廖军卒, 等. 电针对颈椎病大鼠椎间盘软骨细胞及 PI3 K /Akt 信号通路的影响. 中国中医基础医学杂志, 2016, 22（9）: 1232-1235.

[7] 贾少杰, 李立冬, 刘欣, 等. MMSE 和 MoCA 量表在椎动脉型颈椎病患者早期认知障碍中的应用. 中国老年医学杂志, 2015, 35（11）: 6563-6564.

[8] 孙振晓, 孙宇新, 于相芬. 广泛性焦虑量表在颈椎病患者焦虑情绪评估的信度和效度研究. 临床精神医学杂志, 2017, 27（4）: 250-252.

[9] 钟伟洋, 梁欣洁, 权正学. 叩足实验评价脊髓型颈椎病患者下肢运动功能. 中南大学学报（医学版）, 2014, 39（3）: 296-300.

[10] Lee S I, Huang A, Mortazavi B, et al. Quantitative assessment of hand motor function in cervical spinal disorder patients using target tracking tests. J Rehabili Res Dev, 2016, 53 (6): 1007-1022.

[11] 王丽, 黄伟, 余乐, 等. 基于热层析成像技术评价针刺治疗椎动脉型颈椎病的临床疗效. 河南中医, 2018, 38（1）: 128-131.

[12] 徐筱潇, 王楚怀. 非手术脊柱减压牵引对神经根型颈椎病患者颈部肌肉表面肌电信号的影响. 华中科技大学学报（医学版）, 2017, 46（3）: 336-340.

[13] 黄莉华, 白跃宏, 马峥. 非手术脊柱减压系统治疗神经根型颈椎病的疗效分析及复发率研究. 颈腰痛杂志, 2017, 38（1）: 60-63.

[14] 沈毅, 胡剑辉, 刘雪, 等. 颈椎非手术脊柱减压治疗神经根型颈椎病的应用效果. 按摩与康复医学, 2017, 8（4）: 19-20.

[15] 刘霞, 高晓平. 非手术脊柱减压治疗颈椎间盘突出所致神经根型颈椎病的临床研究. 安徽医药, 2015, 19（7）: 1302-1305.

[16] 毛桂华, 吕军, 闫恒志, 等. 曲度牵引结合中频治疗中青年颈椎病颈性眩晕的临床观察. 中西医结合心脑血管病杂志, 2017, 15（21）: 2769-2772.

[17] 毛桂华, 闫恒志, 张伟, 等. 三维曲度牵引结合中频电疗治疗颈型颈椎病疗效分析. 医疗卫生装备, 2017, 38（8）: 65-67.

[18] 陈燕云. 悬吊运动结合关节松动术治疗颈椎病的疗效观察. 上海交通大学学报（医学版）, 2015, 35（6）: 924-926.

[19] 冯梓芸, 李丽. 悬吊运动疗法配合推拿治疗神经根型颈椎病临床观察. 河南中医, 2016, 36（4）: 696-698.

[20] 李婷婷, 王楚怀, 张桂芳, 等. 悬吊运动训练对慢性颈痛患者胸锁乳突肌表面肌电的影响. 中国康复医学杂志, 2016, 31（5）: 531-535.

[21] 梁鲁波, 张新斐, 刘初容, 等. 悬吊训练技术（SET）结合肌肉力量技术治疗失稳性颈型颈椎病的疗效观察. 颈腰痛杂志, 2017, 38（1）: 95-96.

[22] 阴涛, 张杰锋, 郑遵成, 等. 悬吊运动疗法治疗颈椎病生物力学机制的临床研究. 医用生物力学, 2017, 32（6）: 555-558.

[23] 张霞, 吴涛. 脊柱脉冲治疗仪联合 Mulligan 手法治疗颈型颈椎病的疗效观察. 广西医学, 2018, 40（10）:

1167-1170.

［24］ 王德利，张德清，杨翊，等. 智能脉冲枪整脊技术联合推拿手法治疗颈型颈椎病的疗效观察. 中华物理医学与康复杂志，2015，37（7）：541-542.

［25］ 尚延萍，翟坪，韩月娥. 神经松动术联合智能 IQ 脉冲枪治疗神经根型颈椎病的效果观察. 中国临床研究，2017，30（3）：354-356.

［26］ 邹兆华. 智能脉冲仪与针刺治疗颈型颈椎病的临床疗效比较. 慢性病学杂志，2014，15（7）：578-579.

［27］ 罗恒超，黄岩石，吴迪，等. 超声引导下复方倍他米松注射治疗神经根型颈椎病患者作用分析. 海峡药学，2018，30（4）：164-165.

［28］ 孙文善，楚宁宁，王偲婧，等. 超声定位下 PGLA 埋线治疗神经根型颈椎病颈痛的临床研究. 上海针灸杂志，2018，37（5）：560-564.

［29］ 才久波，敖强. 超声引导下星状神经节连续脉冲射频治疗交感神经型颈椎病临床疗效. 哈尔滨医科大学学报，2017，51（5）：470-472，477.

［30］ 周艳，姜钦勇，彭娟，等. 超声引导联合神经刺激仪定位选择性颈神经根阻滞术治疗神经根型颈椎病的观察. 中华临床医师杂志（电子版），2016，10（11）：302.

［31］ 李容杭，闫力，王春昕，等. 护理干预在椎动脉型颈椎病牵引下整复手法的临床应用效果. 国际护理学杂志，2016，35（5）：622-624.

［32］ 佟合欣. 颈椎手法牵引复位配合舒适护理对颈椎病患者康复和生活质量的影响. 中医药导报，2016，26（3）：96-98.

［33］ 李颖馨，蒋运兰，易银萍，等. 情志护理结合穴位按摩对颈椎病后抑郁病人生存质量的影响. 护理研究，2016，30（11）：4130-4133.

［34］ 王绍丽，成惠娣，徐星星. 情绪干预在交感神经型颈椎病患者治疗中的应用. 护理管理杂志，2015，15（9）：650-652.

［35］ 苏红梅. 心理护理对颈椎病伴焦虑患者的疗效分析. 国际医药卫生导报，2015，21（6）：875-877.

［36］ 关福源，黄红星，张小红，等. 健康教育配合工作姿势与工间休息干预对颈椎病预防的效果评价. 海南医学，2017，28（21）：3590-3592.

［37］ 黄能，王凤英，倪碧玉. 手机短信服务对颈椎病患者出院后健康教育的应用. 颈腰痛杂志，2017，38（2）：183-184.

第五节　骨关节炎康复研究进展

骨关节炎（osteoarthritis，OA）是一种以关节软骨变性、破坏，软骨下骨重建异常，关节边缘骨质增生及滑膜炎症为主要病理特征的慢性退行性关节病。该病好发于 50 岁以上人群，女性高发于男性[1-2]。2015 年 1 月至今，OA 的康复治疗有了较深入的探索，在基础机制与临床应用研究中取得了积极研究成果。

一、基础研究进展

（一）运动疗法对软骨代谢与软骨下骨重建的影响

1. 对软骨代谢的影响　Ma 等[3]通过比较运动治疗与硫酸软骨素对兔膝 OA 模型的作用，探索了运动治疗对软骨形态与代谢的影响。研究将 21 只新西兰兔随机分入空白组（$n=3$），OA 模型组（$n=6$）、药物治疗组（$n=6$）及运动治疗组（$n=6$）。干预 4 周后，通过病理组织切片与染色观察关节组织结构变化，通过 X 线检测关节面与间隙的变化，提取样本 RNA 检测软骨代谢相关基因表达量。结果显示，相比 OA 模型组，4 周的运动治疗干预与硫酸软骨素具有相同的软骨保护作用，均能够保护软骨形态并增加镜下软骨数目，维持关节表面的平滑与间隙。尽管 2 种治疗方式均能上调软骨合成相关基因 *Acan*、*Col2/10* 表达，同时下调炎症因子 IL-1β 及软骨分解蛋白酶 MMP-3、ADAMATS-5 表达，但相比硫酸软骨素治疗，运动治疗能够显著上调 Col10 与 Acan 的表达与下调 IL-1β 的表达，对维持软骨形态与抑制软骨细胞凋亡具有比硫酸软骨素更为积极的作用。

Chang 等[4-5]采用切除前交叉韧带制造创伤性兔膝 OA 模型，观察被动性抗阻训练结合跑台运动是否能够对创伤后早期的 OA 软骨提供保护作用并延缓 OA 的进展，同时对其可能的软骨保护与代谢调节机制进行了探索。30 只新西兰兔行前交叉韧带切除术后，被随机平均分至空白对照组、持续性被动抗阻训练组、跑台运动组及运动结合组。干预 4 周后，取样检测关节平面的病理结构变化，进行 OA 评分，对病理组织切片进行免疫组织化学染色以检测软骨代谢水平。结果显示，相较空白对照与其他干预组，被动抗阻训练组展现出最为显著的软骨保护作用，主要表现为软骨结构完整，基带清晰，细胞形态与数目未出现凋亡和减少，基质排列有序，蛋白多糖的合成增加，降低炎症因子 TNF-α 及参与软骨凋亡 caspase-3 蛋白的表达，而跑台运动联合抗阻训练可加速 OA 软骨的破坏进程，原因可能与早期 OA 生物应力加速不均而导致软骨破坏加速有关，因此该研究提示早期 OA 的运动治疗应偏重于肌力训练。

2. 对软骨下骨重建的影响　李哲等[6]分析了不同强度跑台运动对大鼠胫骨软骨下骨三维结构的影响。选取了 120 只大鼠作为研究对象，随机分为对照组与观察组。经过 3 天适应性训练，分别给对照组低强度跑台运动训练和观察组高强度跑台运动训练。观察 2 组大鼠胫骨软骨下骨松质骨及下骨板状结构。结果显示，对照组大鼠骨松质分离度（0.138±0.024mm）显著低于观察组（0.176±0.010mm），对照组大鼠松质骨厚度（0.158±0.037mm）显著高于观察组（0.121±0.013mm）。观察组大鼠胫骨软骨下骨板孔隙率显著低于对照组，而胫骨软骨下骨板骨密度、厚度均高于对照组。跑台运动强度对大鼠胫骨软骨下骨三维结构具有明显的改善作用，且运动强度越大，对胫骨软骨下骨结构的改善越明显。

3. 潜在生物调控网络

（1）Wnt/β-catenin 通路：崔志勇等[7]观察了有氧运动对兔 OA 软骨细胞凋亡，通过相关标记蛋白表达量的变化探讨了有氧运动对软骨细胞凋亡的调控机制。研究建立了 OA 模型，将造模后的动物随机分入空白对照组、模型对照组、低强度运动组、中等强度运动组。采用 TUNEL 标记法检测不同强度有氧运动对 OA 软骨细胞凋亡的影响，Western blot 检测 Bcl-2、Bax、MMP-2、MMP-13、β-catenin、GSK-3β 蛋白的表达。结果显示，低强度运动组、中等强度运动组 OA 软骨细胞凋亡率均显著低于模型对照组，中等强度运动组 OA 软骨细胞凋亡率显著低于低强度运动组（$P<0.01$）；低强度运动组与中等强度运动组 OA 软骨细胞 Bcl-2、MMP-2、MMP-13、β-catenin、GSK-3β 蛋白表达均显著低于模型对照组，Bax 蛋白表达显著高于模型对照组；相较于低强度运动组，中等强度运动组能够更显著地抑制相关凋亡蛋白的表达。不同强度有氧运动通过调节 Bcl-2 和 Bax 蛋白表达降低 OA 软骨细胞凋亡，并下调 MMP-2、MMP-13，降低软骨细胞的损伤，机制与下调 Wnt/β-catenin 信号通路相关分子蛋白表达有关。

（2）自噬作用：刘申申等[8]对自噬在不同运动强度影响关节软骨细胞功能中的作用进行了探索。其将 SD 大鼠随机分为 4 组：高强度运动组、中等强度运动组、低强度运动组和对照组，其中的 3 个运动组大鼠均进行每天 1 小时，共 8 周的跑台运动，运动速度分别为 35m/min、25m/min、15m/min。取样后利用 qRT-PCR 法检测蛋白多糖和 II 型胶原纤维 mRNA 水平，Western blot 检测自噬相关标志蛋白 Beclin-1 和 LC3-II/I 表达水平。结果显示，与对照组相比，低、中等强度运动组大鼠膝关节软骨外观无明显差异，蛋白多糖和 II 型胶原纤维 mRNA 水平及 Beclin-1 和 LC3-II/I 蛋白水平明显升高；而高等强度运动组大鼠膝关节中出现少量积液，滑膜肿胀，关节软骨表面出现散在微小裂痕和纤维化表现，蛋白多糖和 II 型胶原纤维 mRNA 水平及 Beclin-1 和 LC3-II/I 蛋白水平显著降低。因此，低、中等强度运动可通过促进自噬维持软骨细胞分泌功能，高强度运动可由自噬障碍造成软骨组织破坏。

（3）AKT/ERK 信号通路：张云等[9]通过观察持续性被动运动对兔 OA 软骨细胞的作用，探究了 AKT 通路活化情况与软骨细胞凋亡的关系。36 只新西兰白兔随机分为 3 组，每组 12 只：A 为对照组，B 为模型组，C 为治疗组。B 组和 C 组采用 Huulth 方法进行造模，C 组新西兰白兔在术后第 1 天开始进行持续被动运动治疗，每天 8 小时，连续 8 周。取样后进行苏木精－伊红染色法（HE）染色观察软骨组织形态，流式细胞计数检测关节软骨细胞凋亡情况，Western blot 检测关节软骨细胞 Akt 磷酸化活化情况。结果显示，治疗组兔膝关节软骨大体评分明显改善，同时软骨组织形态也出现明显改善。与模型组软骨细胞凋亡率（39.85±9.93）% 相比，治疗组软骨细胞凋亡率（11.98±4.38）% 显著降低（$P<0.01$），而软骨细胞 Akt 活化水平显著升高（$P<0.01$）。持续性被动运动被认为主要通过调节 AKT 通路活化水平，降低软骨细胞凋亡。胡毅等[10]利用相同的实验设计观察持续性被动运动对兔 OA 软骨细胞 ERK 通路活化水平，发现与模型组相比，治疗组软骨细胞增殖能力显著升高（$P<0.01$），关节液中 IL-1 和 TNF-α 含量显著降低（$P<0.01$），同时软骨细胞 II 型胶原的 mRNA 表达水平出现显著上调（$P<0.01$），软骨细胞 Erk 信号通路活化情况水平出现显著上调（$P<0.01$），从而进一步揭示了持续被动运动可通过影响关节液中 IL-1 和 TNF-α 水平、软骨细胞 II 型胶原表达情况及软骨细胞增殖能力改善 OA，其机制可能与调节 Erk 信号通路活化情况相关。

（二）物理因子对软骨代谢与软骨下骨重建的影响

1. 治疗性超声

（1）对软骨与骨代谢的影响：Xia 等[11]观察了治疗性超声波对雌激素缺乏所致的骨与软骨缺损的修复作用。28 只新西兰白兔被随机分入空白对照组、模型组、超声治疗组及雌激素治疗组，除空白组，其他 3 组均行双侧卵巢切除术，术后 8 周开始给予超声或雌激素治疗。第 10 周，取样对血清雌激素水平、骨密度及生物力学特性、软骨组织形态结构及 MMP-13 水平进行测定。结果显示，治疗性超声可显著提升去势新西兰白兔的雌激素水平，骨密度及质量，延缓雌激素所致的骨量丢失。对新西兰白兔 OA 模型所致的损伤软骨具有明显的修复作用，从结构到分子验证其能抑制 MMP-13 活性与表达，延缓软骨退变，并通过降低炎症因子水平与抑制 caspase-3/8 凋亡指标表达，有效阻止软骨凋亡。

吴建萍等[12]利用低强度脉冲超声对新西兰白兔膝 OA 模型进行治疗，观察了 OA 软骨细胞Ⅱ型胶原和 MMP-13 表达水平变化。将 20 只新西兰白兔进行膝 OA 模型建立后随机分组为对照组与实验组。实验组接受治疗性超声干预，对照组进行空白干预，8 周后，对样本进行病理组织切片与甲苯胺蓝染色，利用 qRT-PCR 法检测软骨细胞 MMP-13 和Ⅱ型胶原表达量。结果显示，实验组病理组织学评分明显低于对照组，仅出现轻微的软骨裂隙现象，软骨保护作用可能与上调Ⅱ型胶原和下调 MMP-13 高度相关。

（2）潜在信号调控机制：杜登悝等[13-14]探讨了低强度脉冲超声照射人 OA 软骨细胞及胞外基质的影响及作用机制。研究将人膝关节置换术后软骨分离培养出 OA 软骨细胞，经甲苯胺蓝染色与Ⅱ型胶原细胞免疫化学染色鉴定，分别用流式细胞仪、qRT-PCR 技术及 Western blot 技术检测不同超声强度（0、30、60、90mW/cm^2）条件下软骨细胞的凋亡率和Ⅱ型胶原、蛋白聚糖、MMP-13 及 Akt 和磷酸化 Akt（p-Akt）在 mRNA 及蛋白水平的表达差异。研究发现，不同剂量的超声均能降低 OA 软骨细胞的凋亡率，软骨细胞及胞外基质的Ⅱ型胶原、蛋白聚糖分子表达量均能被超声治疗上调，而 MMP-13 的表达量明显下降，机制可能与磷酸化 Akt 活化水平高度相关。

2. 脉冲电磁场

（1）对软骨与软骨下骨的影响：Yang 等[15]观察了脉冲电磁场（pulsed electromagnetic fields，PEMF）对大鼠不同时期膝 OA 关节软骨及软骨下骨的影响。75 只 SD 大鼠随机分为早期组、中期组和晚期组。每组又分为 PEMF 组、OA 模型组和对照组。OA 模型组和 PEMF 组大鼠接受碘乙酸钠造模。PEMF 干预参数设置为频率 75Hz，强度 1.6mT，每天 2 小时，共 4 周。各组大鼠在干预后，进行显微 CT 扫描、甲苯胺蓝染色和 ELISA 分析。结果显示，与 OA 模型组相比，早中期进行 PEMF 干预能够更为有效地保护软骨结构，延缓软骨下骨重建，而晚期干预效果并不理想，PEMF 修复作用主要通过增加骨和软骨合成，抑制骨与软骨分解实现，因此 PEMF 对大鼠早期膝 OA 软骨下骨微观结构和软骨退化有一定的保护作用。

（2）脉冲电磁场参数优效性研究：谢薇等[16]比较了 2 种不同场强的 PEMF 对大鼠膝 OA 软骨和软骨下骨结构的影响。40 只成年雄性 SD 大鼠随机分为 4 组：0.8mT PEMF 组、1.6mT PEMF 组、OA 组和正常对照组。2 个 PEMF 组及 OA 组大鼠右膝关节接受 0.2mg 碘乙酸钠注射，建立 OA 模型。4 周后，2 个 PEMF 组接受频率为 75Hz，0.8mT 或 1.6mT，每天 2 小时，4 周的 PEMF 治疗。采用甲苯胺蓝染色 OARSI 评分和显微 CT 扫描分析软骨和软骨下骨结构。结果显示，与 OA 模型组相比，2 个场强的 PEMF 干预均保护了软骨与软骨下骨结构，病理组织切片发现软骨表层均相对完整，轻度纤维化，潮线清晰，显微 CT 显示软骨下骨骨小梁数、厚度及体积分数均显著升高，但 2 个场强的 OARSI 评分及软骨下骨参数分析无明显差异。

（3）潜在信号调控机制：Yang 等[17]探索了 PEMF 改善大鼠膝 OA 软骨下骨的机制。72 只 SD 大鼠随机分为 OA 组、PEMF 组和对照组。OA 组和 PEMF 组大鼠接受碘乙酸钠造模。PEMF 干预参数为频率 75Hz，强度 1.6mT，每天 2 小时，共 4 周。各组大鼠膝关节在干预后进行显微 CT 扫描、RT-PCR 和免疫组织化学检测。结果显示，与 OA 组相比，PEMF 干预显著增加了软骨下骨骨小梁的体积分数、厚度及数量，降低了骨微结构之间空隙，免疫组织化学与 RT-PCR 结果均揭示 PEMF 可上调 Wnt3a、β-catenin 和 OPG 的基因表达，但未发现 LRP5 和 RANKL 基因与蛋白水平的变化，因此，认为 PEMF 可能通过调控 Wnt/β-catenin 与 OPG/RANKL/RANK 信号通路保护大鼠膝 OA 软骨下骨。

Zhou 等[18]观察了 PEMF 对大鼠膝 OA 软骨退变的修复作用，并探索了软骨修复作用可能的生物学机制。30 只大鼠行前交叉韧带切除术后被随机分入假手术组、手术组及 PEMF 治疗组，PEMF 干预参数为频率 20Hz，强度 8mT，每天 40 分钟，共 12 周。取样后进行病理组织切片观察软骨形态，分析尿样中胶原降解产物 CTX-Ⅱ，运用 ELISA 及 RT-PCR 法检测 ERK1、c-Jun、p38、MMP-13、MMP-3 表达。结果显示，相比手术组，PEMF 明显降低了尿液中 CTX-Ⅱ水平，保护了软骨结构，PEMF 显著降低了 Mankin 关节评分，下调了 MMP-3 的表达水平。尽管相比手术组，PEMF 不能显著下调 ERK1、c-Jun、p38、MMP-13 的表达，但 PEMF 保护软骨的调控机制仍与下调软骨分解代谢因子 MMP-3 水平相关，可能通过抑制 MAPK 信号通路实现。

3. 全身振动治疗　王俊博等[19]研究了不同频率低强度全身振动治疗（whole body vibration，WBV）对于兔膝 OA 软骨下骨微结构、软骨降解、骨/软骨转换及关节功能的影响。96 只新西兰白兔行前交叉切断术后，被随机分入 2 组：手术组与干预组。术后 2 个月，干预组分别以频率 5Hz、10Hz、20Hz、30Hz、40Hz 进行全身振动治疗，震动幅度 2～4mm，每天 40 分钟，每周 5 天，持续治疗 8 周。干预完成后采用负重不对称法检测关节疼痛度，采集尾静脉血液及尿液检测骨/软骨转换标志物 COMP、CTX-Ⅰ/Ⅱ，运用微型 CT 分析软骨体积和骨微结构，关节软骨采用大体形态学和组织学评分进行分析。结果显示，相比低频率（5～20Hz）振动改善关节功能和软骨下骨微结构，增加骨转换，延缓软骨降解等治疗效应，40Hz 振动明显加速了兔膝 OA 的发展进程，提示 WBV 对 OA 的治疗参数具有明显的窗口效应，低频率具有较好的软骨下骨保护作用。

二、临床研究进展

（一）疾病综合康复管理模式的应用与效果

1. 疾病自我管理　叶秀敏等[20]通过观察探讨了自我管理模式在膝 OA 患者运动疗法中的应用。研究将 62 例膝 OA 患者随机分为 2 组，对照组和观察组各 31 例，对照组采取常规健康教育，观察组应用自我管理模式进行干预，比较治疗前和治疗 6 个月后 2 组患者运动依从性和 WOMAC 骨关节炎指数评分的变化。结果显示，观察组的膝 OA 患者运动依从性明显高于对照组（$P<0.05$），膝 WOMAC 骨关节炎指数评分明显低于对照组（$P<0.05$）。因而采用自我管理模式可以消除膝 OA 患者对运动疗法认识上的误区，提高运动依从性，在一定程度上促进膝关节功能的康复。

2. 综合康复治疗 宋庆军等[21]观察综合康复治疗对轻中度膝 OA 患者的骨髓水肿疗效。研究将 60 例轻中度膝 OA 患者随机分为对照组与观察组，对照组患者采用常规药物治疗，观察组患者采用常规药物联合综合康复治疗，将 2 组患者治疗前后的疼痛评分、膝骨功能障碍评分作为对比依据。结果显示，观察组患者治疗后疼痛评分与膝骨功能障碍评分均低于对照组患者（$P<0.05$）。采用综合康复治疗，有利于提高患者治疗质量，降低患者疼痛评分、膝骨功能障碍评分。

（二）运动疗法的应用与效果

1. 有氧运动 Lee 等[22]观察分析了个性化有氧运动处方对膝 OA 患者活动功能及运动依从性的改善效应，并进一步探讨了患者对个性化运动方案制订与实施的用户体验。34 名受试者被纳入到为期 4 周的有氧运动干预中，每名受试者每天进行 1 小时的个性化有氧运动，干预前后对患者进行 WOMAC 骨关节炎指数评分、膝关节活动度、下肢肌肉力量与耐力评定，并在干预后 8 周对患者进行问卷与访谈追访。结果显示，33 名受试者的运动依从性不仅有效提升，12 项 OA 相关活动指标也得到显著改善，定性回访中患者对有氧运动项目给予了积极的评价与反馈。采用因人而异的有氧运动方案不仅能有效改善膝 OA 患者的功能，还能让患者获得较为舒适的运动体验，从而提高患者的参与度与对干预的依从性。

2. 肌力训练 Li 等[23]针对抗阻训练对膝 OA 的有效性与安全性临床研究进行了系统评价与荟萃分析，经过计算机搜索数字数据库，筛选后共纳入 17 份符合标准的临床研究，提取并分析数据后发现，抗阻肌力训练能有效缓解膝 OA 患者疼痛（SMD −0.43，$P<0.001$）、关节僵硬（SMD −0.31，$P=0.02$），从而提高患者功能活动（SMD −0.53，$P<0.001$），因而采用抗阻训练能够有效缓解 OA 患者疼痛，改善关节活动功能。

刘明伟等[24]观察探讨了下肢力量训练对膝 OA 的有效性、安全性及可行性。研究纳入 200 例膝 OA 患者，随机分组为训练组、针灸组、理疗组、中药外敷组，每组各 50 例。比较 4 组的治疗效果及安全性。结果显示，训练组的治疗总有效率为 90%，显著高于其他 3 组（针灸组为 70%、理疗组为 72%、中药外敷组为 70%），差异具有统计学意义（$P<0.05$）。4 组患者经治疗后，疼痛症状均得到明显减轻，比较 4 组的 VAS 评分，训练组低于其他 3 组，差异具有统计学意义（$P<0.05$）。相比其他康复治疗，下肢力量训练的有效性具有更好的效能。

3. 太极 Kong 等[25]对太极缓解不同病因导致的慢性疼痛的有效性进行系统评价与荟萃分析，经过计算机搜索数字数据库，筛选后共纳入 18 项符合标准的临床研究，提取并分析数据后发现，相对于腰椎间盘突出与骨质疏松所导致的慢性疼痛，太极对 OA 的慢性疼痛症状具有最佳的缓解作用（SMD −0.54，$P<0.05$）。相比其他性质的慢性疼痛，太极可有效改善 OA 患者的疼痛及关节功能。

Lu 等[26]观察并探索了太极对膝 OA 女性患者睡眠质量、生活质量及功能活动的改善效应。46 例膝 OA 患者被随机分为太极治疗组与空白对照组，太极治疗组患者每周进行 3 次太极训练，共 24 周；空白对照组患者则接受每周 2 次的 OA 健康宣讲，分别采用匹兹堡睡眠指数、Berg 平衡量表、SF-36 量表评定患者干预前后睡眠质量、生活质量及功能活动水平。结果显示，相较于空白对照组的患者，接受干预的患者睡眠质量与生活质量得到较为显著改善，主要体现在入睡等待时间、睡眠时长、日间功能障碍及生存质量 SF-36 等主要观察结局的改善。因而，太极对于膝 OA 患者具有良好的睡眠、生活质量及功能改善效应。

4. 水疗　Lu 等[27]对水疗治疗膝 OA 的有效性随机对照试验进行了系统评价与荟萃分析，经过计算机搜索数字数据库，筛选后共纳入 6 项符合标准的临床研究，提取并分析数据后发现，水疗仅对膝 OA 患者运动与活动功能具有改善作用，仅一份试验报道了对疼痛的缓解作用，对生活质量的改善作用不明显，由于缺乏更为可靠的数据支持，因此仅能建议水疗作为膝 OA 患者的一项辅助治疗方式。

（三）不同物理因子的应用与效果

1. 治疗性超声　Zhang 等[28]对治疗性超声对膝 OA 治疗的有效性与安全性的研究进行了系统评价与荟萃分析，经过计算机搜索数字数据库，筛选后共纳入 10 份符合标准的临床研究，提取并分析数据后发现，治疗性超声对于 OA 患者疼痛具有较明显的缓解作用（SMD −0.93，$P<0.01$，异质性为 0.12），能显著降低 WOMAC 功能评分（SMD −0.93，$P=0.04$，异质性为 0.94），纳入分析的 10 项随机对照临床试验均未报道治疗安全相关的不良事件，证实了治疗性超声临床应用的安全与有效性。

2. 经皮神经电刺激　Chen[29]、Zeng 等[30]对经皮电刺激治疗膝 OA 随机对照试验进行了系统评价与荟萃分析，经过计算机搜索数字数据库，筛选后分别纳入 18 项与 27 项符合标准的临床研究，提取并分析数据后发现，经皮电刺激疗法具有显著的镇痛治疗效应（SMD −0.79，$P<0.00001$），尽管其对 WOMAC 全分类评分无明显改善效应，但相比其他频率与波形的电刺激治疗，经皮电刺激具有最佳的疼痛缓解效果。因此建议将经皮电刺激作为 OA 重要的镇痛疗法。

3. 低能量激光　杨林等[31]观察激光照射疗法治疗膝 OA 的疗效，比较了低能量激光疗法与传统针刺治疗的临床疗效。将 52 例膝 OA 患者随机分为试验组 26 例（低能量激光照射相应穴位）和传统针刺试验组 26 例（单纯采用针刺疗法）。采用 WOMAC 骨关节炎指数评分、50 码最快步行时间作为疗效评价指标。结果显示，试验组临床控制 3 例，显效 13 例，有效 6 例，无效 4 例，总有效率为 84.61%（22/26）；传统针刺试验组临床控制 3 例，显效 9 例，有效 8 例，无效 6 例，总有效率为 76.92%（20/26）；两者比较具有统计学意义（$P<0.05$）。低能量激光照射疗法能较好地改善患者的生理功能，尤其对疼痛的早期缓解具有更好的疗效。

4. 全身振动治疗　Wang 等[32]对 WBV 治疗膝 OA 随机对照试验进行了系统评价与荟萃分析，经过计算机搜索数字数据库，筛选后分别纳入 5 项符合标准的临床研究，提取并分析数据后发现，WBV 对膝 OA 患者 WOMAC 骨关节炎指数评分（SMD −0.72，$P=0.0008$），12 周的治疗周期对 6MWT（SMD 1.15m，$P=0.0006$）与平衡测试结果（SMD −0.78，$P=0.01$），均具有较为显著的改善作用。然而，WBV 对 WOMAC 骨关节炎指数评分并无显著改善效应。WBV 应作为膝 OA 患者的功能提升训练方式之一。

刘珂等[33]观察并探究了 WBV 对膝 OA 患者疼痛、下肢肌力、肌肉状态及功能表现的有效性。40 例膝 OA 患者（男性 20 例，女性 20 例；年龄 50～65 岁，平均年龄 57.35 岁）被随机分入振动组和对照组，每组 20 例，男女例数相同，振动组采用传统治疗＋多频振动仪干预，对照组仅采用传统治疗。疼痛采用 VAS 评分，下肢肌力采用徒手肌力评定法［英国医学研究委员会量表（Medical Research Council Score，MRC）分级法］，肌肉状态采用 Myoton-3 设备检测，膝关节功能状态采用 WOMAC 骨关节炎指数评定。干预时间为 1 个月。结果显示，与对照组相比，振动组肌力和肌肉状态提升更显著，VAS 和 WOMAC 评分下降趋势更为明显，差异均具有统计学意义（$P<0.05$）。WBV 被证实可减轻膝 OA 患者疼痛程度，提高股四头肌肌力，改善肌肉状态和膝关节功能，是一种可推荐的康复治疗方式。

（四）传统中医与手法治疗的应用与效果

1. 针灸　Chen 等[34]对电针治疗膝 OA 的有效性与安全性进行了系统评价与荟萃分析，经过计算机搜索数字数据库，筛选后分别纳入 11 项符合标准的临床研究，提取并分析数据后发现，针灸治疗可有效缓解 OA 患者的疼痛程度并降低 WOMAC 骨关节炎指数评分，治疗周期应不少于 4 周。因此，建议应将 4 周的电针治疗作为膝 OA 镇痛与提高功能活动的重要康复治疗方式之一。

Liu 等[35]观察了针灸治疗前后对膝 OA 患者的三维步态特征，探索了针灸治疗对步态改善的有效性与安全性。30 例膝 OA 患者被随机分入到治疗组与对照组，治疗组给予针灸治疗，对照组仅给予安慰治疗，运用三维步态分析对比治疗前后的步态变化情况。结果显示，相较于对照组，治疗组患者步行时速度与伸展完成度均显著提高，主要体现在关节间与下肢连接部位载荷明显高于对照组，从而髋关节代偿载荷降低，整体步态的模式与载荷趋近于正常步态模式。

Qi 等[36]通过前瞻性观察设计分析了不同位点的针刺疗法对不同严重程度膝 OA 患者的疗效。共纳入 132 名膝 OA 患者，干预前，对每例患者的膝 OA 患者严重程度进行评级，随后被随机分入到两位点组、四位点组及六位点组，采用 VAS 评分、WOMAC 骨关节炎指数及自我检测报告问卷作为评价指标。结果显示，尽管所有位点均能有效降低 VAS 评分与 WOMAC 骨关节炎指数评分，但六位点组对于疼痛与功能改善的效应较其他 2 组更为显著，相关性分析发现，针刺治疗对重度膝 OA 患者的症状缓解不理想，因此建议，针灸应被作为早中期膝 OA 患者的康复治疗方式。

2. 手法治疗　Xu 等[37]对手法治疗膝 OA 的有效性与安全性进行了系统评价与荟萃分析，经过计算机搜索数字数据库，筛选后分别纳入 14 项符合标准的临床研究，提取并分析数据后发现，综合的康复手法治疗可有效缓解膝 OA 患者疼痛改善关节僵硬程度，提高关节活动功能及整体 WOMAC 骨关节炎指数评分通过亚组分析进一步发现，手法治疗周期应不少于 4 周。然而，针对手法治疗对髋 OA 有效性的系统评价与荟萃分析却发现，因缺乏足够随机对照临床试验数据支撑，综合康复手法治疗并不能明显缓解髋 OA 患者的疼痛与提高关节功能和活动[38]。因此，是否将手法治疗作为治疗 OA 的常规康复治疗方法还需进一步在高质量的临床研究中进行验证。

（五）康复矫形辅具的应用与效果

张旻等[39]通过对比早期内侧间室膝 OA 患者在佩戴传统与新型外侧楔形角矫形鞋垫（LW）后步行过程中所产生的下肢生物力学变化及差异，探讨新型设计的 LW 在早期内侧间室 OA 康复治疗中的应用价值。研究采用三维步态测评系统分别观察并分析 30 例早期内侧间室型膝 OA 患者在佩戴传统 LW（楔形角 5°）、新型带足弓支撑的 LW（楔形角 5°）及无佩戴任何矫形器（测试过程中均穿标准鞋）3 种不同条件下的下肢关节运动学、动力学及时间空间参数变化。结果显示，与未佩戴任何矫形鞋垫相比，2 种 LW 后膝关节载荷（膝关节内翻力矩，膝关节内翻角冲量）均显著降低（$P<0.05$）。较其他 2 种方式，传统的 LW 能显著增加患者步行过程中踝关节外翻角度、外翻力矩及内侧地面反作用力（$P<0.05$），而佩戴新型 LW 后下肢前进角度较其他 2 种方式显著增加（$P<0.05$）。2 种不同设计的 LW 均有助于缓解早期内侧间室型膝 OA 患者运动过程中的膝关节载荷，但相较于传统设计，带有足弓设计的新型矫形鞋垫佩戴舒适感更佳。

（六）综合康复护理的应用与效果

黄允坚等[40]探索了综合康复护理在社区老年性膝 OA 患者护理中的应用效果。50 例社区老年性膝 OA 患者，随机分为常规康复护理组和综合康复护理组。以 VAS 评分、关节活动度、生活质量评分作为评价指标。结果显示，综合组患者总有效率为 96%，明显优于常规组 76%，差异具有统计学意义（$P<0.05$）。与常规组相比，综合护理能够有效降低 VAS 评分，改善患者关节活动度，提高生活质量评分。综合康复护理应作为重要的康复治疗补充在膝 OA 社区康复中进行推广。

三、问题与展望

（一）基础研究方面

尽管 2015 年至今的基础研究已较为深入地阐述了康复治疗对 OA 关节软骨代谢、软骨下骨重建的生物学影响，然而 OA 的发病机制及干预对 OA 进展的精准调控机制仍不清楚，因此，明确康复干预模式对 OA 是否具有保护软骨与抑制软骨下骨不良重建成为近年基础研究的热点与重点。未来的基础研究方向应着重于解决以下几个方面的问题：①明确不同康复治疗对软骨代谢的精准调控网络；②明确不同康复治疗对软骨下骨及骨代谢的精准调控机制；③明确不同康复治疗对滑膜及炎症环境的影响与调控机制；④探索不同康复治疗的最佳治疗剂量、参数及组合；⑤探索 OA 最优效康复干预组合与模式。

（二）临床研究方面

根据最新的 OA 临床指南推荐与循证证据，并基于 ICF 框架与分类体系，康复治疗已成为 OA 疾病综合康复管理框架的基础治疗方式，至今，过半的康复治疗方式已获得最高循证等级支持并在临床指南中获得 Ia～Ib 等级推荐。然而，部分康复干预方式对 OA 治疗的优效性因循证证据短缺或阴性结果而受到质疑，因此，未来的临床研究方向应着重于解决以下几个方面的问题：①开展已获得评级或推荐康复治疗的真实世界研究；②对缺乏证据支持的康复治疗，开展大样本、多中心 RCT；③开展不同康复治疗的优效性组合研究；④根据需要开展康复治疗 OA 的回顾与前瞻性研究；⑤根据现有临床证据制定优效性评估标准，进一步提升证据等级；⑥推进形成 OA 的康复治疗临床实践与指南标准。

（朱思忆　何成奇）

参考文献

［1］何成奇. 膝关节骨性关节炎的物理治疗. 中国康复医学杂志, 2016, 31（8）: 830-833.

［2］何成奇. 骨关节炎康复指南. 北京: 人民卫生出版社, 2016.

［3］Ma N, Wang T, Bie L, et al. Comparison of the effects of exercise with chondroitin sulfate on knee osteoarthritis in rabbits. J Orthop Surg Res, 2018, 13 (1): 16.

［4］CHANG N J, LEE K W, CHU C J, et al. A preclinical assessment of early continuous passive motion and treadmill therapeutic exercises for generating chondroprotective effects After anterior cruciate ligament rupture. Am J Sports Med, 2017, 45 (10): 2284-2293.

［5］Chang NJ, Shie MY, Lee KW, et al. Can early rehabilitation prevent posttraumatic osteoarthritis in the patellofemoral joint after anterior cruciate ligament rupture? Understanding the pathological features. Int J Mol Sci, 2017, 18 (4): 829.

［6］李哲. 不同强度跑台运动对大鼠软骨下骨三维结构的影响. 中华物理医学与康复杂志, 2016, 38（011）: 803-806.

［7］崔志勇. 有氧运动对兔骨关节炎软骨细胞凋亡及相关基因蛋白表达的影响. 动物医学进展, 2017, 38（10）: 82-87.

［8］刘申申, 孔令达, 谭英杰. 自噬在不同强度运动影响关节软骨细胞功能中的作用. 山东体育学院学报, 2015, 31（2）: 74-78.

［9］张云, 王艳, 张京, 等. 持续被动运动对兔骨关节炎软骨细胞中 Akt 活性及细胞凋亡的影响. 中国临床研究, 2016, 29（3）: 381-383.

［10］胡毅, 任云萍, 张勇, 等. 持续被动运动条件下骨关节炎软骨细胞 Erk 活性及增殖. 中国组织工程研究, 2016, 20（42）: 6265-6270.

［11］Xia L, He H, Guo H, et al. Effects of ultrasound on estradiol level, bone mineral density, bone biomechanics and matrix metalloproteinase-13 expression in ovariectomized rabbits. Exp Ther Med, 2015, 10(4): 1429-1436.

［12］吴建萍, 王志刚, 王黎明. 低强度脉冲超声干预膝关节炎模型兔软骨细胞Ⅱ型胶原和基质金属蛋白酶 13 的表达. 中国组织工程研究, 2016, 20（18）: 2596-2602.

［13］杜登悝, 陈世荣, 易刚, 等. 低强度脉冲超声促进人骨性关节炎软骨细胞合成细胞外基质. 细胞与分子免疫学杂志, 2016, 32（11）: 1536-1540.

［14］杜登悝, 易刚, 唐赢, 等. 低强度脉冲超声对人骨性关节炎软骨细胞的影响. 第三军医大学学报, 2016, 38（21）: 2320-2325.

［15］Yang X, He H, Zhou Y, et al. Pulsed electromagnetic field at different stages of knee osteoarthritis in rats induced by low-dose monosodium iodoacetate: Effect on subchondral trabecular bone microarchitecture and cartilage degradation. Bioelectromagnetics, 2017, 38(3): 227-238.

［16］谢薇, 阳筱甜, 何成奇. 不同强度脉冲电磁场对大鼠膝关节骨性关节炎软骨和软骨下骨的影响. 中国康复医学杂志, 2016, 31（8）: 834-840.

［17］ Yang X, He H, Gao Q, et al. Pulsed electromagnetic field improves subchondral bone microstructure in knee osteoarthritis rats through a Wnt/beta-catenin signaling-associated mechanism. Bioelectromagnetics, 2017, 39 (2): 89-97.

［18］ Zhou J, Liao Y, Xie H, et al. Pulsed electromagnetic field ameliorates cartilage degeneration by inhibiting mitogen-activated protein kinases in a rat model of osteoarthritis. Phys Ther Sport, 2017, 24: 32-38.

［19］ 王俊博, 刘思佳, 陈红英, 等. 低强度不同频率全身震动治疗对兔膝骨关节炎的影响. 四川大学学报：医学版, 2017, 48（4）: 537-542.

［20］ 叶秀敏, 许佳佳. 自我管理模式在膝关节骨性关节炎病人运动疗法中的应用. 全科护理, 2015, 13（5）: 413-415.

［21］ 宋庆军, 冉忠江. 轻中度膝骨关节炎骨髓水肿患者采用综合康复治疗的疗效观察. 中西医结合心血管病杂志（电子版）, 2017, 5（23）: 55-58.

［22］ Lee FI, Lee TD, So WK. Effects of a tailor-made exercise program on exercise adherence and health outcomes in patients with knee osteoarthritis: a mixed-methods pilot study. Clin Interv Aging, 2016, (11): 1391-1402.

［23］ Li Y, Su Y, Chen S, et al. The effects of resistance exercise in patients with knee osteoarthritis: a systematic review and meta-analysis. Clin Rehabil, 2016, 30 (10): 947-959.

［24］ 刘明伟, 黄海滨, 尹利军, 等. 下肢力量训练治疗膝骨性关节炎关节功能改善的技术规范化研究. 深圳中西医结合杂志, 2017, 27（3）: 41-43.

［25］ Kong LJ, Lauche R, Klose P, et al. Tai chi for chronic pain conditions：A systematic review and Meta-analysis of randomized controlled trials. Sci Rep, 2016, 6: 25325.

［26］ Lu J, Huang L, Wu X, et al. Effect of Tai Ji Quan training on self-reported sleep quality in elderly Chinese women with knee osteoarthritis: a randomized controlled trail. Sleep Med, 2017, 33: 70-75.

［27］ Lu M, Su Y, Zhang Y, et al. Effectiveness of aquatic exercise for treatment of knee osteoarthritis: Systematic review and meta-analysis. Z Rheumatol, 2015, 74(6): 543-552.

［28］ Zhang C, Xie Y, Luo X, et al. Effects of therapeutic ultrasound on pain, physical functions and safety outcomes in patients with knee osteoarthritis: A systematic review and meta-analysis. Clin Rehabil, 2015, 30 (10): 960-971.

［29］ Chen LX, Zhou ZR, Li YL, et al. Transcutaneous Electrical Nerve Stimulation in Patients With Knee Osteoarthritis: Evidence From Randomized-controlled Trials. Clin J Pain, 2016, 32 (2): 146-154.

［30］ Zeng C, Li H, Yang T, et al. Electrical stimulation for pain relief in knee osteoarthritis：systematic review and network meta-analysis. Osteoarthritis Cartilage, 2015, 23 (2): 189-202.

［31］ 杨林, 杜金刚, 袁红, 等. 低能量激光照射穴位治疗膝关节骨性关节炎的临床研究. 医疗装备, 2016, 29（8）: 140-141.

［32］ Wang P, Yang X, Yang Y, et al. Effects of whole body vibration on pain, stiffness and physical functions in patients with knee osteoarthritis: a systematic review and meta-analysis. Clin Rehabil, 2015, 29 (10): 939-951.

［33］ 刘珂, 陈光, 黄月乔, 等. 全身振动训练对膝骨关节炎有效性的随机对照研究. 生物医学工程与临床, 2015, 19（6）: 609-612.

［34］ Chen N, Wang J, Mucelli A, et al. Electro-acupuncture is beneficial for knee osteoarthritis: The evidence from Meta-analysis of randomized controlled trials. Am J Chin Med, 2017, 45 (5): 965-985.

［35］ Liu YH, Wei IP, Wang TM, et al. Immediate effects of acupuncture treatment on intra- and inter-limb contributions to body support during gait in patients with bilateral medial knee osteoarthritis. Am J Chin Med, 2017, 45 (1): 23-35.

［36］ Qi L, Tang Y, You Y, et al. Comparing the effectiveness of electroacupuncture with different grades of Knee osteoarthritis：A prospective study. Cell Physiol Biochem, 2016, 39 (6): 2331-2340.

［37］ Xu Q, Chen B, Wang Y, et al. The effectiveness of manual therapy for relieving pain, stiffness, and dysfunction in knee osteoarthritis: A systematic review and Meta-analysis. Pain physician, 2017, 20 (4): 229-243.

［38］ Wang Q, Wang TT, Qi XF, et al. Manual therapy for hip osteoarthritis: A systematic review and Meta-analysis. Pain physician, 2015, 18 (6): E1005-20.

［39］ 张旻，马峥，江澜，等. 不同外侧楔形矫形鞋垫对内侧间室膝骨性关节炎患者步态的影响. 中国康复，2015，（01）：61-64.

［40］ 黄允坚，周云辉，黄春妮，等. 综合康复护理在社区老年性膝关节骨关节炎患者护理中的应用效果. 中国实用医药，2017，12（31）：156-157.

第六节　骨质疏松症康复研究进展

骨质疏松症（osteoporosis，OP）是一种以骨量减少、骨组织显微结构破坏、导致骨脆性增加，易发生骨折为特征的全身性骨病。骨质疏松症是最常见的骨骼疾病，康复治疗是骨质疏松症治疗的重要组成部分。2015年1月至今，我国有关骨质疏松症康复治疗的相关基础与临床研究有了长足进步，主要集中在运动疗法与脉冲电磁场方面。

一、基础研究进展

（一）运动对骨密度和骨代谢的影响

1. 对骨密度与信号通路的影响　马涛等[1]通过尾部悬吊的方法制造大鼠失用性骨质疏松症模型，从破骨细胞分化及其JNK/AP-1信号通路的角度研究跑台运动对失用性骨质疏松症的康复作用，从细胞及分子层面揭示其内在机制。研究将雄性SD大鼠分为正常对照组、失用模型组、正常恢复组和运动恢复组。各组大鼠处死后立即进行骨密度测试，同时对骨髓造血干细胞进行培养，诱导其向破骨细胞分化，检测破骨细胞的生成情况，检测破骨细胞分化中JNK/AP-1信号通路相关蛋白的表达。结果显示，4周的尾部悬吊可显著增加大鼠破骨细胞的分化、降低大鼠的骨密度，跑台运动可以有效抑制尾部悬吊大鼠破骨细胞的分化和骨密度的下降；尾部悬吊及跑台运动对大鼠破骨细胞分化的影响与JNK/AP-1信号通路相关蛋白的表达密切相关。

李世昌等[2]研究了2种不同运动方式对生长期雄性小鼠骨的影响，以探讨运动影响骨形成的分子机制，为运动促进骨形成提供理论机制和实践方法。研究将雄性小鼠随机分成3组，即对照组、游泳组和下坡跑组，每组16只。利用双能X线、RT-PCR、Western-blotting等方法对骨密度、相关细胞因子mRNA和蛋白表达等进行检测。结果表明，下坡跑相比游泳运动不仅更能增加生长期小鼠的骨密度、改善骨代谢，而且能更好地促进BMSC诱导分化成成骨细胞。

2. 对骨代谢的影响 王玉清[3]观察了运动及艾灸对骨质疏松症大鼠骨代谢和骨密度的干预效应并探讨其作用机制。研究通过卵巢去势的方法造成大鼠骨质疏松症模型。造模后随机分为5组：假手术组、模型组、运动组、艾灸组、运动＋艾灸组。治疗12周后，检测大鼠体重、血清钙、血清磷、血清雌二醇、血清骨钙素及骨密度。结果表明，运动＋艾灸可以有效降低骨质疏松症大鼠的骨代谢异常旺盛水平，明显提高其骨密度。运动＋艾灸在治疗骨质疏松症方面具有良好的协同增效作用。

缪律等[4]通过观察番茄红素和跑台运动对去卵巢大鼠骨代谢指标的影响，探究番茄红素联合运动对去势大鼠骨代谢的作用机制。研究将雌性Wistar大鼠分为6组：假手术组、去卵巢组、去卵巢＋运动组、去卵巢＋番茄红素组、去卵巢＋运动＋番茄红素组、去卵巢＋阿伦膦酸钠组。在12周后取材进行相关指标测试。结果表明，适度的跑台运动可以防止去势大鼠骨丢失，改善去势大鼠骨健康；12周的番茄红素对去势大鼠骨代谢的治疗作用与阿仑膦酸钠效果类似，提高骨强度，降低体内氧化还原反应、加强抗氧化系统功能，维持骨代谢平衡；番茄红素和运动表现出良好的协同作用，对去势大鼠骨重建具有积极的作用。

3. 对信号通路的影响 李苟等[5]探讨了中等强度跑台运动经Wnt/β-catenin途径对去卵巢大鼠骨量的影响效应。研究将雌性SD大鼠随机分为基础对照组、假手术组、去卵巢组、去卵巢＋运动组。以双能X线骨密度仪测定大鼠全身骨密度；以qRT-PCR测定股骨Wnt3α及β-catenin mRNA表达；以Western blot测定股骨Wnt3α及β-catenin蛋白表达。结果表明，中等强度跑台运动能有效增加去卵巢大鼠股骨Wnt和β-catenin基因及蛋白的表达，激活Wnt/β-catenin信号通路，进而改善去卵巢大鼠骨密度；运动增加去卵巢大鼠骨量的机制与Wnt/β-catenin信号通路参与骨骼机械力传导，成骨效应增强密切相关。

陈祥和等[6]探讨Hedgehog信号通路在调控BMSC增殖、成骨细胞（osteoblast，OB）分化和成骨能力、骨形成中的生物学调控作用及运动训练的影响。研究将48只4周龄C57BL/6雄性小鼠随机分为对照组、游泳组和下坡跑组，游泳组和下坡跑组分别进行游泳和下坡跑训练。检测骨中相关细胞因子mRNA表达、BMSC增殖能力、OB分化和矿化能力，并检查骨密度。结果显示，运动干预可通过Hedgehog信号通路调控BMSC增殖和OB分化及成骨能力从而促进骨形成，且下坡跑作用效果优于游泳。

陈祥和等[7]还探讨了2型糖尿病小鼠骨形成变化及不同运动对小鼠骨中环磷酸腺苷／环磷腺苷效应元件结合蛋白／激活转录因子4途径和骨形成的影响。研究将C57BL/6雄性小鼠分为正常对照组和2型糖尿病造模组。造模组小鼠造模成功后随机分为对照组、游泳组和下坡跑组。检测环磷酸腺苷浓度及环磷腺苷效应元件结合蛋白、激活转录因子4、骨钙素、骨钙蛋白和骨涎蛋白的mRNA表达。结果显示，2型糖尿病小鼠骨形成代谢被抑制。下坡跑通过激活2型糖尿病小鼠骨中环磷酸腺苷／环磷腺苷效应元件结合蛋白 / 激活转录因子 4 途径，促进成骨细胞分化及骨形成能力，提高骨密度，且其作用效果优于游泳。

王兵等[8]探讨了长期有氧运动对年老大鼠骨组织中 Wnt/β-catenin 通路的影响。研究将大鼠分为青年组、年老组、年老＋运动组。运动为跑台运动。结果发现，长期有氧运动可上调老年大鼠骨组织中 Wnt/β-catenin 通路，有助于减轻或延缓年老大鼠的骨质丢失。

4. 对骨生长的影响　马涛等[9]从补充水解胶原蛋白（hydrolyzed collagen，HC）和跑台运动两个方面探索促进生长期骨生长的有效途径。研究将 SD 大鼠随机分为 6 组：正常对照组、6%HC 补充组、12%HC 补充组、跑台运动组、6%HC 补充＋跑台运动组和 12%HC 补充＋跑台运动组。训练 8 周后测试各组大鼠股骨骨密度和形态学指标及胫骨松质骨组织形态计量学指标。结果显示，补充 HC 与跑台运动均能有效促进生长期的骨生长；中等剂量的 HC 补充能较好地促进生长期的骨生长，而高剂量的补充并不能起到更好效果；补充 HC 与跑台运动具有协同作用，其效果优于单纯补充 HC 或单纯跑台运动。

（二）脉冲电磁场对骨密度和骨代谢的影响

1. 对骨密度的影响　Zhou 等[10]探讨了联合伊班膦酸钠和脉冲电磁场（pulsed electromagnetic field，PEMF）治疗对骨质疏松症大鼠的影响。该研究中，首先切除大鼠卵巢诱发骨质疏松症模型，然后联合伊班膦酸钠和脉冲电磁场治疗骨质疏松大鼠，再测定大鼠骨代谢标志物、骨矿密度、骨微结构及生物力学特性。结果表明，与单一治疗相比，联合治疗能够显著降低大鼠血清酸性磷酸酶 5b，提升腰椎骨密度，改善腰椎骨微结构。该研究为临床治疗绝经后骨质疏松提供了新的方法和思路。

2. 对 RANKL 信号通路的影响　在脉冲电磁场治疗骨质疏松症的机制研究方面，Zhang 等[11]探讨了 PEMF 促进骨质疏松症患者骨愈合的机制。该研究主要检测了 PEMF 对核因子 κB 配体（receptor activator of nuclear factor kappa B ligand，RANKL）依赖的破骨细胞分化及 Ca^{2+}-calcineurin-NFATc1 信号路径的影响。结果表明，PEMF 能够对抗 RANKL 依赖的破骨细胞分化，该效应是通过抑制 Ca^{2+}-calcineurin-NFATc1 信号路径来完成的。该研究为 PEMF 治疗骨质疏松症提供了新的临床依据。Jiang 等[12]研究了 PEMF 治疗糖皮质激素诱发骨质疏松症大鼠的骨形成和脂代谢的影响。经过 12 小时的 PEMF 干预，糖皮质激素诱发骨质疏松症大鼠的骨密度显著升高，血脂显著降低，此外，Wnt 信号通路也被激活，该研究结果说明，PEMF 能预防糖皮质激素诱发骨质疏松症大鼠的骨流失，改善脂代谢。而经典的 Wnt 信号通路在此过程中扮演了重要角色。

（三）高压氧对骨代谢的影响

Liu 等[13]探讨了超早期高压氧治疗对于脊髓全横断损伤大鼠的股骨降钙素基因相关肽（calcitonin gene-related peptide，CGRP）以及骨代谢的影响。研究将大鼠分为假手术组、脊髓全横断损伤组以及高压氧治疗组。而高压氧治疗组又再细分为 3 小时组和 12 小时组。术后 6 周检测股骨中 CGRP 的含量，血清骨特异性碱性磷酸酶（serum bone-specific alkaline phosphatase，sBAP）、骨钙素、血清Ⅰ型胶原氨基末端肽（serum type-I collagen amino-terminal peptide，sNTX）及尿脱氧吡啶啉（urinary deoxypyridinoline，uDPD）的含量。结果表明，超早期高压氧治疗能够通过增强脊髓后角感觉神经元

CGRP 的合成，改善骨转换，提升骨形成以及抑制骨吸收。

（四）电刺激对骨密度的影响

Yuen-Chi 等[14]探讨了电刺激背根神经节对胫骨长期制动大鼠骨量的影响。结果表明，针对电刺激背根神经节能够预防失用所致的骨质疏松，这为临床治疗此类疾病提供了新的方法。

（五）电针对骨代谢的影响

谢菊英等[15]探讨了针刺防治绝经后骨质疏松的可能机制。研究将雌性 SD 大鼠随机分为假手术组、模型组、药物组、针刺组。假手术组仅切除卵巢周围少许脂肪，其余建立绝经后骨质疏松模型。造模后假手术组与模型组行固定处理，同时灌服 0.9% 氯化钠注射液。针刺组予以电针肾俞、足三里、关元、三阴交，药物组给予阿仑膦酸钠，均每天 1 次，治疗 12 周。治疗结束后检测血清瘦素、瘦素受体含量。结果显示，电针能提高去势大鼠外周血清中瘦素及其受体的含量，从而防治绝经后骨质疏松症。其调控机制可能与瘦素对骨代谢的外周促进作用有关。

二、临床研究进展

（一）运动疗法对骨质疏松的影响

1. 有效性与安全性研究　运动对原发性骨质疏松症患者症状和骨密度的影响有较多研究。覃旭等[16]等研究了强化肌力训练在原发性骨质疏松症康复治疗中的临床疗效。研究严格筛选出符合受试标准人群 120 例，其中试验组使用强化肌力训练完成 60 例，对照组使用一般康复治疗完成 60 例，6 个月后观察症状改善指标。结果表明，强化肌力训练可以延缓骨质疏松程度，减少因关节周围肌肉力量减弱继发的钙丢失，有效预防或减慢原发性骨质疏松症的进程。

胡煜等[17]探讨了有氧运动联合渐进式抗阻运动治疗老年性骨质疏松症的疗效，评估运动疗法对治疗老年人骨质疏松症的安全性及有效性。该研究纳入了 60 例年龄在 65 岁以上的女性和 70 岁以上的男性的骨质疏松症患者，根据不同治疗方案随机分为 3 组：对照组 20 例，服用碳酸钙 D3（600mg，1 次 / 天）＋骨化三醇胶丸（0.25μg，2 次 / 天）；有氧运动组 20 例，在对照组的基础上＋有氧运动；抗阻运动组 20 例，在有氧运动组的基础上＋渐进式抗阻运动。治疗时间共 6 个月。在治疗前、治疗 3 个月和治疗 6 个月时测量腰 2 至腰 4 椎体及左侧髋部骨密度。结果表明，有氧运动联合渐进性抗阻运动对治疗老年人骨质疏松症有显著疗效，且安全性高。

2. 对骨密度与骨转换指标的影响　秦晋泽等[18]观察了广场舞对绝经后骨质疏松症患者的骨密度、骨转换指标的影响。研究将受试对象分为研究组（口服钙尔奇 D 600mg 每天 1 次的同时，联合广场舞运动方法干预，每周 5 次，每次平均 0.5～1.0 小时）和对照组（单纯采用口服钙尔奇 D 600mg 每日 1 次）。观察 2 组试验前及试验干预 6 个月后受试者骨密度、骨转换指标变化、骨痛。结果表明，广场舞运动能部分改善绝经后妇女骨密度，并且可以缓解骨质疏松引起的疼痛，是一种切实可行的预防和治疗骨质疏松症的临床方案。

3. 不同运动强度对骨密度的影响　刘方涛等[19]探讨了递增负荷功率自行车运动对骨质疏松症患者骨密度的影响。研究纳入了60例骨质疏松症患者，按照治疗方式的不同分为对照组（30例）、观察组（30例），对照组给予常规自行车运动治疗，观察组在功率自行车上分别采用3分钟递增法、1分钟递增法和线性递增法进行运动负荷递增运动，40min/d，3个月后比较2组患者骨密度及骨代谢情况。结果提示，递增负荷功率自行车运动对于治疗老年人骨质疏松症有明显疗效，能有效提高患者的骨密度，促进骨吸收，对缓解骨质疏松症患者的症状和预防骨折具有良好的作用，为临床医师治疗骨质疏松症提供理论依据，值得临床广泛推广。

乔秀芳等[20]探讨了不同锻炼水平对大学生骨密度和体成分的影响，同时分析骨密度和体成分之间的相关性。研究选取了中国矿业大学在校本科大学生120名，根据参与运动情况分为缺乏运动组、普通运动组和大运动量组，每组40名，男女各20名，采用超声法和生物电阻法分别检测其跟骨密度和体成分各项指标。结果表明，适量运动使大学生骨密度增加，大强度长时间的大量运动使骨密度下降，不利于骨骼的生长，运动锻炼可以有效改善大学生身体成分，降低脂肪含量，增加去脂体重，预防肥胖。

闫巧珍[21]探究了不同时长有氧运动对老年骨质疏松症患者骨密度的影响。研究纳入了120例老年骨质疏松症患者，按照运动时间长短的不同分为对照组与观察组，对照组患者每周进行3次有氧运动，观察组患者每周进行3～5次有氧运动，比较2组患者骨密度变化情况。结果表明，每周进行3～5次有氧运动，每次0.5～1.0小时，能有效提升老年骨质疏松症患者的骨密度，同时促进骨形成与骨吸收，对骨质疏松性骨折的预防有明显的作用。

4. 不同运动方式对骨密度的影响　孙威等[22]探讨了太极拳和快走锻炼对老年人骨密度和骨代谢的影响效果，为预防老年人骨质疏松症提供数据支持。研究将60名老年女性分成太极组、快走组和对照组。太极组和快走组分别接受16周的太极拳锻炼和快走锻炼，每周5次，每次1小时，随后停止练习跟踪8周。受试者每4周测试一次骨密度和骨代谢，共测试7次（锻炼前及锻炼后的第4周、8周、12周、16周，停止锻炼后的第4、8周）。结果提示，太极拳和快走锻炼均能改善老年女性的骨密度和骨代谢，而在停练阶段，快走锻炼对骨密度和骨代谢的维持效果要优于太极拳锻炼。因此，相比于太极拳锻炼，老年人可以考虑将快走锻炼作为首选的改善骨密度的锻炼方式，以预防骨质疏松。

赵梦影[23]探讨了长期太极推手锻炼结合营养干预对原发性骨质疏松症患者骨疼痛及骨密度的影响。研究纳入了90例原发性骨质疏松症患者，随机分为3组，A组进行太极推手锻炼并结合营养干预，B组只进行太极推手锻炼，C组保持原有的生活方式，试验周期均为6个月。结果表明，太极推手锻炼结合营养干预，更能有效地治疗原发性骨质疏松症。

常丽[24]探讨了交替运动疗法用于老年骨质疏松症患者康复治疗的临床应用价值。研究纳入了老年骨质疏松症患者84例，随机分成研究组与对照组。对照组服用钙尔奇D 600及实施健康教育治疗，研究组在对照组的基础上加用交替运动疗法，比较分析2组患者的临床治疗效果。结果表明交替运动疗法治疗老年骨质疏松症疗效确切，可以明显改善患者的骨密度，值得推广与应用。

华冰[25]观察了长期毽球练习对绝经后妇女的骨密度和平衡能力的影响。研究纳入了30例绝经女性志愿者，随机分为毽球组和对照组。毽球组实施毽球运动干预，对照组不做特殊干预。试验前及试验干预后 1 个月、3 个月和 6 个月分别测试跟骨密度相关指标及静态和动态平衡能力相关指标并分析各组数据。结果表明，长期毽球练习可有效延缓绝经后妇女骨组织含量降低速度，改善人体平衡能力，在防治绝经后妇女骨质疏松症及降低跌倒风险中具有积极作用。

Wei 等[26]系统回顾了五禽戏对骨质疏松的潜在治疗作用。通过计算机及手工检索，收集了五禽戏治疗骨质疏松的随机对照研究，评价了研究的质量，提取了指标数据。并采用了 Rev Man5.3 软件进行了 Meta 分析。结果表明，五禽戏治疗（无论是单一治疗还是联合治疗）能显著改善患者的疼痛症状，但是对骨密度的影响还尚不明确。推荐五禽戏治疗至少要坚持 6 个月，每周 5 次，每次 30～60 分钟。

5. 针灸治疗骨质疏松　Guo 等[27]首次对骨质疏松症的针灸治疗进行了系统回顾。通过计算机及手工检索，收集了针灸治疗骨质疏松症的随机对照研究，评价了研究的质量，提取了指标数据，并采用了 Rev Man5.3 软件进行了 Meta 分析。这是首次针对针灸治疗骨质疏松症的有效性和安全性进行评估，具有重要意义。

6. 对骨质疏松症患者基因多态性的影响　赵瑞朋等[28]研究了运动锻炼及雌激素受体（estrogen receptor，ER）-β 基因多态性与女性老年性骨质疏松症的相关性。研究纳入了 420 例长期运动锻炼老年女性和 415 例非长期运动锻炼老年女性，检测 2 组右侧足跟骨宽带超声衰减值，检测 2 组 ER-β 基因多态性。结果表明，长期运动锻炼对老年性骨质疏松有防治作用。ER-βRsa I 酶切位点的 r 等位基因可能是 ADOP 的遗传易感基因。Alu I 酶切位点的 a 等位基因是对运动锻炼的敏感基因。

7. 全身振动（whole-body vibration，WBV）疗法　Luo 等[29]系统回顾了 WBV 疗法对女性绝经后骨质疏松症患者骨代谢、运动功能及人体计量资料的影响。该研究纳入了 9 项随机对照研究，共 625 例患者符合纳入标准。经过统计分析，结果表明，总体来说，WBV 能够增强膝关节伸肌最大等长收缩肌力，但对于骨密度、骨代谢标志物及人体计量资料却无影响。

（二）运动疗法对骨质疏松性骨折的影响

2015 年至今相关临床研究多集中在不同康复方法或手段对骨质疏松骨折的有效性上。

1. 有效性研究　孔丹辉等[30]对运动疗法预防绝经期女性骨质疏松骨折的临床实效性进行了观察与探讨。研究纳入了绝经后骨质疏松症患者 66 例，根据研究要求并按照个人意愿将患者分为对照组和运动组，运动组患者在常规治疗基础上给予运动疗法，而对照组仅给予常规治疗。考察经运动干预后患者的骨密度变化，腰椎骨痛感和预后骨折发生概率。结果显示，运动疗法对绝经后骨质疏松症患者的骨密度有很好的提升，并能改善患者的腰椎骨痛感，减少骨折的发生概率。

兰海峰等[31]评估了社区运动干预对老年骨质疏松性骨折的影响。研究纳入了老年骨质疏松症患者中按照标准选取 100 例，分为运动干预组和对照组，每组 50 例。运动干预组对患者制订个体化运动方案，同时给予定期健康宣教和口服补钙（碳酸钙 D3 片，每片含碳酸钙 600mg 和维生素 D_3 125 IU）；对照组则仅进行健康宣教和口服补钙。统计分析 2 组患者的临床资料。结果表明，在社区进行运动干预，可以有效缓解疼痛、提高骨密度和降低老年骨质疏松性骨折的发生率。

姚李春等[32]探讨了运动干预对女性骨质疏松性股骨颈骨折患者关节功能、心理弹性及日常生活能力的影响。该研究收集了 68 例骨质疏松性股骨颈骨折女性，将患者分为接受常规干预的对照组 35

例、接受运动干预的观察组33例。干预前后，评估2组患者的髋关节功能、心理弹性情况及日常生活能力。结果显示，运动干预可提升女性骨质疏松性股骨颈骨折患者的髋关节功能，优化心理弹性并增强日常生活能力。

周瑞明等[33]观察了无痛运动疗法对老年骨质疏松性椎体压缩性骨折术后患者疼痛及运动功能的影响。56例老年骨质疏松性椎体压缩性骨折患者随机分为治疗组和对照组，每组28例。对照组采用手术治疗，治疗组在对照组治疗基础上，于术后第3天开始进行腰背肌无痛功能锻炼。比较2组治疗前后伤椎状况、疼痛评分、日常生活能力、运动功能及生活质量的变化情况，并评估临床疗效。结果显示，无痛运动疗法能够有效缓解老年骨质疏松性椎体压缩性骨折患者的术后疼痛症状，并能有效恢复伤椎高度，改善患者运动功能。

陈育珠等[34]探讨了康复干预对提高骨质疏松性骨折患者二级预防知识掌握情况及降低跌倒发生率的效果。该研究纳入了110例骨质疏松性骨折患者，将其分为试验组与对照组。2组手术治疗后，给予对照组常规护理，给予试验组常规护理联合康复干预，比较2组患者对二级预防知识的掌握情况以及跌倒发生率。结果显示，对骨质疏松性骨折患者采取康复干预可有显著提高其对二级预防知识的掌握，明显降低跌倒的发生率，适合进行推广使用。

2. 快速康复理念的应用　沈兆亮等[35]探讨了快速康复理念在老年骨质疏松性压缩骨折中应用效果。研究纳入了68例老年骨质疏松性压缩骨折行PKP球囊扩张椎体成形术治疗患者，根据治疗过程中是否应用快速康复理念指导行围术期临床处理，随机分为试验组和对照组。试验组在快速康复理念指导下行围术期临床处理（术前禁食时间、麻醉方式选择、围术期内环境稳态平衡等），对照组在传统理念下行围术期处理，观察2组术后住院天数、并发症发生情况、临床疗效。结果表明，快速康复理念应用于老年骨质疏松性压缩骨折的治疗，较为安全、可行。

3. 基于健康信念模式的康复训练　Ming[36]探讨了健康信念模式（health belief model，HBM）的康复训练对老年骨质疏松性骨折患者抑郁、焦虑及健康信念的影响。研究纳入了来自3家三甲医院的162例OP骨折患者，随机分为常规康复训练组及HBM康复训练组。经过3个月的治疗，采用量表评估比较2组患者的焦虑、抑郁、骨质疏松症知识和骨质疏松症健康信念情况。结果显示，基于HBM的康复训练能够减轻老年骨质疏松性骨折患者的负面情绪，提高患者的骨质疏松症知识和骨质疏松症健康信念评分。

4. 综合康复疗法　顾建欢[37]探讨了药物联合康复理疗对骨质疏松症患者的临床效果。该研究收治了61例骨质疏松症患者，均予口服药物和康复理疗治疗，观察治疗效果。结果显示，药物联合康复理疗治疗骨质疏松症能明显改善患者的疼痛程度，增加骨密度。

闫万里等[38]观察了手法结合体位复位、康复训练、抗骨质疏松治疗稳定型胸腰椎体压缩骨折的临床疗效。研究纳入了30例符合纳入标准的稳定型胸腰椎压缩性骨折患者，并将患者分为治疗组和对照组。治疗组给予手法结合体位复位、康复训练、抗骨质疏松治疗，对照组给予腰下垫高体位复位，抗骨质疏松治疗。2组均治疗2周，回家后继续以卧床休养为主，治疗组继续进行腰背肌主动锻炼，8周后开始佩戴硬质腰围下地行走活动，并判定疗效。结果表明，手法结合体位复位、康复训练、抗骨质疏松治疗椎体压缩骨折疗效确切，并发症少，后遗腰背部疼痛症状少。具有操作简单、价格低廉、对设备和技术要求低等特点。

5. 中医康复疗法　万长浩等[39]研究了中医康复训练方法辅助治疗老年骨质疏松性胸腰椎压缩性骨折的效果。该研究纳入了 90 例老年骨质疏松性胸腰椎压缩性骨折患者，随机分为对照组和观察组。对照组采取单纯西医治疗，观察组在对照组的基础上加用中医康复训练方法治疗。治疗 1 个月后对疗效进行统计并比较，观察 2 组患者的疼痛状态和生活功能评分。结果表明，中医康复训练方法治疗老年骨质疏松性胸腰椎压缩性骨折取得了较好的临床效果，值得推广应用。

6. 中西医结合康复疗法　潘雄等[40]探讨了中药联合 4 步康复锻炼法对骨质疏松性椎体压缩骨折患者生存质量的影响。研究纳入 50 例患者。采用中药联合 4 步康复锻炼法治疗。治疗结束后观察患者的骨折愈合情况，同时分别采用 ODI 和简明健康状况调查表评价患者的生存质量。结果表明中药联合 4 步康复锻炼法治疗骨质疏松性椎体压缩骨折，可促进患者日常生活能力恢复，明显改善患者生活质量。

7. 影响骨质疏松骨折患者康复的因素　陈鹏等[41]对影响老年骨质疏松性髋部骨折术后功能康复的相关因素进行了初探。研究纳入了 206 例老年骨质疏松性髋部骨折患者的相关临床资料，其中股骨颈骨折 93 例，股骨转子间骨折 113 例。评估对术后功能康复有重要影响作用的相关因素。研究发现，患者术前全身状态、营养状况、认知障碍、治疗方法、年龄、手术时机、复位质量、骨密度值是影响骨质疏松性髋部骨折术后功能康复的独立危险因素。因此，老年骨质疏松性髋部手术治疗时要充分认识到这些独立因素对疗效的影响以指导临床康复治疗。

季艳萍等[42]调查了骨质疏松性髋部骨折术后 3 个月老年患者的生活质量，分析影响其康复的因素。研究采用了一般情况问卷、医学应对方式问卷、自我效能感量表、健康状况调查问卷（SF-36），对 200 例术后患者进行问卷调查。结果表明，骨质疏松性髋部骨折术后 3 个月患者生活质量较差，应采取有针对性的护理干预措施，引导患者采用积极的应对方式，增强患者的自我效能感，避免不良的生活方式，同时提供必要的社会支持，进而提高其生活质量。

（三）慢性疾病伴发骨质疏松症患者的康复研究进展

1. 偏瘫患者伴发骨质疏松症患者的康复研究进展　部分文章探讨了康复训练对偏瘫患者继发骨质疏松的影响。张晶晶等[43]探讨了下肢强化负重运动训练对脑卒中后偏瘫患者骨质疏松的影响。该研究追踪观察了 50 例脑卒中偏瘫合并骨质疏松症患者，均按照骨质疏松症指南进行标准化药物治疗，将患者随机分成观察组和对照组。对照组进行常规康复训练和治疗，观察组增加强化下肢负重运动训练。2 组在治疗前、治疗 3 个月及 1 年后分别检测骨钙素、碱性磷酸酶、25 羟基维生素 D3 及甲状旁腺素等骨代谢相关生化指标。结果表明，强化下肢负重训练可以改善全身骨质疏松症，增加药物疗效。

刘晓春等[44]早期应用神经肌肉本体促进技术联合药物治疗了老年脑卒中后偏瘫患者，观察对其骨质疏松的疗效。研究纳入了 80 例脑卒中后偏瘫患者，随机分为治疗组和对照组。2 组均接受神经肌肉本体促进技术治疗，而治疗组还联合采用降钙素、碳酸钙 D3 行抗骨质疏松治疗，对照组未进行任何抗骨质疏松药物治疗。检测、比较 2 组患者治疗前（入组时）、治疗 8 周后偏瘫侧股骨近端 Ward 三角、第 1 腰椎、桡骨远端的骨密度。结果表明，脑卒中后偏瘫患者应尽早进行康复训练。此外，联合抗骨质疏松药物治疗比单纯康复训练可显著增加骨密度，预防继发性骨质疏松的效果更佳。

Han 等[45]探讨了站立床站立训练时间与偏瘫后继发性骨质疏松患者骨密度之间的关系。该研究纳入了 129 例脑卒中偏瘫患者，其中男性 75 例，女性 54 例。男性患者分为 3 组，女性患者也分为 3 组，分别接受 30 分钟、60 分钟和 90 分钟的站立床站立训练。结果表明，无论是男性还是女性，每天进行 60 分钟和 90 分钟的站立床站立训练能够有效地刺激偏瘫后继发性骨质疏松症患者的骨密度，起到逆转骨质疏松的作用。

Si 等[46] 探讨了神经肌肉促通技术（neuromuscular facilitation techniques，NFT）对脑梗死患者血清瘦素及偏瘫侧肢体骨质疏松的影响。研究纳入 52 例脑梗死偏瘫患者。检测了患者偏瘫侧肢体的骨密度、血清碱性磷酸酶（alkaline phosphatase，ALP）、骨碱性磷酸酶（bone alkaline phosphatase，BALP）、骨钙素（bone Gla protein，BGP）、白介素 -6（interleukin-6，IL-6）及瘦素水平。结果表明，NFT 能够有效增强偏瘫侧肢体的骨密度，提升血清 ALP、BALP、BGP、IL-6 及瘦素水平，这提示 NFT 能够改善脑梗死患者的骨密度。

2. 类风湿关节炎伴发骨质疏松症患者的康复研究进展　欧阳辉等[47] 则探讨了类风湿关节炎患者的骨密度及骨代谢指标的相关影响因素，观察了运动频率对类风湿关节炎伴发骨质疏松症患者骨密度及骨代谢指标的影响。5 例初诊类风湿关节炎患者纳入研究。对纳入患者的性别、年龄、病程、超敏 C 反应蛋白（high-sensitivity C-reactive protein，HS-CRP）、红细胞沉降率（erythrocyte sedimentation rate，ESR）、抗环瓜氨酸肽抗体（anti-cyclic cirullinated peptide antibodies，抗 CCP 抗体）、RA 疾病活动性评分（DAS28 评分）等指标进行了观察和测定，观察这些临床因素对类风湿关节炎患者的骨密度及血清骨代谢指标的影响。结果表明，骨性关节炎伴发骨质疏松症的发病率高，骨密度与年龄、病程、疾病的活动、25- 羟维生素 D 水平、运动频率相关。类风湿关节炎伴发骨质疏松症属于高转换型骨代谢异常，在疾病早期、活动期骨破坏和骨形成均加快。运动可促进骨形成、提高骨密度，建议临床应重视在内科治疗基础上的运动治疗。

刘康炎等[48] 探讨了股四头肌肌力及骨质疏松与膝骨关节炎的关系。该研究纳入了 374 例患者，分别登记病患的年龄、体重、身高，行双膝关节负重正位 X 线片检查，根据膝骨性关节炎诊断标准，将患者分为健康对照组（174 例）与膝骨关节炎组（200 例）。膝骨关节炎组患者按照骨关节炎的 KellgrenLawrence 分级标准分为 5 级，根据患者的临床症状和 X 线表现不同，分成轻度组、中度组和重度组；运用双能 X 线骨密度仪分别测定骨密度；运用肌肉功能测量分析系统和等长肌力测试仪测定股四头肌最大肌力；将不同程度的膝骨关节炎与正常成年人样本数据进行统计分析，探讨下肢肌肉衰减和骨密度与膝骨关节炎之间的相关性。结果表明，退行性关节病患者常伴随有全身性的骨质疏松症、患肢股四头肌肌力下降表现。膝 OA 的严重程度与骨质疏松呈正相关，与患肢股四头肌肌力呈负相关。因此，对于此类患者要尽早加强股四头肌肌力训练。

（四）骨质疏松症患者的康复护理研究进展

除了探讨不同康复方法或手段对骨质疏松症的影响外，护理模式对骨质疏松症患者影响也进行了一系列研究。刘莉娜[49] 探究了快速康复理念在骨质疏松性胸腰椎压缩性骨折患者围术期护理中的应用及效果。该研究选取了 30 例骨质疏松性胸腰椎压缩性骨折患者，将其随机分为试验组和对照组，各 15 例。试验组应用快速康复理念进行护理，对照组应用一般护理，研究对比 2 组患者腰椎功能改善情况及生活质量评分。结果试验组优良率为 86.67%，高于对照组的 53.33%，差异有统计学意义（$P<0.05$）；试验组护理后生活质量评分为（82.35±2.47）分，高于对照组，差异有统计学意义（$P<0.05$）。对骨质疏松性胸腰椎压缩性骨折患者在围术期采取快速康复理念进行护理的效果显著，值得临床应用。

陈慧芬等[50]探讨了多元文化护理对老年骨质疏松性脊柱骨折患者术后并发症及预后的影响。研究纳入了128例老年骨质疏松性脊柱骨折患者，随机分为观察组及对照组。对照组围术期应用常规性护理，观察组围术期实施多元文化护理，对比分析2组患者术后并发症、预后情况及患者满意率的差异。多元文化护理能有效提高老年骨质疏松性脊柱骨折患者康复依从性，降低患者术后并发症发生率，促进患者术后康复，提高患者满意率。

暴华[51]对比分析了2种护理模式在老年骨质疏松性股骨骨折患者护理中的应用效果。共纳入了80例老年骨质疏松性股骨骨折患者。按照护理模式分为常规护理组（对照组）及接受综合护理的研究组。比较2组患者护理满意度和并发症发生情况。结果表明，对老年骨质疏松性股骨骨折患者行综合护理可有效预防并发症的发生，患者满意度更高。

时琳等[52]研究了康复护理干预对骨质疏松性椎体骨折患者保守治疗预后的影响。60例骨质疏松椎体骨折保守治疗患者作为研究对象，随机分为干预组和对照组。给予对照组患者包括心理护理、并发症护理在内的常规护理服务，而干预组在对照组的基础上实施康复护理干预措施。观察2组患者治疗护理后的疼痛程度和生活质量。结果显示，对于骨质疏松性椎体骨折保守治疗患者给予系统的康复护理干预具有较高的临床应用价值，可以缓解患者疼痛，明显改善患者的生活质量，提高护理满意度，值得在临床护理中推广普及。

三、问题与展望

（一）基础研究方面

运动疗法治疗骨质疏松的作用、机制研究较多。但有关运动疗法、物理因子及药物治疗之间如何科学组合的研究较少，物理因子疗法之间的如何科学组合？物理因子治疗的不同治疗参数如何科学选择与组合？

要回答这些问题，可能是未来研究的重点。

（二）临床研究方面

运动疗法治疗骨质疏松、特别是不同运动疗法的临床有效性研究较多。目前临床研究主要存在以下问题：①哪种康复治疗方法最能有效地增加骨质疏松症患者的骨密度尚不明确。②运动疗法的持续时间、运动频率、运动强度尚无统一认识。③缺乏大样本、多中心 RCT 的序贯研究。④缺乏规范的治疗方法、统一的疗效评判标准。⑤有关运动疗法、物理因子疗法不同治疗参数如何科学选择与组合？⑥有关运动疗法、物理因子疗法及药物治疗之间如何科学选择与组合？

要回答这些问题，可能是未来探索的重点。

（江　山　何成奇）

参考文献

［1］ 马涛，贾磊，苏红燕. 运动对废用性骨质疏松大鼠破骨细胞分化 JNK/AP-1 信号通路的影响. 西安体育学院学报，2017，34（5）：599-606，564.

［2］ 李世昌，李灵杰，陈祥和，等. 运动对生长期小鼠骨代谢及 PDGF 介导的 ERK 信号通路的影响. 沈阳体育学院学报，2016，35（6）：65-70.

［3］ 王玉清. 运动配合艾灸治疗去势大鼠骨质疏松的作用机制. 中国老年学杂志，2017，37（4）：839-840.

［4］ 缪律，罗冲，吕季东. 番茄红素联合跑台运动对去卵巢大鼠骨质疏松模型的影响. 中国骨质疏松杂志，2016，22（8）：989-997.

［5］ 李萄，陈晓红，郑陆，等. 中等强度跑台运动经 Wnt/β-catenin 途径对骨量的影响. 上海体育学院学报，2016，40（5）：57-62，69.

［6］ 陈祥和，李世昌，严伟良，等. Hedgehog 信号通路对成骨细胞分化和骨形成的影响及不同方式运动的调控. 北京体育大学学报，2015，11：59-64.

［7］ 陈祥和，孙朋，陈爱国，等. 不同运动对 2 型糖尿病小鼠骨中 cAMP/CREB/Atf4 途径及骨形成的影响. 中国运动医学杂志，2017，36（11）：977-983.

［8］ 王兵，段富贵. 长期有氧运动上调老年大鼠骨组织中 Wnt/β-catenin 通路. 西南师范大学学报（自然科学版），2017，42（4）：132-136.

［9］ 马涛，苏红燕. 补充水解胶原蛋白与跑台运动联合作用对生长期大鼠骨密度和组织形态计量学指标的影响. 山东体育学院学报，2016，32（4）：77-84.

［10］ Zhou J, Liao Y, Xie H, et al. Effects of combined treatment with ibandronate and pulsed electromagnetic field on ovariectomy-induced osteoporosis in rats. Bioelectromagnetics, 2017, 38 (1): 31-40.

［11］ Zhang J, Xu H, Han Z, et al. Pulsed electromagnetic field inhibits RANKL-dependent osteoclastic differentiation in RAW264.7 cells through the Ca^{2+}-calcineurin-NFATc1 signaling pathway.Biochem Biophys Res Commun, 2017, 482 (2): 289-295.

［12］ Jiang Y, Gou H, Wang S, et al. Effect of pulsed electromagnetic field on bone formation and lipid metabolism of glucocorticoid-induced osteoporosis rats through canonical Wnt signaling pathway. Evid Based Complement Alternat Med, 2016, 2016: 4927035.

［13］ Liu M, Chen H, Tong M, et al. Effects of ultra-early hyperbaric oxygen therapy on femoral calcitonin gene-related peptide and bone metabolism of rats with complete spinal transection. Spine (Phila Pa 1976) , 2018.

［14］ Yuen-Chi Lau R, Qian X, Po KT, et al.Response of rat tibia to prolonged unloading under the influence of electrical stimulation at the dorsal root ganglion. Neuromodulation, 2017, 20 (3): 284-289.

［15］ 谢菊英，薛智慧，龙抗胜，等. 电针对去势大鼠骨密度及外周血清瘦素及其受体的影响. 时珍国医国药，2016，27（10）：2552-2554.

［16］ 覃旭，赵新，兰姗. 强化肌力训练在原发性骨质疏松症康复治疗中的临床研究. 贵阳中医学院学报，2016，38（4）：62-64.

［17］ 胡煜，郑健，邱习勤. 有氧运动联合渐进式抗阻运动治疗老年人骨质疏松症临床疗效观察. 南京体育学院学报（自然科学版），2017，16（4）：23-27.

［18］ 秦晋泽，荣晓旭，朱国兴，等. 广场舞对绝经期后骨质疏松患者的骨密度和骨转换指标影响的研究. 中国骨质疏松杂志，2017，23（1）：43-46，50.

［19］ 刘方涛，闫巧珍. 递增负荷功率自行车运动对骨质疏松患者骨密度的影响. 中国骨质疏松杂志，2017，23（4）：456-458，451.

［20］ 乔秀芳，潘红英，王军利. 不同锻炼水平对大学生骨密度和体成分的影响及其相关性分析. 中国骨质疏松杂志，2017，23（5）：594-598.

［21］ 闫巧珍. 不同时长有氧运动对老年骨质疏松患者骨密度的影响. 中国老年学杂志，2017，37（13）：3316-3317.

［22］ 孙威，王疆娜，杨春荣，等. 太极拳和快走练习对老年女性骨密度和骨代谢影响的跟踪研究. 中国骨质疏松杂志，2017，23（8）：1034-1040.

［23］ 赵梦影，李宁，范超，等. 太极推手锻炼配合营养干预对原发性骨质疏松症患者康复的影响. 辽宁体育科技，2015，37（3）：44-46.

［24］ 常丽. 交替运动疗法在老年骨质疏松患者康复中的疗效研究. 中国老年保健医学，2017，15（5）：79-80.

［25］ 华冰. 毽球运动对绝经后妇女跟骨密度和动态平衡能力的影响. 浙江体育科学，2016，38（1）：95-100.

［26］ Wei X, Xu A, Yin Y, et al. The potential effect of Wuqinxi exercise for primary osteoporosis：A systematic review and meta-analysis. Maturitas, 2015, 82 (4): 346-354.

［27］ Guo T, Chen X, Wu X, et al. Acupuncture for osteoporosis: a systematic review protocol. Syst Rev, 2016, 5 (1): 161.

［28］ 赵瑞朋，黎飚，黄海玲，等. 运动锻炼及雌激素受体 -β 基因多态性与老年女性骨质疏松的相关性. 中国老年学杂志，2017，37（18）：4609-4611.

［29］ Luo X, Zhang J Zhang C, et al. The effect of whole-body vibration therapy on bone metabolism, motor function, and anthropometric parameters in women with postmenopausal osteoporosis. Disabil Rehabil, 2017, 39 (22): 2315-2323.

［30］ 孔丹辉，吴小涛，王树金，等. 运动疗法预防绝经期女性骨质疏松骨折的临床实效性评价. 中华全科医学，2015，13（2）：196-198.

［31］ 兰海峰，冯建忠，吴冬冬，等. 社区运动干预对老年骨质疏松性骨折的影响. 中华关节外科杂志（电子版），2017，11（2）：209-212.

［32］ 姚李春，董峻峰，朱慧锋，等. 运动干预对女性骨质疏松性股骨颈骨折患者关节功能、心理弹性及日常生活能力的影响. 中国现代医生，2017，55（14）：89-92，96.

［33］ 周瑞明，王全兵，管义红. 无痛运动疗法对老年骨质疏松性椎体压缩性骨折患者术后疼痛及运动功能的影响. 中医药导报，2017，23（15）：109-112.

［34］ 陈育珠，张素容. 康复干预在增加骨质疏松性骨折患者二级预防知识和减少跌倒发生率中的作用. 中国医学创新，2017，14（25）：90-93.

［35］ 沈兆亮，张仲明，徐鹏，等. 快速康复理念对老年骨质疏松性压缩骨折的影响. 创伤外科杂志，2018，20（2）：135-137.

[36] Zhang M. Effect of HBM rehabilitation exercises on depression, anxiety and health belief in elderly patients with osteoporotic fracture. Psychiatr Danub, 2017, 29 (4): 466-472.

[37] 顾建欢. 药物联合康复理疗治疗骨质疏松的临床效果分析. 中国社区医师，2017，21：23，25.

[38] 闫万里，金苗. 手法结合体位复位、康复训练、抗骨质疏松治疗稳定型胸腰椎体压缩骨折疗效观察. 长治医学院学报，2017，4：280-282.

[39] 万长浩，万钟. 中医康复训练方法辅助治疗老年骨质疏松性胸腰椎压缩性骨折的效果分析. 中国当代医药，2017，24（28）：156-158.

[40] 潘雄，刘其顺，应行，等. 中药联合4步康复锻炼法对骨质疏松性椎体压缩骨折患者生存质量的影响. 中医正骨，2015，27（4）：65-66.

[41] 陈鹏，刘文和，颜林淋，等. 影响老年骨质疏松性髋部骨折术后功能康复的相关因素初探. 临床医学，2015，5：9-12.

[42] 季艳萍，丁庆彬，张静，等. 老年骨质疏松性髋部骨折术后患者生活质量现状及其影响因素研究. 中国护理管理，2016，16（9）：1289-1294.

[43] 张晶晶，李艳，茅慧雯，等. 下肢强化负重运动训练对脑卒中后偏瘫患者骨质疏松的影响. 中国老年学杂志，2017，37（21）：5382-5383.

[44] 刘晓春，钱江，刘贞仔，等. 早期应用PNF技术联合药物治疗对老年脑卒中后偏瘫患者骨质疏松的效果研究. 中国当代医药，2016，23（8）：34-36.

[45] Han L, Li SG, Zhai HW, et al. Effects of weight training time on bone mineral density of patients with secondary osteoporosis after hemiplegia. Exp Ther Med, 2017, 13 (3): 961-965.

[46] Si Z, Hu K, Wang C, et al. The effects of neuromuscular facilitation techniques on osteoporosis of hemiplegia limbs and serum leptin level in patients or rats with cerebral infarction. Brain Inj, 2016, 30 (4): 474-479.

[47] 欧阳辉，何雪常，沈龙彬，等. 运动对类风湿关节炎伴骨质疏松患者的骨密度及骨代谢的影响. 中国骨质疏松杂志，2018，24（2）：174-180.

[48] 刘康妍，胡海澜，陈勇，等. 股四头肌肌力及骨质疏松与膝骨关节炎的关系. 中华关节外科杂志（电子版），2016，10（3）：271-276.

[49] 刘莉娜. 快速康复理念在骨质疏松性胸腰椎压缩性骨折患者围手术期护理中的应用. 实用临床护理学电子杂志，2017，2（27）：77，80.

[50] 陈慧芬，李素云，方莉. 多元文化护理对老年骨质疏松性脊柱骨折病人术后康复的影响. 全科护理，2016，14（36）：3787-3789.

[51] 暴华. 两种护理模式在老年骨质疏松性股骨骨折患者护理中的应用效果比较. 河南医学研究，2016，25（12）：2298-2299.

[52] 时琳，裴楠，周春雷. 康复护理干预对骨质疏松椎体骨折患者保守治疗预后的影响. 中国实用医药，2017，12（23）：172-173.

第八章 重症康复进展

第一节 重症康复进展概况

重症康复（critical care rehabilitation，CCR）可分为广义的重症康复及狭义的重症康复两种。狭义的重症康复即 ICU 康复，主要是指患者在综合或专科 ICU 的救治过程中的康复介入，使患者尽早地、顺利地从 ICU 转出；广义的重症康复是指针对所有重症患者实施的康复介入，包括在重症病房的康复、康复科内设立的 ICU 的康复及其他类型的重症康复。重症康复强调早期康复、预防性康复，通过康复团队与重症救治团队的密切合作，通过各种康复措施减轻患者的功能障碍和并发症，使患者后期功能与生活能力尽可能恢复到较高水平。ICU 患者在早期阶段会出现躯体、心理认知、精神等方面的问题，通过早期康复可以降低上述功能障碍的发生率。近年来，随着国家分级诊疗政策的逐步实施，重症康复在大型综合医院和康复专科医院越来越受到重视。2016 年 1 月至今，我国有关重症康复的相关报道逐渐增多，主要集中在临床试验、专家述评和专家共识等方面。本节将针对 2016 年以来的专家述评和共识展开描述。

一、重症康复相关临床循证依据及康复评定

陈建等[1]探讨了烧伤重症监护病房开展康复治疗对重度烧伤患者 ICU 住院时间、治疗费用的影响。该研究回顾性调查 2011 年 1 月至 2014 年 12 月入住 ICU 的 104 例重度烧伤患者，分析其临床基础资料及 ICU 住院时间、治疗费用情况。结果表明，康复治疗早期介入下，重度烧伤患者 ICU 住院时间有逐年减少趋势，尤其在强化站立行走训练后，ICU 住院时间显著缩短。ICU 患者的康复治疗费用仅占 ICU 总治疗费用的 3%，总体医疗费用并未大幅度增加。

张莹莹等[2]探讨了早期康复治疗对 ICU 非神经损伤患者的效果。该研究选取 ICU 病房非神经损伤患者 63 例，随机分为观察组 31 例、对照组 32 例。2 组患者均给予常规治疗，观察组在此基础上进行早期康复治疗。治疗 4 周后比较两组并发症的发生率，以 MRC 肌力评分法评估患者 ICU 获得性肌无力（ICU-acquired weakness，ICU-AW）的发生情况，采用改良 Barthel 指数（MBI）评定日常生活活动能力。结果表明，治疗后观察组并发症发生率为 26.67%，明显低于对照组的 53.13%。治疗后观察组 MRC 肌力评分为（46.23±8.67）分，高于对照组的（39.59±8.45）分。观察组发生 ICU-AW 12 例（40%），对照组发生 ICU-AW 24 例（75%），2 组比较差异有统计学意义。治疗后观察组 Barthel 指数评分为（60.10±17.95）分，对照组为（46.66±15.75）分，差异有统计学意义。

燕晓翔等[3]跨学科应用 3 种量表（格拉斯哥昏迷量表、全面无反应性量表、昏迷恢复量表）对重症患者进行意识评估，评价其一致性，为重症康复提供可靠的临床评定工具。研究对象来自本院 2017 年 9—12 月入住神经内科 ICU 的患者 30 例。患者入住 ICU 后 72 小时内分别用格拉斯哥昏迷量表、全面无反应性量表、昏迷恢复量表评定 1 次，每次评定由 ICU 医师、康复科医师、康复治疗师分别单独进行评定，3 人的评定均在 1 天内完成，记录患者每次每个评分量表的评测结果、评定时间。结果表明，3 种量表评测意识的一致性较好，可作为重症脑血管病意识评估的工具，ICU 医师、康复科医师、康复科治疗师在经过正规培训后，用格拉斯哥昏迷量表、全面无反应性量表、昏迷恢复量表 3 种量表对患者进行评估的一致性同样较好，因此，3 种量表用于跨学科的重症患者意识评估是可行的。

周君桂等[4]探讨了染料试验在重症康复病房气管切开患者误吸筛查中的应用及效果。该研究将 2015 年 7 月至 2016 年 2 月收治的气管切开患者 110 例设为实施前组，方法是采用常规气管切开护理及防误吸护理，依据患者的症状及医务人员的临床经验对气管切开患者进行堵管拔管；将 2016 年 3 月至 2016 年 10 月收治的气管切开患者 98 例设为实施后组，方法为建立染料试验操作规范及流程，对新入科的气管切开患者在入院当日行经口染料试验筛查误吸是否存在，并采取相应的防误吸集束化护理；将染料试验阴性作为首要的气管套管拔管指征，染料试验阴性才启动堵管拔管流程。观察时间为 28 天。结果表明，第 1 周 2 组 CPIS 评分≥6 分的患者例数差异无显著性意义，但在第 2、3、4 周实施后组均较实施前组低，差异具有显著性意义。2 组患者拔管例数比较差异无显著性，但实施前组拔管后并发症发生的例数较实施后组多，差异有显著性意义。43 例患者进行染料试验与"金标准"VFSS 检查在误吸的诊断方面差异无显著性意义。

二、重症康复专家述评

2016 年以来，国内陆续发布了一些关于重症康复的专家述评和专家共识。燕铁斌 2018 年在《中国康复医学杂志》发表"重症康复，应与临床救治同步"述评文章[5]。针对康复介入时机，文章指出：重症康复的场所首先是在 ICU、急诊科重症观察室及相关临床专科（如神经内科/外科、心血管内科/外科、呼吸内科、骨科等创伤外科），康复介入必然需要将阵地从康复科前移，与临床学科的救治同步，这是开展重症康复的先决条件。患者抢救成功，病情稳定后，会从 ICU 等重症监护病房转往临床科室的普通病房，包括康复科病房，此时的重症康复场所也应该随着患者转向相应的临床科室，实施进一步的全方位康复。文章进一步指出：重症康复介入的手段要突出专科特色，包括预防性康复、被动性康复和有条件的主动康复。预防性康复手段主要包括良肢位摆放、翻身拍背吸痰、神经肌肉电刺激预防肌肉萎缩和深静脉血栓形成等手段。预防性康复不需要患者参与，是最安全的重症康复方法，适合于昏迷、气管切开，不能主动参与康复的重症患者。被动性康复手段主要是通过设备来带动患者完成肢体的关节活动、肌肉收缩，具体方法包括智能性踏车、神经肌肉电刺激、非侵入性脑刺激技术（如经颅磁刺激、经颅直流电刺激）等。被动性康复手段适合于昏迷患者和清醒但不能主动活动的重症患者。主动康复手段是指在确保安全的前提下，让清醒的重症患者适当地参与一些力所能及的活动，以加快康复进程，缩短卧床时间，及早离床或离开

ICU。对于清醒可以活动的重症患者，可以考虑选用此类康复手段，让患者主动参与康复。文章最后指出重症康复需要强调规范评估和治疗，需要积极开展设计合理的临床研究，提供更多、更有效的循证医学证据。

万春晓针对"脑卒中重症康复的历史、现状和未来"进行了述评[6]。文章对脑卒中重症康复的必要性、我国重症康复现状、重症康复适应证、禁忌证和终止康复标准进行了综述。文章介绍了天津医科大学总医院的康复监护病房中实施的康复强度（主要参照急性期心脏康复的强度），但有待进一步的数据支持。其改变康复强度或者终止康复的标准如下：①活动后血压明显上升（＞200/110mmHg）或收缩压较休息水平上升≥30mmHg或下降≥10mmHg。②康复过程中心率超过休息心率20次/分钟或心率＞110次/分钟。③心电图ST段下移≥0.2mV或较安静时下移≥0.1mV；或者ST段上移≥0.2mV。④康复过程中出现严重心律失常。⑤康复过程中呼吸频率＞40次/分钟，或者降低＞5次/分钟。⑥康复引起心前区不适、疼痛、气短或心悸。⑦活动后出现眩晕、头晕等脑缺血症状。⑧自觉疲劳（自觉运动强度分级≥14级），或引起失眠、长时间疲劳、水肿。康复中或康复后出现的患者意识状态的变化、心血管反应的变化、血尿、皮肤状态的变化、疼痛反应或主诉，以及其他异常反应，都需要对康复方案和康复强度再次进行慎重的考量，仔细查找原因，保证患者的安全。患者的生命体征稳定后，急危重症改善和稳定后可以转入普通康复病区，进行常规康复。

吴毅[7]针对"精准康复在重症颅脑损伤后意识障碍诊治中的作用"展开述评。文章提到：重症颅脑损伤是导致死亡和残疾的主要原因，创伤性脑损伤可导致多种功能障碍，其中最为严重的是意识障碍。建立意识障碍患者的精准诊断和精准治疗是脑损伤康复精准化发展中的一个主要目标，也是临床改善患者功能障碍的前提。由于临床促醒策略尚不完善，还需要更多的有效证据，并且规范的意识障碍患者就诊、分选、治疗和陪护流程还没有有效地开展起来。不过，相应的药物干预、外周神经电刺激、中枢神经电刺激、经颅磁刺激、高压氧疗法和细胞移植都已被使用，并且具有一定的对比结果，可以给临床提供一定的参考。神经影像学和电生理学的发展和创新促成了评定意识障碍患者大脑结构和功能的可能性。在临床促醒康复实践中，已经开始应用这些新型的客观方法来反映患者残余意识和确定患者意识障碍的类型，这有助于减少UWS/VS和MCS等相关病症之间的误诊率，改善患者的预后。未来意识障碍的精准康复评定将是基于客观脑功能测量数据与临床行为评定方法的完整评定模式。在治疗方面，各类神经刺激和康复训练的介入，开启了意识障碍可以被改善和治疗的临床新时代。未来的意识障碍治疗，将会形成"重症医疗－促醒康复－专业监护"的新型救治模式，为意识障碍患者带来更为有效的精准康复方案。

解立新[8]针对"危重症患者肺康复研究进展"展开述评。文章指出：危重症患者转入ICU治疗后，很快会出现肌肉萎缩的情况，同时很多患者出现ICU获得性无力。运动训练可以改善患者免疫状态和提高抗炎能力，ICU患者在密切监测下实施早期肺康复，是安全可行的。危重症患者早期肺康复更能改善患者运动状态和肌肉质量，缩短住院时间。更多的研究证明，实施早期肺康复治疗，可以使危重症患者短期内获益，缩短脱机时间和住院时间，一定程度上可以减少患者痛苦，节约社会成本。文章最后指出，目前仍没有足够的证据证明早期康复训练可以降低危重症患者病死率。在此方面，需要进一步的临床深入研究。

三、浙江省重症康复专家共识

2017 年浙江省医学会物理医学与康复学分会重症康复专业委员会在国内发布了《浙江省重症康复专家共识》[9]。针对重症医学常见的一些功能障碍，如肌肉无力、呼吸困难、抑郁、焦虑和与健康相关的生活质量下降，浙江省组织重症和康复医学专家制定了该专家共识。该共识的要点可概括为以下几个方面。

1. 重症患者的康复治疗应在有关临床专科组织多学科团队（multidisciplinary team，MDT）参与制定康复计划，并在医师、治疗师和护士等协同下进行。为促进危重患者康复，临床应在 ICU 和普通病房之间提供中级护理或高级护理单元（high dependency units，HDU）。建议有条件的医院应建立以重症康复为主的 HDU，即 ICU-HDU- 普通病房形成一个完整的治疗链，更有力地促进重症康复医学发展。

2. 在有经验的重症医学和康复医学专家指导下，医师、治疗师、护士组成的对 ICU 患者早期（48～72 小时）采用积极的运动和物理康复治疗不会增加患者的病死率，远期生存质量明显提高。

3. 对入住 ICU 时间≥48 小时的患者，早期运动方案应根据患者意识是否清醒及运动反应情况分级进行管理。无意识、生命体征不稳定患者的早期运动方案适宜 0 级运动方式，翻身 1 次 /2 小时。意识清醒患者的早期运动方案适宜一、二、三、四、五级运动方式。原则上气管插管患者进行一、二级的运动，气管切开患者进行三、四、五级的运动。

4. 在运动及物理治疗循序渐进过程中如出现下列情况应暂时停止治疗，如：①平均动脉压（MAP）<65mmHg 或>120mmHg，原有肾疾病患者收缩压或舒张压较治疗前下降 10mmHg。②心率<50 次 / 分钟或>140 次 / 分钟。③出现新的心律失常或需用去甲肾上腺素维持血压，剂量>1μg·kg^{-1}·min^{-1}。④吸入氧浓度（FiO$_2$）为 60.0%，伴随 PaO$_2$<70mmHg。⑤呼气末正压（PEEP）>8cmH$_2$O。⑥脉搏血氧饱和度（SpO$_2$）下降 10% 或<85%。⑦呼吸频率>35 次 / 分钟。⑧体温>38℃。⑨在运动及物理治疗后病情恶化，出现新的脓毒血症、患者再次昏迷、消化道出血、新出现胸痛等。

5. 针对颅脑损伤患者早期康复治疗，推荐采取以下措施：①使用各种设备进行体位变换及关节的被动活动，如支撑物、夹板、床边主被动训练器等；尽量减少继发损伤，尤其是因制动引起的各种并发症，如压疮、关节受限、挛缩、痉挛、肺部感染、深静脉血栓、自主神经系统紊乱。②采取多模式的感觉运动刺激，如听觉、触觉、嗅觉、味觉、视觉、运动及本体感觉刺激。当符合下列情况时可开始刺激治疗：严重脑外伤昏迷（格拉斯哥昏迷量表<8 分）至少 48 小时后；心肺情况稳定，颅内压正常，没有严重感染，不处于镇静状态。③进行呼吸功能训练，包括帮助气道分泌物排出、逐步脱离机械通气，过渡到辅助或自主呼吸。④尽早采取坐站体位，但不推荐在发病后 24 小时内立即开始。⑤监测患者的反应作为护理、心理治疗和言语治疗的必要内容。⑥向患者家属提供一致连贯的信息及心理支持。建议严重脑损伤后在入 ICU 48 小时后即开始康复治疗。

6. 针对呼吸衰竭早期肺康复，康复条件如下：①对刺激有反应；②FiO$_2$≤60%，PEEP≤8cmH$_2$O 和（或）患者准备撤机；③无体位性低血压或无需泵入血管活性药物。需注意的是在实施康复治疗前要常规 B 型超声筛查患者是否存在深静脉血栓。患者在运动及物理治疗循序渐进过程中如出现重症患者早期运动评估中应暂时停止康复治疗的条件时，终止治疗。对呼吸机支持患者实施 ABCDE 集束化管理可以使其早期脱机拔管，减少机械通气时间，减少镇静药物的使用，降低谵妄发生，使患者更早下床活动。集束化管理最早由美国 NIH 提出，ABCDE 中 A 指唤醒（awakening），B 指自主呼吸试验（breathing），C 指协作（coordinated effort），D 指谵妄的评估（delirium monitoring/management），E 指重症患者早期活动（early exercise/mobility）。

7. 针对心力衰竭患者早期康复治疗，运动康复适用于所有恢复期病情稳定的心力衰竭患者。首先应对患者病情的稳定性和康复运动的安全性进行评估，然后由康复医师制订运动处方（选择运动方式、运动量、持续时间、频率等），在专业医师的指导下进行。将以下 10 种情况列为运动试验的禁忌证：①急性冠状动脉综合征早期（2 天内）；②致命性心律失常；③急性心力衰竭（血流动力学不稳定）；④未控制的高血压；⑤高度房室传导阻滞；⑥急性心肌炎和心包炎；⑦有症状的主动脉狭窄；⑧严重的肥厚型梗阻性心肌病；⑨急性全身性疾病；⑩心内血栓。以下 6 种情况列为运动训练禁忌证：①近 3～5 天静息状态进行性呼吸困难加重或运动耐力减退；②低功率运动负荷出现严重的心肌缺血（<2 代谢当量，或<50W）；③未控制的糖尿病；④近期栓塞；⑤血栓性静脉炎；⑥新发心房颤动或心房扑动。

8. ICU-AW 的复杂性，目前在临床尚无统一的标准来进行诊断。通常运用徒手肌力测试及神经电生理的方法进行综合诊断。早期康复治疗主要包括：活动度训练、肌肉功能训练、肢体功能训练、呼吸功能训练和物理因子治疗。

四、神经重症康复中国专家共识

2018 年 1—3 月《中国康复医学杂志》分为 3 期连续刊出《神经重症康复中国专家共识》[10-12]。该共识由倪莹莹等组织国内相关康复、神经重症专家完成，历时 10 个月，经过多次分组座谈讨论和互审修改，最终完稿，旨在明确基本思路，为规范神经重症康复医疗行为提供参照。该共识围绕重症患者功能及相关临床问题，将神经重症患者作为一个整体去认识，以实现重症救治、并发症处置及康复有机融合，从而提高幸存者的远期生活质量。该共识的主要要点如下。

1. 康复原则　①加强监护，保障康复技术操作的标准化和安全性。②具备条件者，尽早离床，避免长期卧床导致的一系列并发症。③在评定基础上，确定阶段性康复目标。④确定超早期标准化 ABCDE 组合康复程序，A 唤醒，B 呼吸训练，C 适度镇静，D 谵妄的监控，E 早期，移动和（或）运动练习。⑤可以选用针对性物理因子治疗及中医药辨证施治。⑥营养支持，循序渐进恢复患者耐力。⑦强调多学科合作，关注整体康复。⑧对患者及家属的心理支持、宣教应列入康复计划。

2. 康复介入时机　①血流动力学及呼吸功能稳定后，立即开始。②入 ICU/ 神经 ICU 24～48 小时后，符合以下标准：心率>40 次 / 分或脉搏<120 次 / 分；收缩压≥90 或≤180mmHg，或（和）舒张压≤110mmHg，平均动脉压≥65mmHg 或≤110mmHg，呼吸频率≤35 次 / 分，SpO_2≥90%，机械通气吸入氧浓度（FiO_2）≤60%，PEEP≤10cmH_2O，在延续生命支持阶段，小剂量血管活性药支持，多巴胺≤10μg·kg^{-1}·min^{-1} 或去甲肾上腺素 / 肾上腺素≤0.1μg·kg^{-1}·min^{-1}，即可实施康复介入。特殊体质患者，

可根据患者的具体情况实施。③生命体征稳定的患者，即使带有引流管（应有严格防止脱落措施），也可逐渐过渡到每天选择适当时间作离床、坐位、站位、躯干控制、移动活动、耐力训练及适宜的物理治疗等。

3. 康复暂停时机　①生命体征明显波动，有可能进一步恶化危及生命时宜暂停康复治疗。具体指标见表 8-1。②存在其他预后险恶的因素；或有明显胸闷、胸痛、气急、眩晕、显著乏力等不适症状；或有未经处理的不稳定性骨折等，亦应暂时中止康复技术操作。

表 8-1　暂停康复治疗的生命体征参数

心率	血压	呼吸频率和症状的改变	机械通气
70% 年龄的最大心率的预定值	收缩压＞180mmHg 或舒张压＞	＜3 次 / 分；或＞40 次 / 分	FiO_2≥10cmH$_2$O
＜40 次 / 分或＞130 次 / 分	110mmHg	不能耐受的呼吸困难	PEEP≥10cmH$_2$O
新发的恶性心律失常	平均动脉压＜65mmHg	氧饱和度＜88%	人机不同步机械通气改变为辅助或压力支持模式
新启动了抗心律失常的药物治疗或合并心电或心肌酶谱证实的新发心肌梗死	新启动的血管升压药或增加血管升压药的剂量		人工气道难以固定维持

4. 神经重症康复管理　该共识第二部分针对神经重症患者的运动管理、循环管理、呼吸管理、吞咽管理、肌骨管理、人工气道管理、皮肤管理等方面，描述了如何康复评定及康复管理和处理流程。

5. 影响神经重症康复的临床常见问题及处理原则　该共识第三部分针对神经重症常见临床问题，包括意识障碍、精神异常、疼痛、躁动、颅内继发病变、症状性癫痫、心血管事件、呼吸机脱机困难和人工气道拔除、重症肺炎、深部静脉血栓、获得性神经肌病、急性胃肠损伤、营养不良等方面，详细描述了处理原则及流程。

五、问题与展望

目前随着 ICU 危重症救治水平的不断提高，早期危重症患者的死亡率极大降低，如何进一步优化救治方案，降低患者机械通气时间和 ICU 住院时间是 ICU 医师关注的重要问题。随着重症康复的循证医学研究日益增多，从而肯定了重症康复的重要性和必要性，引起了康复科和 ICU 医师的关注，使重症康复成为当前研究的热点。在国家分级诊疗政策下，相信重症康复是接下来大型医院康复发展的必然方向。但总来的说，目前我国的重症康复尚处于起步探索阶段，主要存在的问题如下：① 临床方面缺少大样本、多中心的临床循证学依据，基础实验数量较少且缺少相应的机制研究。②相关医务人员重症康复理念思维滞后、国内规范指南较少、人力资源缺乏、技术储备不足、场地设备限制、医保收费政策不合理等也是限制当前重症康复发展的主要因素。③目前重症康复的研究主要集中在神经重症康复、肌肉骨骼重症康复、心肺重症康复这三大方面，对其他问题介入不够。④重症康复的实施流程、质量控制、康复介入时机、停止标准等方面有待进一步研究。相信随着重症康复的循证研究不断增多，有关重症康复的知识储备和人才储备逐渐得到完善，上述问题也终将得到解决。

（刘宏亮　侯景明）

参考文献

［1］ 陈建，钟晓芸，刘秋石，等. 重症监护病房康复治疗缩短重度烧伤患者 ICU 住院时间. 兰州大学学报（医学版），2016，42（4）：23-26.

［2］ 张莹莹，周鑫，顾琦，等. 早期康复治疗对重症监护病房非神经损伤患者的效果. 交通医学，2017，31（4）：357-359.

［3］ 燕晓翔，徐梅，王古月，等. 跨学科多量表评定神经重症患者意识的信度研究. 中国康复医学杂志，2018，33（2）：137-140.

［4］ 周君桂，吴红瑛，李苑媚，等. 染料试验在重症康复病房气管切开患者误吸筛查中的应用. 中国康复医学杂志，2018，33（3）：337-340.

［5］ 燕铁斌. 重症康复，应与临床救治同步. 中国康复医学杂志，2018，33（2）：127-129.

［6］ 万春晓，董雪. 脑卒中重症康复的历史、现状和未来. 实用老年医学，2017，31（8）：715-717.

［7］ 吴毅. 精准康复在重症颅脑损伤后意识障碍诊治中的作用. 康复学报，2018，28（2）：5-10.

［8］ 闫鹏，解立新. 危重症患者肺康复研究进展. 中国实用内科杂志，2018，38（5）：405-409.

［9］ 王秋雁，边仁秀，戎军，等. 浙江省重症康复专家共识. 浙江医学，2017，39（24）：2191-2196+2209.

［10］ 倪莹莹，王首红，宋为群，等. 神经重症康复中国专家共识（上）. 中国康复医学杂志，2018，33（1）：7-14.

［11］ 倪莹莹，王首红，宋为群，等. 神经重症康复中国专家共识（中）. 中国康复医学杂志，2018，33（2）：130-136.

［12］ 倪莹莹，王首红，宋为群，等. 神经重症康复中国专家共识（下）. 中国康复医学杂志，2018，33（3）：264-268.

第二节　重症呼吸康复进展

重症患者肺通气和（或）换气功能下降，动脉血氧分压低于正常范围，伴或不伴二氧化碳分压升高，提示存在呼吸功能障碍，是死亡率增高及住院时间延长的重要原因，必须及时介入呼吸管理。呼吸康复是呼吸管理的重要环节[1]。近年来，国内学者针对重症患者的呼吸康复进行了多项研究，其中重症患者呼吸功能相关文章发表于英文期刊较多，临床康复治疗的研究成果多发表在国内中文期刊上，且以临床总结为主，实验研究较少。下面从呼吸功能评定、重症呼吸康复适用对象、重症呼吸康复常用技术、其他重症呼吸康复相关措施、重症呼吸康复的前景 5 个方面归纳如下。

一、呼吸功能评定

病史及临床处置对于呼吸功能评定非常重要[2-3]。一般评定：呼吸频率及节律、呼吸运动模式、胸廓活动度、对称性、呼吸肌等评估；咳嗽及咳痰能力的评估；肺部听诊。实验室评定：血液生化、血气分析、血氧饱和度监测。影像学及超声评定：胸部 X 线、CT、超声等[4]。肺功能检查及量表评定，如潮气量、肺活量及气道阻力等；生活质量评定、吞咽能力评定等。心肺运动负荷试验是对意识改善已逐渐下床活动的患者评估呼吸功能的重要手段。右心功能评定也与呼吸功能密切相关[5]。机械通气相关指标对于机械通气患者的评估至关重要。重症患者中，神经系统疾病、机械通气都是患者发生谵妄的危险因素[6]。对重症患者是否进行插管治疗，有必要进行详细评估[7]。对于能否顺利脱机，也要根据格拉斯哥昏迷量表评分、血气分析等各项综合结果等进行预判[8-9]。

研究收集重症肺炎患者 56 例进行临床研究，给予肺康复治疗及肺部超声检查，发现在康复治疗师为重症肺炎患者实施肺康复中，使用肺部超声检查，不仅可以指导肺康复实施部位，根据病情分配治疗时间，并且可以实时评估肺康复效果。结果显示，治疗组治疗的疗效明显优于对照组，治疗组治疗后的 PaO_2/FiO_2、白细胞计数、C 反应蛋白、降钙素原等指标明显优于对照组及治疗前，并且治疗组白细胞计数、C 反应蛋白、降钙素原下降时间提前，下降速度更快。2 组患者的预后中，治疗组入住 ICU 时间较对照组缩短，治疗组 28 天病死率和 90 天病死率较对照组更少。这表明在重症肺炎患者肺康复中联合肺部超声，可以提高重症肺炎治疗效果[9]。

二、重症呼吸康复适用对象

有意识障碍、呼吸困难、咳排痰能力下降、长期卧床、机械通气、ICU 滞留预期较长、存在 ICU-AW 等神经重症患者，均是呼吸障碍的高危人群，应列为重点关注对象，尽早评定，介入呼吸康复[10]。

气管切开及机械通气患者脱机拔管困难是呼吸康复要面对的问题之一。但有研究表明肠内营养方案调整对机械通气患者的死亡率、院内感染发病率等无直接影响[11]。周兴强等[12]通过对 ICU 收治的有创机械通气的重症肺炎患者行早期肺康复训练，探讨早期肺康复训练对有创机械通气的重症肺炎患者预后的影响，试验证实有创机械的重症肺炎患者行早期肺康复治疗是安全有效的，能缩短患者机械通气时间、减少患者平均住院时间。陈根[13]将行有创机械通气治疗的重症肺炎患者 88 例作为对象，探究了在有创机械通气重症肺炎患者中心早期肺康复训练的有效性。研究证实，在有创机械通气重症肺炎患者中心早期肺康复训练能够改善患者肺功能评分、APACHE Ⅱ 评分、ICU 住院的时间、气管插管的留置时间、吸痰次数、血清蛋白、呼吸频率、呼吸困难评分、步行距离、生活质量评分等指标，提高患者临床治疗的效果。

当前 ARDS 的常规治疗方法分为机械通气治疗法和非机械通气治疗法两个类别，但是治疗效果不尽人意。多个研究显示，对 ARDS 重症患者采用早期分阶段肺康复锻炼技术的护理干预措施可以快速、有效地促进患者肺功能康复程度、降低并发症的发生率、改善氧合指数[14-15]。有研究对 ICU 住院的 78 例 ARDS 患者进行随机分组，传统组 40 例患者按照国内外达成共识的方法行常规治疗；康复组 38 例患者在常规治疗基础上实施早期分阶段康复锻炼技术。结果，肺康复锻炼技术干预第 3 天患者氧合指数明显改善；干预 14 天后康复组呼吸机使用时间、气管导管带管时间短于传统组，ICU 平均住院时间缩短 2.46 天，并发症发生率降低 40% 以上。这个结果证实 ARDS 患者行早期分阶段康复锻炼技术能有效改善患者预后，提升氧合指数，缩短机械通气时间和ICU住院时间，降低呼吸机相关性肺炎发生率[16]。另有研究结果得出实施肺康复锻炼技术可将并发症率减少36%，ICU的平均住院时间缩短2.46天，效果显著[15]。

慢重症患者的康复是流行病学、公共卫生及社会经济学研究的重要立足点之一，但至今为止，对慢重症患者治疗尚无特别有效的治疗方案。慢重症患者出院后的生活质量差、认知和情绪状况低于普通人群，而强化的运动训练可促进重症患者的身体康复，恢复其身体功能，减少焦虑和抑郁的发生。因此，应从慢重症的早期就开始进行运动康复训练[17]。

三、重症呼吸康复常用技术

体位训练、气道廓清技术、呼吸训练、咳嗽训练、运动训练、物理因子治疗、中医传统疗法等，都是重症呼吸康复常用技术。

有一定认知功能且情绪稳定的重症患者在胸廓放松基础上，可以通过各种呼吸运动和治疗技术来重建正常的呼吸模式，包括腹式呼吸训练、抗阻呼吸训练、深呼吸训练、呼吸肌训练等多种方法和技术[18]。呼吸训练可减少肋间肌等辅助呼吸肌的无效性劳动，使辅助呼吸肌保持一种松弛的状态，达到休息的目的，有助于改善肺的通气功能。呼气时，腹肌和膈肌的协调性运动使膈肌松弛，增加潮气量。而吸气时，腹肌松弛，膈肌下降保证吸气量。通过有节律且缓慢的深呼吸气能使肺泡氧分压增加及二氧化碳分压下降，同时使循环中静脉回血量增加，改善呼吸的深度和频率，提高肺部换气量，达到改善肺功能的目的。黄燕珠通过对照研究说明，对卧床患者采取呼吸训练的方法改善了患者的通气量、肺容量、心运动功能、生活质量、呼吸困难及肺部感染程度。呼吸训练通过改善肺功能、呼吸困难及肺部感染的程度，进而提高患者的生活质量[18]。

在严密监测的基础上，建议对没有禁忌证的危重患者尽早进行运动训练，包括主动运动和被动运动[17,19]。对于气管切开机械通气的患者进行颈部屈伸抬举训练对撤离呼吸机有辅助作用。何娟等的研究表明，早期康复活动在呼吸衰竭患者中应用，可以改善患者血氧分压和肺功能，缩短治疗时间，降低呼吸机相关肺炎等并发症[19]。陈玉婷等实践证实，通过开展早期康复活动，可循序渐进为患者提供康复指导，从简单到复杂，从小范围到大范围，从被动运动到主动活动，可逐步促进患者功能的改善，缩短通气时间，加速患者康复出院，促进其预后的改善和生活质量的提升[20]。

四、其他重症呼吸康复相关措施

合理的运用中医传统疗法作为综合治疗方案的一部分，穴位按压、针灸推拿等，也应该应用包括营养支持、药物控制、呼吸操、心理引导、健康宣教等多项措施，都可以发挥有效的作用[18]。

机械通气的患者普遍病情危重，患者机体代谢率明显高于正常人，导致体重减少过快，不同程度的营养不良是患者普遍存在的现象，营养不良会导致患者机械通气时间过长，增加呼吸机相关性肺炎的发生率，延长患者的住院时间，增加机械通气患者的死亡率。因此，在临床中机械通气患者早期肺康复训练时需要提供积极的营养支持[19, 21]，此类患者的镇静剂应用也有一定讲究[22]。此外，有研究说明，早期无镇静策略可以缩短呼吸 ICU 患者机械通气时间、呼吸 ICU 停留时间和总住院时间，且未增加各种并发症及不良事件的发生风险[23]。

各种肺康复技术在 ICU 广泛开展，如呼吸训练、呼吸肌锻炼、早期活动等，以及与之相关的正压通气支持、营养支持和心理支持等。但是这些治疗项目需要患者及家属认知度高、依从性强才能发挥最大的效果[24]。有研究表明在 ICU 患者肺康复的健康教育中引入视频演示可以提高患者肺康复训练的依从性，使患者对训练内容掌握得更全面，增加肺康复的效果，缩短 ICU 住院时间[25]。

五、重症呼吸康复的前景

重症患者多为长期卧床，进而导致患者呼吸功能受损，缺氧又会加重患者的原发疾病，造成恶性循环进而影响患者的预后，不仅增加了患者的住院时间及治疗费用，而且对家庭和社会造成了很大的影响。因此，重症患者的康复是流行病学、公共卫生及社会经济学研究的重要立足点之一，至今为止，对重症患者康复治疗尚无特别有效的治疗方案。虽然越来越多的研究证据支持呼吸康复对整体康复的积极作用，但也有阴性的研究证据存在。郭鸣等的研究表明，经常规康复训练和呼吸功能训练的重症脑血管病患者，均有效改善氧合指数、升高有效通气量、增加格拉斯哥昏迷量表评分，而呼吸频率和 pH 值有所下降；然而经呼吸功能训练的重症脑血管病患者呼吸功能和意识状态较经常规康复训练的患者无改善，表明重症脑血管病患者经康复训练后临床症状逐渐好转，而与呼吸功能训练无明显关联性[26]。

重症患者的呼吸康复措施烦琐、无公认的固定方案，呼吸功能评估也是多种多样，且目前常用的呼吸功能监测方法，如动脉血气分析、动脉血氧饱和度等简便易行，但特异性较差，影响因素较多，数据波动性较大。尚待下一步的研究中，形成固有的呼吸康复模式，扩大样本量，对样本进行分层，增加长期预后观察，通过有组织地进行多中心随机对照临床试验等，对重症患者的呼吸康复进行系统研究。重症患者呼吸功能监测方法也是今后探索的课题。

（黄　怀）

参考文献

［1］ Li X, Wang R. Survival after long-term isoflurane sedation in critically ill surgical patients. Eur J Anaesthesiol, 2017, 34 (1)：32.

［2］ Peñuelas O, Muriel A, Frutos-Vivar F, et al. Prediction and Outcome of Intensive Care Unit-Acquired Paresis. J Intensive Care Med, 2018, 33 (1)：16-28.

［3］ 王小亭，赵华，刘大为，等. 重症急性左心收缩功能不全患者心脏超声评价及其与预后关系的研究. 中华内科杂志，2016，55（6）：430-434.

［4］ 王小亭，刘大为，张宏民，等. 重症右心功能管理专家共识. 中华内科杂志，2017，56（12）：

962-973.

[5] Chen Y, Du H, Wei BH, et al. Development and validation of risk-stratification delirium prediction model for critically ill patients: A prospective, observational, single-center study. Medicine（Baltimore), 2017, 96 (29)：e7543.

[6] Duan J, Han X, Bai L, et al. Assessment of heart rate, acidosis, consciousness, oxygenation, and respiratory rate to predict noninvasive ventilation failure in hypoxemic patients. Intensive Care Med, 2017, 43 (2)：192-199.

[7] Pu L, Zhu B, Jiang L, et al. Weaning critically ill patients from mechanical ventilation: A prospective cohort study. J Crit Care, 2015, 30 (4)：862 :e7-13.

[8] Wang S, Zhang L, Huang K, et al. Predictors of extubation failure in neurocritical patients identified by a systematic review and meta-analysis. PLoS One, 2014, 9 (12)：e112198.

[9] 姚玉龙，刘愿，许开亮，等. 肺部超声指导肺康复在重症肺炎治疗中的价值. 南京医科大学学报（自然科学版），2017，37（1）：109-111.

[10] Lix, Wang R. Survival after lony-term insoflurane seclation in critically illsurgical pntients. Eur J Anaesthesiol，2017，34(4) (1)：32.

[11] Li Q, Zhang Z, Xie B, et al. Effectiveness of enteral feeding protocol on clinical outcomes in critically ill patients: A before and after study. PLoS One, 2017, 12 (8)：e0182393.

[12] 周兴强，徐治波，李汶静，等. 早期肺康复训练对有创机械通气重症肺炎患者的影响. 遵义医学院学报，2016，39（5）：503-507.

[13] 陈根. 早期肺康复训练对有创机械通气重症肺炎患者的影响. 双足与保健，2017，26（24）：3-5.

[14] 吴华. 早期分阶段肺康复锻炼技术实施在 ARDS 重症患者护理中的价值分析. 实用临床护理学电子杂志，2017，2（46）：44, 52.

[15] 梁泽平，商璀，蒋东坡，等. 早期分阶段肺康复锻炼技术在 ARDS 重症病人护理中的应用. 护理研究，2017，31（8）：955-958.

[16] 顾国胜，任建安. 运动训练在慢重症康复中的作用. 中华胃肠外科杂志，2016，19（7）：743-745.

[17] 孙广晓，陈勉，冼丽娜，等. 早期肺康复训练在有创机械通气患者中的应用效果. 海南医学，2017，28（5）：851-853.

[18] 黄燕珠. 呼吸训练用于促进卧床患者的肺康复. 实用临床护理学电子杂志，2017，2（36）：31-32.

[19] 何娟，郑小妹，吴楠，等. 早期康复活动对重症监护病房呼吸衰竭患者康复的影响. 中国医药导报，2016，13（24）：185-188.

[20] 陈玉婷，蒋雅琼. 探讨早期康复活动对重症监护病房（ICU）呼吸衰竭患者康复的影响情况. 实用临床护理学电子杂志，2017，2（6）：56, 59.

[21] Tian F, Gao X, Wu C, et al. Initial energy supplementation in critically ill patients receiving enteral nutrition: a systematic review and meta-analysis of randomized controlled trials. Asia Pac J Clin Nutr, 2017, 26 (1)：11-19.

[22] Chen K, Lu Z, Xin YC, et al. Alpha-2 agonists for long-term sedation during mechanical ventilation in critically ill patients. Cochrane Database Syst Rev, 2015, 1 (2)：CD010269.

[23] 黄进宝，兰长青，李红艳，等. 早期无镇静方案在呼吸危重症患者中的应用研究. 中华结核和呼吸杂志，2017，40（3）：188-192.

[24] 周士枋. 老年慢性阻塞性肺疾病的康复治疗. 老年医学与保健，2002，（3）：131-133，136.

[25] 李波，尹炜，王小芳，等. 视频演示在 ICU 病人肺康复健康教育中的应用效果观察. 护理研究，2017，31（30）：3823-3826.

[26] 郭鸣，赵军，李冰洁，等. 呼吸功能训练对重症脑血管病患者呼吸功能的影响. 中国现代神经疾病杂志，2017，17（4）：270-275.

第三节　重症急性骨骼肌萎缩的康复进展

重症患者应急状态下高分解代谢导致肌肉与内脏蛋白丢失增加，脂肪动员加速及糖代谢障碍，由此直接导致人体组成的变化，其中骨骼肌体积减少在急性危重疾病时非常突出，并伴随着肌肉功能障碍。病理基础在于肌肉蛋白合成异常与分解增加，临床表现为迅速出现的肌肉萎缩并伴随全身性肌无力与功能障碍。重症急性骨骼肌萎缩与危重疾病发展及预后相关，直接关系到危重症治疗与恢复质量。因此，对于危重疾病阶段肌肉体积与功能改变的临床评估也日益受到康复医学尤其是重症康复医学领域的关注。

中国重症康复医学领域关于重症急性骨骼肌萎缩和 ICU 获得性肌无力或 ICU 获得性衰弱的相关研究情况：通过文献检索 2017—2018 年关于"重症""ICU 获得性肌无力""ICU 获得性衰弱"及"训练""康复""运动"等关键词，共检索出临床随机对照研究 36 篇，涉及重症急性骨骼肌萎缩方面的评估与治疗。

一、重症急性骨骼肌萎缩的评估

重症急性骨骼肌萎缩方面的评估包括：①人体测量方法评价骨骼肌体积；②生物电阻法抗评估骨骼肌含量；③超声对肌肉形态学与功能的评估；④肌肉功能评估。现详细阐述如下。

（一）人体测量方法评价骨骼肌体积

该方法是测量骨骼肌体积最经济、简单和快捷的方法，通过"上臂三头肌中点皮肤皱褶厚度与中点周径测量"方法计算出肌肉与脂肪储存量。这一方法虽然简便，但是存在的问题不同测试者在捏起皮肤皱褶的力度与卡尺测量时压力的不同，导致测量结果的差异，上臂肌肉体积不一定能够准确一致地反映不同患者的骨骼肌含量，因此，它在临床应用中受到限制。

（二）生物电阻抗法评估骨骼肌含量

人体组成成分为脂肪组织（fat mass，FM）和无脂肪组织（free，fat mass，FFM），FFM 可分为体细胞群和细胞外群。体细胞群是参与有氧代谢活动的组织，包括骨骼肌细胞、内脏细胞等。细胞外群是支持细胞功能与活动的组织，包括骨骼与细胞外液等。

生物电阻抗的原理是人体作为单一的液体导体，当微弱的高频电流通过人体时，身体脂肪、皮肤比肌肉、血液的导电性差、阻抗高，人体脂肪组织越多阻抗越大，液体成分阻抗最小。因其无创、安全、便捷、快捷等特点，越来越多地应用于体脂检测，但是进食、出汗、水肿等多种因素可影响生物电阻抗测量的结果。国内文献报道多用于不同年龄正常人的人体组成分析，少有测定疾病状态下体脂改变，尤其是重症患者；国外文献报道生物电阻抗方法检测重症患者与正常人虽然有较好的线性相关，但仍有 37% 的患者因水肿导致测定的 FFM 升高。由于骨骼肌只是集体无脂肪组织群整体，反映的不仅仅时机体内骨骼肌含量，还会受到水肿等多种因素影响，需要特殊检测设备，这些因素使其临床应用受到限制。目前已很少有报道应用生物电阻抗评估重症患者人体组成与骨骼肌含量的研究结果。

（三）超声对肌肉形态学与功能的评估

超声检测已作为一种连续性的、安全无创的方法越来越广泛地应用于临床，近年来，随着对重症急性肌肉萎缩的重视，因此超声检测进行重症患者肌肉状态评价的方法也日益引起关注。研究发现，B 型超声能够很好地评价肌肉形态与功能的变化，其高回声影的多少与骨骼肌肉萎缩程度相关[11]。通常选取股四头肌、肱二头肌等表浅肌群、易于辨认，并可排除骨骼 - 组织交界面影响表波的部位。肌肉在无纤维化、无脂肪时，显示为低幅度声波；单位截面积内脂肪或纤维组织增加，超声测量则显示为较高幅度声波。因此，临床上可通过测量超声声波的变化，判断肌肉萎缩的程度。除了测量位置，超声测量时还要求保持受检者肢体弯曲 18°，此时肌肉长度缩短约 2%，可排除因等长收缩导致的肌肉单位横截面的声波改变及由此对测量的影响。

检索 2000—2018 年的相关中英文文献，文献纳入标准为：①应用 B 型超声进行肌肉形态测量的研究；②应用 B 型超声进行病理状态下肌肉评估的研究；③应用 B 型超声进行手术介入和预后判断的研究。结果显示，可通过超声技术检测肌肉厚度、肌肉横截面积、肌肉纤维长度等参数，由此动态评价肌肉的形态学及其功能变化，并可评价功能康复训练的效果。

（四）肌肉功能的评价

研究表明，禁食后肌肉功能早在肌肉质量发生变化前就开始降低，随着肌肉质量减少，功能包括肌肉力量减弱、耐久性降低等功能性参数进一步下降，营养支持配合功能锻炼后可逐渐恢复。因此，连续性测量对评价营养支持效果可能更有意义。目前床旁评估危重症肌肉功能障碍的方法非常有限，很大程度依赖操作者的主观判断和患者的临床表现，常用的方法有手握力测力法、直接肌肉刺激及呼吸肌力评估等。

握力计测量简便易行，动态评价更具有意义，肌电图可记录肌肉活动时的动作电位，通过测定运动单位电位的时限与波幅以及肌肉收缩的波形与波幅，评价肌肉的收缩能力。直接刺激肌肉是通过对肌肉进行电刺激后直接测量肌肉收缩、舒张幅度与力量，可作为肌电图的辅助测试，鉴别危重病多发神经病与危重肌病。但是这种电刺激技术，检查过程中有一定的痛苦及损伤，要求患者很好的配合度，按要求完全放松肌肉或不同程度的用力。重症患者在沟通和主动配合上往往存在一定的困难，加之不自主的肌肉收缩、ICU 环境的电信号干扰等难以获得可靠的客观数据，不适用于 ICU 重症患者床旁的连续动态检测。

呼吸功能评价，体内蛋白消耗超过 20% 即可影响呼吸肌的结构与功能，重症患者主要表现为呼吸肌无力与困难脱机。测量 FEV1、最大呼气量的峰流量均可反映呼吸肌力量，并随着营养状态改变及康复训练而变化。膈肌是重要的呼吸肌，收缩做功占呼吸肌做功的 75%～80%，因此膈肌功能评估对重症患者困难撤机的预测有着重要的意义。评估膈肌功能的方法主要有呼吸负荷试验、呼吸力学监测、膈肌电信号等参数，受机械通气压力支持水平、呼吸系统顺应性、不同疾病基础等多种因素影响，所获数据标准不统一。且部分操作具有侵入性，操作困难、患者状况及其耐受程度对此检测造成一定的限制，目前未能纳入临床常规检测项目。

近年来床旁超声技术凭借其动态、实时、可重复的特点，逐渐用于膈肌功能评价。研究报道，通过 M 超声模式监测膈肌运动情况可较好地评估困难脱机。对于有创或无创机械通气患者，可通过超声检测方法动态评价膈肌厚度与运动幅度变化，在评估吸气努力、诊断术后膈肌功能障碍、成功脱机的预测等方面有着较好的应用前景。超声测量结果的影响因素有：①机械通气压力支持水平、潮气量与呼吸系统顺应性影响，可通过膈肌厚度变化比率降低上述因素影响。②呼气末正压，增加功能残气量，膈肌移动幅度减小。③肥胖、腹腔高压患者，在一定程度上限制了临床应用的范围，存在上述因素的患者判读超声结果时更需谨慎。

综上所述，由于重症的炎症反应、营养代谢改变、制动与肌肉失用等，导致危重症早期出现"急性骨骼肌萎缩"，同时伴随肌肉功能下降或丧失，蛋白质合成与分解的平衡改变与肌肉萎缩的病理基础，临床上表现为肌无力与呼吸功能降低。这一改变在多器官功能障碍患者较单一器官功能障碍患者更为严重，直接影响呼吸机的撤离、危重疾病病程、预后与康复。因此，其发生机制及早期临床评估方法等方面受到危重病医学界的重视，早期稳态的人体测量及实验室检测手段，虽能够反映患者肌肉储存与蛋白质代谢情况，但鉴于方法学的局限，以及结果的单一性与准确性等限制，特别是缺乏功能性参数，导致临床上很难实现早期、动态评估骨骼肌结构与功能的改变。近年来超声检测技术在重症医学领域日益受到重视与普及，在评价多器官、多部位、多组织的结构与功能方面，超声检测技术均显示较好的应用前景，应用超声检测方法评价骨骼肌结构与功能就是其中一项值得深入探讨的课题。优势在于能够较好地体现实时、可重复性及动态评估的特点，既能更深入地评价肌肉的结构改变，也能够反映一定的肌肉功能。在此基础上，如能配合骨骼肌蛋白代谢状态的检测，将有助于深入探讨重症急性骨骼肌萎缩的发生机制与病理改变过程，推进危重症多器官组织功能评价的深入，奠定进一步研究与临床应用的基础。

二、重症急性骨骼肌萎缩的治疗

（一）重症患者的康复治疗

重症患者的康复治疗应在有关临床专科 MDT 参与制订康复计划，并由医师、治疗师和护士等协同下进行。为促进危重患者康复，临床应在 ICU 和普通病房之间提供中级护理或高级护理单元（high dependency units，HDU）。HDU 可促进高危手术患者快速恢复，减轻 ICU 的工作量。HDU 的建立缩短了患者在 ICU 的停留时间，减少了并发症的发生，很大程度地减轻患者的经济负担，保证更好的功能恢复水平。HDU 在硬件设施上，更强调地是大型康复设备的接入，这对医师、治疗师和护士有严格的要求，不但要拥有扎实的临床各学科基础知识，更要熟练掌握康复治疗技术。我们建议有条件的医院应建立以重症康复为主的 HDU，即 ICU-HDU- 普通病房形成一个完整的治疗链，更有力地促进重症康复医学发展。

有经验的重症医学和康复医学专家指导下，医师、治疗师、护士组成的 MDT 对 ICU 患者早期（48～72 小时）采用积极的运动和物理康复治疗不会增加患者的病死率，远期生存质量明显提高。ICU 患者常伴有多器官功能障碍，大多处于卧床制动状态，在完全卧床情况下肌力每周降低 10%～15%，卧床 3～5 周肌力降低 50%，肌肉出现失用性萎缩。患者肢体和关节长期制动，或肢体放置位置不当会使肌原纤维缩短，肌肉和关节周围疏松结缔组织变为致密的结缔组织，导致关节挛缩；骨质缺乏、肌腱牵拉和重力负荷，加之内分泌和代谢的变化，会使钙和羟脯氨酸排泄增加，导致骨质疏松；长期非经口喂养易导致味觉减退、食欲下降、咀嚼肌无力、吸收变差、肠黏膜及腺体萎缩易导致营养不良、睡眠节奏紊乱；长期镇静和制动可致咳痰能力、肺活量、潮气量、每分通气量及最大呼吸能力下降；体位性低血压、心功能减退、每分输出量减少和静息时心率增加；长期卧床易致深静脉血栓，糖耐量变差，血清内甲状旁腺激素增加，雄激素分泌减少等。这些改变均对预后不利，康复治疗的及早干预可减少并发症，改善功能预后。

对入住 ICU 时间≥48 小时的患者，早期运动方案应根据患者意识是否清醒及运动反应情况分级进行管理。无意识、生命体征不稳定患者的早期运动方案适宜 0 级运动方式，翻身 1 次 /2 小时。意识清醒患者的早期运动方案适宜一、二、三、四、五级运动方式。一、二级运动方式除翻身外，应保持患者关节活动度，防止肌肉萎缩，摆放良肢位，要求患者维持坐姿至少 20 分钟，3 次 / 天。当患者的上臂能够抵抗重力运动时进入三级运动方式。三级运动方式除按二级运动方式外，要求患者坐于床沿，当双腿能够抵抗重力运动时进入四级运动方式。四级运动方式除按三级运动方式外，要求患者站立或坐在轮椅上，每天保持坐位至少 20 分钟。五级运动方式应逐渐达到主动下床行走。原则上气管插管患者进行一、二级运动，气管切开患者进行三、四、五级运动。较多学者认为，在运动及物理治疗循序渐进过程中如出现下列情况应暂时停止治疗，如：① MAP＜65mmHg 或＞120mmHg，原有肾疾病患者收缩压或舒张压较治疗前下降 10mmHg。②心率＜50 次 / 分或＞140 次 / 分；③出现新的心律失常或需用去甲肾上腺素维持血压，剂量＞1μg·kg^{-1}·min^{-1}；④ FiO$_2$ 为 60.0%，伴随 PaO$_2$＜70mmHg。⑤ PEEP＞8cmH$_2$O。⑥脉搏 SpO$_2$ 下降 10% 或＜85%。⑦呼吸频率＞35 次 / 分。⑧体温＞38℃。⑨在运动及物理治疗后病情恶化，出现新的脓毒血症，患者再次昏迷，消化道出血，新出现胸痛等。上述情况发生应在第 2 天重新评估。

（二）ICU 获得性肌无力早期康复治疗

近年来，电生理学研究证明与危重症相关的疾病，如危重病性多神经病（critical illness polyneuropathy，CIP）、危重疾病性肌病（critical illness myopathy，CIM）和 ICU-AW 等越来越被临床重视。神经肌肉阻滞药物对神经肌肉传导的影响正在研究中，尚无定论。ICU-AW 是指重症患者出现的进行性全身肢体衰弱，且除危重病本身外无其他原因可解释的一组临床综合征。临床上需排除吉兰-巴雷综合征、重症肌无力、卟啉病、颈椎病、肌萎缩性侧索硬化、肉毒中毒、血管炎性神经病、Lambert-Eaton 肌无力综合征等其他疾病。

目前 ICU-AW 具体发生机制尚不明确，随着 ICU 重症患者存活率的增加，ICU-AW 的发生率也逐渐上升，延长了机械通气时间及住院时间。目前不同文献报道 ICU-AW 的发病率不一，为 25%～100%，可能与 ICU 患者的原发疾病复杂性及诊断方法有关。其中长期机械通气、脓毒症及多器官功能障碍综合征患者的发生率为 46%。

早期康复治疗采用积极的运动和物理康复治疗前应对患者行早期运动评估，在无禁忌证情况下方可进行，主要包括以下内容。

1. 活动度训练　　对于意识清醒并且有一定肌力的患者建议采用主动的活动度训练方法，主要训练部位除上肢的肩、肘、腕、指和下肢的髋、膝、踝外，同时重视颈部及躯干的活动度训练。可采取手法治疗的方式进行小关节松动治疗，防止关节囊的挛缩。对于处于镇静状态患者建议每天唤醒，根据病情开展被动锻炼，有助于降低 ICU-AW 的发生率。对于处于意识障碍患者，建议由康复治疗师每天对患者四肢进行被动关节活动，积极维持患者活动度。

2. 肌肉功能训练　　常用的肌肉功能康复治疗手段包括肌力诱发训练、肌力分级训练、肌肉电刺激治疗、肌肉按摩、肌肉易化技术等，其训练强度应结合患者病情变化及发展，采取有针对性的治疗。

3. 肢体功能训练　　意识清醒患者可选择床旁坐位训练、坐立训练、身体转移训练、床边行走训练。当肌力≥4 级时，可借助助行器或轮椅在室内步行锻炼下肢功能。

4. 呼吸功能训练　　加强呼吸肌尤其是膈肌训练、咳嗽训练、缩唇呼吸训练、腹式呼吸训练和主动呼吸循环技术。对于已脱机患者，呼吸训练可采取被动挤压胸廓腹部协助呼吸训练、主动呼吸训练、咳嗽训练相结合，离床活动对患者早脱机有明显促进作用。

5. 物理因子治疗　　通过刺激神经纤维激活运动神经元，增加肌肉的血流量与收缩力，从而阻止肌肉萎缩，也可使用一定强度的低频脉冲电流，作用于丧失功能的器官或肢体，刺激运动神经，诱发肌肉运动或模拟正常的自主运动来替代或矫正器官和肢体功能，防止肌肉萎缩。

（三）具体研究案例

胡惠娟等[2]探讨应用早期活动干预策略对 ICU-AW 患者的影响。将 80 例入住 ICU 48 小时并预计需要继续治疗 72 小时以上患者随机分为治疗组 43 例和常规组 37 例。常规组实施常规护理，治疗组在常规护理基础上实施早期活动干预策略。10 天后比较 2 组患者肌力、生活自理能力、机械通气时间及其他并发症发生情况。治疗组患者肌力、生活自理能力等方面明显优于常规组，机械通气时间及其他并发症发生率明显低于常规组。研究表明，应用早期活动干预策略有利于提高 ICU 患者肌力，改善生活自理能力，减少机械通气时间，降低其他并发症发生率。

汪伟等[3]探讨个体化护理干预在 ICU 患者四肢肌肉萎缩中的应用效果。将 2016 年 1—12 月 100 例 ICU 患者按照随机数字表法分为试验组和对照组各 50 例，试验组和对照组最终完成研究者各 46 例。对照组采用常规护理方法，试验组在常规护理方法基础上，实施个体化护理干预措施。比较入院时、入院第 10 天、入院第 30 天、入院第 45 天时患者肢体周径、关节活动度、关节畸形情况。结果：入院第 30 天、第 45 天，试验组肢体周径显著大于对照组（$P<0.05$）；入院第 30 天，试验组髋关节活动度良好例数显著多于对照组（$P<0.05$）。个体化护理干预能够减缓长期卧床 ICU 患者肌肉萎缩的速度，减少患者髋关节活动的异常情况。

龙臣等[4]探讨功能性电刺激对 ICU 获得性肌无力患者康复训练疗效的影响。研究将 60 例 ICU-AW 患者分为常规康复组（30 例）和电刺激康复组（30 例）。比较 2 组起病后第 10 天、1 个月、3 个月、6 个月 MBI 和英国医学研究委员会（MRC）量表总分，以及 2 组机械通气时间、ICU 住院时间和总住院时间等指标。结果 2 组起病的第 10 天 MRC 总分、MBI 比较差异均有统计学意义（P 均 <0.05）。常规康复组在起病的第 1、3 个月处于生活依赖状态，而电刺激康复组在起病后第 3 个月四肢肌力及日常生活能力基本恢复正常，2 组 MRC 量表总分及 MBI 比较差异均有统计学意义（P 均 <0.05）。电刺激康复组在机械通气时间、ICU 住院时间、总住院时间方面均较常规康复组短（P 均 <0.05）。研究表明，在常规康复训练的基础上加用功能性电刺激能促进 ICU-AW 患者肌力早期恢复，缩短机械通气时间及 ICU 住院时间，改善其日常生活能力。

何务晶等[5]探讨了分级康复训练对 ICU 机械通气患者肌力衰弱、压疮的影响。选取在院 ICU 机械通气患者 114 例为研究对象，随机将其等分为对照组与观察组，对照组给予 ICU 常规护理，予以四肢被动活动、功能训练，观察组采用四级早期活动与康复训练，直至患者出科或出院。干预结束后采用 MRC 评估肌力及 Barthel 指数，统计患者住院期间 ICU-AW、呼吸机相关性肺炎及压疮发生情况，记录其机械通气时间、ICU 住院时间。结果：出院时对照组肌力评估 2~5 级依次是 7 例、17 例、25 例、8 例，显著低于观察组 4 例、6 例、33 例、14 例，差异有统计学意义（$P<0.05$）；出院时对照组 Barthel 指数（84.50 ± 8.70）分，均显著低于观察组（92.30 ± 10.50）分，差异有统计学意义（$P<0.05$）；对照组机械通气时间、ICU 住院时间显著高于观察组，差异有统计学意义（$P<0.05$）；对照组 ICU-AW 发生例数显著高于观察组（$P<0.05$），但 2 组呼吸机相关肺炎、压疮发生率比较差异无统计学意义（$P>0.05$）。研究表明，分级康复训练可有效提升 ICU 机械通气患者肌力，避免 ICU 内获得性肌力衰弱及压疮发生，有利于患者康复。

黄海燕等[6]探讨 ICU 机械通气患者早期四级康复训练的实施效果。将 100 例入住综合 ICU 的重症患者随机分为干预组和对照组各 50 例，对照组按 ICU 护理常规给予四肢被动活动和功能锻炼，干预组在机械通气 24 小时内开始实施早期四级康复训练。干预后对 2 组肌力变化、Barthel 指数、机械通气时间、ICU 住院时间、总住院时间、ICU-AW 发生率、呼吸机相关性肺炎发生率、深静脉血栓发生率、压疮发生率进行评估。结果干预组出院前 1 天肌力、Barthel 指数评分显著高于对照组，机械通气时间、ICU 住院时间、总住院时间显著短于对照组，ICU-AW、呼吸机相关性肺炎发生率显著低于对照组（$P<0.05$，$P<0.01$）。研究表明，早期四级康复训练可提高 ICU 机械通气患者的肌力和自理能力，预防患者获得性肌无力的发生，缩短住院时间，利于患者早日康复。

江方正等[7]探讨集束化功能锻炼管理预防 ICU-AW 患者脱机后再插管的效果。研究选择 2013 年 1—12 月入住其 ICU 的 ICU-AW 患者 45 例为对照组，采取常规胸部物理治疗和四肢被动、主动功能锻炼；选择 2014 年 1—12 月入住其 ICU 的 ICU-AW 患者 47 例为试验组，采取集束化胸部物理治疗及肢体功能锻炼管理。观察并记录 2 组患者脱机拔管后 24 小时、48 小时、72 小时、168 小时气管插管率。结果显示，通过集束化胸部物理治疗及肢体功能锻炼管理后，试验组患者 168 小时气管插管率低于对照组（$P<0.05$）。应用集束化胸部物理治疗及肢体功能锻炼管理能有效降低 ICU-AW 患者脱机拔管后再次气管插管行机械通气的发生率，从而加速了患者康复。

朱云龙等[8]探讨 1CU 严重脓毒症患者获得性肌无力早期康复训练的作用。将 32 例严重脓毒症患者，分为早期康复训练组（20 例）和晚期康复训练组（12 例）。比较发病第 1、3、6 个月 MBI、MRC 总分值、机械通气时间、ICU 住院时间及总住院时间等指标。早期康复训练组在机械通气时间、ICU 住院时间、总住院时间方面均较晚期康复训练组明显减少（P 均<0.05）。晚期康复训练组在第 1、3 个月处于瘫痪状态，而早期康复训练组在第 3 个月四肢肌力及日常生活能力基本恢复到正常状态，2 组 MRC 总分及 MBI 比较差异有统计学意义（P 均<0.05）。早期康复训练可减少严重脓毒症患者机械通气及住院时间，改善患者的四肢肌力及日常生活能力。

韩辉等[9]探讨重症患者 ICU-AW 的肌电图和肌肉病理学特点，及其对预后的影响。回顾性分析山东大学齐鲁医院重症医学科 2011 年 10 月至 2014 年 10 月入住 ICU 患者 ICU-AW 的发生情况，选择 20 例肌肉活检患者的临床资料，收集肌电图及肱二头肌肌肉病理活检与电镜超微结构观察结果，记录机械通气时间、ICU 住院时间、总住院时间及预后。结果 10 例肌电图检查患者中 1 例符合吉兰－巴雷综合征肌电图改变，1 例确诊为危重病性肌病（critical illness myopathy，CIM）患者肌电图无异常，4 例 CIM 患者表现为肌源性损害，4 例 CIM 患者合并神经源性损害即危重病性多神经肌病。17 例 ICU-AW 患者肌肉活检均显示为选择性 II 型肌纤维萎缩，其中 9 例存在肌细胞坏死，2 例患者肌肉活检证实为常染色体隐性遗传性肌病导致的肌无力与呼吸衰竭，1 例吉兰－巴雷综合征患者肌肉活检无异常。5 例患者电镜超微结构显示肌小节结构严重损伤与破坏、线粒体几乎消失。17 例 ICU-AW 患者机械通气时间（38.3±31.7）天，ICU 住院时间（60.5±36.4）天，总住院时间（70.5±38.8）天，4 例患者死亡。肌电图有助于鉴别 CIM 与神经系统疾病；肌肉活检有助于发现少见病因导致的肌无力，重症患者以坏死性肌病为主，多合并肌源性与神经源性损伤，对患者预后产生不利影响。

重症康复涉及面较广，本文主要针对 ICU 目前较为关心的几个康复问题形成共识，因采用多学科合作描述，可能尚存在很多不足之处，诚请同道们指正，以便再次修订时能够更加成熟，以飨读者。

（王　朴）

参考文献

[1]　姜晓琪，秦志强，史其林，等. B 超在人体失神经支配肌萎缩程度与临床可修复时限作用中的应用研究. 微创医学，2010，5（6）：549-522.

[2]　胡惠娟，魏红云，徐杰，等. 早期活动干预对 ICU 获得性肌无力病人的影响. 护理研究，2017，14（3）：222-225.

[3]　汪伟. 个体化护理干预在 ICU 患者四肢肌肉萎缩中的应用. 齐鲁护理杂志，2017，23（22）：20-22.

[4]　龙臣，朱云龙，许俊，等. 功能性电刺激对 ICU 获得性肌无力患者康复训练疗效的影响. 新医学，2017，

48（2）：104-108.

［5］ 何务晶，黄玉莲，李艳芳，等. 分级康复训练对 ICU 机械通气患者肌力衰弱、压疮的影响. 护理实践与研究，2017，7（5）：50-53.

［6］ 黄海燕，王小芳，罗健，等. ICU 机械通气患者早期四级康复训练效果. 护理学杂志，2018，31（15）：1-5.

［7］ 江方正，叶向红，吴莉莉，等. 集束化功能锻炼管理预防 ICU 获得性肌无力病人脱机后再插管的效果. 护理研究，20187，31（14）：1780-1782.

［8］ 朱云龙，袁光雄，许俊，等. 早期康复训练对严重脓毒症患者 ICU 获得性肌无力的影响. 内科急危重症杂志，2016，22（1）：43-45.

［9］ 韩辉，姚生，韩晓琛，等. 重症监护病房获得性肌无力的临床、电生理及病理特点分析. 北京医学，2013，35（5）：333-335.

第四节　神经重症康复进展

神经重症多见于脑肿瘤及其他神经外科疾病术后、脑卒中、颅内损伤、硬膜下血肿、颅内感染、脑炎、癫痫持续状态等疾病。尽管国际上在康复医学的萌芽阶段就已有了重症康复的案例，但一直未能普及，国内更是只有少数三甲医院进行了神经重症康复的初级尝试，多数神经重症幸存者均未得到规范的康复治疗。自 2016 年广东省康复医学会重症康复分会成立，《神经重症康复中国专家共识》编撰，发表及新的康复理念的传播，促动了全国各地相关的医疗康复界，上海、南京、北京、杭州、成都等地相继成立重症康复学术团体，国内重症康复迎来了一个新起点，也进一步推动了"临床－康复一体化"模式的融合[1]。

有意识障碍的重症康复患者除针对原发性病理生理变化外，需要进行病情监测管理、血流动力学管理、颅内压管理、气道及呼吸机管理、体液管理、镇静和镇痛管理、营养管理，同时需要进行意识复苏，并对可能出现的 ICU-AW、肌肉萎缩、骨关节肌腱挛缩畸形、吞咽障碍、神经源性膀胱等各种功能障碍及并发症进行前瞻性预防性康复。

一、概述

意识存在觉醒和觉知二个维度，觉醒依赖大脑上行网状激活系统，觉知则依赖大脑皮质、皮质下默认网络与丘脑间的神经投射环路的广泛联系。意识障碍除了与大脑解剖结构有关外、还与大脑灌注、代谢、神经介质改变等相关。

重症患者长期意识障碍，自主随意活动丧失，便会对后期功能康复带来极大影响。探讨有效的意识水平评估、预后判断及促醒方法应首先列入研究关注的范畴。

二、意识障碍的评估

（一）量表评估

行为量表评估在意识障碍水平及预后评价中占重要地位，近年来对量表的精准使用，结合临床实际有了更多的探讨。张昊驹等[2]在常用昏迷量表的应用中对临床常用的格拉斯哥昏迷量表、全面无反应评分量表、修订昏迷恢复量表（coma recovery scale revised，CRS-R）等量表的优势和不足进行了分析对比。格拉斯哥昏迷量表是外伤和急救中心使用最广泛的一种评估工具，但不能有效评估眼外伤、气管插管、机械通气及使用镇静剂患者的意识水平；全面无反应评分量表可以替代格拉斯哥昏迷量表在ICU应用，弥补了机械通气语言无法测的不足，并可检测视觉追踪，检测闭锁综合征患者遵从指令的眼球运动；昏迷恢复量表是1991年肯尼迪约翰逊康复协会研究开发，2004年进一步修改后命名为CRS-R，以协助意识水平的诊断、鉴别诊断、预后评估。一项中文版CRS-R量表检测严重意识障碍的实用性研究[3]，分别用中文版CRS-R量表和格拉斯哥昏迷量表对152例严重意识障碍患者进行意识检测，结果在所评估的152例患者中，被中文版CRS-R量表诊断为最小意识状态58例，植物状态94例；被格拉斯哥昏迷量表诊断为最小意识状态30例，植物状态122例（$P < 0.01$），提示这两个量表缺乏一致性。分析差异形成的原因是：格拉斯哥昏迷量表比中文版CRS-R量表少了视觉、听觉、交流、觉醒单独检查的分量表，少了这些相对应的检测条目，致使格拉斯哥昏迷量表对意识行为判断的敏感性下降，不容易鉴别出最小意识状态，因此，CRS-R与格拉斯哥昏迷量表相比，检出最小意识状态的概率更高。同时提示：检测人员必须经统一培训，达到规范操作的目的。严重意识障碍患者病情不稳定，合并症多，加上药物的影响，要注意避开各种影响因素，选择最佳觉醒期。有明确视听、严重认知障碍或骨折等影响评估真实性的患者，不宜用此量表评估。燕晓翔等[4]的一项跨学科多量表评定神经重症患者意识的信度研究，格拉斯哥昏迷量表、全面无反应评分量表、CRS-R 3个意识评估量表由ICU医师、康复科医师、康复治疗师分别在重症患者入住72小时内单独评估，均在同一天完成，评定的积分及统计时间经统计学处理差异无显著性（$P > 0.05$）提示3种量表在颅脑病变急性期一致性较好，因此，3种量表用于跨学科的重症患者急性期意识评估是可行的。狄海波和燕晓翔都以CRS-R与格拉斯哥昏迷量表的一致性及信度对比作为研究的内容，得出的结论是相反的，这可能与燕晓翔选择的病例是入ICU 72小时内的急性期患者；而狄海波团队的中文版CRS-R量表检测严重意识障碍的实用性研究虽未说明入组对象的病程，但从强调CRS-R量表对测评甄别最小意识状态敏感性这一点来看，选择的应是慢性意识障碍患者。这就正好说明格拉斯哥昏迷量表适用于判断急性颅脑损伤的意识障碍严重程度及初步预测结局；CRS-R适用用于慢性意识障碍筛选最小意识状态患者，其中有些条目不适合神经重症急性脑损伤患者。Wang等[5]利用视听脑机借口系统评价意识障碍患者的临床交流能力，入组13例植物状态和5例最小意识状态患者。提示脑机接口系统比JFK CRS-R评分系统提供更多的有用信息，可为JFK CRS-R提供补充信息。

（二）神经电生理评估

1. 脑电图　脑电图（electruencephalogram，EEG）对脑的病理生理变化异常敏感，特别对大脑皮质病变，如缺血缺氧、代谢障碍的评估有明确价值。许丽君等[6]运用脑电双频指数（bispectral index，BIS）检测 2014 年 1—12 月 ICU 收治的 52 例重型颅脑损伤患者，均在入院后 24 小时内的相同时间点开始行 BIS 检查 1 小时，并连续 7 天，之后随访和记录患者预后。分析 BIS 值与格拉斯哥昏迷量表的相关性，同时根据患者的 BIS 值，记录每个患者的预后情况，分析 BIS 值对重型颅脑损伤患者预后判断的敏感度和特异性，结果 BIS 值与格拉斯哥昏迷量表呈正相关。张明等[7]对 40 例心脏骤停后心肺复苏成功患者进行 BIS 检测和 6 个月的预后观察，表现出 BIS 值越高，预后越好。BIS 能反映大脑皮质的功能状态，已被认为是评估患者意识障碍的敏感、准确的客观指标，近年来，BIS 检测被广泛应用于临床，在诊断脑死亡、心肺复苏后神经学预后的评估等领域体现出更多的 BIS 临床价值。赵晓瑜[8]以昏迷患者急性期持续 EEG 监测结果预测患者预后。选择浙江省人民医院 2011 年 2 月至 2015 年 4 月收治的昏迷患者 80 例。患者发病 24 小时内进行持续不间断的床旁记录和观察。同时采用格拉斯哥昏迷量表评估患者状况，发病 3 个月后随访了解预后。EEG 判读参照 Young 分级标准：Ⅰ级，EEG 呈现正常；Ⅱ级，θ 节律为主，有少量 α 和 β 波；Ⅲ级，以 δ 节律为主，少量 θ 波存在；Ⅳ级，主要呈现平坦波，间有 δ 波；Ⅴ级，平坦波为主。良好：Ⅰ～Ⅱ级；不良：Ⅲ～Ⅴ级，研究表明，患者昏迷 24 小时内的 EEG 呈现出 α/β 昏迷、不完全抑制或暴发抑制活动，是不良预后的征兆。EEG 分级越高，患者预后越差，Ⅱ级以下的患者预后最佳。EEG 分级与格拉斯哥昏迷量表呈负相关（$P<0.05$）。而 EEG 分级在判断昏迷患者的预后敏感性、特异性及准确率均高于格拉斯哥昏迷量表。正常成年人睡眠是一个动态过程，可分为非快动眼睡眠期（non-rapid eye movement，NREM 期）与快动眼睡眠期（rapid eye movement，REM 期），并交替出现，每个阶段的睡眠在睡眠脑电图监测中有可能出现不同特征性波形。研究表明弥漫性轴索损伤患者在后急性期睡眠纺锤波的改变与意识及认知功能的恢复相关。分析睡眠纺锤波可作为预测因素的原因可能是丘脑的局灶性损害会导致不同程度的意识障碍，而丘脑的中央内侧部被认为是睡眠纺锤波的产生部位，因此脑损伤后无论是临床还是生理学方面的意识恢复均可能伴随有睡眠纺锤波的恢复。

2. 诱发电位（evoked potential，EP） 主要包括体躯感觉诱发电位（somatosensory evoked potential，SEP）和脑干听觉诱发电位（brainstem auditory evoked potential，BAEP）。推荐引用最具代表性的 Hall（BAEP 采用）和 Judson（SEP 采用）两种分级标准，对意识障碍预后进行预测[9]。詹达词等[10]在以脑干反射与 BAEP 对颅脑损伤后长期意识障碍患者清醒的预测作用观察研究：75 例意识障碍患者，用脑干反射临床检查结果与脑干听性反应波形进行分级作为预后评估工具，将 BSR 分级Ⅰ级、Ⅱ级作为容易醒的指标，Ⅲ级、Ⅳ级作为难于苏醒指标，其特异度、敏感度分别为 87.50%、81.03%。将 BAEP 分Ⅰ级、Ⅱ级作为容易醒的指标，将Ⅲ级作为难于苏醒的指标，其特异度、敏感度分别为 95.67%、78.13%。以此证明，对意识障碍患者采用 BSR\BAEP 检查，可以对患者清醒情况进行有效预测。

3. 事件相关电位评定 事件相关性诱发电位（event-related potential，ERP）是与识别、比较、判断、记忆与决策等认知过程有关的神经电生理改变，是观察大脑认知功能活动的窗口；其失匹配负波（mismatch negativity，MMN）对意识的判断和评估是一个很重要的指标，有助于避免 SEP 和 BAEP 对意识判断的局限性[9]。Zhang 等[11]在一项用 P300 对意识障碍患者恢复程度预测性研究中，选择 2 例闭锁综合征和 18 例意识障碍（9 例最小意识状态，9 例植物状态）患者作 ERP 对比，5 例

P300 完好的患者在 12 个月恢复意识，8 例 P300 消失的患者未恢复意识，故研究认为 P300 可较好地预测意识保留水平，进而预测意识障碍患者意识恢复可能性。徐珑等[12]为探讨事件相关点位中的 MMN 在预测重症颅脑损伤后意识障碍患者意识恢复及远期预后中的临床价值，对 2014 年 11 月至 2015 年 1 月首都医科大学北京天坛医院及复兴医院收治的 6 例重症颅脑损伤后意识障碍患者进行了 MMN 监测。检测时距发病时间最短 2 个月，最长 12 个月，检测时意识水平，最小意识状态 2 例，VS：4 例。2 例最小意识状态患者均出现 MMN 波形，1 例 VS 出现 MMN 波形，而另 3 例 VS 未出现 MMN 波形。随后进行了最短 17 个月，最长 22 个月的随访。出现 MMN 波形的恢复了意识，1 例见 MMN 波形的 VS 患者转为最小意识状态，另 3 例仍为 VS 状态。研究发现，作为事件诱发脑电的经典范式，MMN 可以预测意识障碍患者意识恢复及长期预后，和行为学量表相结合可能效果更佳。但本研究为小样本回顾性分析，有一定局限性，还需要前瞻性的大样本研究进一步观察。

（三）影像学评定

1. 脑磁共振成像或计算机体层摄影（MRI/CT）　MRI/CT 是了解损伤大脑形态学结构、判断预后的重要手段。

2. 功能磁共振成像（fMRI）　fMRI 能够实时准确地发现静息和刺激状态下高级复杂神经活动，并对意识障碍的 3 个不同水平：昏迷、植物状态、最小意识状态的诊断和鉴别诊断可以提供客观依据。近年来 fMRI 研究在部分临床无应答患者中发现了意识唤醒相关的局部脑区和脑功能网络。但近 4 年，国内有关影像学在意识水平评定方面的研究报道较少，而对国外研究进行综述的文章较多。这可能与影像检测所要求的技术参数标准较高，在操作软硬件配套及普及性方面还有一定困难有关。目前以下研究可资参考。陶庆霞等[13]探讨了弥散张量成像（DTI）对意识障碍患者的临床应用价值及其各指标变化的规律。2014 年 1 月至 2015 年 12 月陆军总医院附属八一脑科医院植物状态患者 56 例，最小意识状态 19 例进行 DTI 扫描，感兴趣区选择脑干、丘脑、皮质下，收集这 3 个部位 FA、MD 等指标数据，对不同意识状态的 2 组参数值进行统计学分析，并将 FA、MD 均值与 CRS-R 评分进行相关性分析。结果提示：VS 组 FA 值明显低于最小意识状态组，MD 值则高于最小意识状态组，差异均具有统计学意义（$P<0.05$）；感兴趣区 FA 值和 MD 值与 CRS-R 评分具有较好的相关性。研究提示，DTI 技术能够敏感地检测出意识障碍患者颅内神经和白质的损伤程度，并较早地反映神经纤维的恢复情况。通过各种参考值的测定，可以量化损伤的程度，意识障碍程度越重，MD 值越高，FA 值越低。倪莹莹等[9]提示皮质含氧血红蛋白浓度的检测，可用于皮质水平的认知及意识活动观察。磁共振波谱（magnetic resonance spectroscopy，MRS）是目前能够无创检测活体组织器官能量代谢、生化改变和特定化合物定量分析的唯一方法。结果提示，MRS 异常与解剖的 MRI 无关，联合运用 MRI 评价 VS/最小意识状态预后，有很强的互补性。在此需特别提出地是，脑灌注是脑修复的基础，在检查评估时应一并考虑。

三、意识障碍康复技术

近年来，虽然意识障碍尚未有统一的治疗方案，但促醒技术的研究正在逐渐受到关注。除了针对阻碍患者意识恢复的病因和并发症的治疗、促进患者大脑内环境及意识神经网络恢复重建的治疗、促醒药物的运用，促醒技术还更多地体现在神经调控技术、各种神经电刺激、虚拟现实、视听刺激及中西医结合、针灸促醒研究的介入等。

（一）促醒药物

倪莹莹等[9]提到目前促醒药物主要有作用于多巴胺系统和作用于谷氨酸系统两大类，常用药物有金刚烷胺、溴隐亭、多巴丝肼、胞磷胆碱、甲氯芬酯、盐酸纳洛酮、酒石酸唑吡坦等。也可以根据中医辨证，选用中药促醒。

（二）高压氧治疗

高压氧治疗可以提高脑内血氧弥散半径，降低颅内压，改善脑水肿，促进开放侧支循环，有利于神经修复。活动性出血、恶性肿瘤、活动性结核等是高压氧治疗的绝对禁忌证。

（三）神经电刺激治疗

神经电刺激治疗可分为：①正中神经电刺激；②颈部脊髓硬膜外电刺激；③脑深部电刺激；④其他电刺激，如脑仿生电刺激、迷走神经电刺激、重复经颅磁刺激、经颅直流电刺激等。

（四）感觉刺激治疗

情感、感觉刺激疗法可解除环境剥夺导致的觉醒及觉知通路抑制，有助于提高上行网状激活系统及大脑皮质神经元的活动水平，利于觉醒。

（五）穴位针刺促醒

穴位针刺促醒可选用"醒脑开窍""项丛刺"等穴位，施以特殊针刺手法促醒。

以上各种促醒技术较多，临床应充分了解其作用机制，根据患者个体情况，适当选择，组合运用，不可盲目过度使用。更详尽的促醒技术内容请参照本书第五章第二节。

（倪莹莹）

参考文献

[1] 燕铁斌. 重症康复，应与临床救治同步. 中国康复医学杂志，2018，33（2）：127-129.

[2] 张昊驹，杨艺. 临床常用昏迷量表的应用. 中华神经创伤外科电子杂志，2016，2（1）：51-53.

[3] 张瑛，何敏慧. 中文版CRS-R量表在严重意识障碍患者意识检测中的实用性研究. 护理与康复，2015，14（4）：359-361.

[4] 燕晓翔，徐梅. 跨学科多量表评定神经重症患者意识的信度研究. 中国康复医学杂志，2018，23（1）：137-140.

［5］　Wang F, He Y. Enhancing clinical communication assessments using an audiovisual BCI for patients with disorders of consciousness. J Nerual Eng, 2017, 14（4）: 56-58.

［6］　许丽君，曹栋. 脑电双频指数监测在重型颅脑损伤患者中的临床运用研究. 医药论坛杂志，2016,37（2）：13-17.

［7］　张明，钱俊英. 脑电双频指数在评估心肺复苏术后患者脑功能及预后中的价值. 中华急诊医学杂志，2015，24（1）：38-42.

［8］　赵晓瑜. 昏迷患者的脑电图表现与预后的相关性表现、现代实用医学，2016，28（10）：1321-1322.

［9］　倪莹莹，王首红，宋为群，等. 神经重症康复中国专家共识. 中国康复医学杂志，2018，23（2）：130-136.

［10］　詹达词，潘在轩. BSR 与 BAEP 对颅脑损伤后长期意识障碍患者清醒的预测作用. 中国临床神经外科杂志，2017，22（3）：149-151.

［11］　Zhang Y, Li R , Coherence in P300 as a predictor for the recovery from disorders of consciousness. Neurosci Lett ,2017，653（13）: 332-336.

［12］　徐珑，王波，王泳，等. 意识障碍患者的床旁脑电测试功能恢复预后研究. 科技导报，2017，35（4）：68-72.

［13］　陶庆霞、杨艺、何江弘，等. 弥散张量成像对意识障碍患者诊断与预后评估的作用. 中华神经创伤外科电子杂志，2016，2（6）：341-345.

第五节　重症康复中静脉血栓诊治进展

静脉血栓栓塞（venous thromboembolism，VTE），包括深静脉血栓（deep venous thrombosis，DVT）和肺栓塞（pulmonary embolism, PE），多见于疾病、损伤及大手术导致卧床或瘫痪的重症患者。VTE 导致的并发症是继心肌梗死和缺血性脑卒中后的第三大心血管死亡原因。有报道平均每年每1000 人中有高达 3～4 人发生 VTE，在收住入 ICU 的成年患者中，每 1000 人至少有 20 人发生 DVT 或 PE，而尽管有抗栓药的使用，每 1000 人中仍至少有 14.5 人发生 VTE[1]。重症患者一旦发生 DVT 或 PE 形成，就意味着早期康复治疗受限或面临死亡的风险。因此，明确高发人群，了解 VTE 发生机制、掌握诊断标准及分期，及时回顾并选择性运用防控的研究成果，展望发展趋势，显得尤其重要。检索收集了国内近 3 年的相关研究报道，综述如下。

一、风险及病理机制

入住神经病重症监护病房（neurological intensive care unit，NICU）或内 / 外科 ICU 的神经重症患者，包括大面积脑梗死、脑出血（intracranial hemorrhage，ICH）和脑室内出血（intraventricular hemorrhage，IVH）、动脉瘤性蛛网膜下腔出血（aneurysmal subarachnoid hemorrhage，aSAH）、外伤性脑损伤（traumatic brain injury，TBI）、脊髓损伤（spinal cord injury，SCI）、脑肿瘤、神经肌肉疾病、血

管内介入和经历各种大手术的患者，均是 VTE 高发人群，许多因素导致了风险。一项血清淀粉样蛋白 A（SAA）水平及其基因多态性与特发性静脉血栓栓塞症的相关性研究提示[2]：SAA 基因不是 VTE 特发性危险因素，腹型肥胖、吸烟与 VTE 发生有明确相关性。多器官功能障碍、各种感染、休克、创伤、肿瘤、血管炎、免疫紊乱等不同疾病的病理生理过程导致的凝血功能障碍，是神经重症患者 VTE 形成的重要机制。促凝因素包括：①跌倒；②麻痹、瘫痪和昏迷；③ICU 期间长时间的机械通气；④年龄＞75 岁；⑤卧床超过 3 天；⑥急性病住院；⑦手术；⑧外伤后体位固定等[3]。这些因素均可致促凝因子激活、血液转呈高凝状态、血管内皮损伤、静脉血液淤滞，从而促进血凝块形成，并扩展、固结为静脉血栓。

二、评估与诊断

DVT 的临床症状和体征并没有特异性，不明原因的发热是全身症状的表现之一，患处及周围部位可见疼痛、肿胀、发绀和静脉血管增多等。改良 Wells 评分联合血浆 D-二聚体、彩色多普勒超声检查可以明确 DVT 诊断[3]。

钟雅蓉等[4]研究彩色多普勒超声成像在深静脉血栓形成诊断中价值[79]。选取行彩色多普勒超声成像检查的 80 例下肢 DVT 患者作为观察对象，按血栓累及血管范围分为 3 级：累及 1 根深静脉为Ⅰ级；累及 2 根为Ⅱ级；累及 3 根为Ⅲ级。入组患者Ⅰ级 46 例，Ⅱ级 26 例，Ⅲ级 8 例。观察各组 DVT 患者的彩色多普勒超声成像及邻近肌层、皮下组织的超声表现，并与健侧下肢对比。结果 80 例 DVT 患者血管声像图显示出不同级别血栓形成特征：静脉血管内可见低回声或中等回声，充满管腔或部分附着于血管壁；彩色多普勒超声成像未见血流充填或血流束不同程度变细；63 例患肢肌层厚度较健侧增厚，且随血栓累及范围越广肌层厚度增加越明显；其中Ⅲ级组与Ⅰ级组比较差异有统计学意义（$P<0.05$）。血栓范围越大，患侧下肢水肿程度越高，因此可为临床判断 DVT 严重程度提供参考。

丁萌等[5]的研究选取 2013 年 1 月至 2014 年 9 月血管外科收治的 DVT 患者 50 例为 DVT 组，50 例为非血栓性疾病对照组，40 例为健康对照组。检测 3 组患者 D-二聚体和纤维蛋白原（fibrinogen，FIB）的血清浓度，结果 DVT 组 D-二聚体和 FIB 血清浓度均显著高于非血栓性疾病组和健康对照组（$P<0.05$）。D-二聚体诊断 DVT 的敏感度和特异度分别为 90.00% 和 74.44%，阳性预测值与阴性预测值分别为 65.67% 和 91.78%；FIB 诊断 DVT 的敏感度与特异度分别为 74.00% 和 76.67%，阳性预测值与阴性预测值分别为 63.79% 和 84.15%；D-二聚体和 FIB 联合检测诊断 DVT 的敏感度和特异度分别为 92.00% 和 73.33%，阳性预测值与阴性预测值分别为 65.71% 和 94.29%，说明 D-二聚体和 FIB 联合检测能够提高 DVT 早期诊断阳性检出率并降低其漏诊率。

Yin 等[6]的一项研究旨在探讨中国急性缺血性脑卒中患者入院时 Lp（a）血清水平是否为 DVT 的危险因素。研究共纳入 232 例急性缺血性脑卒中患者。采用彩色多普勒超声成像对患者进行 DVT 评估。在急性缺血性脑卒中后 15 天进行彩色多普勒超声成像检查，在对可能的干扰因素进行调整后，运用 Logistic 回归分析 Lp（a）预测 DVT 的价值。在该研究中，232 例患者中有 44 例（19.0%）在 15 天的随访中被诊断为 DVT。DVT 患者的血清 Lp（a）水平高于无 DVT 患者［656

（四分位数范围 521～898）mg/L，$P<0.0001$]。多变量分析发现 DVT 与 Lp（a）水平大于或等于 300mg/L 时风险增加。预测 DVT 的血清 Lp（a）水平的最佳截止值预计为 420mg/L，敏感度为 88.5%，特异度为 75.4%。血清 Lp（a）水平升高是我国急性缺血性脑卒中患者 DVT 的独立预测因子，揭示了 Lp（a）在 DVT 发病中的重要作用。

沈涛等[7]应用超声剪切波弹性成像技术检测血栓形成后第 1～14 天及 21 天血栓上、中、下三部分的杨氏模量值，取均值进行分析。前 7 天连续检测的血栓杨氏模量值随时间而增大，增长趋势最明显，7 天后血栓杨氏模量值增长趋势减慢；第 10 天以后杨氏模量值逐渐趋于稳定；2 周后，杨氏模量值无明显变化。应用超声剪切波弹性成像技术定量评价 DVT 的杨氏模量值，可无创、客观地反映血栓弹性动态演变过程，有效地反映组织硬度，在评估血栓分期、判断血栓脱落风险方面有较大价值。

三、静脉血栓栓塞防控

1. 分级防控　石莹等[8]根据血栓风险因素评估表（Caprini 模型）评分等级选择运用机械预防或联合运用低分子肝素钙。选择 2014 年 3 月至 2016 年 2 月收治的 590 例患者作为观察组；选择 2012 年 3 月 1 日至 2014 年 2 月 28 日收治的 556 例 ICU 患者作为对照组。观察组入院后首日即用血栓风险因素评估表（Caprini 模型）进行评分，根据分层等级选择运用机械预防或（和）低分子肝素钙预防；对照组接受机械常规预防，骨科大手术后及严重脓毒症患者使用低分子肝素钙预防；观察组则机械常规预防和低分子肝素钙同步运用。观察 2 组患者住院期间低分子肝素钙使用率、VTE 发生率、低分子肝素钙使用相关性并发症（大出血，肝素有道德血小板减少症）发生率。结果观察组低分子肝素钙使用率明显高于对照组，[69.83%（412/590）*vs.* 17.98%（100/556），$P<0.01$]；VTE 发生率较对照组明显降低 [1.02%（6/590）*vs.* 2.70%（15/556），$P<0.05$]；观察组和对照组患者低分子肝素钙抗凝治疗期间均未发生大出血、血小板减少症发生率比较差异无统计学意义 [0.51%（3/590）*vs.* 0.18%（1/556），$P>0.05$]。此项研究提示，按 Caprini 模型评分分级，机械常规预防或联合低分子肝素钙预防，可有效降低 VTE 发生率，并不会增加大出血和血小板减少症的风险。

2. 物理治疗和运动训练　国内近年来物理治疗和中医药治疗在 DVT 预防中的作用也受到普遍关注。陈玉桃等[9]的另一项研究，对多种方法预防 ICU 长期住院患者下肢深静脉血栓形成的效果进行了评价。90 例入选患者，按随机数字表法分为肝素组、气压仪干预组、肢体运动按摩组，比较 3 组治疗 1、7、21 天后 D- 二聚体、凝血酶原时间（prothrombin time，PT），以及股静脉、腘静脉、胫后静脉血流速度，DVT 的发生率。观察发现，3 种治疗方法对预防 DVT 都有一定作用，其中低分子肝素钠预防 DVT 作用更明显，气压仪干预组和肢体运动按摩组效果相当。蒋海彬等[10]运用早期康复训练联合利伐沙班预防髋关节置换术后深静脉血栓，选取 110 例髋关节置换术患者，随机分为观察组和对照组，观察组在麻醉恢复后立刻进行系统康复训练，术后 72 小时下床活动，在患者能耐受疼痛前提下接受直腿抬高，股四头肌、腘伸肌、小腿三头肌进行主动收缩等训练。在入院当天及术后第 7 天，抽取血浆测定 D- 二聚体水平及凝血指标，1 周后复查，观察组和对照组凝血酶时间（thrombin time，TT）、纤维蛋白原（fibrinogen，FIB）活性凝血酶时间（activated partial thromboplastin time，

APTT）、PT 凝血指标及 D- 二聚体水平均有显著差异（$P<0.05$）。表明早期康复训练联合利伐沙班口服能显著改善 DVT 危险因素，减少 DVT 的发生。

Li 等[11]一项踝关节活动度运动对下肢深静脉血栓形成预防的研究[86]，将 193 例下肢矫形手术患者随机分为观察组（$n=96$）和对照组（$n=97$）。对照组接受常规护理，观察组除接受常规护理外，还进行主动踝关节活动。测量最大静脉流出量（maximun venous outflow，MVO）、最大静脉容量（MVC）和血液流变学，记录 DVT 的发生率。结果试验第 11 天和第 14 天，观察组 MVO 和 MVC 明显高于对照组（P 均<0.05）。高切变率的全血黏度和血浆黏度在第 14 天显著低于对照组（P 均<0.05）。试验中，对照组（无症状 DVT 患者 8 例）与无症状 DVT 患者 1 例（无症状 DVT 患者 1例）的总 DVT 发生率显著高于无症状 DVT 患者（$P=0.034$）。随访期间，观察组 DVT 发生率（1 例有症状 DVT，4 例无症状 DVT）明显低于对照组（5 例有症状 DVT，10 例无症状 DVT）（$P=0.031$）。试验数据表明，积极的踝关节运动可以通过增加 MVO 和 MVC，改善血液流变学，防止矫形术后下肢 DVT 的形成。

3. 中药治疗　朱军华等[12]用参注射液对下肢深静脉血栓形成的预防作用进行了观察。选取腹部大手术后患者 220 例，随机分为观察组和对照组各 110 例，对照组予以术后基础护理和治疗，观察组在此基础上于术后第 1 天开始给予参附注射液滴注，连续 7 天。结果治疗组平均凝血酶原时间明显长于对照组，差异有统计学意义（$P<0.05$）；对照组发生 DVT 12 例，发生率为 10.91%，治疗组发生DVT 4 例，发生率为 3.64%，2 组 DVT 发生率比较有显著性差异（$P<0.05$）。参附注射液连续输注 14天后，治疗组下肢肿胀消退明显优于对照组。

吴志方等[13]观察补肾活血法预防肾虚血瘀型下肢骨折术后深静脉血栓形成的效果。回顾分析广东省中医院 2013 年 9 月至 2016 年 9 月收治下肢骨折术后辨证为肾虚血瘀型，共 72 例。根据是否服用补肾活血汤分为观察组和对照组。2 组均给予骨科术后基础治疗，观察组从术后第 1 天至术后第 14天服用补肾活血汤，1 剂 / 天。观察 2 组术后第 1 天及第 7 天大小腿周径差，术后第 1 天及第 14 天凝血功能指标和血液流变学指标及 2 组 DVT 发生率，结果令人满意。观察组术后第 7 天的大小腿周径差和术后第 14 天的 APTT、PT、FIB、D- 二聚体、全血黏度高低切，血浆黏度较同期对照组比较，差异有统计学意义（$P<0.01$）；观察组 DVT 的发生率 2.86%，与阳性率 18.92% 的对照组比较，差异有统计学意义（$P<0.01$）。结果说明补肾活血法能改善肾虚血瘀型下肢骨折术后的血栓前状态，可有效预防 DVT 的形成，且中药按辨证论治理论指导处方用药可能更有效。

4. 早期用药　刘剑伟等[14]选取 2014 年 1 月至 2016 年 10 月在该院行髋关节置换手术患者 150例，分为 4 组：A 组术前 72 小时服用利伐沙班 10mg/d，至术后 14 天；B 组术前 48 小时服用利伐沙班 10mg/d；C 组术前 24 小时服用利伐沙班 10mg/d；D 组术后 6 小时服用利伐沙班 10mg/d，观察 4 组患者在围术期的 DVT 发生率、出血并发症发生率及出血量。结果 A 组 DVT 发生 1 例（2.5%），B 组发生 4 例（11.1%），C 组发生 5 例（13.2%），D 组发生 11 例（30.6%），A 组 DVT 发生率与 B、C、D组比较，差异有统计学意义（$P<0.05$）。4 组围术期出血量比较，差异无统计学意义（$P<0.05$）。术前 72 小时使用利伐沙班预防 DVT 效果更好，安全性可靠。

5. 指南与循证　陶雯等[1]于 2016 年 11 月在《中国卒中杂志》发表了译文《2015NCS 循证指南：神经危重症患者静脉血栓形成的预防》，这一指南的引入，对中国分病种研究 VTE 的预防提供了参考，即通过一个基于循证医学的框架，选择合适的治疗方法来预防神经系统疾病患者的血栓形成。脑卒中患者 PE 的发生率高达 2.5%，脑卒中后的 3 个月内 DVT 和 PE 的发生率分别为 2.5% 和 1.2%。ICU 内的缺血性脑卒中患者存在与高发病率和高死亡率相关的医学问题。许多 Meta 分析探讨了缺血性脑卒中患者不同形式的抗血栓方法，包括普通肝素（unfractionated heparin，UFH）、低分子肝素（low- molecular-weight heparin，LMWH）、弹力袜（compression stockings，CS）、间歇性静脉挤压（intermittent venous compression stockings，IPC）。一般来说，所有的文献均支持使用普通肝素或低分子肝素来预防静脉血栓栓塞，联合 IPC 使用也是安全的，药物及机械性预防具有协同作用。

大脑中动脉大面积梗死行去骨瓣减压术后 24 小时预防静脉血栓是合理的。建议：①在所有急性缺血性脑卒中患者中尽快启动药物预防 VTE 是可行的（强推荐和高质量证据）。②活动受限的急性缺血性脑卒中患者，使用预防剂量的 LMWH 并联合 IPC 治疗（强推荐和高质量证据）。

脑出血重症患者出现 VTE 的风险极高。静脉血管超声检测到的 DVT 发生率为 20%～40%。PE 的发生率为 0.5%～2.0%，其中 50% 是致命性的。在 2 个回顾性大型数据库研究中，ICH 患者 VTE 风险是急性缺血性脑卒中患者的 2～4 倍。一项前瞻性随机试验表明，IPC 和梯度压力弹力袜（graduated compression stockings，GCS）联合使用较单独使用 GCS 能显著降低无症状性 DVT 的风险。

另外两个更大的单中心回顾性观察试验的，meta 分析证明，和不使用药物预防相比，使用 LMWH 预防可以有效减少 PE 的发生。①推荐在入院伊始使用 IPC 和（或）GCS 预防 VTE（强推荐和高质量证据）。②推荐血肿稳定和没有凝血功能障碍的 VTE 患者，在入院后 48 小时内，皮下注射预防性剂量的 LMWH（弱推荐和低质量证据）。③推荐与药物预防同时使用 IPC 等连续的机械性预防措施（弱推荐和低质量证据）。

6. 寻找危险因素和建立防控体系　创伤性脑损伤重症患者中，PE 是导致幸存者在 24 小时内死亡的第三大原因。严重的创伤性脑损伤是多发外伤患者 DVT 的一个独立危险因素，可能是由于运动减少、长时间通气、凝血因子的活化。推迟或未采取预防措施的严重的创伤性脑损伤患者 DVT 的发病率为 13%～17%。由于对脑外伤并伴有脑出血的患者缺乏基于循证医学的证据导致了血栓预防控制的不一致性和机构之间的多样性，同时，也没有创伤性脑损伤患者 VTE 药物性预防（LWMH）或机械性预防（IPC）的统一标准。尽管在这类人群中 VTE 的发生率很高。

在一个前瞻性队列研究中发现，延迟超过 4 天开始抗凝使深静脉血栓发生率增加 3 倍，在这个人群中抗凝剂的选择上需要进一步研究。到目前为止，没有对伴有严重创伤性脑损伤和脑出血的多系统损伤患者进行 LMWH 和 UFH 抗栓作用的比较。存在脊髓损伤而不伴有头部损伤的多系统创伤患者，相关临床试验表明低分子肝素比普通肝素预防静脉血栓栓塞更有效。

Miao 等[15] 探讨 3 天内蛛网膜下腔出血（SAH）后凝血功能变化及凝血障碍与深静脉血栓形成的关系。选取发病 3 天内的 150 名患者和招募的 100 名健康者。进行了血栓造影分析和传统的实验室检测。采用酶联免疫试剂盒检测组织因子（TF）、组织因子途径抑制剂（TFP）和活化蛋白 C（APC）。用彩色超声多普勒成像对 SAH 患者的四肢进行扫描。根据有无 DVT 对 SAH 患者进行亚组分析。凝血因子功能亢进可能主要发生在 SAH 发病 3 天内，并可诱导 DVT。这种情况可能与 TF-TFP-APC 失衡有关。

马玉芬等[16] 通过北京协和医院一项基金项目，建立并实践住院患者 VTE 风险管理体系并评价其实施效果。护理部成立了VTE专科护理小组，通过文献回顾，结合临床实际，采用焦点小组访谈法，确定了VTE风险管理体系的内容：建立体系构架；制定VTE风险管理流程图；以"Virchow三角"（血液高凝状态、血管内皮损伤和血液瘀滞）为理论框架，采用德尔菲法研制适合临床护士使用的患者VTE风险评估量表；开展VTE防控知识三阶梯培训，结合护理小组三级质控，持续改进。结果对提升护士VTE防护能力，改善VTE患者疾病管理现状，对VTE专科护士培养有良好的促进作用。

四、深部静脉血栓的治疗

DVT的治疗具有挑战性，按CDRI检测分期、分级，按指南选择低分子肝素钠、尿激酶、华法林、利伐沙班单独或联合用药，或中药辩证活血化瘀散结通络治疗，有时不足以恢复静脉通畅，从而导致急性症状的延长和慢性并发症的风险增加，包括静脉功能不全和血栓后综合征（PTS）。在这些病例中，更早更彻底的血栓清除可以改善急性症状并减少长期后遗症。在下腔静脉滤器植入保护下，经导管直接溶栓（catheter-directed thrombolysis，CDT）。即通过放置在深静脉血栓内的多侧孔导管注入溶栓剂，可以使血栓局部剂量达到一定的浓度，在减少全身溶栓剂暴露的同时，能使血栓溶解。这一技术正成为DVT新的治疗选择。Chen等[17]一项随机对照试验结果显示，与抗凝治疗患者相比，接受CDT治疗患者的PTS率降低，静脉通畅率提高。为改善静脉瓣膜功能，降低血栓后综合征的危险提供了一种手段，是治疗髂股静脉血栓的一种有前途的选择。张学民等[18]对DVT导管接触溶栓和外周静脉系统溶栓早期疗效进行了对比，回顾分析2010年1月至2015年11月收治的85例DVT的临床资料。其中CDT组47例（动脉CDT组25例，静脉CDT组22例），外周静脉系统溶栓组38例。3组均在抗凝基础上给予尿激酶100万U持续泵入，CDT组同期行下腔静脉临时滤器植入术，比较3组患肢深静脉溶栓率、消肿率及并发症发生率。分析结果：CDT治疗下肢DVT疗效好于外周静脉系统溶栓，中央型和混合型DVT，静脉CDT为首选方案；周围型DVT，动脉CDT疗效优于静脉途径。对部分患者存在髂静脉压迫，病程久的情况，从而导致置管溶栓效果欠佳的情况，王沆等[19]创新性用置管溶栓联合球囊扩张导管碎栓治疗下肢DVT，进一步观察其疗效及安全性。他们回顾性分析2011年9月至2015年1月收治的82例急性下肢DVT患者的临床资料。将患者分成2组：A组行单纯CDT治疗，共32例；B组性CDT联合机械碎栓（球囊扩张导管碎栓）治疗，共50例，资料基线相同。比较2组治疗后静脉通畅度、尿激酶用量及溶栓导管留置时间，出血并发症及肺栓塞的发生率评价治疗的效果及安全性。结果在下腔静脉滤器保护下，CDT联合球囊扩张导管碎栓治疗急性下肢DVT较单纯CDT治疗，疗程、患肢静脉通畅度、溶栓效果、尿激酶用量、肺栓塞及出血发生率差异均有统计学意义（$P<0.01$）。Feng等[20]观察辛伐他汀对深静脉血栓形成动物模型的治疗效果，并对其作用机制进行初步研究。将72只新西兰兔随机分为对照组（$n=18$）、低分子量肝素组（$n=18$）、辛伐他汀组（$n=18$）、辛伐他汀+LMWH组（$n=18$）。建立后腔静脉血栓模型，并按组法进行干预。干预前及干预后3、7、14天采集腔静脉（含血栓）标本，取血浆，对标本进行称重，组织病理学检查，监测静脉壁炎症的变化。用酶联免疫吸附法测定P选择素、纤

溶酶原激活物和尿激酶原激活物活性。免疫组织化学法检测静脉壁 P 选择素纤溶酶原激活物 / 尿激酶激活物表达，定量 PCR 检测局部纤溶酶原激活物 / 尿激酶激活物表达的变化。辛伐他汀和低分子肝素降低了血栓的重量，促进了血栓的溶解。辛伐他汀显著抑制了 P 选择素的全身性和局部表达，而 LMWH 在急性期的后期抑制。辛伐他汀抑制血浆活性浓度和纤溶曲酶原激活物的局部基因表达，尿激酶原激活物抑制；它在急性期的早期被促进，但在晚期被抑制。辛伐他汀抑制炎症介质的表达，降低 DVT 炎症反应，减轻炎症损伤，减少血栓形成。本研究提示，辛伐他汀可为 DVT 提供有益的辅助治疗。

五、展望

从以上研究资料，可以看出 DVT、PE 特殊的发病机制，在重症患者中，尤其在重度创伤、颅内出血、大手术患者中具有高发生率、高风险的特征，已引起重点关注，不同学科领域都已制定了诊治指南，防控是其中的重要内容。但如何根据 CDRI 检测和实验室检查准确判断血栓形成的不同阶段，并在此基础上精准选择不同的治疗方法，选择不同的药物剂量，在这方面研究文献尚显不足，这应该是将来研究发展的方向之一。现代康复迅速发展，适宜的康复技术在重症患者中尽早运用，在改善血液淤滞和血管炎症反应，预防 DVT 形成方面与药物联合应能发挥重要的协同作用。

（倪莹莹）

参考文献

［1］　陶雯，杨一萍. 2015NCS 循证指南：神经危重症患者静脉血栓形成的预防. 中国卒中杂志,2016,11(10)：886-893.

［2］　赵利，郭玉君. 血清淀粉样蛋白 A 水平及其基因多态性与特发性静脉血栓栓塞症的相关性研究. 心肺血管病杂志，2017，10，36（10）：844-849.

［3］　倪莹莹，王首红，宋为群，等. 神经重症康复中国专家共识. 中国康复医学杂志，2018，23（2）：130-136.

［4］　钟雅蓉，赵春燕. 彩色多普勒超声在下肢深静脉血栓形成诊断中的价值. 血栓与止血学，2017，23（5）：766-771.

［5］　丁萌、张青云，等. D- 二聚体和纤维蛋白原联合检测在小智深静脉血酸争端中的应用价值. 第三军医大学学报，2016，38（16）：1885-1888.

［6］　Yin D, Shao P, Liu Y. Elevated lipoprotein (a) levels predict deep vein thrombosis in acute ischemic stroke patients. Neuroreport, 2016, 27 (1) : 39-44.

［7］　沈涛，李娜，等 . 应用超声剪切波弹性成像技术定量评价兔深静脉血栓弹性研究 . 临床军医杂志，2018，46（1）：19-21.

［8］　石莹，张志荣，等. Caprini 模型对 ICU 患者发生静脉血栓症的预防效果. 中西医结合急救杂志，2016，23（6）：605-608.

［9］ 陈玉桃，吕畅，等. 多种方法预防 ICU 长期住院患者下肢深静脉血栓形成的效果评价. 中国全科医学，2017，20（3）：318-322.

［10］ 蒋海彬，曾志远. 早期训练联合利伐沙班预防髋关节置换术后深静脉血栓的效果. 实用临床医药杂志，2016，20（5）：79-81.

［11］ Li Y, Guan XH, Wang R, et al. Active ankle movements prevent formation of lower-extremity deep venous thrombosis after orthopedic surgery. Med Sci Monit, 2016, 22: 3169-3176.

［12］ 朱军华，肖志英. 参附注射液对腹部大手术后下肢深静脉血栓形成的预防治疗作用，中国中医急诊.2016，25（9）：1826-1827.

［13］ 吴志方，罗毅文. 补肾活血法预防肾虚血瘀型下肢骨折术后深静脉血栓形成的临床研究. 中国中医骨伤科杂志，2017，25（9）：12-16.

［14］ 刘剑伟，蒋卫平. 不同时间点利伐沙班预防髋关节置换术后深静脉血栓形成的疗效研究. 中国现代医学杂志，2018，28（7）：112-115.

［15］ Miao W, Zhao K, Deng W, et al. Coagulation Factor Hyperfunction After Subarachnoid Hemorrhage Induces Deep Venous Thrombosis. World neurosurg, Feb 2018, 110, e46-e58.

［16］ 马玉芬，邓海波. 住院患者静脉血栓栓塞症风险管理体系的建立与临床实践. 中国护理管理，2017，11（11）：1441-1444.

［17］ Chen J X, Sudheendra D, Stavropoulos S W, et al. Role of catheter-directed thrombolysis in management of iliofemoral deep venous thrombosis. RadioGraphics, 2016, 36 (5) : 1565-1575.

［18］ 张学民，张韬. 下肢深静脉血栓形成导管接触溶栓与外周静脉系统溶栓早期疗效的对比研究. 中国微创外科杂志，2016，16（3）：228-232.

［19］ 王沆，李春平. 单纯置管溶栓与联合机械碎栓治疗下肢深静脉血栓的对照分析. 中国胸心血管外科临床杂志，2016，23（3）：307-310.

［20］ Feng Y, Zhang F, Niu L, et al. Simvastatin ameliorates deep vein thrombosis in rabbits by regulating the fibrinolytic system. Blood Coagulation Fibrinolysis, 2016, 27 (5) : 531-541.

第九章　心肺康复进展

第一节　中国心肺康复研究发展现状

心肺疾病是一系列涉及循环和呼吸系统的疾病，主要包括心血管疾病及肺疾病，两者的致病因素十分复杂，常相互影响，难以用药物彻底治愈。由于病程长，反复发作，因此，心肺疾病严重影响了患者的生活质量，阻碍了患者重返家庭、社会和工作岗位。近年来，随着康复医学在我国的迅速发展，心肺康复也在我国逐渐开展，成为提高患者生活质量，加速患者重返家庭、社会和工作岗位的重要手段。

一、心脏康复研究发展现状

近年来，我国心血管病（cardiovascular disease，CVD）患病率及死亡率仍处于上升阶段。根据目前数据，推算我国现患有 CVD 的人数为 2.9 亿，其中脑卒中 1300 万，冠状动脉粥样硬化性心脏病（以下简称冠心病）1100 万，肺源性心脏病 500 万，心力衰竭 450 万，风湿性心脏病 250 万，先天性心脏病 200 万，高血压 2.7 亿。CVD 死亡占居民因疾病死亡构成 40% 以上，居首位[1]。

心脏康复基础研究目前主要探讨的是运动疗法对心脏结构、功能的影响及相应机制。例如，史秀超等[2]探讨了跑台间歇运动结合粒细胞集落刺激因子对心肌梗死大鼠干细胞动员的效果和在内源性心肌细胞增殖中的作用及其对心功能的影响。研究发现，间歇运动或粒细胞集落刺激因子可显著促进干细胞动员归巢，诱导心肌细胞增殖，缩小梗死面积，提升心功能，两者联合效果优于单一因素作用。

临床方面，我国心脏康复理念的引入与发展相对滞后，直至 2013 年中华医学会心血管病学分会才主持编写了我国首部《冠心病康复与二级预防专家共识》，但全国 90% 以上的科室仍未开展心脏的康复护理，对心脏康复的认识和综合实施并不普遍[3]。

我国的心脏康复一般采用"治疗前期预防、治疗中期有效干预、治疗后期管理"的模式，新兴的"医院-社区-家庭慢性病连续照护服务体制"正处于尝试阶段。心脏康复是一个长期综合的过程，因此，从事康复的团队成员要包括医师、护士、理疗师、营养师、心理治疗师、运动康复师、药剂师、社会工作者和患者家庭成员[4]。

心脏康复的临床研究主要聚焦于各种康复方法对于冠心病、心力衰竭、高血压等疾病的康复疗效观察。其中以冠心病的康复研究最多。康复方法包括了运动疗法、物理因子治疗、心理治疗、营养治疗、中医治疗及康复护理等。运动疗法是康复治疗的重点和核心，国内对此也进行了大量研究。例如陈宣兰[5]等探讨了冠心病心力衰竭患者在常规药物治疗情况下辅以步行运动训练对其疗效的影响。结果表明，步行运动训练可显著提高心力衰竭患者的运动耐量，在冠心病心力衰竭常规药物治疗同时辅以步行运动训练更加有利于其心功能的恢复。应当鼓励冠心病心力衰竭患者进行运动锻炼，以改善生活质量。

二、肺康复研究发展现状

肺康复既往主要集中于慢性阻塞性肺疾病（chronic obstructive pulmonary disease，COPD）。近年来已经扩大所有患有慢性症状性肺疾病患者，这包括了慢性支气管哮喘、限制性肺疾病和肺外科手术前后（肺部肿瘤）的患者。

肺部疾病康复的临床研究目前的重点仍是慢性阻塞性肺部疾病。康复方法则主要包括了运动干预、呼吸干预、物理因子治疗、心理治疗、康复护理、中医治疗等。

其中对于运动干预和呼吸干预的研究最多。例如陈文元等[6]研究了耐力训练结合肌力训练对COPD患者肺功能、肌力、运动耐力及生存质量的影响。结果表明，耐力训练结合肌力训练改善COPD患者的运动耐力和肌力，进而改善患者的生存质量，为COPD患者临床治疗制定合理的运动方案提供依据。梁靖森[7]探讨了呼吸训练对社区COPD患者氧分压、肺功能的影响。研究结果表明，呼吸训练能显著改善社区COPD患者的供氧能力和肺功能。

心肺两个脏器是维持人体生命的重要器官，是影响氧供的核心器官，心血管系统和呼吸系统在病理、生理上关系密切，康复治疗时需要两者兼顾，单独地进行心脏或肺的康复往往达不到很好效果，需要把两者作为一个整体来看待，而目前临床研究也越来越侧重于研究康复方法同时对心肺功能的影响。

（江 山 尹 珏）

参考文献

[1] 陈伟伟，高润霖，刘力生，等.《中国心血管病报告2017》概要. 中国循环杂志，2018，33（1）：1-8.

[2] 史秀超，蔡梦昕，田振军. 间歇运动和粒细胞集落刺激因子促进心梗大鼠干细胞动员与内源性心肌细胞增殖的激光共聚焦/流式细胞术观察分析. 体育科学，2016，36（4）：68-76.

[3] 刘玉茹，殷典贺，徐慧敏，等. 心脏康复治疗的现状与临床应用. 医药论坛杂志，2016，37（9）：1672-3422.

[4] 郝云霞，周政，刘庆荣，等. 从心血管专科发展看护理在心脏康复中的作用. 中华护理杂志，2015，50（6）：645-649.

[5] 陈宣兰，江华，钟一鸣，等. 步行运动训练在冠心病心力衰竭患者中的临床价值. 中国循环杂志，2015，12：1170-1172.

[6] 陈文元，赖昕，谢韶东. 耐力训练结合肌力训练对慢性阻塞性肺疾病患者运动耐力及生存质量的影响.

中国康复医学杂志，2015，30（2）：152-157.

[7] 梁靖森，冯少芬. 呼吸训练对社区慢性阻塞性肺疾病患者临床指标的作用分析. 吉林医学，2015，15：3422-3423

第二节　心肺康复基础研究进展

目前国内有多个科研机构开展了心肺康复的基础研究。2015 年 1 月至今，我国有关心肺康复的基础研究主要集中在运动疗法对心脏功影响的基础研究方面，而其他心肺康复方法及肺部疾病康复的基础研究较少或未见报道。

一、运动对心肌细胞的影响

1. 运动对心肌细胞增殖的影响及信号通路　史秀超等[1]探讨了跑台间歇运动结合粒细胞集落刺激因子对心肌梗死大鼠干细胞动员的效果和在内源性心肌细胞增殖中的作用及其对心功能的影响。该研究将 90 只成体雄性 SD 大鼠随机分为假手术组（Sham）、心肌梗死组（MI）、心肌梗死＋间歇运动组（ME）、心肌梗死＋粒细胞集落刺激因子（granulocyte colony stimulating factor，G-CSF）组（MG）和心肌梗死＋G-CSF＋间歇运动组（MGE）。结扎大鼠左冠状动脉前降支制备心肌梗死模型。ME 和 MGE 组大鼠在心肌梗死手术结束 1 周后进行 3 周跑台间歇运动。MG 和 MGE 组大鼠术后 1 小时皮下注射人源重组粒细胞集落刺激因子（rhG-CSF），$10\mu g \cdot kg^{-1} \cdot d^{-1} \times 5$ 天，其他各组大鼠给予同剂量 0.9% 氯化钠注射液。检测并计算梗死边缘区心肌细胞增殖百分率、外周血单个核细胞中 c-kit～＋和 CD29～＋细胞百分率、心肌组织中 c-kit 和 CD29 蛋白表达水平、心肌梗死面积百分率及心功能。结果表明，间歇运动或 G-CSF 可显著促进干细胞动员归巢，诱导心肌细胞增殖，缩小梗死面积，提升心功能，两者联合效果优于单一因素作用。

田振军等[2]对信号通路进行了探讨。该研究探讨了抗阻运动对心肌梗死大鼠卵泡抑素样蛋白1（follistatin-like protein 1，FSTL1）及其受体 DIP2A（disco-interacting protein 2 homolog A）表达和下游 Akt-mTOR 信号通路与心肌细胞增殖的影响。研究制作将 SD 大鼠左冠状动脉前降支结扎，制备心肌梗死模型，随机分为假手术组（S）、心肌梗死安静对照组（MI）、心肌梗死＋抗阻运动组（MR）。MR 组先进行 1 周适应性无负重爬梯运动，再进行 4 周递增负荷抗阻运动。训练结束后测定左心室收缩内压（lefe ventricular mean systolic pressure，LVSP）、左心室舒张末期压（left ventricular end diastolic pressure，LVEDP）和 ±d P/dt max 评价心功能，同时测定心肌内源性卵泡抑素样蛋白（FSTL1）/DIP2A、PAkt/Akt、P-mTOR/mTOR、Cyclin D1、CDK4 蛋白表达，观察心肌细胞增殖，心肌胶原容积百分比（CVF%）。结果表明，抗阻运动上调 FSTL1 及其受体 DIP2A 的表达，激活其下游 AktmTOR 信号通路。这说明 FSTL1-DIP2A-Akt-mTOR 信号通路在抗阻运动促进心肌梗死大鼠心肌细胞增殖、降低心肌纤维化面积和改善心功能中发挥重要作用。

2. 运动对心肌细胞凋亡的影响及相应信号通路　侯璐等[3]探讨了间歇运动对心肌梗死大鼠肿

瘤坏死因子相关蛋白 3（CTRP3）表征及心肌细胞凋亡的影响。研究将大鼠随机分为假手术对照组、心肌梗死安静组和心肌梗死＋间歇运动组（ME）。ME 组大鼠于术后 1 周进行为期 8 周的间歇运动训练，训练结束次日，腹腔麻醉取材。检测 CTRP3 mRNA 水平、心肌 CTRP3、p-AKT、AKT、p-mTOR、mTOR、细胞色素 C、Bcl-2、Bax、BNP 蛋白的表达，同时检测心肌细胞凋亡，分析心肌胶原容积（collagen volume fraction，CVF）百分比及心功能。结果表明，间歇运动可升高心肌梗死大鼠心肌中 CTRP3 水平，激活 AKT/mTOR 通路，抑制心肌细胞凋亡，改善心肌梗死心脏病理性重塑，提高心功能。

于新彦[4] 探讨了缺血 / 再灌注（I/R）后运动训练对心肌细胞凋亡的作用及与磷脂酸肌醇 3 激酶蛋白激酶 B（PI3K/Akt）信号通路可能存在的相互作用，以期发现运动训练对心脏保护作用的可能机制。研究将大鼠建模后随机分成假手术组、I/R 组和 I/RI＋运动训练组。检测心肌梗死范围、心肌凋亡情况、caspase-3 活性、p-Akt 水平。结果发现，运动训练可以减少心肌梗死范围，可以明显抑制心肌细胞凋亡同时降低 caspase-3 活性，并且有效提高 I/R 后心肌 p-Akt 水平。这说明运动训练对 I/R 的心肌具有保护作用，其可能是通过 PI3K/Akt 信号通路实现的。

孙晓娟等[5] 探讨了 Janus 激酶 2- 信号转导子和转录激活子 3（JAK2/STAT3）信号通路在运动预适应（EP）抗心肌细胞凋亡中的作用及其机制。该研究将 SD 大鼠随机分为对照组（C 组）、力竭组（EE 组）、运动预适应组（EP 组）、运动预适应＋AG490 组（EP＋AG 组）（$n=20$）。连续 3 天的间歇跑台运动建立 EP 动物模型，力竭运动致大鼠运动性心肌损伤。检测心肌细胞凋亡改变、caspase-3 定量表达的变化、心脏 p-JAK2 和 p-STAT3 定位和定量表达的变化。结果表明，EP 可诱导心脏磷酸化 JAK2 和 STAT3 表达增加，减少心脏 caspase-3 的表达，抑制心肌细胞凋亡，提示 JAK2/STAT3 信号通路参与了 EP 抗心肌细胞凋亡的作用。

二、运动对心脏血管再生的影响及相应信号通路

宋伟等[6] 探讨了持续和间歇运动对心梗大鼠心脏血管新生相关 miRNA 表征及可能的效应机制。研究将 SD 大鼠随机分为假心肌梗死组、心肌梗死组、心肌梗死持续运动组、心肌梗死间歇运动组。训练结束后次日测定心功能，分析心肌胶原容积分数（CFV），观察心肌 CD31 和 α-SMA 表达，检测心肌血管新生相关 miRNA、egfl7、pik3r2 和 spred1 表达，检测心肌 PIK3R2、SPRED1 和 VEGF 表达。结果表明，间歇运动可显著上调心肌梗死心脏 miR-126 和 miR-17-5p 表达，且 miR-126 表达的变化率更大。此外，持续和间歇运动都能显著激活心肌梗死心脏 EGFL7/miR126-PIK3R2/SPRED1 通路，抑制其下游靶蛋白 PIK3R2/SPRED1 表达，促进心脏梗死边缘区血管新生，产生心脏保护效应，且间歇运动的保护效应优于持续运动。

席悦等[7] 探讨了不同运动方式对 FSTL1 诱导心肌梗死心脏血管新生的作用。该研究将雄性 SD 大鼠随机分为假心肌梗死组（S）、心肌梗死安静组（MI）、心肌梗死＋间歇运动组（ME）、心肌梗死＋抗阻训练组（MR）和心肌梗死＋机械振动组（MV）。ME 组、MR 组和 MV 组分别采用小动物跑台、负重爬梯和小动物振动台 3 种方式进行为期 4 周的训练。训练结束后测定 *FSTL1* 蛋白表达并进行新生血管观察与分析，此外检测心肌 *FSTL1* 基因与蛋白表达、心功能、CVF。结果表明，不同运动方

式可有效刺激心肌梗死心脏内源性 FSTL1 表达增加，促进心肌血管新生，降低心肌梗死心肌纤维化，改善心功能。其中，抗阻训练的效果较间歇运动和机械振动更显著。

三、运动对心肌结构的影响及分子机制

1. 运动促进心肌重塑的信号通路　甄洁等[8]探讨了有氧运动对慢性心力衰竭大鼠心脏重塑的影响并研究转化生长因子 -β/ 金属蛋白酶组织抑制物 -1/ 基质金属蛋白酶 -1（transforming growth factor-β/tissue inhibitors of metalloproteinase-1/matrix metalloproteinase，TGF-β/TIMP-1/MMP-1）信号通路在心力衰竭运动康复中的作用。该研究将大鼠随机分为假手术对照组（S 组）、心力衰竭对照组（H 组）和心力衰竭运动组（HE 组）。HE 组大鼠进行 10 周跑台运动，S 组和 H 组保持安静状态。检测心脏结构与功能、CVF、Ⅰ型胶原（Col-Ⅰ）、Ⅲ型胶原（Col-Ⅲ）和心钠素（ANF）mRNA 表达。结果表明，运动改善心力衰竭大鼠心脏重塑，其机制与部分恢复 TGF-β/TIMP-1/MMP-1 信号功能，减少胶原沉积并减轻心肌纤维化有关。

冯品等[9]则研究了有氧运动减轻压力负荷小鼠心肌肥厚中 PAK1-nNOS-NO 发挥的作用及机制。研究将 C57BL/6 小鼠通过主动脉缩窄术（transverse aortic constriction，TAC）建立小鼠压力负荷模型，通过游泳对其进行有氧运动干预。通过小鼠心脏质量指数（heart weight to body weight ratio，HW/BW）变化和心脏结构变化评价心脏肥大程度，心肌组织麦胚凝集素染色评价心肌细胞肥大程度，ELASA 试剂盒检测心肌组织 NO 水平、MDA 含量和 SOD 活性。Western blot 检测 p-PAK1、eNOS、p-eNOS Ser114、nNOS 和 p-nNOS Ser1412 蛋白表达水平。结果显示，PAK1-nNOS-NO 信号可能是介导有氧运动减轻压力负荷小鼠心肌肥厚作用的关键信号通路。

田阁等[10]观察了有氧联合抗阻运动对糖尿病小鼠心肌形态结构的影响，探讨 AMPK 信号通路在其中可能的作用机制，以期为防治糖尿病患者心肌受损提供新的靶向。研究采用 16 周高脂饮食建立糖尿病模型，建模成功后将小鼠分为糖尿病安静组（DS 组）和糖尿病运动组（DE 组）；同龄 C57 小鼠为空白对照组（CS 组）。糖尿病组采用高脂喂养，DE 组进行 8 周有氧联合抗阻运动干预。检测小鼠糖耐量，测定心肌纤维化、心肌横截面积、心肌 AMPKα、磷酸化的 AMPKαThr172（p-AMPKα）、沉默信息调节因子 2 同源蛋白 1（SIRT1）、过氧化物酶体增殖物激活受体 γ 共激活因子 -1α（PGC-1α）和过氧化物酶体增殖物激活受体 α（PPARα）蛋白表达。结果表明，长期运动可以激活 AMPK 及下游通路，改善心肌糖脂代谢，从而减轻糖尿病后心肌重构。

2. 运动对心肌纤维化的影响及信号通路　洪玲等[11]观察了高血压前期有氧运动对自发性高血压大鼠（SHR）血压、心脏功能与结构及心肌血管紧张素转换酶 2（ACE2）信号通路的影响，探讨运动训练改善心脏病理变化的作用机制。研究将 SHR 和正常血压大鼠（WKY）随机分成安静组（S）和运动训练组（E）。评估大鼠血压、左心室收缩和舒张功能、左心室肥厚和纤维化程度。检测左心室心肌 ACE2、Mas 受体 mRNA 和蛋白表达，检测左心室心肌组织血管紧张素（1-7）水平。结果表明，高血压前期运动训练显著降低 SHR 血压、改善左心室功能并减轻心肌纤维化，机制可能与运动增强心脏组织 ACE2-Ang（1-7）-Mas 轴功能有关。

四、运动对心功能的影响及相应机制

周大亮等[12]观察了有氧运动对大鼠急性心肌梗死后心脏功能的改善性研究。该研究将实验大鼠随机分为假手术组、心肌梗死模型组、有氧运动组。各组大鼠 10 周后进行血流动力学指标检测，此外还测定了血管紧张素 Ⅱ（AngⅡ）、IL-6、基质金属蛋白酶（MMP）-2、MMP-9、Ⅰ型胶原蛋白、Ⅲ型胶原蛋白 mRNA 的表达。结果表明，有氧运动可以通过抑制血中 AngⅡ、IL-6 水平的增加及抑制 MMP-2、MMP-9、Ⅰ型胶原蛋白、Ⅲ型胶原蛋白 mRNA 表达来改善心肌梗死大鼠的心脏功能。

蔡颖等[13]观察了长期中等强度有氧运动对小鼠心功能及心肌热休克蛋白表达的影响，初步探讨了运动对小鼠心肌保护的可能机制。研究将小鼠随机平均分为对照组和运动组。运动组小鼠给予中等强度跑步训练 12 周，对照组除不进行运动干预外，其余同运动组。干预前后检测心脏结构和功能变化情况，运动干预后处死小鼠，观察心肌细胞的结构，心肌热休克蛋白（HSP）信使 RNA（mRNA）的表达。结果表明，长期中等强度有氧运动可引起小鼠心肌肥厚，心功能增加。机制可能与上调小鼠心肌 HSP mRNA 表达有关。

王卉等[14]探讨了适宜的规律运动与间歇性低氧对中老龄果蝇心脏泵血功能与生活质量的影响。研究将处女蝇随机分为 3 个低氧年龄段：青年低氧组（1～2 周）、中年低氧组（3～4 周）与老年低氧组（5～6 周）。低氧结束后利用心力衰竭模型筛选出最佳低氧年龄段与低氧持续时间。再通过扩大培养收集 8 小时内羽化的 W1118 品系处女蝇 1200 只，随机分为常氧安静组（NC 组）、常氧运动组（NE 组）、低氧安静组（HC 组）和低氧运动组（HE 组）。HC 与 HE 组果蝇采用 $6\%O_2$ 与 $94\%N_2$ 的混合气体，每天低氧 6 小时，NE 组与 HE 组果蝇每天运动 2.5 小时，低氧与运动干预结束的第 2 天进行心脏泵血能力与生活质量相关指标的检测。结果表明，规律运动与间歇性低氧均能增强中老龄果蝇的攀爬能力与日常活动能力，但与规律运动能增强中老龄果蝇心脏泵血能力不同，间歇性低氧能减小其心管直径、增强夜间睡眠质量、延长寿命，而低氧联合运动能提高中老龄果蝇的攀爬能力、延长其平均寿命和夜间睡眠时间。

陈婷等[15]探讨了心肌梗死后有氧运动干预对大鼠心脏交感神经标志物 TH、促炎因子 TNF-α 与氧化应激水平的关系。研究将大鼠随机分为假手术对照（SC）组、心肌梗死（MI）组、心肌梗死＋持续有氧运动（ME）组。MI 组采用心脏左冠状动脉前降支（LAD）结扎法，建立 MI 模型。SC 组大鼠实施假手术，ME 组大鼠在 MI 手术后 1 周进行 4 周跑台运动。运动以 10m/min 速度开始运动 5 分钟后以 3m/min 的速度递增至 16m/min。运动总时间均为 60 分钟，5 天 / 周 ×4 周。训练结束后测定各组大鼠心电图变化，进行组织学制片。观察 TH、TNF-α 含量，检测心肌超氧阴离子水平。结果表明，心肌梗死后早期进行 4 周持续有氧运动干预可抑制心肌梗死大鼠心脏交感神经标志物 TH，其可能与抑制心肌氧化应激水平关系密切，与炎性细胞因子 TNF-α 水平关系不显著。

甄洁等[16]探讨了有氧运动对慢性心力衰竭大鼠骨骼肌糖原含量和运动耐力的影响和可能机制。研究将大鼠分为心力衰竭安静组（H 组）、心力衰竭运动组（HT 组）和假手术组（S 组）。采用冠状动脉结扎术复制心力衰竭模型。HE 组进行 8 周跑台训练。干预后用蒽酮法测定骨骼肌糖原含量，递增负荷力竭运动试验测定力竭时间，放射性同位素法测定葡萄糖摄取率、骨骼肌糖原合酶（GS）和糖原磷酸化酶（GP）活性，Western blot 法测定总 GS、磷酸化 GS（p-GS）、总 GP 及磷酸化 GP（p-GP）

蛋白表达；对糖原含量和力竭时间进行相关分析。结果表明，长期有氧运动能提高慢性心力衰竭大鼠骨骼肌糖原含量和运动耐力，这可能与胰岛素敏感性改善，葡萄糖摄取增加，糖原合成增多、分解减少有关。

五、运动对血管的影响及相应机制

赵晓霖等[17]观察了长期运动对高血压进展、血压调节及心血管中枢肾素－血管紧张素系统（RAS）基因和蛋白表达的影响，探讨了运动训练影响高血压进程的中枢机制。研究将 SHR 和正常大鼠（WKY）随机分成安静组（Sed）和运动训练组（ExT），即 SHR＋Sed、SHR＋ExT、WKY＋Sed、WKY＋ExT。运动训练大鼠进行 20 周中低强度的跑台运动（20m/min、60min/d、5d/w）。尾套法测定大鼠收缩压和心率变化。静注苯肾上腺素检测压力反射敏感性，检测心血管中枢血管紧张素Ⅰ转换酶（angiotensin I converting enzyme，ACE）、血管紧张素Ⅱ受体 1（angiotension Ⅱ 1，AT1）mRNA 和蛋白表达。结果表明，长期运动训练增强血压调节功能、降低血压、延缓高血压进程。运动训练下调心血管中枢 ACE、AT1 表达，降低 ACE-AngⅡ-AT1 轴功能可能是运动训练降低高血压、改善血压调节的中枢机制。

六、运动对心脏的负性作用及机制

尚有部分研究探讨了长期大强度耐力运动对心脏的损伤作用及机制。王世强等[18]研究了不同强度耐力运动对大鼠心肌不同部位胶原蛋白的影响，并研究 MMP-1/TIMP-1 的表达变化，为运动性心律失常的发生机制提供实验依据。该研究将大鼠随机分为安静对照组、中等强度运动组和大强度运动组。分别进行 8 周、12 周和 16 周运动，每周训练 5 天，休息 2 天，每次 1 小时。观察心肌间质中胶原蛋白的变化并计算 CVF。检测Ⅰ型胶原蛋白的含量、MMP-1 和 TIMP-1 的蛋白表达。结果表明长期大强度耐力运动可造成 TIMP-1 的表达增加、进而引起 MMP-1/TIMP-1 的比例失调，引起心肌受损。

七、其他心肺康复方法的基础研究

有关心肺康复其他方法的基础研究主要集中在稳恒磁场刺激方面。例如，楚轶等[19]探讨了中等强度稳恒磁场刺激对糖尿病动脉粥样硬化大鼠血清和主动脉中的 VEGF、TGF-β1、TNF-α 和 IL-6 表达的影响。研究将大鼠随机等分成 3 组（空白对照组、糖尿病组及糖尿病磁场暴露组）。对糖尿病和糖尿病磁场暴露组的大鼠采用链脲佐菌素＋维生素 D_3＋高脂饮食组合法建立糖尿病性动脉粥样硬化模型。糖尿病磁场暴露组接受强度 4.0mT 全身稳恒磁场暴露，每天刺激 2 小时。8 周后进行血脂 4 项（血清总胆固醇、三酰甘油、高密度脂蛋白胆固醇及低密度脂蛋白胆固醇）检测，检测血液中 VEGF、TGF-β1、TNF-α 和 IL-6 的蛋白表达，检测主动脉中 *VEGF*、*TGF*-β1、*TNF*-α 和 *IL-6* 基因的表达。结果表明，中强度稳恒磁场对糖尿病性动脉粥样硬化的积极治疗效果可能与其对重要细胞因子（如

VEGF、TGF-β1、TNF-α 和 IL-6）的表达调控作用有关。

八、问题与展望

运动疗法治疗心脏疾病的机制研究较多。但其他康复方法的作用机制研究较少。国内肺脏康复的基础研究同样较少。这些可能是未来基础研究所要填补的空白。

（尹 珏 江 山）

参考文献

［1］ 史秀超，蔡梦昕，田振军. 间歇运动和粒细胞集落刺激因子促进心梗大鼠干细胞动员与内源性心肌细胞增殖的激光共聚焦 / 流式细胞术观察分析. 体育科学，2016，36（4）：68-76.

［2］ 田振军，郝美丽，席悦. 抗阻运动激活 FSTL1-Akt-mTOR 信号通路促进心梗大鼠心肌细胞增殖. 体育科学，2018，38（3）：40-47.

［3］ 侯璐，伏睿臻，席悦，等. 间歇运动上调 CTRP3 表达抑制心梗大鼠心肌细胞凋亡及其机制. 陕西师范大学学报（自然科学版），2017，3：112-118.

［4］ 于新彦，杨省利. 有氧运动训练对大鼠心肌缺血 / 再灌注损伤致心肌细胞凋亡的作用. 心脏杂志，2015，27（6）：659-661，665.

［5］ 孙晓娟，冯武龙，侯娜. JAK2/STAT3 信号通路在运动预适应抗心肌细胞凋亡中的作用. 中国应用生理学杂志，2017，33（5）：393-397.

［6］ 宋伟，田振军，Shao-jun Du. 心梗大鼠持续和间歇运动干预的心肌血管新生相关 miRNAs 表征与 EGFL7/miR126-PIK3R2/SPRED1 通路激活的心脏保护效应. 体育科学，2017，37（2）：57-65.

［7］ 席悦，蔡梦昕，田振军. 不同运动方式上调 FSTL1 蛋白表达诱导心梗心脏血管新生. 体育科学，2016，36（10）：32-39.

［8］ 甄洁，李晓霞. TGF-β/TIMP-1/MMP-1 信号通路在有氧运动改善心衰大鼠心脏重塑中的作用. 中国康复医学杂志，2015，30（12）：1212-1216.

［9］ 冯品，楚轶，曾迪，等. PAK1-nNOS-NO 信号通路在有氧运动减轻压力负荷小鼠心肌肥厚中的作用及其机制. 临床与病理杂志，2017，37（11）：2310-2316.

［10］ 田阁，徐昕，李国平. 运动通过 AMPK 信号通路改善高脂诱导的 Ⅱ 型糖尿病小鼠心肌糖脂代谢. 体育科学，2018，38（1）：49-54，78.

［11］ 洪玲，赵晓霖，陈秀云，等. 早期运动训练延缓自发性高血压大鼠心脏病理变化的作用及机制. 中华高血压杂志，2016，24（11）：1034-1041.

［12］ 周大亮，付红，魏林，等. 有氧运动对大鼠急性心肌梗死后心脏功能的改善性研究. 中华老年心脑血管病杂志，2017，19（6）：634-637.

［13］ 蔡颖，徐玉生，郑璠，等. 有氧运动对小鼠心功能及热休克蛋白的影响. 中国医学工程，2016，24（2）：

1-5.

［14］王卉，郑澜，文登台，等. 间歇性低氧与规律运动对中老龄果蝇心脏泵血能力及生活质量的影响. 中国运动医学杂志，2017，36（1）：26-35.

［15］陈婷，田振军. 心梗后进行有氧运动干预对大鼠心脏 TH、TNF-α 和 ROS 水平的关系探讨. 北京体育大学学报，2015，38（7）：79-84.

［16］甄洁，朱荣. 有氧运动对慢性心力衰竭大鼠骨骼肌糖原和运动耐力的影响. 中国康复理论与实践，2015，21（4）：426-431.

［17］赵晓霖，彭雯雯，刘国英，等. 长期运动训练延缓高血压进展的作用及其中枢机制. 中国康复医学杂志，2018，33（2）：192-197.

［18］王世强，常芸，马晓雯，等. 不同强度耐力运动对大鼠心肌胶原蛋白的影响及 MMP-1/TIMP-1 的调节作用. 中国体育，2015，51（5）：60-66.

［19］楚轶，冯品，张薇，等. 稳恒磁场刺激对糖尿病动脉粥样硬化大鼠血清和主动脉中 VEGF、TGF-β1、TNF-α 和 IL-6 表达的影响. 中国医学物理学杂志，2017，34（10）：1045-1050.

第三节　临床研究进展

一、心肺功能评估的进展

心肺运动试验（cardiopulmonary exercise test，CPET）是一种评价心肺储备功能和运动耐力的无创性检测方法，它综合应用呼吸气体监测技术、电子计算机和活动平板（或功率自行车）技术，实时监测在不同负荷条件下机体氧耗量和二氧化碳排出量的动态变化，从而客观、定量地评价心肺储备、功能和运动耐力。2015 年 1 月至今，CPET 的临床应用在我国逐渐得到普及，目前有关心肺评估的研究多集中 CPET 在临床治疗与运动康复效果的评估上。

（一）心肺疾病的早期诊断

桂珍珍等[1]选择了 26 例稳定期 COPD 患者为试验组，29 例同期体检健康志愿者为对照组。对比了 2 组常规肺功能检查（pulmonary function test，PFT）及 CPET 评估结果，分析了 PFT 与 CPET 评估 COPD 患者肺功能的吻合性。PFT 结果显示试验组第 1 秒用力呼气末容积（FEV1）、FEV1 占预计值百分比、FEV1/FVC 均显著低于对照组。CPET 结果显示，试验组峰值功率、峰值摄氧量、峰值公斤摄氧（peakVO2/kg）、peakVO2 占预计值百分比、AT、最大心率、氧脉搏、最大分钟通气量、呼吸储备均显著低于对照组，运动前后血氧饱和度差值显著高于对照组。PFT 与 CPET 评估 COPD 患者肺功能严重程度分布间差异有统计学意义。26 例患者中 16 例（61.5%）患者 CPET 评估的肺功能损害程度较 PFT 严重；PFT 评估为重度和极重度的 10 例患者中，仅有 2 例与 CPET 评估分级不一致。提示 CPET 在 COPD 患者肺功能早期诊断中较静态肺功能灵敏。

（二）CPET 精准客观评估患者心肺功能、临床及运动康复治疗效果

与传统心电图、超声心动图及静息肺功能相比，CPET 为评估心肺功能提供了更多的参数，更高的诊断精度。

1. 评估疾病对心肺功能的影响　徐泉等[2]对比 11 例脑卒中后偏瘫患者（试验组）和 11 例健康志愿者（对照组）的 CPET 结果，显示脑卒中偏瘫患者峰值摄氧量、峰值氧脉搏、峰值通气当量、峰值功率、最大心率均明显低于对照组，提示脑卒中后偏瘫患者心肺功能明显下降，需要进行一定强度的有氧运动，改善心肺功能，预防脑卒中再发。

赵青等[3]比较了 3 种肺动脉高压（pulmonary arteiral hypertension，PAH）患者心肺运动试验的结果，其中先心组 VO_2max/kg 最高，特发组次之，免疫组最低；峰值氧脉搏先心组显著高于免疫组。VO_2max/kg 与峰值氧脉搏、峰值心率、峰值收缩压、6 分钟步行试验（6 minute walk test，6MWT）、氨基末端型脑钠肽原（Nt-proBNP）、左心室舒张末内径、右心室舒张末内径均显著相关。

2. 评估临床治疗效果　郑宏超等[4]对比 59 例冠心病患者［介入组为经皮冠状动脉介入（PCI）31 例，对照组为药物保守治疗 28 例］治疗前后的 CPET 结果，PCI 通过冠状动脉血运重建可明显改善患者心肺功能，提高运动能力。因此认为 CPET 在评估临床治疗效率方面是一个客观、定量、安全、有效的方法。

孙兴国等[5]对比了 10 例心脏瓣膜置换术患者手术前和手术后 1～3 个月的 CPET 结果，显示置换术后，7 例患者整体功能显著改善，3 例患者整体功能降低；手术前后峰值摄氧量、峰值氧脉搏、无氧阈、峰值负荷功率无统计学差异；术后峰值摄氧量、峰值氧脉搏、摄氧效率平台、递增功率运动时间较术前升高，二氧化碳通气当量斜率、二氧化碳当量最低值较术前显著降低。提示心脏瓣膜置换术治疗心脏瓣膜疾病后大多数患者循环系统、呼吸系统及整体功能改善明显，是心脏瓣膜病的有效治疗方法。

此外，峰值氧耗量和峰值收缩压优于血流动力学指标，可以独立、强有力地预测肺动脉高压患者的预后。

唐毅等[6]纳入 25 例仅接受西地那非治疗的动脉性肺动脉高压患者，于基线治疗后第 6～12 个月及 13～18 个月评估心肺功能，峰值运动功率、峰值氧耗量、峰值氧脉搏、呼气末二氧化碳分压、分钟通气量与二氧化碳排出量比值、6MWT、NT-proBNP 的差异具有统计学意义（P 均<0.05），余参数比较差异均无统计学意义。提示心肺运动试验能有效评估肺动脉高压患者西地那非的疗效并指导用药。

3. 评估运动康复效果　刘艳玲等[7]选取 10 例慢性心力衰竭患者随机分为 2 组，对照组进行没有运动；运动组增加 Δ50%W 功率运动 30min/d，每周 5 天，共 12 周。在治疗前和治疗 3 个月后分别进行 CPET 评估。结果显示，运动前 2 组患者没有显著差异（P>0.05）。12 周后，运动组运动时间从 8 分钟提高到 23 分钟（P<0.001）；6MWT 从 394m 显著提高到 470m（P<0.05）；生活质量评分从 25 分显著降低至 3 分（P<0.01）。而对照组治疗前后均没有显著改变（P>0.05）。提示在 CPET 客观定量功能评估，指导制订个体化高强度运动康复安全有效。

冯蕾等[8]证实 2 型糖尿病患者采用有氧运动与抗阻训练结合的心肺运动康复，可显著提高肌肉

量和 VO$_2$max，且肌肉量增长与 VO$_2$max 的提高呈显著正相关。

（三）术前心肺功能综合评估预测手术预后

肺癌是我国发病率和死亡率双高的常见恶性肿瘤，特别是在男性人群，其治疗方法目前以手术为主。

陈晓霞等[9]探究 212 例老年（≥70 岁）肺癌患者术后并发心律失常的相关因素，根据术后是否发生与术前不同的心律失常（房性期前收缩、室性期前收缩、窦性心动过速、阵发性室上性心动过速、室性心动过速、心房颤动、心室颤动及房室传导阻滞）分为心律失常组 37 例和无心律失常组 175 例。经 Logistic 多因素回归分析表明患者年龄、心血管疾病史、LVEF 及 FEV1 均为高龄肺癌患者术后发生心律失常的相关因素。提示对需行手术治疗的高龄肺癌患者，应在术前对其心肺功能综合评估，并根据具体情况给予围术期优质护理，术后密切监测生命体征，避免由心律失常所致的不良后果。

靳艳辉[10]讨论了术前心肺功能综合评估对肺癌患者手术预后评价的价值。在手术前对 120 例肺癌患者进行心电图、心肺运动功能和静息肺功能检测，并且对患者的心肺功能综合评分进行计算。结果显示，肺癌患者全肺切除术后呼吸衰竭发生患者的心功能、运动肺功能及心肺功能综合评分均显著高于非呼吸衰竭发生患者，患者术前心功能评分和运动肺功能评分与术后呼吸衰竭发生有关，其预测的敏感度、特异度及阳性结果预计值均较高。肺癌患者肺叶切除术后呼吸衰竭发生患者的静息肺功能评分显著高于非呼吸衰竭发生患者，术后呼吸衰竭的发生与患者术前的静息肺功能有关。对全肺切除术患者，心肺功能综合评估较单项指标更全面、准确地预测手术预后。

二、重症心肺康复进展

重症心肺康复是对重症患者进行综合性心肺管理的医疗模式，2015 年至今相关重症心肺康复临床研究多集中在心肺康复在不同重症患者中的安全性与有效性方面。

（一）重症超声评估膈肌的应用

张声等[11]探讨了重症 COPD 机械通气患者撤机中超声膈肌功能评估的指导作用。研究选取 90 例重症 COPD 机械通气撤机患者为研究对象，其中撤机成功的 48 例为观察组，撤机失败的 42 例为对照组，2 组患者均通过自主呼吸试验进行超声膈肌功能评估，回顾分析 2 组患者的超声评估资料。结果发现，对重症 COPD 机械通气患者采用超声膈肌功能评估能够有效地指导患者的撤机，提高撤机成功率，其中临界条件为右侧膈肌位移＞1.14mm，膈肌收缩速度不超过 1.46cm/s，预测价值较高，可结合其他指标进行联合应用。

（二）有效性与安全性研究

1. **重症内科疾病**　周兴强等[12]探讨了早期肺康复训练对有创机械通气的重症肺炎患者预后的影响，评估早期肺康复训练的有效性和安全性。该研究纳入 ICU 重症肺炎患者 80 例，随机分为康复训练组和对照组，康复训练组在对照组基础上行早期肺康复训练，包括呼吸训练和运动训练，比较康复训练组和对照组的氧合指数、机械通气时间、ICU 住院时间、不良事件发生率和住院病死率等。研究表明，有创机械通气的重症肺炎患者住院期间进行早期肺康复训练安全有效，可明显缩短机械通气时间、ICU 住院时间。

李杏良等[13]探讨了肺康复对于急性加重 COPD 合并重度呼吸衰竭治疗的促进作用。该研究纳入 ICU 收治的 72 例急性加重 COPD 并行机械通气患者，随机分为对照组 37 例和康复组 35 例，康复组在常规治疗下联合个体化肺康复训练，对照组仅常规治疗。记录 2 组机械通气前、拔除气管插管改用无创机械通气的生命体征及氧合指标；总结 2 组再插管率、死亡率、有创机械通气时间、总通气时间、住 ICU 时间。结果表明，康复组与对照组相比，再插管率、总机械通气时间、ICU 住院时间缩短，COPD 合并重度呼吸衰竭患者个体化肺康复训练有利于呼吸功能恢复。

梁泽平等[14]探讨了早期分阶段肺康复锻炼技术对重症监护病房急性呼吸窘迫综合征（ARDS）患者治疗效果的影响。该研究对纳入的 78 例 ARDS 患者进行随机分组，传统组 40 例患者按照国内外达成共识的方法行常规治疗，康复组 38 例患者在常规治疗基础上实施早期分阶段康复锻炼技术。观察患者实施肺康复治疗前、治疗第 1 天、3 天、7 天、14 天时的氧合指数变化，以及 2 组住院时间、患者使用呼吸机和带管时间、呼吸机相关性肺炎发生率等指标。结果发现，ARDS 患者行早期分阶段康复锻炼技术能有效改善患者预后，提升氧合指数，缩短机械通气时间和 ICU 住院时间，降低呼吸机相关性肺炎发生率。

田冲等[15]分析了呼吸功能训练对脑卒中气管切开患者拔出气管切开套管进程的影响及与常规治疗的差异性。研究选取 80 例早期脑卒中后气管切开的患者，随机分为观察组和对照组各 40 例，观察组进行呼吸功能训练和常规治疗，对照组仅进行常规治疗。治疗前后分别通过对呼吸肌肌力评定、指脉氧饱和度、肺部感染率、留置气管切开套管时间、呼气量和吸气量等方面对比 2 组康复疗效。结果表明，呼吸功能训练应用于早期脑卒中气管切开术后患者，对拔出气管切开套管是积极有效的。

2. 重症外科疾病　李开荣[16]探究了肺康复干预对胸外科重症患者术后肺功能及预后的影响。研究选取 100 例胸外科重症监护室开胸术后患者，随机分为观察组和对照组，每组 50 例，对照组给予常规护理，观察组在此基础上给予肺康复护理。比较 2 组患者干预后肺功能指标，引流管拔除时间，术后并发症发生情况及住院时间。结果表明，对胸外科重症患者实施肺康复护理可有效促进术后肺部功能恢复，降低术后并发症发生率，缩短拔管时间及住院时间，值得在临床上推广应用。

潘红等[17]探讨了肺移植术后急性左心衰竭患者的肺康复护理疗效。研究对 5 例行肺移植手术后急性左心衰竭患者进行观察，在患者个体化治疗中加入综合性肺康复治疗，包括构建肺移植 ICU 专业小组、患者健康教育和心理护理、上下肢运动、序贯式呼吸功能训练、营养支持等。结果发现 5 例患者恢复良好，均获得满意效果。

吴岳等[18]分析了 I 期心肺康复护理对冠状动脉旁路移植术（coronary artery bypass graft，CABG）患者心肺功能的影响，评价其临床效果。研究将 100 例 CABG 患者随机分为对照组和康复组，对照组给予一般治疗和护理，康复组执行 I 期心肺康复护理干预，包括术前及术后监护室、病房进阶的运动康复治疗方案和呼吸锻炼，涵盖心脏康复内容的疾病教育。结果表明，I 期心肺康复护理能显著增加 CABG 患者的 VO_2max，提高患者心肺功能和有氧运动耐力，证实了 CABG 术患者 I 期心肺康复护理的临床获益，为心脏康复纳入护理常规工作提供参考，在临床上的复制和推广具有可行性。

蒋庆渊等[19]分析了心脏康复治疗对 PCI 术后急性心肌梗死患者的疗效。研究选取 60 例急性心肌梗死 PCI 术后患者，随机分为观察组及对照组，各 30 例。对照组予常规治疗，观察组患者根据心肺康复方案进行训练。出院时 2 组患者脑钠肽、左心室射血分数、6MWD、生存质量量表（quality of life，QOL）评分、焦虑自评量表（SAS）评分、抑郁自评量表评分无统计学意义。随访 3 个月后发现，观察组脑钠肽水平、左心室射血分数、6MWD 明显改善，QOL、SAS、SDS 评分均明显优于对照组。结果表明，心脏康复治疗 PCI 术后急性心肌梗死患者，有利于增强运动能力，促进心脏康复，改善心理状态，提高其生活质量。

3. 预防并发症　郭涛等[20]探讨了心肺康复治疗在 ICU 患者中预防发生获得性衰弱的效果。该研究纳入了 398 例 ICU 患者，随机分为对照组及治疗组。对照组进行常规康复训练，治疗组在对照组基础上实施心理行为矫正、运动训练、呼吸训练、气道廓清等心肺康复治疗干预，比较 2 组机械通气后第 3 天、第 6 天和第 10 天的肌力、获得性虚弱发生情况、呼吸机相关性肺炎、机械通气时间、住院时间及患者满意度情况。结果显示，肺康复治疗能够降低 ICU 患者获得性衰弱的发生率，改善患者的生存质量，提高患者满意度，值得推广。

（三）不同心肺康复方法的疗效

1. 肺康复方法　周君桂等[21]探讨了徒手膨肺联合胸廓震动挤压在重症病房气管切开患者中的应用效果。研究将 76 例重症康复病房收治的气管切开患者随机分为对照组及干预组，对照组采用常规排痰技术，干预组采用徒手膨肺联合胸廓震动挤压排痰技术。观察时间为 28 天，对比 2 组患者单次排痰量及每周日均排痰总量和临床肺部感染评分（clinical pulmonary infection score，CPIS）。结果显示，徒手膨肺联合胸廓震动挤压应用于重症病房气管切开患者能提高痰液清除效果，降低肺部感染发生。

宁波等[22]探讨了早期立位叩背康复方法对重症肺炎的治疗效果。研究纳入 72 例重症肺炎患者，试验组（37 例）为移位机辅助立位，同时护理人员叩背，对照组（35 例）非立位，采用中医穴位按摩、机械振动排痰、下肢空气驱动泵按摩下肢等物理治疗，观察 2 组治疗 3 天后的体温下降幅度、氧合指数、C 反应蛋白、降钙素原等前后差值情况。结果发现，重症肺炎早期立位叩背康复方法优于普通康复方法，对重症肺炎治疗有改善氧合指数、减少胃潴留的作用。

兰蕴平等[23]观察了冠状动脉旁路移植术后低氧血症患者早期呼吸训练器治疗的疗效。研究将 53 例患者随机分为对照组（$n=25$）和观察组（$n=28$）。2 组均进行常规治疗，观察组在此基础上应用呼吸功能训练器进行呼吸功能锻炼。结果表明，早期呼吸训练器肺康复治疗有助于改善冠状动脉旁路移植术后患者肺功能，进而改善氧合状态，缩短 ICU 住院时间。

姚玉龙等[24]探讨了在肺部超声指导下行肺康复在重症肺炎治疗中的价值。研究随机将 56 例重症肺炎患者分成对照组和治疗组。对照组进行经验性肺康复，治疗组在肺部超声指导下进行肺康复。结果表明，治疗组治疗效果优于对照组，治疗组治疗后白细胞计数、C 反应蛋白、血清降钙素原、氧合指数等辅助检查结果明显优于对照组和治疗前，治疗组入住 ICU 时间较对照组缩短，28 天病死率和 90 天病死率更低。康复治疗师在肺部超声指导下给重症肺炎患者进行肺康复，能有效提高患者的治疗效果，具有良好的临床应用价值。

2. 心脏康复方法　卓茹[15]对比了路径优化心脏康复程序和2周心脏康复程序用于急性心肌梗死患者术后心脏康复的疗效差异。研究将83例行PCI术的急性心肌梗死患者随机分为对照组41例和观察组42例，2组均给予常规治疗，对照组在此基础上采用2周心脏康复程序治疗，观察组采用路径优化的10天心脏康复程序治疗；观察2组并发症发生情况和平均住院时间，治疗前后的左心室射血分数、心功能分级、生存质量及精神心理状态。研究发现10天心脏康复程序能够缩短急性心肌梗死患者的住院时间、改善心脏功能、提高患者生活质量、改善心理状态，具有较高的临床应用价值。

刘静等[26]探讨以太极为核心的运动方案对AMI介入治疗术后患者心脏康复的效果。将80例AMI介入治疗术后患者随机分为观察组和对照组各40例。对照组给予常规运动护理，观察组给予以太极为核心的运动方案。分别于干预前及干预后6周、12周评价2组患者的心功能情况、生活质量、日常生活能力及心理一致感情况。研究表明，以太极为核心的运动康复方案能明显改善急性心肌梗死介入治疗术后患者的心功能及生活质量，提高心脏康复的效果。

3. 中西医结合康复　耿艳霞等[27]探究了电针联合早期康复活动的中西医结合手段对重症有创机械通气患者早期肺康复中的疗效。研究将ICU的51例患者随机分为对照组与观察组，对照组患者给予机械通气常规治疗护理，观察组患者在对照组处理的基础上，给予电针治疗和早期活动。结果发现，观察组首次床旁坐位时间、机械通气时间、ICU住院时间均明显短于对照组，观察组患者出ICU时握力和Barthel指数也明显高于对照组，机械通气患者在ICU住院期间进行早期肺康复安全可行，可明显改善患者预后。

4. 心肺康复健康教育　李菠等[28]探讨了视频演示在ICU患者肺康复健康教育中的应用效果，将ICU 80例肺康复患者随机分为2组，对照组实施常规健康教育，观察组在常规健康教育基础上引入视频演示，比较2组患者健康教育内容掌握情况、肺康复训练依从性、肺康复效果、健康教育满意度。结果发现，将视频演示引入ICU患者肺康复健康教育，有助于提高健康教育效果及患者的依从性、满意度。

三、心肺康复在加速康复中的应用进展

加速康复外科（enhanced recovery after surgery，ERAS）指为使患者快速康复，在围术期采用一系列经循证医学证据证实有效的优化处理措施，以减轻患者心理和生理的创伤应激反应，减少并发症，缩短住院时间，降低再入院风险及死亡风险，同时降低医疗费用。ERAS需要多学科共同参与，其中康复科的参与，特别是心肺康复对手术的成功与安全，术中术后疼痛、并发症情况，术后患者恢复水平，能否真正回归家庭社会，密切相关。

2015年1月至今，我国在ERAS的心肺康复领域分别对不同病种手术（主要分为心外科、胸外科、普外科、骨科、其他外科等）的术前预康复、围术期康复、术后康复、出院持续康复等均进行了一定研究。

（一）综合流程研究

《加速康复外科中国专家共识及路径管理指南（2018版）》[29]指出，心肺康复介入时机为术前、

围术期、术后、出院后。车国卫等[30] ERAS 从理论到实践——我们还需要做什么。指出针对肺部手术术前存在高危因素患者，以降低术后并发症和死亡率为目标，术前核心任务为肺康复训练。围术期 ERAS 团队需要康复科（术前肺功能评估与肺康复训练、术后康复训练等）。术后早期活动，术后清醒即可半卧位或适量床上活动，制订目标明确的合理活动方案（术后第 1 天下床活动 1～2 小时，逐渐过渡至出院时每天独立下床活动 4～6 小时；或以步行距离为基准，术后第 1 天协助步行 2 周期 25～50m，逐渐增加至出院时独立步行 6 周期 50～100m）。出院后以控制症状、改善生活质量为目标，康复科任务是家庭肺康复训练方案及指导。

（二）ERAS 心肺康复特殊评估方法

1. 心肺运动试验对 ERAS 的影响　Zhang 等[31] 使用 CPET 对患者进行术前评估，可以判断患者能否耐受手术、根据个体化结果进行不同侵袭程度术式的选择、预判患者术后恢复情况、指导术前心肺物理治疗处方设定、减少手术死亡率及重症率。CPET 对术后患者进行评估，可以判断患者恢复情况，指导患者家庭持续性心肺物理治疗处方制定，有助于改善患者术后恢复及生活质量水平。

2. 6 分钟步行试验对 ERAS 的影响　王梅等[32] GMWT 应用于加速康复外科患者早期活动能力评估的进展。GMWT 是一项简单易行、安全、方便的运动试验，通过对运动耐力的检测，反映受试者的心肺功能状态，有助于术前手术及术后康复评估。术前评估较差与术后并发症发生率、死亡率存在一定关系，可指导设定术前、术后个体化体耐力训练方案，对术后康复有积极促进作用。

那荣瑞等[33] GMWT 在胸外科应用的临床价值和现状。随着 ERAS 概念的提出，对于评价术前患者心肺功能情况、制订术前锻炼标准，术后早期锻炼，评价心肺功能康复情况格外重要，CPET 逐渐被临床医师重视。相对 CPET，6MWT 简单、易行、廉价、运动负荷低、可适用人群更多，且其结果同 VO_2peak/kg 呈相关性，适用性广，但不能替代 CPET。

3. 术前肺功能评估对 ERAS 的影响　苏建华等[34] 肺癌患者术前肺功能评定的现状与进展。FEV1 单独使用已经不能有效评估功能和预测风险，结合使用 FEV1%、DL_{CO} 效果更好。预计肺功能不能较好预测术后肺功能状况，术后第 1 天 FEV1 效果更好，或者需要结合影像学进行判断，或联合考虑预计 DL_{CO}。标准化限制性爬楼试验可作为术前一线筛选指标。

王亮等[35] 肺功能评估及围术期呼吸训练对食管癌根治术患者肺功能的影响研究。93 例食管癌患者根据术前肺功能分为 A 组（肺功能正常，$n=54$）和 B 组（肺功能异常，$n=39$），2 组患者均进行围术期呼吸训练（腹式呼吸、缩唇呼吸、有效咳嗽）。2 组患者手术时间无统计学差异（$P>0.05$），A 组患者术前后 MVV、MVV%、FEV1%、FVC% 均高于 B 组（$P<0.05$），A 组术后肺部并发症率低于 B 组（$\chi^2=5.257$，$P<0.05$）。患者开胸术前进行肺功能评估可有效预测患者术后并发症风险、预测患者术后情况，指导医师重点关注高危患者。食管围术期患者需重视肺功能锻炼，预防术后重症情况。

（三）术前预康复

《多学科围术期气道管理专家共识（2016 版）》[36] 指出，术前、术后均需心肺康复介入，术前评估高危人群需重点康复关注。术前危险因素包括如下 9 个方面：①高龄（＞65 岁）；②吸烟史（吸烟指数＞400 年支）；③气管定植菌（尤其≥70 岁或吸烟史≥800 年支、重度 COPD 患者）；④哮喘或气道高反应性；⑤肺功能临界状态或低肺功能（FEV1＜1.0L、FEV1%：为 50%～60%、DL$_{CO}$ 为 50%～60%）；⑥肥胖（BMI≥28kg/m²）；⑦肺部基础疾病及其他胸部疾病（合并哮喘、COPD、结核、肺间质纤维化等）；⑧既往治疗史（术前放化疗史、长期应用激素、既往有胸部手术史及外伤史等）；⑨健康状况和其他危险因素（营养不良、贫血、代谢性疾病、其他器官功能不全）。根据术前临床及康复评估，进行心肺物理治疗（指导、协助患者进行有效咳嗽，及时清除呼吸道分泌物，保持呼吸道通畅）。

Lai 等[37]将评估高危患者分为 2 组，试验组进行术前 7 天的密集肺康复训练，对照组为肺癌术前常规治疗。试验前 2 组无统计学差异，试验终末进行 2 组评估，试验组在血气、生活质量指数、峰值呼气流速（$P=0.003$）、6 分钟步行距离（$P<0.001$）改善，统计学均显著优于对照组。2 组患者术后平均住院日也存在显著差异（$P=0.019$）。高危患者术前进行即使为短时间的 7 天密集训练，可显著改善患者各项指标，缩短术后住院日，利于术后恢复。

高珂等[38]非小细胞肺癌患者术前肺康复训练前后血清肺表面活性蛋白 D（SP-D）改变与术后肺部并发症相关性的随机对照试验。80 例非小患者随机分为 2 组，试验组行 1 周的术前肺康复训练，对照组常规治疗。试验组术后肺部并发症低于对照组（$P=0.032$），试验组前后血清 SP-D 水平下降幅度高于对照组（$P=0.012$），非肺部感染组术前血清 SP-D 水平下降幅度显著（$P=0.012$）。术前肺康复训练可以降低肺癌合并高危因素患者术后并发症发生率，血清 SP-D 水平变化程度可作为肺康复训练的评价指标。

（四）围术期康复

1. 肺部手术　高虹[39]术前肺功能锻炼配合术后综合物理疗法对肺癌患者手术后围术期的影响。150 例肺切除的肺癌患者分为 2 组。试验组患者给予术前教育、呼吸训练、咳嗽训练、术后辅助排痰，对照组常规治疗。试验组术后并发症少于对照组（$P<0.05$），患者气管插管时间、排气时间、下床时间、术后住院时间均短于对照组。试验组血氧饱和度、KPS 评分、躯体功能、心理功能、社会功能、认知功能、总体生活质量评分均高于对照组（$P<0.05$）。术前肺功能锻炼配合术后综合物理疗法能够缩短插管时间，改善呼吸道功能，具有积极的临床价值。

刘丽峰等[40]康复训练楼梯法对低肺功能肺癌患者手术耐受性的影响。68 例低肺功能肺癌患者分为 2 组，对照组常规治疗，试验组术前采用康复训练楼梯法进行肺康复训练。7 天后，试验组 FVC、FEV1、MVV%、DL$_{CO}$ 等肺功能指标均得到改善（$P<0.05$）。试验组术后肺不张、心律失常发生率低于对照组（$P<0.05$），2 组肺部感染发生率的差异无统计学意义（$P>0.05$）。术前对低肺功能肺癌患者采用康复训练楼梯法进行康复训练，可有效改善肺功能，减少术后并发症的发生。

2. 普外科围术期影响　杜永红等[41]改良五禽戏之鹤戏在结直肠肿瘤快速康复围术期相关指标的研究。40 例结直肠肿瘤患者分为 2 组，试验组与对照组相比，手术回室时第 1 次收缩压比较有统计学意义（$P<0.05$）；心率、呼吸、排气时间比较无统计学意义（$P>0.05$），对术后肠鸣恢复不如未练习者。术前练习鹤戏在结直肠肿瘤快速康复手术中可改善患者术后收缩压，但其他无意义。

袁慧等[42]呼吸功能综合训练在食管癌患者围术期中的应用效果。80 例食管癌患者分为 2 组，对照组按常规治疗，试验组围术期采用呼吸功能综合训练（呼吸训练器、有效咳嗽、爬楼练习、腹式呼吸、缩唇呼气、抱胸呼吸训练、宣教）。试验组术后肺部并发、首次排气时间、胸管留置时间、术后住院时间与对照组相比均有所下降（$P<0.05$）。术前 2 组 6MWT 无统计学差异（$P>0.05$），试验组术后 6MWT 优于对照组（$P<0.05$）。围术期进行呼吸功能综合训练，可有效改善食管癌患者术后恢复情况，降低并发症发生率。

3. 骨科围术期影响　王妙珍等[43]30 例小儿脊柱侧弯手术围术期的功能锻炼及术后康复指导。30 例脊柱侧弯小儿，先天性脊柱侧弯 10 例，特发性 8 例，胸段侧弯 5 例，腰胸段 4 例，腰段 3 例，侧凸角度在 40°～100°，拟行脊柱侧弯多阶段矫正术、凸侧胸廓成形术。术前进行呼吸功能锻炼（深呼吸、膈式呼吸、吹气球、扩胸运动、有效咳嗽练习、爬楼梯训练）。术后早日离床活动。术后平均住院日 26 天，并发症低，平均纠正 23°，旋转角度纠正良好，身高增加 6～15cm，明显改善心肺功能。

（五）术后康复

《多学科围术期气道管理专家共识（2016 版）》[36]指出，术后危险因素中与心肺康复相关的有：① 疼痛（限制体位改变，无法有力咳嗽，气道分泌物不能有效排出，肺部感染发生率增加）。②排痰不充分（导致术后肺不张、气道感染、呼吸衰竭）。③胸腔积气、积液（>30% 易导致呼吸系统并发症）。④未早期下床活动（肺不张、肺炎、静脉栓塞）。⑤术前合并疾病控制不佳。术后康复介入方式：保持气道通畅（辅助深呼吸锻炼、有效咳嗽、体位引流、胸背部叩击、保持呼吸道通畅、促进痰液排出、肺复张），早期下床活动（术后第 1 天即可，根据患者情况可更早开始）。

1. 肺癌术后康复　王明铭等[44]肺癌患者术后症状评估量表的有效性及临床应用。根据现行癌症症状测评工具、指南、专家建议将 10 条常见症状坐位备选项目，通过专家评价形成包含 8 条核心症状条目的肺癌患者术后症状量表。该量表对 383 例受试者进行测评和验证。肺癌患者术后症状量表应用 8 个症状（疼痛、气促、疲劳、咳嗽、失眠、咽喉疼痛、虚汗、便秘）。8 个症状条目的因子负荷和公因子方差均>0.40，信度效度高。

Huang 等[45]非小肺癌术后常规患者，与在自我能效监督下进行肺功能训练的患者，在 3 个月之后进行对比。试验组比对照组在生活质量、术后创伤恢复、机体指数、肺功能均存在差异，肺功能训练组明显优于常规术后患者。

钟就娣等[46]主动呼吸循环技术对肺癌术后患者呼吸系统并发症发生的影响。200 例行肺叶或肺段切除的非小细胞肺癌患者分为 2 组，对照组在手术前后行呼吸功能锻炼（术前有效咳嗽、腹式呼吸、缩唇呼吸、术后增加 1～4 天辅助床边活动），试验组在手术前后应用主动呼吸循环技术（对照组基础上增加，肺功能锻炼器训练、峰流速仪训练、6MWT），干预时间 5 天。试验末，试验组患者肺部感染、肺不张、低氧血症发生率均低于对照组（$P<0.05$）。应用主动呼吸循环技术可使肺癌术后患者呼吸机群的耐力和力量得到增强，进而减少术后呼吸系统并发症的发生。

2. 胸腺瘤术后康复　张进等[47]呼吸训练器对重症肌无力患者胸腺瘤切除术后肺功能及心理变化的影响。54 例重症肌无力拟行胸腔镜下胸腺瘤切除患者随机分为 2 组。对照组术前 5 天开始常规呼吸训练治疗，治疗组在常规治疗基础上辅以呼吸训练器训练。术后第 5 天，2 组 MVV、FEV1、FVC 均较术前显著降低（$P<0.05$），治疗组较对照组明显改善（$P<0.05$）。术后第 5 天，2 组

HADS 评分均较术前显著增加（$P<0.05$），治疗组优于对照组（$P<0.05$）。呼吸训练器对重症肌无力患者围术期具有良好应用价值，能有效改善患者术后肺功能，减轻患者焦虑、抑郁情绪，加快术后恢复。

3. 冠状动脉旁路移植术后康复　吴岳等[48] I 期心肺康复护理提高冠状动脉旁路移植术患者心肺功能的临床效果研究。CABG 患者 100 例随机分为 2 组，对照组给予常规治疗，试验组进行 I 期心肺康复护理干预（进阶运动康复治疗方案、呼吸训练、心脏康复宣教）。试验组 LVED 下降（$P<0.05$），LVEF 无统计学差异（$P<0.05$）。出院前 2 组 6MWT 距离无统计学差异（$P>0.05$），VO$_2$max 比较有统计学差异（$P<0.05$）。I 期心肺康复护理能显著增加 CABG 患者的 VO$_2$max，提高患者心肺功能和有氧运动耐力。

王晓莉等[49] PDCA 循环在 CABG 后患者运动康复中的应用研究。CABG 患者 100 例，随机分为 2 组，对照组常规治疗，试验组在此基础上采用 PDCA 循环进行术后运动康复干预措施（住院期、出院宣教，根据谈话运动水平设置运动强度，耐力运动训练，松弛运动，吹瓶训练），通过西雅图心绞痛量表和 6MWT 在出院 3 个月后进行评估。试验组患者在 3 个月后躯体受限程度、心绞痛稳定状态、心绞痛发作状况、疾病认识程度均优于对照组，6MWT 优于对照组，均具有统计学意义（$P<0.05$）。PDCA 循环在 CABG 后患者运动康复中应用效果良好，能明显改善 CABG 后患者的心功能，提高患者生活质量，促进患者康复。

4. 腹部手术　冯爱东[50]等实施康复操及舒适护理对腹部术后患者康复质量的影响。80 例腹部术后患者随机分为 2 组，对照组术后常规治疗，试验组早期辅助进行术后康复操锻炼（手术当天：正确卧位宣教、深呼吸训练、上肢活动；术后 1～2 天穴位按摩、护士辅助坐起；术后第 3 天延长上下肢活动范围及时间、护士辅助坐起；术后第 4 天全套康复操，辅助下床活动）并实施舒适护理。2 周后试验组术后肛门排气时间、切口愈合时间、术后卧床时间及住院时间均短于对照组（$P<0.05$）。试验组并发症发生率（5.0%）显著少于对照组（32.5%）（$P<0.05$），试验组舒适度（100%）明显高于对照组（85%）。术后康复操及舒适护理缩短了患者术后恢复期，对术后患者的康复质量有着积极作用。

5. 胰腺术后康复　傅德良等[51]老年胰腺术后快速康复研究进展。术后早日离床活动是减少并发症的关键。鉴于老年人体力情况，需要强调的是老年人早日离床活动可以遵循从平卧位肢体、关节主动 / 被动屈伸、翻身，到坐位和站立，从原地活动再到室内活动和室外活动的循序肩颈的原则。

四、慢性病心肺康复进展

随着生活的飞速发展，我国慢性疾病的发生率显著提高。《中国慢性病防治工作规划（2012 年至 2015 年）》指出，我国现有确诊为慢性疾病患者约有 2.6 亿，因其高发病率、高死亡率、低知晓率、低控制率等问题，给医疗卫生事业带来了极大的挑战。慢性疾病的治疗、护理、康复是一个复杂的过程，尤其是存在心肺功能障碍的患者。计算机检索了中国知网（核心期刊）、万方数据库、PubMed 等多个数据库，以 "中国" "慢性疾病" "冠心病" "急性心肌梗死"、"冠状动脉旁路移植术（CABG）"、"心力衰竭" "慢阻肺（COPD）" "康复" "运动" "护理" "饮食" "营养" "心理" "中医" "联合" 等多个词语及其英文表达为主要检索词，检索时限为 2015 年 1 月至今，经多次检索发现我国此类临床研究约有 500 余篇，其中约 130 篇（27.8%）为冠心病康复，约 100 篇（19.6%）为心力衰竭康复，约 205 篇（41%）为慢阻肺康复，约 65 篇（13%）为其他疾病康复，因此，本文总结了现阶段以上 3 种主要慢性疾病的康复进展，为提升我国慢性疾病康复与护理水平提供新视角。

（一）冠心病康复进展

2014 年中国心血管疾病报告指出我国心血管病死亡人数约占总死亡人数的 40%，其中由冠心病导致的死亡人数正在逐年上升，截至 2012 年冠心病死亡率已接近 1/1000[52]。对于冠心病患者而言，心脏康复能够改善心脏及全身功能，预防心脏病的再发生，心脏康复多以患者为中心，由包括医师、护士、康复治疗师、营养师、药剂师、心理治疗师等多方医疗资源共同参与，为患者制订个性化的康复方案并实施治疗。从患者自身健康角度而言，相对于其他治疗方法，心脏康复更加经济实用且效果明显。目前，我国关于冠心病康复的研究（130 篇）多强调以运动干预（32.4%）为主，以护理（21.5%）、营养（6.2%）、心理（8.5%）等其他干预为辅助的干预方式。

1. 运动干预　运动干预现已成为冠心病患者的常规治疗手段之一。相关研究表明，运动训练不仅可以提高患者的心肺功能、改善冠状动脉循环，还可以降低冠心病的再发生风险，提高自主神经系统功能。在我国的部分研究[53-54]中，通常将运动干预分为 2 个阶段，一个阶段是术后住院期间的康复，另一个阶段是出院后（门诊）康复。尤炎丽等[55]研究了不同阶段的持续康复运动对 PCI 术后患者的影响，将研究对象随机分为常规药物治疗联合术后运动干预 1 周的对照组和在此基础上给予院内增量康复运动及出院后康复运动干预的试验组，经观察发现持续运动干预可改善患者长期心理状态，减少心血管事件的发生，降低再狭窄可能性。

多个研究团队发现，不同的运动方式可对患者产生不同的有益影响，包括有氧运动[56-59]、抗阻运动[60]、联合运动干预[61]等，可改善患者的心率、血小板功能，降低炎症反应，提高心肺耐力。在临床研究中，多以有氧运动为主，形式多样，包括步行训练[62]、慢跑训练、长距离快走[63]、骑脚踏车[64]、八段锦[65]、太极拳等。卢耀军等将 PCI 术后患者分为观察组与对照组，其中对照组给予心内科常规干预，观察组在对照组的基础上实施有氧运动训练，经观察发现有氧运动可明显提高患者心脏耐受能力，改善患者生活质量，提高患者的满意度。

在关注运动形式的同时，我国的临床研究也关注不同运动强度[66]对患者的影响。曹明英等[67]研究发现了不同强度的有氧康复运动对 MI 患者的影响，将 200 名研究对象随机分至小强度运动组（40%～49% 靶心率）、中等强度运动组（50%～59% 靶心率）、大强度运动组（60%～70% 靶心率）及对照组，要求进行 12 周的运动训练，3 次 / 周，每次 30 分钟。经观察发现，不同强度的有氧康复运动，尤其是中等强度的有氧运动，可以显著改善心肌梗死患者的心功能，小、中强度的有氧康复运动组心理状态明显改善。另一研究[64]表明，对于脑卒中合并冠心病的患者而言，监控下持续靶强度有氧运动可以有效改善患者的有氧代谢能力体质指标。

2. 护理干预　众所周知，由于冠心病患者在患病期间免疫力较低，易发生多种并发症，甚至发生死亡，所以冠心病患者的院内护理[68-69]极为重要，做好护理工作，提高护理质量，可以有效减少并发症的发生、提高患者的治愈率。

冠心病患者住院期间可以得到系统规范的治疗及护理服务，但在出院后大部分患者未按照医师嘱咐服药，平时生活中未控制高危因素，未改正不良的生活习惯，均会导致血栓在支架内形成，加速冠状动脉病变，导致冠心病再次发作，甚至危及患者生命[70]。因此，在院内护理的基础上，我国研究的关注点更多偏向于院外延续性护理[71]，包括社区管理[72]、家庭管理[73-74]及自我管理等。多项研究[75-77]显示，延续性护理能够提高患者饮食、服药等方面的日常生活能力及依从性，减少再住院的可能性。

3. 理疗干预　据我们检索结果显示，我国针对冠心病患者的物理因子治疗干预形式繁多，多以体外反搏（external counter pulsation，ECP）[78-79]、体外心脏震波治疗系统（extracorporeal cardiac shock wave therapy，CSWT）[80-81]为主，除此之外，还包括生物反馈训练[82]、电针[83]、高压氧[84]等方式可改善冠心病患者的不良心理状态，提高患者的心肺功能及生存质量。

ECP是采用无创伤性辅助循环的方法进行治疗，优点在于无创、轻松、舒适，主要通过增加心肌灌注、促进侧支循环、改善血管内皮功能，来达到治疗冠心病的目的。多个研究[85-86]探讨了ECP的治疗效果，将研究对象分为给予常规药物及护理干预的对照组和在此基础上给予ECP治疗的观察组，经评估分析后发现，ECP治疗能有效提高患者睡眠质量，改善冠心病患者的症状及心脏结构，同时能明显降低患者血尿酸及醛固酮水平。

CSWT是一种治疗冠心病的全新疗法，相对于传统疗法，具有无创伤、易护理及费用低等优点。刘伟静等[87]表明，CSWT可以有效改善顽固性心绞痛患者的心绞痛发作频率和运动耐量，提高患者的生活质量。

4. 营养及心理干预　与运动及护理干预相比，我国在营养及心理干预方面的研究相对较少。相关研究[89]表明，冠心病患者应及时补充多种维生素、叶酸等物质，增强身体素质，降低死亡风险。部分患者在术后常因高昂的治疗费用、陌生的生活环境、较差的身体功能恢复而产生焦虑抑郁等不良情绪，从而进一步增加了心脏不良事件的发生。现代双心医学[89]强调治疗心血管疾病的同时，还应加强心理干预。左玉姣等[90]研究显示针对性的心理干预能够有效地改善患者的负性情绪，在一定程度上有利于心功能指标的改善。赵文静等[91]发现特定药物联合心理干预可明显改善PCI患者术后焦虑抑郁症状，术后与血清IL-18、髓过氧化物酶（myeloperoxidase，MPO）检测可为患者的治疗和预后研究提供靶点。心理干预的方式[92]主要包括倾听音乐法、渐进松弛法、深呼吸训练及意志激励法等。

5. 其他疗法　在上述干预方式的基础上，我国关于冠心病康复的研究还涉及其他领域。冯小智[93]发现对于冠心病患者而言，中西医结合的干预方式可有效改善患者的临床症状，主要包括针灸、推拿[94]、足浴[95]等。除此之外，多个研究表明绘画治疗[96]、握球运动[97]、五行音乐疗法[98]等均可提高患者的认知水平，增强患者的自信心，缓解患者的负面情绪。

（二）心力衰竭康复进展

心力衰竭已经成为全球瞩目的公共卫生问题，影响着世界上1%～2%的人口，严重威胁患者健康，耗费大量医疗资源，给家庭和社会带来了沉重负担。以前，慢性心力衰竭（chronic heart failure，CHF）患者经常被要求保持绝对安静状态，但是近年来，大家也逐渐认识到了安静卧床状态产生的不良后果。对CHF患者进行适当的康复干预，可以改善心脏功能，减轻心力衰竭症状，延长生存年限。

在我们所检索到的约 100 篇相关临床研究中，约有 40 篇（38.7%）涉及运动干预，21 篇（21.3%）涉及护理干预，其余涉及理疗（10.4%）、营养（8%）、心理（6.2%）等其他干预方式。

1. 运动干预　　运动干预，作为心力衰竭康复的主要治疗方法，受到我国研究团队的广泛关注。部分研究团队注重不同的运动方式对于心力衰竭患者的治疗效果，包括有氧运动[99-100]、抗阻运动[101]、联合运动干预[102]等。

在有氧运动方面，陈宣兰等[103]研究了在常规药物治疗情况下辅以步行训练对心力衰竭患者的治疗效果。此研究共纳入 80 例患者，将其随机分为运动组 40 例，在常规药物治疗的基础上辅以 6MWT，对照组 40 例仅给予常规药物治疗，在 3 个月后，通过观察 2 组患者治疗前、后血浆 B 型利尿肽（BNP）水平及 6MWT 变化情况，发现步行运动训练可显著提高心力衰竭患者的运动耐量，利于其心功能的恢复。张进[104]、丁立群等[105]的研究采用踏车运动训练方式也发现相似研究效果。除了常规有氧运动外，还包括传统有氧运动，如太极[106-107]、六字诀[108]、八段锦[109]等可改善患者的心功能，促进患者康复，降低医疗费用。因此，应积极鼓励心力衰竭患者进行运动锻炼，以改善生活质量。

在抗阻运动方面，唐东兴[110]发现了动态抗阻训练的治疗效果，将 66 例参与者分为无任何运动干预的常规治疗组合步行或慢跑结合抗阻运动[109]的运动训练组，在 20 周后，通过比较两组的 6MWT 及 SF-36 量表评分，发现动态抗阻训练对 CHF 合并终末期肾病患者的生活质量具有明显的改善作用。

在药物联合运动干预方面，马金等[111]将 99 例 CHF 老年患者随机分为对照组 46 例和试验组 53 例，对照组进行运动康复训练；试验组在对照组治疗的基础上，予以心舒宁胶囊每次 2.0～3.2g，每天 3 次，口服。在 8 周治疗后，比较 2 组患者的临床疗效、心功能指标，以及药物不良反应的发生情况，结果显示，联合干预能显著改善患者的心功能，且不增加药物不良反应的发生率。

根据《2007 年中国 CHF 诊断治疗指南》[112]提出的诊断标准，对 CHF 患者进行分级运动康复也是十分必要的[113]。

大多数 HF 患者出现运动耐力下降、呼吸困难的症状。研究表明，30%～50% 的心力衰竭患者存在吸气肌无力现象，而吸气肌肌力和肌肉耐力下降是导致 CHF 患者运动耐力降低和预后不良的关键因素。因此，在药物治疗改善临床症状的同时，应进行呼吸训练[114]。史珣瑜等[115]研究了呼吸训练对 CHF 患者的影响，此研究纳入了 81 名参与者，将其随机分为常规治疗的对照组和常规治疗联合呼吸训练的试验组，评估干预 1、3 个月后患者的 6MWT、肺功能等指标，发现呼吸训练可提高 CHF 患者的运动耐力，减少不良预后的发生。

部分研究团队注重不同运动强度对心力衰竭患者的影响。张静等[115]严格筛选了 66 例 LVEF≤49% 的 CHF 患者，将其随机分为高强度运动训练组和低强度运动训练组，分别以储备心率的 60% 和 40% 的运动强度进行 12 周运动训练，通过观察运动前后的运动耐力情况、SF-36 量表评分及心脏功能变化，发现运动训练后 2 组最大运动负荷量均较运动训练前有所提高，高强度运动训练组的运动耐量高于低强度运动训练组，2 组患者的生命质量评分除疼痛评分外均显著提高，高强度运动训练组的总体改善情况优于低强度运动训练组。张振英等[117]也发现高强度运动训练心脏康复治疗能够更有效地改善患者的心肺功能，安全性较好。

2. 护理干预　　根据检索结果来看，我国关于心力衰竭康复的护理干预主要涉及院内护理及院外延续性护理。余惠霞等[118]通过随机对照试验发现早期院内护理可改善患者心力衰竭情况，提升生活质量。对于出院心力衰竭患者而言，延续性护理模式至关重要，包括 CHF 的症状管理与识别、饮食管理、药物管理、运动管理、居家环境管理、心理情绪管理、康复管理、社区家庭资源管理、多学科医疗团队管理[119-122]及出院后的监测随访[123]，多个研究[124-125]表明延续性护理可以提高CHF 患者的疾病相关知识及自我护理能力，减少患者的再住院率和心力衰竭死亡风险，推荐在临床广泛应用。

3. 理疗、营养及心理干预　　相比于运动及护理干预，我国关于心力衰竭患者康复的物理因子治疗、营养及心理干预的相关研究较少。

在理疗干预方面，宋孟仙等[125]对 CSWT 对缺血性心力衰竭患者的疗效进行了研究，将研究对象随机分为 CSWT 的试验组和未干预的对照组，治疗 3 个月后，结果显示，CSWT 可明显减轻缺血性心力衰竭患者心肌缺血症状，降低心绞痛分级，改善心肌血流灌注。夏伟等[127]发现压力反射激活疗法可通过对位于颈动脉窦的压力感受器进行电刺激来实现治疗射血分数降低心力衰竭。除了器械治疗之外，森林浴[128]及桑拿[129]（在日本称之为"和温疗法"）等方法可明显改善 CHF 患者的心功能和认识功能障碍，上调神经营养因子水平。

在营养干预方面，杨兆华等[130]研究了肠内外联合营养支持对老年心力衰竭并发肾功能不全患者的干预效果，将研究对象随机分为联合组（肠内外联合营养支持治疗）、肠内组（单独肠内营养支持）和肠外组（单独肠外营养支持），比较 3 组患者血清学指标、心脏超声血流动力学指标和临床症状评价指标的变化。结果显示，肠内外联合营养支持治疗老年心力衰竭并发肾功能不全患者，能够改善患者心力衰竭和肾功能不全的临床症状，效果优于单独肠内或者肠外营养支持。

在心理干预方面，鄂俊等[131]发现综合性心理干预，包括制定健康教育手册、音乐疗法、病友相互激励等方式，能够显著改善 CHF 合并抑郁症患者的心功能，提高生活质量，稳定抑郁情绪，疗效优于常规治疗，值得临床推广。

4. 中西医结合干预　　除了上述干预方式，其他干预方式也对 HF 患者产生一定的疗效。徐红丰等发现中西医药物结合较单纯西药有更好的疗效，可减轻胸闷、水肿、咳嗽、气喘、改善心功能、提高生活质量。高静等[132]发现子午流注择时五行音乐疗法可有效提高 CHF 合并焦虑患者睡眠质量，减轻日间疲劳程度，且随时间的增加疗效愈佳。

（三）慢阻肺康复进展

COPD 以慢性气道炎症和持续存在的气流受限为特征，典型症状包括呼吸困难、持续的咳嗽和痰液增加等。COPD 的发病率和病死率均很高，全球疾病负担研究项目预估 2020 年 COPD 将位居全球死亡原因第 3 位（约有 450 万人死亡）。为了提高患者的生活质量，减轻疾病痛苦，患者应在药物治疗的基础上给予患者肺康复训练[133]。根据我们的检索结果显示，我国关于肺康复的研究（205 篇）偏重于运动干预（25.4%）、呼吸干预（16.6%），也涉及护理（13.2%）、中西医结合（10.7%）、心理（4%）等其他干预方式。

1. 运动干预　　运动干预是肺康复的核心，无论是轻度 COPD 还是重度 COPD 运动干预都是被推荐应用的，通过多种运动方式，利用器械、徒手或者患者的自身力量来增强 COPD 患者的全身或局部运动能力，减轻呼吸困难感，防御感染。相关研究表明，身体活动量越多的人其生命预后越好。临床实践中，工作人员均根据 FITT 原则为患者制订个性化运动处方，包括运动方式、运动强度、运动持续时间、运动频率等内容。

国内大部分研究的运动方式为肌肉力量及耐力训练，如步行训练[134]、传统运动训练[135]、功率车训练[136]等，其中较为多见的是一些联合运动干预。考虑到安全和可行性，我国关于 COPD 的柔韧性训练和平衡训练的研究相对较少。

相关研究表明，耐力训练能促进 COPD 患者体内物质代谢和能量代谢的转化，提高能量供应效益，同时降低有害物质堆积，减轻患者症状。钱红英等[134]发现 2 分钟步行训练可提高重度 COPD 患者症状管理的自信心，改善患者活动时的不良反应。任在方等[135]研究了太极拳对 COPD 患者的影响，通过随机对照试验发现太极拳可以显著改善 COPD 患者运动能力、肺功能及生活质量，其他研究团队亦发现六字诀[137]、五禽戏[138]、八段锦[139-140]和易筋经[141]等传统运动训练具有相似效果。而肌力训练[136]主要包括持器械体操和抗阻训练两方面，可单独进行也可结合耐力训练，能够增加上下肢负荷和肌肉体积及肌肉力量，重塑肌纤维结构，缓解 COPD 患者的行动障碍。李艳娇等[142]发现无支撑上肢锻炼（UAE）能够增强 COPD 患者上肢活动耐力，缓解呼吸困难症状。

在联合运动干预方面，陈文元等[143]研究了耐力训练结合肌力训练对 COPD 患者的影响，将 54 例经严格筛选的 COPD 患者随机分为耐力训练组、肌力训练组和联合训练组，3 组均接受常规药物的治疗，在此基础上，分别进行 12 周的耐力训练（功率自行车训练）、肌力训练（坐位扩胸、坐位前推、坐位上举、屈膝、伸膝）和联合训练，每周 3 次。干预前、后分别对 3 组患者的肺功能、肌力、心肺运动功能、6MWT 和生活质量进行评估，结果显示，3 组的肌力、运动能力、6MWT 和生活质量均有明显提高，其中联合训练组 6MWT 及生活质量优于耐力训练组和肌力训练组，为 COPD 患者临床治疗制订合理的运动方案提供依据。除此之外，其他研究[143]发现了特定药物联合运动训练能够降低 COPD 稳定期合并代谢综合征（metabolic syndrome，MS）患者的血清细胞因子 IL-6、IL-8 及 TNF-α 水平，改善了胰岛素抵抗及大动脉弹性，并改善患者呼吸困难程度及提升运动能力。

国内研究团队由于条件受限，大多采用简单公式、呼吸困难程度评分或疲劳程度评分来计算患者的运动强度、运动持续时间及运动频率。有学者认为，对于 COPD 患者，当修正的 Borg 量表评分到达 7~9 级，并出现呼吸急促、胸闷、心悸、疲劳等自觉症状时，应终止运动。研究表明，高运动强度低频率和低运动强度高频率肺康复运动疗法都可使患者获益。若不能耐受持续运动锻炼的患者可使用间歇训练方式，同样可以获益。2014 年全球 COPD 创议建议，COPD 患者的运动频率为每周至少 1 次。

2. 呼吸干预　　COPD 患者常合并呼吸衰竭，导致呼吸不畅，机体氧供不足，血液内 CO_2 水平升高[145]，严重者可出现缺氧等症状。传统治疗 COPD 合并呼吸衰竭的方式为在切开气管或气管插管后进行机械通气，但此方法对患者机体的损伤较大，并发症率高且治疗费用昂贵，因此，我国大多数研究团队[145-148]提倡在住院期间及好转出院后使用无创呼吸机，对于稳定期及急性加重期 COPD 合并呼吸衰竭的患者，疗效较好。赵薇薇等[149]研究发现无创呼吸机可明显改善 COPD 合并呼吸衰竭患者的 FVC、FEV1、FEV1/FVC、MVV 等肺功能指标，并且降低患者的炎症反应，降低病死率。与此同时，我国研究也涉及了无创呼吸机合并其他干预方式，邢晓莉等[150]表示无创呼吸机联合体外膈肌起搏器的治疗效果更佳，其他研究团队[151-152]发现药物联合无创通气治疗患者能够有效改善患者的动脉血气指标，不增加药物不良反应的发生率。

此外，COPD临床指南指出应对COPD患者进行呼吸训练，以减少患者的住院时长，增加横膈肌的活动，改善患者呼吸功能；同时清除气道内分泌物，保持呼吸道通畅，预防感染发生，其方式可以分为患者自身呼吸方式训练和呼吸器械训练，其中包括缩唇呼吸、腹式呼吸、呼吸肌训练[153]、三球式呼吸训练器[154]等。Fang等[155]研究发现长期呼吸训练（RT）能够改善COPD患者的肺功能和活动耐力，同时降低此疾病急性加重的可能性。然而，也有相关研究[156]显示长期最大负荷的吸气肌训练对COPD患者肺功能改善效果并不明显。近年来，虽然呼吸训练得到了广泛重视，但因缺乏监督导致COPD患者在住院期间的训练依从性低，因此，有研究团队[157]提议设立院内呼吸指导小组对患者进行"一对一"呼吸康复指导和吸入剂指导，制订合理的训练方案，监测并提高患者的依从性。除此之外，王小芳等[158]发现医护人员联合患者家属共同参与构建多元化健康教育模式也能够保证呼吸训练的依从性，值得在临床进行推广应用。

3. 护理干预　　对于COPD患者而言，院内[159]及院外的护理干预缺一不可。田银君等[160]研究发现多学科综合康复护理能显著提高重度COPD患者的康复效果，若在此基础上加用无创正压通气，可进一步改善患者的呼吸困难症状，提高运动耐力及生活质量。在院内护理干预中，我国研究团队偏重于健康教育的方式及效果，包括常规健康教育[161]、菜单式健康教育[162]、个性化健康教育[163]、同伴教育[164]等多种方式，均能够促进患者身体恢复。

在院外护理干预中，我国研究团队偏重于延续性护理及社区卫生服务机构管理，因为患者出院后常会面临用药知识不足、康复训练知识欠缺等问题。在延续性护理方面，滕月玲等[165]研究发现延续性护理有利于提高患者的生活质量及用药依从性，改善心理状态，减少急性加重再入院的可能性。在这个飞速发展的时代，网络成为人们交流沟通的首选媒介。陈贵华等[166]表示微信作为一种新型的、多形式的沟通平台，不受区域、时间、身体状况、家庭因素的限制，操作简单、经济成本低，在COPD患者院外延续性护理中具有较好的临床推广性。在社区卫生服务机构管理方面，多个研究团队[167-168]强调了社区康复干预的重要性。在此基础上，赵东兴等[169]认为应建立COPD社区防治综合管理平台，其中包括COPD的初筛、电子健康档案、COPD分级管理与双向转诊等功能模块[170-171]。姚小芹等[172]更是提出了三级医院-社区卫生服务机构-家庭保健员/患者共同参与的COPD环状管理模式，以求更加全面地减轻COPD稳定期患者的症状，降低急性加重风险。

4. 理疗干预　　COPD患者大多出现呼吸困难和运动耐力下降的症状，虽然人工呼吸训练具有一定效果，但消耗大量的人力资源，物理因子治疗不仅可以减少人力消耗，而且具有较好的治疗效果。

大量研究表明，神经肌肉电刺激可以有效改善COPD患者骨骼肌功能，反馈式呼吸电刺激训练是结合腹式呼吸、呼吸反馈和呼吸肌神经肌肉电刺激的呼吸训练方法，通过深慢呼吸方式调整胸腹不协调活动，提高呼吸肌活动能力，改善呼吸功能。刘亚康等[173]研究发现反馈式呼吸电刺激训练可以降低COPD患者的耗氧量、提高通气效率，30Hz的膈神经电刺激频率效果更佳。曾斌等[174]也发现电刺激呼吸训练可显著改善COPD患者运动诱导性动态过度充气，最终提高其运动耐受性。除此之外，其他理疗干预也可有效减少 COPD 急性发作次数，提高患者依从性和满意度，包括穴位中频刺激[175]、中药离子导入[176]、家庭氧疗[177]、森林浴[178]等。

5. 营养干预　COPD 患者普遍存在营养不良，其发生率高达 40% 以上[179-180]。相关研究[181]证实，COPD 患者营养不良会影响其生存预后。陈莉丹[182]表示在常规治疗基础上给予营养支持治疗，可以改善 COPD 患者的营养状况及精神状态。医务人员应指导患者每日总摄入热量及营养成分配比，并根据患者的营养状况适当补充维生素、氨基酸等营养物质，对于严重营养不良患者，需请该院营养科医师会诊，配营养餐，或者选用肠内营养。在营养干预方面，我国大多数研究集中于肠内营养干预，多个研究团队[183-186]发现肠内营养支持能更好地改善患者营养状态，提高机体免疫功能、下调机体急性炎症反应水平。然而，不同的肠内营养输注方式具有不同效果，钟孟秋[187]将 96 名研究对象随机分至连续喂养组、间歇连续喂养组和定时灌注组，观察发现 2 种连续喂养方式均能有效改善无创通气的 COPD 急性加重患者的缺氧状况，降低患者入住 ICU 天数，缩短机械通气时间并且减轻家庭经济负担。

6. 心理干预　临床观察发现，COPD 患者患有抑郁焦虑的可能性高达 50%，远高于无躯体疾病症状的普通人群，且易发生情绪低落、自责、神经质，甚至轻生倾向，严重影响患者治疗效果和生存质量。郑丽梅[188]表示抗抑郁治疗可改善 COPD 合并抑郁患者的焦虑抑郁情绪，提高患者预后。除此之外，应少聪等[189]发现在运动训练的基础上，可联合家庭及社会支持[190]等心理激励方式来改善患者躯体状况和心理状况，提升其社会适应能力。

7. 中西医结合干预　西医疗法是临床治疗 COPD 的常规疗法，通常使用激素、抗生素等药物进行治疗，但是由于没有明确统一的用药方案，效果有时并不理想[191]，而中医对 COPD 发病机制具有独特的见解，坚持分型论治、标本兼顾。多个研究表明中西医结合干预，主要包括中西医药物结合治疗、针刺疗法[192]、穴位贴敷[193]、穴位按摩[194]、中药沐足[195]等，均能够提高肺部通气功能，改善动脉血气指标，抑制机体炎症反应。

五、心肺康复在脑卒中及脊髓损伤患者中的应用进展

（一）心肺康复训练在脑卒中患者中的应用进展

1. 对早期拔除气管插管的影响　田冲等[196]观察了肺康复训练对脑卒中气管切开术后患者的疗效。对照组（40 例）应用药物、气管插管护理等常规治疗，观察组（40 例）在常规治疗基础上进行呼吸功能训练。治疗前后分别通过呼吸肌的肌力评定、指脉氧饱和度、肺部感染率、留置气管切开套管时间、呼气量和吸气量等指标对比 2 组患者康复疗效。结果显示，体位引流、辅助排痰、咳嗽训练、呼吸训练等呼吸功能训练应用于早期脑卒中气管切开术后患者，可以缩短气管插管时间，减少肺部感染发生率，增强呼吸肌的肌力，提高血氧饱和度，改善最大通气量。

2. 对吞咽功能及肺部感染的影响　田野等[197]探讨了呼吸肌训练联合肌电生物反馈训练对脑卒中后吞咽功能及吸入性肺炎的影响。研究将脑卒中吞咽障碍患者随机分为 A、B、C 3 组，A 组接受常规吞咽功能训练，B 组接受肌电生物反馈训练联合常规吞咽功能训练，C 组接受呼吸肌的训练、肌电生

物反馈训练及常规吞咽功能训练。运用表面肌电图采集舌骨上肌群肌电积分值（iEMG）及评估洼田饮水试验吞咽障碍程度及疗效；采用吸入性肺炎诊断标准判断吸入性肺炎发生情况。结果表明，3组治疗后舌骨上肌群肌电积分值均较治疗前提高；治疗后C组的提高幅度更为明显，优于B组和A组。A、B和C3组吸入性肺炎的发生率分别为35.00%、15.00%和5.00%，可以认为C组的治疗方案能够更为有效地减少吸入性肺炎的发生。

姜雅琴等[198]选择下肢运动功能评定为Ⅱ～Ⅳ级的脑卒中患者82例，分为机器人组（$n=61$）和常规组（$n=21$）。2组均给予常规护理、药物对症治疗、传统康复训练治疗，机器人组加用Lokohelp机器人下肢康复训练。结果显示，对脑卒中偏瘫患者进行Lokohelp机器人下肢康复训练可减少肺部感染的发生率，改善患者的用力肺活量及肺泡通气量等指标，但对FEV1的改善不明显。

3. 对肺功能的影响　李琳琳等[199]观察了膈肌松解技术联合吸气肌训练对脑卒中患者肺功能的影响。研究将60例脑卒中患者分为膈肌松解技术联合吸气肌训练组（简称联合训练组）、吸气肌训练组和对照组，各20例。3组均进行常规的康复训练（OT、PT），吸气肌训练组在常规康复的基础上进行吸气肌训练，联合训练组在吸气肌训练的基础上增加膈肌松解，3组在训练前后均进行肺功能检测。经过12周的训练，联合训练和单纯吸气肌的训练均能显著提高患者的肺功能水平；联合训练在改善患者的FEV1、最大通气量、最大吸气压等指标方面优于单纯吸气肌的训练。

马頔等[200]在偏瘫患者常规康复训练基础上配合呼吸训练，并在训练前，训练4周及训练12周时进行肺功能及血氧饱和度检测，简式Fugl-Meyer运动功能、Barthel指数、健康调查简表生存质量评定。结果显示，增加呼吸训练可以使患者在4周时即表现出运动功能、ADL能力及生存质量的明显改善，但肺功能改善不明显。训练12周后训练组及对照组患者所有指标均有改善，但训练组明显优于对照组。

吴红琴等[201]对120例脑卒中患者进行了关于呼吸训练器对脑卒中患者肺功能及日常生活自理能力影响的观察。研究将患者分为观察组和对照组，各60例，观察组在常规康复治疗基础上辅以呼吸训练器治疗。治疗1个月后发现观察组患者用力肺活量、FEV1、动脉血氧分压、动脉血二氧化碳分压等指标的改善均较对照组更为明显，肺部并发症发生率低于对照组，ADL评分高于对照组。

4. 对心脏功能的影响　李擎等[202]探讨了监控下持续靶强度有氧运动对脑卒中合并冠心病患者有氧代谢能力和体质量指标的影响。该研究将脑卒中合并冠心病患者分为常规康复治疗＋常规下肢踏车训练组及常规康复治疗＋监控下有氧运动组，整体随访8周。常规康复治疗每周训练5天，每天1次，每天训练时间约2.5小时，踏车组进行下肢踏车训练（每周5次，每次20分钟），有氧运动组进行监控下持续靶强度有氧运动（每周5次，每次20分钟），比较2组患者运动治疗前后指标差异。结果显示，监控下持续靶强度有氧运动可以更有效地改善脑卒中合并冠心病患者的无氧阈、峰值摄氧量、最大代谢当量及Barthel指数。

Dantong等[203]研究了心电监测下加强步行训练对伴发心力衰竭的脑梗死后下肢运动功能障碍患者的影响。该研究将伴发心力衰竭的脑梗死后下肢运动功能障碍患者随机分为步行训练组和对照组。在常规康复治疗基础上步行训练组给予心电监测下加强步行训练。经过5周的治疗后，对比2组患者下肢Fugl-Meyer运动功能评分、ADL评分、6MWT及心脏彩色超声EF值。结果显示，常规康复治疗联合心电监测下加强步行训练能够安全有效地改善患者下肢运动功能，延长步行距离，但对于左心室 EF 值的改善并不明显。

满慧静等[204]观察了有氧功能训练对早期脑卒中患者心功能和步行能力的影响。研究将脑卒中患者按住院病区分为观察组和对照组，对照组接受常规康复治疗，观察组在对照组的治疗基础上当患者坐位平衡达到Ⅲ级时增加有氧功能锻炼，具体方法为靶心率强度的四肢联动训练，运动时间由 5min/d 逐渐递增至 30min/d。8 周后对 2 组患者进行心脏彩色超声 E/A 值和 6MWT。结果表明，有氧功能锻炼更有助于早期脑卒中患者 6MWT 的改善，但对于心脏彩色超声 E/A 值的改善未表现出显著优势。

何卫琪等[205]选取脑卒中患者 250 例，按照患者康复早期不同训练方法分为常规康复组（50 例）和有氧运动组（200 例）。常规康复组采用常规用药及神经肌肉康复治疗，有氧运动组在常规康复组的基础上给予康复早期室内坐位下无阻力脚踏车有氧训练，训练时间每次 20~30 分钟，以患者最大耐受时间为度，4 次/周。结果显示，早期有氧运动康复训练能够有效地改善脑卒中患者左心室射血分数、左心室收缩末期内径及峰值摄氧量、无氧阈、能量代谢当量、峰值每分通气量等心肺功能指标。

（二）心肺康复训练在脊髓损伤患者中的应用进展

1. 对动脉血压的调节作用　董剑虹[206]观察了对急性高位脊髓损伤导致低血压患者进行早期康复治疗的疗效。该研究选取 2013 年 9 月至 2015 年 7 月中国康复研究中心北京博爱医院收治的急性高位脊髓损伤并低血压患者共 59 例，所有患者均在常规药物治疗和护理基础上予以康复训练，具体方法是早期予以患者肌肉按摩及关节的被动活动，按摩一般每天进行 5~6 次，每次按摩时间在 20~30 分钟，并且根据患者的情况佩戴腹带和弹力袜，腹带的位置在肋缘下腹股沟以上，弹力袜位置达大腿根部。观察治疗前后患者平均血压水平。结果表明，患者经过吸氧、药物治疗及早期康复训练后，头痛、眩晕等症状得到控制，未出现晕倒及摔倒等其他并发症，并且血压水平由治疗前（81.87±4.23）/（60.15±1.74）mmHg 纠正恢复至（114.87±4.28）/（93.68±3.65）mmHg。

张启富等[207]研究了前庭康复训练在脊髓损伤后心脏和血压自主神经异常调控患者中的应用疗效。脊髓损伤后心脏和血压自主神经异常调控患者 80 例，随机分成治疗组和对照组，各 40 例。对照组只采用常规治疗，包括及时去除诱因、药物对症治疗、肢体功能训练和膀胱功能治疗，治疗组在常规康复治疗的基础上增加前庭功能训练。前庭康复训练方法为患者坐位于转椅上，顺时针和逆时针交替旋转转椅，每 5 分钟交换 1 次，以 20 次/分钟的速度旋转，每次训练 30 分钟，每天 1 次，每周训练 5 天，每个疗程 4 周。2 组患者分别在治疗前后监测血压和脉搏，治疗前和治疗 4 周后，根据脊髓损伤自主神经标准中的心脏和血压的自主神经调控评定，统计 1 周内心脏和血压自主神经异常调控出现 1 次或 1 次以上的人数。结果显示，治疗组有 38 例患者完成研究，对照组有 37 例患者完成研究。前庭功能训练能够更为显著地减少心脏和血压的自主神经异常调控人数。

2. 促进肺功能的改善　杨初燕等[208]探讨了吸气肌训练在脊髓损伤患者中的临床应用。该研究选取脊髓损伤后康复治疗期间患者分为治疗组及对照组。2 组患者均行一般康复训练和一般呼吸训练，治疗组还行 POWERbreathe 呼吸训练仪训练，以每周测定的最大吸气压的 80% 作为训练负荷，吸气到预定负荷时再保持 5 秒为 1 次，然后将呼吸嘴移开进行平静呼吸等待下一分钟的训练，每次 5 分钟，2 次/天，6 天/周，共持续 4 周。对 2 组患者的膈肌厚度、膈肌移动度、肺功能进行比较。结果显示，呼吸训练仪的训练比一般的呼吸训练能更显著地改善脊髓损伤患者呼吸功能。

解雨等[209]探讨了早期分阶段综合性肺康复措施对颈髓损伤需使用机械通气患者的作用。研究选取 2015 年 1—12 月收治的颈髓损伤患者作为对照组，采用常规护理措施；选取 2016 年 1—12 月收治的颈髓损伤患者作为治疗组，采取早期分阶段综合性肺康复措施。比较 2 组患者在使用呼吸机时间、总住院时间、肺部感染率的差异。结果表明，早期分阶段综合性肺康复措施可以缩短颈髓损伤机械通气患者呼吸机使用时间、总住院时间，降低肺部感染率。

3. 增加心肺储备功能　潘钰等[210]定量评估脊髓损伤患者心肺运动功能，探讨有氧运动对脊髓损伤患者心肺功能、运动功能及日常功能的影响。该研究选取不完全性脊髓损伤患者（ASIA 评级 C 级和 D 级）为康复治疗组，另取 23 例的正常患者作为对照组，进行心肺运动试验测试。康复治疗组患者随机分成常规康复组（$n=17$）和有氧运动组（$n=17$），有氧运动组接受靶强度有氧运动训练 4 周。评估训练前后患者进行心肺运动试验、ASIA 运动和感觉评分、脊髓损伤步行指数 Ⅱ 和脊髓功能性独立评分。结果表明，不完全性脊髓损伤患者心肺功能下降，给予中等强度的有氧运动，可有效改善心肺储备功能。

六、问题与展望

伴随着我国国民经济收入的提高及医疗体制改革的深入，心肺康复已经开始得到普及，相关的基础与临床研究也在受到重视，也取得了一些成绩。但是，我们的基础研究、临床研究、临床应用、专业人才培养等方面还存在相当多的问题。例如：①基础研究与临床应用如何结合？②对于不同疾病不同病程的康复评估指标与治疗方法、临床路径等缺乏统一标准。③缺乏大样本、多中心 RCT 的临床研究，以及在大量循证医学数据基础上的我国心肺康复临床指南。④一、二、三期心肺康复工作如何科学高效地衔接？⑤尤其是针对二期（恢复期）、三期（维持期）康复工作，如何科学地提高患者的依从性，如何有效地降低成本，提高康复效率，如何制订符合我国患者需求确实有效的个性化的非药物处方？⑥关于针对心肺疾病，在实践中已经确认为有效的我国传统中医诊疗方法及太极拳、八段锦等传统运动项目，我们发表的高水平的能够得到全世界公认的科研论文还是较少。

我们的心肺康复临床工作如何能满足人民日益增长的对健康的需求，如何改善医疗体制为卫生经济学，如何做好心肺疾患的一、二级预防工作，补充与完善医疗体制，是摆在我们每一位医务工作者面前的当务之急，我们任重而道远，我们将一直在路上。

（戎　荣　陆　晓　王　璐　茅　矛　张媛媛　郭　琪　马跃文）

参考文献

［1］　桂珍珍，夏岑峰，高艳，等. 心肺运动试验对慢性阻塞性肺疾病患者肺功能的评估价值研究. 中国全科医学杂志，2016，19（5）：507-520.

［2］　徐泉，潘钰，张啸飞，等. 脑卒中偏瘫患者心肺运动功能评估临床研究. 中国康复医学杂志，2016，31

（12）：1334-1338.

［3］ 赵青，柳志红，马秀平，等. 心肺运动试验比较三种肺动脉高压患者心肺功能状态的价值. 中华医学杂志，2015，95（44）：3598-3601.

［4］ 郑宏超，丁跃有，孙兴国，等. 经皮冠状动脉腔内血管成形术改变稳定性冠心病患者整体功能的临床研究. 中国应用生理学杂志，2015，31（4）：378-382.

［5］ 孙兴国，郭志勇，刘方，等. 心肺运动试验评估心脏瓣膜置换术治疗心脏瓣膜疾病患者整体功能变化的临床研究. 中国全科医学杂志，2016，19（17）：2038-2045.

［6］ 唐毅，柳志红，安辰鸿，等. 心肺运动试验对评估肺动脉高压患者西地那非药物效果的作用. 中国循环杂志，2016，31（9）：881-884.

［7］ 刘艳玲，孙兴国，高华，等. 心肺运动指导个体化心衰患者康复的初步总结报告. 中国应用生理学杂志，2015，31（4）：374-377.

［8］ 冯蕾，周素珍，赵古胜等. 循环运动训练对 2 型糖尿病妇女心肺适能及血流介导的血管舒张功能的影响. 中国康复医学杂志，2017，32（6）：680-685.

［9］ 陈晓霞，俞巍，高选玲，等. 老年肺癌术后并发心律失常的相关因素分析. 中国循证心血管医学杂志，2016，8（8）：1004-1007.

［10］ 靳艳辉. 心肺功能综合评估对肺癌患者手术预后评价的价值. 实用癌症杂志，2017，32（2）：299-304.

［11］ 张声，张卫星，林影芯. 超声膈肌功能评估在指导重症 COPD 机械通气患者撤机中的应用. 临床医学工程，2017，24（8）：1051-1052.

［12］ 周兴强，徐治波，李汶静，等. 早期肺康复训练对有创机械通气重症肺炎患者的影响. 遵义医学院学报，2016，39（5）：503-507.

［13］ 李杏良，马盼盼，任松森，等. 肺康复对慢性阻塞性肺疾病合并重度呼吸衰竭治疗的促进作用. 中国老年学杂志，2015，35（7）：1783-1785.

［14］ 梁泽平，商璀，蒋东坡，等. 早期分阶段肺康复锻炼技术在 ARDS 重症病人护理中的应用. 护理研究，2017，31（8）：955-958.

［15］ 田冲，刘玲，周建梅，等. 肺康复训练对脑卒中气管切开术后患者的疗效. 中国康复，2017，32（4）：289-292.

［16］ 李开容. 胸外科重症患者的术后康复护理干预探讨. 实用临床医药杂志，2018，22（4）：86-88.

［17］ 潘红，黄琴红，浦敏华，等. 肺移植术后急性左心衰竭患者的肺康复护理. 护理学杂志，2016，31（22）：78-80.

［18］ 吴岳，代琦，张艳明，等. Ⅰ期心肺康复护理提高冠状动脉旁路移植术患者心肺功能的临床效果研究. 中国护理管理，2017，17（11）：1571-1576.

［19］ 蒋庆渊，陆铭，李锦玉，等. 心脏康复治疗对 PCI 术后急性心肌梗死病人的疗效分析. 中西医结合心脑血管病杂志，2017，15（9）：1036-1038.

［20］ 郭涛，童华生. 心肺康复治疗在 ICU 获得性衰弱患者中的应用及效果观察. 中国康复，2017，32（5）：383-385.

［21］ 周君桂，邓水娟，吴红瑛，等. 徒手膨肺联合胸廓震动挤压在重症康复病房气管切开患者中的应用. 中

国康复医学杂志，2018，33（2）：141-145.

［22］ 宁波，张晓慧，刘磊. 早期立位叩背康复方法在重症肺炎患者中的应用. 空军医学杂志，2017，33（3）：204-206.

［23］ 兰蕴平，吴娅秋，黎嘉嘉，等. 早期呼吸训练器治疗对冠脉搭桥术后低氧血症患者肺部并发症的影响. 中国康复理论与实践，2017，23（6）：709-713.

［24］ 姚玉龙，刘愿，许开亮，等. 肺部超声指导肺康复在重症肺炎治疗中的价值. 南京医科大学学报（自然科学版），2017，37（1）：109-111.

［25］ 卓茹. 不同心脏康复程序用于急性心肌梗死患者术后心脏康复的疗效对比研究. 现代中西医结合杂志，2015，24（4）：434-436.

［26］ 刘静，王蓓，梁春，等. 太极运动方案对急性心肌梗死介入治疗病人心脏康复效果的影响. 护理研究，2017，31（9）：1043-1048.

［27］ 耿艳霞，陈栋，蒋华，等. 电针联合早期活动在 ICU 有创机械通气患者早期肺康复中的疗效观察. 中国中医急症，2017，26（11）：2034-2037.

［28］ 李菠，尹炜，王小芳，等. 视频演示在 ICU 病人肺康复健康教育中的应用效果观察. 护理研究，2017，31（30）：3823-3826.

［29］ 加速康复外科中国专家共识及路径管理指南（2018版）编审委员会. 加速康复外科中国专家共识及路径管理指南（2018版）. 中国实用外科杂志，2018，38（1）：1-20.

［30］ 车国卫，刘伦旭，周清华. 加速康复外科从理论到实践-我们还需要做什么. 中国肺癌杂志，2017，20（4）：219-225.

［31］ Zhang LY, Liu ZJ, Shen L, et al. Application of Cardiopulmonary Exercise Testing in Enhanced Recovery after Surgery. Zhongguo Yi Xue Ke Xue Yuan Xue Bao Acta Actademiac Med Sci, 2017, 391 (6): 831-835.

［32］ 王梅，彭南海，江志伟，等. 6min 步行试验应用于加速康复外科患者早期活动能力评估的进展. 解放军护理杂志，2017，34（9）：56-58.

［33］ 那荣瑞，金健，雷跃昌，等. 6分钟步行试验在胸外科应用的临床价值和现状. 中国胸心血管外科临床杂志，2017，24（4）：310-314.

［34］ 苏建华，车国卫. 肺癌患者术前肺功能评定的现状与进展. 中国肿瘤临床，2017，44（7）：301-305.

［35］ 王亮，陈建海，王永宏. 肺功能评估及围术期呼吸训练对食管癌根治术患者肺功能的影响研究. 实用心脑肺血管病杂志，2016，24（11）：137-139.

［36］ 多学科围手术期气道管理专家共识（2016年版）专家组. 多学科围手术期气道管理专家共识（2016年版）. 中国胸心血管外科临床杂志，2016，23（7）：641-645.

［37］ Lai Y, Su J, Che G, et al. Systematic short-term pulmonary rehabilitation before lung cancer lobectomy：a randomized trial. Interact Cardiovasc Thorac Surg, 2017, 25 (3)：476-483.

［38］ 高珂，赖玉田，黄健，等. 非小细胞肺癌患者术前肺康复训练前后血清肺表面活性蛋白 D（SP-D）改变与术后肺部并发症相关性的随机对照试验. 中国胸心血管外科临床杂志，2017，24（5）：330-337.

［39］ 高虹. 术前肺功能锻炼配合术后综合物理疗法对肺癌患者手术后围手术期的影响. 中国肿瘤临床与康复，2016，23（1）：104-106.

［40］　刘丽峰，沙永生，孙潇楠，等. 康复训练楼梯发对低肺功能肺癌患者手术耐受性的影响. 天津护理，2017，25（2）：113-115.

［41］　杜永红，章喜玲，金黑鹰，等. 改良五禽戏之鹤戏在结直肠肿瘤快速康复围手术期相关指标研究. 解放军预防医学杂志，2016，34（4）：90-91.

［42］　袁慧，邓攀. 呼吸功能综合训练在食管癌患者围术期中的应用效果. 实用临床医药杂志，2016，20（20）：152-153.

［43］　王妙珍，郭晓秀. 30 例小儿脊柱侧弯手术围手术期的功能锻炼及术后康复指导. 内蒙古教育，2016，5：88-89.

［44］　王明铭，李霞，车国卫，等. 肺癌患者术后症状评估量表的有效性及临床应用. 中国胸心血管外科临床杂志，2017，24（6）：417-422.

［45］　Huang FF, Yang Q, Zhang J, et al .A self-efficacy enhancing intervention for pulmonary rehabilitation based on motivational interviewing for postoperative lung cancers patients. Psychol Health Med, 2018, 23 (7) : 804-822.

［46］　钟就娣，刘莉，宋秀娟，等 . 主动呼吸循环技术对肺癌术后患者呼吸系统并发症发生的影响 . 现代临床护理，2016，15（3）：56-59.

［47］　张进张，杨鲲鹏，侯向生，等. 呼吸训练器对重症肌无力患者胸腺瘤切除术后肺功能及心理变化的影响. 中国实用神经及病杂志，2017，20（5）：41-44.

［48］　吴岳，代琦，张艳明，等. Ⅰ期心肺康复护理提高冠状动脉旁路移植术患者心肺功能的临床效果研究. 中国护理管理，2017，17（11）：1571-1576.

［49］　王晓莉，秦玲玲，沈玉枝，等. PDCA 循环在冠状动脉旁路移植术后患者运动康复中的应用研究. 护理实践与研究，2016，13（1）：1-4.

［50］　冯爱东，杨淑岭，吴惠萍. 实施康复操及舒适护理对腹部术后患者康复质量的影响. 临床合理用药，2016，9（6）：110-111.

［51］　傅德良，蒋永剑. 老年胰腺术后快速康复研究进展. 实用老年医学，2017，31（12）：1103-1106.

［52］　陈伟伟，高润霖，刘力生，等. 中国心血管病报告 2013 概要. 中国循环杂志，2014，29（7）：487-491.

［53］　许艳梅，冯玉宝，苏平，等. 运动康复对经皮冠状动脉介入治疗术后冠心病患者心功能的影响. 中国循环杂志，2017，32（4）：326-330.

［54］　徐梦云，肖成，秦甛，等. 急性心肌梗死患者康复前后 IL-10、TNF-α 及瘦素的变化. 临床心血管病杂志，2018，34（3）：259-263.

［55］　尤炎丽，陈士芳，李转珍，等. 急诊经皮冠状动脉介入术后持续康复运动对患者情绪与生活质量的影响. 中国康复理论与实践，2016，22（11）：1341-1346.

［56］　罗军，魏燕璇，王毅，等. 有氧运动对老年稳定性心绞痛患者血浆炎症指标及血小板功能的影响. 中国老年学杂志，2015，35（3）：577-579.

［57］　李日行，罗军，梁菊艳，等. 有氧运动对冠心病患者血小板受体密度及血黏度的影响. 广东医学，2015，36（14）：2200-2202.

［58］　王磊，高真真，潘化平. 个体化有氧运动对冠心病患者心率恢复及运动能力的影响. 中国康复医学杂志，2015，30（3）：242-246.

［59］ 刘博淼，刘洵，王一春，等. 12 周运动康复对冠心病患者心脏变时性功能和心率恢复值的影响. 中国康复医学杂志，2016，31（7）：765-769.

［60］ 刘遂心，陈彦颖，谢康玲，等. 有氧联合抗阻运动对冠心病患者心肺适能及运动能力的影响. 中华心血管病杂志，2017，12：1067-1071.

［61］ 刘波，郭莉，程波，等. 曲美他嗪联合运动疗法对冠心病经皮冠状动脉介入术后患者心脏康复的影响. 中国医院药学杂志，2017，37（4）：376-379.

［62］ 时光霞，张吨，刘无逸. 步行干预对老年冠心病患者生活质量的影响. 中国老年学杂志，2017，37（20）：5148-5149.

［63］ 明辉. 长距离快走对老年冠心病合并高血压患者介入术后血流动力学相关指标及心肺功能的影响. 中国老年学杂志，2018，38：55-58.

［64］ 李擎，杨坚，范利，等. 监控下持续靶强度有氧运动对脑卒中合并冠心病患者有氧代谢能力和体质指标的影响. 中国康复医学杂志，2016，31（2）：183-188.

［65］ Mao S, Zhang X , Shao B , et al. Baduanjin Exercise Prevents post-Myocardial Infarction Left Ventricular Remodeling (BE-PREMIER trial) : Design and Rationale of a Pragmatic Randomized Controlled Trial. Cardiovasc Drugs Ther , 2016, 30 (3) : 315-322.

［66］ 金川，刘洵. 冠心病患者康复中适宜运动强度的相关研究. 天津体育学院学报，2015，30（6）：544-547，552.

［67］ 曹明英，姚朱华，周馨，等. 不同强度的有氧康复运动对心肌梗死患者心功能及心理状态的影响. 中国老年学杂志，2015，35（1）：95-97.

［68］ 王素倩，翟建芬，贾金广，等. 预防 CCU 心肌梗死患者感染的护理研究. 中华医院感染学杂志，2015，25（8）：1801-1802，1819.

［69］ 丁治英. 冠心病合并肺癌患者围术期护理方案分析. 中华肿瘤防治杂志，2016，23（S1）：295-296.

［70］ Brennan AM, Hainsworth C, Starling J, et al. Emotion circuits differentiate symptoms of psychosis versus mania in adolescents. Neurocase, 2015, 21 (5) : 592-600.

［71］ Zhang P, Xing FM, Li CZ, et al. Effects of a nurse-led transitional care programme on readmission,self-efficacy to implement health-promoting behaviours,functional status and life quality among Chinese patients with coronary artery disease: A randomised controlled trial. J Clin Nurs, 2018, 27 (5-6) : 969-979.

［72］ 周霞，廖生武，易松，等. 分级诊疗背景下社区老年冠心病患者医养结合健康管理模式研究. 中国全科医学，2017，20（26）：3232-3238.

［73］ 王姗姗，薛小玲. 基于时机理论的家庭护理对急性心肌梗死患者康复效果的研究. 中华护理杂志，2017，52（12）：1445-1449.

［74］ 韩静，宋琼，陈长香. 家庭及社会支持对老年冠心病患者健康自我管理的影响. 现代预防医学，2016，42（22）：4103-4105，4125.

［75］ 何翠竹，梁欣，苏斐，等. 冠心病介入治疗患者延续性护理干预对感染预防的效果分析. 中华医院感染学杂志，2016，26（15）：3588-3589，3592.

［76］ 刘华，王治伦，侯亚玲. 连续性护理对心肌梗死患者心绞痛发作及生活质量的影响. 中国地方病防治杂

志，2017，（4）：412-414.

［77］ 阮小芳. 延续性自我管理教育用于冠心病介入治疗患者心脏康复的效果观察. 中国全科医学，2017，（S1）：195-197.

［78］ 陈建康，严瑜，潘晓莉，等. 体外反搏对老年冠状动脉粥样硬化性心脏病患者血尿酸及醛固酮水平的影响. 中国医科大学学报，2016，45（11）：1035-1038.

［79］ 吴宇红，张高星，孙刚，等. 体外反搏治疗 PCI 术后心绞痛 60 例临床分析. 广东医学，2017，38（15）：2371-2372，2375.

［80］ 张岚，张涛，王平. CSWT 治疗冠状动脉粥样硬化性心脏病合并心力衰竭患者的临床效果观察. 重庆医学，2018，41（2）：203-205，208.

［81］ 马一铭，李丽，郭涛，等. 体外心脏震波对冠心病患者外周血内皮祖细胞、血管内皮生长因子和 IL-8 的影响及疗效评价. 医学研究生学报，2017，（1）：42-47.

［82］ 陈芹，王新燕，马美玲，等. 生物反馈训练对冠心病患者生理、心理指标的影响. 重庆医学，2016，45（24）：3361-3363.

［83］ 胡树罡，王磊，欧阳钢，等. 电针对运动后心率恢复异常冠心病患者心肺功能及生存质量的影响. 中国康复医学杂志，2016，31（12）：1318-1323.

［84］ 杨驱云，梁钊明，洪丽文，等. 高压氧联合阿托伐他汀治疗对冠心病患者血管炎症因子的影响. 山东医药，2017，57（21）：72-74.

［85］ 张海涛，杨展，张丽娟，等. 增强型体外反搏对冠心病患者心脏重塑的影响. 山东医药，2016，56（17）：49-51.

［86］ 王兆国，法宪恩，杨展，等. 体外反搏治疗对冠心病伴失眠患者睡眠质量的影响. 重庆医学，2016，45（9）：1176-1178.

［87］ 刘伟静，沈建颖，朱梦云，等. 体外心脏震波治疗顽固性心绞痛的有效性和安全性. 上海医学，2017，40（4）：206-209.

［88］ Wu Z, Wang T, Zhu S, et al. Effects of vitamin D supplementation as an adjuvant therapy in coronary artery disease patients. Scand Cardiovasc J, 2016, 50(1): 9-16.

［89］ 丁妍，余健，黄贤珍，等. 双心护理在冠心病患者中的应用效果. 广东医学，2017，38（16）：2576-2579.

［90］ 左玉姣，刘厂辉，王春兰，等. 针对性心理干预对行运动康复治疗的老年冠心病心衰患者负性情绪及心功能的影响. 中国老年学杂志，2016，36（15）：3684-3685.

［91］ 赵文静，刘军委. 舍曲林联合心理干预对老年冠心病患者介入治疗后焦虑抑郁症状的影响及与血清 IL-18 和髓过氧化物酶水平的相关性. 中国老年学杂志，2017，37（11）：2668-2670.

［92］ 俸永红，蒙漫史，李大严. 放松训练联合意志激励对老年冠心病介入治疗患者围术期心理应激的影响. 中国老年学杂志，2016，36（3）：592-593.

［93］ 冯小智. 中西医结合治疗冠心病临床疗效及生活质量的影响. 中华中医药学刊，2016，34（5）：1231-1233.

［94］ Peng S, Ying B, Chen Y, et al. Effects of massage on the anxiety of patients receiving percutaneous coronary intervention. Psychiatr Danub, 2015, 27 (1) : 44-49.

[95] 范增光，周亚滨. 足浴联合养心汤治疗冠心病稳定性心绞痛的临床观察. 辽宁中医杂志，2017，44（9）：1898-1900.

[96] 周月英，吕兰竹，梁叶青，等. 绘画治疗对中年男性冠心病患者康复作用的研究. 中国全科医学，2017，20（22）：2806-2810.

[97] 李冰，戴珩. 握球运动对冠状动脉粥样硬化性心脏病患者 PCI 术后负性情绪的影响. 中国医科大学学报，2017，46（5）：463-464.

[98] 刘雅丽，张军鹏，王恩杰. 五行音乐配合穴位按摩在冠心病失眠患者中的应用效果. 中华护理杂志，2017，52（7）：849-853.

[99] 戴玫，付珞，赵新，等. 步行运动对左心室射血分数保留心力衰竭患者的运动耐力的影响. 重庆医学，2016，45（12）：1627-1628，1631.

[100] 刘永政，张双，王楠，等. 运动康复治疗对合并肾功能不全的慢性心力衰竭患者心功能及生活质量的影响. 临床心血管病杂志，2017，33（1）：54-57.

[101] 唐东兴. 动态抗阻力运动训练对慢性心力衰竭并终末期肾病患者生活质量的改善作用. 山东医药，2015，55（31）：46-48.

[102] 吴依霖，黄伟. 曲美他嗪联合运动康复治疗老年慢性心力衰竭的疗效分析. 重庆医学，2016，（32）：4554-4558.

[103] 陈宣兰，江华，钟一鸣，等. 步行运动训练在冠心病心力衰竭患者中的临床价值. 中国循环杂志，2015，30（12）：1170-1172.

[104] 张进，丁立群，范洁，等. 运动康复治疗对慢性稳定性心力衰竭患者运动耐力、心肺功能及生活质量的影响. 中国循环杂志，2017，32（11）：1099-1103.

[105] 丁立群，张云梅，张进，等. 运动康复治疗对射血分数保存心力衰竭患者运动耐力、舒张功能和生活质量的影响. 临床心血管病杂志，2017，33（9）：846-850.

[106] 桑林，刘卓，郎芳，等. "太极康复操"对老年冠心病慢性心衰患者心脏功能及生活质量的影响. 中国老年学杂志，2015，35（14）：3957-3958.

[107] 桑林，刘卓，田瑗，等. "太极康复操"对老年冠心病慢性心衰患者血浆血管紧张素 II 及脑钠肽水平的影响. 中国老年学杂志，2015，35（16）：4599-4600.

[108] 杨献军，黄飞翔，时永超，等. 健身操训练对慢性心力衰竭患者运动耐量的影响. 中华护理杂志，2015，50（2）：193-197.

[109] Chen X, Jiang W, Lin X, et al. Effect of an exercise-based cardiac rehabilitation program "Baduanjin Eight-Silken-Movements with self-efficacy building" for heart failure (BESMILE-HF study) : study protocol for a randomized controlled trial. Trials, 2018, 19 (1) : 150.

[110] 唐东兴. 动态抗阻力运动训练对慢性心力衰竭并终末期肾病患者生活质量的改善作用. 山东医药，2015，55（31）：46-48.

[111] 马金，张艳，裴玮娜. 心舒宁胶囊联合康复训练治疗老年慢性心力衰竭的临床研究. 中国临床药理学杂志，2017，33（20）：2005-2008.

［112］中华医学会心血管病分会. 慢性心力衰竭诊断治疗指南. 中华心血管病杂志，2007，35（12）：1076-1095.

［113］罗永丽，王洪雄，李东霞，等. 分级运动康复对老年慢性心力衰竭患者心功能及生活质量的影响. 中国老年学杂志，2017，37（24）：6064-6066.

［114］陈航，刘童，王浩，等. 慢性心力衰竭患者标准有氧训练与组合式训练的效果比较. 重庆医学，2015，44（24）：3370-3373.

［115］史珣瑜，徐静娟，吴文君，等. 快吸慢呼训练对提高慢性心力衰竭患者运动耐力的效果观察. 中华护理杂志，2016，51（10）：1161-1165.

［116］张静，侯丽萍，耿慧，等. 有氧运动强度对慢性心力衰竭患者运动耐力的影响. 医学与哲学（B），2018，39（1）：30-33.

［117］刘永政，张双，王楠，等. 运动康复治疗对合并肾功能不全的慢性心力衰竭患者心功能及生活质量的影响. 临床心血管病杂志，2017，33（1）：54-57.

［118］余惠霞，来桂英，陈冬梅. 老年患者肺部感染合并心力衰竭的早期护理措施研究. 中华医院感染学杂志，2015，28（9）：2041-2043.

［119］孙强，王宝英，王庆胜，等. 心力衰竭疾病管理对患者预后的影响. 临床心血管病杂志，2017，33（2）：165-168.

［120］孙强，王宝英，王庆胜，等. 院外多学科干预随访对慢性心力衰竭预后的影响. 临床心血管病杂志，2016，32（9）：934-938.

［121］Chen Y, Funk M, Wen J, et al. Effectiveness of a multidisciplinary disease management program on outcomes in patients with heart failure in China：A randomized controlled single center study. Heart Lung, 2018, 47 (1)：24-31.

［122］Hu X, Dolansky MA, Su Y, et al. Effect of a multidisciplinary supportive program for family caregivers of patients with heart failure on caregiver burden, quality of life, and depression：A randomized controlled study. Int J Nurs Stud, 2016, 62：11-21.

［123］刘玲芳，陈务贤，李高叶，等. 随访路径对出院慢性心力衰竭患者自我护理行为及生活质量的影响. 广东医学，2017，38（18）：2881-2885.

［124］傅瑜瑜，李良毅，黄丽蓉. 延续性护理可提升慢性心衰患者自我调节能力. 基因组学与应用生物学，2017，36（11）：4540-4546.

［125］朱冬敏，林征，刘洪珍，等. 延续性护理模式在慢性心力衰竭患者自我护理能力及生活质量中的应用效果. 中国健康教育，2016，32（11）：1002-1005，1014.

［126］宋孟仙，刘华，王雯霞，等. 体外心脏震波治疗对缺血性心力衰竭患者的疗效及其机制研究. 临床心血管病杂志，2016，32（9）：938-942.

［127］夏伟，卢成志. 压力反射激活疗法治疗射血分数降低心力衰竭的研究进展. 临床心血管病杂志，2016，32（8）：830-833.

［128］Mao G, Cao Y, Wang B, et al. The Salutary Influence of Forest Bathing on Elderly Patients with Chronic Heart Failure. Int J Environ Res Public Health, 2017, 14 (4)：368.

［129］寇光，尹绢，郭奕芬，等. 桑拿联合运动训练对慢性心力衰竭致认知功能障碍的影响. 重庆医学，2016，45（24）：3416-3418.

［130］杨兆华，鄂俊. 肠内外联合营养支持对老年心力衰竭并发肾功能不全患者的干预效果. 中国老年学杂志，2016，36（4）：817-819.

［131］鄂俊，杨兆华. 综合性心理干预对慢性心力衰竭合并抑郁症患者心功能及生活质量的影响. 中国老年学杂志，2016，（3）：700-701.

［132］高静，弋新，吴晨曦，等. 子午流注择时五行音乐疗法在慢性心力衰竭焦虑患者中的应用效果. 中华护理杂志，2016，51（4）：443-448.

［133］He M, Yu S, Wang L,et al. Efficiency and safety of pulmonary rehabilitation in acute exacerbation of chronic obstructive pulmonary disease. Med Sci Monit, 2015, 21：806-812.

［134］钱红英，钮美娥，韩燕霞. 2 min 步行训练对改善重度慢性阻塞性肺疾病患者自我效能的影响. 中国老年学杂志，2015，35（20）：5840-5842.

［135］任在方，张霞，侯改华，等. 太极禅对慢性阻塞性肺疾病运动能力及生活质量的影响. 中华中医药杂志，2017，35（8）：3507-3510.

［136］吴浩，顾文超，齐广生，等. 慢性阻塞性肺疾病稳定期的下肢亚极量运动康复的效果研究. 中国康复医学杂志，2015，30（10）：1029-1032.

［137］Xiao CM, Zhuang YC. Efficacy of Liuzijue Qigong in Individuals with Chronic Obstructive Pulmonary Disease in Remission. J Am Geriatr Soc, 2015, 63 (7) : 1420-1425.

［138］程玉峰，魏姗姗，何蕊. 传统华佗五禽戏对慢性阻塞性肺疾病稳定期患者临床疗效观察. 中医药临床杂志，2015，27（5）：683-685.

［139］朱正刚，陈燕. 坐式八段锦锻炼对慢性阻塞性肺疾病患者活动耐力和生活质量的影响. 中国老年学杂志，2016，36（9）：2265-2266.

［140］邓艳芳，陈锦秀. 八段锦单举式对慢性阻塞性肺疾病患者康复效果的影响. 中华护理杂志，2015，50（12）：1458-1463.

［141］张敏，徐桂华，李峰，等. 健身气功易筋经促进慢性阻塞性肺疾病稳定期患者康复. 中国运动医学杂志，2016，35（4）：339-343.

［142］李艳娇，史铁英，刘启贵. 无支撑上肢锻炼对慢性阻塞性肺疾病患者的康复效果. 中国康复理论与实践，2016，22（6）：719-723.

［143］陈文元，赖昕，谢韶东. 耐力训练结合肌力训练对慢性阻塞性肺疾病患者运动耐力及生存质量的影响. 中国康复医学杂志，2015，30（2）：152-157.

［144］黄洁，李承红. 辛伐他汀联合运动训练对慢性阻塞性肺疾病稳定期合并代谢综合征患者临床观察. 中国医院药学杂志，2015，35（9）：829-833.

［145］黄霞. 慢性阻塞性肺疾病的中医护理. 长春中医药大学学报，2015，31（1）：173-175.

［146］谭杰，罗鹏，陈宜泰，等. 门诊不同压力无创正压通气对慢性阻塞性肺疾病稳定期合并Ⅱ型呼吸衰竭肺康复影响研究. 中国实用内科杂志，2016，36（8）：671-674.

［147］胡斯明，徐晓，叶辛幸. BiPAP 无创辅助通气治疗老年慢性阻塞性肺疾病患者急性加重期合并急性左心衰的临床疗效. 中国老年学杂志，2016，36（2）：379-381.

［148］李镇，郑辉才. 无创正压机械通气治疗急性加重期慢性阻塞性肺疾病合并Ⅱ型呼吸衰竭的效果. 中国老

年学杂志，2018，38（2）：378-380.

［149］赵微微，于湘春，顾泽鑫. 无创呼吸机治疗慢性阻塞性肺疾病合并呼吸衰竭的疗效及对肺功能和血清炎症因子水平的影响. 中国老年学杂志，2017，37（17）：4329-4331.

［150］邢晓莉，黄少祥. 无创呼吸机联合体外膈肌起搏器对 COPD 稳定期合并慢性呼吸衰竭患者的疗效观察. 重庆医学，2017，46（16）：2276-2278.

［151］刘莉丽，孟建斌，王文欣，等. 纳洛酮联合无创正压通气治疗慢性阻塞性肺疾病合并呼吸衰竭的临床研究. 中国临床药理学杂志，2016，32（16）：1443-1445.

［152］任英杰，郭彩霞. 舒利迭联合无创通气对老年慢性阻塞性肺疾病合并呼吸衰竭患者肺功能和动脉血气的影响. 中国老年学杂志，2016，36（10）：2440-2441.

［153］Wu W, Guan L, Zhang X, et al. Effects of two types of equal-intensity inspiratory muscle training in stable patients with chronic obstructive pulmonary disease：A randomised controlled trial. Respir Med, 2017, 132：84-91.

［154］高天敏，周全昌，黄仕聪，等. 三球式呼吸训练器在慢性阻塞性肺疾病患者肺康复中的应用研究. 重庆医学，2015，44（32）：4514-4516.

［155］Xi F, Wang Z, Qi Y,et al. Long-term effect of respiratory training for chronic obstructive pulmonary disease patients at an outpatient clinic：a randomised controlled trial. Clin Transl Med, 2015, 4 (1)：31.

［156］陈长芳，梅桃桃，陈秀利，等. 长期最大负荷吸气肌训练改善稳定期 COPD 患者吸气肌力和生活质量. 南京医科大学学报（自然科学版），2016，36（3）：350-352.

［157］谭春苗，周向东，陈海燕，等. 呼吸指导小组对慢性阻塞性肺疾病患者呼吸康复锻炼依从性的影响. 广东医学，2016，37（20）：3146-3148.

［158］王小芳，李惠萍，何代兰，等. 多元化健康教育模式在指导慢性阻塞性肺疾病患者呼吸训练中的应用. 广东医学，2016，37（8）：1254-1256.

［159］王松慧，康俊英，周明丽，等. 老年慢性阻塞性肺病中医临床与护理对策及对 IL-1β、TNF-α 水平的影响. 中国老年学杂志，2018，38（2）：376-378.

［160］田银君，刘前桂，李金红，等. 多学科综合呼吸康复联合无创正压通气对老年重度慢性阻塞性肺疾病患者康复效果的影响. 中国老年学杂志，2017，37（14）：3539-3542.

［161］梁英，林颖. 健康教育对老年慢性阻塞性肺疾病患者自我感受负担及生活质量的影响. 中国健康教育，2016，32（11）：1036-1039，1055.

［162］罗彩凤，黄岚卉，吕妃. 菜单式健康教育在慢性阻塞性肺疾病患者中的应用. 中国老年学杂志，2017，37（21）：5427-5428.

［163］吴挺实，陈钰，梁勇. 个体化健康教育模式对改善稳定期慢阻肺患者行为和生活质量的作用. 中国健康教育，2017，33（9）：855-858.

［164］钟心，蔺红静，张学丽，等. 同伴教育联合心肺康复对老年慢性阻塞性肺疾病患者生存质量的影响. 中国老年学杂志，2017，38（13）：3274-3276.

［165］滕月玲，李香玉，程丽娜. 延续性护理对老年哮喘 - 慢性阻塞性肺疾病重叠综合征患者生活质量的影响. 广东医学，2017，38（16）：2586-2588.

［166］陈贵华，吴松亮，罗晓庆，等. 微信平台在慢性阻塞性肺疾病患者延伸管理中的应用. 重庆医学，

2017，46（29）：4132-4134.

［167］ Lou P, Chen P, Zhang P, et al. A COPD health management program in a community-based primary care setting：a randomized controlled trial. Respir Care, 2015, 60 (1) : 102-112.

［168］ Yuan X, Tao Y, Zhao JP, et al. Long-term efficacy of a rural community-based integrated intervention for prevention and management of chronic obstructive pulmonary disease :a cluster randomized controlled trial in China's rural areas. Braz J Med Biol Res, 2015, 48 (11) : 1023-1031.

［169］ 赵东兴，陈淑云，周玉民，等. 慢性阻塞性肺疾病社区综合防治管理平台的建立及应用效果评价. 中华结核和呼吸杂志，2017，40（2）：102-107.

［170］ 林超华. 居民呼吸健康档案采集平台设计与实现. 软件导刊，2015，14（12）：124-126.

［171］ 代科伟. 基于 Jfinal 框架的呼吸疾病临床防治研究平台的设计. 软件工程师，2015，18（9）：43-44.

［172］ 姚小芹，冯淬灵，薛广伟，等. 慢性阻塞性肺疾病环状管理的疗效评价. 北京中医药大学学报，2016，39（4）：335-340.

［173］ 刘亚康，曾斌，李新平，等. 不同频率反馈式呼吸电刺激训练对慢性阻塞性肺病患者通气效率的影响. 实用医学杂志，2016，32（6）：930-932.

［174］ 曾斌，张鸣生，刘亚康. 电刺激呼吸训练对慢性阻塞性肺疾病动态过度充气的影响. 中国康复医学杂志，2015，30（7）：699-703.

［175］ 郭艳枫，周迎，邓秋迎，等. 慢性阻塞性肺疾病急性加重期患者穴位电脑中频刺激的促排痰效果. 中国老年学杂志，2017，37（16）：4023-4025.

［176］ 姜昕，唐敏婕，杜闻媛. 穴位贴敷联合中药离子导入法对慢性阻塞性肺疾病患者生活质量的影响. 中草药，2016，47（7）：1176-1179.

［177］ 郑丽君，贾婉茹，陈琼. 老年 COPD 稳定期患者家庭氧疗分级管理的效果评价. 中华护理杂志，2017，52（10）：1241-1246.

［178］ Jia BB, Yang ZX, Mao GX, et al. Health effect of forest bathing trip on elderly patients with chronic obstructive pulmonary disease. Biomed Environ Sci, 2016, 29(3): 212-218.

［179］ 陈炼，朱哲，马立宇，等. 去脂体质量指数在稳定期慢性阻塞性肺疾病患者营养不良筛查中的应用及效度评价. 中华老年医学杂志，2015，34（4）：387-390.

［180］ 张爱丽，顾振芳，杨晶，等. 慢性阻塞性肺疾病患者血清脂联素与营养状况、炎症因子的相关性. 河北医科大学学报，2014，35（1）：59-61.

［181］ 单锡峥，杨文兰，郭健，等. 营养风险筛查与 COPD 患者预后分析. 中国实用内科杂志，2014，18（S1）：36.

［182］ 陈莉丹，邓润桃，叶琨妮，等. 护理指导营养支持治疗对慢性阻塞性肺病预后的影响. 重庆医学，2017，46（19）：2729-2730.

［183］ 李辉，杨莹. 肠内营养支持治疗在慢性阻塞性肺疾病并发呼吸衰竭病人的疗效观察. 肠外与肠内营养，2015，22（3）：164-167.

［184］ 张国玉，邹剑峰. 肠内免疫营养在慢性阻塞性肺疾病治疗中的应用. 中华医学杂志，2015，95（19）：1501-1504.

［185］ 张志成，邹剑峰. 肠内免疫营养治疗在慢性阻塞性肺疾病急性发作患者中的临床应用. 解放军医学杂志，2015，40（5）：411-414.

［186］ 吉瑜虹，赵俊平，张晓珂，等. 慢阻肺急性加重期病人肠内营养支持的临床观察. 肠外与肠内营养，2017，24（4）：237-239.

［187］ 钟孟秋，张克标，古满平. 不同肠内营养输注方式对 AECOPD 无创通气治疗病人氧疗效果的影响. 肠外与肠内营养，2017，24（4）：233-236.

［188］ 郑丽梅，李海林. 抗抑郁治疗对慢性阻塞性肺疾病患者负性情绪和生活质量的影响. 南京医科大学学报（自然科学版），2016，36（5）：623-625.

［189］ 应少聪，周向东，周丽华，等. 运动训练联合心理激励对慢性阻塞性肺疾病患者生活质量的影响. 南方医科大学学报，2013，33（9）：1312-1315.

［190］ 王小仁，梁晓萍，苏燕玉，等. 家庭功能与社会支持对慢性阻塞性肺疾病患者生存质量的影响. 重庆医学，2016，45（28）：3965-3967，3971.

［191］ 卢俊光，何明丰，张英俭. 中西结合治疗慢性阻塞性肺疾病伴呼吸衰竭40例疗效观察. 云南中医中药杂志，2015，37（4）：25-27.

［192］ 葛炎，姚红，童娟，等. 针刺疗法对稳定期慢性阻塞性肺疾病患者外周骨骼肌运动能力的影响. 中国针灸，2017，57（4）：366-371.

［193］ 刘美颖，李琰峰，仇小欢，等. 温阳化痰穴贴联合常规疗法治疗慢性阻塞性肺疾病稳定期110例临床观察. 中医杂志，2016，57（19）：1670-1673.

［194］ 郭秀婷，詹小平，金细众，等. 穴位按摩配合呼吸功能锻炼对慢性阻塞性肺疾病稳定期患者肺功能及生活质量的影响. 中国全科医学，2017，20（S2）：345-347.

［195］ 范良，卢保强，郑肇良，等. 中药沐足治疗慢性阻塞性肺疾病稳定期的临床研究. 中国中医基础医学杂志，2016，22（8）：1074-1076.

［196］ 田冲，刘玲，周建梅，等. 肺康复训练对脑卒中气管切开术后患者的疗效. 中国康复，2017，32（4）：289-292.

［197］ 田野，胡可慧，杨欢，等. 呼吸肌训练联合肌电生物反馈训练对脑卒中后吞咽功能及吸入性肺炎的影响. 康复学报，2018，28（1）：41-44.

［198］ 姜雅琴，陈金春，席向朝，等. 脑卒中偏瘫患者 Lokohelp 机器人下肢康复训练对肺功能的影响. 当代医学，2015，21（35）：149-150.

［199］ 李琳琳，郝世杰，王万宏，等. 膈肌松解技术联合吸气肌训练对脑卒中患者肺功能的影响. 康复学报，2018，28（1）：19-23.

［200］ 马頔，王维. 呼吸训练联合常规康复训练对偏瘫患者功能康复的研究. 中国康复医学杂志，2016，31（10）：1111-1116.

［201］ 吴红琴，张兰香，王速敏，等. 呼吸训练器对脑卒中患者肺功能及日常生活自理能力的影响. 江苏医药，2015，41（19）：2328-2329.

［202］ 李擎，杨坚，范利，袁文超，等. 监控下持续靶强度有氧运动对脑卒中合并冠心病患者有氧代谢能力和体质指标的影响. 中国康复医学杂志，2016，31（2）：183-188.

［203］ Shen D, Huang H, Yuan H, et al. Therapeutic efficacy of intensified walk training under the electrocardiogram telemetry in stroke induced lower limb dysfunction patients with heart failure. Int J Clin Exp Med, 2015, 8 (9) : 16599-16605.

［204］ 满慧静，宋宏颖，潘芳芳，等. 有氧功能训练对早期脑卒中患者心功能和步行能力的影响. 护理与康复，2016，8（9）：879-881.

［205］ 何卫琪，齐丽静. 早期有氧运动训练对脑卒中患者心肺功能的影响. 白求恩医学杂志，2017，15（6）：731-732.

［206］ 董剑虹. 急性高位脊髓损伤导致低血压的机制和早期康复治疗. 中国医院药学临床专集，2016，36：157.

［207］ 张启富，龙耀斌，陈在娟，等. 前庭康复训练治疗脊髓损伤后心脏和血压自主神经异常调控. 实用医学杂志，2016，32（23）：3905-3907.

［208］ 杨初燕，冯珍，王亮，等. 吸气肌训练在脊髓损伤患者中的临床应用. 中国康复医学杂志，2017，32（8）：938-940.

［209］ 解雨，祝晓迎，刘蕾，等. 早期分阶段综合性肺康复措施在颈髓损伤机械通气患者中的应用研究. 重庆医学，2017，46（15）：2048-2053.

［210］ 潘钰，徐泉，杨晓辉，等. 定量评估有氧运动对脊髓损伤患者心肺功能的影响. 中国康复理论与实践，2017，23（4）：415-419.

第十章　儿童脑性瘫痪康复进展

脑性瘫痪（cerebral palsy，CP）（以下简称脑瘫）是一组持续存在的中枢性运动和姿势发育障碍、活动受限症候群，这种症候群是由发育中的胎儿或者婴幼儿脑部非进行性损伤所致。脑性瘫痪的运动障碍常伴有感觉、知觉、认知、交流和行为障碍，以及癫痫和继发性肌肉、骨骼问题[1]。2015年1月至今，我国有关脑瘫康复的相关基础与临床研究涉及面较广，主要集中在康复治疗临床研究方面。

第一节　病因研究进展

脑性瘫痪是一组非进行性损伤所致的中枢性运动和姿势发育障碍、活动受限症候群。研究发现其发病与产前、围生期、出生后时期的先天性脑畸形 / 发育不良及脑发育完成前受到的脑损伤如脑缺血 / 缺氧、创伤、出血、感染等密切相关，是遗传因素和环境因素相互综合作用的结果。总体而言，早产、胎儿宫内发育迟缓、宫内感染和多胎分娩被认为是与脑瘫相关最常见的危险因素。

一、产前因素

1. 先天性脑畸形 / 发育不良　姜东文[2]通过研究脑瘫患儿头颅磁共振成像（magnetic resonance imaging，MRI）的方法，从影像学的角度去分析脑瘫患儿的发病机制。严格按照临床诊断和入选标准收取111例脑瘫患儿，均进行MRI检查及分析。结果显示，脑瘫患儿脑组织结构大多存在异常，脑室周围白质软化、先天脑畸形、脑萎缩、脑软化是最为常见的脑组织结构异常，且先天脑畸形中发育商（developmental quotient，DQ）极重度者最多，先天畸形是脑瘫常见的病因。

张杨萍等[3]通过回顾性分析95例确诊的脑瘫患儿临床与MRI表现，发现脑瘫患儿MRI异常表现率为90.52%，主要表现为脑室周围白质软化、先天性脑发育畸形、弥漫性或局灶性脑萎缩、基底节苍白球异常信号、髓鞘发育不良和侧脑室扩大。其中痉挛型脑瘫主要以脑室周围白质软化和先天畸形为主，偏瘫病例以脑裂畸形或脑穿通畸形及脑软化并脑萎缩多见，而不随意运动型以基底节苍白球异常信号多见，肌张力低下型和混合型脑瘫的MRI表现则多样化。

刘延华[4]对50例脑瘫患儿的颅脑CT征象进行了研究，发现CT表现异常率为88%，其中局限性或广泛性脑萎缩34例，脑积水2例，脑软化2例，透明隔囊肿2例，灰质异位1例，脑穿通畸形1例，混合型（有2种或2种以上表现）2例，表明脑结构畸形与脑瘫的发病密切相关。

韩秉艳等[5]回顾性分析了273例脑瘫患儿的临床资料与MRI检查结果，发现MRI异常表现者222例，异常率为81%，以胼胝体发育不良及脑裂畸形并灰质移位为主，脑瘫的发病中先天性脑畸形／发育不良占很重要的位置。

2. 宫内感染　宋丽丽等[6]通过新生小鼠围产期反复感染脑损伤动物模型，探讨围产期反复感染对未成熟脑发育的影响及相关机制，发现与对照组和宫内感染组相比，围产期反复感染组新生鼠脑重下降（$P<0.05$），且表现出较为明显的神经病理学改变。Western blot 结果显示反复感染组 TNF-α 和 caspase-3 的表达水平均高于宫内感染组与对照组（P 均<0.01）；而 MBP 表达量却低于宫内感染组与正常对照组（$P<0.01$）。神经行为学检测结果显示，生后 13 天时反复感染组小鼠步态反射、翻正反射与负向趋地反射完成时间均长于宫内感染组与正常对照组（P 均<0.05）。围产期反复感染加重未成熟脑组织内的炎症反应与神经细胞凋亡，是导致未成熟脑白质损伤的重要危险因素，也是脑瘫发病的重要因素。

潘广赞等[7]通过测定胎盘病理及脐血细胞因子发现，孕母绒毛膜羊膜炎患病率为 33%（28/85 例），早产儿脑损伤患病率为 46%（13/28 例）；非绒毛膜羊膜炎早产儿脑损伤患病率为 7%（4/57 例），两者患病率比较，差异有统计学意义（$\chi^2=15.84$，$P<0.05$），产妇患绒毛膜羊膜炎的早产儿脑损伤发生率明显增高，其神经发育的不良结局也远高于正常新生儿。

张玲等[8]通过在 6 月龄及 12 月龄时回访宫内巨细胞病毒（cytomegalovirus，CMV）感染患儿 480 例，发现 6 月龄患儿表现为运动、姿势及智力发育障碍 131 例，其中晨中段尿液 CMV-DNA 水平 103copies/ml 组 11 例，104copies/ml 组 63 例，$>$104copies/ml 组 57 例。12 月龄患儿确诊为脑瘫 52 例，其中晨中段尿液 CMV-DNA 水平 103copies/ml 组 3 例，104copies/ml 组 15 例，$>$104 copies/ml 组 34 例。随着 CMV-DNA 水平升高，脑瘫的发生率呈升高趋势。52 例确诊脑瘫患儿中，痉挛型双瘫 23 例、痉挛型四肢瘫 8 例、不随意运动型 5 例、肌张力低下型 3 例、混合型 13 例，混合型中表现为痉挛为主的患儿有 5 例。对 52 例脑瘫患儿行发育商测定，CMV 感染所致脑瘫者智力发育多以中重度发育迟缓为主，且随着 CMV-DNA 水平升高而加重。证明随着 CMV-DNA 水平升高，小儿脑瘫的发生率显著升高；CMV 感染所致脑瘫表现类型多样，但主要以痉挛型双瘫和痉挛型四肢瘫为主；智力发育多以中重度发育迟缓为主，并且随着 CMV-DNA 水平增高，智力缺陷程度加重。

3. 胎盘功能不足与凋亡　蔡岳鞠等[9]通过回顾性分析 171 例早产儿的临床资料，比较发现宫内发育迟缓（intrauterine growth retardation，IUGR）组校正胎龄 40 周、3 月龄、6 月龄的生长迟缓率均明显高于适于胎龄儿（approppriate for gestational age，AGA）组；校正胎龄 3 个月时格塞尔发育诊断量表（Gesell development diagnosis schedules，GDDS）各项发育商（大运动、精细动作、语言、适应性及个人社交）均低于 AGA 组；校正胎龄 6 个月时，IUGR 组精细动作及语言发育商低于 AGA 组，但 2 组大运动、适应性及个人社交发育商比较差异已无统计学意义；IUGR 组 6 月龄时体重追赶落后的患儿各项发育商均明显低于追赶理想的 IUGR 和 AGA 患儿。可知 IUGR 早产儿生后早期的生长迟缓可对早期神经发育产生不良影响，乃至发生脑瘫等疾病。

尹崇兰[10]在对 186 例新生儿进行回顾性多因素 Logistic 回归分析发现，羊水污染、妊娠期高血压疾病或子痫、胎盘异常、脐带异常、母体贫血、产程异常、母亲高龄及是否按时产检等均为新生儿缺氧缺血性脑病的影响因素（$P<0.05$），此类因素在一定程度上可对母胎血氧交换造成不利影响，从而使得胎儿宫内慢性缺氧及产时缺氧加重引起严重的急性胎儿宫内窘迫，从而引起新生儿缺血缺氧性脑病、脑瘫等的发生发展。

4. 多胎妊娠　刘振玲等[11]采用回顾性调查分析的方法，对 86 个家庭的 159 例双胎或多胎患儿进行围产期调查，同时给予 GDDS 测评，并对结果进行综合分析，结果 159 例多（双）胎儿中诊断脑瘫 106 例，脑瘫发生率为 66.7%，其中婴儿脑瘫 94 例（65.7%），康复治疗后治愈 83 例，最终脑瘫发生率为 14.5%（23/159），表明多（双）胎儿易发生早产，婴儿期脑瘫发生与伴有的高危因素呈正相关。

陈晓[12]通过回顾性分析广西南宁 1998 年登记在册的 150 806 名婴幼儿（1～6 岁）的临床资料，对引起脑瘫的产科主要因素加以分析后，发现单胎脑瘫发生率为 0.65‰，双胎发生率为 48.00‰，三胎发生率为 535.71‰；单胎、双胎和三胎发生率比较有显著性差异（$\chi^2=216.74$，$P<0.01$）。在有感染发生的 689 例中，脑瘫发生率为 110.30‰；无感染发生的 150 117 例中，脑瘫发生率为 0.17‰（$\chi^2=493.82$，$P<0.01$）。在出生体重<2000g 的 2078 例中，脑瘫发生率为 10.11‰，出生体重≥2000g 的 5350 例中，脑瘫发生率为 2.99‰，出生体重越低的新生儿脑瘫发生率较高（$\chi^2=154.15$，$P<0.01$）。可知早产儿、低出生体重儿、多胎、感染是引起脑瘫的主要因素，其中胎数越多，脑瘫发生率越高；胎龄越小、出生体重越低，脑瘫发生率越高。

黎君君等[13]对 83 例脑瘫患儿及 166 例同性别、胎龄相差不超过 1 周、出生体重相差不超过 500g 的未患有脑瘫及神经系统疾病的儿童做回顾性对照研究，在调查的 18 项可能与脑瘫发生有关的分娩前危险因素中，将 11 项纳入多因素条件 Logistic 回归分析，结果提示有类似疾病家族史（$OR=9.954$）、多胎妊娠（$OR=9.157$）、孕期入住新装修居室（$OR=3.895$）、孕母高龄（$OR=2.250$）、孕母吸烟或被动吸烟（$OR=2.247$）均为发生脑瘫的分娩前危险因素，其中家族类似病史及多胎妊娠与脑瘫发生高度相关。

5. 性别　余小塘等[14]分析了 1124 例脑瘫患儿临床资料后发现，脑瘫儿童男女比例约为 1.3：1.0，男孩明显多于女孩；张贞焕[15]在对河南省 0～6 岁的 51 266 例儿童研究中发现，所调查儿童出生性别比 1.000：1.196，筛查脑瘫患儿 120 例，男 76 例，女 44 例，脑瘫患儿男女比 1.735：1.000，河南省脑瘫患病率为 2.37‰，脑瘫患病率存在性别的显著性差异（$\chi^2=4.634$，$P=0.031$）。

但宋舜意等[16]对河南省新乡地区 1～6 岁 24 500 例儿童进行抽样调查后发现，脑瘫患病率为 2.82‰，男童患病率高于女童，性别比为 1.09：1.00，但差异无统计学意义（$\chi^2=0.139$，$P=0.709$）。

考虑到国外也有研究发现[17]暴露在同样的围生期及新生儿不利事件下，神经发育结果存在性别差异，男性儿童的脑瘫发病率为 10.7%，高于女童（7.3%）的发病率，智力发育指数低于 70 的男童占 41.9%，而女童仅占 27.1%，认为男性儿童可能比女性存在更高的先天性危险基线，但这仍需更多的研究证实。

6. 遗传因素　聂玉琴等[18]对新疆 239 例 0～6 岁脑瘫患儿进行流行病学调查时发现，脑瘫患儿维吾尔族比例高于正常儿童，近亲结婚比例也远高于正常儿童，脑瘫儿童和正常儿童的母亲近亲结婚相比较有统计学差异（$P<0.05$），推测一些脑瘫患儿可有家族遗传病史。

Hou 等[19]采用 TaqMan 等位基因识别技术，对 105 名脑瘫患者及 114 名年龄、性别和种族相匹配的健康对照组进行基因分型，用 OR 和 95%CI 去量化 TNF-α 和 MTHFR 的基因多态性与脑瘫的关联强度，结果显示，TNF-α（rs 361525）和 MTHFR（rs 9651118）与脑瘫患儿早产有显著的相关性；TNF-α（rs 1799724），和 MTHFR（rs 9651118）间相互作用与患儿脑瘫风险明显增加有关（OR 2.75，95%CI 1.23～6.13）。

Wu 等[20]将 54 名痉挛型脑瘫患儿和 28 名年龄匹配的对照者采用酶联免疫吸附试验（ELISA）检测血浆 TNF-α 以探讨 TNF-α 在痉挛性脑瘫中的作用，发现脑瘫患儿的 TNF-α 水平均高于对照组年轻人和老年人，年龄较轻的脑瘫患者血清 TNF-α 水平明显高于老年脑瘫患者。

魏慧珍等[21]将脑性瘫痪患儿和对照组儿童第 2、7、10 号外显子进行对比，发现所有儿童 GAD1 基因中第 2、7、10 号外显子均未有异常突变，GAD1 基因中第 2、7、10 号外显子在小儿脑瘫患儿中均不存在突变现象，说明小儿脑性瘫痪与其 GAD1 中第 2、7、10 号外显子之间可能无相关性，但这并不排除与其他外显子之间存在相关性。

张晶晶[22]通过对 50 例维吾尔族脑瘫患儿及 50 例维吾尔族健康儿童静脉血进行载脂蛋白 E（apoE）基因多态性检测，结果共检测出 6 种基因型，其中脑瘫患儿和健康患儿的 E3/3 基因型频率均高于其他基因型（$P<0.05$），脑瘫患儿组中 E2/4 频率高于健康儿童（$P<0.05$），推测 apoE4 会降低脑损伤后的修复和保护作用，携带 g4 等位基因的维吾尔族患儿脑瘫的发生概率较高。

汤有才等[23]经检测脑瘫患儿外周血单个核细胞 ROR-γt 基因和 Foxp3 基因的表达以探讨其对脑瘫发生发展的影响，结果发现，脑瘫患儿外周血 Foxp3 基因和 ROR-γt 基因的相对表达水平均显著高于健康儿童，重度期脑瘫患儿外周血 ROR-γt 水平明显高于轻度期和中度期，而轻度期与中度期比较无统计学意义；ROR-γt 与脑瘫疾病严重程度呈正相关，而 Foxp3 与疾病严重程度无显著相关性。脑瘫的发生与 ROR-γt 基因和 Foxp3 基因表达的升高有关，且 ROR-yt 与疾病严重程度呈正相关，提示 ROR-γt 基因和 Foxp3 基因表达可能参与了脑瘫发生的病理机制。

7. 母亲妊娠期因素　薛静等[24]通过荟萃分析 1998—2011 年关于小儿脑瘫发病母亲妊娠期主要危险因素的研究文献，纳入 18 篇文献，累计病例 11 050 例，对照 15 941 例，发现孕母高龄（≥35 岁）（OR 4.172，95%CI 1.670～10.426，$P<0.05$）、多胎妊娠（OR 8.402，95%CI 2.386～29.584，$P<0.05$）、母孕早期用药（OR 3.974，95%CI 2.217～7.123，$P<0.05$）、有害环境（OR 3.299，95%CI 1.058～10.289，$P<0.05$）、孕母反复阴道流血（OR 4.736，95%CI 1.792～12.517，$P<0.05$）、妊娠高血压综合征（OR 4.096，95%CI 2.246～7.469，$P<0.05$）与小儿脑瘫发病密切相关，而孕期感染性疾病（OR 1.238，95%CI 0.284～5.395，$P>0.05$）、进食肉类（OR 1.436，95%CI 0.382～5.393，$P>0.05$）、父亲吸烟（OR 2.376，95%CI 0.801～7.049，$P>0.05$）与脑瘫发病无明显相关。

高晶等[25]回顾性分析顺产和剖宫产分娩的 46 例淮安市脑瘫患儿母亲孕期营养状况、环境暴露及分娩情况之间的差异，发现不同分娩方式脑瘫患儿母亲接受产前检查、定期产前检查、服用叶酸增补剂、孕期服用过药物、被动吸烟、孕前月经周期紊乱、孕期经历躯体损害、孕前受到重大精神刺激、孕期营养状况比较，差异均无统计学意义（$P>0.05$）；不同分娩方式脑瘫患儿母亲长期接触有害化学因素、长期接触有害物理因素、孕期接触有害物质、孕期使用微波炉、孕期使用电磁炉、居住地附近空气污染程度、孕前后使用电脑、孕期使用复印机、孕期使用手机情况比较，差异也均无统计学意义（$P>0.05$）；不同分娩方式脑瘫患儿母亲分娩胎次、本次胎数、母亲贫血、孕周及婴儿出生时体质量比较，差异均无统计学意义（$P>0.05$）；不同分娩方式脑瘫患儿母亲居住地周围 500m 内有无污染设施比较差异有统计学意义（$P<0.05$），推测孕期居住地存在污染设施可能更易选择剖宫产，而脑瘫发生的危险因素与母亲分娩方式的选择无相关性。

8. 社会及环境因素　袁海斌等[26]通过对湘潭市 0～7 岁 179 895 名儿童进行调查研究，发现有脑性瘫痪 385 例，患病率 2.14‰，其中城市 58 277 人确诊脑瘫为 94 例，患病率为 1.61‰，农村 121 618 人确诊脑瘫为 291 例，患病率 2.39‰，农村儿童脑瘫患病率高于城市儿童，其比例农村：城市为 1.48：1.00（$P<0.01$），推测社会经济地位与脑瘫发病相关。

聂玉琴[17]通过调查新疆维吾尔自治区 239 例 0～6 岁脑瘫患儿，单因素统计学分析显示脑瘫患儿和正常儿童的母亲年龄、母亲民族、母亲职业、近亲结婚、人均家庭年收、居住地、分娩地点、父母有害物质接触史、家族有脑瘫相关疾病史、母亲孕期有相关疾病、孕期服药、孕期营养摄取差、孕前有月经紊乱、经历躯体损害、受到精神刺激、孕前有流产史、异常产史、孕期有阴道出血史、脑瘫患儿的胎数、分娩孕周中早产比例、难产的比例、产程中意外的比例、生后窒息的比例、低出生体质量的比例、脑瘫患儿新生儿期患相关疾病比较均有统计学差异（$P<0.05$），而多因素分析显示母亲年龄越小、维吾尔族、父母接触有害物质史、孕期有服药史、孕前遭受重大精神刺激、既往有异常产史、早产、难产、有产程意外、低出生体质量、新生儿期发生相关疾病是新疆维吾尔自治区小儿脑瘫发病的主要危险因素。

二、围生期因素

1. 早产和低出生体质量　李湘云等[27]对 342 例脑瘫患儿的高危因素、并发症、临床类型、影像学资料等进行回顾性分析，发现主要的高危因素依次为早产和低出生体质量，窒息、HIE 和黄疸；临床分型以痉挛型为主，其次是肌张力低下型、混合型和不随意运动型；痉挛型双瘫早产儿组高于足月儿组（$\chi^2=41.845$，$P<0.05$），肌张力低下型（$\chi^2=18.655$，$P<0.05$）和偏瘫型（$\chi^2=9.290$，$P<0.05$）足月儿组高于早产儿组；脑瘫患儿多合并智力低下、听视力障碍、癫痫等，足月儿与早产儿间无显著性差异（$P>0.05$）；84.21% 有头颅影像学（CT/MRI）异常，早产儿组脑室旁白质软化（periventricular leukomalacia，PVL）较足月儿组高（$\chi^2=69.957$，$P<0.05$）。

王笪等[28]以武警总医院功能神经外科 2012 年 10 月至 2016 年 5 月收治的 2100 例脑瘫患者为研究对象，选择等量且同年龄、性别相匹配的正常产儿作为对照组，行产前危险因素分析显示观察组早产、宫内窘迫、多胎妊娠、高龄产妇、孕期感染、妊娠高血压综合征（以下简称妊高症）及子痫等因素显著高于对照组，组间差异有统计学意义（$P<0.05$）；多因素 Logistic 回归分析结果显示早产、宫内窘迫、多胎、高龄产妇、妊娠期高血压及子痫为影响脑瘫发生的独立产前危险因素，推测脑瘫是多种危险因素共同作用的结果，产前因素在脑瘫发病中起着重要的作用，其中早产、宫内窘迫、多胎妊娠、高龄产妇、妊娠期高血压及子痫为影响脑瘫的独立产前危险因素。

2. 窒息　彭素华等[29]选择 68 例脑瘫患儿及 136 例正常儿童的临床资料做病例对照研究，发现母亲生育年龄（$\chi^2=21.250$，$P<0.001$）、家族史（$\chi^2=27.515$，$P<0.001$）、早产（$\chi^2=45.209$，$P<0.001$）、新生儿出生体质量（$\chi^2=26.608$，$P<0.001$）、新生儿窒息（$\chi^2=17.221$，$P<0.001$）、核黄疸（$\chi^2=10.667$，$P=0.001$）、缺氧缺血性脑病（$\chi^2=14.529$，$P<0.001$）是小儿发生脑瘫的危险因素。

于静等[30]通过收集 286 例新疆维吾尔族脑瘫患儿与相同年龄段的新疆维吾尔族健康儿童 572 名作比较，应用单因素 Logistic 分析显示影响脑瘫发生涉及遗传因素、产前、产时和产后的多种因素。多因素 Logistic 回归分析得出新疆维吾尔族儿童脑瘫的危险因素主要有近亲结婚（OR 3.913，95%CI

1.287～16.688，$P<0.05$）、脑病家族史（OR 14.809，95%CI 1.896～48.258，$P<0.05$）、母孕期感染（OR 4.418，95%CI 1.366～13.289，$P<0.05$）、母不良孕产史（OR 3.364，95%CI 1.426～18.355，$P<0.05$）、胎龄 32 周（OR 9.236，95%CI 1.328～24.443，$P<0.05$）、宫内窘迫（OR 7.138，95%CI 1.204～25.365，$P<0.05$）、低出生体重质量（OR 12.045，95%CI 1.299～68.214，$P<0.05$）、新生儿窒息（OR 19.565，95%CI 3.258～96.878，$P<0.05$）、新生儿重度黄疸（OR 16.923，95%CI 2.487～105.213，$P<0.05$）、新生儿缺氧缺血性脑病（OR 38.421，95%CI 4.262～125.360，$P<0.05$）。

三、出生后因素

1. 新生儿高胆红素血症　黄小玲[31]分析 273 例脑瘫患儿的临床资料，结果发现，在这些患儿中脑瘫发生高危因素主要为高胆红素血症（42.5%）、新生儿窒息（35.9%）、早产（27.5%）、低出生体质量（32.6%），且 250 例脑瘫患儿共计有 500 余种高危因素，每个患儿平均>2 个高危因素，进一步证实了脑瘫的发生与新生儿高胆红素血症等密切相关。

2. 缺血缺氧性脑病　李哲[32]在对 390 例脑瘫患儿进行高位因素调查后发现，排名前 10 位的依次是早产（59.49%）、出生低体质量（52.56%）、先兆流产（41.03%）、病理性黄疸（36.15%）、新生儿感染（28.72%）、新生儿 ABO 溶血（19.23%）、新生儿颅外伤及颅内出血（14.10%）、新生儿缺血缺氧性脑病（10.77%）、新生儿呼吸窘迫综合征（8.97%）、糖尿病（8.46%）等；具有 2 项、3 项及以上高危因素叠加患儿分别有 109 例、152 例，分别占总病例的 27.95%、38.97%。

李昭等[33]采用分层整群随机抽样方法对青海省 10 000 例儿童进行流行病学调查，发现 1～2 岁儿童中诊断脑瘫 7 例，总发病率为 3.3‰（7/2148 例），其中城市为 0，农村为 12‰（7/582 例），发病率城乡比较差异有统计学意义（$P=0.0001$）；男 5 例，女 2 例，性别比较差异无统计学意义（$P>0.05$）；1～6 岁儿童中诊断脑瘫 54 例，总患病率为 5.4‰（54/10 000 例），其中城市为 2.3‰（17/7 348 例），农村为 13.9‰（37/2652 例），患病率城乡比较差异有统计学意义（$\chi^2=49.144$，$P<0.01$）；男 31 例，女 23 例，性别比较差异无统计学意义（$P>0.05$）；早产（13 例，24.1%）、缺氧缺血性脑病（9 例，16.7%）及母亲先兆流产（8 例，14.8%）位列所有高危因素的前 3 位。

3. 感染　邓涛等[34]通过动态观察胎儿脐血、新生儿、脑瘫患儿血清 Th2 型细胞因子 IL-10 水平与脑损伤及预后的关系，发现胎儿在宫内既存在细胞毒免疫反应亢进，又存在局部体液免疫反应明显减弱，与急、慢性宫内感染所致的缺氧缺血性脑损伤、与宫内缺氧缺血、围产期感染有关；IL-10 在发挥抗炎效应的同时，其内源性消耗量超过合成量所致，这是脑瘫发生、发展的关键环节。

4. 其他　除上述原因外，孕期营养代谢障碍、新生儿严重低糖或糖代谢障碍、新生儿败血症、化脓性脑炎、颅内出血、癫痫等均可导致脑瘫的发生，但国内对其研究尚起步，缺少有效文献支持。

四、问题与展望

目前国内对脑瘫发病的研究主要集中在脑的缺血缺氧、创伤、出血、感染、多胎妊娠、早产、宫内发育迟缓、遗传因素上，而对社会环境因素、辅助生殖技术等与脑瘫的相关性研究不多，部分研究者的研究缺乏科学的统计学方法，且基础研究偏少，临床回顾性研究偏多，缺乏多中心、大样本的双盲对照试验，对脑瘫遗传学相关因素的研究尚处初级阶段，与国际水平还有一定的差距。未来对脑瘫病因学的研究应转入胚胎发育生物学及分子生物学领域，重视对孕期孕母相关的环境、遗传因素及相关疾病等多种因素的探讨，从而降低脑性瘫痪发病率，提高人口质量。

（李海峰　阮雯聪　李晓捷）

参考文献

［1］ 中国康复医学会儿童康复专业委员会. 中国脑性瘫痪康复指南（2015）：第一部分. 中国康复医学杂志，2015，30（7）：747-754.

［2］ 姜东文. 脑瘫患儿头颅 MR 与病因、智能发育相关性研究. 中国医疗器械信息，2017，23（7）：65-66.

［3］ 张杨萍，王艳华，刘春明. 颅脑 MRI 检查在儿童脑性瘫痪的诊断价值. 医药前沿，2015，5（5）：22-23.

［4］ 刘延华. 50 例小儿脑性瘫痪 CT 诊断与临床分析. 医药卫生：文摘版，2016，（3）：24.

［5］ 韩秉艳，王皓，邓佳敏. 小儿脑性瘫痪的危险因素与 MRI 检查结果分析. 中国临床医学影像杂志，2016，27（2）：87-89.

［6］ 宋丽丽，黄志恒，裴益玲，等. 围产期反复感染对未成熟鼠脑发育的影响. 中国当代儿科杂志，2014，16（12）：1260-1264.

［7］ 潘广赟，杨明，莫坤梅，等. 宫内感染与早产儿脑损伤的关系. 中华实用儿科临床杂志，2011，26（5）：363-364.

［8］ 张玲，王刚，赵晓科，等. 宫内巨细胞病毒感染与小儿脑性瘫痪临床特征的关系. 山东医药，2016，56（44）：51-52.

［9］ 蔡岳鞠，宋燕燕，黄志坚，等. 宫内发育迟缓早产儿生后生长迟缓对早期神经发育的影响. 中国当代儿科杂志，2015，17（9）：893-897.

［10］ 尹崇兰. 新生儿缺血缺氧性脑病发生的相关危险因素研究. 中国妇幼健康研究，2017，28（6）：630-631.

［11］ 刘振玲，何爽，陈芳，等. 双（多）胎儿发生脑瘫的相关因素调查分析及早期干预对预后的影响. 中国临床新医学，2013，6（9）：857-860.

［12］ 陈晓. 小儿脑性瘫痪和产科相关因素的研究. 中国妇幼健康研究，2013，24（5）：760-761.

［13］ 黎君君，曾理. 小儿脑瘫分娩前危险因素的病例对照研究. 广西医科大学学报，2015，32（3）：429-431.

［14］ 余小塘，刘国荣，李春怡. 1124 例脑性瘫痪儿童临床分析. 中国民康医学，2015，27（3）：56-57.

［15］ 张贞焕. 河南省小儿脑性瘫痪流行特征及防治现状. 郑州大学，2013.

［16］ 宋舜意，赵卫东，王家勤，等. 河南省地区 1～6 岁小儿脑性瘫痪流行病学调查. 中华实用儿科临床杂志，2014，29（6）：451-454.

［17］ Hintz SR, Kendrick DE, Vohr BR, et al. Gender differences in neurodevelopmental outcomes among extremely preterm, extremely-low-birthweight infants. Acta Paediatr, 2006, 95 (10) : 1239-1248.

［18］ 聂玉琴，许菊芳，木塔力甫·努热合买提，等. 小儿脑性瘫痪相关因素分析. 山东医药，2017，57（47）：

47-49.

[19] Hou R, Ren X, Wang J, et al. TNF-α and MTHFR Polymorphisms Associated with Cerebral Palsy in Chinese Infants.. Mol Neurobiol, 2016, 53 (10) : 1-6.

[20] Wu J, Li X. Plasma Tumor Necrosis Factor-alpha (TNF-α) Levels Correlate with Disease Severity in Spastic Diplegia, Triplegia, and Quadriplegia in Children with Cerebral Palsy. Med Sci Monit, 2015, 21 : 3868-3874.

[21] 魏慧珍，尚清. 小儿脑性瘫痪与 GAD1 基因相关性研究分析. 山西职工医学院学报，2017，57（3）：15-17.

[22] 张晶晶. 载脂蛋白 E 基因多态性与新疆维吾尔族脑瘫患儿相关性研究. 临床医药文献电子杂志，2016，3（49）：9733-9733.

[23] 汤有才，魏明. 脑瘫患儿外周血转录因子 ROR-yt 与 Foxp3 的表达. 医药论坛杂志，2016，37（9）：106-107.

[24] 薛静，陈立章，薛蕾，等. 小儿脑性瘫痪母亲妊娠期危险因素的 Meta 分析. 中国当代儿科杂志，2013，15（7）：535-540.

[25] 高晶，王莉娜，赵斌，等. 脑性瘫痪患儿母亲分娩方式相关影响因素研究. 中国全科医学，2013，16（24）：2813-2815.

[26] 袁海斌，成连英，王利，等. 小儿脑性瘫痪患病率及高危因素的城乡差别. 中国组织工程研究，2005，9（11）：160-161.

[27] 李湘云，宋宗先，栗艳芳. 小儿脑性瘫痪临床特征分析. 中国实用神经疾病杂志，2012，15（4）：13-15.

[28] 王笄，程洪斌，王晓东，等. 2100 例脑性瘫痪患者的临床特征及产前危险因素分析. 中华灾害救援医学，2018，6（1）：24-29.

[29] 彭素华，李静，吴樊，等. 68 例小儿脑性瘫痪的危险因素分析. 中华全科医学，2016，14（7）：1163-1165.

[30] 于静，唐久来. 新疆维吾尔族儿童脑性瘫痪发生的危险因素分析. 中国儿童保健杂志，2017，25（9）：876-878.

[31] 黄小玲，张炎华，刘文静，等. 273 例脑性瘫痪患儿临床资料回顾性分析. 现代医院，2012，12（7）：41-44.

[32] 李哲，王和强，刘兵，等. 390 例小儿脑瘫高危因素分析及干预对策. 当代医学，2015，21（18）：5-6.

[33] 李昭，王雪君，杨发文，等. 青海省小儿脑性瘫痪流行特征及规范化防治状况. 中华实用儿科临床杂志，2017，32（5）：374-376.

[34] 邓涛，何善辉，钱涪屏，等. 血清 IL-10 水平与脑损伤及预后的关系以及 NDT 对其的影响. 海南医学院学报，2015，21（10）：1418-1421.

第二节　康复评定研究进展

小儿脑瘫的评定是脑瘫患儿康复的重要环节，通过评定可以全面了解脑瘫患儿的生理功能、心理功能和社会功能，对于分析患儿运动功能状况、潜在能力、障碍所在，为设计合理的康复治疗方案、判定康复治疗效果提供依据。

一、全身运动评估

全身运动（general movements，GMs）评估是一种观察胎儿至 4～5 月龄婴儿的自发运动以预测其神经发育结局的评估方法。

（一）有效性与安全性

门光国等[1]探讨了婴幼儿早期（出生后 20 周内）GMs 不安运动阶段质量评估对婴幼儿神经系统疾病的预测价值。研究利用数据库检索到 2015 年 12 月前发表的相关文献，共有 16 篇文献纳入研究并进行 Meta 分析。结果 16 篇文献 QUADAS 评分 ≥ 10 的有 8 篇，临床特征等信息差异均无统计学意义（$P > 0.05$）。GMs 不安运动阶段质量评估对神经系统发育不良结局（包括脑瘫）的预测分析显示，敏感度、特异度、阳性似然比（PLR）、阴性似然比（NLR）和诊断比值比（DOR）分别为 78%、93%、11.26、0.24 和 55.43；SROC 曲线表明敏感度和特异度最佳结合点的 Q 值为 0.8522，AUC 值为 0.9190。GM 不安运动阶段质量评估对脑瘫的预测分析显示，敏感度、特异度、PLR、NLR 和 DOR 分别为 91%、94%、12.91、0.12 和 133.66，SROC 曲线表明敏感度和特异度最佳结合点的 Q 值为 0.9185，AUC 值为 0.9692。结果表明，GM 不安运动阶段质量评估是预测婴幼儿神经系统疾病的一种有效方法，但不推荐单独使用。

帖利军等[2]通过拍摄 35 例新生儿/小婴儿的 GMs 视频录像分析婴儿 GMs 质量评估的重测信度。视频录像由同 1 位有欧洲 GMs Trust 评估资质的评估者间隔 3 个月评估 2 次，比较 2 次 GMs 评估结果的百分比一致性和 kappa 系数。结果表明，GMs 质量评估有良好的稳定性，适合在医疗机构推广应用。

（二）对早产儿的评估

林星谷等[3]探讨了 GMs 质量评估对不同孕周分组的早产高危儿神经发育结局的预测效度。研究按照妊娠 28～31＋6 周、32～33＋6 周、34～36＋6 周将 180 例研究对象分为 A、B、C 3 组，分别进行扭动运动阶段 GM 和不安运动阶段 GM 评估。通过临床诊断方法和 GDDS，评估随访对象 12 月龄的运动发育结局，比较 GM 评估在不同孕周分组中的预测效度。结果显示，运动发育结局有 133 例发育正常，47 例发育迟缓，其中 10 例脑瘫。对于运动发育异常的预测效度，扭动运动阶段 GMs 敏感度 40.4%、特异度 90.2%、阳性预测值 59.4% 和阴性预测值 81.1%；不安运动阶段 GMs 敏感度 27.7%、特异度 99.2%、阳性预测值 92.9% 和阴性预测值 79.5%。不同孕周分组间的 GMs 评估检出率无显著性差异（$P = 0.610$，$P = 0.765$，$P = 0.290$）。结论表明，GMs 评估特异性和阳性预测值中，不安运动缺乏的评估最高；其次是痉挛-同步性。GMs 评估中不安运动缺乏及痉挛-同步性更能够准确区分运动发育结局有无异常。GMs 评估对 28～36＋6 周的早产儿神经运动发育异常检出率无显著性差异。

刘芸等[4]观察了全身运动质量评估结果在早产儿超早期康复处置方案指标制定中的应用。研究纳入93例早产儿进行随访，随访时间为出生后6个月（纠正后月龄）内每个月检查1次，6个月以后每2~3个月检查1次，发现异常情况增加检查次数。将研究时间点位2个月、4个月、6个月、12个月和18个月（纠正胎龄达40周）的随访资料计入研究记录表。GMs的记录次数：至少2次，扭动阶段和不安阶段各1次，即扭动阶段在出生后至足月后9周龄内至少记录1次，在足月后9~22周龄至少记录1次；每次记录约15分钟。结果扭动阶段GMs评估36例异常，其中，痉挛－同步性11例，其他异常25例；不安阶段13例异常，其中，不安运动缺乏9例，不安运动混乱4例；随访到18个月时，发育结局异常10例，脑瘫8例，中枢性发育落后（central developmental delay，CDD）2例，如以痉挛－同步性或不安运动缺乏，直接提示脑瘫或CDD的异常率极高。结果表明：GMs质量评估结果可作为早产儿制定早产儿超早期康复处置方案依据，分级康复模式具有实践指导性。

焦晓燕等[5]将GMs家庭录像应用于早产儿评估中，为早产儿神经发育随访探索更简便的GMs评估应用模式。研究方法依据GMs标准录像的标准由家长在家里摄录，通过网络传至当地省妇幼机构评估，对于正常者当地随访，每3个月省妇幼机构神经运动评估；异常者省妇幼机构随访和康复干预指导，家庭或当地妇幼机构早期干预，建立三级随访。共对67例家庭GMs录像评估，扭动阶段61例，不安阶段67例，34例评估结果可疑和异常者接受早期康复干预，3例转至专业康复机构。结果表明用GMs家庭录像评估对早产儿进行随访，更经济、方便、实用，适合在经济欠发达省份对高危儿开展早期筛查随访。

梁树艺等[6]对双胎多胎早产儿这类高危儿进行随访观察，研究不安运动阶段全身运动评估对双胎多胎早产儿运动发育结局的预测效度。研究纳入接受全身运动评估并定期随访至1周岁的双胎多胎早产儿共53例，采用标准化的录像设施，根据Gestalt知觉对不安运动进行评估，区分出正常（NF）和异常不安运动（F-或AF）。随访双胎多胎早产儿到1周岁时，应用Peabody运动发育量表2（PDMS）对其运动能力进行评估，得出粗大运动发育商（GMQ）、精细运动发育商（FMQ），运动发育结局判定为脑瘫、运动发育迟缓和运动发育正常三类。结果表明，在双胎多胎早产儿的运动发育随访中，可以采用不安运动阶段GMs评估作为早期预测指标。

（三）对高危儿的评估

王卉等[7]探讨了GMs质量评估技术在高危儿管理中的应用价值。研究纳入74例进行系统体格检查（体检）的早产儿和低体重儿进行GM质量评估并随访至18月龄。结果显示，参加GMs质量评估的74例高危儿中完成第一阶段的46例，正常12例，占26.09%，可疑和异常34例，占73.91%；完成第二阶段28例，正常24例，占85.71%，可疑和异常4例，占14.28%。随访至18月龄，发现1例大运动发育迟缓。结果表明，在高危儿中应用GMs质量评估进行早期筛查，可以发现并早期预测动作发育迟缓，能做到早筛查、早诊断、早干预，最大限度地降低残疾儿童的发生，提高儿童健康素质。

尹欢欢等[8]探讨了GMs细化评估的信度。研究纳入接受GMs评估的87例高危儿的90个录像，周龄在34~58周之间。由评估者采用"早产儿和足月儿全身运动细化评分表"和"3~5月龄婴儿细化评分表"进行评分，获得GMs评估的最优性评分。计算不同评估者间和同一评估者2次评估间的组内相关系数（ICC 值）。结果显示，扭动阶段 GMs 细化评估评估者间总项目分的信度 ICC 值为 0.941，各亚类分的信度 ICC 值为 0.881～0.933；2 位评估者总项目分的重测信度 ICC 值分别为 0.983 和 0.879，各亚类分的重测信度 ICC 值为 0.876～0.943。不安阶段 GMs 细化评估评估者间总项目分的 ICC 值为 0.976，各亚类分的信度 ICC 值为 0.819～0.909；2 位评估者总项目分的重测信度 ICC 值分别为 0.955 和 0.959，各亚类分的重测信度 ICC 值为 0.588～0.905。结果表明，GMs 细化评估具有良好的评估者间信度和重测信度，可以应用于高危儿运动发育随访的临床工作之中。

胡旭东等[9]探讨了 GMs 评估技术在高危儿神经发育随访中的应用价值。研究纳入 245 名高危儿为研究对象，对其进行临床标准化 GMs 质量评估录像记录，并于 3、6、9 月龄作 Amiel-Tison 52 项神经运动检查。其中有 201 例 GMs 预测正常的婴儿在 12 月龄时，有 9 例诊断为脑瘫，有 6 例判定为运动发育迟缓，其余同步作神经运动检查均正常。44 例 GMs 预测脑瘫在 12 月龄有 38 例诊断为脑瘫，有 4 例判定为运动发育迟缓，有 2 例判定为运动发育正常。结果表明，GMs 评估技术安全、可靠，在 3 月龄内能早期鉴别脑瘫等严重的神经发育障碍，但不能预测生长发育迟滞等轻微神经发育功能障碍。

张莉等[10]探讨了 GMs 质量评估在高危新生儿脑瘫发生中的早期预测价值。研究纳入 80 例新出生并接受治疗与随访的高危新生儿为研究对象，应用数码摄像机记录并评估 GMs，应用 GDDS 发育量表评估患儿运动发育。结果 80 例高危患儿中，GMs 扭动阶段预测结果为：65.00%（52/80）为正常，其中 31.25%（25/80）为单调运动（PR）、3.75%（3/80）为痉挛-同步（S）；不安运动阶段 96.25%（77/80）为正常。GDDS 测评结果显示，71.25%（57/80）为正常，25.00%（20/80）为运动发育迟缓，3.75%（3/80）为异常。结果显示，GMs 为非侵入性与干扰性检查手段，操作简便、经济，在高危新生儿中的应用可有效预测脑瘫发生，科学性高，值得临床推广应用。

（四）对极低体质量早产儿的评估

臧菲菲等[11]观察扭动运动 GMs 整体和细化评估在极低出生体质量早产儿运动发育随访中的应用，为 GMs 评估在临床的应用做进一步拓展和补充。研究纳入 2009—2014 年接受 GMs 评估和定期随访至 1 周岁以上的极低出生体质量早产儿共 50 例，以 1 周岁运动结局为金标准计算 GMs 整体评估对于运动发育结局的预测效度；采用"早产儿和足月儿 GMs 细化评分表"获得细化评估的最优性评分，采用 Peabody 运动发育量表评定 1 周岁的运动发育能力，计算两者之间相关性。结果表明，在极低出生体质量早产儿的运动发育随访中，可以采用扭动阶段 GMs 评估作为早期评估指标。

（五）对新生儿脑病的评估

陈楠等[12]探讨了 GMs 评估预测足月窒息新生儿 24 月龄时不良结局的价值。研究纳入 114 例足月窒息患儿，生后 3 个月内进行 GMs 评估。出院后随访至 24 月龄时采用贝利婴幼儿发展量表（Bayley Scales of Infant Development，BSID）测试发育商。GMs 评估结果：扭动运动阶段为单调性的有 20 例（17.5%），为痉挛性同步运动的有 7 例（6.1%）；不安运动阶段评估为不安运动缺乏的有 8 例（7.0%）；24 月龄时发育商评估结果：有不良发育学结局共 7 例（6.1%），其中脑瘫伴智力发育迟滞 6 例，智力发育迟滞 1 例。GMs 评估示扭动运动阶段单调性全身运动与 24 月龄时患儿发育结局的一致性差。痉挛性同步运动与 24 月龄时患儿发育结局的一致性较高。不安运动阶段不安运动缺乏与 24 月龄时患儿发育结局的一致性较高。结果表明，GMs 评估显示痉挛性同步运动和不安运动缺乏对窒息新生儿 24 月龄时的不良发育结局有较好的预测价值。

（六）GMs 联合其他方法对高危儿的评估

宋战义等[13]探讨了视频脑电图（video electroencephalography，VEEG）结合 GMs 评估在不同阶段对新生儿缺血缺氧性脑病神经发育结局的预测价值。研究记录了 80 例足月缺血缺氧性脑病新生儿从出生时到随访至 1 岁时的运动发育结局，其中，运动发育结局中正常 54 例（67.5%），运动发育迟缓 23 例（27.5%），脑瘫 3 例（3.75%）。结果显示，GMs、VEEG 或 VEEG 联合 GMs 对预测缺血缺氧性脑病患儿神经运动发育不良结局具有良好的一致性；不安运动阶段，VEEG 与 GMs 对 HIE 患儿神经运动发育不良结局的预测效果高于早期扭动运动阶段，随着年龄的增大而增高；对神经运动发育不良结局，VEEG 与 GMs 结合评价法优于 VEEG、GMs 单独评价法。

庞宗林[14]在比较颅脑 MRI 和 GMs 评估对于极早产儿运动发育结局的预测价值的研究中，选取 68 例在临沂市妇女儿童医院新生儿科和康复科就诊和随访的极早产儿作为研究对象，分别在纠正胎龄足月时进行颅脑 MRI 检查，纠正月龄 1 个月和 3 个月时进行 2 次 GMs 质量评估，纠正月龄 12 月时通过临床诊断及 GDDS 评估明确其运动发育结局。结果显示，这两种方法对脑瘫的预测敏感性均较高，颅脑 MRI 对运动发育结局预测的准确性最高，其特异度为 98.1%，但是其敏感度很低（43.8%），GMs 评估预测运动发育结局的敏感度很高，但其特异度相对较低。结果表明神经影像学（MRI）和功能性评估在预测极早产儿运动发育结局上有很强的互补作用。

GMs 评估作为一种非侵入性、非干扰性的手段，特别容易被家长接受，在预测神经发育学结局方面，其效度、敏感度、特异度、阴阳性预测价值均较高，可以早期预测新生儿神经发育结局，为临床干预提供参考，但是值得注意的是 GMs 评估不能作为一种确诊手段，只能作为一种补充手段，结合神经系统检查和 GMs 评估从而提高对新生儿神经发育结局的预测能力，及早地发现和干预新生儿脑病。此外 GMs 评估在注意缺陷多动障碍、唐氏综合征、孤独症等疾病也有一定应用价值，今后，随着 GMs 评估的深入研究和广泛开展，GMs 质量评估将会在临床更多的领域发挥其作用。如何促使我国更多的儿科专业工作者了解并掌握 GMs 评估是后续努力的方向。

二、新生儿神经行为测定

新生儿神经行为测定（neonatal behavioral neurological assessment，NBNA）主要用于缺氧缺血性脑病、孕期合并妊高症、高胆红素血症等高危儿的评价。

（一）有效性与安全性研究

杨海宁等[15]探讨了新生儿 268 例神经行为测评结果分析。研究纳入新生儿 268 例，由专人按照 NBNA 量表对纳入对象进行逐项测评。结果所有新生儿行为能力中安慰、一般反应、主动肌张力、被动肌张力中前臂与腘窝，原始反射中吸吮、拥抱被评为 2 分的比例均为 100%，而行为能力中对于人脸、说话的测评得 2 分的比例均低至 57.09%。NBNA 分值新生儿各分值中所占比例比较，差异均无统计学意义（P＞0.05）。26 例 NBNA 量表评分小于或等于 35 分的新生儿经复查，未见异常、缺血缺氧性脑病、颅内出血及唐氏综合征（又称 21 三体综合征）新生儿所占比例分别为 57.69%（15/26）、34.62%（9/26）、3.85%（1/26）、3.85%（1/26），不同疾病新生儿所占比例比较，差异均有统计学意义（P＜0.05）。结果表明，对新生儿进行神经行为测评，能够早期掌握新生儿的行为能力，并对其进行早期干预，促进其健康发育。

蔡桂兰[16] 探讨了新生儿行为神经测定临床的应用价值。研究纳入的足月正常新生儿 398 例及出生时窒息儿 6 例共 404 例作为观察对象，其中男 239 例，女 165 例；阴道助产分娩 355 例，剖宫产 49 例，出生体重均在 2500～4000g，于生后第 2～3 天、第 5 天、第 7 天进行 NBNA 检测。结果：早期发现颅内疾患率为 1.26%，日龄大 NBNA 评分低者颅内疾患发病率高，正常新生儿 NBNA 评分合格率明显高于颅内疾患儿。结果表明，应用 NBNA 检测方法在早期发现新生儿颅内疾患及判断预后方面具有较高的临床实用意义。

1. 新生儿 NBNA 评分相关影响因素　王静等[17] 探讨单胎足月新生儿的行为神经能力，并研究影响单胎足月新生儿神经行为能力的相关因素。研究选取 2017 年 1 月 1 日至 6 月 30 日在德阳第五医院分娩并采用 NBNA 进行神经行为评分的单胎足月新生儿 80 例，结合 NBNA 评分结果分析所选新生儿神经行为能力，并结合新生儿出生基本资料分析影响单胎足月新生儿神经行为能力的相关因素。结果所选 80 例新生儿平均 NBNA 评分为（36.11±1.05）分，神经行为正常和异常的概率分别为 90.00%、10.00%；单因素分析中，新生儿体重、胎先露部位成为影响 NBNA 评分的因素；多因素分析中，新生儿体重、产妇年龄、分娩方式、胎儿先露方位、高危儿成为影响 NBNA 评分的因素。结论影响单胎足月新生儿 NBNA 的因素涉及新生儿体重、新生儿先露方位、新生儿分娩方式、产妇年龄、高危儿等，通过产前合理干预，可以降低微脑损伤新生儿，提高新生儿 NBNA 评分。

赵燕琳等[18] 探讨了健康足月新生儿行为神经测定影响因素研究。研究选择在临汾市妇幼保健院符合纳入研究条件的足月健康新生儿 2730 例，男性 1450 例，女性 1280 例，自然分娩 1595 例，剖宫产 1135 例。纳入条件：单胎；胎龄 37～42 周；无先天畸形；无产伤；非急诊剖宫产，不伴有新生儿溶血病，无宫内窘迫、窒息、颅内出血、严重感染。新生儿生后 2 天在产科病房产妇床旁做 NBNA 测定。结果 2730 例中 NBNA 总得分无 35 分以下者，总分均在 37 分以上占 98.60%，39～40 分者占 93.11%，所占比例更高。40 分 280 例，39 分 2162 例，38 分 92 例，37 分 58 例，36 分 38 例。结果显示，NBNA 得分与出生体质量、性别、分娩方式均无关。

崔丽等[19] 分析孕期影响新生儿神经行为发育的相关因素。研究采用便利抽样的方法选取 2015 年 1 月 1 日至 12 月 31 日出生并在天津市南开区王顶堤医院建档的新生儿及其母亲 160 对。进入孕产期保健服务管理分系统，收集母亲孕期保健相关资料。将系统中的 NBNA 总评分作为评价新生儿神经行为发育水平的指标。结果孕周与 NBNA 得分呈正比，正常足月儿 NBNA 总评分＞35 分时，孕周每增加 1 周，其 NBNA 评分增加 0.41 分（95%CI 0.23～0.81）。同时，新生儿母亲大学本科以上文化程度与初中及以下文化程度相比，新生儿神经行为发育水平较高（OR 0.39，95%CI 0.20～0.79）。而对新生儿神经行为发育不利的因素（偏回归系数为正值，其 OR 值＞1）为母亲生育年龄（OR 1.2395%CI 0.95～1.52）。结论妊娠期的因素包括多维度、多方面。在孕周、母亲文化程度为新生儿神经行为发育的有利因素，母亲年龄大可增加新生儿神经行为发育异常风险。

2. NBNA 对相关疾病的监测和预后价值

（1）新生儿缺血缺氧性脑病：庄根苗等[20]探讨新生儿缺血缺氧性脑病中血清前白蛋白（PA）与 NBNA 的相关性。研究纳入重症监护室足月新生儿 24 例，其中男 11 例，女 13 例。根据 2005 年修订的缺血缺氧性脑病诊断标准和临床分度将患儿分为轻度缺血缺氧性脑病组（$n=11$）、中度缺血缺氧性脑病组（$n=9$）、重度缺血缺氧性脑病组（$n=4$）和正常足月新生儿组（正常对照组，$n=20$）；各组新生儿分别于出生后第 1、3、10 天取股静脉血，检测血清 PA 水平，并对患儿作相应的 NBNA 评分。结果表明，缺血缺氧性脑病越严重的患儿，血清 PA 和 NBNA 评分越低，通过积极对症支持治疗后，血清 PA 值和 NBNA 评分均升高，表明血清 PA 和 NBNA 评分可作为缺血缺氧性脑病早期诊断及判断预后的指标。

钱磊等[21]探讨了 NBNA 在脑损伤早期评估中的临床价值。研究选取 2015—2016 年景德镇市妇幼保健院收治的脑损伤患儿 168 例，根据 NBNA 结果分为高危异常组（$n=48$）、高危正常组（$n=52$）及正常组（$n=68$），比较 3 组患者脑损伤阳性率。结果高危异常组和高危正常组脑损伤阳性率高于正常组（$P<0.05$）。结果表明，NBNA 可早期评估新生儿脑损伤的临床效果确切，对预后康复治疗和预防治疗具有重要的临床应用和研究价值。

陈伟忠等[22]选取新生儿科收治宫内窘迫无窒息足月新生儿 68 例作为研究对象（观察组），并选择同期足月健康新生儿 50 例作为正常组。观察组所有患儿均给予对因和对症支持治疗，病情稳定后，由专业的、经验丰富的人员采用 NBNA 测定 2 组新生儿出生后 7 天、14 天、28 天的行为神经状况。观察组出生 14 天、28 天的 5 项评分和总分分别高于出生后 7 天（$P<0.05$）；正常组出生后 14 天、28 天的 5 项评分和总分与出生后 7 天相比，有所增加，但无统计学差异（$P>0.05$）；观察组出生后 7 天、14 天、28 天的 5 项评分和总分分别低于正常组 7 天、14 天、28 天的 5 项评分和总分（$P<0.05$）。结果表明，宫内窘迫会导致新生儿脑损伤，其神经发育落后于正常足月新生儿。

梁景林等[23]探讨了 NBNA 及早期干预应用于新生儿脑损伤性疾病的临床价值。研究选取 2012 年 5 月至 2014 年 5 月在住院的新生儿 468 例。选取无脑损伤的 212 例新生儿为正常组，选疑似脑损伤采取早期干预的 154 例新生儿为观察组，另选疑似脑损伤未采取早期干预的 102 例新生儿为对照组。比较 3 组新生儿行为神经评分及后遗症情况。结果干预前，正常组 NBNA 评分为（37.85 ± 1.32）分，明显高于观察组的（34.13 ± 1.58）分及对照组的（32.81 ± 1.74）分，比较差异有统计学意义（$P<0.05$）；干预后，观察组 NBNA 评分为（39.41 ± 1.23）分，明显高于对照组的（36.52 ± 1.87）分，差异有统计学意义（$P<0.05$）；观察组后遗症发生率显著低于对照组（$P<0.05$）。结果表明，NBNA 可明确了解新生儿行为能力，可及时发现易漏诊的轻微脑损伤及脑细胞发育异常患儿，早期干预可促进新生儿神经系统代偿性的恢复，降低残障发生率，值得临床推广应用。

程志琼等[24]探讨了 NBNA 在评价高压氧治疗新生儿重度窒息中的意义。研究选取重度窒息新生儿 72 例，随机分为观察组和对照组各 36 例。对照组以新生儿重度窒息的常规治疗方案进行干预，观察组在对照组干预措施的基础上，加用高压氧治疗。2 组患儿均在第 2～3 天、12～14 天、26～28 天进行 NBNA，对比 2 组新生儿神经行为测定的结果，同时对比患儿第 2～3 天及 26～28 天 NBNA 结果超过 35 分的比例。结果表明，高压氧治疗有助于纠正重度窒息新生儿的缺氧状态，提高患儿的临床治疗效果；NBNA 在新生儿重度窒息病情的判断和疗效的评估上有一定的应用价值。

（2）孕期母亲合并妊娠糖尿病：丁伟[25]探讨了妊娠期糖尿病母体与新生儿神经行为的评定与分析。研究选取 35 例妊娠糖尿病母亲的新生儿作为研究对象，设为研究组，并选取同期 35 例健康母亲的新生儿作为对照组，对 2 组新生儿神经行为进行测定，比较分析 2 组测定结果。结果研究组 22.86% 新生儿神经行为总评分≤35 分，剩余 27 例新生儿及所有对照组新生儿的神经行为总评分均在 37～40 分之间；研究组新生儿行为能力、原始反射与对照组新生儿差异无统计学意义（$P>0.05$）；研究组新生儿被动肌张力、主动肌张力、一般评估与对照组差异有统计学意义（$P<0.05$）；研究组、对照组新生儿 ABR 检查结果差异无统计学意义（$P>0.05$）。结果表明妊娠期糖尿病母体引发新生儿神经行为发育异常的风险较大，临床上需加强对该类新生儿的检测，并及时予以干预，从而尽可能低改善新生儿神经系统功能。

范伟等[26]探讨了妊娠期糖尿病母亲分娩新生儿的脐血血清 S100B 蛋白、caspase-3 蛋白含量与 NBNA 评分的相关性研究。研究选择 2015 年 1 月至 2016 年 3 月于连云港市第一人民医院产科分娩的 86 例足月新生儿为研究对象。根据母亲孕期是否合并妊娠糖尿病，将其分为妊娠糖尿病组（$n=33$）和对照组（$n=53$）。采用 ELISA 法测定 2 组新生儿脐血血清 S100B 蛋白、caspase-3 蛋白含量，并于生后第 3 天对新生儿进行 NBNA 评分。结果表明，妊娠糖尿病母亲分娩新生儿可能存在脑损伤，新生儿脐血血清 S100B 蛋白、caspase-3 蛋白可作为预判妊娠糖尿病母亲分娩新生儿脑损伤及其程度的指标。

（3）高胆红素血症：蒋琦等[27]探讨了高胆红素血症（以下简称高胆）对新生儿行为神经的影响，为早期干预治疗提供依据。研究对 125 例高胆新生儿于入院后 12 小时内及黄疸消退后与同期出生的 618 例正常新生儿在生后 3～5 天进行 NBNA 评分，并对测试结果进行分析。结果对照组 NBNA 总分均>37 分，平均（39.25±0.59）分。黄疸高峰期，高胆组 NBNA 评分低于对照组，严重高胆组 NBNA 评分显著低于对照组和普通高胆组（P 均<0.05）。在黄疸消退后，高胆组 NBNA 评分均有所上升，且对照组和普通高胆组 NBNA 评分差异无统计学意义（$P>0.05$）；严重高胆组 NBNA 评分仍显著低于对照组（$P<0.01$）。结果表明高胆红素血症对新生儿神经行为发育有影响。NBNA 检查对高胆患儿的早期诊断、早期干预、疗效观察及预后评价方面均具有一定的临床意义。

赵春华等[28]探讨了高胆对新生儿神经行为及智能发育的影响。研究选取轻中度非结合性高胆新生儿 57 例为治疗组，同期正常足月新生儿 53 例为对照组。观察 2 组干预前、干预后 1 天及出生后 7 天、14 天时血清总胆红素（TSB）水平及神经行为的变化，比较出生后 6、12 个月智能发育情况，并分析 NBNA 评分与 TSB 水平的相关性。结果干预前及干预后 1 天，出生后 7 天、14 天，治疗组 TSB 水平显著高于对照组（$P<0.05$ 或 $P<0.01$），而 NBNA 评分显著低于对照组（$P<0.01$）；治疗组出生后 14 天 NBNA 评分恢复至正常范围，但仍低于对照组（$P<0.01$）。出生后 6 个月，治疗组智能发育指数（MDI）及运动发育指数（PDI）均显著低于对照组（$P<0.01$）；出生后 12 个月，2 组 MDI 及 PDI 无显著差异（$P>0.05$）。TSB 水平与 NBNA 评分呈显著负相关（$r=-0.969$，$P=0.031$）。结果表明高胆对新生儿神经行为及智能发育均有一定影响，及早进行干预能有效逆转胆红素对中枢神经系统的损伤，加速神经行为恢复。

3. NBNA 联合其他方法　曹艳华等[29]探讨了脑干听觉诱发电位（brainstem auditory evoked

potential，BAEP）及神经行为测定在足月高危新生儿中的应用价值。研究纳入高危足月新生儿 464 例，分为窒息组 78 例（围生期窒息、未行机械通气者），高胆组 196 例（单纯黄疸，不包括溶血及合并其他感染等），新生儿肺炎组 82 例，机械通气组 36 例（不包括重度窒息后进行的机械通气），宫内感染组 46 例，合并畸形组 26 例。同期收集正常出生足月适龄新生儿 100 例作为对照组。研究采用 NBNA 和 BAEP 测定。结果显示，NBNA 和 BAEP 异常率各组有高度的一致性，两者呈正相关，各种高危因素中影响脑损伤程度越重，异常的发生率越高。这 2 种检查均能较敏感地反映出高危新生儿脑损伤的存在，BAEP 作为一种灵敏的检查手段能及早提示听觉传导通路上的损伤，而 NBNA 对脑功能损害有一个综合的评价，这些都能指导我们早期干预，两者能起着相辅相成的作用。

黄方[30]探讨了头颅 CT、B 型超声及 NBNA 在缺血缺氧性脑病的临床干预效果分析。研究纳入新生儿（缺血缺氧性脑病）患儿中选取 78 例，进行头颅 CT、B 型超声、NBNA 并进行评分。根据各项评分结果分析 3 项指标就诊断缺血缺氧性脑病的价值。结果头颅 CT、B 型超声及 NBNA 应用于缺血缺氧性脑病后，可较好地对缺血缺氧性脑病患者的病情进行评估，CT、B 型超声、NBNA 的评估结果也可作为预后的一个有力评估参考。头颅 CT、B 型超声及 NBNA 在缺血缺氧性脑病的病情评估及预后判断上作用显著，医师可正确判断病情，帮助患儿早日恢复。

NBNA 对于高危儿的预后预测有较好的特异性和敏感性，未来关注的问题应是如何更好地做好新生儿科高危儿与康复治疗的有效对接工作。

三、Alberta 婴儿运动量表

吕智海等[31]探讨了 Alberta 婴儿运动量表（Alberta infant motor scale，AIMS）指导脑瘫患儿康复治疗，评价 AIMS 在临床应用中的价值。研究将 60 例 0～18 个月脑瘫患儿，随机分为观察组和对照组各 30 例。2 组均采用常规康复治疗，观察组增加根据 AIMS 评估结果确定的康复治疗方案，每月调整一次。采用 GMFM、PDMS-2 评定进行疗效评估。结果治疗后观察组 GMFM、GMQ 得分分别为（42.85±5.15）分、（74.81±8.28）分，显著高于对照组（39.12±4.95）分、（70.50±8.05）分，差异有统计学意义（$P<0.05$）。AIMS 在评估脑瘫患儿运动功能指导康复治疗时具有一定优势，可以在临床上推广。

漆明霞等[32]探讨 AIMS 在 0～1 岁高危儿运动监测中的应用。研究选取 0～1 岁脑损伤高危儿 300 例，均接受 AIMS 量表和 Peaboby 运动发育粗大运动商（PDMS-2GMD）的评估。对 AIMS 总分、PDMS-2GMD 量表总评分进行 Spearman 相关性分析，AIMS 百分位与 PDMS-2GMD 量表评分根据 Kappa 值进行定性分析。对 2 个量表检查时间进行比较。结果 AIMS 总分与 PDMS-2GMD 量表总评分的相关系数为 0.92（$P<0.01$）；AIMS 百分位与 PDMS-2GMD 量表总评分的相关系数为 0.61。AIMS 评估时间平均（10.5±3.2）分钟，PDMS-2GMD 量表总评分评估时间平均（15.2±4.1）分钟（$P<0.05$）。结论 AIMS 与 PDMS2GM 量表总评分在 0～1 岁高危儿的运动发育监测与评估中具有较高的一致性，但是 AIMS 量表检测应用时间较短。

顾秋丽[33]探讨 AIMS 在 0～18 个月早产儿、高危儿运动发育中的应用。研究将 58 例早产儿和 45 例高危儿作为研究对象，根据纳入标准选择同期出生的 65 例正常出生儿作为对照组，对所有研究

对象均运用进行运动发育的评估并比较。结果训练后，早产儿组、危重儿组和正常出生儿组的 AIMS 评分进行对比，差异无统计学意义（P＞0.05）。结论运用对 0～18 个月早产儿、高危儿的运动发育情况进行评定，能够准确进行筛查和评估，可临床广泛应用。

林碧云等[34]探讨并分析了 AIMS 在 NICU 高危儿随访中筛查运动发育落后的应用价值。研究将符合纳入标准的患儿行 AIMS 和 Peabody 运动发育量表 - 第 2 版（PDMS-2）评估。将患儿的 AIMS 总分与 PDMS-2GMQ 进行百分位数换算，分析两者的相关性。以 6 月龄后 GMQ≥90 作为运动发育正常的参考标准，绘制 AIMS 百分位数的 ROC 曲线，计算约登指数和预测界值。进而根据所得界值分析 AIMS 预测运动发育落后的价值。结果显示，0～3 月龄的 AIMS 百分位数与 PDMS-2GMQ 百分位数相关系数（r）为 0.09（P＝0.69）；≥4 月龄两者的 r 为 0.73（P＜0.001）。与参考标准比较，形成 AIMS 百分位数的 ROC 曲线，曲线下面积为 0.929，预测界值为 P17.5。以 AIMS 百分位数＜17.5 预测运动发育落后的敏感度为 87.6%，特异度为 88.1%，阳性预测值为 65.0%，阴性预测值为 96.3%。＞3 月龄的高危儿行 AIMS 评估对识别运动发育正常有很高的预测价值，为避免对高危儿过度诊断和干预提供依据。

程冰梅等[35]探讨了 AIMS 与 GDDS 在高危儿运动功能评估中的一致性及 AIMS 在评估高危儿运动功能中的应用价值。方法 2～8 个月的 116 例高危儿均接受 AIMS 与 GDDS 评估，其中足月儿 56 例，早产儿 60 例。对 AIMS 百分位与 GDDS 大运动发育商的一致性效度分析采用 Kappa 值，并分别计算足月高危儿 AIMS 百分位与 GDDS 大运动发育商一致性效度及早产高危儿 AIMS 百分位与 GDDS 大运动发育商的一致性效度。结果表明，116 例高危儿 AIMS 百分位与 GDDS 大运动发育商的一致性为 0.62，其中在足月高危儿及早产高危儿的一致性效度分别为 0.66 及 0.53。AIMS 在高危儿粗大运动功能评估中与 GDDS 有较高的一致性，应用 AIMS 还可以更早地发现运动发育迟缓及运动发育异常。

AIMS 在评测高危儿的粗大运动功能发育时具有很高的信度；AIMS 在评测高危儿的粗大运动发育时具有较高的效度；AIMS 可以较早且敏感地发现高危儿与正常婴儿运动发育速度的不同，早产儿在矫正月龄 4 个月时，如果运动发育异于足月正常儿，应用 AIMS 进行评估即可敏感发现其运动模式的异常特点。当早产儿的运动发育水平落后于足月儿或常模数据时，有些早产儿最终的运动发育结局是正常的，故提示 AIMS 远期预测价值不高。

四、Gesell 发育诊断量表

李瑞莉等[36]探讨了《中国儿童发育量表》（4～6 岁部分）的信度和效度。研究按照纳入标准纳入了 916 名儿童，其中男童 490 名，女童 426 名对量表进行信效度检验，信度包括重测信度和内部一致性系数，效度包括建构效度和校标关联效度。结果显示，总发育商的重测信度为 0.90，大运动、精细动作、适应能力、语言、社会行为分别为 0.78、0.84、0.89、0.89、0.94。内部一致性系数：不同年龄段的总量表的 Cronbach's α 为 0.86～0.91，大运动为 0.71～0.87，精细动作为 0.63～0.83，适应能力为 0.63～0.78，语言为 0.48～0.78，社会行为为 0.47～0.73。建构效度：每个项目的因子载荷系数均在 0.3 以上。校标关联效度：与《中国修订韦氏幼儿智力量表》的 Pearson 相关系数为 0.78。《中国儿童发育量表》（4～6 岁部分）延续传承了原量表 0～4 岁部分，信效度指标符合诊断量表的要求。

石琳等[37]对425例首次诊治的高危儿进行GDDS发育量表评估进行了探讨，了解其神经心理发育情况。研究将425例脑损伤高危儿进行GDDS评估，将测得的发育商进行统计学分析。结果显示，425例患儿中约49.4%评价结果在正常范围（DQ＞75），轻度发育迟缓约为27.3%，中度发育迟缓约为12.2%，重度发育迟缓约为6.8%，极重度发育迟缓约为4.2%。缺血缺氧性脑病、病理性黄疸及早产是发生脑损伤的主要高危因素，早期高危儿（＜6月龄）在5个功能区的评价结果与≥6月龄的高危儿比较差异有统计学意义。对具有脑损害高危因素的婴幼儿进行GDDS早期评估，能够较早发现发育迟缓，并为早期干预提供依据，但是对于小婴儿而言，评估的敏感度相对较低，故需长期关注其神经发育结局。

黄田等[38]探讨分析了AIMS与GDDS在高危儿运动评估中的相关性。研究将高危儿120例及正常儿120例，均采用AIMS与GDDS发育量表进行评估，采用Kappa值对2种量表的相关性进行定性分析。结果显示，2组研究对象各体位AIMS评分及其总分比较均存在显著区别（$P<0.05$）；120例高危儿AIMS百分位与GDDS大运动发育商相关性效度为0.64。AIMS与GDDS发育量表在高危儿运动评估中的相关性较高，应用2种量表进行评估可更早地发现婴儿运动迟缓现象，预防婴儿运动发育的异常。

五、颅脑超声检查

新生儿颅脑超声技术对脑损伤的监测及对小儿后期是否可能发展为脑瘫的预判均有参考价值，因此，被广泛地用于临床各种颅脑疾病的诊断中。

（一）在足月高危儿中的应用

康波等[39]探讨应用经颅超声血流动力学及MRI诊断足月高危新生儿脑损伤的临床价值。研究将选取的100例Apgar评分低于5分的足月高危新生儿分别在出生后24小时、48小时、72小时进行超声血流动力学检查及头颅MRI检查，分析比较2组检查方法对早期脑损伤诊断价值。结果超声检查两侧大脑前动脉、中动脉收缩期峰值血流速度、舒张末期血流速度及阻力指数在高危儿出生后24小时及48小时的差异有统计学意义（$P<0.05$），但48小时与72小时比较，差异无统计学意义（$P>0.05$）；MRI检查在高危儿出生24小时与48小时差异无统计学意义（$P>0.05$），但48小时与72小时比较，差异有统计学意义（$P<0.05$）。结果表明，超声检查对足月高危新生儿早期脑损伤诊断比MRI检查灵敏，可重复检查，不需使用镇静剂，值得在临床推广使用。

（二）在新生儿颅内出血中的应用

许裕珠等[40]研究分析超声检查诊断新生儿颅内出血的应用价值。研究选择2013年1月至2014年12月在我院分娩的256例颅内出血患儿，均进行超声检查，比较新生儿颅内出血部位与危险因素的情况。结果新生儿出血部位：脑室出血的发生率显著高于脑实质、硬膜下出血，差异有统计学意义（$P<0.05$）。早产儿与足月儿相比，在颅内出血部位、脑室出血程度方面无显著差异（$P>0.05$）。超声检查可准确评价新生儿颅内出血的病情，及时为临床提供有效的治疗依据，减少患儿后遗症率及死亡率，促使颅内出血新生儿存活率得以提高。

（三）在缺血缺氧性脑病中的应用

马佳丽等[41]探讨了颅脑超声对早产儿缺血缺氧性脑病的应用价值。研究纳入100例早产儿为研究对象，按照是否存在缺血缺氧性脑病分为对照组（不存在）与观察组（存在），每组50例。2组均行颅脑超声检查。比较2组患儿出生10～12小时大脑中动脉收缩期峰值血流速度（Vs）、舒张末期血流速度（Vd）及阻力指数（RI）。结果观察组大脑中动脉Vs为（31.6±5.8）cm/s，Vd为（8.6±1.9）cm/s，RI为（0.73±0.10），对照组Vs、Vd、RI分别为（38.2±7.9）cm/s、（10.5±2.8）cm/s、0.71±0.03，2组大脑中动脉Vs、Vd比较差异有统计学意义（$P<0.05$），RI值比较差异无统计学意义（$P>0.05$）。结果表明，颅脑超声的应用可以为检查早产儿是否存在缺血缺氧性脑病提供依据，有利于发现异常，并以此为基础进行对症治疗，值得推广应用。

姜卫波等[42]探讨了新生儿缺血缺氧性脑病的超声诊断及预后评价。研究对80例临床确诊为不同程度缺血缺氧性脑病的新生儿行颅脑超声检查，根据病变累及程度进行超声分级，并动态随访观察预后。本组中，轻度缺血缺氧性脑病26例，中度34例，重度20例；超声表现为脑水肿38例，白质病变30例，颅内出血32例。出院后1个月复查，26例轻度及28例中度缺血缺氧性脑病颅脑超声检查均恢复正常，6例中度和18例重度患儿表现为不同程度脑萎缩和脑实质内囊腔样改变，其中6例表现为Ⅳ级脑白质软化，4例表现为孔洞脑，另2例重度缺血缺氧性脑病病情危重，放弃治疗。颅脑超声检查是动态观察缺血缺氧性脑病脑损伤变化过程最有效的检查手段，对临床诊断缺血缺氧性脑病及预后评估有重要的应用价值。

霍亚玲等[43]探讨了新生儿缺血缺氧性脑病的超声诊断及分度标准，为规范缺血缺氧性脑病的诊断和治疗提供临床参考。研究选取60例临床确诊为缺血缺氧性脑病的新生儿为观察组，其中轻度23例，中度24例，重度13例；40例健康新生儿为对照组，以前囟为透声窗观察大脑前动脉、大脑中动脉中央支的血流动力学变化，动态随访观察预后。结果生后24小时，缺血缺氧性脑病组Vs、Vd均明显下降，RI异常升高，与对照组比较差异显著（$P<0.05$）。48小时后轻度缺血缺氧性脑病Vs、Vd及RI接近正常或已恢复正常（$P>0.05$）。生后96小时中、重度缺血缺氧性脑病患儿Vs、Vd及RI与对照组及轻度缺血缺氧性脑病比较差异显著（$P<0.05$）。重度缺血缺氧性脑病患儿大脑中动脉中央支的Vs、Vd下降程度较中度显著（$P<0.05$），重度缺血缺氧性脑病患儿大脑前动脉的RI升高程度较中度显著（$P<0.05$）。彩色多普勒超声可动态观察缺血缺氧性脑病的变化过程，对缺血缺氧性脑病的临床诊断及评价预后有重要的价值。

（四）联合应用对新生儿颅脑疾病的诊断价值

李宏伟等[44]探讨了颅脑超声联合血清神经元特异性烯醇化酶（neuron specific enolase，NSE）、S100B及IL-6检测对早产儿脑白质损伤的诊断价值。研究选择2016年8月至2017年7月郑州市妇幼保健院新生儿科收治的经颅脑MRI检查诊断为脑白质损伤的早产儿39例为观察组，另选同期经颅脑MRI检查诊断脑白质无损伤的早产儿30例为对照组，分别于出生后1、3、7天采用全自动时间分辨荧光免疫分析系统检测血清NSE水平，双抗体夹心酶联免疫吸附试验测定血清S100B、IL-6水平，并采用颅脑超声观测脑室周围脑白质回声的变化，分析颅脑超声与 NSE、S100B、IL-6 联合对诊断早产儿脑白质损伤的敏感度、特异度和准确性。结果表明，颅脑超声、NSE、S100B 联合检测可显著提高早期诊断脑白质损伤的准确性。

吴道明等[45]总结了颅脑超声对比 MRI/CT 在新生儿颅内出血诊断中的临床应用效果。研究回顾性分析 2014 年 10 月至 2017 年 5 月临床可疑颅内出血新生儿 94 例，对所有可疑颅内出血的新生儿均行超声检查；同时行 MRI 或者 CT 检查，以 MRI 检查为主，并将颅脑超声和 MRI/CT 的诊断结果进行比较分析，以此评价颅脑超声在新生儿颅内出血诊断中的临床价值。结果：颅脑超声诊断新生儿脑室内出血敏感性优于 MRI/CT，差异有统计学意义（$P<0.05$）；MRI/CT 在其他类型脑出血的检出率高于超声检查，差异有统计学意义（$P<0.05$）。结果表明，颅脑超声在诊断新生儿颅内出血中具有极为肯定的临床价值，超声能够早期筛查高危患儿的颅内出血情况，以及便捷的病情随访观察，超声检查与 MRI 或 CT 在诊断新生儿颅内出血中可以相互补充。

元幼女[46]探究了高低频超声联合应用对新生儿颅脑疾病诊断价值分析。方法选择我院收治的 180 例新生儿（均伴随颅脑疾病）作为研究对象，均行高、低频超声联合检查，比较高、低频超声及两者联合的颅脑疾病检出率，并进行 3 个月随访。结果早产儿的超声阳性诊断率为 96.72% 明显高于足月儿的 70.69%，180 例颅脑疾病患儿，低频超声检出 61 例（33.89%）、高频超声检出 140 例（77.78%）、两者联合检出 169 例（93.89%）。颅脑疾病类型主要为脑白质病变、颅内出血、室管膜下出血/囊肿及缺氧缺血性脑病等。低频超声、高频超声检出率明显小于两者联合检出率，差异具有统计学意义（$P<0.05$）。结果表明，采取高低频超声联合诊断新生儿颅脑疾病，无辐射、操作简单、可重复性强，临床诊断效果好，为新生儿临床治疗提供可靠参考依据。

新生儿颅脑超声对早期发现脑损伤有重要价值；对于高危儿，应在生后尽早实施颅脑超声筛查，有异常者应酌情复查，观察病变结局；对≤34 周的早产儿，应常规性筛查颅脑超声，并在住院期间建议每 1~2 周进行复查；新生儿颅脑超声采用经前囟探查的扇形扫描，在超声图像近场外缘部位总会存在盲区，在脑图像的完整性方面，不及 CT 与 MRI。另外，B 型超声对直径<2mm 的极小病灶探查效果欠佳，鉴于超声技术特点的限制，必要时应结合其他影像学检查做出更全面的诊断。

六、MRI 检查

头颅 MRI 对早产儿脑损伤的多中心研究中发现脑室周围白质软化、非囊性白质损伤等是早期脑损伤导致运动迟缓的主要头颅影像学表现，特别是弥散张量成像（diffusion tensor imaging，DTI）和弥散张量纤维束成像（diffusion fensor fractography，DTT）相对于颅脑超声能更敏锐地发现神经传导束的病变且对于患儿认知、行为能力等神经发育情况具有更好的预测价值。

全莉娟[47]探讨了 MRI 及 AIMS 对脑瘫高危儿粗大运动发育的预测作用。研究选取 2012 年 2 月至 2013 年 2 月收治的 58 例脑瘫高危儿为研究对象，收治 1 周内行头颅 MRI 检查及 AIMS 评分，评价患儿脑白质异常（WMA）程度与 AIMS 评分，计算并分析 WMA、AIMS 评分及粗大运动发育的敏感性、特异性及相关性。结果 WMA、AIMS 评分及粗大运动发育均显著相关，WMA 与 AIMS 评分合并显示与粗大运动发育的相关性提高；粗大运动发育的敏感性及特异性结果中 WMA 的预测值最高。MRI 及 AIMS 评分对脑瘫高危儿粗大运动发育的预测具有较高价值。

王洁翡等[48]分析比较脑白质损伤（white matter injury，WMI）早产儿颅脑超声和 MRI 影像表现。研究回顾性分析 2016 年 1 月至 2017 年 3 月进行 MRI 及颅脑超声检查的 242 例疑似 WMI 早产患儿临床资料，分析比较 2 种检查方法检出情况及诊断价值。结果 MRI 诊断正确 226 例（93.39%），漏诊 12 例（5.56%），误诊 4 例（1.85%）；颅脑超声诊断正确 189 例（78.10%），漏诊 43 例（19.91%），误诊 10 例（4.63%）。MRI 与颅脑超声诊断的敏感度、特异度、阳性预测值比较，差异无统计学意义（$P>0.05$）；但 MRI 诊断的阴性预测值及准确率明显高于颅脑超声（$P<0.05$）。结论 MRI 及颅脑超声检查均对诊断早期 WMI 有一定意义，但 MRI 诊断准确率更高，对临床尽早干预及患儿预后均有利。

蒿景龙等[49]探究了小儿脑室周围白质软化症的临床特点及 MRI 影像学表现。研究纳入 40 例脑室周围白质软化症早产儿作为观察组，另选择 40 例正常者为对照组。观察组儿童均行常规 MRI 及弥散加权成像扫描，收集 2 组出生后 1 个月 MRI 影像资料及诊断报告，以对照组正常儿童 MRI 影像资料为参照，统计观察组小儿脑室周围白质软化症检出率、漏诊率及误诊率。同时，比较观察组和对照组影像资料中编号为 1 → 6 感兴趣区（ROI）的平均 ADC 值，总结小儿脑室周围白质软化症临床特点。结果 40 例患儿均存在不同程度的运动障碍。观察组 40 例患儿出生后 1 个月 MRI 扫描检出小儿脑室周围白质软化症 37 例（92.50%），无误诊者，漏诊率（7.50%）。小儿脑室周围白质软化症对患儿智力、运功能力影响较大，早期 MRI 弥散加权成像扫描对于该病诊断准确性较高，可为该病临床诊断提供确切的参考依据。

徐恒昀等[50]分析比较 CT 及 MRI 诊断新生儿缺血缺氧性脑病的价值。研究依据临床通用分度和影像学各自分度标准，回顾性分析 60 例缺血缺氧性脑病临床及 CT、MRI 资料，临床和影像分度符合率采用卡方检验，以 $P<0.05$ 水准为统计学差异具有显著性。结果 60 例均做了 CT 检查，其中 25 例同时行 MRI 检查。临床分度：轻度 29 例（48.3%），中度 21 例（35%），重度 10 例（16.7%）；CT 分度正常 7（11.7%）例，轻度 24 例（40%），中度 20 例（33.3%），重度 9 例（15%），显示颅内出血 21 例（35%）。缺血缺氧性脑病检出率 88.3%。CT 和 MRI 检查对缺血缺氧性脑病的早期诊断、分型及预后评估有重要价值，MRI 优于 CT；但在蛛网膜下腔出血检出方面 CT 优于 MRI。

何伟仪等[51]探讨了 MRI 在早产儿脑损伤及脑发育中的临床诊断价值及影响早产儿脑损伤的危险因素。研究选取 44 例早产儿，在纠正胎龄 40 周进行头颅 MRI 检查，并进行大脑发育成熟度的 MRI 评分。在纠正胎龄 3 月时行盖泽尔（GESELL）智能发育检测，同时结合临床危险因素分析。结果：①纠正胎龄 40 周 MRI 结果发现早产儿有脑损伤 27 例，足月儿未发现脑损伤。②早产儿脑损伤组、早产儿无脑损伤组及对照组大脑发育成熟度评分通过方差分析 3 组平均值比较有差异。③大脑发育成熟度的 MRI 评分各项评分点比较，早产儿脑损伤组与早产儿无脑损伤组在大脑卷曲程度、髓鞘化程度和胶质细胞迁移带方面得分有差异，胚胎基质残余方面得分无差异。④神经发育落后组、神经发育正常组与神经发育聪明组的大脑发育成熟度的 MRI 评分 3 组间比较有差异。⑤Logistic 多元逐步回归法分析，产前因素及产后因素中机械通气、脐带异常、生后 1 分钟 Apgar 评分低、分娩方式是早产儿发生脑损伤的高危险因素（$P<0.05$）。MRI 是评价新生儿脑损伤的有效手段，大脑发育成熟度的 MRI 评分对预测早产儿远期神经发育有重要意义；早产儿脑损伤是多种因素相互作用的结果，机械通气、脐带异常、窒息与早产儿脑损伤有密切关系。

七、贝利婴儿发展量表

叶侃等[52]探讨了贝莉婴幼儿发育量表Ⅲ（Bayley Scales of Infant and Toddler Development，BSID-Ⅲ）认知量表的信度和效度，探讨其在我国引进和使用的可行性。研究通过翻译、回译BSID-Ⅲ，将符合纳入标准的 1440 名 16 天～42 个月儿童进行 BSID-Ⅲ 认知量表测试。结果显示重测信度为 0.946；内部信度分析，Cronbach'α 系数为 0.987。校标关联效度 Pearson 相关系数为 0.93。BSID-Ⅲ认知量表有较好的信度和效度，临床上可以使用该量表评定儿童的认知水平，在我国范围内引进和应用是可行和必要的。

八、感觉统合功能评价

儿童感觉统合发展评定量表（children sensory integration development assessment scale）适用于 3 岁以上儿童的前庭功能、本体感觉功能和触觉功能等评定，可以敏感地反映出儿童的辅助感觉功能障碍。

九、语言功能评定

（一）汉语版 S-S 语言发育迟缓评定法

S-S 语言发育迟缓评定法可应用于脑瘫语言发育迟缓的评定。S-S 语言发育迟缓评定法以言语符号与指示内容的关系评价为核心，比较标准分为 5 个阶段。将评定结果与正常儿童年龄水平相比较，可发现脑瘫儿童是否存在语言发育迟缓。

梁静等[53]通过与 S-S 语言发育迟缓评定法比较，评估 GDDS 言语部分在早期语言筛查中的价值。选取 130 例儿童为研究对象，男 93 例（71.54%），女 37 例（28.26%），年龄 1.5～5.0 岁，使用 GDDS 及 S-S 语言发育迟缓评定法进行评估。结果显示：①整体一致性检验 Kappa 值 0.639（$P<0.05$），敏感度为 77.2%，特异度为 86.3%。②轻度语言发育迟缓一致性检验 Kappa 值 0.481（$P<0.05$）。③按年龄分组进行 S-S 语言发育迟缓评定法评估，2 组构成比差异有统计学意义（$P<0.05$），2 岁前表达异常为主，2 岁后理解异常比例增高。结论证实：① GDDS 可以作为较好的语言筛查工具。②在语言评估中可将 S-S 语言发育迟缓评定法和 GDDS 结合使用，前者定性，后者可用于严重程度分级。③应用 GDDS 对 2 岁前儿童进行语言筛查显示为边缘状态时，应进一步行 S-S 语言发育迟缓评定法明确。

王莹[54]探讨对言语语言障碍儿童进行语言评估的意义。运用 S-S 语言发育迟缓评定法，对 50 例可疑言语语言障碍儿童进行语言评估，对评估结果进行分析。结果显示 50 例就诊患儿中，语言发育迟缓 24 例（48%），功能性构音障碍 9 例（18%），儿童孤独症 1 例（2%），脑瘫 6 例（12%），精神运动发育迟滞 8 例（16%），听力障碍 1 例（2%），其他 1 例（2%）。对言语语言障碍患儿进行正确语言评估，对早期筛查诊断和积极干预及治疗各类儿童语言发育相关的疾病具有积极意义。

孙殿荣等[55]通过长期随访语言发育迟缓幼儿的临床结局，回顾性探讨不同结局患儿的早期发育特征，为早期诊断提供依据。对 2 岁左右语言发育迟缓的患儿进行早期 GDDS 测查及训练干预，临床随访 1.0～2.5 年，明确患儿短期结局及临床诊断，回顾性分析患儿的早期 GDDS 测查的特征。结果发现，301 例儿童完成随访研究，最终诊断发育性语言迟缓 64 例、功能性构音障碍 57 例、特殊性语言损害 51 例、孤独症或孤独症谱系障碍 68 例、智力障碍 61 例。不同疾病早期 GDDS 测查的各能区结构不均衡，其中言语能区的发育商（DQ）分数多低于其他 4 个能区，且疾病不同，言语能区与其他能区的差异不一致。婴幼儿期表现为语言发育迟缓的长期随访临床结局不同，不同结局疾病早期 GDDS 显示发育结构不同，对早期诊断及早期干预具有一定的指导意义。

（二）构音障碍评定法

构音器官检查是通过构音器官的形态和粗大运动检查确定构音器官是否存在器官异常和运动障碍。常常需要结合医学、实验室检查、语言评定才能做出诊断。

构音检查是以普通话语音为标准，结合构音类似运动对患儿的各个语言水平及异常运动进行系统评定以发现异常构音。此检查对训练具有明显的指导意义，并对训练后的患儿进行再评定价值，可根据检查结果制订下一步的治疗方案。

十、粗大和精细运动功能评定

（一）粗大运动功能分级系统

粗大运动功能分级系统（gross motor function classification system，GMFCS）是根据脑瘫儿童运动功能受限随年龄变化的规律所设计的一套分级系统，能客观地反映脑瘫儿童粗大运动功能发育情况。GMFCS 将脑瘫儿童分为 5 个年龄组，每个年龄组根据患儿运动功能表现分为 5 个级别，Ⅰ级为最高，Ⅴ级为最低，分级在 2 岁以后具有良好的稳定性。GMFCS 可以用于评定脑瘫儿童粗大运动功能发育障碍程度。GMFM 主要用于评定脑瘫儿童粗大运动状况随着时间或干预而出现的运动功能的改变，其标准相当于 5 岁以下（含 5 岁）正常儿童运动功能。GMFM 是公认的、使用最广泛的评定脑瘫儿童粗大运动功能的量表；2002 年的 GMGF-66 项评定标准是 GMGF-88 项量表通过 Rasch 分析后得出的。

（二）粗大运动功能评定量表

陈怡澎等[56]探讨了简化粗大运动功能量表（gross motor function measure，GMFM）-88，确定简化后该问卷的信度和效度，同时找出反映脑损伤患儿粗大运动状态的最佳路径。研究将 300 例脑损伤患儿（年龄 0～12 个月）及其家长参与此项研究，进行脑损伤 GMFM-88 评价。结果显示，简化后的 GMFM-88 信度为 0.96，各分量表的同质性信度 α 系数分别为卧位与翻身能区 0.88、坐位能区 0.94、爬和膝立位能区 0.93、立位能区 0.94、行走与跑、跳能区 0.86，总量表的 α 系数为 0.96。简化后的 GMFM-88 能够在 5 个维度上对某一条目总变异的解释量均不低于 0.524，5 个维度对所有总变异的解释率为 79.309%。简化后的 GMFM-88 具有较高的信度和效度，简便易行，适用于 0～12 个月的脑损伤患儿。

孙晶等[57]探究了脑瘫患儿血清 TNF-α 水平与适应性发育商（development quotient，DQ）、GMFM-88 评分相关性及临床意义。研究将 42 例脑瘫患儿作为病例组，同期选取 45 例正常儿童作为对照组。比较 2 组研究对象血清中 TNF-α、IgA、IgG 水平及 DQ 与 GMFM-88 评分情况；分析病例组患儿血清 TNF-α 与 DQ、GMFM-88 评分间的相关性。结果表明，2 组血清 IgA 及 IgG 水平比较无统计学差异（$P>0.05$），但病例组血清 TNF-α 水平显著高于对照组（$t=14.57$，$P<0.001$）；病例组 DQ 与 GMFM-88 评分显著小于对照组（$t=10.18$，$P<0.001$）（$t=14.11$，$P<0.001$）；病例组血清 TNF-α 与 DQ（$r=-0.478$，$P<0.001$）及 GMFM-88（$r=-0.538$，$P<0.001$）均呈负相关，DQ 与 GMFM-88 评分（$r=0.679$，$P<0.001$）呈显著正相关。脑瘫患儿血清 TNF-α 表达显著升高，且与 DQ 与 GMFM-88 评分均呈负相关，提示 TNF-α 水平上升伴有脑损伤加重，影响智力发育和粗大运动发育，同时粗大运动发育与智力发育具有同步性，临床应加强相关的早期干预治疗。

（三）Peabody 运动发育评定量表

杨亚丽等[58]探讨了 Peaboby 运动发育量表第 2 版（Peabody developmental motor scale，PDMS-2）量表及其配套的运动训练方案对家庭康复的指导意义，强调了家庭康复在高危儿早期康复治疗中的优越性。PDMS-2 可以针对患儿的不同情况制订出个体化康复训练方案。康复训练动作简单易懂，便于操作，使家长在亲身体验中，知道如何帮助孩子，亲眼看到孩子取得的进步和身上所蕴藏的潜力，可提高家长对治疗的兴趣和信心；将 PDMS-2 及配套运动训练方案更好地与家庭康复紧密结合起来，让康复医师、康复治疗师、康复护士及家属积极参与到孩子的康复训练中，以实现在康复治疗过程中康复医师、康复护士、康复治疗师、家属全员参与，探索"全员、全程"参与家庭康复的康复治疗模式，尽最大努力改善患儿功能，提高患儿的生活自理能力，从而减轻社会和家庭的负担。此种康复治疗模式值得推广。

梁莉等[59]探讨了 PDMS-2 评价贫血对婴儿运动发育状况的影响。研究将符合纳入标准的 100 例患儿为贫血组与之背景资料相匹配的正常婴儿为对照组，采用 PDMS-2 量表、智力发育指数（MDI）、精神运动发育指数（PDI）测定婴儿精细运动发育及智能行为发育情况。贫血纠正后对 2 组随访 1 年，再次采用上述量表进行重复测量，比较 2 组婴儿精细运动及智能发育情况。结果显示，贫血组年体质量增长率小于对照组（$P<0.05$），而 2 组身高年增长率比较无统计学差异（$P>0.05$）。贫血组入组时 MDI、PDI、PDMS-2 总分及其各维度评分均低于对照组（$P<0.05$）。随访 1 年后，贫血组 MDI、PDI、PDMS-2 总分仍低于对照组（$P<0.05$）。经相关分析可知，MDI、PDI、PDMS-2 总分与婴幼儿期血红蛋白呈正相关（$P<0.05$）。婴幼儿期缺铁性贫血可影响其运动及智力发育，贫血纠正后 1 年这一影响仍然存在，因此，家长应重视缺铁性贫血对婴幼儿生长发育的影响，降低缺铁性贫血发病率。

十一、日常生活活动功能评定

日常生活能力（ADL）指一个人为了满足日常生活的需要每天所进行的必要活动，如进食、梳妆、洗漱、如厕、穿衣等；功能性移动，如翻身、从床上坐起、转移、行走、驱动轮椅、上下楼梯等。

李国君[60]探讨了脑瘫儿童 ADL 分级社区康复管理对患儿疗效及生存质量的影响。研究将符合纳入标准的 96 例脑瘫患儿为研究对象，随机分为 2 组，每组 48 例，对照组予社区常规康复训练，观察组则根据 ADL 分级采取针对性的康复训练，疗程 10 周。比较干预前后 2 组患儿 GMFM-66 及儿童生存质量普适性核心量表（Peds QL）评分的变化。结果显示，干预后，观察组与对照组患儿的 GMFM-66 评分分别为 50.23±13.31 分、43.58±11.65 分，较治疗的 30.18±7.82 分、29.07±8.04 分有明显上升，且观察组明显高于对照组，差异均有统计学意义（$P<0.05$）；观察组和对照组患儿的 Peds QL 在生理、情感、社交方面的评分均较干预前显著提高，且观察组均高于对照组，差异均有统计学意义（$P<0.05$）。脑瘫儿童 ADL 分级社区康复管理可以明显提高康复效果，改善患儿的生存质量。

十二、问题与展望

①对脑瘫评价及预测的方法有很多，但哪种评价方法最有效、最准确尚不明确；哪些评价联合使用可以更准确地诊断和预测脑瘫也没有统一的标准。② GMs 评估在注意缺陷多动障碍、唐氏综合征、孤独症等疾病中也有一定应用价值，今后，随着 GMs 评估的深入研究和广泛开展，GMs 评估将会在临床更多的领域发挥其作用，这也是未来需要探索和验证的。③ GMs 评估的评估人员有限，如何促使我国更多的儿科和康复专业工作者了解并掌握 GMs 评估是后续努力的方向。④ NBNA 的评价多在新生儿科和儿科进行，对于预后有必要涉入康复治疗的，如何做好与康复科的对接工作也是一个需要完善的问题。⑤对于颅脑超声和高危儿 MRI 等影像学检查对颅脑损伤的诊断及预后评价方面，康复科医师应注意和加强对此方面的学习，为更准确、更全面地诊断及治疗高危儿及脑瘫的相关疾病提供帮助。⑥国内对于治疗性的评价量表的研究较少，应鼓励治疗师参与到康复治疗评价量表的研究中来，不断丰富和完善量表，为更好地预测预后及治疗提供新思路和新方法。

以上问题将是未来探索的重点，若都能得到解决和完善，一定会对脑瘫的预测、诊断和治疗提供帮助。

（庞　伟　史姗姗　李晓捷）

参考文献

［1］　门光国，王凤敏，崔英波. 全身运动不安运动阶段质量评估对婴幼儿神经系统疾病预测价值的 Meta 分析. 浙江医学，2016，38（14）：1161-1165.

［2］　帖利军，岳婕，吕敏，等. 婴儿全身运动质量评估的重测信度研究. 中国妇幼健康研究，2017，28（12）：1525-1528.

［3］　林星谷，林小苗，邹林霞，等. 全身运动质量评估预测不同孕周早产高危儿神经发育结局的效度比较. 中国康复理论与实践，2015，21（6）：683-688.

［4］　刘芸，黄高贵. 全身运动质量评估结果在早产儿超早期康复处置方案指标制定中的应用. 中国康复医学杂志，2017，32（2）：223-225.

［5］ 焦晓燕，李佳樾，石永生，等. 全身运动质量评估的家庭录像法在早产儿神经发育随访中的临床应用. 中国儿童保健杂志，2015，23（4）：436-439.

［6］ 梁树艺，臧菲菲，杨红，等. 全身运动评估对双胎多胎早产儿脑性瘫痪发育结局的预测效度研究. 第十三届江浙沪儿科学术会议暨 2016 年浙江省医学会儿科学学术会论文汇编，2016.

［7］ 王卉，朱国伟，郭雯，等. 全身运动质量评估技术在高危儿管理中的应用价值. 中国妇幼保健，2017，32（20）：5055-5057.

［8］ 尹欢欢，杨红，曹佳燕，等. 全身运动细化评估在高危儿运动发育中的信度研究. 中国儿童保健杂志，2017，25（3）：234-241.

［9］ 胡旭东，罗燕，刘晓琼. 全身运动评估在高危儿神经发育筛查中的应用. 重庆医学，2015，44（24）：3418-3419.

［10］ 张莉，贺越红，唐良卫，等. 全身运动质量评估对高危新生儿脑瘫发生的早期预测研究. 白求恩医学杂志，2016，14（5）：568-570.

［11］ 臧菲菲，杨红，曹佳燕，等. 扭动运动全身运动评估在极低出生体重早产儿运动发育随访中的应用研究. 中国儿童保健杂志，2015，23（5）：530-533.

［12］ 陈楠，温晓红，黄金华，等. 全身运动质量评估对窒息新生儿 24 月龄时不良结局的预测价值. 中国当代儿科杂志，2015，17（12）：1322-1326.

［13］ 宋战义，李沁晏，廉荣镇，等. 视频脑电图与全身运动质量评估在新生儿缺血缺氧性脑病神经发育结局中的预测价值. 湘南学院学报（医学版），2017，19（1）：1-5.

［14］ 庞宗林，尉琳琳. 颅脑 MRI 和全身运动质量评估对极早产儿的运动发育结局的预测作用. 中国儿童保健杂志，2018，26（5）：525-528.

［15］ 杨海宁，何念阳，杨坤，等. 新生儿 268 例神经行为测评结果分析. 现代医药卫生，2015，31（7）：962-966.

［16］ 蔡桂兰. 新生儿行为神经测定临床应用价值分析. 青海医药杂志，2015，45（2）：18-19.

［17］ 王静，姜娟，肖婷，等. 单胎足月新生儿神经行为 NBNA 评分相关影响因素研究. 医学信息，2018，31（6）：74-76.

［18］ 赵燕琳，侯宁. 健康足月新生儿行为神经测定影响因素研究. 山西医药杂志，2015，44（4）：428-429.

［19］ 崔丽，张燕. 孕期影响新生儿神经行为发育因素的临床研究. 中国城乡企业卫生，2018，3（3）：146-148.

［20］ 庄根苗，唐玲，臧丽娇，等. 新生儿缺氧缺血性脑病中血清前白蛋白水平与新生儿行为神经测定的相关性. 山东大学学报（医学版），2016，54（12）：37-40.

［21］ 钱磊，王美荣，石红. 新生儿行为神经测定在脑损伤早期评估中的临床价值. 临床合理用药，2018，11（3）：17，19.

［22］ 陈伟忠，王宇. 新生儿行为神经测定在宫内窘迫无窒息儿中的应用研究. 现代诊断与治疗，2015，26（5）：1154-1155.

［23］ 梁景林，杨学群，李少光，等. 新生儿行为神经测定及早期干预在新生儿脑损伤性疾病中的临床应用分析. 中国医学创新，2015，12（2）：134-136.

［24］　程志琼，黄昌洪. 新生儿神经行为测定在评价高压氧治疗新生儿重度窒息中的意义. 中国妇幼保健，2015，30（6）：894-896.

［25］　丁伟. 妊娠期糖尿病母体与新生儿神经行为的评定与分析. 糖尿病新世界，2016，19（22）：105-106.

［26］　范伟，郝丽，殷其改，等. 妊娠期糖尿病母亲分娩新生儿的脐血血清 S100B 蛋白、caspase-3 蛋白含量与新生儿行为神经测定评分的相关性研究. 中华妇幼临床医学杂志（电子版），2017,13（2），189-193.

［27］　蒋琦，赵子充，林梅芳. 高胆红素血症新生儿行为神经测定的临床研究. 现代实用医学,2016,28（11）：1429-1430.

［28］　赵春华，王欲琦. 高胆红素血症对新生儿神经行为及智能发育的影响. 实用临床医药杂志，2016，20（3）：88-90.

［29］　曹艳华，许波，王曼秋，等. 脑干听觉诱发电位及神经行为测定在足月高危新生儿中的应用价值. 实用医药杂志，2016，32（2）：126-127.

［30］　黄方. 头颅 CT、B 超及新生儿神经行为测定应用于缺氧缺血性脑病的临床干预效果分析. 中国实用神经疾病杂志，2016，19（18）：99-100.

［31］　吕智海，范艳萍，赵彦博，等. 应用 Alberta 婴儿运动量表指导脑性瘫痪患儿康复的初步研究. 中国中西医结合儿科学，2015，（6）：546-548.

［32］　漆明霞，张鸣鹤，张娟，等. Alberta 婴儿运动量表在高危儿运动发育监测中的应用研究. 当代医学，2018，23（24）：65-67.

［33］　顾秋丽. Alberta 婴儿运动量表在 0～18 个月早产儿、高危儿运动发育中的应用体会. 中国实用医药，2015，10（15）：274-275.

［34］　林碧云，危曼，邵肖梅，等. Alberta 婴儿运动量表对新生儿重症监护室高危儿出院后筛查运动发育落后的准确性研究. 中国循证儿科杂志，2015，10（2）：81-84.

［35］　程冰梅，肖华，何璐，等. Alberta 婴儿运动量表与 Gesell 发育量表在高危儿运动评估中的一致性. 广东医学，2017，38（20）：3158-3159，3163.

［36］　李瑞莉，金春华，张丽丽，等.《中国儿童发育量表》（4～6 岁部分）信度与效度研究. 中国儿科保健杂志，2015，23（9）：934-936.

［37］　石琳，卞广波，魏勤，等. 高危儿 Gesell 发育量表评估情况分析. 宁夏医学杂志，2018，40（2）：114-116.

［38］　黄田，温树才，谢露，等. Alberta 婴儿运动量表与 Gesell 发育量表在高危儿运动评估中的相关性分析. 中国医院药学杂志，2018.

［39］　康波，苏虹. 超声血流动力学与 MRI 在足月高危新生儿脑损伤诊断中的应用. 医疗装备,2017,30（7）：135-136.

［40］　许裕珠，谢纯平，廖森成，等. 超声诊断新生儿颅内出血的临床价值. 心电图杂志（电子版），2018，7（1）：81-87.

［41］　马佳丽，卢慧. 颅脑超声对早产儿缺氧缺血性脑病的临床应用价值. 现代医学影像学，2017，26（2）：461-464.

［42］　姜卫波，江艳丽，吴茹霞. 新生儿缺氧缺血性脑病脑损伤的超声诊断及预后评价. 中国中西医结合影像

学杂志，2018，16（2）：195-197.

[43] 霍亚玲，郑彬，王丹，等. 彩色多普勒超声对新生儿缺氧缺血性脑病的诊断价值. 中国超声医学杂志，2018，34（2）：101-104.

[44] 李宏伟，王洁翡，艾亮，等. 颅脑超声联合血清神经元特异性烯醇化酶、S100B 及白细胞介素 -6 检测对早产儿脑白质损伤的诊断价值. 新乡医学院报，2018，35（6）：540-544.

[45] 吴道明，叶赵蓝，张敫，等. 颅脑超声对比 MRI/CT 在新生儿颅内出血诊断中的应用效果. 现代医用影像学，2017，26（6）：1520-1522.

[46] 元幼女. 超声联合应用对新生儿颅脑疾病诊断价值分析. 医学影像学杂志，2018，28（3）：511-514.

[47] 全莉娟. 磁共振成像及发育量表对脑瘫高危儿粗大运动发育的预测作用探讨. 中国妇幼保健，2016，31（18）：3862-3863.

[48] 王洁翡，李红伟. 脑白质损伤早产儿颅脑超声和 MRI 影像表现分析. 中国 CT 和 MRI 杂志，2018，16（5）：21-23.

[49] 蒿景龙，于建奇，赵丹蕾，等. 小儿脑室周围白质软化症的临床特点及 MRI 影像学表现. 临床研究，2018，26（6）：149-151.

[50] 徐恒昀，曹和涛，徐金标. 新生儿缺血缺氧性脑病 CT 及 MRI 诊断比较. 中国 CT 和 MRI 杂志，2015，13（1）：32-35.

[51] 何伟仪，施纯媛，汪良兵，等. 早产儿脑损伤和脑发育的临床及 MRI 分析. 暨南大学学报（自然科学与医学版），2015，36（1）：62-67.

[52] 叶侃，罗晓明，金华，等. BSID-Ⅲ 认知量表在中国应用初探. 中国儿童保健杂志，2015，23（10）：1041-1043.

[53] 梁静，王朝晖. S-S 语言发育迟缓评价法与 Gesell 发育评估量表在幼儿语言评定应用中的对比. 中国儿童保健杂志，2017，25（5）：514-516.

[54] 王莹. 50 例语言门诊儿童语言评估结果分析. 养生保健指南，2017，（24）：128.

[55] 孙殿荣，李欣，张雷红，等. 语言发育迟缓儿童 301 例随访结局及早期发育特征分析. 中国儿童保健杂志，2018，26（4）：415-417.

[56] 陈怡澎，陈佐明. 粗大运动功能测试量表的简化及最优路径. 新乡医学院学报，2015，32（12）：1110-1114.

[57] 孙晶，王晓东. 脑性瘫痪患儿血清肿瘤坏死因子 - 水平与适应性发育商、粗大运动功能评估量表评分的相关性分析. 川北医学院学报，2017，32（1）：68-70.

[58] 杨亚丽，吴丽，任麦青，等. Peabody 运动发育量表第 2 版及其运动训练方案在脑瘫高危儿家庭康复中的应用研究. 中国康复医学杂志. 2017，32（6）：704-706.

[59] 梁莉，刘文龙. Peabody 运动发育量表评价贫血对婴儿运动发育的影响. 中国妇幼保健，2016，31（5）：968-970.

[60] 李国君，闫志强，李利红. 脑瘫儿童 ADL 分级社区康复管理对患儿疗效及生存质量的影响. 海南医学，2107，28（11）：1762-1764.

第三节　康复治疗研究进展

一、物理治疗

应用力、电、光、声、磁和热动力学等物理学因素来治疗患者的方法称为物理治疗（physiotherapy，physical therapy，PT）。物理治疗可以分为物理因子疗法和运动疗法。

（一）物理因子疗法在脑瘫康复中的研究进展

物理因子治疗是应用电、光、声、磁和热动力学等物理学因素结合现代科学技术方法治疗患者的方法。

1. 功能性电刺激疗法在脑瘫康复中的进展　功能性电刺激疗法（functional electrical stimulation，FES）是通过一定强度的低频脉冲电流，刺激完整的外周运动神经，诱发肌肉收缩运动来代替或矫正器官已丧失的功能。

谭丽萍等[1]探讨了 FES 对痉挛型脑瘫儿童上肢运动功能的影响。研究选取了痉挛型脑瘫儿童 60 例，随机分为常规组和 FES 组各 30 例，2 组均采用常规作业疗法训练和家庭训练，FES 组在此基础上，同时应用 FES 训练。2 组儿童分别于治疗前后采用 Peabody 运动发育量表（PDMS）中的抓握项目、精细运动能力评定表（fine motor function measure，FMFM）及改良 Barthel 指数（MBI）分别对精细运动功能和日常生活活动能力进行评估。结果显示，治疗 8 周后，2 组儿童抓握评分、FMFM 评分及 MBI 评分均较治疗前明显提高（P 均<0.05），FES 组评分高于常规组（P<0.05）。FES 训练可有效提高痉挛型脑瘫儿童上肢运动功能和日常生活活动能力。

孔艳英等[2]研究了 FES 对痉挛型双瘫型脑瘫患儿下肢功能的影响。研究将痉挛型双瘫型脑瘫患儿 30 例作为研究对象，随机分为对照组及观察组，各 15 例，2 组均进行运动训练、物理疗法和家庭训练等共 14 周。对照组在此基础上前 8 周进行步行训练，30min/d，每周 5 天；观察组在对照组基础上前 8 周应用 FES 对双下肢腓总神经进行神经肌肉电刺激（NMES）治疗。在治疗前、治疗 8 周后和 14 周后分别对 2 组患儿进行腓肠肌痉挛程度评分改良 Ashworth 痉挛等级量表（MAS）、踝关节主动背屈运动度（AROM）和 GMFM-88 的 D 区（站立）、E 区（走跑跳）评定。结果显示，治疗 8 周和 14 周后，观察组的双下肢腓肠肌痉挛程度、AROM 及 GMFM 的 D 区和 E 区评分等各项指标均优于对照组，差异有统计学意义。FES 与康复训练相结合可有效缓解痉挛型双瘫型脑瘫患儿的腓肠肌痉挛程度，增大踝关节活动范围，改善患儿站立和走跑跳运动功能。

刘跃琴等[3]探讨了 FES 联合活动平板训练对痉挛型双瘫患儿下肢运动功能的影响。研究将 60 例痉挛型双瘫型脑瘫患儿随机分为试验组和对照组，各 30 例，2 组均进行常规康复训练。在此基础上，试验组患儿佩戴功能性电刺激产品在活动平板上进行步行训练，对照组穿戴踝足矫形支具在平地上进行步行训练。结果显示，2 组患儿治疗 12 周后，踝关节 ROM 增加，GMFM 之 D 区（站立）评分提高，与治疗前相比，差异均有统计学意义（P<0.05）；2 组患儿治疗 12 周后，MAS 评分及 GMFM-88 之 E 区分值均优于治疗前（P<0.05）。治疗 12 周后，试验组的 MAS、踝关节 ROM 及

GMFM-88 之 D 区（站立）、E 区（走跑跳）等指标均优于对照组，差异均有统计学意义（$P<0.05$）。FES 联合活动平板进行步行训练能更有效地降低痉挛型双瘫患儿的下肢肌张力，增加踝关节活动度，提高下肢运动功能。

谭丽萍等[4]探讨了 FES 联合任务导向性训练对痉挛型脑瘫儿童上肢运动功能和 ADL 的影响。研究将痉挛型脑瘫儿童 60 例，随机分为任务导向性训练组和 FES＋任务导向性训练组，各 30 例，任务导向性训练组采用伸手取物、前臂旋转、对指运动、对指＋前臂旋转训练和家庭训练，FES＋任务导向性训练组在任务导向性训练及家庭训练的基础上，同时应用 FES 训练。2 组儿童分别于治疗前及治疗 8 周、12 周后，进行 PDMS 中的抓握项目、FMFMMBI 的评估和比较分析。结果显示，8 周康复治疗和 12 周康复治疗后，2 组儿童与治疗前评分比较差异均具有显著性。8 周康复治疗和 12 周康复治疗后，FES＋任务导向性训练组评分明显高于任务导向性训练组，差异具有显著性。FES 联合任务导向性的长期训练可有效提高痉挛型脑瘫儿童上肢运动功能和 ADL 能力。

2. 生物反馈疗法在脑瘫康复中的进展　生物反馈疗法（biofeedback therapy，BFT）是现代生物理治疗学的一项新技术，涉及物理学、控制论、心理学、生理学等许多学科。

张继华等[5]探讨了肌电生物反馈配合悬吊治疗对痉挛型脑性瘫痪患儿下肢肌力和 H 反射的影响。研究将符合纳入标准的 98 例痉挛型脑性瘫痪患儿，随机分为对照组与联合组，均给予常规疗法治疗，对照组加用悬吊训练，联合组加用悬吊训练＋肌电生物反馈疗法，治疗 12 周，比较 2 组治疗效果。结果显示，治疗后，2 组儿童 ADL 评分、GMFM-88 D 区和 E 区评分显著提升（$P<0.05$），改良 Ashworth 痉挛等级量表（MAS）评分、足背屈角均显著降低和综合痉挛评分量表（CSS）评分均显著降低（$P<0.05$），且联合组变化幅度大于对照组（$P<0.05$）；治疗后，联合组 H 反射潜伏期显著长于对照组（$P<0.05$），波幅和最大 H 波／最大 M 波显著小于对照组（$P<0.05$）。肌电生物反馈联合悬吊运动治疗痉挛型脑瘫患儿，可明显改善其日常生活能力、下肢运动能力、肌痉挛症状、关节活动度、肌张力和收缩性，效果显著，值得推广。

莫玲等[6]探讨了肌电生物反馈疗法在痉挛型脑瘫患儿治疗中的有效性。研究将 76 例脑瘫患儿分成 2 组，对照组 37 例采用常规综合康复治疗，观察组 39 例在对照组的基础上加予肌电生物反馈疗法。治疗前后采用小儿脑瘫 GMFM-88 对患儿站立与步行能力进行评定。结果显示，2 组患儿治疗后 GMFM 的 D、E 区功能评分均提高，差异有统计学意义（$P<0.05$）。观察组患儿的 D、E 区功能评分明显高于对照组，差异有统计学意义（$P<0.05$）。肌电生物反馈疗法对改善痉挛型脑瘫患儿站立与步行能力的治疗效果明显。

孙梅玲等[7]探讨了肌电生物反馈疗法对痉挛型脑瘫患儿粗大运动功能（GMF）的影响。研究将符合纳入标准的 88 例痉挛型脑瘫患儿，随机分为 2 组，对照组 44 例和观察组 44 例。所有患儿均给予脑循环、神经发育及中医传统疗法，观察组在对照组的基础上给予肌电生物反馈疗法。于治疗前、治疗 3 个月后，采用脑瘫 GMFM-88 对 2 组患儿的 GMF 进行评定。结果显示，经 3 个月治疗，2 组患儿的 GMF 均较治疗前明显改善（$P<0.05$），观察组 GMF 改善显著，与对照组比较，差异有统计学意义（$P<0.01$）。肌电生物反馈刺激疗法能明显提高痉挛型脑瘫患儿的 GMF，对其整体功能康复具有重要意义。

邓晓青等[8]通过观察 6 系列中肌电及压力反馈治疗仪对肌张力低下型脑瘫患儿运动功能的影

响，来探讨肌电生物反馈疗法在肌张力低下脑瘫患儿康复治疗中的应用。研究将 60 例肌张力低下型脑瘫患儿随机分为治疗组和对照组各 30 例，对照组进行传统康复技术治疗，治疗组在此基础上加用 6 系列中肌电及压力反馈治疗仪治疗。治疗前后从肌肉的硬度、肢体的摆动度、肌力、关节伸展度进行综合评价。结果显示，治疗 3 个月后，治疗组总有效率为 90.0% 高于对照组的 86.7%，差异有统计意义（$P<0.05$）。6 系列中肌电及压力反馈治疗仪治疗可提高肌张力低下型脑瘫患儿的运动功能。

李君等[9]探讨了肌张力低下脑瘫患儿康复治疗中肌电生物反馈疗法的临床效果。研究选取了 124 例肌张力低下脑瘫患儿进行研究，随机将其分为 2 组，对照组 62 例采用传统康复技术治疗，观察组 62 例在此基础上行肌电生物反馈法，对比 2 组效果。该结果说明，经不同方式治疗后，观察组与对照组临床总有效率分别为 88.7%、72.6%，组间差异具有统计学意义（$P<0.05$）；治疗前 2 组患者 GMFM88 评分比较无显著差异（$P>0.05$）；治疗后观察组明显优于对照组（$P<0.05$）。采用肌电生物反馈疗法对肌张力低下脑瘫患儿进行治疗效果显著，且有利于改善患儿运动功能，临床价值显著，可推广应用。

阚秀丽等[10]通过对比治疗前后膝过伸的角度、日常生活活动能力评分、粗大运动功能评分，研究了肌电生物反馈对脑瘫膝过伸治疗的有效性。研究将符合纳入标准的 40 例脑瘫膝过伸患儿，随机分为对照组和试验组各 20 例。对照组进行常规康复治疗，试验组在常规康复治疗的基础上增加下肢肌电生物反馈训练。2 组均采用医院–家庭相结合的康复模式，治疗 3 个月，在治疗前后分别对患儿卧、立位膝过伸角度，下肢痉挛和肌力，粗大运动功能及日常生活活动能力进行评估。结果表明，2 组在治疗后膝过伸角度在卧位和立位都有所下降，粗大运动功能中走、跑、跳的能力评分较前增加，日常生活活动能力有所提高。试验组优于对照组（$P<0.05$）。下肢肌电生物反馈能够有效降低膝过伸角度，提高粗大运动功能，同时增加患儿的日常生活活动能力。

赵宝霞等[11]探讨了痉挛型脑瘫患儿应用肌电生物反馈疗法治疗的效果。研究选取了痉挛型脑瘫患儿 48 例，随机分为观察组和对照组各 24 例。对照组给予常规康复治疗，观察组在对照组基础上行肌电生物反馈疗法治疗，均持续 3 个月。对比治疗前及治疗 3 个月后胫骨前肌痉挛情况、踝关节被动背屈角度、下肢肌群肌电积分值、站立行走能力。研究结果表明，治疗 3 个月后，2 组患儿关节活动度、胫骨前肌均方根和积分肌电（iEMG）、站立行走 GMFM 评分均较治疗前升高，胫骨前肌 MAS 评分、腓肠肌 iEMG 则均较治疗前显著降低（P 均<0.05），且观察组变化幅度大于对照组（P 均<0.05）。肌电生物反馈疗法治疗痉挛型脑瘫对改善患儿胫骨前肌 MAS、ROM、下肢肌群 iEMG、站立行走能力等有一定帮助，有利于患儿病情转归。

3. 水疗在脑瘫康复中的进展 水疗是利用水的物理特性使其以各种方式作用于患者，促进康复的方法。水疗可缓解肌痉挛，调节呼吸频率，增强肌力，改善协调性，纠正步态等。

宋凡旭等[12]探讨了水疗对痉挛型双瘫脑性瘫痪患儿粗大运动功能和下肢肌力的影响。研究将 60 例痉挛型双瘫脑瘫患儿随机分为对照组和观察组各 30 例。对照组采用常规康复训练，观察组采用常规康复训练与水疗训练结合，2 组均治疗 3 个月。在治疗前和治疗 3 个月后分别采用 GMFM-88、B 型超声检测股四头肌肌肉厚度（MTQ）、MAS 评定肌张力。结果显示，2 组治疗后 GMFM-88 评分、股四头肌肌肉厚度、下肢肌张力均优于治疗前，组间比较差异有统计学意义（$P<0.05$），且治疗后观察组优于对照组，差异有统计学意义（$P<0.05$）。常规康复训练结合水疗训练有利于改善痉挛型双瘫

脑瘫患儿的粗大运动功能及下肢肌力及肌张力。

王国祥等[13]探讨了ICF通过身体结构与功能、活动和参与及环境因素三个方面对与功能和残疾有关的因素进行系统分类，在这一架构下研究设计水中运动康复案。如水中训练总目标是改善肌肉力量、肌肉张力、肌肉耐力及步态功能等；各种水中训练方法的仰卧、直跪立、站立及身体翻转等训练方法，可归属于"活动"中"改变和保持身体姿势"类目；各类水中的游戏活动归属于"参与"范畴。水中运动和治疗的背景环境，也从治疗室或地面转移到特定的水环境中，应该是一种"环境因素"的改变。结果显示，由于水中浮力、净水压等刺激作用，患儿保持身体在水中稳定的过程，是其自我平衡控制能力训练，一个关键环节水疗后患儿粗大运动功能测量量表评分和Berg平衡量表评分均有所改善。充分说明水疗在发展患儿平衡协调能力方向的积极作用，尤其是躯干和骨盆的控制能力方面。

党维等[14]探讨了康复液水疗辅助治疗小儿痉挛性脑瘫的治疗效果。研究将200例痉挛型脑瘫患儿随机分为2组，治疗组和对照组各100例。对照组采用临床常规治疗办法，而治疗组则在使用常规办法的基础上添加康复液水疗，一段时间后，比较2组治疗方案的临床效果。结果显示，治疗组和对照组有效率分别为90.0%、78.0%（$P<0.05$）。临床上应用康复液水疗配合常规治疗方案对于小儿痉挛型脑瘫的效果显著，应该大力作用于临床。

刘洪霞[15]探讨了中药水疗联合康复护理训练治疗痉挛型脑瘫患儿尖足的临床疗效。研究将60例患儿随机分为对照组和治疗组，各30例。对照组给予中药水疗，治疗组在此疗法基础上进行康复护理训练，包括Bobath法训练、姿势矫正训练、经皮神经电刺激训练、中医针刺或电针治疗等。2组均治疗2个月后统计临床疗效，观察患儿肌肉张力和足背屈角评分的变化情况。结果表明，对照组总有效率为76.67%，治疗组为93.33%，2组比较差异有统计意义（$P<0.01$）。治疗后2组患儿的肌肉张力和足背屈角评分与同组治疗前比较均降低，差异均有统计意义（$P<0.05$），且治疗组肌肉张力和足背屈角评分降低幅度大于对照组（$P<0.05$）。中药水疗联合康复护理训练能显著提高痉挛型脑瘫患儿尖足的临床疗效，值得临床推广。

黎少文[16]对痉挛型脑瘫患儿的中药水疗护理措施进行了相关探讨。研究将符合纳入标准的68例痉挛型脑瘫患儿作为研究的对象，对其予以中药水疗，同时配合相应的护理干预措施，然后对其临床疗效进行观察。结果表明，经治疗与护理后，本组患者的肌张力水平与粗大运动功能均得到一定的改善，且与治疗前相比差异显著，具有统计学意义（$P<0.05$）。对痉挛型脑瘫患儿予以中药水疗联合护理干预，疗效确切，可有效改善痉挛症状，值得在临床实践中大力推行。

项栋良等[17]研究了头穴丛刺结合中药水疗对痉挛型脑瘫患儿粗大运动功能的影响。研究将60例脑瘫患者随机分为头穴丛刺结合传统水浴组（传统组）、头穴丛刺结合中药水浴组（结合组），每组30例，采用PDMS进行疗效评定，评价各组的临床疗效。结果显示，治疗后2组患儿PDMS评分与治疗前比较均具有显著性差异（$P<0.05$）。2组间比较结果显示，结合组评分明显高于传统组（$P<0.05$）。头穴丛刺结合中药水疗对痉挛型脑瘫患儿的肌张力有缓解、降低作用，能明显改善患儿粗大运动功能。

4. 蜡疗在脑瘫康复中的进展　程红等[18]探讨了中药酊剂蜡疗法对痉挛型脑瘫大鼠模型一氧化氮合酶（nitric oxide synthase，NOS）、NO的影响。研究将实验大鼠分为5组，分别为空白组、模型组、中药酊剂组、蜡疗组、中药酊剂蜡疗组，分别给予不同方法干预。采用分光光度法检测血清及脑组织中 NOS 活力及 NO 含量。结果显示，中药酊剂组、蜡疗组、中药酊剂蜡疗组大鼠脑组织 NOS 及 NO 水平分显著低于模型组大鼠脑组织 NOS 及 NO 水平。中药酊剂组、蜡疗组、中药酊剂蜡疗组大鼠血清中 NOS 及 NO 水平显著低于模型组大鼠血清中 NOS 及 NO 水平。中药酊剂蜡疗法可通过调节脑缺血缺氧损伤后大鼠脑组织、血清中 NO 含量和 NOS 活性而减轻大鼠神经细胞的损伤。

刘三环等[19]探讨了石蜡疗法治疗痉挛型脑瘫患儿的疗效及护理经验。研究选取符合纳入标准的痉挛型脑瘫患儿 368 例，其中痉挛型双瘫 212 例，痉挛型偏瘫 98 例，痉挛型四肢瘫（包括三肢瘫）58 例。应用综合的康复方法，在此方法基础上加用石蜡疗法，并在蜡疗前、蜡疗中及蜡疗后给予良好的护理。结果显示，治疗 3 个月后，对 368 例痉挛型脑瘫患儿采用 MAS 对治疗前后肌张力进行评估，总有效率为 98.9%（360/368），显效率达 87.5%（322/368）。蜡疗后未出现 1 例烫伤及皮肤过敏现象。蜡疗具有降低痉挛型脑瘫患儿肌张力、缓解肌腱挛缩的作用，是治疗痉挛型脑瘫的物理治疗方法之一，良好的护理至关重要，可避免烫伤及皮肤过敏等现象的发生，值得临床推广应用。

陈文娇[20]探讨了中药蜡疗对痉挛型小儿脑瘫运动功能及日常生活活动能力的影响。研究将 80 例无痉挛型脑瘫患儿随机分为 2 组，对照组 40 例给予中药水疗，观察组 40 例给予中药蜡疗，比较 2 组干预后肌张力及足跖屈角度、干预前后粗大运动功能评分、干预后体内炎症性细胞因子及痉挛改善情况。结果显示，2 组干预后肌张力、足跖屈角度及粗大运动功能评分均显著优于干预前（P 均 <0.05），且观察组干预后各项指标水平均显著优于对照组（P 均 <0.05）；2 组干预后 TNF-α 和 hs-CRP 水平均显著低于干预前（P 均 <0.05），且观察组干预后各项指标水平均显著低于对照组（P 均 <0.05）；观察组痉挛改善有效率显著高于对照组（$P<0.05$）。中药蜡疗能有效降低痉挛型脑瘫患儿肌张力，减少足跖屈角度，提高粗大运动能力，减轻机体炎症反应，可显著改善整体效果。

李盼等[21]探讨了中药蜡疗临床应用对痉挛型脑瘫痪患儿的疗效。研究将 40 例痉挛型脑瘫患儿，随机分为对照组和试验组，各 20 例，对照组采用医学康复手段（包括运动治疗、作业治疗、针灸治疗）进行训练，试验组在采用医学康复的基础上增加中药蜡疗。康复疗效评价采用 MAS 对肌张力进行评估，分别治疗前和治疗后 4 个疗程对 2 组脑瘫进行评估。结果治疗 4 个疗程后，2 组脑瘫患儿的肌张力差异具有统计学意义（$P<0.05$）。中药蜡疗可以明显改善痉挛型脑瘫的肌张力。

王静[22]探讨了蜡疗降低痉挛型脑瘫患儿的小腿三头肌（比目鱼肌和腓肠肌）肌张力，重建踝关节功能。研究选择因痉挛所致的小腿三头肌肌张力高的踝关节功能障碍进行康复训练的患儿 100 例。随机分为治疗组和对照组，治疗组 50 例采取运动疗法和蜡疗；对照组 50 例，只接受运动疗法。患儿年龄 15 个月到 48 个月，平均 30.45 个月。治疗 3 个月后观察 2 组患儿的疗效。结果显示，治疗前 2 组患儿的基本情况无差异，治疗后 2 组患儿均有显著改善，但是治疗组患儿的好转率优于对照组。蜡疗结合运动疗法可以降低痉挛型脑瘫患儿的小腿三头肌肌张力，促进踝关节功能恢复，效果明显优于单纯运动疗法组。

5. 光疗在脑瘫康复中的进展　李晓捷等[23]阐述了医用光疗法所采用的红外线疗法与可见光中的红光疗法通过降低骨骼肌肌梭中 γ 传出神经纤维兴奋性，使牵张反射降低，肌张力下降，肌肉松弛，并可改善血液循环和组织营养，从而起到消炎、镇痛、缓解肌痉挛的作用。

段凤强等[24]探讨了对行跟腱延长术后的痉挛型脑瘫患儿使用超激光物理因子疗法进行镇痛治疗

的临床效果。研究对进行跟腱延长术后的 60 例痉挛型脑瘫患儿的临床资料进行回顾性研究。随机将 60 例患儿分为甲组和乙组。甲组 32 例，乙组 28 例。术后，甲组患儿采用常规疗法和超短波治疗仪进行镇痛治疗，乙组患儿在进行上述基础上加用超激光物理因子疗法进行镇痛治疗，对 2 组患儿的 VAS 评分、活动度（ROM）及 GMFM 评分比较。结果显示，经治疗，乙组患儿的 VAS 评分明显低于甲组患儿，其 GMFM 评分明显高于甲组患儿，其 ROM 明显大于甲组患儿，差异有统计学意义（$P<0.05$）。对行跟腱延长术后的痉挛型脑瘫患儿在采用常规疗法和超短波治疗仪进行镇痛治疗的同时，加用超激光物理因子疗法对其进行镇痛治疗的效果显著，能有效地缓解其疼痛症状，提高其运动功能。

（二）运动疗法在脑瘫康复中的研究进展

运动疗法（kinesiotherapy）指以生物力学和神经发育学为基础，采用主动和被动运动，通过改善、代偿和替代的途径，旨在改善运动组织（肌肉、骨骼、关节、韧带等）的血液循环和代谢，促通神经肌肉功能，提高肌肉、耐力、心肺功能和平衡功能，减轻异常压力或施加必要的治疗压力，纠正躯体畸形和功能障碍。随着医学模式的转变和障碍学的发展，运动疗法已经形成了针对某些疾病进行康复治疗的独立体系。

1. Bobath 疗法在脑瘫康复中的进展　　Bobath 疗法又称神经发育学疗法，是英国学者 Karel Bobath 和 Berta Bobath 共同创造的疗法，是当代小儿脑瘫康复治疗的主要疗法之一。

冯德玲[25]探讨了 Bobath 疗法治疗小儿脑损伤综合征的临床效果。选取 60 例脑损伤综合征患儿作为研究对象，按照入院顺序随机将患儿分为试验组与对照组，每组 30 例。试验组患儿应用营养脑神经药物与 Bobath 疗法相结合的治疗方法，对照组患者仅应用营养脑神经药物治疗。比较 2 组患儿临床疗效及治疗前后患儿 GDDS 评分变化。结果试验组患儿的临床疗效显著优于对照组患儿，差异具统计学意义（$P<0.05$）。试验组患儿治疗后 GDDS 评分改善情况优于对照组患儿，差异具统计学意义（$P<0.05$）。营养脑神经药物联合 Bobath 疗法治疗脑损伤综合征患儿，治疗效果显著，患儿的 GDDS 评分得到显著改善，临床值得广泛推广应用。

李红波[26]着重于分析脑瘫康复患儿运用 Bobath 疗法治疗的临床效果。对 80 例脑瘫康复患儿进行研究，按照随机数字法分组，因而观察组与对照组，各 40 例。对照组采用常规治疗，观察组采用 Bobath 疗法，比较 2 组治疗总有效率、GMFM 评分与 CPCF 评分。观察组 CPCF 评分、GMFM 评分及治疗总有效率均显著高于对照组，差异显著具有统计学意义（$P<0.05$）。Bobath 疗法对 CPCF 评分、GMFM 评分的提高极有帮助，疗效确切，临床应用价值极高。

李丽书[27]观察了 Bobath 疗法联合头针滞针法治疗运动发育迟缓患儿的效果。选取 90 例运动发育迟缓患儿，按随机数表法分为对照组和观察组，各 45 例，对照组接受头针滞针法，观察组在对照组基础上联合 Bobath 疗法，均治疗 8 周。观察 2 组治疗效果及发育商（DQ）评分。结果治疗 8 周后，观察组总有效率（93.33%）高于对照组（71.11%），差异有统计学意义（$P<0.05$）；观察组粗大动作、精细动作、言语能力、适应性及社会交往等评分均高于对照组，差异有统计学意义（$P<0.05$）。Bobath 康复疗法联合头针滞针法治疗运动发育迟缓患儿，可提高患儿发育商，效果显著。

冯德玲等[28]探究 Bobath 疗法在 0～2 岁婴幼儿脑损伤综合征康复治疗中的临床价值。选取 58

例脑损伤综合征患儿作为研究对象，应用随机数字表法将患儿分为观察组与对照组，每组 29 例。观察组患儿给予常规药物与 Bobath 疗法相结合的治疗方法，对照组患儿仅应用常规药物治疗。比较 2 组患儿临床疗效及治疗前后患儿全面衰退量表（GDS）评分变化。观察组患儿的治疗总有效率为 82.76% 显著高于对照组的 58.62%，差异具有统计学意义（$P<0.05$）。2 组治疗前 GDS 评分比较差异无统计学意义（$P>0.05$）；治疗后 2 组 GDS 评分均优于治疗前，且观察组优于对照组，差异均具有统计学意义（$P<0.05$）。针对 0~2 岁脑损伤综合征婴幼儿康复治疗过程中使用 Bobath 疗法，临床效果佳，显著提高患儿的 GDS 评分，临床值得广泛推广应用。

盛尉等[29] 探究了 Bobath 疗法应用于不随意运动型脑瘫患儿对其进食功能的影响。选取 86 例不随意运动型脑瘫患儿，随机分为研究组和对照组各 43 例。对照组开展常规护理干预，研究组在对照组护理基础上引入 Bobath 疗法。2 组均于干预前及干预第 3 个月末接受 ADL 测评，比较 2 组平均进餐时间及 3 个月末的临床疗效。结果干预后，2 组 ADL 评分均显著升高（P 均<0.05），平均进餐时间均显著缩短（P 均<0.05），研究组 ADL 评分显著高于对照组（$P<0.05$），进餐时间明显短于对照组（$P<0.05$）。研究组总有效率明显高于对照组（$P<0.05$）。不随意运动型脑瘫患儿引入 Bobath 疗法能有效改善小儿的进食功能，可提升其自我照护能力，提高小儿的生活质量，减轻家属负担，值得在临床上进一步推广。

洪文扬等[30] 探讨了 Bobath 疗法在脑瘫康复中的应用效果。回顾性分析 86 例脑瘫患儿的临床资料，根据是否采取 Bobath 疗法进行分组，对照组 39 例采取常规治疗，观察组 47 例在常规治疗的基础上采取 Bobath 疗法治疗，包括上肢及躯干训练、下肢训练；对比 2 组患儿康复前后的 GMFM 评分，根据脑瘫儿童综合功能评定量表评分改善情况，综合评价患儿的康复效果，并作对比分析。结果显示，康复前，观察组与对照组的 GMFM 评分差异无统计学意义（$P>0.05$）；康复后，观察组与对照组的 GMFM 评分均较康复前明显提高，康复前后 GMFM 评分差异具有统计学意义（$P<0.05$）；观察组康复前后 GMFM 评分差值为（17.56 ± 9.63）分，大于对照组（12.74 ± 7.42）分，经 t 检验，差异具有统计学意义（$P<0.05$）；观察组康复总有效率为 93.62%，大于对照组的总有效率为 76.92%，差异具有统计学意义（$P<0.05$）。Bobath 疗法在脑瘫康复中的应用效果确切，可明显提高患儿的粗大运动能力，降低患儿的残疾程度，对于改善预后具有积极作用。

周蕾等[31] 选取 40 例运动发育迟缓患儿，随机分为观察组和对照组各 20 例。观察组给予 Bobath 疗法，对照组给予传统矫形支具康复训练，对比 2 组观察临床疗效。结果显示，观察组患儿在各项相关指标上效果均优于对照组患儿，有统计学意义（$P<0.05$）。在运动发育迟缓患儿中应用 Bobath 疗法，可有效提高患儿治疗有效率，改善患儿的日常生活活动能力及各类粗大和精细运动，临床疗效显著，值得推广应用。

2. 引导式教育在脑瘫康复中的进展　引导式教育是匈牙利学者 András Petö 教授创建的，又称 Petö 疗法。关春燕[32] 探讨了引导式教育在小儿脑瘫康复中的作用。将收治小儿脑瘫患儿 50 例，随机分成观察组和对照组，各 25 例。对照组采取常规疗法治疗和护理，观察组在此基础上联合引导式教育。结果显示，经过引导式教育，观察组日常生活能力评分、社会适应行为评分高于对照组（$P<0.05$）。引导式教育可以明显提高脑瘫患儿日常生活能力和社会适应能力。

刘滨[33] 研究并探讨了引导式教育对学龄前儿童痉挛型脑瘫康复的意义。将 100 例学龄前儿童痉挛型脑瘫患儿随机分为 2 组，对照组实施常规康复治疗，观察组采取引导式教育，比较 2 组患儿治疗效果、肌力情况。结果显示，观察组总有效率明显高于对照组，差异有统计学意义（$P<0.05$）；观察组肌力改善有效率明显高于对照组，差异有统计学意义（$P<0.05$）。在痉挛型脑瘫学龄前儿童中采取引导式教育，可提高患儿的康复治疗效果，还可有效改善儿童的肌力。

黄凌一[34]探讨了引导式教育在脑瘫儿童康复中对粗大运动功能产生的影响。选择 80 例脑瘫儿童患者，将所有患儿随机分为观察组和对照组，每组各 40 例，对照组予以常规护理，观察组予以引导式教育护理，比较 2 组护理干预后的运动功能评分及生活质量评分。结果显示，护理前，2 组粗大运动功能评分相比，差异无统计学意义（$P>0.05$）；干预后，观察组 GMFM A 区、B 区、C 区、D 区、E 区评分各为（83.17±5.62）分、（80.33±6.52）分、（66.41±4.94）分、（59.46±7.81）分、（38.59±6.93）分，均明显高于对照组的（72.29±5.14）分、（63.31±6.87）分、（50.69±5.82）分、（45.72±7.03）分、（28.11±5.93）分，差异具有统计学意义（$P<0.05$）。引导式教育在脑瘫儿童康复护理中应用效果显著，可有效提高患儿运功功能，促进患儿康复。

梁伟燕等[35]探究了引导式教育对脑瘫患儿运动功能和智能发育的影响。选取 92 例脑瘫患儿作为研究对象，按照随机数字表法将其分为对照组和观察组各 46 例。对照组行常规康复治疗，观察组在对照组基础上应用引导式教育。比较 2 组患儿脑瘫 GMFCS 和 GDDS 评分。结果显示，2 组患儿干预前 GMFCS 及 GDDS 评分比较，差异均无统计学意义；干预后，观察组 GMFCS 评分明显高于对照组（$t=8.126$，$P<0.001$），GDDS 中粗大动作、精细动作、言语能力、社会交往、适应力评分均高于对照组（$P<0.05$）。在传统康复治疗的基础上应用引导式教育可以更加有效地改善患儿的运动功能和智能发育。

张绍彩等[36]探究引导式教育联合融合教育在孤独症患儿中的应用效果。选取孤独症患儿 112 例随机分为观察组和对照组各 56 例，对照组患儿给予结构化教育，观察组患儿在对照组基础上给予引导式教育联合融合教育，比较 2 组患儿干预 6 个月后的孤独症治疗评估量表（ATEC）评分、孤独症行为量表（ABC）评分及患儿家属护理满意度。结果显示，干预 6 个月后观察组患儿 ATEC 评分（80.31±10.32）分及 ABC 评分（71.35±9.45）分低于对照组（92.75±12.83）分、（84.51±10.03）分，观察组护理满意度（94.64%）高于对照组（76.79%），2 组比较差异均有统计学意义（$P<0.05$）。引导式教育联合融合教育可有效改善孤独症患儿的社交能力、生活自理能力及语言沟通能力，提高患儿家属的护理满意度。

蔡艺芳等[37]观察了引导式教育训练对脑瘫患儿运动功能和生活自理能力的康复疗效。将 93 例脑瘫患儿按照是否坚持引导式教育训练分为观察组 63 例和对照组 30 例，2 组均进行综合康复治疗，观察组同时坚持 3 个月以上引导式教育训练，对照组未能坚持引导式教育训练。引导式教育训练前后 2 组均采用 GMFM-88 和 ADL 评分评估康复疗效。结果显示，2 组训练后 GMFM-88 及 ADL 评分均有明显升高（$P<0.01$，$P<0.05$）；训练后观察组 GMFM-88 及 ADL 评分均明显高于对照组（$P<0.01$）；观察组中低龄段（3～4 岁）GMFM-88 和 ADL 评分训练前后差值均显著高于高龄段（4.0～7.5 岁）（$P<0.01$）。引导式教育训练配合综合康复治疗能提高脑瘫患儿的运动功能和生活自理能力，疗效优于单纯综合康复治疗。引导式教育训练配合综合康复治疗对低龄脑瘫患儿的运动功能和生活自理能力疗效均优于高龄脑瘫患儿。

孙媛等[38]探讨引导式教育对痉挛型脑瘫患儿的治疗效果。选择72例痉挛型脑瘫患儿，随机分为观察组与对照组，各36例。对照组给予常规治疗；观察组在对照组基础上，给予引导式教育干预。2组均持续治疗8周，观察比较2组治疗效果。结果显示，观察组的治疗总有效率（97.2%）明显高于对照组（77.8%）（$P<0.05$）。治疗后，观察组的粗大运动功能及功能独立性评分分别为（71.93±8.24）分和（54.20±2.49）分，对照组分别为（59.28±11.42）分和（45.29±9.29）分，都明显高于治疗前（$P<0.05$），且治疗后观察组的粗大运动功能、功能独立性评分及适应与语言行为评分均明显高于对照组（$P<0.05$）。引导式教育能提高痉挛型脑瘫患儿的粗大运动功能及功能独立性，有利于智力发育，促进综合疗效的改善。

赵波[39]探讨了引导式教育在脑瘫康复治疗中的应用效果。选取脑瘫患儿40例，按照随机数字表法分为对照组与观察组，各20例。对照组患儿予以常规康复治疗，观察组患儿在对照组基础上给予引导式教育，比较2组患儿临床干预效果、症状改善时间、并发症发生情况及家属满意度。结果观察组患儿总有效率为95.0%，高于对照组的65.0%（$P<0.05$）。观察组患儿症状改善时间短于对照组，并发症发生率低于对照组（$P<0.05$）。观察组患儿家属对技术操作满意度评分为（91.12±10.93）分，高于对照组的（79.58±6.38）分（$P<0.05$）。引导式教育符合脑瘫患儿的就诊需求，可改善患儿肢体运动功能，提高预后效果及患儿家属满意度。

李艳芬[40]探讨了引导式教育对小儿精神发育迟滞康复治疗的效果。选取40例精神发育迟滞患儿分为2组，对照组用常规康复训练做康复治疗和观察组用常规康复训练＋引导式教育做康复治疗；详细观察2组患儿治疗前后发育商（DQ）结局、治疗效果，将所获相关数据严格记录并作对比分析。结果常规康复训练＋引导式教育（观察组）干预精神发育迟滞患儿的康复效果优于单纯常规康复训练（对照组）干预效果，患儿DQ结局优于对照组、临床治疗效果优于对照组，差异有统计学意义（$P<0.05$）。精神发育迟滞患儿康复治疗时选择常规康复训练＋引导式教育干预的效果显著，可有效改善患儿DQ情况，值得临床上广泛应用。

安爱景等[41]观察应用引导式教育对痉挛型脑瘫患儿肌张力及踝关节活动度的影响。将痉挛型脑瘫患儿56例按照随机数字表法随机分为试验组和对照组各28例。对照组患儿给予常规性康复护理，在对照组的基础上给予试验组患儿引导式教育，康复护理3个月，比较2组患儿护理干预前后的踝关节活动度，并对所有患儿于护理前、护理后运用MAS评定2组脑瘫患儿肌张力情况。结果2组患儿的足背屈角在进行康复护理前比较差异无统计学意义（$P>0.05$）；在进行3个月的康复护理后2组患儿足背屈角均低于护理前，且护理后试验组患儿的关节活动度改善情况显著优于对照组，差异均有统计学意义（$P<0.05$）。2组患儿在进行3个月的康复护理后，试验组肌张力降低有效率为92.9%（26/28）显著高于对照组患儿的71.4%（20/28），差异有统计学意义（$P<0.05$）。与常规康复护理相比，在此基础上结合引导式教育，对痉挛型脑瘫患儿的肌张力能起到显著性降低的作用，对脑瘫患儿的运动功能恢复十分有利。

3. Vojta疗法在脑瘫康复中的进展 Vojta疗法是德国学者Vojta博士创建的方法。朱世杰[42]探讨早期Vojta疗法联合综合康复训练治疗小儿脑损伤综合征的临床效果。选取300例接受康复训练的脑损伤综合征患儿为研究对象，根据家属意愿分为观察组和对照组各150例。对照组行早期给予Vojta疗法，观察组在此基础上联合综合康复训练治疗。比较2组临床疗效及治疗前后GDDS评分。结果显示，治疗前 2 组 GDDS 各指标评分比较差异无统计学意义（$P>0.05$）；治疗后观察组适应性、大运动与精细运动能力、语言及个人社交评分均高于对照组（$P<0.05$）；观察组治疗总有效率明显高于对照组（$P<0.05$）。早期 Vojta 疗法联合综合康复训练可有效提高脑损伤综合征患儿的运动发育、社会适应、社交及语言能力，值得临床推广应用。

李俊等[43]探讨了 Vojta 疗法在高危儿早期干预治疗中的应用价值。选取 68 例，高危患儿将其分别纳入到 2 组中，即观察组（$n=34$）和对照组（$n=34$），其中对照组患儿仅接受常规治疗，观察组在对照组基础上采取 Vojta 疗法，采用 PDMS 评估 2 组患儿肢体运动功能，比较 2 组患儿治疗总有效率与脑瘫的发生率。结果显示，2 组患儿治疗前 PDMS 评分比较无显著差异（$P>0.05$），治疗后均有所改善，2 组患儿治疗前后 PDMS 比较均具有统计学差异（$P<0.05$），但治疗后观察组优于对照组，2 组间比较，PDMS 具有统计学差异（$P<0.05$）；在治疗有效率上，观察组为 94.12%，对照组为 73.53%，2 组相比，具有统计学差异（$P<0.05$）；在脑瘫发生率上，观察组为 2.94%，对照组为 20.59%，2 组相比，具有统计学差异（$P<0.05$）。结论证实，早期 Vojta 疗法用于治疗高危儿可有效改善患儿运动功能，减轻中枢神经功能损伤，减少脑瘫等其他并发症的发生，具有临床应用及推广价值。

张峰等[44]观察了个体化指导的家庭干预治疗 Vojta 姿势反射≤5 项的脑损伤高危儿的疗效。选取 120 例脑损伤高危儿，年龄<6 个月，均为 Vojta 姿势反射 5 项以下阳性的脑损伤高危儿。将患儿随机数字表法分为 3 组，其中 A 组 40 例，B 组 40 例，C 组 40 例。A 组患儿采用医院个体化指导的家庭干预治疗；B 组患儿接受医院干预治疗；C 组患儿接受常规家庭干预治疗。观察期限 6 个月，比较 3 组患儿的治疗效果。结果显示，经过 6 个月的干预治疗后，A 组与 B 组疗效比较差异无统计学意义（$P>0.05$），但与 C 组比较差异均有统计学意义（$P<0.05$）。针对 Vojta 姿势反射 5 项以下阳性脑损伤高危儿进行医院个体化指导家庭干预能有效地改善其整体发育水平。

王彩英[45]探讨 Vojta 姿势反射检查在小儿脑瘫早期的诊断价值。48 例选取脑瘫高危患儿，将患儿随机分为 2 组，观察组和对照组患儿各 24 例，对照组患儿采用 NBNA 进行评估，观察组患儿给予 Vojta 姿势反射检查，比较 2 组患儿的检查结果。结果显示，观察组检出阳性 15 例（62.50%），未检出阳性 9 例（37.50%）；对照组检出阳性 7 例（29.17%），未检出阳性 17 例（70.83%）。2 组比较差异有统计学意义（$P<0.05$）。临床上在诊断小儿脑瘫时，可以采用 Vojta 姿势反射检查，这对脑瘫高危患儿的早期诊断具有较高价值，并对临床治疗及判断预后有重大意义。

4. Rood 疗法在脑瘫康复中的进展　Rood 疗法由美国 Margaret Rood 在 20 世纪 50 年代创立，又称多种感觉刺激治疗法或皮肤感觉输入促进技术。

姚正委等[46]观察 Rood 疗法治疗脑瘫高危儿的效果。选取 72 例 3～6 月龄脑瘫高危儿，随机分为对照组 35 例和观察组 37 例，对照组采用传统早期干预方法，进行训练。观察组在对照组基础上加用 Rood 疗法，2 组治疗 6 个月后采用 GDDS 评测康复效果。结果显示，观察组总有效率为 94.6%，高于对照组的 85.7%，但差异无统计学意义（$P>0.05$）；观察组大运动、言语、精细运动、认知、个人-社交方面发育商（DQ）分值均高于对照组，差异均有统计学意义（$P<0.05$）。在传统早期干预基础上加用 Rood 疗法能提高脑瘫高危儿的发育功能和疗效。

5. 任务导向性训练　任务导向性训练方法基于运动控制理论，这种方法认识到个体、任务和执行任务时的环境之间相互作用。

高智玉[47]分析了任务导向性训练对脑瘫患儿平衡控制功能的影响。选取 56 例脑瘫患儿为研究对象，随机分为对照组和观察组，各 28 例。对照组采用常规康复训练，观察组在对照组基础上采用任务导向性训练，比较 2 组患者平衡控制功能。结果显示，2 组 Berg 平衡量表均明显升高，观察组高于对照组（$P<0.05$）；观察组 10m 步行时间明显短于对照组，1 分钟步行试验明显长于对照组，跨步长度明显大于对照组，步宽明显小于对照组（$P<0.05$）。任务导向性训练可提高脑瘫患儿平衡控制功能，改善患儿步行能力及步态，值得推广应用。

庞伟等[48]研究了任务导向性训练对痉挛型脑瘫儿童粗大运动功能及步行功能的疗效。选取 40 例 3～12 岁痉挛型脑瘫儿童进行随机分组，对照组 20 例，试验组 20 例。对照组采用常规康复训练，试验组采用常规康复训练结合任务导向性训练，2 组均治疗 3 个月。在治疗前后对患儿分别应用 GMFM-88、足印分析法、10m 步行测试（10 meters walk test，10MWT）、1 分钟步行测试进行评定。结果显示，2 组治疗后 GMFM-88 的 D 区和 E 区评分、跨步长和步宽、10m 步行时间及 1 分钟步行试验均优于训练前（$P<0.05$），试验组优于对照组（$P<0.05$）。任务导向性训练有利于提高痉挛型脑瘫儿童的粗大运动功能，改善步态并提高步行的速度和耐力，有助于患儿适应和参与学校及社会环境。

郭培坚等[49]探讨了脑瘫患儿膝过伸采用任务导向性训练的疗效。选取 40 例脑瘫合并膝过伸患儿随机分为治疗组及对照组各 20 例，2 组均予常规综合康复治疗，治疗组另予任务导向性训练，比较 2 组治疗效果。结果显示，治疗 3 个月后治疗组有效率高于对照组（$P<0.05$）。脑瘫患儿膝过伸采用任务导向性训练可改善步行能力，提高膝关节控制能力，纠正膝过伸。

李鑫等[50]对任务导向性训练对痉挛型脑瘫患儿移动功能疗效进行了研究，以帮助脑瘫患儿提高各项运动功能及日常生活能力。将 60 例痉挛型脑瘫患儿进行随机分组，对照组 30 例，试验组 30 例。对照组采用常规康复训练，试验组采用常规康复训练结合任务导向性训练，2 组均治疗 3 个月。在治疗前后对患儿分别应用 GMFM-88、定时起身行走测试（TUG）、儿童残疾评定量表（pediatric valuation of disability inventory，PEDI）进行评定。结果，2 组治疗后 GMFM 的 D 区和 E 区评分、TUG 时间及 PEDI 移动能力部分评分均优于治疗前（$P<0.05$），试验组优于对照组（$P<0.05$）。任务导向性训练结合常规康复训练有利于改善痉挛型脑瘫患儿移动运动功能及日常生活移动活动能力。

6. 运动控制　运动控制是人类和动物通过神经肌肉系统使肌肉和肢体主动而协调地完成技巧性动作的过程。

王立苹[51]总结了运动控制训练对脑瘫患儿粗大运动功能影响。将 4～6 岁 GMFCS Ⅱ 级痉挛型双瘫脑瘫患儿 50 例，随机分为观察组和对照组各 25 例。2 组患儿均每天进行 1 次运动疗法治疗，观察组每天增加运动控制训练 15 分钟；对照组每天增加肌力训练 15 分钟。治疗前和治疗 3 个月后分别评定粗大运动功能，观测 2 组 GMFM-88 的 D 区、E 区分值及粗大运动功能评定分值改善程度以比较疗效。结果治疗后 2 组 GMFM-88 的 D 区和 E 区评分较治疗前有改善，差异有统计学意义（$P<0.05$），观察组上述指标均比对照组显著提高，差异有统计学意义（$P<0.05$）。观察组粗大运动功能评定分值改善程度优于对照组，差异有统计学意义（$P<0.05$）。运动控制训练能有效改善脑瘫患儿粗大运动功能。

7、核心稳定性训练　核心稳定性指在运动过程中，对躯干及骨盆脊柱部位肌肉的稳定姿势进行控制，将支点创造给上下肢运动，同时对上下肢发力进行协调，从而最优化力量的产生及控制等，最终将运动能耗减少到最低限度的目的。

刘冬芝等[52]分析了核心稳定性训练配合综合康复训练在脑瘫患儿康复治疗中的作用。将脑瘫患儿86例，随机分为观察组44例和对照组42例。对照组患儿给予常规综合康复训练，观察组在对照组基础上，加用核心稳定性训练，共治疗12周，采用GMFM-88、PDMS评价精细运动发育商（FMQ）、儿童功能独立性评定量表（WeeFIM）评价。结果显示，治疗后观察组患儿GMFM-88、FMQ及WeeFIM评分依次是（74.66±14.83）分、（74.63±8.56）分、（58.36±8.56）分，均高于对照组（57.82±14.73）分、（70.54±9.84）分、（53.62±13.41）分，差异有统计学意义（$P<0.05$）。核心稳定性训练配合综合康复训练可有效改善脑瘫患儿神经运动功能，提高日常生活能力。

白艳等[53]分析核心稳定型训练对于痉挛型脑瘫患儿爬行能力的影响。随机选取60例痉挛型脑瘫患儿，按照训练方式的不同将患儿分为治疗组和对照组各30例，对照组患儿采取常规的按摩、针灸等训练，治疗组患儿在对照组的训练基础上进行核心稳定性训练；对比2组患儿爬行能力的恢复效果，即对比残疾儿童综合功能评定表评分及GMFM评分。结果显示，治疗组患儿治疗后的残疾儿童综合功能评分优于对照组患儿的评分，2组差异有统计学意义（$P<0.05$）；GMFM评分明显优于对照组患儿，差异有统计学意义（$P<0.05$）。对痉挛型脑瘫患儿应用核心稳定性训练的效果甚好，能够有效地提高脑瘫患儿的爬行功能，改善患儿的活动能力。

李卓等[54]探讨了核心稳定性训练对痉挛型偏瘫患儿平衡功能的影响。选取40例痉挛型偏瘫患儿作为研究对象，根据治疗方法的不同分为对照组和试验组，每组20例。对照组接受常规康复训练，试验组在对照组基础上每次治疗过程中抽出15分钟进行专门的核心稳定性训练，2组均治疗3个月。康复治疗前后，分别采用Biodex Balance System动静态平衡测试系统进行立位平衡功能测试。结果显示，治疗后，2组患儿总体稳定指数（SI）、前后稳定指数（APSI）、左右稳定指数（MLSI）均较治疗前有所下降，且试验组低于对照组，差异均有统计学意义（$P<0.05$）。核心稳定性训练结合常规康复训练能有效改善痉挛型偏瘫患儿的平衡能力。

白艳等[55]观察了脑瘫患儿中核心控制训练的应用效果。随机选取80例脑瘫患儿，依据治疗方法将这些患儿分为2组，即研究组和对照组各40例。给予对照组患儿一对一运动训练，给予研究组患儿一对一运动训练联合核心控制训练，然后对2组患儿的临床疗效、运动能力、日常活动能力、躯干控制能力、10m步行时间、步数、上下阶梯时间进行统计分析。结果表明，研究组患儿治疗的总有效率85.0%（34/40），显著高于对照组（55.0%，34/40）（$P<0.05$），GMFM-88、ADL、TCT评分均显著高于对照组（$P<0.05$），10m步行时间、步数、上下阶梯时间均显著短于对照组（$P<0.05$）。脑性瘫痪患儿中核心控制训练能够显著提升对患儿治疗的总有效率、运动能力、日常活动能力、躯干控制能力，有效缩短患儿的时间、步数、上下阶梯时间，应用效果显著。

李丹等[56]研究了核心稳定性训练对脑瘫患儿运动功能、平衡功能及生活活动的影响。方法脑瘫患儿100例分为对照组（$n=50$）和试验组（$n=50$）。对照组进行常规物理治疗、作业治疗、按摩、针灸、感觉统合训练、引导式教育等，试验组在此基础上增加核心稳定性训练。每天训练时间至少3小时，共治疗12周。治疗前后均采用GMFM-88、Berg平衡量表、残疾儿童综合功能评定表（CFA-DC）进行评定。治疗后，试验组GMFM-88、BBS、CFA-DC评分均优于对照组（$P<0.05$）。核心稳定性训练能进一步提高脑瘫患儿运动功能和平衡能力，改善活动水平。

二、作业治疗

（一）对生活自理能力的作用

脑瘫患儿病程长，多伴有不同程度的 ADL 障碍，因此，康复治疗必须与日常生活活动紧密结合，应通过行为干预、日常生活能力的训练、心理护理、家长培训与参与等综合措施的实施提高和巩固康复效果[57]。作业治疗能够改善脑瘫患儿的日常生活自理能力，提高其生活质量[58]。

薛晶晶等[59]为观察作业治疗对脑瘫患儿日常生活活动能力改善的效果，纳入 66 例脑瘫患儿，随机分为对照组和试验组，对照组采用神经发育疗法、物理因子治疗、中医推拿等康复治疗方法，试验组在此基础上进行作业治疗，治疗前和治疗后 12 周评估 2 组日常生活活动能力。治疗 3 个月后，2组患儿日常生活活动能力均明显提高，与对照组比较，试验组改善更加显著。因此，作业治疗对脑瘫患儿日常生活活动能力的改善有显著效果。

万鸽[60]探讨上肢作业治疗在偏瘫型脑瘫患儿中的治疗效果，研究将 60 例脑瘫患儿随机分为试验组和对照组，对照组实施常规康复治疗，观察组在常规康复治疗基础上行上肢作业治疗，治疗 4周后，采用 GDDS 对 2 组患儿治疗前和后的发育商进行评定，测定其治疗前后的日常生活活动能力，了解日常生活活动能力改善情况，结果显示，观察组和对照组治疗后的 GDDS 总发育商评分和日常生活活动能力评分分别和本组治疗前的评分比较都有所改善；观察组治疗后的 GDDS 总发育商评分和日常生活活动能力评分比对照组有更高水平的提高，由此说明，上肢作业治疗能够改善偏瘫型脑瘫婴幼儿日常生活活动能力，利于其发育，临床疗效显著，值得借鉴。

孙瑞雪等[61]研究手－臂双侧强化训练对痉挛型偏瘫脑瘫儿童上肢功能障碍及日常生活运动能力的影响。研究选取了 60 例偏瘫型脑瘫患儿，随机分为 3 组：试验 A 组、试验 B 组和对照组。对照组采用常规性 OT 治疗，试验组采用手－臂双侧徒手强化训练（HABIT）治疗，试验 A、B 组训练时间分别为每天 0.5 小时、每天 1 小时，在治疗前、治疗后 8 周、12 周通过上肢功能评定量表（QUEST）、Peabody 精细运动发育量（Peabody-FM）、PEDI 评估治疗效果。结果发现，3 组儿童治疗后 12 周QUEST 分数、Peabody-FM 分数、PEDI 分数均优于治疗前，试验 A、B 组优于对照组，试验 B 组优于试验 A 组。HABIT 治疗痉挛型偏瘫脑瘫儿童上肢功能障碍可有效提高儿童患手－臂的结构与功能、双手协作表现、日常生活活动能力，并且每天 1 小时的 HABIT 训练较每天 0.5 小时训练效果好，8 周的治疗时间改善效果最为显著。

莫艳玲等[62]通过在同样康复治疗的基础上增加作业治疗来观察和分析作业疗法对提高脑瘫儿童日常生活自理能力的效果。研究随机抽取符合纳入标准的 88 例脑瘫儿童，在所有儿童进行综合康复训练（例如运动疗法、按摩疗法、肌电生物反馈干预和针灸、穴位注射药物等）的基础上有一组加用作业疗法（上肢功能训练、手功能训练、日常生活活动能力训练、认知作业训练和社会适应能力作业训练）。治疗后作业治疗组儿童精细运动功能评估量表评分提高更为明显，相比之下该组儿童日常生活自理能力改善更为显著，研究进一步证实了作业疗法能够在提高儿童精细运动功能、日常生活活动能力上有积极疗效。

（二）对肢体功能恢复的作用

任务导向性训练被认为可以提高偏瘫型脑瘫患儿的手功能，由此提高患儿的参与和适应能力以及日常生活活动能力[58]。

范亚蓓等[63]尝试着将任务导向性游戏及音乐融合在脑瘫患儿的作业治疗中，观察其对脑瘫患儿的治疗效果。研究者通过在招募的 24 例脑瘫患儿中开展不同形式的作业治疗来对比疗效，对照组由作业治疗师以一对一形式开展常规作业治疗，观察组则依据患儿的功能、兴趣和喜好将任务导向性游戏及音乐融合到常规作业治疗中。结果显示，治疗 8 周后，2 组患儿抓握能力及视觉运动统合能力均较治疗前有显著提高，且观察组提高更明显。游戏是儿童的本性，音乐又有令人愉悦的作用，通过音乐和游戏相结合，将单一的作业治疗变得更有趣味性，这也是行之有效的康复手段之一。

汤敬华等[64]探讨小组作业治疗对脑瘫患儿精细运动功能的影响，研究招募了脑瘫患儿 60例，随机分为 2 组，同时对这 2 组受试者进行常规作业治疗，观察组再加上小组式作业治疗，根据Peabody-FM，将脑瘫儿童分为小班、中班和大班。小班进行上肢精细动作、感知觉训练，游戏形式包括合作、分享和模仿等，重在改善儿童的手眼协调能力，提高各方向的精细动作；中班则是认知、手眼协调和社交能力的培养，以竞争合作为主要游戏形式，大班训练的主要内容为学前教育、日常生活活动，游戏形式为自我照顾、打扮等。结果显示，治疗 3 个月后，2 组 Peabody-FM 各项评分及精细运动功能评估评分均较治疗前有明显提高，小组式作业治疗提高更为明显。小组式作业治疗将训练与游戏相融合，最大限度地激发了患儿的积极主动意识、竞争意识，充分考虑患儿喜欢与同伴游戏、相互模仿的天性，从而达到提高日常生活能力的目的。

王灿等[65]探讨小组式 HABIT 对痉挛型偏瘫儿童功能独立性和生活质量的影响。研究纳入 20 例符合标准的痉挛型偏瘫患儿，随机分为对照组和试验组，2 组均采用综合康复治疗，包括物理治疗、作业治疗、言语治疗、理疗、按摩等。对照组采用常规作业治疗，试验组采用常规作业治疗结合小组式 HABIT 训练。小组式 HABIT 训练每 5 个患儿为 1 个小组进行训练，每次 1 小时，每天 1 次，每周5 天，连续 8 周。分别于治疗前、后采用 Carroll 双上肢功能评定量表（UEFT）、WeeFIM 和中文版儿童生活质量量表 3.0（PedsQU 3.0）进行评价。结果发现，治疗后，2 组 UEFT 评分、WeeFIM 评分和PedsQU 3.0 评分均较治疗前明显提高，且试验组评分均高于对照组。研究认为，小组式 HABIT 可改善偏瘫患儿上肢精细功能和双手协调能力，提高儿童的功能独立性和生活质量。

李巧秀[66]研究上肢双侧强化锻炼在偏瘫脑瘫患儿中的应用效果。研究共纳入受试者 86 例偏瘫脑瘫患儿，随机分为试验组和对照组，对照组在常规康复治疗的基础上给予常规作业治疗，试验组在常规康复治疗的基础上给予常规作业治疗及上肢双侧强化锻炼治疗，在治疗前及治疗 2 个月后分别采用 PEDI、QUEST 及 Peabody-FM 分析比较 2 组治疗效果。结果发现，治疗后 2 组的自我照顾部分PEDI 分数、QUEST 评定总分数值及 Peabody-FM 评定总分数值均较治疗前明显提高，试验组治疗效果明显优于对照组，家长满意度明显高于对照组。因此，上肢双侧强化锻炼能明显提高偏瘫脑瘫患儿的上肢活动能力、双手协作能力、日常生活能力及生活质量，值得临床推广应用。

陈婷婷等[67]观察 HABIT 对偏瘫型脑性瘫痪患儿上肢运动功能的影响，研究选取 2-6 岁偏瘫型脑瘫患儿 24 例，随机分为对照组和观察组，对照组采用常规康复治疗加常规作业治疗，观察组采用常规康复治疗加 HABIT 治疗，用 UEFT 评估 2 组患儿治疗前和治疗 3 个月后患手的整体功能，同时采用 PDMS-2 量表的精细运动评估量表的抓握、视觉 – 运动整合测试对患儿的双手协作能力进行评价，结果显示，2 组患儿各项评分与组内治疗前相比均有所改善，且观察组治疗后 UEFT 评分和 PDMS-2 量表视觉 – 运动整个评分均显著优于对照组。因此，HABIT 训练可显著改善偏瘫型脑瘫患儿的上肢功能。

胡继红等[68]则在常规作业治疗的基础上辅以虚拟现实（virtual reality，VR）技术治疗，观察两者相结合的治疗方式对痉挛型脑瘫患儿上肢功能康复的影响。研究针对的是 3～6 岁痉挛型偏瘫脑瘫患儿，作业疗法训练内容包括患手的感知觉训练、患侧上肢和手的肌力提高训练、手的抓握操作训练、手的精细操作能力训练和双手的协调操作训练。在作业治疗等综合康复训练的基础上，治疗组加上 VR 技术，观察组则为单纯的综合康复训练。结果发现，治疗 3 个月后，虽所有入组患儿精细运动发育商、患手 Caroll 手功能和日常生活活动能力评分均有改善，但治疗组分数更为优异，因此该研究推荐在儿童康复治疗过程中引入 VR 技术，增加训练的乐趣，提高疗效。

需要注意的是，脑瘫患儿若合并其他疾病，如癫痫，应在癫痫频繁发作期间暂时回避有可能加重癫痫发作的康复治疗，作业治疗也应根据患儿病情和体质承受能力，循序渐进地增加项目及治疗强度[69]。

三、言语治疗

（一）言语治疗

言语治疗重在改善脑瘫患儿交流态度和沟通技巧，提高主动交流意识，促进发音，开发智力，最大限度地开发语言能力，提高其生活质量[70]。

1. 对语言障碍的作用

（1）构音障碍：张利红等[71]研究言语训练对脑瘫患儿构音障碍的效果，70 例构音障碍患儿随机分为观察组和对照组，对照组给予常规语言综合训练，观察组则在此基础上予以个性化家庭指导言语训练，2 组训练时长均为 3～6 个月，观察 2 组患儿构音障碍和语言清晰度改善情况。结果发现，所有患儿构音障碍均有显著改善，但观察组有效率及语言清晰度改善效果均优于对照组，由此研究者提出，个性化家庭指导言语训练对脑瘫患儿的构音障碍有显著疗效。制订和实施个性化家庭指导言语训练方案非常重要。

王晶[72]研究语言训练联合神经节苷脂穴位注射对脑瘫伴构音障碍患儿口部运动功能及发育商评分的影响。研究选取 200 例脑瘫伴构音障碍患儿，随机分为对照组和观察组，对照组给予语言训练，观察组给予语言训练和神经节苷脂穴位注射，比较 2 组治疗效果、治疗前后口部（唇、下颚、舌）运动功能、发育商评分。结果发现，观察组治疗 3 个月后后唇、下颚、舌运动评分及发育商评分高于对照组。语言训练联合神经节苷脂穴位注射应用于脑瘫伴构音障碍患儿可有效提高口部运动功能，促进神经功能发育，提高发育商。

（2）语言发育障碍及其他：在董丽[73]的研究中，通过对比单纯语言训练治疗与语言训练治疗和高压氧联合治疗，探讨高压氧在脑瘫语言障碍中的疗效。研究将高压氧联合语言训练应用于114例脑瘫语言障碍患儿，随机分成对照组和观察组，对照组采用语言训练治疗，观察组则在此基础上增加高压氧治疗，最后观察患儿的构音、表达、理解等能力及功能、语言发育状况。结果发现，观察组总有效例数为56例，对照组总有效例数为47例，观察组运动功能、认知能力、自理动作、语言能力及社会适应性评分均高于对照组，语言表达发育商、语言理解亦然。高压氧结合语言训练能够有效改善脑瘫合并语言障碍患儿的语言障碍，促进儿童生长发育。

同样的结论也在焦鹏涛等[74]的研究中被证实，该研究也是探讨在语言训练基础上，结合高压氧治疗脑瘫患儿语言障碍，观察其临床效果及其对语言障碍的作用并分析其作用机制。研究在常规治疗及运动干预的基础上，利用玩具、图片等形式对对照组患儿进行语言及智力功能训练，研究组则在对照组的基础上给予高压氧治疗，6个月后对比2组的语音障碍治疗效果、语言理解发育商和语言表达发育商及综合功能。结果发现，研究组语音障碍治疗显著有效率、语言理解发育商、语言表达发育商及语言能力、认知能力、运动功能、自理动作和社会适应性等综合功能均高于对照组。语言训练结合高压氧治疗脑瘫患儿语言障碍有较好的临床治疗效果。

鲍利利[75]比较了靳三针、语言训练和综合治疗脑瘫语言障碍的临床疗效并探讨其作用机制，共有120例确诊为脑瘫并伴有语言障碍者被纳入研究，将其随机分为靳三针治疗组、语言训练组和综合治疗（靳三针治疗结合语言训练）组。结果发现，3组治疗对脑瘫伴语言障碍者均有治疗效果，但综合治疗组疗效显著优于靳三针治疗组和语言训练组，通过观察治疗前后脑血流量的变化后发现，靳三针治疗可增加脑血流量，有利于脑功能恢复，认为综合治疗对于治疗脑瘫语言障碍是一种理想选择。

赵小艳[76]将针刺与语言训练相结合来治疗小儿脑瘫语言障碍从而观察其疗效，研究选取1～6岁的60例脑瘫语言障碍患儿作为研究对象，对照组实施一对一的语言康复训练，观察组则是在此基础上对患儿实施头针、体针治疗。结果显示，2组总有效率差异有统计学意义，观察组为83.33%，对照组为60%，进一步说明针刺联合语言训练可以通过刺激脑瘫合并语言障碍患儿的生理、意识，从而改善其语言功能。

杜翔等[77]研究子午流注纳甲法联合辩证针刺治疗对脑瘫患儿语言发育迟缓的临床疗效。在研究中对照组接受常规语言康复治疗，治疗组则在此基础上接受子午流注纳甲针刺治疗3个月，这里的常规语言康复治疗采用的是单独语言训练结合小组训练的形式，使用中国康复研究中心版本的S-S语言发育迟缓评定法量表对儿童治疗前后的语言理解能力和语言表达能力进行评估。结果显示，治疗组语言理解发育商评分、语言表达发育商评分较对照组提高更为明显。针刺疗法在治疗脑瘫患儿语言障碍中的积极作用。

林小苗等[78]探讨针灸配合语言治疗在脑瘫患儿语言障碍中的作用，对照组采用语言治疗，包括语言康复训练和口腔感觉运动刺激疗法，观察组则是在对照组训练的基础上加以针灸治疗，根据语言功能改善情况评定显效、有效和无效。结果发现，观察组总有效率为96.67%，对照组总有效率为80%，Gesell适应性和语言评分在观察组中更占优势，与之前的2个研究结论相呼应，中医结合康复训练在脑瘫患儿言语治疗中有其特有的临床治疗价值。

刘志华等[79]探讨头针联合语言训练治疗脑瘫患儿语言障碍的疗效，在研究中对102例脑瘫合并语言障碍患儿给予头针联合语言训练，由专业治疗师指导家长或患儿完成患儿脸部和口腔周围手法按摩、游戏训练、认知教育干预、日常生活技能训练，每天 2 次，每次 20 分钟，其中语言训练分为嘴部、嘴型动作训练、呼吸训练、引导患儿模仿成年人构音器官发音时的动作及语言理解发展学习训练，每天 2 次，每次 20 分钟。头针治疗为每天 1 次，治疗 5 天休息 2 天，每次 20 分钟，干预时长为 1 个月。结果发现，头针联合语言训练可以较好地恢复脑瘫患儿的语言功能，通过单因素分析得出，母亲受教育程度、语言训练频率、患儿配合密切程度、患儿智力水平、脑瘫程度、语言障碍类型及脑瘫类型与脑瘫患儿语言障碍康复关系密切；再进行 Logistic 回归分析后指出语言训练频率、患儿配合密切程度、智力水平程度、语言障碍类型及脑瘫类型对治疗结果影响较大。

金鑫[80]对比了常规治疗和常规治疗配合中医针灸治疗对脑瘫患儿语言障碍的临床疗效。研究对 40 例脑瘫患儿进行包括语言训练、运动疗法配合推拿按摩在内的常规治疗，对基线相似的另外 40 例脑瘫患儿进行常规治疗加以中医治疗，治疗 10 周后，结果显示，单纯康复治疗组总有效率为 82.5%，中医联合疗法组总有效率为 90%，说明中医联合疗法与康复训练疗法相结合治疗脑瘫患儿能够对其语言障碍情况有所改善，有临床应用价值。陈栋等[81]研究"补肾健脑针法"结合言语训练对脑瘫儿童言语障碍的临床效果。研究纳入 64 例伴有语言障碍的脑瘫患儿，随机将其分为治疗组和对照组，对照组单纯采用言语训练，治疗组则将言语训练和"补肾健脑针法"联合运用于受试者，3 个月为 1 个疗程。结果发现，2 组儿童语言发育、构音障碍积分均得到改善，但治疗组疗效优于对照组，因此建议将"补肾健脑针法"结合到脑瘫患儿言语训练中，以获得更好地治疗效果。

2. 对肢体康复的作用　张燕等[82]研究脑瘫患儿语言认知训练对肢体功能康复的促进作用，研究共选取 46 例脑瘫患儿，均有肢体功能障碍，理解能力和语言表达能力均低于正常发育儿童，23 例患儿进行肢体运动疗法、姿势矫正、安全防护及康复护理等常规脑瘫康复治疗，另外 23 例患儿在此基础上加以语言认知训练，其中包括口腔运动功能训练、呼吸训练、发音训练和认知训练，治疗后用 GMFM-88 对患儿肢体功能加以评定，观察屈曲、伸直、腹前、腹后等功能的康复情况。结果发现，2 组脑瘫患儿以上指标均较治疗前显著提高，且加上语言认知训练组的评分高于对照组。为有效提高脑瘫患儿的整体治疗效果，促进患儿肢体功能的恢复，对其进行语言认知训练是有非常需要的。

张宗红等[83]通过增加语言认知训练来探讨语言认知训练在脑瘫患儿肢体康复中的应用效果，总结语言认知训练的康复护理经验。在研究中纳入的受试者均表现为语言表达和理解能力低于正常同龄儿童，且均伴有肢体运动障碍，对照组给予心理护理、饮食护理、肢体被动训练等常规脑瘫康复护理，观察组在对照组基础上加上语言认知训练（包括口腔运动功能训练、呼吸训练、发音训练和认知训练），训练 3 个月。结果发现，经过语言认知训练后，观察组患儿临床症状和肢体运动功能、语言能力、认知能力、社会适应、运动功能及自理动作等综合功能均优于对照组。语言认知训练在促进脑瘫患儿肢体康复上有一定的积极作用。

（二）小组语言训练

小组语言训练可为患儿提供相互了解、学习、合作的机会，改善患儿语言交流和社会适应能力[70]。

贾志英[84]为了观察小组语言训练对脑瘫并语言障碍患儿康复的临床效果，将 92 例脑瘫并语言障碍患儿作为研究对象，随机分为 2 组，每组 46 例，对照组采用最常见的一对一语言训练，每周 3～4 次，每次 30～40 分钟，具体包括护理人员对儿童的一对语言训练、肌肉按摩加以交流沟通、引导模仿动作，同时应用歌曲等形式配合训练；观察组则采用小组语言训练方式，内容涵盖日常交往能力训练、口腔能力训练、发声练习、呼吸训练、情景训练及理解能力训练，每个项目尽量控制为 10～15 分钟，每周 3～4 次。6 个月后用 GDDS 进行测试，定义语言商提高 15 分以上为显效，提高 11～14 分为有效，提高小于 10 分为无效。结果发现，观察组总有效率为 89.2%，对照组为 91.3%，两者训练效果相似，均能提高脑瘫儿童的语言发育，但小组语言训练方式在操作上简单便捷，有其推广的价值。

郑钦等[85] 将一对一语言训练与小组语言训练进行对比分析来观察其对脑瘫患儿交流功能的影响，研究共纳入 57 例合并语言交流障碍的脑瘫患儿，随机分为 2 组，对照组采用一对一的语言训练，观察组则根据语言交流能力水平，将同一水平的儿童以 2～4 人为 1 小组进行训练，训练内容为问好、拥抱等日常交往能力、口部运动功能、言语呼吸训练、构音训练和情景交流训练，治疗时长为 6 个月。结果显示，脑瘫患儿交流功能分级系统评定小组式训练组总有效例数为 26 例，一对一语言训练组总有效例数为 19 例，总有效率明显高于对照组。小组式训练改变了一对一训练的被动、依赖和恐慌缺点，以小组的形式提高其互动、交流能力，能够充分调动患儿交流表达的积极性，也有利于后期患儿对校园、社会生活的适应。

王亮等[86] 研究小组语言训练在脑瘫儿童合并语言发育迟缓治疗方面的效果，研究纳入脑瘫受试者 100 例，分成单独个训组和小组训练结合个训组 2 组，单独个训组采用的是一对一语言训练，包括注意力训练、事物持续记忆训练、视觉接触训练、事物操作训练等；小组训练结合个训组则采用的是小组训练同时结合一对一语言训练的形式进行，个训训练方式与单独个训组相同，小组训练则根据患儿年龄和语言水平分组，以团队合作等不同形式进行，治疗结果用 GDDS 和 S-S 语言发育迟缓评定法量表评估。结果发现，患儿治疗前后 Gesell 发育商和 S-S 发育迟缓情况均有所改善，结果同样支持小组训练结合个训在脑瘫患儿中的积极疗效。此疗法一方面保证了语言训练的针对性，同时将语言水平相同者为一组，使其更快适应，促进了儿童社会交往能力、同伴协作能力、竞争能力等，是脑瘫患儿语言障碍的治疗选择之一。

谭丽金[87] 研究不同语言训练模式在脑瘫患儿语言障碍治疗中的应用效果，将 52 例脑瘫伴有语言障碍的患儿分为一对一语言训练的对照组和一对二或者小组形式语言训练的观察组，2 组患儿都会同时配合吞咽训练、呼吸功能训练、引导式教育、作业疗法、经颅磁及针灸等辅助治疗，分别在治疗前和治疗后 6 个月用 GDDS 进行测评。结果发现，观察组与对照组的总有效率差异无统计学差异。因此，一对二或者小组形式语言训练与一对一语言训练都对治疗脑瘫患儿的语言功能有较理想的效果。高岭等[88] 探究脑瘫合并语言障碍患儿采用小组语言训练的临床疗效和应用价值，对 77 例脑瘫合并语言障碍患儿均进行常规吞咽、针灸等综合治疗，并采用小脑顶核电刺激辅助治疗，在此基础上对照组采用一对一语言训练，观察组则进行小组语言训练。结果显示，2 组患儿中构音障碍发生情况差异无统计学意义，观察组治疗总有效率为 92.5%，对照组总有效率为 94.6%，结果与谭丽金研究结果相似，但这 2 个研究仍然支持一对二或者小组形式语言训练能够有效缓解患儿紧张、分离焦虑等情绪，有助于提高社交能力的观点。

（三）其他言语相关训练

考虑到脑瘫患儿因语言发育障碍，造成与同伴交往时存在严重的自卑感，符小花[89]观察心理暗示治疗脑瘫患儿语言发育迟缓的效果，研究将心理暗示治疗结合其他言语治疗应用于23例语言发育迟缓的脑瘫患儿，首先在这些患儿中建立信任关系，其次形成友好氛围，再用拇指教育鼓励患儿，最后心理暗示，看似不经意的赞赏，实则让患儿感觉到自己是可行的。在此基础上，加强口腔功能练习、舌灵活性练习、图片教育、实物教育及演讲教育。治疗6～12个月后用汉语版语言发育迟缓检查法（CRRCS-S法）评定量表进行疗效评定。结果发现，这23例受试者认知、情绪控制、治疗依从性及语言发音均有明显改善，整体语言发育水平有所提高，其中仅1例受试者无效，占4.3%。心理疗法给这些患儿建立了自信，使其自愿开口说话，在临床上有一定的应用价值。

韦斌垣等[90]则探究神经肌肉电刺激结合吞咽功能训练对伴吞咽障碍脑瘫患儿生存质量的作用，研究选取150例脑瘫患儿，对照组患儿采用包含感官刺激及口颜面功能训练的传统吞咽功能训练，神经肌肉电刺激组在传统治疗的基础上增加神经肌肉电刺激治疗，同时进行8周治疗后评估吞咽障碍和生存质量。数据表明，神经肌肉电刺激组脑瘫患儿吞咽障碍改善情况明显优于对照组，且吞咽障碍特异性生存质量量表评分也有所提高。神经肌肉电刺激结合吞咽功能训练不但可以改善脑瘫患儿的吞咽功能，而且能提高其生存质量。

刘志红等[91]观察口部运动治疗对不随意运动型脑瘫吞咽障碍的疗效。研究对30例伴有吞咽障碍的不随意运动型脑瘫患儿进行口部运动治疗，观察吞咽进食的变化。由言语治疗师采取一对一的口部运动治疗，包括口部感知觉刺激和建立口部运动中正常模式，每次治疗25分钟，每周6次，4周1个疗程。结果显示，与治疗前比较，患儿治疗后吞咽障碍明显改善。口部运动治疗对不随意运动型脑瘫患儿的吞咽有较好疗效。

席音音[92]研究语言认知康复系统在脑瘫患儿语言康复中的应用效果，对照组实施传统康复训练，包括进食训练、抑制异常姿势反射训练、构音器官运动功能训练、构音训练等，康复组则是在传统康复训练的基础上应用语言认知康复系统进行康复训练，系统由综合训练系统、功能评估系统和文档编辑器三部分组成，治疗前后分别用构音障碍检查法对2组患儿的语言障碍情况进行评估。结果显示，康复组患儿显效率和总有效率均显著高于对照组。在脑瘫患儿语言康复训练中使用计算机语言认知康复系统，可以有效改善构音肌群功能，强化语言康复效果，值得推广应用。

四、辅具治疗

辅助器具的使用能够帮助脑瘫患儿提高和保持治疗效果、矫正异常姿势、建立正常的运动模式、防止畸形进一步加重和提高，矫形器是应用最为广泛的辅助器具之一[88]。

（一）踝足矫形器

踝足矫形器在纠正脑瘫患儿尖足、提高下肢运动功能方面起到积极的作用[88]。

潘志良等[93]也研究踝足矫形器在脑瘫康复中的作用，研究纳入30例脑瘫患儿，根据康复方法不同分为 2 组，即对照组和观察组，对照组给予常规康复训练，观察组给予踝足矫形器康复训练。结果发现，对照组总改善率为 86.7%，观察组总改善率为 93.3%，且观察组 Ashworth 分级和日常生活活动能力均明显低于对照组。足背屈角度明显小于对照组。

杜文静等[94]从下肢踝关节跖屈、背伸角度及步行周期角度分析踝足矫形器在脑瘫患儿中的影响，根据纳入研究患儿的实足年龄分为 2～4 岁组、4～6 岁组、6～8 岁组及 8～10 岁组，用运动跟踪器和数据分析系统获取人体姿态评估踝关节的角度和识别时间周期。结果发现，佩戴踝足矫形器后数据出现显著变化，除 2～4 岁组外，不同年龄组患儿穿矫形鞋后时间周期随着年龄增加呈增加趋势，另外，除 2～4 岁组右侧、8～10 岁组左侧外，其余各年龄组患儿佩戴矫形鞋后踝关节跖屈角度均减小，各年龄组穿矫形鞋后背伸角度均增大。

黄均礼等[95]观察踝足矫形器矫治脑瘫患儿异常步态的疗效，在对照组中应用常规神经治疗及康复训练（物理治疗、作业治疗；降低肌张力、维持并扩大关节活动锻炼；坐、立平衡训练；行走和日常生活活动能力锻炼），研究组在对照组基础上应用个性化的踝足矫形器矫治，将步频、步速、跨步长、步行周期、站立相时间等时空参数和膝关节最大角度、最小角度、踝关节最大角度和最小角度等的运动学参数作为观察指标。结果发现，研究组的时空参数和运动学参数均较对照组提高幅度更大。踝足矫形器矫治脑瘫患儿异常步态的疗效良好，可有效改善脑瘫患儿的运动功能。

Chen 等[96]研究静态踝足矫形器和可调节矫形器在脑瘫患儿马蹄内翻足中的疗效，共纳入 58 名 2～12 岁儿童，其中 28 名患儿使用夹板辅助的踝足矫形器，30 名正常发育水平儿童使用静态踝足矫形器，改良 Ashworth 量表和足底压力进行测试。结果发现，正常发育水平儿童后跟 / 前足比率为 1.41±0.26，夹板辅助的踝足矫形器在治疗前、治疗后 6 个月、治疗后 12 个月的后跟 / 前足比率分别为 0.65±0.41、1.02±0.44 和 1.24±0.51，静态踝足矫形器则为 0.59±0.37、0.67±0.44 和 0.66±0.42，可调节矫形器组治疗后 6 个月和 12 个月后，后跟 / 前足比率显著改善，而静态矫形器治疗组无显著变化，可调节矫形器组较静态矫形器组肌肉张力程度改善。可调节的夹板辅助矫形器在脑瘫患儿的马蹄内翻足治疗中有积极的作用。

（二）腕手矫形器

李小朋[97]观察腕手矫形器治疗脑瘫患儿拇指内收的效果，因此在研究中将 62 例脑瘫患儿随机分为观察组和对照组，所有受试者都进行常规康复训练，其中包括运动牵伸、关键点控制、信息反馈及本体感觉训练，观察组另加使用腕手矫形器治疗拇指内收，使拇指腕掌关节固定于 60°，佩戴时长为 8～10 小时，经过 4 个月治疗。结果发现，所有受试者拇指外展活动度、被动关节活动度、精细能力测试水平均有不同程度提高。腕手矫形器使第一掌骨保持于外展位，持续有效地牵拉拇指内收肌群，对于提高中枢神经系统损伤的脑瘫患儿的上肢功能具有较为重要的作用，对于预防拇指内收挛缩和畸形也有重要临床意义。

林钊胤等[98]对 42 例脑瘫患儿展开研究，观察在脑瘫拇指内收患儿中应用腕手矫形器的临床治疗效果，对照组和试验组采用的是与李小朋研究相同的干预方式，干预时长为 1 个月，若患儿被动关节活动程度超过 45°，可良好进行精细运动为显效；经治疗后患儿被动关节活动程度超过 30°，可以基本进行运动为有效；经治疗后患儿被动关节活动程度低于 30°，不可进行精细运动为无效。用被动关节活动度量表（PROM 量表）及精细运动功能测试量表（FMFM 量表）观察拇指腕掌关节外展活动度与运动功能。结果显示，试验组患儿治疗总有效率、PROM 评分、FMFM 评分显著优于对照组。腕手矫形器可提升脑瘫拇指内收患儿精细运动能力与活动度。

（三）其他辅助器具

弹力绷带可作为纠正脑瘫患儿髋关节内外旋的方式之一，在张峰等[99]的研究中设立对照组和观察组探讨弹力绷带对脑瘫患儿髋关节内外旋的矫正效果，在研究中 2 组均采取常规康复治疗，以Bobath 疗法为主，包括主动关节活动训练、单腿负重训练、步态训练等，观察组则在此基础上佩戴弹力绷带进行康复训练，根据患儿身高、体重等实际情况调节绷带长度和力度，评定标准定位步态分析法和站立位髋关节内外旋角度。治疗 3 个月后，结果显示，观察组内旋步宽较对照组明显增加，外旋步宽及站立位髋关节内、外旋角度较对照组明显下降。弹力绷带能有效改善脑瘫患儿的髋关节内外旋，提高脑瘫患儿的运动功能。

侯佳[100]探讨用康复辅具为脑瘫患儿进行家庭康复训练的临床效果，研究共纳入 80 例脑瘫患儿，随机分为对照组和观察组，对照组进行常规治疗（运动训练、针灸治疗、低频脉冲电治疗等），观察组则在此基础上用康复辅具进行家庭康复训练（楔形垫组合、圆柱球、花生球、儿童站立架、助行器、儿童减重步态训练器等康复辅具），连续治疗 1 年后用 GDDS 和粗大运动功能评估量表分别对2 组患儿的发育商及卧位和翻身、坐位、爬与跪、站立、行走和跑跳 5 个功能区域进行评价。结果显示，观察组 GDDS 和粗大运动功能评估评分提高幅度均显著高于对照组。研究者认为康复辅具能够通过翻身、卧位、爬行、坐位、站立位、跪位及行走多种运动方式对儿童不同功能区进行治疗，大大提高了患儿的康复治疗效果。

娄欣霞等[101]则为了观察儿童上肢康复机器人辅助治疗脑瘫患儿的疗效，共纳入研究者 130 例，对照组行常规康复治疗与护理，观察组则在此基础上通过儿童上肢康复机器人辅助治疗，此机器人将上肢训练与认知训练相结合，在屏幕上出现几十种不同的场景，患儿握住机器人通过机器人手臂去抓握。结果显示，观察组有效为 63 例，对照组为 47 例，前者总满意度为 96.92%，对照组仅为 43.08%，相差较大，上肢康复机器人辅助治疗脑瘫患儿被证实有一定的应用价值。

王荣丽等[102]研究一种用于脑瘫患儿踝关节运动康复的机器人，并初步验证临床可行性。受试者为 6 名脑瘫患儿，均存在双侧踝关节跖屈肌群痉挛，踝背屈活动范围受限。踝关节康复机器人训练前后用改良 Tardieu 量表评测踝关节痉挛程度。结果发现，所有受试者训练后腓肠肌、比目鱼肌痉挛改良 Tardieu 评测的 R1 和 R2 角度均较训练前显著增加，所有受试者踝背屈各角度下测定的跖屈阻抗力矩较训练前均显著下降，由此说明，踝关节康复机器人系统可即刻显著改善脑瘫患儿踝关节跖屈肌挛缩和软组织顺应性，且具有较好的耐受性，接受度和配合度高，适宜在脑瘫患儿康复中应用。

王楠等[103]研究足部生物力学矫形鞋垫对脑瘫患儿步行功能及稳定性的作用，研究纳入年龄在3～8 岁，粗大运动功能分级在 Ⅰ～Ⅱ 级并能独立步行 5 米及以上、能主动配合简单指令，中国比奈智力测试不低于 70 分的 60 例脑瘫患儿，观察组和治疗组同时进行核心肌群稳定性训练为主的常规康复训练，包括运动疗法、传统疗法、物理因子等，治疗组则同时配置足踝生物力学矫形鞋垫，分别在治疗前、治疗后 1 个月和 3 个月采用粗大运动功能评估量表、Berg 平衡量表和儿童功能独立性测试分析 2 组患儿步行能力及稳定性的效果差异。结果发现，观察组粗大运动功能评估的 D 区和 E 区评分、Berg 平衡量表、儿童功能独立性评定量表评分改善程度均显著优于对照组；治疗组总有效率为 96.67%，也显著高于对照组的 86.67%。核心稳定性训练联合足部生物力学矫形鞋垫对脑瘫步行功能及稳定性有较好的疗效。

五、传统康复治疗

中医治疗脑性瘫痪，遵循天人合一的中医整体康复观念，从调整阴阳平衡与脏腑功能、调理气血、疏通经络入手，辨证施治，标本兼顾，具有独特的优势。临床常用的治疗手段有推拿按摩、针刺、灸法、中药治疗等，其中以推拿、针刺疗法为主，常采用中医药综合治疗方案。不论方法异同，辨证论治的中医理论精髓始终贯穿于脑瘫康复治疗的始终。2015 年 1 月至今，我国有关脑瘫传统康复治疗的相关基础与临床研究逐渐深入，主要集中在针刺、推拿疗法与神经损伤修复方面的基础与临床应用研究。

（一）推拿按摩

推拿按摩是利用各种手法将力作用在皮肤、肌肉、关节、肌腱、经络输穴等部位上，以达到疏通经络、调和气血阴阳等作用的治疗方法。常用的推拿方法主要有穴位点按、循经推拿、特定部位按摩、捏脊等。

1. 推拿按摩治疗脑性瘫痪的机制研究　张程等[104]通过对中医基础理论中脏腑、经络、经筋、皮部之间关系加以梳理和论述，从整体观角度阐述推拿按摩治疗脑瘫的作用机制。研究认为经脉是经络系统的主体部分，经筋和皮部是经脉的附属部分，人体的五脏六腑、四肢百骸、五官九窍、皮肉筋骨等组织的生理活动皆依赖经络系统来维护调节，而循经推拿法是通过辨证选用经络进行推按、点穴手法，针对经络、筋脉、皮部的不同采用不同的推拿手法，达到疏通经络、调畅气机、调节气血、濡养脏腑，从而促进运动发育、增强体质的作用。如针对脑瘫患儿肌肉"硬"或"软"的推拿治疗应以走行于其内的经脉和腧穴为操作重点，以疏通经脉为目的，经脉通畅，筋肉得以濡养，肢体活动自然灵活。

2. 不同推拿方法对脑瘫治疗作用的研究　杜鹃等[105]通过临床观察探讨平衡推拿法对脑瘫伴有膝反张患儿的治疗有效性。研究选取脑性瘫痪伴有膝反张的患儿 60 例，随机分为观察组 30 例和对照组 30 例。对照组选用纠正脑瘫膝反张的运动疗法进行治疗，观察组在对照组治疗的基础上给予平衡推拿法治疗。平衡推拿法具体如下.治则：舒筋解痉、通络益气。手法：掌摩法、按揉法、点按法、直推法、捏法等手法。手法宜轻柔缓和，平稳着实。主穴：梁丘、血海、鹤顶、外膝眼、内膝眼、足三里、膝阳关、阳陵泉、阴陵泉、委中、承山。配穴：环跳、承扶、髀关、风市、殷门、合阳、三阴交、解溪。主要部位：下肢前侧、内侧、外侧、后侧。按照既定顺序及手法进行推拿按摩操作。每周治疗 3 次，30 分钟 / 次，间隔 1 天做 1 次治疗。4 周 1 个疗程，共治疗 4 个疗程。结果显示，观察组治疗后膝反张角度优于对照组（$P<0.05$）；观察组有效率为 86.67%，对照组有效率为 73.33%，治疗组疗效优于对照组（$P<0.05$）。平衡推拿法结合康复治疗能缩小膝反张角度，缓解关节囊和松弛周围

韧带，降低膝周肌群肌张力，增加肌力，改善膝关节运动功能，治疗效果优于单纯康复治疗组。

陈冬冬等[106]回顾性研究接受运动发育推拿治疗与传统神经发育疗法的2组患儿GMFM-66评分，探讨两者在脑瘫治疗上的疗效及差异。运动发育疗法是以小儿推拿手法中推、按、揉、压、扳和摇法等为主，按照患儿瘫痪部位及类型进行刺激，调节患儿肌肉状态和骨骼关节的排列，以患儿将来有可能产生畸形的解剖部位作为关键点进行重点治疗；运用手法实现触觉、运动觉和前庭感觉等输入；在操作过程中根据患儿的疾病类型，通过不断改变患儿的体位和姿势，纠正患儿的异常姿势，预防畸形的产生和加重。结果显示，治疗后，2组患儿GMFM-66评分均高于治疗前，2组间无显著性差异。运动发育推拿法和神经发育疗法都能改善脑瘫患儿的粗大运动功能，2种方法的疗效没有显著性差异。

李新剑等[107]通过临床研究探讨了指针推拿对于脑瘫患儿精细动作及发育商的影响。将84例脑瘫患儿随机分为对照组和研究组，每组各42例。对照组开展常规康复训练，研究组在对照组基础上实施指针推拿干预。具体的干预步骤为：患儿取俯卧位，定位膀胱经及督脉，在患儿后背部及双腿后侧处采取点按、叩击及提捻等方法。待完全放松后，以五输穴作为主施点展开点、揉、推、按、捏、切及拔等指针手法，并按照相应穴位所在部位肌肉的紧张度采取补法、平补及泻法。2组患儿均于治疗前、治疗后第3个月末接受PDMS测评，比较2组运动发育商。治疗后2组患儿在抓握及视觉运动整合评分方面高于治疗前，研究组优于对照组，差异有统计学意义（$P<0.05$）。治疗后2组患儿精细运动发育商积分高于治疗前，研究组优于对照组，差异有统计学意义（$P<0.05$）。指针推拿应用于脑瘫患儿，能有效改善患儿日常精细化动作，且能提高发育商。

马丙祥等[108]观察临床上"抑强扶弱"推拿法对痉挛型脑瘫尖足的改善作用，并探讨了该手法的作用机制。"抑强扶弱"推拿法是在传统对痉挛肌群牵拉推按的基础上，对其拮抗肌群也进行了较强的刺激，以提高肌力，缓解痉挛。治疗组采用"抑强扶弱"推拿法。①首先以较柔缓的手法推、揉足太阳膀胱经（委中至昆仑）暨小腿三头肌及胫骨后肌等痉挛肌群，接着点揉委中、承山、昆仑、涌泉等穴，拿捏跟腱50次。最后对踝关节进行摇法及压膝整足（患儿仰卧位，医师一手向下按压膝部，使下肢伸直，一手握住足底，尽力使足保持最大限度背屈）。②再以较重的手法推、揉足阳明胃经（犊鼻至解溪）暨胫骨前肌、拇长伸肌、趾长伸肌等肌群。接着穴位点按足三里、上巨虚、下巨虚、解溪等穴。最后对踝关节背屈肌群牵拉（患儿仰卧位，医师一手向下按压膝部，使下肢伸直，一手握住足尖，尽力使足保持最大限度跖屈）。以上治疗每天2次，每次15~30分钟，1周治疗6天，疗程为3个月。对照组：仅对痉挛的小腿三头肌及胫骨后肌等进行循经推按、穴位点按及姿势矫正，手法及治疗时间同上。治疗前后分别对患儿的临床痉挛指数和足背屈角度进行评估。"抑强扶弱"推拿法治疗痉挛型脑瘫尖足疗效确切，优于单纯对痉挛肌肉的按摩，且年龄越小，效果越好，适合在临床推广。根据交互抑制理论，对拮抗肌群及痉挛肌群采取不同的手法按摩，缓解痉挛、纠正异常姿势的效果会更好。

马丙祥等[109]观察并探讨了"疏通矫正"手法对痉挛型脑瘫的临床有效性。将136例痉挛型脑瘫患儿分为对照组和观察组，对照组除基础治疗外，予以Bobath疗法及Vojta疗法治疗；观察组除基础治疗外，予以疏通矫正手法治疗，疏通矫正手法包括循经推按、穴位点压、异常部位肌肉按摩、姿势矫正。2组治疗均为每天2次，每次30分钟，每周治疗5.5天，休息1.5天，4周为1个疗程，2

个疗程间隔最长不超过 3 周，2 组均治疗满 3 个疗程。最终观察组完成治疗 62 例，对照组 64 例。3 个疗程后观察组患儿临床疗效、GMFM、痉挛肌群表面肌电图、日常生活能力、肌张力等较对照组有更大的变化。疏通矫正手法治疗患儿痉挛型脑瘫疗效显著。

（二）针刺

针刺疗法是依据中医经络腧穴理论，在辨证基础上，运用毫针、水针、三棱针、梅花针等工具，对身体特定部位实施刺法，以治疗某种或多种病症的中医传统治疗方法，在脑瘫的康复治疗中应用非常广泛。临床上治疗脑瘫及其并发症的针刺方法主要有头皮针、体针、电针、穴位注射等，常与其他康复疗法联合应用，具有较好的疗效。

1. 针刺治疗脑瘫的机制研究　针刺可以通过影响脑瘫动物的脑血流量、减轻大脑组织水肿、改善大脑微循环、减少神经细胞的变性坏死、减轻大脑萎缩、恢复大脑组织形态、减少神经细胞凋亡、影响突触结构和神经递质的含量、影响神经营养因子的表达等多个环节治疗脑瘫。

介小素等[110]通过实验研究探讨针刺对脑瘫模型鼠的神经保护作用。将实验大鼠随机分为假手术组、模型组、针刺组，每组 15 只。模型组和针刺组大鼠结扎左侧颈总动脉建立脑瘫大鼠动物模型；假手术组找到左颈总动脉后不结扎。针刺组从造模后第 2 天开始进行针刺治疗，1 次 / 天，连续针刺 20 天，假手术组和模型组不予任何处理。手术后第 21 天观察相关指标。针刺治疗可改善大鼠的神经功能；减少神经细胞的凋亡，对神经细胞具有保护作用。

侯玉晋等[111]通过实验研究探讨针刺提高模型鼠运动功能的细胞分子学机制。利用结扎单侧颈总动脉法建立大鼠脑瘫模型，分别给予针刺和（或）康复训练等干预方法，发现针刺能够提高模型大鼠运动功能，促进病变脑组织中生长相关蛋白 43 及突触小泡蛋白的表达，发挥神经保护作用。

史华等[112]通过动物实验探讨火针对脑瘫模型鼠的治疗作用及机制。建立幼鼠脑瘫模型，分为火针组（火针法处理内关、涌泉、曲池、百会穴）、阳性对照组（喂服脑酶水解片溶液）、模型组，并与空白对照组相比较。结果显示，火针组大鼠活动增多、体质量上升、神经功能进步，脑组织去甲肾上腺素、5- 羟色胺、γ- 氨基丁酸水平增加，谷氨酸水平减少。火针法可有效治疗脑性瘫痪，保护神经功能。

2. 针刺对脑瘫治疗作用的研究　临床上对于脑瘫的针刺治疗，多采用头皮针刺、体针，或两者相结合的方法，比较为大家所熟知的有焦氏头针、靳氏头针等，对于针刺疗法的应用研究也比较多。

李红霞等[113]探讨了头皮针结合康复训练对痉挛型脑瘫的治疗作用，为临床应用提供了数据支持。研究纳入痉挛型脑瘫患儿 60 例，随机分为治疗组、对照组，每组 30 例。治疗组采用头皮针结合康复训练，对照组采用单纯康复训练。头皮针主穴采用国际标准头穴线的顶旁 1 线、顶颞前斜线、枕下旁线、颞前线。配穴通过脏腑经络辨证，选取躯干和四肢部穴位。肝郁脾虚者加肝俞、脾俞、足三里；肝肾不足者加肝俞、肾俞、太溪；痰瘀交阻者可加膈俞、丰隆、三阴交。每周治疗 5 次，1 个月为 1 个疗程，疗程间休息 1 周，共治疗 4 个疗程，随访时间为 3 个月。康复训练采用 Bobath 疗法和 Vojta 疗法。2 组治疗 2 个月、4 个月后采用综合功能评定量表、MAS 进行疗效评定。结果显示，头皮针配合康复训练治疗痉挛型脑瘫效果优于单纯康复训练，而且年龄越小，预后越好。

陈剑波等[114]通过 GMFM-88 评分、肌张力评分及多普勒彩色超声检查，探讨了头皮针结合肢体康复训练对脑瘫患儿的治疗作用及机制。研究将 104 例脑瘫患儿随机分为 2 组，每组 52 例，对照组给予肢体康复训练，包括肌力增强训练、被动牵拉关节活动及步态和平衡训练等。试验组在对照组治疗基础上给予头皮针疗法，取穴百会、顶颞前斜线（选取功能障碍部分的相应节段）、顶颞后斜线、颞三针、脑三针、智三针。上述治疗均 1 次／天，6 次／周，周日休息 1 天，共治疗 3 个月。比较 2 组治疗前后 GMFM-88 评分和下肢肌群肌张力评分，比较治疗后 2 组大脑中动脉收缩期血流速度（VP）和血管搏动指数（PI），比较 2 组临床疗效。结果显示，头皮针联合肢体康复训练可有效增加脑瘫患儿脑组织血流量，修复受损的脑细胞，改善粗大运动功能，降低肌肉张力，治疗患儿脑瘫疗效显著。

杨宁等[115]观察头皮针配合运动疗法对痉挛型脑瘫患儿粗大运动功能的临床疗效。将 61 例脑瘫患儿按就诊先后顺序随机分为治疗组（31 例）和对照组（30 例），治疗组采用头皮针配合运动疗法（主要应用 Bobath 疗法和 Vojta 疗法）治疗；对照组仅采用运动疗法（同治疗组技术）治疗，疗程 90 天。治疗前后分别进行临床症状、MAS 及 GMFM 评分比较。结果显示，头皮针配合运动疗法治疗痉挛型脑瘫患儿的临床疗效优于单纯运用运动疗法，尤其在促进脑瘫患儿粗大运动功能发育方面优势突出。

李诺等[116]通过治疗前后 GMFM 评分、足背屈角、表面肌电均方根值（RMS）的统计分析，观察尖足三针对脑瘫尖足患儿的治疗作用。将 120 例 1～6 岁脑瘫患儿随机分为对照组（$n=60$）和观察组（$n=60$）。2 组均采用常规康复治疗，观察组加用尖足三针（脑清穴、跟平穴、解溪穴）针刺治疗。分别于治疗前、后采用 GMFM、RMS 进行评估。治疗后，观察组 GMFM 的 B、C、D、E 4 个能区评分及总分显著高于治疗前（$t>4.325$，$P<0.001$），且明显高于对照组（$t>2.711$，$P<0.01$）；观察组足背屈角显著减小（$t=17.627$，$P<0.001$），且显著小于对照组（$t=15.416$，$P<0.001$）。观察组治疗后踝关节主动跖屈、被动背屈时腓肠肌 RMS 均明显改善（$t\geq3.058$，$P<0.01$），被动背屈时腓肠肌 RMS 优于对照组（$t=-2.199$，$P<0.05$）。尖足三针针刺治疗能有效地降低腓肠肌肌张力，不降低腓肠肌肌力，有效改善脑瘫患儿足背屈能力，促进患儿获得站位运动功能。

赵勇等[117]观察"健脾益肾通督"配穴针刺疗法对痉挛型脑瘫的治疗作用。将 120 例痉挛型脑瘫患儿随机分为观察组和对照组，每组 60 例。对照组给予物理治疗和手功能训练，每天 1 次，20 次为 1 个疗程，疗程间隔 20 天，共治疗 3 个疗程；观察组在对照组基础上行"健脾益肾通督"配穴针刺疗法，穴取百会、风府、身柱、至阳、筋缩、腰阳关、命门、脾俞、肾俞、足三里、三阴交，隔天 1 次，10 次为 1 个疗程，疗程间隔 20 天，共治疗 3 个疗程。"健脾益肾通督"配穴针刺法作为辅助疗法可有效提高痉挛型脑瘫患儿粗大运动功能、精细运动功能及日常生活能力。

赵勇等[118]观察经筋刺法对痉挛型脑瘫患儿下肢痉挛状态的疗效。将 80 例痉挛型脑性瘫痪患儿随机分为治疗组和对照组，每组 40 例。2 组均采用常规康复治疗，治疗组取承山穴及跟腱附着点上缘上 1 寸处为进针点进行经筋刺法治疗，对照组取痉挛下肢阳明经穴为主进行针刺治疗。治疗 3 个疗程后，2 组下肢肌张力 MAS、CSS 评分及 GMFM 评分与同组治疗前比较，差异均具有统计学意义（$P<0.01$）。治疗组治疗后下肢肌张力 MAS、CSS 评分及 GMFM 评分与对照组比较，差异均具有统计学意义（$P<0.05$）。经筋刺法能有效改善痉挛型脑瘫患儿下肢痉挛状态，可减轻尖足，

提高粗大运动功能。

倪兴平[119]观察针刺督脉对肌张力低下的脑瘫患儿治疗作用。将98例肌张力低下型脑瘫患儿，按随机分配原则分为观察组和对照组，对照组采用常规头针治疗方案加上推拿按摩，观察组在对照组基础治疗上加用针刺督脉治疗。具体针刺督脉方法：医嘱患儿取俯卧位，进行局部皮肤消毒后，纠正异常姿势后，取小号梅花针由上到下重手法叩刺，着重使用腕力叩刺。从项背腰骶部督脉，保持垂直角度进针，发出清脆短促哒哒声音，进针保持弹刺，每分钟进针100～120次，每个穴位叩刺2针，每天1次，半月为1个疗程。共治疗2个月。观察2组患儿治疗前后ADL评分及GMFM评分，采用尼莫地平法对2种治疗方案的肌张力低下型脑瘫患儿临床效果进行评价。采用MAS对2组患儿治疗后肌张力波动水平进行测评。针刺督脉为主治疗肌张力低下型脑瘫患儿疗效显著，明显改善患儿前后坐位肌肉相关肌张力，减轻肌张力波动水平，提高患儿ADL评分及GMFM评分，达到改善肌张力低下型脑瘫患儿症状的效果，临床选择优势较高，无严重不良反应，值得临床上进一步推广应用。

平东沛等[120]观察针刺督脉及夹脊穴对不随意运动型脑瘫的治疗作用。将不随意运动型脑瘫患儿随机分为对照组31例和治疗组33例，对照组行常规康复法治疗，治疗组在对照组治疗的基础上进行督脉及夹脊穴的针刺治疗，治疗周期均为3个月。治疗后，治疗组的GMFM及Barthel指数评分结果明显优于对照组的评分结果。针刺督脉及夹脊穴可治疗不随意运动型脑性瘫痪。

宋忠阳等[121]通过比较治疗前后及不同组别间GMFM-CM分级及GMFM-88评分，研究"金鸡啄米"针法对痉挛型脑瘫患儿的治疗效果。将90例患儿分为金鸡啄米组和平补平泻组各45例。2组均进行Bobath疗法，每次30～60分钟；体针取风池、肝俞、肾俞、命门、太溪、孔最、曲池、合谷、阳陵泉、三阴交、环跳、梁丘、绝骨、太冲；头针取顶中线、顶颞前斜线、顶旁1线及顶旁2线。金鸡啄米组体针行"金鸡啄米"针法，头针行平补平泻法；平补平泻组体针、头针均行平补平泻法。金鸡啄米针法：医者左手拇指紧按穴位，右手持毫针快速刺入穴位20～40mm，候其气至，然后在0.5cm范围内，右手连续重插轻提3～5次，促使针感向远处传导，反复操作1分钟，留针20分钟，出针时紧按针孔。2组针刺与Bobath疗法交替进行，每周各3次，12次为1个疗程，连续3个疗程。观察2组治疗前后脑瘫粗大运动功能分级系统（GMFCS）分级、GMFM-88评分情况。"金鸡啄米"针法治疗小儿痉挛型脑瘫后运动功能障碍疗效显著，可明显改善脑瘫患儿的运动功能。

杜翔等[122]观察子午流注纳甲针法治疗痉挛型脑瘫的临床疗效。将130例痉挛型脑瘫患儿按随机数字表法分为对照组和治疗组各65例。对照组患儿均接受常规康复治疗，治疗组患儿在常规康复治疗基础上接受子午流注纳甲针法治疗3个月。子午流注纳甲法针刺治疗：根据患儿就诊时间，依据子午流注纳甲法因时开穴原则，选取相应穴位为主穴，按照痉挛型脑瘫患儿的中医辨证分型，选取阳陵泉、肝俞、脾俞、梁丘、肩髃等为辅穴。2组患儿均在治疗前和治疗后采用GMFM-88、MAS、脑瘫日常生活活动能力评价表进行评定。应用子午流注纳甲法针刺治疗痉挛型脑瘫患儿可以更好地改善其粗大运动功能，明显降低肌张力，提高患儿的日常生活活动能力。

金炳旭等[123]观察研究了"痉挛三针"对痉挛型脑瘫患儿内收肌肌张力及粗大运动功能的影响。选取140例符合纳入标准的痉挛型脑瘫患儿随机分为观察组和对照组，每组70例。对照组采用常规物理疗法（Bobath疗法和上田正下肢法）及头针疗法（智七针、运动区、感觉区、足运感区、平衡区）；观察组在对照组治疗方法基础上予针刺"痉挛三针"（解剪、血海上、后血海）。物理疗法每天1次，针刺隔天1次，20天为1个疗程，疗程间休息15～20天，共治疗3个疗程。分别于治疗前、治疗后采用 MAS 评定内收肌肌张力得分、GMFM-88 的 D 区及 E 区评分，并测量内收肌角度。治疗后2组患儿的内收肌肌张力评分均有不同程度降低，内收肌角度均较治疗前增大，GMFM-88 的 D 区及 E 区评分均有提高，且观察组比对照组更显著。"痉挛三针"能有效降低痉挛型脑瘫患儿内收肌肌张力，改善髋关节的活动度，提高患儿的独立行走及跑跳功能。

（三）灸法

灸法又称艾灸，是以艾绒为主要材料，点燃后直接或间接熏灼体表穴位的一种治疗方法，也可在艾绒中掺入少量药物，以加强治疗作用。该法有温经通络、行气活血、消肿散结等作用，常用于虚证和风、寒、湿邪为患的疾病。脑瘫属于中医"五迟、五软、五硬"范畴，基本病机多为先天禀赋不足，瘀血痰凝阻滞脑窍经络，临床上可辨证选用灸法治疗，达到强身健体、活血化瘀、疏通经络的作用，从而治疗疾病。

苏全德等[124]观察艾灸百会、足三里、关元穴对脑瘫患儿运动功能的影响。将60例脑瘫患儿随机分为观察组和对照组，每组30例。对照组给予物理治疗（PT）、作业治疗（OT）、语言治疗（ST）、引导式教育等传统康复治疗；观察组除给予以上传统康复治疗外，加百会、足三里、关元穴温和灸法，每穴每次灸30分钟。治疗均每天1次，连续治疗5次休息2天，分别在治疗前及治疗后1个月、3个月及6个月进行评价康复治疗效果。治疗后2组患儿经 GMFM 评估各维度能力均有显著性提高，观察组疗效更显著，有效率更高。

申艳娥[125]利用 GMFM-88 量表评估灸法联合捏脊治疗对脑瘫脾虚证患儿的治疗作用。将辨证为脾虚证的脑瘫患儿60例，随机分为对照组和观察组各30例。对照组根据患儿病情，采用 Bobath 疗法及 Peto 疗法等康复训练方法，每次训练40～60分钟，每天1次；使用艾条灸从长强穴至大椎穴反复多次，施灸共进行20～25分钟，每天1次。观察组在对照组治疗基础上加用捏脊治疗，取华佗夹脊穴及两侧膀胱经腧穴等，从长强穴至大椎穴捏脊，反复7次，每天2次，每次治疗时间不少于5分钟。两组治疗时间30天为1个疗程。治疗前及治疗30天后采用 GMFM-88 评价康复训练效果，并观察治疗效果。观察组的 GMFM-88 评分及对脾虚证的治疗有效率均高于对照组，灸法联合捏脊治疗对脾虚证脑瘫患儿具有治疗作用。

焦玉祥等[126]研究了艾灸督脉穴位联合电针治疗对脑瘫患儿的治疗效果。将80例符合纳入标准的患儿随机分为治疗组42例和对照组38例。对照组采用物理疗法，治疗组在对照组基础上采用头穴电针、体针及督脉艾灸治疗。2组均每天治疗1次，共治疗6个月。电针治疗：头针取顶颞前斜线、顶中线、顶旁一线、顶旁二线、枕下旁线、百会、四神聪、神庭；体针取肾俞、臂臑、曲池、手三里、外关、阳池、合谷、血海、伏兔、阳陵泉、足三里、委中、承山、三阴交、太溪、昆仑。头针行平补平泻法，接 CMNS6-1 型电子针灸治疗仪，选择疏密波调节至合适强度，留针30分钟；体针对于肌张力高、肌肉痉挛的患儿，先用提插泻法，后用捻转补法，得气后留针15～25分钟，如患儿不配合，体针可不留针。艾灸穴位取督脉穴位腰俞、腰阳关、命门、悬枢、筋缩、至阳、大椎，取长艾条点燃一端距离穴位2～3cm施术，每次灸2～3穴位，每穴5～10分钟，以局部红润为度。治疗每天1次,连续治疗5天后休息2天,共治疗6个月。治疗后2组患儿的运动功能、生活自理能力评分、GMFM评分均较同组治疗前显著提高,治疗组优于对照组。在常规PT治疗的基础上加用电针和灸法,与单纯常规PT治疗相比,更有助于提高脑瘫患儿的运动功能。

(四)中药治疗

脑瘫常见的中医辨证分型[127]为:肝肾亏损证、心脾两虚证、痰瘀阻滞证、脾虚肝亢证、脾肾虚弱证,中药治疗多根据以上辨证及兼夹证进行配伍组方。2015年发布的《中国脑性瘫痪康复指南(2015)》对中药治疗该病进行了规范化,使中药治疗脑瘫趋于统一。脑瘫以虚证为主,故以补为治疗大法。若先天不足,肝肾亏损,宜补养肝肾,强筋壮骨;若后天失调,心脾两虚,则健脾养心,益智开窍;若先天、后天均不足,致脾肾虚弱者,宜健脾益气,补肾填精;若血瘀痰阻,脑窍闭塞,亦可见实证;若因难产、外伤、窒息、感染等因素致痰瘀阻滞者,宜化痰开窍,化瘀通络。亦有部分患儿虚实夹杂者,须辨证选方用药。

临床上中药治疗脑瘫有内服和外用2种,因小儿服药困难,中药药浴及熏洗外用应用相对更多一些。

单海军等[128]研究自拟补肾开窍祛痰方对脑瘫患儿智力及语言发育的影响。将入选的68例脑瘫患儿,随机分为对照组和中药组,每组34例,对照组采用常规康复治疗,中药组在常规治疗的基础上配合补肾开窍祛痰中药,药物组成:石菖蒲、制远志、醋龟甲、鹿角胶、熟地黄、紫河车、菟丝子、益智仁、升麻、全蝎。治疗前及治疗2个疗程后进行智力及语言发育水平评估。中药组患儿智力及语言发育水平明显优于对照组。补肾开窍祛痰方可改善脑瘫患儿伴智力低下的智力及语言发育障碍。

刘喜悦[129]观察针刺联合中药药浴疗法对痉挛型脑瘫的治疗作用。将128例痉挛型脑瘫患儿随机分为观察组68例和对照组60例。对照组给予推拿、神经节苷脂静脉注射和康复训练治疗,观察组则在对照组治疗基础上给予针刺联合中药药浴治疗。中药药浴组方:艾叶30g、透骨草30g、伸筋草30g、白芍20g、鸡血藤20g、川牛膝20g、红花15g、桑枝15g、桂枝15g、草乌10g、川乌10g。上述药物煎出5L的药液,并且保留药渣,待药液的温度降到让患儿感到舒适的程度,让患儿的四肢充分暴露,让患儿将四肢充分浸泡在药液中20分钟,患儿在中药洗浴时进行肌肉肌腱弹拨、踝关节被动摇摆、跟腱牵拉、循经点穴等手法10分钟左右,每天进行1次,每周5天。总疗程为3个月,治疗结束后比较2组Ashworth痉挛量表评分和治疗总有效率。2组治疗后评分均高于治疗前,观察组评分及疗效优于对照组。以综合治疗为基础的中药药浴联合针刺治疗痉挛型脑瘫患儿疗效明显,能够显著降低患儿的四肢肌张力水平,值得临床推广应用。

王志茹[130]观察中药熏蒸配合康复训练对痉挛型双瘫患儿的临床疗效。将68例患有脑瘫痉挛性双瘫疾病的患儿,随机分为对照组和治疗组,每组34例。对照组采用常规康复治疗方案,治疗组采用中药熏蒸配合康复训练方案。熏疗的方剂组成主要包括:伸筋草30g、透骨草30g、川牛膝30g、杜仲20g、鸡血藤30g、桃仁15g、红花10g、当归20g、木瓜30g、丹参30g、苏木30g、黄芪30g、炙甘草10g,加水1000ml,采用中药熏疗蒸汽自控仪对双下肢实施熏蒸治疗,每天治疗1次,每次治疗持续30分钟。治疗组患儿在治疗干预前后GMFM评分的改善幅度及有效率明显大于对照组。

王国琴等[131]通过观察腘绳肌、小腿三头肌肌张力及踝关节活动度，研究中药熏蒸对痉挛型脑瘫的治疗作用。将 40 例痉挛型脑瘫患儿随机分为治疗组和对照组，每组各 20 例。2 组患儿均进行常规康复训练治疗，治疗组在对照组治疗基础上加中药熏蒸治疗，疗程均为 12 周。熏蒸药物组成：黄芪 30g、杜仲 15g、独活 15g、牛膝 15g、天麻 15g、桑寄生 15g、当归 10g、宣红花 10g、乳香 10g、桂枝 15g、艾草 10g、川芎 10g、鸡血藤 20g。2 组患儿于治疗前、后分别采用 MAS 测定腘绳肌、小腿三头肌肌张力，关节量角器测量踝关节活动度。2 组治疗后腘绳肌、小腿三头肌 MAS 评分及踝关节活动度均较本组治疗前降低，且治疗组低于对照组，治疗组临床疗效优于对照组。中药熏蒸联合康复训练能显著降低痉挛型脑瘫患儿的肌张力，改善踝关节活动度，有利于脑瘫患儿运动功能的恢复。

（五）综合治疗

临床上脑瘫的治疗多采用综合康复治疗方案，针、推结合，针、灸结合，针、药结合，中西医结合等等，最终治疗目的是使患儿获得更好的康复疗效。如何将多种治疗方法和手段合理的联合应用，制订更加规范的康复治疗方案，一直是脑瘫康复工作者的研究课题。

六、其他治疗

其他康复治疗如肌内效贴、经颅磁刺激、悬吊治疗技术、针灸、药物等都能很大程度地改善脑性瘫痪及共患癫痫患儿功能。

（一）肌内效贴治疗

顾小元等[132]研究肌内效贴结合作业治疗对偏瘫型脑瘫上肢功能的影响，将 60 例脑瘫患儿按照 1：1 的比例随机分为试验组和对照组，试验组接受肌内效贴和作业疗法，对照组只接受作业疗法，在接受为期 3 个月的康复治疗后采用 MAS 评定和 FMFM 评定。2 组患儿 FMFM 评分较治疗前均有明显改善，试验组的疗效优于对照组，提示作业治疗的基础上结合肌内效贴可有效改善偏瘫型脑瘫患儿上肢的精细运动功能。因此，肌内效贴可作为偏瘫型脑瘫患儿上肢功能的辅助治疗手段，操作简便，不影响患儿的日常生活，易为患儿及家属接受，值得进一步研究推广。

陈冬冬等[133]为探讨肌内效贴对痉挛型脑瘫患儿功能改善情况，将脑瘫患儿随机分为治疗组和观察组，将常规运动疗法结合肌内效贴作为观察组的干预措施，对照组接受常规运动疗法，经过 3 个月的治疗后，采用 GMFM-88 及 MAS 评估作为评价指标，3 个月后观察组和对照组的 GMFM-88 较前明显改善，观察组比对照组改善程度明显优于对照组。运动疗法结合肌内效贴更能改善痉挛型脑瘫患儿的功能。这其中的作用原理可能在于肌内效贴可以缓解疼痛，快速恢复肌肉疲劳，再加上运动疗法可以改善关节活动，预防关节畸形，降低肌张力、提高平衡和协调功能，从另一方面，肌内效贴有不同颜色，对患儿有一定的心理治疗作用，推测运动疗法和肌内效贴结合，可以更好地改善患儿的功能。

王景刚等[134]也进行了相类似的研究，观察肌内效贴联合运动控制训练对痉挛型脑瘫双下肢痉挛及粗大运动功能的影响。通过收集已经确诊的 58 例脑瘫患儿，随机分为对照组和观察组，2 组患儿分别进行常规康复功能训练和常规康复功能训练加上肌内效贴及运动控制治疗。采用踝关节被动活动范围、MAS、粗大运动功能量表进行评定。经过为期3个月的治疗，2组患儿的踝关节被动活动、MAS、粗大运动功能量表进行评定均较前改善，且观察组改善程度较对照组显著，证明肌内效贴＋运动控制治疗具有增效作用，能对临床治疗痉挛型脑瘫患儿具有进一步指导价值。

谢功能[135]为探讨肌内效贴对脑瘫患儿异常步态的有效性，收集90例诊断明确并符合入组标准的患儿作为研究对象，按照随机化原则分为观察组和对照组，观察组接受常规康复治疗＋肌内效贴布技术，肌内效贴布技术治疗频率为每周进行2次，3个月为1个疗程；对照组接受常规康复治疗，2组患儿在治疗前、治疗后采取GMFM-66、Berg平衡量表、ADL评定。接受常规康复治疗＋肌内效贴布技术的患儿在步宽、步频、步速、步长等参数上均有明显改善，并且较常规康复治疗组改善明显，能显著地提高脑瘫患儿的步行功能，纠正异常步态，对患儿预后、提高生活质量具有非常重要的意义。

（二）经颅磁刺激治疗

张丽华等[136]为探讨rTMS对痉挛型脑瘫患儿痉挛及运动功能的影响，将40例痉挛型脑瘫患儿随机分为观察组和对照组，2组均接受常规康复治疗，观察组在常规康复治疗的基础上，增加rTMS治疗。2组患儿分别在治疗前及治疗2周、4周后进行Ashworth评分、踝关节活动度及GMFM-88评定。治疗2周后，观察组踝关节背屈活动度逐渐提高，治疗4周后，观察组GMFM-88评定中D区和E区得分有统计学意义。rTMS结合常规康复治疗可以有效缓解痉挛，提高痉挛型脑瘫患儿的运动功能。

范耀良等[137]为了探讨分析综合康复训练结合经颅磁刺激对提高脑瘫患儿发育商的疗效，做了相关临床研究，将81例脑瘫儿童分为观察组（41例）与对照组（40例），分别给予患儿综合康复训练结合经颅磁刺激与单用综合康复训练治疗。接受3个月治疗后观察并比较2组患儿各能区DA值、发育商。观察组的粗大运动的DA值与发育商、精细动作的DA值与发育商、适应能力的DA值与发育商、语言的DA值与发育商、社交行为的DA值与发育商明显高于对照组。综合康复训练结合经颅磁刺激能够促进患儿脑功能的恢复，提高智力水平、语言能力及运动功能等，可以作为脑瘫患儿提高患儿的生活质量的康复手段。

邱海南[138]为探讨痉挛型脑瘫患儿粗大运动功能的改善，观察超低经颅磁刺激结合综合康复对脑瘫患儿运动功能的改善，将脑瘫患儿随机分为对照组和电刺激组，对照组接受按摩、理疗、输液及针刺等综合康复治疗，电刺激组在对照组基础上加用超低经颅磁刺激治疗，采用GMFM-88评定。治疗后，2组患儿的粗大运动功能评定较前明显改善，并且电刺激组改善程度大，主要表现在卧位和翻身、坐、爬和跪及站立能区百分比及总百分比增加程度高于对照组，为临床提供针对性的治疗方案。

李杰[139]为探讨低频rTMS联合构音训练对脑瘫患儿言语障碍的影响，进行了一项临床研究，纳入了100例脑性瘫痪患儿作为研究对象，随机分为观察组和对照组，对照组采用常规治疗和构音训练，观察组在对照组的基础上加用低频rTMS治疗。低频rTMS治疗的频率为治疗20min/d，共600次脉冲，每周治疗5天，持续治疗3个月，治疗前及治疗后均采用BDAE量表、ABC量表、日常生活交流能力检查量表（CADL）进行评定。低频rTMS联合构音训练能显著改善脑瘫患儿言语障碍，临床应用价值高，值得进一步推广。

（三）悬吊治疗

吉增良等[140]为研究悬吊治疗技术对痉挛型脑瘫患儿运动功能障碍的治疗效果，将 120 例痉挛型脑瘫患儿随机分为治疗组和对照组，每组 60 例，对照组采用常规康复训练，治疗组在常规康复训练的基础上进行悬吊运动（SET）治疗，治疗后 3 个月分别采用 GMFM-88 进行评定。结果显示，2 组患儿 GMFM-88 评分较治疗前显著提高，且接受 SET 治疗的治疗组优于对照组。

赵静[141]为探讨悬吊训练对脑瘫患儿膝过伸的疗效，进行了相关研究，将 50 例患者随机分为试验组和对照组，对照组进行常规康复治疗，试验组在对照组基础上采用常规康复治疗并配合悬吊训练训练的方法进行康复训练。3 个月后采用 2 组患儿膝过伸的角度及脑瘫 GMFM-88 评分。3 个月的康复治疗，试验组膝过伸角度及 GMFM-88 均优于对照组。康复训练配合悬吊训练能改善脑瘫患儿膝过伸的情况，值得大力推广。

吉增良等[142]为观察悬吊治疗技术对缓解脑瘫患儿髂腰肌痉挛的疗效，选取了 40 例髂腰肌痉挛的脑瘫患儿进行研究，分别为对照组和试验组，对照组采用常规综合康复治疗，试验组在对照组治疗的基础上增加悬吊治疗技术，治疗前和治疗后 2 个月分别采用 MAS 评分、GMFM 评分及髋关节屈曲角度进行评定。治疗后 2 组患者 MAS 评分、髋关节屈曲角度较治疗前有所降低，GMFM 评分有所提高。悬吊治疗技术优于单纯的康复治疗，可有更大程度地效缓解脑瘫患儿髂腰肌痉挛。

（四）药物治疗

陈晓珍等[143]为探讨 A 型肉毒毒素应用于脑瘫患儿中最常见的下肢痉挛问题的治疗方案，将诊断明确的 90 例脑瘫患儿作为研究对象，按照随机化原则分为注射组和对照组，2 组均进行功能康复训练，注射组依据患儿具体异常的姿势症状、运动功能障碍及肌肉痉挛程度的不同，合理的选择注射位置，在徒手反向牵拉指压定位后给予 A 型肉毒毒素注射患儿下肢痉挛肌群，注射后第 2 天开展康复训练。2 组患儿在治疗前及治疗后 2 周、1 个月、3 个月及 6 个月时间段进行 MAS 评定和 GMFM 评分评定，采用统计学软件分析 2 组患儿功能改善情况。2 种治疗方案均能改善患儿的功能，但注射组跟对照组相比较，治疗后 MAS 评分结果与治疗前比对照组改善明显，且痉挛程度在注射 2 周、1 个月改善最明显，在注射 6 个月时，仍维持疗效，徒手反向牵拉指压法注射 A 型肉毒毒素配合康复训练可快速缓解脑瘫患儿下肢痉挛，改善运动功能，值得临床应用、推广。

张利国[144]为探讨 A 型肉毒毒素治疗双下肢痉挛性脑瘫患儿的临床效果及对 MAS 影响，选取了诊断明确并符合入组标准的 83 例双下肢痉挛性脑瘫患儿，按照随机化原则随机分为 2 组，观察组 47 例，对照组 36 例，分别接受 2 组不同的治疗方案，观察组行 A 型肉毒毒素治疗，采用肌电图电图、B 型超声与手触摸对靶肌定位，选择患儿胫骨后肌、腘绳肌、下肢内收肌与小腿三头肌，常规消毒，A 型肉毒毒素 100U 溶于 0.9% 氯化钠注射液 5ml，稀释成 20U/ml，于靶肌注射，注射方式与剂量按照患儿具体情况决定，对照组行常规性康复训练治疗，比较 2 组危重症病情评分（PRS）、MAS 评分、内收肌角、ADL 评分。A 型肉毒毒素治疗下观察组 PRS 各项评分均明显高于对照组，2 组患儿经治疗后 1 周、1 个月 MAS 评分均较治疗前明显改善，且观察组改善程度优于对照组，治疗后 2 组内收肌角、ADL 评分均较治疗前明显改善，且经 A 型肉毒毒素治疗较常规康复治疗改善程度大，能更好地提高患儿运动能力，有效缓解肌群痉挛状况，提高日常生活能力，在临床上值得临床推广及应用。

脑瘫共患癫痫是脑瘫患儿常见共患病之一，中华医学会儿科学分会康复学组与神经学组相关专家[58]以最大程度的改善患儿症状、预防癫痫发作及全面控制癫痫症状为原则，探讨出了专家共识，认为对间隔 24 小时以上先后 2 次无诱因发作的患儿应考虑癫痫诊断并启动抗癫痫治疗，治疗方案上，除个别特殊病因外，均应首选抗癫痫药物控制癫痫发作。针对发作类型提出了建议使用的治疗药物，局灶性起源发作类型，推荐使用左乙拉西坦、奥卡西平、丙戊酸、托吡酯等药物；全面性起源发作类型，推荐使用乙拉西坦、丙戊酸、拉莫三嗪、托吡酯等药物；肌阵挛类型，推荐使用丙戊酸、左乙拉西坦、托吡酯、氯硝西泮等药物；癫痫性痉挛类型，推荐使用促皮质素、泼尼松、氨己烯酸；Dravet 综合征类型发作类型，推荐使用丙戊酸、左乙拉西坦、托吡酯、氯硝西泮、唑尼沙胺、司替戊醇等药物。并指出手术治疗、生酮饮食治疗都能对患儿有治疗作用。为临床治疗脑瘫患儿共患癫痫提供了治疗思路与治疗依据。

七、问题与展望

（一）基础研究方面

在基础研究方面，物理因子疗法和运动疗法对儿童脑瘫康复的研究较少，各种物理因子疗法之间组合的治疗方法的基础研究更少。在基础研究方面，还有很多问题需要解决，如：儿童脑瘫康复的物理因子治疗的不同治疗参数如何科学选择与组合？儿童脑瘫康复的物理因子疗法与其他治疗方法之间如何科学组合？在基础研究中如何科学结合各种运动疗法？运动疗法与其他治疗方法之间如何科学组合？

传统康复治疗方面，针刺疗法治疗脑瘫的作用、机制研究较多。但有关针刺治疗的规范化研究较少，有关多种康复手段之间如何科学地联合应用研究较少。如何规范进行针刺操作？如何将多种康复治疗手段科学组合？

要回答这些问题，可能是未来研究的重点。

（二）临床研究方面

对于儿童脑瘫物理因子疗法的研究大多都是临床方面的研究，并且这些研究大多是与其他的治疗方法组合的研究，但各种物理因子的研究都不够深入和准确，如冷疗在脑瘫患儿康复中应用的研究较少。对于脑瘫患儿在成长和训练过程中出现的各种问题，物理因子疗法的应用应该更精准。目前临床研究存在的主要问题有：①缺乏规范的治疗方法、统一疗效评判标准。②各种物理因子疗法间如何科学选择？②物理因子疗法与其他治疗方法间如何科学选择？④各种物理治疗的参数如何确定与选择？

在临床研究方面，运动疗法治疗脑瘫的效果行之有效，而且被广泛接受，但还有很多问题需要解决。

1.　Bobath 疗法的运用打破原来病理性运动模式，改变为正常的运动模式，促进正确运动的发育和发展。近年来，有关 Bobath 疗法国内外研究表明，以运动性治疗促进患者神经功能的疗效毋庸置疑。传统的单一的肌力训练法可能会使相邻的肌群出现不必要的肌张力增高，反而会出现痉挛模式，功能性运动训练对偏瘫患者的下肢活动能力和日常生活能力的改善更有效。治疗中不但应倡导由治疗师施加的被动性抑制和促进，也应主张患者主观的参与，使 Bobath 疗法的疗效发挥得更好。

2.　引导式教育的优势可以弥补传统康复方法的不足。①引导式教育从"全人"的角度去看待康复对象。②强调主动运动，授课形式多样化。③强调实用性，整个训练过程贯穿日常生活，可以使正确的运动模式得到反复强化，更好地提高儿童自理能力，树立信心。但引导式教育每天要进行 24 小时严密的训练，开展起来，会有一定困难，未来需要更全面的方案。

3.　Vojta 是促进生理功能恢复，从而抑制病理反射出现。大量患儿通过 Vojta 取得明显的疗效，在防止病变的发展（变形、挛缩）方面的效果是肯定的，Vojta 姿势反射是指婴儿的身体位置发生变化时所表现出来的应答反应与自发动作。Vojta 姿势反射为脑瘫早期诊断、病情评价及治疗提供了实用、安全、有效的方法康复试验中发现 Vojta 姿势反射在健康儿童中存在假阳性的现象，有待于完善，并为今后的研究开辟了新方向。

4.　由于患儿体质较弱，运动量不宜过大、过强，Rood 疗法中有些手法与中国传统中医的按摩、叩击手法相似，手法轻柔，对降低肌张力、增强肌力等有很好的作用，远期追踪与评估仍需进一步研究。Rood 疗法的临床使用率过低，应增加对其的重视。

5.　任务导向性训练强调制订"功能性任务"，患儿通过主动尝试来解决功能性任务内的问题并适应环境的改变，在这个环境中，帮助患儿学到各种解决目标任务的方法。该训练方法可有效提高脑瘫患儿的功能性运动的出色表现，同时一个有趣的任务，可充分激发和调动患儿对于康复训练的积极性。任务导向性训练结合常规康复训练这一康复治疗模式更加有利于提高移动运动功能及日常生活活动能力。任务导向性训练未来的研究方向可以在学校及生活或社会环境中的应用研究，对此技术进行进行更广泛的推广。

6.　在运动控制训练过程中，患儿不仅能够主动地完成动作，增加肌力，抑制痉挛；更重要的是患儿通过运动控制训练，完善了对已获得功能的运动感知和运动认知；协调了视觉、触压觉和本体感觉，在视觉、触压觉和本体感觉之间建立了联系。但此方法临床应用很少，未来应给予更多的重视。

7.　核心稳定性训练与传统的腰背力量训练有很大不同，前者强调腰－骨盆－髋关节的整体性，涉及整个躯干与骨盆的肌肉。传统临床康复治疗原则往往是在调节异常肌张力的基础上，注重四肢大肌肉的肌力训练，忽视对患儿核心肌群的训练。核心稳定训练可使患儿粗大运动能力得到改善，同时患儿的平衡功能，尤其是坐位平衡、站立位平衡、步态平衡都得到明显的改善，生活活动能力提高，值得临床推广。但更确切的结果还需要进行大量的随访和相关的医学研究进一步佐证。

此外还应关注：①各种运动疗法之间如何科学组合？②如何发挥每个运动治法的优势？③有关运动疗法、物理因子疗法如何科学选择与组合？④有关运动疗法、作业疗法之间如何科学选择与组合？

脑瘫儿童作业治疗和言语治疗研究目前主要存在以下问题：①小组言语治疗和常规言语治疗方式在脑瘫儿童中的有效性尚不明确。②综合性康复训练在不同研究中包含不同的训练内容，没有统一的标准，为临床应用带来难度，未来需要统一的训练标准来促进脑瘫患儿的功能改善。③缺少多中心、多区域、多年龄段的脑瘫研究。④康复治疗在脑瘫患儿中的疗效评定指标尚未统一，选用的量表也各不相同，缺乏统一标准。⑤缺乏康复治疗脑瘫患儿的机制研究。

传统康复治疗方面针刺、推拿疗法治疗痉挛型脑瘫的临床有效性研究较多。目前临床研究主要存在以下问题：①哪种康复治疗方法最能提高脑瘫患儿运动功能尚不明确。②针刺、推拿操作手法缺少规范化标准。③疗效评判标准尚不统一。④各种传统康复治疗手段如何科学地选择与组合？⑤缺乏大样本、多中心序贯研究。

要回答这些问题，可能是未来研究的重点。

（庞　伟　卢淑卿　李晓捷　刘师宇　杜　青　周璇　马丙祥　李瑞星　李海峰）

参考文献

[1]　谭丽萍，吕智海，谭丽艳，等. 功能性电刺激对痉挛型脑瘫儿童上肢运动功能的影响. 中国康复，2017，32（5）：370-372.

[2]　孔艳英，刘丽伟，李馨，等. 功能性电刺激对痉挛型双瘫型脑瘫患儿下肢功能的影响. 中国妇幼保健，2015，30（26）：4570-4572.

[3]　刘跃琴，张惠佳，覃容，等. 功能性电刺激联合活动平板训练对改善痉挛型双瘫运动功能的效果. 当代护士，2016，（11）：128-130.

[4]　谭丽萍，姜雨微，许洪伟，等. 功能性电刺激联合任务导向性训练对脑瘫儿童上肢功能及ADL的影响. 黑龙江医药科学，2018，41（2）：8-10.

[5]　张继华，高丙南，吴丽，等. 肌电生物反馈配合悬吊治疗对痉挛型脑性瘫痪患儿下肢肌力和H反射的影响. 中国实用神经疾病杂志，2018，21（7）：717-721.

[6]　莫玲，罗明. 肌电生物反馈疗法在痉挛型脑瘫患儿治疗中的疗效观察. 世界最新医学，2018，（27）：108-115.

[7]　孙梅玲，高晶，赵斌，等. 肌电生物反馈疗法对痉挛型脑瘫患儿粗大运动功能的影响. 中国妇幼保健，2017，32（17）：4187-4189.

[8]　邓晓青，滕新，古丽梅，等. 肌电生物反馈疗法在肌张力低下脑瘫患儿康复治疗中的应用. 临床合理用药杂志，2016，9（19）：164-165.

[9]　李君，张风林，樊春晖. 肌张力低下脑瘫患儿康复治疗中肌电生物反馈疗法的应用研究. 数理医药学杂志，2018，31（2）：227-228.

[10]　阚秀丽，吴建贤. 肌电生物反馈对小儿脑瘫膝过伸的临床研究. 中国医药科学，2016，6（19）：28-31.

[11]　赵宝霞，马彩云. 痉挛型脑瘫患儿应用肌电生物反馈疗法的临床效果. 社区医学杂志，2017，15（23）：53-54.

[12]　宋凡旭，李晓捷，程春凤，等. 水疗对痉挛型双瘫脑性瘫痪患儿粗大运动功能及下肢肌力肌张力的影响. 中国中西医结合儿科学，2015，7（4）：331-333.

［13］　王国祥，梁兵，陶蓉，等. 基于 ICF-CY 的脑性瘫痪儿童运动功能评定及水疗方案. 中国康复理论与实践，2017，17（23）：146-150.

［14］　党维，李志娟，郑少卿，等. 浅析康复液水疗辅助治疗小儿痉挛型脑瘫效果观察. 中国农村卫生，2015，（15）：71-72.

［15］　刘洪霞. 中药水疗联合康复护理训练治疗痉挛型脑瘫患儿尖足 30 例临床观察. 中国儿科杂志，2016，12（5）：81-84.

［16］　黎少文. 中药水疗治疗痉挛型脑瘫患儿 68 例护理体会. 云南中医中药杂志，2015，36（12）：101-102.

［17］　项栋良，唐强，王艳，等. 头穴丛刺结合中药水疗对痉挛型脑瘫患儿粗大运动功能的影响. 山东中医杂志，2015，34（7）：521-522.

［18］　程红，马纯政，李彦杰，等. 中药酊剂蜡疗法对痉挛性脑瘫大鼠 NOS、NO 的影响. 中医学报，2017，32（10）：1947-1953.

［19］　刘三环，卢跃鹏. 石蜡疗法治疗痉挛型脑瘫患儿 368 例护理体会. 中国实用神经疾病杂志，2017，20（05）：131-132.

［20］　陈文娇. 中药蜡疗对痉挛型小儿脑瘫运动功能及日常生活活动能力的影响. 现代中西医结合杂志，2017，（23）：2587-2589.

［21］　李盼，杜鹃，员小佳. 痉挛型脑瘫患儿中药蜡疗临床疗效观察. 中国实用医药，2015，10（10）：282-283.

［22］　王静. 蜡疗结合运动疗法治疗痉挛型脑瘫患儿小腿三头肌肌张力高的临床体会. 临床检验杂志，2017，6（3）：528-530.

［23］　李晓捷，庞伟，孙奇峰，等. 中国脑性瘫痪康复指南（2015）：第六部分. 中国康复医学杂志，2015，30（12）：1322-1330.

［24］　段凤强，刘群英，张新斐，等. 对行跟腱延长术后痉挛型脑瘫患儿用超激光物理因子疗法进行镇痛治疗的效果. 当代医药论丛，2017，（6）：33-34.

［25］　冯德玲. Bobath 治疗法治疗小儿脑损伤综合征的疗效观察. 罕少疾病杂志，2017，24（1）：13-15.

［26］　李红波. Bobath 疗法在脑瘫康复中的疗效对照研究. 现代诊断与治疗，2017，28（23）：4478-4479.

［27］　李丽书. Bobath 康复疗法联合头针滞针法治疗运动发育迟缓患儿的效果观察. 河南医学研究，2018，21（7）：1254-1255.

［28］　冯德玲，李颖芳，吕影娴，等. Bobath 治疗手法在 0～2 岁婴幼儿脑损伤综合征康复治疗中的应用研究. 中国现代药物应用，2017，11（9）：197-198.

［29］　盛尉，仇爱珍. Bobath 护理对不随意运动型脑瘫患儿进食功能的影响. 现代中西医结合杂志，2017，26（14）：1582-1584.

［30］　洪文扬，何煌才，杨彬彬. Bobtah 疗法在脑瘫康复中的应用分析. 深圳中西医结合杂志，2016，26（15）：150-151.

［31］　周蕾，梁少珍，蔡勇. Bobath 康复疗法在运动发育迟缓患儿治疗中的应用. 现代诊断与治疗，2016，27（6）：1141-1142.

［32］　关春燕. 引导式教育在小儿脑瘫康复中的作用. 中国社区医师，2018，34（11）：178-183.

［33］ 刘滨. 引导式教育对学龄前儿童痉挛型脑瘫康复的意义探讨. 中外医学研究, 2018, 16（10）: 106-107.

［34］ 黄凌一. 引导式教育用于脑瘫儿童康复中对粗大运动功能的影响. 中国疗养医学, 2018, 27（4）: 365-366.

［35］ 梁伟燕, 汤勤丽, 常燕群, 等. 引导式教育对脑瘫患儿运动功能和智能发育的影响. 中国临床护理, 2017, 9（1）: 69-71.

［36］ 张绍彩, 仇爱珍. 引导式教育联合融合教育在孤独症患儿中的应用. 护理研究, 2017, 31（29）: 3706-3708.

［37］ 蔡艺芳, 黄海燕, 丘小凤. 脑瘫患儿应用引导式教育训练的疗效观察. 康复学报, 2017, 27（4）: 41-44.

［38］ 孙媛, 张西嫒, 鲁宗高, 等. 引导式教育对痉挛型脑瘫儿的治疗效果观察. 西南国防医药, 2017, 27（12）: 1342-1344.

［39］ 赵波. 引导式教育在小儿脑性瘫痪康复治疗中的应用效果. 临床合理用药杂志, 2017, 10（12c）: 186-187.

［40］ 李艳芬. 引导式教育对小儿精神发育迟滞康复治疗的作用. 双足与保健, 2017, 14（172）: 59-61.

［41］ 安爱景, 胡红梅, 杜洪荣, 等. 引导式教育对痉挛型脑瘫患儿肌张力及踝关节活动度的影响. 临床合理用药杂志, 2016, 9（10A）: 158-159.

［42］ 朱世杰. 早期 Vojta 疗法联合综合康复训练治疗小儿脑损伤综合征效果. 实用中西医结合临床, 2018, 18（1）: 42-43.

［43］ 李俊, 周新寓, 唐海宾. Vojta 疗法在高危儿早期干预治疗中的疗效分析. 世界最新医学文摘, 2017, 17（66）: 72-73.

［44］ 张峰, 廖敏, 张琪, 等. 个体化指导的家庭干预治疗 Vojta 姿势反射≤5 项阳性的脑损伤高危儿的临床研究. 中国医学创新, 2015, 12（17）: 9-11.

［45］ 王彩英. 分析 Vojta 姿势反射检查在小儿脑瘫早期的诊断价值. 中国妇幼保健, 2015, 20（30）: 3425-3427.

［46］ 姚正委, 李建道, 张焕军, 等. Rood 诱发刺激手法治疗脑瘫高危儿效果观察. 中国乡村医药, 2017, 24（17）: 3-4.

［47］ 高智玉. 任务导向性训练对脑性瘫痪患儿平衡控制功能的临床研究. 实用中西医结合临床, 2018, 18（2）: 42-44.

［48］ 庞伟, 李鑫, 范艳萍, 等. 任务导向性训练对痉挛型脑性瘫痪儿童粗大运动功能及步行功能的疗效. 中国康复医学杂志, 2016, 31（1）: 30-34.

［49］ 郭培坚, 彭桂兰. "任务导向性训练"对脑瘫患儿膝过伸的疗效观察. 按摩与康复医学, 2016,（4）: 64-65.

［50］ 李鑫, 庞伟, 范艳萍, 等. 任务导向性训练对痉挛型脑瘫患儿移动功能疗效研究. 中国儿童保健杂志, 2015, 23（5）: 556-558.

［51］ 王立苹, 孙奇峰, 王丹, 等. 运动控制训练对脑性瘫痪患儿粗大运动功能影响研究. 中国中西医结合儿科学, 2015, 7（2）: 148-150.

［52］　刘冬芝，尚清. 核心稳定性训练配合综合康复在小儿脑性瘫痪康复治疗中的应用. 中国中西医结合儿科学，2017，9（3）：185-187.

［53］　白艳，高永平，赵燕. 核心稳定性训练对痉挛型脑性瘫痪儿童爬行能力的影响. 中国妇幼保健，2017，23（2）：2116-2118.

［54］　李卓，邢亮，张丽，等. 核心稳定性训练对脑瘫患儿平衡功能的影响. 中国医学创新，2016，13（24）：132-135.

［55］　白艳，高永平. 核心控制训练在脑性瘫痪患儿中的应用效果观察. 中国妇幼保健，2016，31（2）：295-297.

［56］　李丹，刘军军，刘亚琼，等. 核心稳定性训练对脑性瘫痪患儿功能恢复的效果. 中国康复理论与实践，2015，21（5）：583-585.

［57］　中国康复医学会儿童康复专业委员会. 中国脑性瘫痪康复指南（2015）：第五部分. 中国康复医学杂志，2015，30（11）：1196-1198.

［58］　中国康复医学会儿童康复专业委员会. 中国脑性瘫痪康复指南（2015）：第六部分. 中国康复医学杂志，2015，30（12）：1322-1330.

［59］　薛晶晶，高晶，蒋洋云，等. 作业治疗在改善脑瘫患儿日常生活活动能力中的作用. 医学信息，2016，29（16）：97-98.

［60］　万鸽. 上肢作业治疗在婴幼儿偏瘫型脑瘫中的临床疗效分析. 中国实用医药，2015，（3）：249-250.

［61］　孙瑞雪，姜志梅，徐磊，等. 手-臂双侧强化训练对偏瘫脑瘫儿童上肢功能及日常活动能力的影响. 中国儿童保健杂志，2016，24（1）：108-110.

［62］　莫艳玲，杨锦媚，伍宝银，等. 作业疗法对提高脑瘫儿童日常生活自理能力的效果观察. 按摩与康复医学，2016，（1）：135-137.

［63］　范亚蓓，吴玉霞，伊文超，等. 任务导向性游戏结合音乐治疗在脑瘫儿童作业治疗中的应用. 中国康复，2015，（6）：416-417.

［64］　汤敬华，朱琳，徐磊，等. 小组式作业治疗对脑瘫患儿精细运动功能影响的临床研究. 中国康复，2016，（1）：11-13.

［65］　王灿，姜志梅，王亚男，等. 小组式手-臂双侧强化训练对痉挛型偏瘫脑性瘫痪儿童功能独立性和生活质量的影响. 中国康复理论与实践，2017，23（2）：199-202.

［66］　李巧秀. 上肢双侧强化锻炼在偏瘫脑瘫患儿中的应用效果. 中国实用神经疾病杂志，2017，20（8）：46-48.

［67］　陈婷婷，王振芳，游石琼，等. 双手-臂强化训练对偏瘫型脑瘫患儿上肢功能的影响. 中华物理医学与康复杂志，2016，38（10）：749-751.

［68］　胡继红，张惠佳，罗卫红，等. 虚拟现实技术结合作业疗法对痉挛型偏瘫脑瘫患儿上肢功能康复的影响. 中华物理医学与康复杂志，2016（12）：916-919.

［69］　中华医学会儿科学分会康复学组. 脑性瘫痪共患癫痫诊断与治疗专家共识. 中华实用儿科临床杂志，2017，32（16）：1222-1226.

［70］　中国康复医学会儿童康复专业委员会. 中国脑性瘫痪康复指南（2015）：第七部分. 中国康复医学杂志，

2016，31（1）：118-128.

［71］ 张利红，王晶. 个性化家庭指导言语训练对脑瘫患儿构音障碍的效果研究. 河南预防医学杂志，2017（7）：504-507.

［72］ 王晶. 语言训练联合神经节苷脂穴位注射对脑瘫伴构音障碍患儿口部运动功能及 DQ 评分的影响. 内蒙古医学杂志，2017，（12）：1439-1441.

［73］ 董丽. 高压氧联合语言训练对脑瘫儿童的临床疗效. 社区医学杂志，2017，（23）：43-44.

［74］ 焦鹏涛，詹英杰，蔡红玮，等. 语言训练结合高压氧治疗脑瘫儿童语言障碍临床研究. 中国妇幼保健，2016，（15）：3077-3079.

［75］ 鲍利利. 靳三针结合语言训练治疗脑性瘫痪语言障碍. 泰山医学院学报，2017，（7）：744-746.

［76］ 赵小艳. 针刺联合语言训练治疗小儿脑瘫语言障碍的临床疗效观察. 临床医学研究与实践，2017，（30）：117-118.

［77］ 杜翔，陈嘉，姜琨，等. 子午流注纳甲法联合辨证针刺治疗脑性瘫痪患儿语言发育迟缓的疗效观察. 针刺研究，2017，42（4）：346-349.

［78］ 林小苗，蓝颖，邹林霞，等. 针灸配合语言治疗对脑瘫儿童语言障碍的临床应用. 中国妇幼保健，2016，（13）：2648-2650.

［79］ 刘志华，李亚洲，胡春维. 头针联合语言训练治疗脑瘫患儿语言障碍的疗效分析. 中国听力语言康复科学杂志，2017，（6）：446-448.

［80］ 金鑫. 中医针灸治疗脑瘫患儿语言障碍的疗效观察. 医疗装备，2017，（10）：92.

［81］ 陈栋，鲍超，陆斌，等. "补肾健脑针法"结合言语训练对脑瘫患儿言语障碍临床观察. 浙江中医药大学学报，2016，（6）：491-493.

［82］ 张燕，吴继开，孙芳梅. 脑瘫儿童语言认知训练对肢体功能康复的促进作用分析. 按摩与康复医学，2017，（13）：21-22.

［83］ 张宗红，彭小燕，曾惠英. 脑瘫儿童语言认知训练对肢体功能康复的促进作用分析. 护理实践与研究，2016，（9）：4-6.

［84］ 贾志英. 脑瘫语言障碍患儿小组语言训练的效果观察. 中国实用神经疾病杂志，2017，（9）：73-75.

［85］ 郑钦，李润利，吴燕秋，等. 小组语言训练对脑瘫患儿交流功能的影响. 中国康复，2016，（6）：411.

［86］ 王亮，袁俊英，孙二亮，等. 脑性瘫痪合并语言发育迟缓语言小组训练的疗效观察. 中国实用神经疾病杂志，2015，（20）：76-77.

［87］ 谭丽金. 不同语言训练模式对脑瘫儿童语言障碍的效果观察. 按摩与康复医学，2015，（17）：54-55.

［88］ 高岭，胡国敏，申改青. 脑瘫并语言障碍患儿小组语言训练的效果观察. 中国医学工程，2015，（12）：122-125.

［89］ 符小花. 心理暗示治疗脑瘫患儿语言发育迟缓的效果观察. 常州实用医学，2016，32（3），150-151.

［90］ 韦斌垣，唐芳芳，韦艳燕，等. 神经肌肉电刺激结合吞咽功能训练对伴吞咽障碍脑瘫儿童生存质量的影响. 现代医药卫生，2016，（15）：2284-2285.

［91］ 刘志红，吴桂华. 口部运动治疗对不随意运动型脑瘫吞咽障碍的疗效观察. 赣南医学院学报，2017，37（2）：237-238.

［92］　席音音. 语言认知康复系统对脑瘫儿童语言康复的效果. 河南医学研究，2015，（4）：102-103.

［93］　潘志良，黎锦灵，单敏瑜. 踝足矫形器在小儿脑瘫康复中的应用价值. 深圳中西医结合杂志，2016，（9）：117-118.

［94］　杜文静，李慧慧，谈恩民，等. 动踝矫形鞋对脑瘫儿童踝关节的影响. 暨南大学学报（自然科学与医学版），2015，（6）：530-536.

［95］　黄均礼，张军，郑武熙. 踝足矫形器矫治脑瘫患儿异常步态的疗效观察. 青岛医药卫生，2015，（6）：428-430.

［96］　Chen W, Liu X, Pu F, et al. Conservative treatment for equinus deformity in children with cerebral palsy using an adjustable splint-assisted ankle-foot orthosis. Medicine (Baltimore), 2017, 96 (40) : e8186.

［97］　李小朋. 腕手矫形器对痉挛性脑瘫患儿拇指内收的疗效观察. 继续医学教育，2016，（11）：125-126.

［98］　林钊胤，张新斐，冯重睿，等. 腕手矫形器治疗脑瘫患儿拇指内收的临床疗效观察. 世界最新医学信息文摘，2017，（81）：134.

［99］　张峰，陈福建，李波，等. 弹力绷带纠正脑瘫患儿髋关节内外旋的临床应用. 中国康复，2015，（4）：290-291.

［100］　侯佳. 用康复辅具为脑瘫患儿进行家庭康复训练的效果分析. 当代医药论丛，2015，（13）：239-240.

［101］　娄欣霞，李想遇，刘林，等. 儿童上肢康复机器人辅助治疗小儿脑瘫的疗效观察与护理. 中国现代医药杂志，2017，（4）：91-92.

［102］　王荣丽，周志浩，席宇诚，等. 机器人辅助脑瘫儿童踝关节康复临床初步研究. 北京大学学报（医学版），2018，50（2）：207-212.

［103］　王楠，鲍超，徐道明. 核心稳定性训练联合足部生物力学矫形技术对脑瘫步行功能的影响. 按摩与康复医学，2016，（10）：14-16.

［104］　张程，黄伟，白晓红. 基于经筋皮部理论探析小儿脑性瘫痪循经推拿疗法的作用机理. 中华中医药学刊，2016，34（07）：1627-1630.

［105］　杜娟，高青，张小凡，等. 平衡推拿法治疗小儿脑性瘫痪膝反张临床观察. 河南中医，2018，38（2）：249-252.

［106］　陈冬冬，钟宁，黄华玉，等. 运动发育推拿法与神经发育疗法对小儿脑性瘫痪的疗效比较. 中国康复理论与实践，2015，21（1）：85-87.

［107］　李新剑，仇爱珍，李之林，等. 指针推拿治疗脑瘫42例. 河南中医，2015，35（12）：2946-2948.

［108］　马丙祥，张建奎，李华伟. "抑强扶弱"推拿法治疗痉挛型脑瘫尖足的临床对比观察. 中国康复医学杂志，2011，26（4）：374-376.

［109］　马丙祥，冯刚，郑宏，等. 疏通矫正手法对痉挛型脑性瘫痪患儿GMFM、痉挛肌群表面肌电图、日常生活能力、肌张力评定的影响. 中医学报，2018，33（5）：765-769.

［110］　介小素，侯玉晋. 针刺对脑性瘫痪模型大鼠神经细胞凋亡的影响. 中国组织工程研究，2016，20（27）：4036-4042.

［111］　侯玉晋，康豪鹏. 针刺康复疗法影响脑性瘫痪模型大鼠大脑病变组织生长相关蛋白43和突触小泡蛋白的表达. 中国组织工程研究，2016，20（27）：3999-4005.

［112］ 史华，张璞，郭鑫，介小素. 针灸对脑性瘫痪模型幼鼠脑组织中氨基酸和神经递质的影响. 中国组织工程研究，2016，20（40）：5959-5965.

［113］ 李红霞，贾成文，李丹丹，侯新芳，王丽娟. 头皮针治疗痉挛型小儿脑瘫临床观察. 上海针灸杂志，2017，36（2）：130-133.

［114］ 陈剑波，余卫，冯梦卉，吴明建. 头皮针联合肢体康复训练治疗小儿脑瘫疗效观察. 针灸临床杂志，2017，33（3）：1-4.

［115］ 杨宁，侯新芳. 头皮针配合运动疗法治疗痉挛型脑瘫 61 例临床观察. 中医临床研究，2016，8（4）：20-22.

［116］ 李诺，赵勇，刘振寰，符文杰，梁碧琪，庞碧徽. "尖足三针"对痉挛型脑性瘫痪患儿尖足畸形的效果. 中国康复理论与实践，2017，23（10）：1185-1189.

［117］ 赵勇，刘振寰，金炳旭. "健脾益肾通督"配穴针刺对痉挛型脑瘫患儿运动功能及日常生活能力的影响. 中国针灸，2017，37（1）：45-48.

［118］ 赵勇，金炳旭，刘振寰. 经筋刺法对痉挛型脑性瘫痪患者下肢痉挛状态的影响. 上海针灸杂志，2016，35（9）：1049-1052.

［119］ 倪兴平. 针刺督脉为主治疗肌张力低下型脑瘫患儿疗效的价值研究. 四川中医，2016，34（10）：184-186.

［120］ 平东沛，朱红伟. 针刺治疗不随意运动型小儿脑瘫临床研究. 河南中医，2016，36（2）：348-349.

［121］ 宋忠阳，秦晓光，方晓丽，陈玉婵. 郑氏"金鸡啄米"针法治疗小儿痉挛型脑性瘫痪后运动功能障碍临床研究. 中国中医药信息杂志，2018，25（1）：23-27.

［122］ 杜翔，梁松，吴兆芳，陈嘉，姜琨. 子午流注纳甲法针刺治疗痉挛型脑性瘫痪患儿的疗效观察. 针刺研究，2016，41（5）：462-465.

［123］ 金炳旭，赵勇，李诺. "痉挛三针"对痉挛型脑瘫患儿内收肌肌张力的影响. 中国针灸，2015，35（3）：217-220.

［124］ 苏全德，杨玉平，苏秀贞，武华清. 温和灸对脑瘫患者康复治疗疗效的影响. 上海针灸杂志，2015，34（10）：970-971.

［125］ 申艳娥. 灸法联合捏脊治疗小儿脑性瘫痪脾虚证疗效观察. 中国中西医结合儿科学，2016，8（1）：44-46.

［126］ 焦玉祥，白丽萍，张爱，张立芳，徐玲. 电针联合艾灸治疗小儿脑瘫疗效观察. 上海针灸杂志，2017，36（5）：525-528.

［127］ 中国康复医学会儿童康复专业委员会. 中国脑性瘫痪康复指南（2015）：第十部分. 中国康复医学杂志，2016，31（4）：494-498.

［128］ 单海军，张英英，张璞，曹彩红，娄元俊，侯玉晋. 补肾开窍祛痰方治疗脑瘫伴智力低下疗效观察. 中国中医药现代远程教育，2017，15（1）：78-80.

［129］ 刘喜悦. 中药药浴联合针刺治疗痉挛型脑性瘫痪疗效观察. 现代中西医结合杂志，2016，25（14）：1561-1563.

［130］ 王志茹. 中药熏蒸配合康复训练对脑性瘫痪痉挛型双瘫的治疗效果观察. 世界最新医学信息文摘，2016

（16）：135-136.

［131］王国琴，徐道明，糜中平，王楠. 中药熏蒸联合康复训练对痉挛型脑性瘫痪患儿下肢肌张力及踝关节活动度的影响. 河北中医，2017，39（01）：66-69.

［132］顾小元，曹建国，负国俊. 肌内效贴结合作业治疗对偏瘫型脑性瘫痪上肢功能的疗效观察. 中国康复医学杂志，2018，33（2）：225-227.

［133］陈冬冬，张燕，李游. 运动疗法结合肌内效贴治疗痉挛型脑瘫的疗效观察. 按摩与康复医学，2018，9（5）：13-14.

［134］王景刚，郭云龙，高艺文，等. 肌内效贴联合运动控制训练对脑瘫患儿运动控制功能影响的研究，中国康复，2017，32（5）：362-364.

［135］谢功能. 肌内效贴布技术在脑瘫步态异常治疗中的临床观察. 现代诊断与治疗，2017，28（6）：1147-1148.

［136］张丽华，郄淑燕，张黎明，等. 重复经颅磁刺激对痉挛型脑瘫患儿痉挛及运动功能的影响. 中国康复，2015，30（3）：171-173.

［137］范耀良，梁金环，李静，等. 综合康复训练结合经颅磁刺激对提高脑瘫患儿发育商的效果. 中国医药科学，2016，6（7）：219-225.

［138］邱海南. 超低频经颅磁刺激结合综合康复改善脑瘫患儿粗大运动功能. 神经损伤与功能重建，2015，10（4）：364-365.

［139］李杰. 低频重复经颅磁刺激联合构音训练对脑瘫患儿言语障碍的影响. 中国处方药，2016，14（7）：142-143.

［140］吉增良，邓增稳，王晓东，等. 悬吊技术治疗痉挛型脑性瘫痪临床观察. 河北医药，2015，37（10）：1495-1497.

［141］赵静. 悬吊训练在脑瘫患儿膝过伸治疗中的疗效观察. 世界最新医学信息文摘，2016，26（53）：83-84.

［142］吉增良，邓增稳，王晓东，等. 悬吊治疗技术对痉挛型脑瘫患儿髂腰肌痉挛的疗效观察. 河北医药. 2015，37（11）：1674-1676.

［143］陈晓珍，侯春阳，谢彦奇，等. 徒手定位注射 A 型肉毒毒素治疗脑瘫患儿下肢痉挛的临床研究. 牡丹江医学院学报，2016，37（6）：61-63.

［144］张利国. A 型肉毒素治疗双下肢痉挛性脑瘫患儿的临床效果及 MAS 评分分析. 临床合理用药杂志，2017，10（2）：77-78.

第十一章　中国康复医学精选文摘与评述

第一节　脑卒中康复研究进展

一、神经修复研究进展

文选 1

【题目】　缺血性脑卒中患者恢复稳定期外周血单个核细胞中差异表达基因的生物信息学研究

【来源】　中国神经免疫学和神经病学杂志，2017，24（5）：318-323

【文摘】　该研究分析了缺血性脑卒中（ischemic stroke，IS）患者恢复稳定期外周血单个核细胞（peripheral blood mononuclear cell，PBMC）中差异表达基因的生物信息学。利用基因芯片公共数据库（gene expression omnibus，GEO）对目标芯片进行搜索，搜索词为"Stroke，homo"。经筛选后，采用由Krug 等提交的芯片数据（GDS4521）收集 20 例首次发生或仅发生 IS 至少 6 个月后患者的 PBMC，以20 例未发生脑卒中者作为对照。利用 GEO2R 在线分析工具，比较 IS 恢复稳定期患者与对照组 PBMCs基因表达，寻找差异表达基因。利用 DAVID、g：profiler 生物信息学在线分析工具，对筛选出的差异表达基因进行基因功能注释、富集分析和信号通路分析。利用 String 数据库（String 10.0）对找到的差异表达基因进行与它们相互作用的蛋白质功能相关性的预测分析。结果发现：①采集 GEO 数据库中GDS4521 芯片数据，通过 GEO2R 分析，对比 IS 患者与对照组 PBMC 的基因表达情况，最终筛选出 37种差异表达基因，其中 34 种表达上调，3 种表达下调。②对筛选出的差异表达基因进行 GO 分析发现，在生物过程方面，主要集中在炎症反应和免疫反应、趋化作用、细胞增殖凋亡等；在细胞组成方面，差异表达基因主要分布在胞质、细胞外间隙；在分子功能方面，主要集中在趋化因子活性及受体结合、转录因子活性、细胞因子活性等，以趋化因子活性相关基因为最多。KEGG 信号通路分析表明，差异表达基因主要分布在 TNF-α、NF-κB、趋化因子、TOll 样受体、NOD 样受体等通路，其中在 TNF-α 信号通路中的相关基因最多。③差异蛋白之间主要构成了 2 大网络，分别以 *TNF* 和 *JUN* 两个基因为中心。IS 发生超过 6 个月后仍有多种功能蛋白和信号通路可能发生改变，特别是与炎症反应相关的蛋白和信号通路，提示炎症反应在 IS 的恢复稳定期仍可能对疾病的预后和再发起作用。

（王永慧）

【评述】　IS 是一种复杂性疾病，由多种环境和遗传等危险因素共同作用。目前对 IS 特别是恢复稳定期的分子变化研究十分有限，寻找该阶段易感基因对更好地了解 IS 神经修复和预防复发机制有重要意义。本文利用生物芯片技术找到 IS 后与炎症反应和免疫反应密切相关的差异表达蛋白，同时发现 TNF 可能在 IS 恢复稳定期同样具有重要作用，不仅通过参与免疫和炎性反应影响 IS 的病程发展，还可能通过参与细胞增殖、凋亡、NO 合成、糖皮质激素反应、内皮屏障功能调节等多种生物过程，导致脑缺血后恢复稳定期一系列病理改变，为 IS 恢复稳定期治疗和再发预测提供了新思路。

（王　强）

文选 2

【题目】 血管内皮生长因子促进脑卒中后大鼠大脑星形胶质细胞向新成熟神经元分化（Neurogenic effect of VEGF is related to increase of astrocytes transdifferentiation into new mature neurons in rat brains after stroke）

【来源】 Neuropharmacology，2016，108：451-461

【文摘】 Shen 等研究血管内皮生长因子（vascular endothelial growth factor，VEGF）在增强缺血性脑损伤 D 大鼠神经修复方面的分子机制。研究采用 MCAO 大鼠模型来诱导短暂的局灶性脑缺血损伤。结果显示：①大鼠缺血损伤 3 天后，损伤侧纹状体处胶质原纤维酸性蛋白免疫阳性（glial fibrillary acidic protein，$GFAP^+$）和巢蛋白免疫阳性细胞数明显增多；大多数呈现 $GFAP^+$ 细胞与巢蛋白（$GFAP^+$-$nestin^+$）结合、$GFAP^+$ 细胞与 Pax6 基因结合（$GFAP^+$-$Pax6^+$）或 $GFAP^+$ 细胞与少突胶质细胞转录因子结合（$GFAP^+$-$Olig2^+$）。VEGF 能进一步增加 $GFAP^+$-$nestin^+$ 和 $GFAP^+$-$Pax6^+$ 结合细胞，降低 $GFAP^+$-$Olig2^+$ 结合细胞。②研究进一步，应用了 GFAP 靶向增强的绿色荧光蛋白（pGfa2-EGFP）载体，并结合多种免疫荧光染色来追踪（enhanced green fluorescent protein，EGFP）表达（GFP^+）的反应性星形胶质细胞的神经归宿。MCAO 模型大鼠 3 天后，其纹状体反应性星形胶质细胞分化为神经干细胞（GFP^+-巢蛋白$^+$细胞），1 周后分化成不成熟（GFP^+-Tuj-1$^+$细胞）神经元，2 周后分化成成熟的神经元（GFP^+-MAP-2$^+$ 或 GFP^+-$NeuN^+$细胞）。在 MCAO 后，VEGF 增加了 GFP^+-$NeuN^+$ 和 $BrdU^+$-MAP-2$^+$新生神经元。星形细胞抑制剂氟辛酯明显降低了缺血大鼠大脑中 GFAP 和巢蛋白的表达，也减少了 VEGF 增强的神经源效应。VEGF 的神经源效应与增强的纹状体星形胶质细胞转化为新的成熟神经元有关，这对于哺乳动物大脑非神经性区域的神经血管单元/网络的重建非常重要。

（王永慧）

【评述】 星形胶质细胞是中枢神经系统中最丰富的细胞类型。脑卒中发生后，星形胶质细胞在急性期会同时出现损伤和修复两方面的作用。在早期星形胶质细胞的炎症反应可能会加重缺血性损害，但星形胶质细胞同时通过释放神经营养因子和抗兴奋毒性作用来限制病灶扩展。在脑卒中后期恢复中，胶质瘢痕可以阻碍轴突再生和神经重建，但是星形胶质细胞也有助于血管生成，神经突触和轴突，重塑，参与突触的再生和神经修复过程，清除氧自由基，从而促进神经功能的恢复。本研究发现（第 1 次报道）VEGF 介导的新生神经元的增加是依赖于反应性星形胶质细胞。同时探讨了 VEGF 增强缺血性损伤后神经修复和大脑功能可塑性的细胞机制。因此，星形胶质细胞反应是参与缺血性病变的关键因素之一，调节星形胶质细胞功能能够改善神经功能可塑性，促进神经功能修复及神经网络重建。

（王　强）

文选 3

【题目】 CXCL12 工程化的内皮祖细胞能促进急性缺血性脑损伤大鼠的神经修复和血管再生（Cxcl12-engineered endothelial progenitor cells enhance neurogenesis and angiogenesis after ischemic brain injury in mice）

【来源】 Stem Cell Research & Therapy，2018，9（1）：139

【文摘】 研究分析内皮祖细胞（endothelial progenitor cell，EPCs）和趋化因子 CXCL12 能否通过基因工程被有机地整合在一起，从而产生促进缺血性脑损伤后神经修复和血管再生的协同作用。采用慢病毒转染 *cxcl12* 基因到人脐带血内皮祖细胞上，产生 CXCL12 工程化的内皮祖细胞（CXCL12- EPCs）。实验程序包括：pLV-CXCL12-IRES-GFP 病毒载体的构建、LV- CXCL12 的制备；内皮祖细胞的分离和纯化；内皮祖细胞的增殖和小管形成试验；CXCL12 和 VEGF 的实时定量 PCR；CXCL12 和 VEGF 蛋白质印迹实验；大鼠 pMCAO 的制备；神经行为学评分；LV- CXCL12 病毒载体的注射；GFP/CXCL12-EPC 的植入；脑萎缩测定和免疫组织化学检测；新生细胞和血管的计数；MBP$^+$ 的荧光髓鞘积分光密度。本研究分为 4 组：CXCL12-EPCs 植入组（观察组）、GFP-EPCs（干细胞治疗对照组）、LV-CXCL12（基因治疗对照组）、PBS（空白对照组），分别将其植入永久性大脑中动脉阻断 1 周后的大鼠大脑病灶区，观察 CXCL12-EPCs 治疗对脑损伤大鼠神经功能的恢复、血管再生、神经再生及髓鞘修复方面的影响。在体外，LV- CXCL12 能被成功转染到 EPCs 上。脑缺血损伤 5 周的大鼠，LV- CXCL12 组与空白对照组比较，mNSS 评分和旋转试验均得到显著改善；观察组与基因治疗组和干细胞治疗组比较差异有统计学意义。同样，观察组与其他 2 组比较，脑萎缩体积显著减少，CXCL12-EPCs 治疗保护了脑组织、减轻了脑组织萎缩，促进神经行为学功能的恢复。通过 CD31 和 BrdU 双标免疫组织化学检测发现 CXCL12-EPCs 植入组在缺血性脑损伤大鼠的脑内血管密度数量增加最显著，促进了血管的再生。采用 DCX 和 BrdU 双标免疫组织化学检测脑室下区 DCX$^+$/BrdU$^+$ 的神经祖细胞，发现 CXCL12-EPCs 植入组在植入 4 周后，可显著促进神经祖细胞扩增，诱导神经再生。采用染色病灶区域及同侧脑室下区的 PDGFRα$^+$ 细胞对少突胶质细胞前体细胞进行定量，发现 CXCL12-EPCs 植入组在植入 4 周后，保护了大脑髓鞘结构的完整性，促进了少突胶质细胞前体细胞的增殖和迁移。体外细胞分析显示 CXCL12-EPCs 植入组在基质上内皮祖细胞增殖能力和小管形成试验方面有更好的结果，和基因治疗组相比，CXCL12-EPCs 植入组 VEGF 表达更显著。结论认为 CXCL12-EPCs 有机整合的治疗在脑缺血损伤后的修复方面均较单一的 LV- CXCL12 基因治疗和 GFP-EPCs 干细胞治疗效果更佳。CXCL12 工程化的内皮祖细胞治疗缺血性脑卒中可能具有更大的潜力。

（夏文广）

【评述】 脑卒中后的神经修复治疗旨在通过药物、细胞、基因治疗等方法增强机体的神经修复作用，如轴突再生、神经、血管及胶质细胞再生等，同时抑制促进轴突和神经元死亡的不利因素，最大限度地促进患者神经功能的恢复。缺血性脑损伤后，趋化因子 CXCL12 能促进大脑皮质、SVZ 及海马等部位神经干细胞的增殖、迁移和分化，血管再生，促进神经功能修复。内皮祖细胞的干细胞治疗和 CXCL12 基因治疗对缺血性脑损伤大鼠均有肯定的疗效，同时 CXCL12 修饰的 EPCs 能促进神经、血管的增生和小管形成，本研究将 CXCL12 工程化的 EPCs 进行有机整合，探讨是否具有神经修复的协同作用，为脑卒中后的神经修复治疗提供新的策略和方向。

（郭铁成）

文选 4

【题目】　外泌体介导的 miR-124 递送可促进脑缺血损伤后的神经修复（Exosome mediated delivery of miR-124 promotes neurogenesis after ischemia）

【来源】　Molecular Therapy Nucleic Acids，2017，7（C）：278-287

【文摘】　脑卒中后内源性神经修复能力减弱，导致神经系统损伤修复不足。近期的研究表明，多种微小 RNAs（miRNAs）参与了神经重建过程，因此，靶向 miRNA 的递送或可用于脑卒中后神经修复的治疗。外泌体是直径为 30～100nm 的脂质包裹体，能携带蛋白质、脂类和核苷酸等物质，穿过血 - 脑脊液屏障，在脑卒中后发挥脑功能的重塑。为了发挥特定神经元靶向修复，本研究将外泌体蛋白溶酶体相关膜糖蛋白 2b（Lamp2b）与狂犬病病毒糖蛋白（RVG）融合，形成 pcDNA 3.1（-）-RVG-Lamp2b 质粒导入骨髓间充质干细胞，然后将 miR-124 或多种微小 RNAs 植入 RVG-Lamp2b 上，Western blot 检测显示修饰的 RVG-Lamp2b 细胞能高水平表达 Lamp2b，从骨髓基质干细胞培养上清中提取纯化外泌体，采用 qRT-PCR 测定 miR-124 加载外泌体的效果，数据显示修饰的外泌体加载 miRNA 具有较好的稳定性和有效载荷性。在大鼠尾静脉注射载有 miR-124 修饰的外泌体，采用 DiI 荧光染色和 qRT-PCR 进行检测，发现载有 miR-124 修饰的外泌体可有效到达脑梗死部位。Sox2 和巢蛋白是神经前体细胞的标志物，采用免疫组织化学检测发现，在损伤的脑病灶区有大量 Sox2 和巢蛋白阳性的神经前体细胞；未成熟神经元标志物（DCX）分散在 RVG-Exos 和 VG-Exos-Scr 治疗的大鼠脑梗死区域，而且 RVG-Exos-miR124 治疗大鼠中 DCX 阳性细胞的数量几乎是对照组的 2 倍，表明 RVG- 外泌体传递 miR-124 能促进神经前体细胞的表达，并使其向神经谱系细胞转化，从而促进神经再生。载有 miR-124 的 RVG- 外泌体的全身性应用促进了皮质神经祖细胞获得神经元特征并可通过稳健的皮质神经修复，防止或减轻了缺血性脑损伤。RVG- 外泌体可以用于基因药物的大脑靶向递送治疗，因此在临床应用中具有巨大的潜力。

（夏文广）

【评述】　脑卒中后开发新的神经保护及神经修复治疗是非常重要的。大脑的自身修复可以通过内源性神经干细胞和神经前体物质进行替代，但是这些物质的缺失和不充足会导致不可逆的神经损伤。脑卒中后通过神经重塑扩增大脑的自身修复机制可能是一种非常有潜力的治疗策略。缺血性脑损伤后通过改变它的基因和蛋白的表达使组织器官发生应对这一损伤的适应性变化和重塑。微小 RNAs 家族在脑损伤后的神经重塑过程中具有重要的作用，因此认为微小 RNAs 可以作为一种新的基因治疗有助于神经再生、血管再生及神经可塑性。因此，本研究采用大鼠脑缺血模型的制备、Lamp2b 的修饰、细胞培养、外泌体的分离和鉴定、miR-124 的负载、RNA 的分离和 qRT-PCR、免疫组织化学等方法探讨了靶向 miRNA 的递送治疗缺血性脑损伤后的神经修复作用，具有较高的研究价值和临床应用前景。

（郭铁成）

文选 5

【题目】 在脑卒中后 7 天内静脉注射异基因间充质干细胞能双向调节大脑中动脉栓塞大鼠的炎性反应且诱导发挥神经营养作用（Intravenously delivered allogeneic mesenchymal stem cells bidirectionally regulate inflammation and induce neurotrophic effects in distal middle cerebral artery occlusion rats within the first 7 days after stroke）

【来源】 Cellular Physiology and Biochemistry，2018，46：1951-1970

【文摘】 采用间充质干细胞（mesenchymal stemcells，MSCs）治疗脑卒中最主要的机制在于神经营养作用和免疫抑制作用。移植细胞、宿主神经元、星形胶质细胞，甚至小胶质细胞或巨噬细胞均能分泌神经营养因子。然而，MSCs 如不能被促炎性因子充分诱导可增加炎症反应的产生。本研究旨在检测是否静脉注射骨髓间充质干细胞（BMSC）增加了大脑中动脉栓塞大鼠的缺血损伤侧病灶区的炎症反应，炎症反应持续多长时间，最终的治疗结果如何？同时也检测了 BMSC 的神经营养作用及对产生神经营养因子的细胞进行鉴定。本研究采用 SD 大鼠制作 dMCAO 模型，并在栓塞 1 小时后，静脉注射异基因的 BMSC，在静脉注射 2 天、4 天及 7 天，3 个时间点采用圆筒试验和网格测试对大鼠进行神经行为学检测；TTC 染色检测脑梗死的体积；采用 ELISA 法在缺血损伤的大脑皮质、同侧纹状体和血浆中检测炎性相关细胞活素和神经营养因子的浓度；采用免疫组织化学检测神经营养因子的细胞来源。本研究发现，在脑梗死灶周围（IBZ）可检测到大量移植细胞；在缺血损伤 2 天后，脑梗死体积开始减少，神经行为学评分开始改善；BMSC 移植 2 天，纹状体和血液中炎症反应增加，第 7 天则降低；在 2～7 天，BMSC 组在缺血损伤核心区 IGF-1 和 BDNF 的表达显著高于溶媒对照组；IGF-1 和 BDNF 主要来源于缺血损伤核心区宿主的小胶质细胞和巨噬细胞及 IBZ 的移植细胞。在第 2 天，BMSC 移植能显著增加缺血核心区 IGF-1$^+$CD68$^+$ 和 BDNF$^+$Iba-1$^+$ 双标阳性细胞。本研究得到结论：尽管 BMSC 移植增加了炎症反应，但缺血损伤 2 天后，dMCAO 大鼠仍有获益。MSCs 促进免疫反应的作用是短暂的，且在第 7 天转成了免疫抑制。主要来自于 BMSC 移植、宿主的巨噬细胞或小胶质细胞的神经营养因子 IGF-1 和 BDNF 在 BMSC 移植后的第 2～7 天都在发挥神经修复的治疗作用。

（夏文广）

【评述】 外源性干细胞移植是治疗缺血性脑损伤后脑结构重建和功能修复的重要手段，研究发现移植的干细胞可向损伤区域迁移，并分化为神经元，从而促进 IBD 区的神经组织修复。可采用静脉、鞘内、脑实质或脑室内注射等方法植入干细胞，但其在 IBD 区存活率低，存活时间短。本研究将 MSCs 静脉注射至 dMCAO 大鼠，动态观察 2～7 天大鼠脑缺血损伤侧病灶区的炎症反应及炎症反应持续时间、动态检测了 IBD 区 IGF-1 和 BDNF 的表达，对急性期和亚急性期 dMCAO 大鼠脑缺血损伤核心区的小胶质细胞 / 巨噬细胞在神经修复中的作用进行了探讨，研究的角度较新。但本研究也存在一定的局限性，MSCs 移植后，在 IBZ 区和缺血核心区周围可能存在更多潜在的保护机制，促进神经修复的神经营养因子较多，需要进一步研究。同时本研究仅观察 2～7 天的动态变化，而较多研究发现移植 2 周后，几乎不能检测干细胞的存活，需要检测更长时间的变化。

（郭铁成）

二、吞咽障碍

【题目】　脑干卒中吞咽障碍患者改良导管球囊扩张术后皮质投射的兴奋性变化：前瞻性对照研究（Change in excitability of cortical projection after modified catheter balloon dilatation therapy in brainstem stroke patients with dysphagia：A prospective controlled study）

【来源】　Dysphagia，2017，32（5）：645-656

【文摘】　吞咽是一个需要脑干和广泛皮质区域的感觉网络协同作用的复杂动作。高达 80% 的脑干损伤患者有严重吞咽困难，表现为咳嗽、呛咳、误吸、食物残留和反流，并伴有一些严重并发症，包括肺炎、营养不良和脱水。食管上括约肌（UES）异常挛缩是脑干损伤患者吞咽困难的最常见原因。近 10 年来球囊扩张疗法已被广泛应用于治疗原发性环咽疾病和胃肠道狭窄。然而，球囊扩张治疗在神经系统疾病中的有效性可能因 UES 功能障碍的原因而有所不同。有鉴于此，近些年一种改良的球囊扩张术应运而生并被证实比传统球囊扩张方法在治疗吞咽功能障碍方面更为有效。Dou 等试图通过该研究阐述改良球囊扩张术对改善脑卒中后吞咽功能障碍的基础神经机制。该研究探讨改良球囊扩张术对脑干卒中吞咽功能障碍患者皮质脊髓束投射到颏下肌的神经通路兴奋性的影响及兴奋性改变与吞咽运动改变的关系。该研究通过将 30 例单侧脑干卒中合并 UES 功能障碍的患者随机分为 2 组。扩张组患者采用改良球囊扩张术和常规治疗，对照组仅采用常规治疗（每天 2 次）。分别对经颅磁刺激对双侧运动皮质诱发的双侧颏下运动诱发电位（MEPS）、UES 开口直径（UOD）和舌骨最大位移（HD）的幅度在基线和治疗终点进行评估。重复方差分析显示时间和动作电位振幅的偏向性是每组的主要影响因素（$P=0.02$）。治疗前组间差异无统计学意义（P 均为 0.05）。治疗后，受影响的颏下 MEP 诱发的同侧皮质脉冲的振幅和 UOD 及 HD 在扩张组与对照组比较均有显著性差异（振幅：$P=0.02$，UOD：$P<0.001$，HD：$P=0.03$）。同侧刺激诱发的 MEP 治疗前后振幅的差异与 HD 的改善呈正相关（扩张：$r^2=0.51$，$P=0.03$；对照组：$r^2=0.39$，$P=0.01$），而 UOD 在 2 组间则未显示和其相关（P 均为 0.05）。总之，改良的球囊扩张治疗可以增加单侧脑干卒中患者受影响的皮质延髓投射神经通路的兴奋性。

（巫嘉陵）

【评述】　该研究通过对神经通路运动诱发电位的振幅与吞咽功能相关指标之间的联系，探讨皮质延髓兴奋性与吞咽的生物力学特性之间的关系。目前相关研究主要是通过经颅磁刺激诱导的运动诱发电位来评估吞咽治疗对皮质延髓兴奋性的影响。而在静息状态下测量的 MEPS 不能提供功能性吞咽任务的直接测量指标，因此，该研究探讨皮质延髓兴奋性与吞咽的生物力学特性之间的联系具有相当的开创性。通过该研究也证实了吞咽功能的改善确实与皮质延髓投射神经通路的兴奋性相关。但这种改善是否与相关脑组织的功能改善有关有待进一步研究证实。

（王宏图）

文选 7

【题目】 神经肌肉电刺激对脑梗死合并吞咽困难患者心理负面状态的改善作用（Efficacy of neuromuscular electrical stimulation in improving the negative psychological state in patients with cerebral infarction and dysphagia）

【来源】 Neurol Res，2018（107）：1-7

【文摘】 通过选取 2013 年 6 月至 2015 年 5 月的符合研究标准的脑梗死合并吞咽困难患者 112 例。随机分为治疗组（$n=59$）和对照组（$n=53$），2 组的人口统计学特征无差异。在 2 个疗程共 24 天的治疗期间内，2 组均需接受常规药物和吞咽训练，而治疗组另外接受脉冲宽度为 800ms 和强度为 28mA 的神经肌肉电刺激治疗。在治疗前后，2 组均进行洼田饮水试验评估吞咽功能及由专业医师使用双盲方法进行汉密尔顿焦虑量表和汉密尔顿抑郁量表评估心理状态。治疗前 2 组的吞咽功能相似，均没有 1 级和 2 级的患者，经过治疗后 2 组的吞咽功能均有明显改善。治疗组吞咽功能改善率是 88.1%，而对照组是 69.8%。2 组治疗后吞咽治疗效果经卡方统计，$\chi^2=6.692$，$P=0.035$。在心理状态方面，与对照组相比，治疗组在汉密尔顿焦虑量表中躯体性焦虑、心理性焦虑和总分有不同程度改善，且有明显统计学差异（$P<0.01$）。对焦虑程度进行进一步划分，治疗前 2 组间无差异，治疗后治疗组焦虑程度有明显改善（$P<0.05$）。与对照组相比，治疗组在汉密尔顿抑郁量表中焦虑、认知障碍、精神运动迟滞和总分有不同程度改善，且有明显统计学差异（$P<0.05$）。对抑郁程度进一步划分，治疗前 2 组间无差异，治疗后治疗组抑郁程度有明显改善（$P<0.05$）。而 2 组间在体重、日间变化、睡眠障碍或绝望感方面没有显著差异。因此，本研究认为神经肌肉电刺激和吞咽康复训练可能明显改善吞咽功能，且结合治疗的效果优于单纯吞咽康复训练。脑梗死合并吞咽困难患者存在不同程度的焦虑、抑郁和其他的负面情感障碍，而这些情况能够通过神经肌肉电刺激结合常规治疗减少。

（巫嘉陵）

【评述】 吞咽困难是急性脑梗死常见的并发症，能够引起其他疾病，如肺感染、营养不良甚至死亡等，且易导致负面情绪，如焦虑、抑郁、恐惧等，影响患者的治疗、康复和降低其生活质量。因此，改善这些患者的吞咽功能和心理状态是至关重要的。该研究发现 NMES 结合吞咽训练优于单纯的吞咽训练治疗，NMES 不仅能够明显改善吞咽功能而且可以改善患者的负面情感障碍。吞咽功能的早期积极治疗能够明显缩短疾病病程和降低脑卒中后死亡率，因此应该尽可能早的进行治疗。对于有负面情感障碍的患者，应早期识别并积极鼓励其康复，以增强患者恢复的信心从而减轻其负面情绪。从该研究患者治疗前的焦虑和抑郁评分可以看出，大部分患者为轻至中度焦虑和抑郁，虽然治疗后患者的评分改善，但患者仍存在情感问题。对于这样的患者是否要常规给予抗焦虑及抗抑郁药物治疗，这一问题值得思考。

（王宏图）

文选 8

【题目】 神经肌肉电刺激与生物反馈对阿尔茨海默病患者吞咽功能障碍的疗效观察（Therapeutic

efficacy of neuromuscular electrical stimulation and electromyographic biofeedback on Alzheimer's disease patients with dysphagia）

【来源】　Medicine，2017，96（36）：e8008

【文摘】　研究分析了神经肌肉电刺激联合生物反馈训练对阿尔茨海默病患者吞咽功能障碍的治疗效果。将入选的 103 例患者随机分 2 组，对照组采用常规的吞咽功能训练，试验组在对照组基础上联合应用神经肌肉电刺激加生物反馈训练，2 组患者均接受为期 12 周的吞咽康复训练，采用洼田饮水试验及吞咽 X 线荧光透视检查（VFSS）评分评价吞咽功能情况。每例样本在入选时（W0）、入选 4 周后（W4）、入选 8 周后（W8）及入选 12 周后（W12）分别进行吞咽功能的测评，并测定患者每一阶段的血红蛋白、血清白蛋白、C 反应蛋白的水平，并记录 2 组患者随访期间发生吸入性肺炎的次数、病程。研究发现治疗前 2 组患者在性别、年龄、MMSE 评分、ADL 评分、迷你营养评估量表（MINI 营养评分）洼田评分、血红蛋白和白蛋白、C 反应蛋白（CRP）等相关基础资料和指标方面比较，差异均无统计学意义（$P>0.05$）。经过治疗后，发现相比于对照组，试验组患者在入选后 8 周和 12 周的吞咽功能洼田及 VFSS 评分明显好转，差异具有统计学意义（$P<0.05$）。代表患者营养状况的血红蛋白、白蛋白、C 反应蛋白及 MINI 营养评分在试验组中均比对照组明显改善，差异具有统计学意义（$P<0.05$），试验组患者吸入性肺炎的发生次数（1.8 ± 1.0 次 *vs.* 2.3 ± 0.6 次）明显减少、吸入性肺炎的病程明显缩短（5.6 ± 0.5 天 *vs.* 6.2 ± 0.9 天），差异具有统计学意义（$P<0.05$）。本研究表明应用神经肌肉电刺激联合生物反馈训练可以显著改善阿尔茨海默病吞咽功能障碍患者吞咽功能，明显降低各项不良预后的发生。

（张逸仙）

【评述】　吞咽功能障碍是阿尔茨海默病患者的常见并发症之一，目前已有非常多的研究证实对于脑卒中所致吞咽障碍中进行吞咽训练、神经肌肉电刺激、生物反馈疗法等康复治疗可明显改善患者的吞咽功能，但对于阿尔茨海默病并发的吞咽功能障碍康复治疗目前研究较少，本研究发现在常规的吞咽功能训练基础上联合运用神经肌肉电刺激及生物反馈疗法可明显改善阿尔茨海默病患者的吞咽功能，随着吞咽功能的改善，患者的营养状况明显好转，可明显减少并发吸入性肺炎的风险。本研究具有很好的临床应用前景，但在试验分组方面，在常规吞咽训练的基础上，再设立神经肌肉电刺激组可能对于本项目的研究结果更加具有说服力。另外，目前对于吞咽障碍的康复治疗技术和手段进展较快，比如经颅磁刺激等，均可用于后续的关于阿尔茨海默病所致吞咽障碍治疗的研究。

（刘　楠）

文选 9

【题目】　视频透视吞咽功能评估中钡剂和肺部感染的相关性研究（Correlation studies of barium on pulmonary infection under the assessment of VFSS）

【来源】　Exp Ther Med，2016，11（2）：435-438

【文摘】　研究分析了脑卒中后吞咽障碍患者进行视频透视吞咽功能评估时分别使用硫酸钡和碘海醇作为造影剂的造影效果及其对吸入性肺炎发生率的影响。共有 60 例脑卒中后吞咽障碍患者入选此研究，所入选患者随机分成 60% 硫酸钡混悬液作为造影剂的硫酸钡组和 350mgI／ml 碘海醇作为造影剂的碘海醇组，每组患者 30 例。对比分析患者的基线资料发现所入选 2 组患者在性别、年龄、脑卒中的类型、病变部位、吞咽功能评定的洼田饮水试验评分等方面差异无统计学意义。2 组患者在入院后第 1 周内分别应用硫酸钡和碘海醇作为造影剂完成第 1 次的 VFSS 检查评估，随后对 2 组患者进行了为期 2 周的吞咽功能训练，吞咽训练结束后 2 组患者再次分别应用硫酸钡和碘海醇造影剂完成第 2 次的 VFSS 检查评估，通过比较 2 组造影剂的造影效果及肺炎的发生率，探讨硫酸钡和碘海醇造影剂和吸入性肺炎之间的相关性。研究发现 VFSS 评估前硫酸钡组 30 例中有 5 例确诊为肺炎，碘海醇组 30 例中有 3 例确诊为肺炎，肺炎总发生率为 13.3%（$P > 0.05$），统计学研究表明 2 组患者间肺炎发病率之间没有统计学差异。经过 2 次的 VFSS 检查评估后，硫酸钡组有 13 例确诊为肺炎，碘海醇组有 5 例确诊为肺炎，肺炎总发生率为 30.0%，采用 Fisher 精确检验发现，碘海醇组的吸入性肺炎发生率明显低于硫酸钡组，差异具有统计学意义（$P < 0.05$）。综上所述，应用钡剂作为脑卒中后吞咽障碍的 VFSS 检查评估的造影剂增加了吸入性肺炎并发症的发生率，相对于钡剂造影，碘海醇作为造影剂并发吸入性肺炎的风险小，可广泛用于视频透视检查和吞咽功能评估。

（张逸仙）

【评述】 VFSS 检查目前被认为是诊断吞咽困难的金标准，在临床上，钡剂和碘海醇均被用于 VFSS 检查的造影剂，但钡具有不溶于水，人体不可吸收，易沉淀等特点，而吞咽障碍患者可能有误吸的危险。理论上采用钡剂作为 VFSS 中的造影剂会由于钡剂误吸而具有导致或加重肺部感染的风险。该研究通过对 VFSS 中利用 60% 硫酸钡悬浮液和碘海醇作为造影剂对肺部感染发生的相关性进行研究，发现钡剂确实增加了吞咽障碍患者吸入性肺炎的发生率。该研究对于我们今后进行 VFSS 造影剂的选择有一定的指导作用。

（刘　楠）

文选 10

【题目】 重复经颅磁刺激治疗脑卒中后吞咽障碍的康复：一项随机、双盲临床试验（Repetitive transcranial magnetic stimulation for rehabilitation of poststroke dysphagia：A randomized，double-blind clinical trial）

【来源】 Clinical Neurophysiology，2016，127（3）：1907-1913

【文摘】 研究探讨了高频与低频 rTMS 对脑卒中早期吞咽障碍患者的影响。经过严格筛选后共有 40 例患者入选，入选患者随机分为 3 组，假刺激组、高频刺激组、低频刺激组。高频刺激组患者采用 3Hz 的刺激强度刺激患侧大脑半球，低频刺激组采用 1Hz 的刺激强度刺激健侧大脑半球，共治疗 5 天。在治疗前、治疗结束时及治疗结束后 1 个月、2 个月、3 个月检查各组患者的吞咽功能、脑卒中功能缺损程度、残疾程度及大脑皮质的兴奋性等。研究结果显示，在经颅磁刺激治疗前，3 组患者的人口学和临床特征在年龄、性别分布、脑卒中发作时间、脑卒中部位、病灶大小、NIHSS、mRS、BI、吞咽困难评分等方面无显著差异。经颅磁刺激治疗 5 天后，相比于假刺激组，代表吞咽功能的饮水试验评分和吞咽障碍程度评分在低频或高频 rTMS 治疗 5 天后（$P = 0.017$）、1 个月

（$P=0.002$）、2 个月（$P<0.001$）和 3 个月（$P<0.001$）均具有显著性差异。吞咽障碍程度评分在 1 个月（$P=0.001$）、2 个月（$P<0.001$）和 3 个月（$P<0.001$）也均具有显著性差异，表明高频和低频 rTMS 均可明显改善患者的吞咽功能，且作用效果最少可以持续至治疗后 3 个月。单因素方差分析显示代表残疾程度的 mRS 评分在治疗 5 天后（$P=0.007$），1 个月（$P=0.017$）、2 个月（$P=0.002$）、3 个月（$P=0.002$），数据显示低频和高频 rTMS 均能够改善脑卒中后吞咽障碍患者的预后。大脑皮质兴奋性研究结果显示：1Hz 的 rTMS 可引起健侧大脑半球的皮质兴奋性降低（MEP 的潜伏期延长和振幅降低，$P<0.001$）和患侧大脑半球的皮质兴奋性升高（$P=0.027$，潜伏期和振幅分别为 $P<0.001$ 和 $P<0.05$）。然而，3Hz rTMS 仅增强了患侧大脑半球的皮质兴奋性（MEP 的潜伏期和振幅增加，$P=0.016$ 和 $P=0.045$）。结果表明 rTMS（高频率和低频率）可明显改善脑卒中后吞咽困难患者的吞咽恢复，其效果持续至少 3 个月，这种干预治疗措施可以作为脑卒中后吞咽困难患者的康复治疗方法。

（张逸仙）

【评述】　促进皮质神经可塑性的有效神经刺激技术已成为改善吞咽功能和减少吞咽障碍相关并发症的有效方法。该研究分别采用高频（3Hz）和低频（1Hz）rTMS 治疗脑卒中早期吞咽障碍，研究发现高频和低频刺激均能够通过兴奋或抑制大脑皮质的兴奋性发挥神经调节作用，通过吞咽功能评分及残疾程度评分等检查证实了 rTMS 确实可以改善患者的吞咽功能和身体的健康水平，且其作用时间可达治疗后 3 个月，此研究进一步证实了 rTMS 对脑卒中治疗的有效性。虽然本研究显示低频 rTMS 治疗对皮质兴奋性的调节作用可能优于高频治疗，但关于 rTMS 治疗的最优部位、频率、刺激的时程等还需进一步研究。

（刘　楠）

三、肌肉痉挛

文选 11

【题目】　应用石蜡疗法减轻脑卒中患者的痉挛（Reduction in spasticity in stroke patient with paraffin therapy）

【来源】　Neurological Research，2017，39（1）：36-44

【文摘】　研究分析了石蜡疗法在脑卒中痉挛治疗中的临床价值。选取 52 例伴有上肢痉挛的脑卒中偏瘫患者，年龄为 54~82 岁，均为脑卒中首次发病。将患者随机分为接受石蜡治疗的试验组（$n=27$）和接受安慰治疗的对照组（$n=25$）。试验组患者每天先接受石蜡治疗（每天 30 分钟，每周 5 天），然后进行其他常规治疗，对照组给予无效安慰治疗。石蜡治疗步骤如下。①在治疗前让患者摘除所有的配饰，洗净并擦干上肢。②使患者保持仰卧位，确保衣服远离治疗区域，并放松需治疗的肢体；将准备好的石蜡（厚度 2~3cm，表面温度 40℃~42℃）覆盖于患者的偏瘫上肢（从肩部到手），为了保持石蜡的温度，先用保鲜膜，再用轻质毛巾覆盖在石蜡上。30 分钟后，将石蜡去除，并用软毛巾擦拭掉肢体上的所有石蜡。分别于治疗后 0 周（T0）、2 周（T1）和 4 周（T2）对患者体表温度进行测量；采用改良 Ashworth 评分（MAS）评定肩部、肘关节、腕关节和手指关节被动活动时痉挛的程度；采用 VAS 评价偏瘫上肢疼痛；采用 Brunnstrom 分级量表评价偏瘫上肢的运动功能。与对照组相比，在 T1 和 T2 时，试验组 MAS 在石蜡疗前及治疗后均明显下降（$P<0.05$），且经石蜡处理后，试验组的 MAS 评分明显低于基线值（$P<0.05$）；与对照治疗相比，在任何时间点，石蜡治疗并没有明显改善偏瘫上肢的疼痛，但随着时间的延长，试验组患者偏瘫侧肩部、肘部、手腕和手的 VAS 评分呈现逐渐降低的趋势；与治疗开始时相比，在试验结束时，试验组 Brunnstrom 分级评分显著提高（$P<0.05$）；在任何时间点，石蜡治疗后试验组患者的体表温度比对照组明显升高（$P<0.05$）。石蜡治疗可能是一种无创的、有希望减轻脑卒中痉挛的治疗方法。

（尹　昱）

【评述】　石蜡疗法是一种常用的温热疗法，在我国民间应用具有悠久的历史，但其对脑卒中肌痉挛的治疗作用目前尚不明确。该研究应用石蜡疗法对伴有上肢痉挛的脑卒中偏瘫患者进行治疗，并通过 MAS、VAS 评分和 Brunnstrom 分级评分分别对患者的偏瘫上肢痉挛程度、疼痛和运动功能进行评定，进而对石蜡的抗痉挛作用做出综合评价，该研究设计合理，实用性强，为制订脑卒中抗肌痉挛的治疗方案提供了新的思路，具有重要的临床指导价值。

（贾子善）

文选 12

【题目】　全运动神经肌肉电刺激改善脑卒中患者足底屈肌痉挛和踝关节主动背屈：一项随机对照研究（Full-movement neuromuscular electrical stimulation improves plantar flexor spasticity and ankle active dorsiflexion in stroke patients：A randomized controlled study）

【来源】　Clinical Rehabilitation，2016，30（6）：577-586

【文摘】　研究分析了全运动神经肌肉电刺激是否比感觉阈值的神经肌肉电刺激、运动阈值的神经肌肉电刺激更能有效地减轻亚急性脑卒中患者的肌痉挛和（或）改善运动功能。采用随机、单盲、对照试验的方法，将入选的 72 例伴有偏瘫和跖屈肌痉挛的亚急性脑卒中患者随机分成 4 个治疗组（每组 18 人）：对照组、感觉阈值神经肌肉电刺激组、运动阈值神经肌肉电刺激组及全运动神经肌肉电刺激组。每组患者均接受由物理治疗师给予的传统康复治疗作为基础治疗。对照组仅给予传统康复治疗，其余 3 个电刺激组还给予相应强度的神经肌肉电刺激，每周治疗 5 天，每天 2 次，每次 30 分钟，共治疗 4 周。治疗前、治疗后和 2 周随访时，应用综合痉挛量表、踝关节主动背屈评分和起立行走测试的步行时间对各组患者进行康复评定。与治疗前相比，治疗 4 周后，全运动神经肌肉电刺激组的综合痉挛量表评分明显下降（$F=3.878$，$P<0.05$），踝关节主动活动度明显改善（$F=3.140$，$P<0.05$），这种改进可持续到治疗结束后的 2 周。治疗 4 周后，每组的步行时间均比治疗前明显下降（$P<0.05$），但 4 组无明显差异（$F=1.861$，$P>0.05$）。全运动神经肌肉电刺激通过产生全关节活动可明显降低亚急性脑卒中患者足底屈肌痉挛并改善踝关节主动背屈的能力，但不能缩短患者在起立行走测试中的行走时间。

（尹　昱）

【评述】　神经肌肉电刺激已广泛应用于脑卒中患者的康复治疗当中，目前研究认为其能够有助于减少痉挛、增强肌肉力量、改善日常生活活动能力。该研究通过随机对照试验，观察了全运动神经肌肉电刺激对亚急性脑卒中患者的治疗作用。研究结果显示，与传统康复治疗、感觉阈值神经肌肉电刺激、运动阈值神经肌肉电刺激相比，全运动神经肌肉电刺激通过产生全关节活动可显著降低足底屈肌痉挛并改善踝关节主动背屈的能力，该研究具有一定先进性、创新性，设计合理，实用性强，为优化神经肌肉电刺激治疗方案提供了新的依据和思路，为临床推广应用奠定了坚实的基础。

（贾子善）

文选 13

【题目】　机器人辅助踝关节跖屈肌肌痉挛康复：一项基于本体感觉神经肌肉促通术的 3 个月研究（Robot-assisted rehabilitation of ankle plantar flexors spasticity：a 3-month study with proprioceptive neuromuscular facilitation）

【来源】　Frontiers in Neurorobotics，2016，10（11）：1-14

【文摘】　Zhou 等应用踝－足康复系统，观察基于本体感觉神经肌肉促通术（proprioceptive neuromuscular facilitation，PNF）对脑卒中后踝关节跖屈肌肌痉挛的康复疗效。脑卒中后患者偏瘫的踝关节痉挛一侧为试验组，无偏瘫的非痉挛一侧为对照组。治疗前、治疗 3 个月后，分别进行生物力学和临床功能检测。康复训练时，试验组踝关节由中立位到最大背屈位进行训练。一个牵伸训练包括准备、初始化、牵伸 3 个阶段。准备阶段进行踝关节的热身。初始化阶段，于最大背屈位，分别测量肌肉放松时的肌电信号基线和肌肉收缩时最大主动收缩肌电信号。牵伸阶段，受试者收缩比目鱼肌，并维持比目鱼肌的肌电信号在最大主动收缩时肌电信号的（50±10）% 的范围。之后，踝关节回到中立位，并放松肌肉。根据个体的不同情况和不同康复阶段，调整肌肉收缩的目标范围、持续时间及间隔休息时间。每次练习包括 30 次上述训练，约 30 分钟到 1 个小时时间，1 周进行 3 次练习，共练习 3 个月。治疗前由于存在踝痉挛，试验组与对照组生物力学指标存在显著差异。应用踝－足康复系统治疗 3 个月后，与治疗前比较，试验组被动背屈活动范围显著增加（$P<0.01$），不同被动背屈角度（0°、10°、20°）的抵抗扭矩显著减少（分别为 $P<0.05$、$P<0.001$、$P<0.001$）；不同被动背屈角度（0°、10°、20°）的僵硬程度显著减少（分别为 $P<0.01$、$P<0.001$、$P<0.001$）；跟腱长度明显变短（$P<0.01$），但厚度无显著改变（$P>0.05$）；肌肉力量（$P<0.01$）和肌肉控制（$P<0.001$）均有显著提高。同时，"起立－行走"计时测试（$P<0.05$）、正常步行速度（$P>0.05$）、快速步行速度（$P<0.05$）等临床功能均有显著提升。基于 PNF 的机器人可以显著改善脑卒中后下肢肌肉痉挛，提高运动功能。机器人训练系统在脑卒中后康复训练中是一个潜在有效的工具。

（唐　迪）

【评述】　机器人辅助治疗脑卒中后肌肉痉挛，可以克服传统主要依靠治疗师一对一治疗出现的动作无法量化，不能标准化，治疗效率和强度较为低下等缺点。该研究基于本体感觉神经肌肉促通术，应用踝－足康复系统，通过肌电信号检测，让患者控制比目鱼肌维持在相应要求的范围内，对脑卒中后踝关节跖屈肌肌痉挛进行康复，并取得良好康复疗效，先进性和科学性较好。该研究中受试数量的选择，尤其是女性受试相对较少，在今后的研究中可以增加研究数量，进行进一步探讨。

（雄　鹰）

文选 14

【题目】　彩色超声引导下注射 A 型肉毒毒素联合踝足矫形器治疗脑卒中后下肢肌痉挛的研究（Color Doppler ultrasound-guided botulinum toxin type A injection combined with an ankle foot brace for treating lower limb spasticity after a stroke）

【来源】　European Review for Medical and Pharmacological Sciences，2015，19（3）：406-411

【文摘】　在彩色超声引导下注射 A 型肉毒毒素，同时联合应用踝足矫形器，观察该方法对脑卒中后下肢肌痉挛的康复疗效。脑卒中后下肢肌痉挛患者被分为 3 组：对照组接受传统治疗及康复训练；观察组接受传统治疗及康复训练，同时接受彩色超声引导下 A 型肉毒毒素注射治疗；治疗组接受观察组治疗，同时应用踝足矫形器治疗。于治疗前及治疗 1 个月、3 个月、6 个月对 3 组分别进行康复评估，采用临床痉挛指数（CSI）评估肌痉挛，采用 Fugl-Meyer 评定量表（FMA）评估运动功能，采用 Berg 平衡量表评估动、静态平衡，采用功能独立性量表（FIM）评估日常生活活动。结果发现，治疗前，3 组在 CSI、FMA、FIM 及 Berg 平衡量表评分均无显著性差异（$P>0.05$）。治疗 1 个月后，观察组和治疗组在 CSI、FMA 表及 FIM 得分上，与治疗前比较有显著性差异（$P<0.05$）；但对照组与治疗前比较无显著性差异（$P>0.05$）。治疗 3 个月、6 个月后，3 组在 CSI、FMA 及 FIM 得分上，与治疗前比较有显著性差异（$P<0.05$）；治疗组与对照组、治疗组与观察组比较均存在显著性差异（$P<0.05$），但对照组与观察组比较无显著差异（$P>0.05$）。3 组在 Berg 平衡量表得分方面，治疗 1 个月、3 个月、6 个月后，与治疗前比较均有显著性差异（$P<0.05$）；治疗 3 个月、6 个月后，与治疗 1 个月比较有显著性差异（$P<0.05$）；治疗 6 个月后，与治疗 3 个月比较有显著性差异（$P<0.05$）。彩色超声引导下注射 A 型肉毒毒素联合应用踝足矫形器，治疗脑卒中后下肢肌痉挛，可以有效改善肌痉挛，提高运动及平衡功能，提升日常生活能力。

（唐　迪）

【评述】　A 型肉毒毒素在彩色超声引导下注射，定位较为准确。配合适度的牵拉治疗，可以最大程度松弛肌肉。踝足矫形器对足下垂、内翻均有很好治疗矫正作用。该研究在彩色超声引导下注射 A 型肉毒毒素，同时联合应用踝足矫形器，治疗脑卒中后下肢肌痉挛，有效改善肌痉挛，提高运动及平衡功能，提升日常生活能力。该研究表明，A 型肉毒毒素及踝足矫形器有很好的抗痉挛作用，具有较好的科学性、实用性。在今后研究中，可以对降低肌肉痉挛与运动功能改善的相关性进一步的研究。

（雄　鹰）

文选 15

【题目】　不同剂量和不同浓度 A 型肉毒毒素对脑卒中后痉挛足的疗效性和安全性观察：一项随

机对照试验（Therapeutic efficacy and safety of various botulinum toxin A doses and concentrations in spastic foot after stroke：a randomized controlled trial）

【来源】 Neural Regeneration Research，2017，12（9）：1451-1457

【文摘】 应用不同剂量和不同浓度 A 型肉毒毒素（botulinum toxin A，BTXA），对脑卒中后痉挛足的疗效性和安全性进行了观察。脑卒中后痉挛足患者根据注射 BTXA 不同剂量和不同浓度被分为 4 组：低剂量 / 低浓度组、低剂量 / 高浓度组、高剂量 / 低浓度组和高剂量 / 高浓度组，其中低剂量为 200U，高剂量为 400U，低浓度为 50U/ml，高浓度为 100U/ml，注射部位为患侧小腿三头肌和胫后肌处。于治疗前及治疗后 4 天、治疗后 1 周、治疗后 2 周、治疗后 4 周、治疗后 12 周进行以下评估：采用改良 Ashworth 量表（MAS）评价肌肉痉挛；起立－行走计时测试评价移动功能；Holden 步行功能分级评价步行能力。结果发现，BTXA 注射 4 天后，各组指标与基线比较均未出现显著性差异（$P>0.05$）。BTXA 注射 1 周后，2 个高剂量组的 MAS 评分显著低于治疗后 4 天和基线（$P<0.05$）；而 2 个低剂量组无显著性差异（$P>0.05$）。基线、BTXA 注射 4 天、1 周后，各组在步行速度、起立－行走计时及 Holden 步行功能分级均无显著性差异（$P>0.05$）。治疗 2 周后，4 组 MAS 评分均显著低于之前指标（$P<0.05$）。注射 4 周后，2 个低剂量组指标与之前比较无显著差异（$P>0.05$）；但 2 个高剂量组出现显著差异（$P<0.05$）。步行速度和起立－行走计时，与治疗前和治疗 2 周后比较均有显著提升（$P<0.05$）；低剂量 / 高浓度组和高剂量 / 低浓度组，Holden 步行功能较治疗前明显改善（$P<0.05$）。治疗 12 周后，2 个低剂量组 MAS 评分几乎回到基线，但 2 个高剂量组仍然升高；4 组的步行速度、起立－行走计时及 Holden 步行功能分级，与基线比较均有显著性差异（$P<0.05$）。4 组中，高剂量 / 低浓度组显效时间最短，持续时间最长（$P<0.05$）。BTXA 的不良反应包括：注射部位局部出血，出现暂时性吞咽困难、变态反应和晕厥，疼痛，注射部位出现肿胀，但均未引起严重后果。4 组均可以提高患者独立行走的能力，其中高剂量 / 低浓度组合的效果最好；BTXA 的起效时间为 4～7 天，持续时间为 12 周。

（唐　迪）

【评述】 A 型肉毒毒素可以防止神经末梢突触前膜内乙酰胆碱的释放，阻滞神经肌肉接头处神经冲动传递，减轻脑卒中后肌肉痉挛状态的神经源性因素。该研究应用不同剂量和不同浓度 A 型肉毒毒素，对脑卒中后痉挛足的疗效性和安全性进行了观察，发现高剂量（400U）/ 低浓度（50U/ml）组效果最佳；肉毒毒素治疗可发生轻度、一过性的不良反；通常起效时间为 4～7 天，持续时间为 12 周，为痉挛足肉毒毒素的治疗提供了指导，具有很好的先进性和实用价值。在今后研究中，可以针对不同型号的肉毒毒素和不同的注射部位进一步探讨。

（雄　鹰）

四、手功能

文选 16

【题目】 高频重复经颅磁刺激对脑卒中患者手功能康复的疗效

【来源】 中国康复理论与实践，2018，24（2）：179-183

【文摘】 本研究探讨了高频重复经颅磁刺激（repetitive transcranial magnetic stimulation，rTMS）对脑卒中患者手功能的疗效。研究者将30例缺血性脑卒中恢复期（病程1～6个月，患手 Brunnstrom 分期Ⅰ～Ⅲ期）的患者随机分为2组，试验组给予高频 rTMS（刺激频率3Hz，刺激强度90% RMT，刺激1秒，间隔5秒，900脉冲，共30分钟）＋常规康复训练（包括伸手取物、擦桌子、气压、牵伸及日常生活活动能力训练等，每次120分钟），对照组给予伪 rTMS（刺激参数同试验组）＋常规康复训练（同试验组）。刺激靶点的选择方法为根据国际脑电10～20系统定位法，先确定健侧半球的 C3 或 C4 点，以 C3 或 C4 点为中心，前后上下每间隔1cm作为刺激点，寻找刺激10次，至少有5次能够在健侧手拇短展肌处检测到波幅至少50μV 的运动诱发电位，通过镜像对称到患侧半球，并确定该点为刺激靶点。试验组8字形线圈中点平面与刺激靶点相切，与水平面成45°角，对照组刺激线圈与刺激靶点平面垂直。2组患者均进行每天1次，每周5天，共10次的训练。在治疗过程中并没有患者出现特殊不适，所有患者均可耐受治疗。治疗前后采用手指部分的 FMA 及患者腕屈肌采用 MAS 评估手功能恢复情况，采用 MBI 评估患者日常生活活动能力。结果显示，治疗后2组手 FMA 评分均较治疗前有提高，且试验组治疗前后分数提高差值高于对照组（$P<0.05$）；试验组 MAS 评分治疗后较治疗前改善（$P<0.05$），而对照组手 MAS 评分治疗后较治疗前无变化，且试验组治疗前后分数提高差值明显高于对照组（$P<0.01$）；2组组间 MBI 无显著差异。研究认为高频 rTMS 可以安全、有效地促进脑卒中患者手功能恢复。

（余 波）

【评述】 目前国内外研究多采用 rTMS 刺激大脑 M1 区来促进脑卒中后手功能的康复，其刺激模式一般有如下3种。①非损伤侧半球低频 rTMS，刺激频率大多选用1Hz。②非损伤侧半球高低频 rTMS 结合刺激，即在应用低频 rTMS 之前先用6Hz 的 rTMS 可以提高低频磁刺激的功效，增强低频 rTMS 对局部区域神经兴奋性的抑制作用，这种刺激称为 Priming 刺激。③损伤侧半球高频 rTMS，刺激频率大多选择5Hz 或以上，但一般不超过20Hz。rTMS 通常需结合其他治疗方法，另外，因存在安全性和耐受性等问题，目前国内关于高频 rTMS 在脑卒中患者的手功能康复方面的报道比较少。本文通过临床随机对照试验，研究了高频 rTMS 对脑卒中患者手功能康复的疗效。本文的优势在于就脑卒中病程及患手 Brunnstrom 分期进行限定，减少混杂因素对试验结果的干扰。后续，可增加诸如神经电生理等更多定量指标，及适度扩大样本量展开研究。

（陈文华）

文选 17

【题目】 肌电触发机器手对脑卒中早期患者手功能康复的影响

【来源】 中华物理医学与康复杂志，2018，40（2）：100-105

【文摘】 本研究采用表面肌电信号触发的康复机器手对脑卒中早期患者进行康复训练，以探讨肌电触发的康复机器手对脑卒中患者手运动功能康复的影响。研究选取符合入组标准的脑卒中患者30例，随机分为对照组和试验组各15例，对照组患者接受常规康复训练，试验组在常规康复训练基础上给予肌电触发康复机器手训练。于治疗前、治疗 4 周后（治疗后）采用 FMA 评定 2 组患者的腕、手运动功能，采用 MAS 评定四指（示指、中指、环指、小指）痉挛程度，并采用康复机器手自带表面肌电系统评估四指、拇指和全指伸肌、屈肌肌力。结果显示：①治疗后 2 组患者腕、手及总的 FMA 评分与治疗前比较均有明显改善（$P<0.01$），治疗后试验组的腕、手及总 FMA 评分显著优于对照组，差异均有统计学意义（P 均<0.05）。②治疗后，试验组患者四指屈肌 MAS 评分为 0.47 ± 0.13 分，较组内治疗前和对照组治疗后均显著改善（P 均<0.05）。③治疗后，2 组患者四指、拇指、全指屈伸肌的平均肌电幅值较组内治疗前均显著改善（$P<0.05$），且试验组治疗后各指平均肌电幅值与对照组治疗后比较差异均有统计学意义（$P<0.05$）。研究认为肌电触发康复机器手联合常规康复可改善早期脑卒中患者患手的运动功能、痉挛程度和肌力。

（余　波）

【评述】　近年来康复机器人在脑卒中后功能康复方面得到广泛应用，有研究采用肌电触发原理的康复机器手，通过主被动结合的训练方式帮助脑卒中患者康复，并得出了肯定结论，但该研究要求患者有较好的功能，且未对早期功能较差的患者进行研究。此次临床研究显示，肌电触发康复机器手结合常规康复可提高脑卒中早期患者患手的运动功能，显著改善患手屈肌痉挛状态，提高患手肌力。研究还探讨了主被动训练结合康复机器人手功能康复的机制，可能与损伤后大脑组织发生有利的功能和结构重组有关，可望为康复机器人规范化临床诊疗方案的制定与后续研发方面提供有益参考。由于痉挛的定量评估并不容易，后续研究似可进一步引入诸如神经电生理检查、超声检查等客观检查方法，或同时采用更得到公认的痉挛评定量表（如 Tardieu 量表等）。

（陈文华）

文选 18

【题目】　虚拟现实技术结合综合疗养康复对脑卒中患者上肢功能恢复的临床研究

【来源】　中华老年多器官疾病杂志，2017，16（4）：249-252

【文摘】　研究分析了虚拟现实（virtual reality，VR）技术结合综合疗养康复对脑卒中后上肢功能障碍的患者运动功能恢复的影响。该研究将 40 例脑卒中后上肢功能障碍的患者随机分为 2 组，对照组给予常规作业训练，根据患者的具体情况，进行上肢功能训练、关节活动训练、基本动作训练及精细动作训练。治疗组在此基础上进行 VR 训练，包括蔬菜游戏、擦桌子、开汽艇及插木头等。其中蔬菜游戏训练肩关节的前屈、后伸、内收、外展及控制能力；擦桌子训练肘关节屈曲和伸展；开汽艇训练腕关节屈伸、尺偏、桡偏及旋前、旋后；插木头训练手指的抓握、伸展及协调控制能力等；治疗组同时接受综合疗养，如心理治疗、中医按摩及自然因子疗法。训练 10 周后，2 组 Fugl-Meyer 上肢运动功能评分、改良 Barthel 指数及患侧上肢肌力评分均较治疗前明显增高，且治疗组评分明显高于对照组，差异有统计学意义（$P<0.05$）。VR 技术结合综合疗养康复可以显著改善脑卒中后上肢功能障碍患者的上肢运动功能、日常生活能力和上肢肌力。

（余　波）

【评述】　脑卒中后约有 85% 的患者伴有上肢功能障碍，其中 55%~75% 的患者在发病后 3~6

个月仍伴有上肢功能减退，康复方法的综合运用对脑卒中患者上肢功能康复有较好的疗效。本研究通过 VR 训练结合常规康复训练应用于脑卒中上肢功能障碍的患者，其研究结果提示 VR 训练联合综合疗养康复能更好地改善患者的上肢运动功能、日常生活能力及肌力，优于传统训练方法。根据既往的国内外研究，患者在 VR 游戏中可根据自身需要自由进行训练方式的调节，具有丰富多变的锻炼模式，娱乐式的交互训练过程也极大地提高了患者的主动性，最终可提高脑卒中上肢功能障碍的康复效果，与本研究结果基本一致。不过，由于本研究未采取盲法，且研究组同时采用多种其他疗法，混杂因素较多，研究因素没有更好的控制，证据等级略有不足。

（陈文华）

文选 19

【题目】　电针对脑卒中后偏瘫患者手功能障碍的疗效

【来源】　中国康复理论与实践，2017，23（1）：14-18

【文摘】　研究探讨电针对脑卒中后偏瘫患者手功能障碍的疗效。80% 的脑梗死、脑出血患者经受着不同水平的偏瘫和肢体活动障碍，部分患者经过系统规范的康复治疗后，肢体活动能力得到一定程度恢复，但仍持续存在上肢活动障碍，特别远端上肢运动功能和精细动作，手发挥功能的主要动作包括提、夹、捏、持、拧和握等。研究表明，针灸治疗可作用于中枢神经系统。在针灸治疗的同时加用电刺激，可通过调节血清中 γ- 氨基丁酸（γ-aminobutyric acid, GABA）和血糖含量，促进脑卒中后偏瘫患者手功能改善。研究证实，电针刺激手三里、外关可有效改善缺血性脑卒中偏瘫患者手功能，提高患者 ADL。该研究从多中心、大样本的研究数据中抽取 40 例患者，基础康复组和电针组各 20 例，分别行基础康复训练、电针＋基础康复训练，共 6 周。患者入组时，治疗开始后 2 周、4 周、6 周，以及治疗结束后 12 周采用 Brunnstrom 分级、FMA 上肢运动功能部分、Wolf 上肢运动功能评定（WMFT）、MBI 进行评定。该研究选择 FMA 上肢运动功能部分、WMFT 作为手功能评定方法，选用 Brunnstrom 分级作为参考指标，同时以 MBI 对患者的 ADL 进行评定。由于康复治疗是一个循序渐进的过程，短期内不一定能观察到显著改变，因此，该研究以 2 周为期，连续观察 6 周；治疗结束后 12 周再进行一次随访。WMFT 具有较高的信度、效度及内部一致性对 FMA 上肢运动功能部分的信度研究表明，根据 FMA 指南完成的测试，在不同机构中的评分具有相似性；该量表对上肢功能的测试不能代替 MBI 等其他对脑卒中患者的功能评定。

（马红鹤）

【评述】　该研究样本量偏小，入组患者病程跨度较大，患者所处的功能阶段较多，所得的结论还不够全面。从大样本中随机抽取小样本数据，导致男女比例存在较大组间差异，可能导致结果的片面性。虽然所有参与评估人员进行了一致性评价的培训，但仍可能存在评估者自身的主观性偏差。该研究的分组相对来说不够完善，后续研究应加入假刺激对照组。由于临床研究的伦理和脑卒中的治疗规范，不能设立单独电针干预组，干预必须在基础康复治疗的基础上进行，每例患者根据存在的不同功能障碍可能接受不同的基础康复治疗（如言语障碍、吞咽障碍等），这些干预可能影响最终的试验结果。后续研究应当更加规范量表的评估过程，扩大样本量，优化观察指标，特别是增加 fMRI 检查的相关评估，对电针在脑卒中后偏瘫患者手功能康复中的疗效做进一步的研究与探讨。

（张听雨）

文选 20

【题目】 中药熏洗联合"中枢－外周－中枢"闭环康复理念对脑卒中后手功能障碍治疗的临床研究

【来源】 中华中医药学刊，2018，36（4）：912-915

【文摘】 程等研究观察了中药熏洗联合中枢－外周－中枢闭环康复理念对脑卒中后手功能障碍的临床疗效，将基线资料可比的157例脑卒中后手功能障碍患者随机分为对照组和治疗组，在运动疗法、物理疗法等功能训练及心理疏导的基础上，对照组给予经颅直流电刺激（刺激强度2.0mA，每次20分钟，2次/天，5天/周，共6周）＋强制性运动疗法，治疗组患者在对照组基础上给予中药熏洗治疗（30分钟，每天1次，5次/周，连续4周），以患者的手功能评分、手功能分级、MBI、上肢神经功能传导速度为观察指标。经治疗，经颅直流电刺激＋强制性运动训练可以有效提高手功能相关神经的传导速度，改善脑卒中后手功能障碍患者的手功能，提高患者日常活动功能。中药熏洗联合经颅直流电刺激＋强制性运动训练组患者治疗后，Broetz手功能评分显著高于对照组（$P<0.05$），手功能分级较对照组显著改善，MBI评分显著高于对照组（$P<0.05$）；正中神经、尺神经和桡神经传导速度显著快于对照组（$P<0.05$）。中药熏洗联合经颅直流电刺激＋强制性运动训练效果优于经颅直流电刺激＋强制性运动训练。

（马红鹤）

【评述】 脑卒中后手功能的恢复有助于提高脑卒中患者的生活质量和社会参与度。本研究使用传统中药熏洗治疗联合现代先进的"中枢－外周－中枢"康复模式治疗脑卒中后手功能障碍患者，经中药熏洗治疗及循序渐进训练患者手功能、日常生活能力，取得了良好的效果，该研究中西医结合、毒副作用小，值得推广应用。但该研究样本量少，缺乏基础实验的支持，后期应扩大样本量、开展基础研究，向临床提供高级别的证据，且该研究结局指标的评定有一定的主观性，应选择客观数据指标作为结局指标，减少研究的主观偏倚。中药熏洗温度不宜把握，对感觉功能缺失患者有一定等烫伤风险，应加以重视并解决。

（马红鹤）

第二节 颅脑损伤康复研究进展

一、语言障碍康复

文选 1

【题目】 针灸治疗脑卒中后运动性失语症的临床研究（Clinical study of acupucture treatment on motor aphasia after stroke）

【来源】 Technol Health Care，2016，24 Suppl 2：S691

【文摘】 研究了针灸心胆经治疗脑卒中后运动性失语症的安全性和有效性。将60例脑卒中后运动性失语患者随机分为2组。治疗组为心胆经组，对照组为传统针灸组。治疗组于内关（PC-6，双侧）、阳陵泉（GB-34，双侧）、心穴（舌针）、胆穴（舌针）部位进行针刺，对照组于金津、玉液和通里（HT-5，双侧）部位进行针刺。2组患者每周接受5次治疗，3周后通过汉语失语检查法量表（ABC）、中国功能性沟通能力测试（CFCP评分表）、波士顿诊断性失语症评定（BDAE）评价不同治疗方法的治疗效果。根据ABC评分，治疗组治疗前、后有显著性差异（$P<0.05$），总有效率为90.00%。对照组治疗前、后比较，差异有统计学意义（$P<0.05$），总有效率为73.33%。对照组与治疗组疗效变化在治疗后也有显著差异（$P<0.05$）。结果表明，针灸心胆经治疗脑卒中后运动性失语症的疗效优于传统针灸治疗，流畅度、复述、命名和阅读得分显著提高。根据CFCP评分，治疗组治疗前、后的得分分别为156.67±40.37和200.00±42.59。治疗前后对照组分别得分152.33±38.39和171.67±46.09，2组治疗后CF-CP较治疗前评分有显著性差异（$P<0.05$）。结果表明，与传统针灸治疗相比，脑卒中后运动性失语的针刺心胆经治疗可以提高患者的日常沟通能力。根据BDAE结果，治疗组经治疗后言语交流能力较对照组也出现了更为显著的改善（$P<0.05$）。此外，试验期间2组均未显示严重不良反应。心胆经针灸和传统针灸均能有效治疗脑卒中后运动性失语症。与传统针灸相比，心胆针灸疗效更好，安全性也更高。

（吴军发　吴欣桐）

【评述】 失语症是脑血管疾病后常见的功能障碍之一，现代康复医学中言语治疗能够显著促进患者言语能力的恢复，关于祖国传统医学能否改善失语症患者的言语能力目前研究较少。这一篇论著利用现代康复医学的康复评定方法，比较心胆经和传统穴位针刺对语言功能的疗效差异，结果发现2组治疗方法均有效，但心胆经针刺更为有效。这一研究结果从某种角度反映了祖国传统康复治疗方法在失语症的康复治疗方面同样大有作为。我们在日常的临床康复实践中，要善于融合中、西医康复治疗方法来共同促进患者功能恢复，千万不能有所偏颇。

（吴　毅）

文选 2

【题目】 不同频率重复经颅磁刺激对脑卒中非流利失语症患者的影响：一项随机、假对照研究（Effects of different frequencies of repetitive transcranial magnetic stimulation in stroke patients with non-fluent aphasia：a randomised，sham-controlled study）

【来源】 Neurol Res，2018

【文摘】 研究比较了不同频率的rTMS对大脑健侧半球的Broca区进行刺激对非流利性失语症患者的治疗效果，以优化非流利性失语症患者的康复治疗。将符合选择标准的40例患者随机分为4组：对照组（10例）、假刺激组（10例）、低频重复磁刺激组（LF-rTMS组）（10例）、高频重复磁刺激组（Hf-rTMS组）（10例）。所有组均接受标准治疗（包括药物治疗、常规体育锻炼和言语训练）；

在 Hf-rTMS 组和 LF-rTMS 组中，以 Broca 区的右半球的镜像区为目标区域磁刺激。在治疗前，停止治疗后即刻和治疗后 2 个月分别使用汉化版西方失语症评定量表（WAB）对患者的语言能力进行评估并分析。治疗后即刻比较，CF-rTMS 组与其他 3 组组间相比，自发言语、听理解和 WAB 的失语商（AQ）有显著性改善（$P<0.05$）。相反，HF-rTMS 组与假手术组比较无显著性差异；与对照组相比，HF-rTMS 组仅在复评述分上有显著性差异（$P<0.05$）。最后，假刺激组与对照组比较，差异有显著性（$P<0.05$）。治疗 2 个月后，LF-rTMS 较 HF-rTMS 组在自发性言语的 WAB 评分上取得更加显著改善（$P<0.05$）；与假刺激组相比，LF-rTMS 组在听理解方面的改善有显著性差异（$P<0.05$）；与对照组相比，LF-rTMS 组自发言语、听理解、AQ 和复述方面的改善有显著性（$P<0.05$）。HF-rTMS 组和假刺激组之间没有显著差异（$P>0.05$）。在 HF-rTMS 和控制组之间，AQ 和重复评分发现显著差异（$P<0.05$）。最后，假刺激组和对照组之间在复述方面的评分发现显著差异（$P<0.05$）。LF-rTMS 和 HF-rTMS 均有利于脑卒中后非流利性失语症患者语言功能的恢复。LF-rTMS 产生的即时改善能维持较长时间，而 HF-rTMS 只产生远期改善。此外，LF-rTMS 产生的效益比 HF-rTMS 更显著，安慰剂效应的作用很小。

（吴军发 吴欣桐）

【评述】 近年来，rTMS 作为一种脑卒中后干预手段，可以促进神经功能的重组，rTMS 在语言功能恢复中的有效性已经得到证实，但关于 rTMS 改善脑卒中后常见功能障碍的治疗参数方面的研究仍较少。该研究比较了 LF-rTMS 和 HF-rTMS 不同频率在刺激后不同时间对脑卒中后非流利性失语症的疗效，结果表明了 LF-rTMS 较 HF-rTMS 具有更佳的疗效。这一研究结果对于优化获得性脑损伤后非流利性失语症的经颅磁刺激治疗参数具有一定的意义。该研究在样本量、评定疗效的量表选择方面尚存在缺陷。另外，尚需考虑到 rTMS 疗效的持续时间可能与刺激的连续性和密度有关。

（吴 毅）

文选 3

【题目】 经颅直流电刺激对非流利型原发性进行性失语症语言功能的作用

【来源】 中国康复医学杂志，2015，30（11）：1112-1117

【文摘】 研究了经颅直流电刺激（tDCS）对非流利型原发性进行性失语症患者的言语改善作用及相关机制。对 1 例发病 5 年的非流利型原发性进行性失语症患者，采用 A1-B1-A2-B2 设计，进行假刺激 5 天（A 期），tDCS 5 天治疗（B 期）。刺激方案为阳极 tDCS 上午刺激左外侧裂后部周围区（PPR），下午刺激左 Broca 区，阴极位于阳极刺激部位对侧肩部，刺激强度 1.1mA，每次 20 分钟。于治疗前后对患者进行听觉词——图匹配、图命名、词朗读、三字词复述检查。结果发现，B1 期后，患者的上述语言检查成绩显著提高（$P<0.05$）。同时在 A1 期前、B1 期后和 B2 期后进行脑电采集，发现 A1 期前词复述条件下脑电近似熵指数与闭眼条件下比较未见增高。在 B1 期后词复述条件下左 Broca 区（F7）、C3、P3、左和右 Wernicke 区（T5、T6），以及 B2 期后左 Wernicke 区和左 Broca 区的脑电近似熵指数显著增高，右侧 Broca 对应区（F8）显著降低。应用阳极 tDCS 刺激左 Broca 区和 PPR 区可以在短期内较大幅度地提高该例非流利型原发性进行性失语症患者的词汇理解、图命名、词

朗读、词复述功能。tDCS 可能成为原发性进行性失语症的可选治疗手段。

（鲁雅琴）

【评述】 tDCS 可在短期内显著改善 nfvPPA 患者的词汇理解、图命名、词朗读和词复述功能，提高日常言语交流能力，持续时间长达 2 个月。机制可能与皮质语言区的兴奋性提高有关，当皮质兴奋性提高到接近正常或正常水平时，即可能达到语言功能的最大改善，增加治疗次数可能对维持皮质兴奋性起重要作用。本研究涉及方法科学合理，具有很好的指导作用和临床实用性。评者建议：①在今后的研究中，可适当增加样本量，并观察长期效应如何；②该研究中提到上下午刺激区不一致，应提供理论依据或作必要说明。③评价指标中，单采用词朗读、词复述等评价指标，因功能区涉及多通路，选词缺乏随机性，建议实施单一通路系统研究，使结果更具有可比性和重复性。

（陈卓铭）

文选 4

【题目】 不同言语加工水平受损的汉语失语症患者治疗前后的事件相关电位变化

【来源】 中国康复医学杂志，2017，31（1）：53-58

【文摘】 采用事件相关电位（ERP）技术，研究了不同类型失语患者治疗前后的 ERP 脑电变化，并探讨失语症恢复的机制。将 5 例失语症患者分为语义损伤组 2 例，词汇通达障碍组 3 例，同时设置 15 名健康对照。分别进利用"汉语失语症心理语言评价与治疗系统"进行评估和康复治疗，同时于治疗前后分别记录和分析 ERP。行为学测试时采用 PACA 图命名材料 30 幅。结果发现，不同阶段（2 周、4 周）治疗结束后 5 例患者，其行为学上均有明显改善，包括听理解、阅读理解和图命名。不同失语类型的患者脑电变化出现在不同的时间窗，波幅降低或波幅增加，且脑电变化不仅出现在训练组图片，也出现在语义相关的非训练组图片。

（鲁雅琴）

【评述】 本研究利用延迟命名任务探查失语症患者治疗前后的脑电变化，将心理学的设计方法，引入到病理语言障碍康复中，具有开创性意义，值得广大康复科研和临床工作者借鉴。同时，ERP 具有加工过程与脑的高同步性的特点，有望将来成为失语评估及探讨失语症恢复的有效手段。评者建议：后期收集更多样本，进一步完善刺激程序和设置（比如：如何有效排除患者脑电活动、思维活动的干扰），同时明确 ERP 具体变化及其相关程度，并探索期潜伏期和波幅变化机制，更好指导临床治疗和评价预后。

（陈卓铭）

二、认知障碍康复

文选 5

【题目】 高压氧治疗对中、重度颅脑损伤后睡眠障碍伴焦虑和抑郁患者疼痛及认知功能的影响

分析

【来源】 中国医学前沿杂志，2018，10（2）：41-44

【文摘】 通过探讨利用高压氧对中、重度颅脑损伤后患者睡眠障碍伴焦虑、抑郁、疼痛及认知功能障碍治疗，得出高压氧治疗具有保护患者颅脑损伤的神经功能、减轻睡眠障碍伴焦虑、抑郁的疼痛程度、改善认知功能和预后的功效。通过选取具备明确的颅脑外伤史、GCS 评分判断为中、重度颅脑损伤、PSQI 评分均＞5 分判断为睡眠障碍、GAD-7联合PHQ-9 评估伴有不同程度的焦虑和抑郁的 86 例患者，按照治疗方式不同将其分为研究组和对照组，每组各 43 例。对照组根据病情轻重采用阿普唑仑 0.4～0.8mg 口服，每晚 1 次，同时给予支持疗法、放松疗法、睡眠教育等心理治疗，疗程为 3 周。研究组患者在对照组治疗基础上加以高压氧治疗。具体操作为患者进入高压氧舱后，首先在 20 分钟内将舱内压力升高至 0.2MPa，吸入 40 分钟的纯氧后，吸入 5 分钟空气，然后再继续吸入 40 分钟的纯氧，随后匀速减压 20 分钟至正常压力后出舱，每天 1 次，10 天为 1 个疗程，连续 2 个疗程后休息 10 天，再进行第 3 个疗程的治疗。采用 LOTCA 评定，对共有定向、运动能力、空间知觉、思维操作、视知觉、视运动组织、注意力及专注力 7 个维度进行评定，评分越高，表明认知程度越好。同时采用 VAS 评分评价患者治疗前、治疗 7 天和 10 天后的疼痛程度，评分越高表明疼痛程度越高。统计学软件采用 SPSS 22.0，统计学方法计量资料以 $\bar{x}\pm s$ 表示，满足正态分布的计量资料比较采用 t 检验，不满足正态分布的资料比较采用秩和检验。结果 2 组患者治疗前后认知功能 LOTCA 总分均高于治疗前，且研究组高于对照组，差异有显著性（$P<0.05$）。2 组患者 VAS 评分均显著低于治疗前，研究组比对照组评分降低更明显。高压氧可改善脑血管微循环，增加脑组织的血液供应及基底动脉血流量，提高网状系统兴奋性，有效抑制机体过氧化反应，减少其对神经组织的损伤，同时还可以改善血氧张力，增加血氧含量，促进新陈代谢及致痛效果物质的排出。通过减轻神经组织水肿，促进微循环，减少肿瘤坏死因子 -α 的释放和神经细胞凋亡，达到减轻疼痛的效应。

（黄丽萍）

【评述】 高压氧具有增加脑组织的血液供应及基底动脉血流量，改善脑供血、提高网状系统兴奋性的功效。还有改善血氧张力及促进新陈代谢及致痛效果物质的排出、减轻神经组织水肿、减少肿瘤坏死因子 -α 的释放和神经细胞凋亡等作用。该研究利用高压氧治疗的特点，针对中、重度颅脑损伤后睡眠障碍伴焦虑和抑郁患者疼痛及认知功能障碍患者进行研究，证实疗效确切，具有临床推广和使用的实用性。但该文在 2 组治疗方法上存在不足，研究组是在对照组的基础上增加高压氧这个治疗项目，有不妥之处。另外评者认为，是否能将音乐疗法与高压氧同时治疗，评价指标上可否借组影像学等，比如说脑功能成像技术等。这些可作为以后的研究方向。

（黄丽萍　杨名霞）

文选 6

【题目】 文拉法辛治疗轻型颅脑损伤后认知功能障碍的临床研究（Therapeutic effects of venlafaxine on cognitive impairments following mild traumatic brain injury）

【来源】 中国微侵袭神经外科杂志，2016，21（11）：496-499

【文摘】 选取 100 例符合部分轻型颅脑损伤诊断的患者，纳入标准为明确头颅外伤史、头颅 CT 示正常或轻微脑挫裂伤、年龄 18 周岁以上、伤后 2 小时内就诊、GCS 评分 13～15 分、昏迷时间少于 30 分钟及遗忘时间少于 24 小时、受教育程度为初中以上、MMSE＞27 分、符合脑外伤综合征诊断标准。最后将 92 例轻型颅脑损伤后出现认知功能障碍的患者随机分为文拉法辛组 43 例和安慰剂组 45 例。其中文拉法辛组给予神经内科常规治疗＋文拉法辛缓释剂 75mg/d，每天 1 粒，连续服用 4 周，安慰剂组给予神经内科常规治疗＋安慰剂胶囊，剂量和周期同文拉法辛组。分别在接诊时、治疗 1 个月及 3 个月以韦氏智力量表进行评分。接诊时故事再认指标及韦氏智力量表总分有显著性差异、定向力指标随时间无改善，联想指标 2 组无差异。治疗前后，2 组患者除联想评分比较外，记忆评分、图片记忆评分、理解评分、背数评分、触觉评分、韦氏智力总分比较均随时间改善，时间与分组交互效应均为阳性（$P<0.001$）。触觉评分在文拉法辛组治疗 1 个月较接诊时的改善，且优于安慰剂组。其余指标在治疗 3 个月较接诊时、治疗 1 个月的均有改善，优于安慰剂组。文拉法拉辛做为一种新型抗抑郁药物，主要通过抑制单胺类递质的再摄取，增加大脑 5- 羟色胺、去甲肾上腺素水平及前额叶多巴胺水平的作用，可能增加前额叶和海马神经元神经源性神经营养因子表达有关，从而改善前额叶执行功能及记忆与注意功能。研究证实其效果显著。

（黄丽萍）

【评述】 文拉法拉辛做为一种新型 5- 羟色胺去甲肾上腺素再摄取抑制剂类抗抑郁药物，临床证实其具有早期起效、疗效可靠且不良反应小的特点。它通过抑制单胺类递质的再摄取，增加大脑 5- 羟色胺、去甲肾上腺素水平及前额叶多巴胺水平的作用，同时可能增加前额叶和海马神经元神经源性神经营养因子表达，来改善前额叶执行功能及记忆与注意功能。评者认为该研究中选取治疗时间 1 个月、3 个月的依据未提及，另外在评价指标上，该研究也提到，可在血液学指标及组织病理变化进行检测，还可以在影像学方面检测做进一步深入研究。

（黄丽萍 杨名霞）

文选 7

【题目】 重复经颅磁刺激结合眼针对脑外伤患者认知功能障碍的疗效（Effect of repetitive transcranial magnetic stimulation combined with eye-acupuncture on cognitive dysfunction after traumatic Brain injury）

【来源】 中国康复理论与实践，2017，23（1）：92-96

【文摘】 将 90 例病程半年、病情稳定、具备简单理解力且为闭合性脑外伤后认知功能障碍的患者，随机分为 rTMS 组、眼针组、rTMS 和眼针组，每组各 30 例，用洛文斯顿作业治疗用认知评定（LOTCA）方法，治疗 8 周后进行评定，评定内容包括定向力、视运动组织、知觉、思维运作和注意力。3 组患者均采用常规药物及运动疗法、作业疗法及认知功能训练、高压氧治疗等康复治疗。每次 45 分钟，每天 1 次，每周 5 天，共 8 周。其中眼针组采用彭静山所创眼针疗法，选用直径 0.25mm、长 25mm 华佗牌毫针，左手压住眼球，选双侧上焦、肾、脾区，距眼眶内缘 2mm 眼眶处沿皮横刺，同时根据辨证分型配用肝、下焦、心、胃区。针刺要点为刺入后不提插捻转，得气后留针 5 分钟，频次及疗程同常规药物及康复治疗。rTMS 组选用线圈直径 12.5cm 的 CYY.1 型磁刺激仪，呈水平放置于左侧额叶背外侧区，采用刺激强度为 60% 运动阈值（motor threshold，MT），频率 1Hz，刺激时间为 2 秒、间隔 8 秒，每次 20 分钟，频次及疗程同上。统计学采用 SPSS 16.0 组间比较采用方差分析，组内比较采用配对样本 t 检验的方法。结果发现治疗前, LOTCA 评分各组间无显著性差异（$P > 0.05$）。治疗后，各组各项目评分均有提高（$P < 0.05$）。结论认为脑外伤主要是 Ca^{2+} 内流，造成兴奋性神经递质和钙稳态失衡而致一系列脑缺血、损伤、坏死等改变。中枢神经系统可塑性是认知障碍康复的基础，各种丰富环境、训练方式可能通过调控各种因子的分泌与释放，增强突触可塑性，诱导神经元再生。$\geq$1Hz rTMS 可增加脑皮质兴奋性，调控 Ca^{2+} 通道，降低突触传导阈值，增加脑血流，有脑功能重塑、促进认知功能康复的作用。因正常认知过程的关键是左侧额叶背外侧对视空间注意过程的调控，故选取该部位做为刺激点。研究证实 1Hz rTMS 刺激该区疗效确切。眼针根据脏腑与经络对应的理论，同时眼穴位于额叶区，针刺可引起神经和骨膜效应、促进脑损伤区神经元出芽、再生等，形成新的神经环路。该研究认为眼针与 rTMS 结合治疗脑外伤后认知功能障碍恢复有一定的疗效，为之后的临床推广奠定了相应的基础。

（黄丽萍）

【评述】 脑外伤后认知功能障碍是阻碍患者康复的一大问题，机制目前尚不明确，临床治疗方法多采用高压氧、药物、作业治疗、rTMS 等，传统医学中针灸研究最多是对头针的叙述，近年来也有研究给予足三里穴位注射胞二磷胆碱疗法改善认知功能。而对眼针的研究较少。评者认为该文利用眼部穴位对应额叶，取左侧额叶背外侧对视空间注意过程的调控重要作用，同时利用 1Hz rTMS 有促进脑功能重塑、神经再生、调控 Ca^{2+} 通道等作用，将两者联用，其实用性强。但该研究在选取对照时有一定的局限性。2 种治疗方法相对于 1 种的治疗方法，疗效上面本来就具有叠加作用，两者可比性不强。其次眼针操作危险性大，专科性强，推广有难度。在评价指标上可进一步开展针对认知功能障碍炎症因子的研究。

（黄丽萍 杨名霞）

三、促醒

文选 8

【题目】 正中神经电刺激对创伤性脑损伤导致昏迷的影响机制：orex-A 介导的 N- 甲基 -D- 天冬氨酸受体亚单位 NR1 调控（Mechanisms responsible for the effect of median nerve electrical stimulation on traumatic brain injury induced coma：orexin-A-mediated N-methyl-D aspartate receptor subunit NR1 upregulation）

【来源】 Neural Regeneration Research，2016，11（6）：951-956

【文摘】 正中神经电刺激能够改善颅脑损伤后昏迷，然而对正中神经电刺激影响脑损伤后昏迷的研究机制不一。Zhen 等进行了一项基础研究，观察正中神经电刺激对 N- 甲基 -D- 天冬氨酸受体亚单位 NR1 的影响，并探索其对促食素受体 1 拮抗药 SB334867 蛋白表达影响的可能机制。利用造模成功的脑损伤大鼠，实验组给予正中神经电刺激，利用低频电刺激器（es-420，日本东京）。插入 1 个针灸针

（深度 1mm，角度 45°）5mm 外侧之间的手掌的手腕折痕中点两肌腱连接到刺激器。观察身体同侧的拇指有抽搐。刺激参数：频率 30Hz，脉冲宽度 0.5ms，电流 1.0mA，总刺激时间 15 分钟。假刺激组同样上述电刺激操作，但没有任何电流输出。正中神经电刺激可以明显增强前额叶皮质的 orexin-A 及其受体和促食素受体 1 的表达。随之进一步评估了其对模型大鼠前额叶皮质的 N- 甲基 -D- 天冬氨酸受体亚单位的表达，即 NR1，用免疫组织化学和免疫印迹进行分析，发现脑损伤大鼠 NR1 的表达是随时间延迟而增加的。那么接受正中神经电刺激后，NR1 表达较对照组显著升高，而且意识同样得到恢复。正中神经电刺激后减少了脑室内促食素受体 1 拮抗剂 SB334867 的表达，表明电刺激正中神经促醒可能是通过增加前额叶皮质的 orexin-A 介导的 NR1 表达来实现的。以上的临床及基础研究提示电刺激正中神经促醒可能是通过对血流动力学的影响及可能增加前额叶皮质的 orexin-A 介导的 NR1 表达来实现的。

（马　将）

【评述】　正中神经电刺激是一种无创、非侵入性周围神经电刺激治疗技术，在国外已经用于急性期昏迷和持续植物状态患者的促醒治疗，能明显缩短昏迷时间和减少致残率。研究认为正中神经电刺激可能通过对损伤神经元的刺激作用，诱导其自身修复，从而促进患者的苏醒。神经可塑性原理认为正中神经电刺激可以促进损伤神经元的轴突再生，减轻轴突膜的水肿，改善神经递质的释放。在国内虽也有报道，但为数不多，作用机制尚不清，尤其是不同频率、不同强度、不同治疗时间的 MNS 对昏迷的治疗效果及作用机制需要进一步探讨，以上文献从基础研究角度，利用造模成功的脑损伤大鼠，给予正中神经电刺激，观察其对 N- 甲基 -D- 天冬氨酸受体亚单位 NR1 的影响，探讨了其对促食素受体 1 拮抗剂 SB334867 蛋白表达的影响，为临床应用提供了循证依据。

（李红玲）

文选 9

【题目】　早期针刺治疗对重型颅脑损伤昏迷促醒的疗效观察

【来源】　按摩与康复医学，2018，（7）：33-36

【文摘】　颅脑损伤后意识障碍是常见的临床表现，而且昏迷会导致一系列的并发症，那么如何在颅脑损伤后早期进行促醒显得尤为重要。通过对颅脑损伤患者早期，即入院第 3 天介入针刺治疗，干预前后通过血清胶质纤维酸性蛋白（glial fibrillary acidic protein，GFAP）及泛素羧基端水解酶（ubiquitin C-terminal hydrolase-L1，UCH-L1）含量的变化和 GCS 评分的变化来观察效果。其中 GFAP 和 UCH-L1 是评价颅脑损伤程度敏感性与特异性较好的蛋白标志物，不仅与颅脑损伤病理生理学过程有关，还与脑挫裂伤密切相关。本研究中对照组予以常规治疗；治疗组在常规治疗基础上予以针刺治疗，穴取内关、水沟、印堂、三阴交、合谷、曲池、委中、足三里、太冲、涌泉，常规皮肤消毒后，选取直径 0.30mm 的针灸针刺入穴位，行提插捻转泻法为主，每天 1 次，每次 40 分钟，期间行针 1 次；干预期间休息 1 天，共干预 2 周。治疗 2 周、1 个月后，2 组患者 GCS 评分均较治疗前显著提高（$P < 0.05$），且治疗组治疗 2 周后及治疗后 1 个月 GCS 评分均显著高于对照组（$P < 0.05$）。治疗 2 周后，2 组患者血清中蛋白标志物 GFAP、UCH-L1 含量均较治疗前显著降低（$P < 0.05$），且治疗组治疗后 GFAP、UCH-L1 含量均显著低于对照组（$P < 0.05$）。针刺治疗可有效

改善创伤性重型颅脑损伤患者的 GCS 评分，减轻脑损伤，促进神志苏醒。

（马　将）

【评述】　颅脑损伤导致的意识昏迷可造成一系列并发症，严重延长患者的康复时间，目前治疗手段不多。中医认为大脑统领和支配着人体全身的生理活动，头颅受到损伤后会导致气血升降失调，窍闭神匿，神不导气，神无所附，肢无所用。针刺疗法作为我国传统治疗的一种重要手段，具有通经络、行气血、调阴阳的作用，最终达到调神，促进意识神志苏醒，对昏迷患者意识恢复和后期各种神经功能的康复具有重大意义。针刺不仅用于疾病的恢复期及后遗症期，而且急性期针灸也被证明是有益的和安全的。虽然国内外关于早期针刺用于偏瘫的文献报道不少，但用于颅脑损伤后促醒的研究尚少，尤其是对于不同穴位、不同手法、不同疗程的针刺效果及作用机制方面研究甚少，在以后的研究中有必要在机制方面进行深入研究。

（李红玲）

文选 10

【题目】　急性外伤昏迷患者右侧正中神经电刺激（亚洲昏迷电刺激试验）随机对照试验研究方案〔Right median nerve electrical stimulation for acute traumatic coma（the Asia Coma Electrical Stimulation trial）：study protocol for a randomised controlled trial〕

【来源】　Trials，2017，18（1）：311

【文摘】　右侧正中神经电刺激（RMNS）作为一种安全、廉价、无创的治疗手段，应用于昏迷患者促醒治疗已 20 多年，然而对于其有效性和安全性尚未有强有力的临床证据。亚洲昏迷电刺激临床试验（ACES）的研究方案，其特点有三：①ACES 是亚洲多中心随机对照临床试验；② RMNS 在受伤后 7～14 天即早期干预；③选用多种评估量表。该试验的设计和最终报道均遵守试验报道统一标准（CONSORT）声明和其延伸的非药物干预部分。研究涉及亚洲大型、有经验的、专业的 16 个神经外科中心，采取多中心、随机（1:1）、对照的原则。共选取 380 例昏迷患者。对照组给予标准治疗（包括必要时的手术治疗）。RMNS 组的患者，在标准治疗的基础上，同时给予正中神经电刺激，具体方法为：使用神经肌肉电刺激仪（英国 Verity medical 有限公司），在右前臂远端掌侧，正中神经表面粘贴一对 1 英尺大小的电极片，采用不对称双相波，波宽 300ms，刺激强度 10～20mA，频率 40Hz，每分钟工作 20 秒，静息 40 秒。每天刺激 8 小时，持续 2 周。主要观察终点是患者受伤后 6 个月的意识水平，包括植物状态（VS）、微小意识状态（MCS），清醒状态（CS）。次要观察终点是受伤后 28 天、3 个月和 6 个月的 GCS、修订的昏迷恢复量表（CRS-R）、残疾评定量表（DRS）。入组后 1 天、7 天和受伤后 28 天、3 个月、6 个月的格拉斯哥昏迷量表运动部分（GMS）、无反应量表总分（FOUR）。无意识状态持续时间、机械通气持续时间、住院时间和 ICU 时间，不良反应（包括但不限于癫痫、颅内压增高、颅内出血）发生率。

（王萍芝）

【评述】　脑外伤后昏迷患者如何安全、快速、有效促醒在临床上是一个重要课题。正中神经电刺激促醒的研究较多，但缺乏高强度、规范的多中心、随机、对照研究的循证医学证据。该研究报道详细介绍了 ACES 的研究方案。从试验前期注册、设计、分组、方法、统计学分析等各方面做了详尽描述，尤其对容易疏忽的如何使用盲法、样本量的计算、主要和次要终点指标均做了详尽描述，对国内临床试验的随机对照试验研究具有一定的参考意义。

（梁　英）

文选 11

【题目】　昏迷患者的音乐疗法：初步研究结果（Music therapy for coma patients：preliminary results）

【来源】　Eur Rev Med Pharmacol Sci，2015，19（7）：1209-1218

【文摘】　音乐疗法属于感觉刺激的一部分，简单、可持续、易行。昏迷患者预后的评估仅用道 GCS 评估是不够的，因为其不够敏感，而且存在较高的假阳性结果。传统脑电图主观性强、技术难度高、偏倚较大。定量脑电图（QEEG）提供直观的定量数据，其中相对强度值 $(\delta+\theta)/(\alpha+\beta)$ 是最常用，最敏感的指标，其增加表示慢波增加或快波的减少，表明脑觉醒功能缺失或激活功能降低。研究应用 QEEG $(\delta+\theta)/(\alpha+\beta)$ 值和 GCS 评价音乐疗法对外伤性脑损伤昏迷患者的作用。试验选取 40 名 18～55 岁脑外伤患者（除外小脑和脑干损伤），符合病程在 2 周之内，生命体征平稳，3 分 $\leq$ GCS $\leq$ 8 分，EEG 波形以 Δ、θ 波为主，患者至少一侧无听觉损害等条件。20 例在神经外科康复部的患者给予正规音乐治疗（音乐治疗组），20 例在神经外科重症监护病房的患者不给予音乐治疗（对照组），其余治疗措施相同。一般特征 2 组患者相匹配。于入院后 2 周和治疗 1 个月后分别进行 QEEG $(\delta+\theta)/(\alpha+\beta)$ 值的评估和 GCS 的评定。结果发现：在 40 例创伤性脑损伤患者中，音乐治疗组治疗后 GCS 值较对照组升高（11.30 ± 2.66 *vs.* 9.45 ± 2.86），（$P<0.05$），具有统计学意义。QEEG $(\delta+\theta)/(\alpha+\beta)$ 值较对照组降低（6.30±2.12 *vs.* 7.99±2.81），（$P<0.05$），具有统计学意义。音乐治疗组治疗后 GCS 较治疗前升高（11.30±2.66 *vs.* 5.55±1.61），QEEG $(\delta+\theta)/(\alpha+\beta)$ 值治疗后 GCS 较治疗前降低（6.30±2.12 *vs.* 9.38±2.62），两者均具有统计学意义；对照组治疗后 GCS 较治疗前升高（9.45±2.86 *vs.* 5.65±1.46），QEEG$(\delta+\theta)/(\alpha+\beta)$ 值治疗后 GCS 较治疗前降低（7.99±2.81 *vs.* 9.54±3.06），两者均具有统计学意义。音乐疗法对脑外伤患者促醒有潜在作用，是其他医学干预的有效补充。QEEG $(\delta+\theta)/(\alpha+\beta)$ 值是评价昏迷患者脑功能状态的客观、量化的指标。

（王萍芝）

【评述】　该文研究了音乐疗法对脑外伤昏迷患者的促醒作用。音乐疗法临床使用较多，但如何在循证医学指导下，利用最有效的音乐刺激促醒，还需进一步的临床研究。该研究对音乐治疗的音乐种类、音量及播放频率等做了详尽的规定，在疗效评估方面，不仅利用临床传统 GCS 评估，还利用 QEEG 指标进行患者意识清醒程度的评估，具有一定的临床实用价值和科研价值。

（梁　英）

文选 12

【题目】　迷走神经电刺激对脑外伤后昏迷大鼠前额叶皮质和下丘脑 Orexin-A 及其受体 OX1R 表

达变化的影响

【来源】　中国康复医学杂志，2017，32（7）：744-749

【文摘】　研究旨在探讨迷走神经电刺激（VNS）对脑外伤昏迷大鼠的促醒作用及可能机制。Orexin-A 是由下丘脑外侧分泌合成的一种神经多肽，是一种兴奋性递质，能够促进睡眠觉醒的调节，其受体 OX1R 在众多的脑区中有所表达，尤其是在前额叶皮质（PFC）有密集的分布。将 90 只健康大鼠随机分为空白组、假刺激组、刺激组。空白对照组 30 只，不做任何处理；假刺激组 30 只，构建脑外伤后昏迷大鼠，给予假刺激迷走神经（不予电流刺激，余同刺激组）；刺激组 30 只，构建脑外伤昏迷大鼠后给予 VNS。刺激结束后 1 小时，对 3 组大鼠再次评估意识状态等级评分，实验完毕后放回笼中。在电刺激完成后的 6 小时、12 小时、24 小时，每组每个时间点均处死 10 只，取大鼠下丘脑和 PFC 组织，提取相应组织蛋白，用 BCA 法测定蛋白浓度，应用 ELISA 法检测 Orexin-A 含量，免疫组织化学技术和 Western-blot 法测定 OX1R 含量。假刺激组 8 只大鼠苏醒，而刺激组 20 只大鼠苏醒。通过 ELISA 发现刺激组下丘脑和 PFC 组织中 Orexin-A 水平显著高于假刺激组，差异具有显著性意义，通过 Western-blot 和免疫组化法发现刺激组下丘脑和 PFC 组织中 OX1R 的表达显著高于假刺激组，差异具有显著性意义。同时该实验还发现：用免疫组织化学法和 Western-blot 法，PFC 刺激组 3 个时间点的 OX1R 含量均呈 "6 小时、24 小时、12 小时" 依次递增趋势。VNS 可提高脑外伤后昏迷大鼠的意识状态水平，且可上调下丘脑和 PFC 中 Orexin-A 和 OX1R 表达，而 Orexin-A 又是促进觉醒的重要兴奋性递质，因此可以认为 VNS 改善意识水平可能与下丘脑和 PFC 中上调 Orexin-A 和 OX1R 表达水平有关，同时也表明 VNS 未来可能作为脑外伤昏迷促醒的一种新型治疗方法。

（王萍芝）

【评述】　该实验是对脑外伤后昏迷大鼠进行 VNS 刺激后，观察其促醒作用的系列研究。本篇论述主要观察给予脑外伤大鼠 VNS 刺激后，大鼠下丘脑和 PFC 组织中兴奋性神经递质 Orexin-A 和其受体 OX1R 的表达情况。得出 VNS 可提高脑外伤后昏迷大鼠的意识状态水平，且可上调下丘脑和 PFC 中 Orexin-A 和 OX1R 表达的结论。实验规范，设有空白对照组、假刺激组和刺激组，同时对 VNS 刺激后，Orexin-A 和 OX1R 表达的时间依赖性做了研究，为进一步研究做了铺垫，为科研中此类研究提供了思路和方法，具有一定的科研指导价值。

（梁　英）

四、高压氧

文选 13

【题目】　Nrf2/ 抗氧化剂防御途径参与 Sirt1 高压氧预处理局灶性脑缺血大鼠的神经保护作用（Nrf2/antioxidant defense pathway is involved in the neuroprotective effects of Sirt1 against focal cerebral ischemia in rats after hyperbaric oxygen preconditioning）

【来源】　Behavioural Brain Research，2016，309：1-8

【文摘】　为了明确 Sirt 1 对脑缺血的神经保护作用，首先选用 280～320g SD 大鼠，随机分成 4

组：假手术组、高压氧组、中动脉栓塞组、高压氧＋中动脉栓塞组。其中高压氧预处理组，高压氧舱内压力为 2.5ATA 气压，每天 1 次预处理，每次 1 小时，连续 5 天。中动脉栓塞动物模型是将大鼠沿颈中线切口，从颈内动脉切口向颈内动脉插入 3 个 0 号的尼龙线，造成局部脑血流量降低基线水平的 16% 以下，缺血诱导 2 小时后，缓慢拨出慢导丝，血流恢复到基线水平 75% 以上，局部脑血流用激光多普勒血流计在同侧皮质进行监测。中动脉栓塞组和高压氧＋中动脉栓塞组对大鼠在中动脉栓塞缺血再灌注损伤后 7 天进行神经功能缺失评分，与假手术组及高压氧组实验大鼠同时进行神经功能缺失评分后，将实验大鼠断头，将脑切成 6 个 2mm 厚的冠状切面，通过软件计算梗死体积占比。发现高压氧组＋中动脉栓塞大鼠脑梗死体积明显减少，有统计学意义，神经功能缺失评分也高于中动脉栓塞组，但较假手术组和高压氧组低，同时中动脉栓塞组 Sirt1、Nrf 2、Ho-1、SOD1 下降，MDA 增高，高压氧＋中动脉栓塞组比中动脉栓塞组 Sirt1、Nrf 2、Ho-1、SOD1 增高，有统计学意义，MDA 也较其下降。其次，采用立体定向的方法，在实验大鼠脑室内将 siRNA 等转染，据所转染物随机分为 siRNA-C、HBO＋siRNA-C、HBO＋siRNA-Sirt1 和 HBO＋siRNA-Nrf2 4 组，这 4 组在高压氧处理结束后 24 小时行中动脉栓塞再灌注损伤手术，手术后 7 天神经功能缺失评分，随后处死大鼠进行相关实验。结果表明 siRNA-C、HBO＋siRNA-Sirt1 和 HBO＋siRNA-Nrf 2 组较 HBO＋siRNA-C 评分低，梗死面积较大，同时 Sirt1、Nrf 2、HO-1 和 SOD1 显著下降，MDA 增加。该研究表明，高压氧预处理大鼠缺血再灌注损伤模型的脑缺血损伤具有神经保护作用，可能是通过 SIRT1 和 Nrf2/ 抗氧化防御途径激活介导的。Nrf2 可能是 HRBO PC 诱导缺血耐受的 SIRT1 下游调控因子。

（傅永旺）

【评述】 该研究用 SD 大鼠制作缺血再灌注脑损伤模型，采用随机分组的方法进行研究，高压氧预处理可以减少实验大鼠脑梗死体积，并抑制缺血再灌注模型大鼠中 Sirt1、Nrf2、Ho-1、SOD1 下降和 MDA 升高。实验二大鼠脑室内将 siRNA 等转染，据所转染物随机分为 siRNA-C、HBO＋siRNA-C、HBO＋siRNA-Sirt1 和 HBO＋siRNA-Nrf2 4 组。siRNA-C、HBO＋siRNA-Sirt1 和 HBO＋siRNA-Nrf2 组较 HBO＋siRNA-C 神经功能缺失评分低，梗死面积较大，同时 Sirt1、Nrf2、HO-1 和 SOD1 显著下降，MDA 增加。HBO 预处理对大鼠脑缺血损伤具有神经保护作用，其可能是通过 SIRT1 和 Nrf2/ 抗氧化防御途径的激活介导的。Nrf2 可能是高压氧诱导缺血耐受的 SIRT1 下游调控因子。本实验中分组欠完善，设单纯高压氧组欠妥；本文的设计思路不能完全体现 Nrf2 / 抗氧化剂、Sirt1、高压氧预处理及局灶性脑缺血之间的关系，需要再进一步研究。

（彭争荣）

文选 14

【题目】 早期高压氧治疗对糖尿病脑出血神经功能康复的远期疗效研究（The potential long-term neurological improvement of early hyperbaric oxygen therapy on hemorrhagic stroke in the diabetics）

【来源】 Diabetes Research and Clinical Practice，2018，138：75-80

【文摘】 为了评估高压氧治疗在糖尿病脑出血患者的长期预后，将 79 名糖尿病急性脑出血患者，按随机双盲原则分为 2 组，其中研究组 47 例在纯氧舱内，超高治疗压力 2.5ATA，对照组 32 例使用压力 1.5ATA，吸氧 60 分钟，治疗 30 天。应用美国国立卫生研究院脑卒中量表（NIHSS）评分及 Barthel 指数，改良 RANKIN 量表（mRS）和 GOS 进行短期及长期评估，并在发病 6 个月的随访中记录患者的相关并发症或不良反应。在随访中发现包括空腹血糖水平、糖化血红蛋白等指标，研究组较对照组下降。发病后 1 个月，不良反应和预后 2 组间统计学意义。在 6 个月的长期随访中，与对照组相比，研究组患者相关量表评分差异有统计意义，其中 mRS 和 NIHSS 有显著性差异，但不良反应没有差异。说明对于糖尿病性脑出血患者早期超高压力高压氧治疗是安全和有效的，有较好的长期康复效果和神经功能预后率，而且相对较长时间的治疗效果更好。

（傅永旺）

【评述】 该研究中用纯氧舱对糖尿病脑出血患者进行对照研究，针对不同发病时间的患者进行分层，采用随时双盲的方法，分为实验组和对照组。实验组患者空腹血糖水平和糖化血红蛋白水平下降，同时 6 个月时神经功能评价较对照组好，说明超高压力治疗是有效的，有利于糖尿病脑出血患者的远期康复。作为一个小样本对照研究，研究是有一定局限的，同时研究者采用的是纯氧舱，采用不同压力分组，对于纯氧舱临床上使用渐少，对于采用空气加压舱，不同压力下治疗，是否有相同结果还需要进一步研究。

（彭争荣）

文选 15

【题目】 高压氧对创伤性脑损伤后认知功能障碍的保护作用

【来源】 中国老年医学杂志，2016，36（4）：923-925

【文摘】 研究高压氧治疗创伤性脑损伤后认知功能障碍的临床效果及其调控脑损伤血清标志蛋白的可能作用。该研究选取作者单位自 2011 年 10 月至 2014 年 10 月收治的创伤性脑损伤后认知功能障碍患者 78 例，男 46 例，女 32 例。病因分别为交通事故 36 例，高空坠落 25 例，外物打伤 9 例，其他类型 8 例。病理类型分别为脑挫裂伤合并硬膜外血肿 29 例，脑挫裂伤合并硬膜下血肿 15 例，脑挫裂伤 13 例，颅内血肿 10 例，脑干损伤 5 例，颅底骨折 3 例，其他类型 3 例。所有患者 GCS 评分为 5.70±1.91 分，随机分为对照组和高压氧组。治疗前后采用中文版神经行为认知状况测试（NCSE）量表（包括语言能力和推理能力）和 MMSE 评价患者认知功能，采用功能独立量表（FIM）评分评价患者日常生活能力。对照组 38 例，入院后给予对症支持治疗或手术治疗等。高压氧组患者 40 例，在接受常规治疗（同对照组）同时接受高压氧治疗，高压氧治疗的压力 0.2～0.25MPa，每位吸纯氧 30 分钟后改为舱内空气 5 分钟，每天 1 次，10 次为 1 个疗程，其中气管切开给予封闭式给氧。治疗后评价各组患者认知功能（具体同治疗前）。入组患者伤后 24 小时和高压氧治疗 30 天后采用酶联免疫吸附（ELISA）方法检测患者血清蛋白 S100B 和神经元特异性烯醇化酶（NSE）浓度。2 组患者在入院收治时的 NCSE、MMSE、FIM 总分无统计学差异，治疗后均得到显著提高，且高压氧治疗组显著优于对照组。各组患者治疗前 NSE 及 S100B 水平无统计学差异，治疗后均显著下降，且高压氧组低于对照组。高压氧有可能通过调控 S100B 蛋白及 NSE 的表达改善患者认知功能，对于开发新药和评估预后具有重要的临床应用价值。

（傅永旺）

【评述】 高压氧对颅脑损伤的预后有重要的影响。高压氧治疗脑外伤后认知障碍，NCSE、MMSE、FIM 评分均有提高，其作用机制不是很明确，可能通过提高血液中物理溶解氧的浓度，从而改善脑组织及全身的有氧代谢和组织微循环。本研究发现经过对症及高压氧治疗后患者 NSE 及 S100B 蛋白均下降，其可能是高压氧的作用靶点，对于开发新药及评估预后有重要临床应用价值。此研究中高压氧治疗中压力 0.2～0.25MPa 不统一，治疗疗程不明确，是否不同压力及治疗时间不同对预后也有不同影响，没有进行研究。

（彭争荣）

文选 16

【题目】 缺氧与高级别脑胶质瘤化疗抵抗和预后的关系及高压氧舱临床疗效的初步研究

【来源】 中国现代医学杂志，2017，27（30）：77-82

【文摘】 探究缺氧与人脑胶质瘤细胞化疗抵抗及患者预后的关系及高压氧舱在高级别胶质瘤患者中应用的疗效分析。研究者研究了 78 例胶质瘤患者，其中高级别胶质瘤 57 例。所有患者均为初诊患者，入院前未经过任何肿瘤方面治疗，78 例患者经手术治疗后，高级别胶质瘤患者术后行三维适形放疗联合替莫唑胺化疗处理，术后有 24 例患者进行了高压氧治疗，作为观察组，其余作为对照组。在体外使用氯化钴诱导人脑胶质瘤细胞 U251 缺氧状态，蛋白印迹法检测细胞中缺氧诱导因子 -1α（HIF-1α）的变化，噻唑蓝（MTT）染色法检测 U251 的细胞替莫唑胺（TMZ）的半抑制浓度（IC50）的变化。反转录 PCR（RT-PCR）检测患者高级别脑胶质瘤组织中 HIF-1α 表达，比较与正常脑组织及低级别脑胶质瘤组织表达的差异，采用 Kaplan-Meier 生存分析法分析高压氧舱治疗与高级别胶质瘤患者预后的相关性，同时分析患者 HIF-1α 的表达与未进行高压氧治疗患者预后的相关性。U251 细胞缺氧状态下 HIF-1α 表达明显高于对照组，MTT 结果显示 U251-ol 细胞 TMZ 的 IC50 值高于 U251-control。RT-PCR 结果示高级脑胶质瘤 HIF-1α 的表达高于正常脑组织及低级别脑组织，Kaplan-Meier 生存分析示高压氧治疗的高级别脑胶质瘤患者 2 年内预后优于未行高压氧治疗的患者，长期随访差异无统计学意义，未行高压氧治疗的高级别脑胶质瘤患者中，与高表达 HIF-1α 的患者相比低表达的患者预后不良。缺氧可促进脑胶质细胞化疗抵抗的形成，不利于患者预后，高压氧可改善脑胶质瘤组织的缺氧状况，有效提高短期预后。

（傅永旺）

【评述】 本研究通过研究正常脑组织，低级别脑胶质瘤及高级别脑胶质瘤细胞在缺氧情况下 HIF-1α 表达，肿瘤细胞情况在缺氧情况 HIF-1α 表达升高，瘤细胞对 TMZ 抵抗增加，给予高压氧治疗 HIF-1α 表达下降，短期内可增加 TMZ 治疗效果。高压氧治疗有利于患者短期内预后，是一种有效的辅助治疗措施。

（彭争荣）

第三节　周围神经疾病康复研究进展

文选 1

【题目】　超声联合电生理检查在胫与腓总神经损伤诊断中的应用

【来源】　中国超声医学杂志，2017，3 3（7）：635-638

【文摘】　胫神经和腓总神经是坐骨神经的主要延续，胫、腓总神经损伤也是下肢周围神经损伤中最为常见的类型。超声和电生理检查对于胫、腓总神经损伤的定位均比较准确，但诊断中又各具优势。对 32 例临床诊断胫、腓总神经损伤的患者（胫神经损伤和腓总神经损伤各 16 例），术前分别行超声及电生理检查，以术中结果为对照，评价超声联合电生理检查的准确率。该研究发现，以手术结果为对照，超声、电生理、两者联合检查的诊断准确率分别为：87.5%、90.64%、96.88%；联合检查法与术中结果的 Kappa 系数为 0.948（$P<0.01$）。神经损伤定位 的准确率：超声和电生理均为 93.75%、联合法为 100%。超声联合电生理检查，可以互为补充。利用其各自的优点，对不同损伤时间、不同原因导致的胫、腓总神经损伤的损伤部位、损伤程度及部分损伤原因做出更准确的诊断，能够确切提高胫、腓总神经损伤诊断的准确率。

（吴　涛）

【评述】　肌骨超声技术是肌骨系统及外周神经系统损伤评估的重要手段。超声不仅可以提供神经形态学资料，而且可以观察损伤神经与周围组织结构之间的关系。电生理检查可以直观地反映神经传导速度、募集电位等方面的情况，为神经损伤的定性和评估损伤程度提供重要信息。早期损害（病史<3 周）电生理检查可能出现假阴性，超声检查可发现早期存在的轻微病变，提高神经损伤的检出率。

（张安仁）

文选 2

【题目】　颈部脊髓损伤对患者双下肢神经传导功能的影响

【来源】　中国康复医学杂志，2017，32 （2）：174-177

【文摘】　颈部脊髓损伤（SCI）患者的损伤平面附近神经元受到直接的损害，从而引起相应的周围神经的轴索出现变性。但离损伤位置较远的脊髓前角运动神经元及其周围神经是否会发生损害目前还不明确。检测了 20 例完全性颈部 SCI、20 例不完全性颈部 SCI 及 20 例正常成年男性的胫神经、腓总神经、腓肠神经、隐神经的神经传导潜伏期、波幅和传导速度。该研究发现完全性损伤组和不完全性损伤组的末端运动神经潜伏期（DML）延长、运动神经传导速度（MCV）降低，与正常组比较有显著性差异（$P<0.05$）。但其异常率都低于 10%；完全性损伤组和不完全性损伤组的复合肌肉动作电位（CAMP）降低，与正常组比较有显著性差异（$P<0.05$），其异常率都高于 20%，且完全性损伤组 CAMP 异常率高于不完全性损伤组（$P<0.05$）。同样的对于感觉神经来说，完全性损伤组和不完全性

损伤组的感觉神经动作电位（SNAP）波幅降低、感觉神经传导速度（SNCV）降低，与正常组比较有显著性差异（$P<0.05$），但其异常率为 0。颈部 SCI 患者双下肢运动神经存在轴索变性，完全性损伤比不完全性损伤更重，感觉神经无明显异常。

（吴　涛）

【评述】 颈部 SCI 后上运动神经元减少了对下运动神经元营养物质的输送，使得前角细胞出现功能障碍，而功能障碍的前角细胞继发性的引起轴突退变，肌电图上表现为波幅的降低。此发病机制也被称为跨神经元变性。评估颈部 SCI 患者双下肢周围神经的情况，不仅有助于制订更有针对性的康复计划，也对患者的预后判断有一定帮助。

（张安仁）

文选 3

【题目】 电针和艾灸通过施万细胞增殖和神经生长因子分泌促进损伤坐骨神经的再生（Electroacupuncture and moxibustion promote regeneration of injured sciatic nerve through Schwann cell proliferation and nerve growth factor secretion）

【来源】 Neural Regen Res，2018，13（3）：477-483

【文摘】 研究分析了电针和艾灸促进坐骨神经损伤后神经修复的机制。通过坐骨神经切断术建立坐骨神经损伤模型，将大鼠分为模型组、电针组（EA）和艾灸组（MOX）。造模后第 3 天开始干预，针刺环跳穴和足三里穴，治疗参数频率为 5Hz，强度为 20mA；艾灸环跳穴和足三里穴，艾条距离穴位 3～5cm，皮肤温度保持在（43±1）℃；2 种治疗每次进行 15 分钟，每周 6 次，持续 4 周。4 周后，使用步行足迹分析测定坐骨神经功能指数（sciatic functional index，SFI）。与模型组相比，EA 组和 MOX 组的 SFI 显著增高（$P<0.05$，$P<0.01$），且 2 个治疗组之间无明显差异（$P>0.05$）。电生理检测测量坐骨神经传导速度（NCV）。与模型组相比，EA 组和 MOX 组的 NCV 恢复率均显著升高（$P<0.05$，$P<0.01$），且 2 个治疗组之间无明显差异（$P>0.05$）。HE 染色观察腓肠肌的组织形态学变化。与模型组相比，EA 组和 MOX 组的再生轴突数量增加，其中尤其是 EA 组显著增高。免疫组织化学观察 S100- 施万细胞特异性标志物的表达变化。与未损伤侧 S100 表达相比，损伤侧 S100 免疫阳性细胞的数量大于未受伤侧，且模型组损伤侧的细胞结构比治疗组宽松，表明 EA 和 MOX 均能显著促进神经损伤大鼠 S100 的表达（$P<0.01$），2 个治疗组之间无明显差异。酶联免疫吸附测定法检测血清中神经生长因子（nerve growth factor，NGF）水平。与模型组相比，EA 组和 MOX 组血清中 NGF 水平明显增高（$P<0.01$），但 2 治疗组间差异无统计学意义。细胞计数试剂盒 -8 检测施万细胞的存活力并记录 光密度值。施万细胞的增殖在第 1 天时组间没有显著差异；第 3 天和第 5 天 EA 和 MOX 组的光密度值显著高于模型组（P 均 <0.01）；EA 和 MOX 组之间的密度在任何一天都没有明显差异。EA 和 MOX 促进了坐骨神经损伤后的神经再生和功能恢复，其机制可能与施万细胞的增殖和 NGF 的分泌有关。

（王文春）

【评述】 电针和艾灸作为临床上康复的常规治疗手段之一，其在促进神经再生方面发挥着不可忽视的作用，该文通过动物实验，观察模型组、EA 组和 MOX 组大鼠的 SFI、NCV、S100- 施万细胞特异性标志物及血清中 NGF 水平的表达情况探索电针和针灸促进神经再生的机制，揭示了电针和艾灸可促进神经再生，其可能与施万细胞增殖和 NGF 分泌增多有关。该文从细胞层面探索了电针和艾灸促进神经损伤恢复的机制，为电针和艾灸在临床治疗神经损伤患者的应用提供了理论基础，对康复的发展有一定的推动作用。

（张安仁）

文选 4

【题目】　电针治疗 CCI 大鼠的镇痛作用与 KCC2-GABAA 通路相关（KCC2-GABAA pathway correlates with the analgesic effect of electro-acupuncture in CCI rats）

【来源】　Mol Med Rep，2018，17（5）：6961-6968

【文摘】　研究分析了电针（EA）对慢性压迫性神经损伤（chronic constritive injury，CCI）模型大鼠脊髓中 KCC2 和 GABAA 受体 γ2 亚基表达的影响。通过坐骨神经结扎术建立大鼠右侧慢性压迫性神经损伤（CCI）模型，将大鼠分为正常组、假 CCI 组、CCI 组和 CCI＋EA 组。术后第 8 天开始干预，针刺足三里穴位和阳陵泉穴位，治疗参数中频率为 2Hz 和 100Hz 的电刺激交替使用，强度为 1.5mA，每次刺激 30 分钟，持续 7 天。术前和术后 3 天、5 天、7 天、10 天、12 天和 14 天观察大鼠机械刺激缩足反射阈值（MWT）和热缩足反射潜伏期（TWL）有无变化。术后第 3 天，与正常组和假 CCI 组相比，CCI 组的 MWT 和 TWL 显著降低（$P<0.001$）；第 7 天，与正常组和假 CCI 组相比，MWT 从 30.8±1.16 显著降低至 10.7±1.28，TWL 从 21.0±1.40 秒降至 10.3±0.54 秒（$P<0.001$）；术后第 10 天，CCI＋EA 组的机械异常性疼痛和热痛觉过敏显著降低；第 14 天，与 CCI 组相比，CCI＋EA 组的 MWT 和 TWL 显著增高（$P<0.001$）。免疫组织化学、免疫印迹分析和反转录－定量聚合酶链反应（RT-qPCR）观察 EA 对脊髓中 KCC2 的影响。与 CCI 组相比，CCI＋EA 组中 KCC2 的表达明显增加；CCI＋EA 组 KCC2 的相对光密度值显著高于 CCI 组（$P<0.05$）；RT-qPCR 分析证实 KCC2 在 CCI 组的下调，而在 EA 治疗 7 天后 KCC2 表达显著高于 CCI 组。免疫组织化学、免疫印迹分析及 RT-qPCR 观察 EA 对 GABA A 受体 γ2 亚基的影响。与 CCI 组大鼠相比，CCI＋EA 组显著增加 GABA A 受体 γ2 亚基的表达（$P<0.05$）；蛋白质印迹在蛋白质水平上产生相似的结果（$P<0.05$）；RT-qPCR 显示 CCI 大鼠的脊髓中 GABA A 受体 γ2 亚基 mRNA 的显著减少，CCI＋EA 组显著减弱了 CCI 诱导的 GABAA 受体 γ2 亚基 mRNA 的下调（$P<0.001$）。EA 的镇痛作用可能与 KCC2 及其信号介导的途径相关，KC2-GABAA 受体信号转导通路介导的机械性痛觉过敏和热痛觉过敏通过 EA 在脊髓中的免疫调节作用而减弱。

（王文春）

【评述】　神经性疼痛严重影响人们的生活质量，对人们的日常生活造成极大痛苦和不便。EA 诱导 KCC2 及 GABAA 受体 γ2 表达的增加，有利于神经性疼痛的缓解。该文通过动物实验，观察正常组、假 CCI 组、CCI 组和 CCI＋EA 组术后 MWT、TWL 及 KCC2 及 GABAA 受体 γ2 的变化，揭示了 EA 可用于镇痛，其可能与 KCC2 及其信号介导的途径相关。该文通过基础研究证明了 EA 可治疗神经性疼痛，有利于 EA 在临床上的进一步运用。然而，评述者认为，该文检测方法较为单一，后续还可用电生理技术等方法进行检测。

（张安仁）

文选 5

【题目】 骨髓间充质干细胞移植对周围神经损伤后施万细胞的影响

【来源】 组织工程与重建外科杂志，2018，14（1）：28-30

【文摘】 研究分析了骨髓间充质干细胞（bone marrow mesenchymol stem cell，BMSC）移植对周围神经损伤后宿主施万细胞的保护作用。分离、培养 SD 大鼠的 BMSC。结果发现 BMSC 呈典型长梭形贴壁生长，两端有较长突起，胞核为卵圆形，均匀分布；同时，细胞从原代至第 4 代形态变化不明显。通过坐骨神经切断术建立坐骨神经横断损伤模型，随机将大鼠分为正常组、BMSC 组和 PBS 组。损伤 2 周后进行细胞移植，BMSC 组向损伤神经远侧段注入细胞浓度为 2×105 cells/μl 的 3μl BMSC，分 3 点注入；PBS 组同法注入等量 PBS，干预 6 周。HE 染色和免疫荧光染色观察施万细胞的形态和数量。HE 染色显示，与正常组相比，坐骨神经损伤后有些轴突肿胀、轴突及施万细胞破溃、排列杂乱；与 PBS 组相比，BMSC 组施万细胞数量明显较多，且排列较均匀，连接较紧密。免疫荧光染色显示，纵切面上，与正常组相比，损伤后组织中的施万细胞数量变少，且出现破碎和中断，排列间隙变大；与 PBS 组相比，BMSC 组的细胞结构更清晰，细胞数量更多，细胞完整度更高。横切面上，与正常组相比，PBS 组细胞破碎，出现大量零星的 S-100β 的表达，而 BMSC 组中完整的施万细胞数量显著增多，且形态与正常组的施万细胞更为接近。BMSC 植入可以促进坐骨神经损伤后施万细胞的存活或再生，可作为治疗周围神经系统损伤的干细胞移植的种子细胞。

（王文春）

【评述】 周围神经的再生可促进患者的康复、改善患者的康复结局。施万细胞可发挥促进坐骨神经再生作用，与坐骨神经的恢复密切相关。该文通过动物实验，揭示了施万细胞的表达与坐骨神经再生的相关性，表明施万细胞可作为治疗周围神经系统损伤的干细胞移植的种子细胞之一。干细胞移植是目前研究的热点，也是难点，神经损伤的恢复对临床而言具有重要意义，该文通过干细胞移植研究神经损伤的修复，紧密结合临床的实际需求和科研热点，借鉴意义颇大。但该文试验样本量较少，后可扩大样本量行进一步验证。

（张安仁）

文选 6

【题目】 脉冲电磁场治疗慢性压迫性神经损伤后周围神经组织中 HCN1/HCN2 mRNA 表达的变化（The change of HCN1/HCN2 mRNA expression in peripheral nerve after chronic constriction injury induced neuropathy followed by pulsed electromagnetic field therapy）

【来源】 Oncotarget，2017，8（1）：1110-1116

【文摘】　研究分析了脉冲电磁场（pulsed elecromagnetic field，PEMF）治疗慢性压迫性神经损伤后周围神经组织中 HCN1/HCN2 mRNA 表达的变化。通过坐骨神经结扎术建立大鼠左侧慢性压迫性神经损伤（CCI）模型，随机将大鼠分为 PEMF组（CCI＋PEMF）、CCI 组（CCI＋假 PEMF）和假手术组（假手术＋假 PEMF）。术后第 1 天开始治疗，持续 14 天，PEMF的参数为 3.8mT、8Hz、30分钟。术后1天、4天、7天、10天和14天观察后肢热痛敏潜伏期（PWL）实验和后肢机械性刺激缩足阈值（PWT）实验。进行手术后的后肢中，假 CCI 组和假 PEMF 组大鼠的 PWL 时间约为 10 秒。与假手术组相比，PEMF 组和 CCI组 PWL在伤后 7天、10天、14天较短（$P<0.01$）。PEMF组 PWL较 CCI组延长7天～14天（$P<0.01$）。未行手术的对侧肢体中，PWL 没有变化。Nissl 染色观察大鼠背根神经节组织学形态。与假手术组相比，14 天后 CCI 组神经细胞退化，Nissl 小体及核仁消失；而 PEMF 组神经细胞形态恢复，Nissl 小体及核仁再次出现。PCR 技术分析来自大鼠 RNA 样品的 HCN1/HCN2 cDNA 的变化。与假手术组相比，CCI 组大鼠左侧坐骨神经中 HCN1/HCN2 mRNA 的表达下降，其他区域未观察到 HCN1/HCN2 mRNA 的变化。同时，PEMF 组左侧坐骨神经 HCN1 和 HCN2 低于右坐骨神经（HCN1 组 $P<0.001$，HCN2 组 $P=0.002$）；在 CCI 组中，左侧坐骨神经的 HCN1 和 HCN2 低于右坐骨神经（HCN1 组 $P=0.005$，HCN2 组 $P=0.038$）。HCN1/HCN2 mRNA 在左右背根神经节中的表达没有变化。PEMF 可以促进神经再生并可缓解 CCI 诱导的神经损伤大鼠模型中的神经性疼痛。

（王文春）

【评述】　神经再生对患者功能的恢复和康复结局具有重要意义。PEMF 可促进神经再生，同时可缓解神经性疼痛。该文通过动物实验，观察 PEMF 组、CCI 组和假手术组的 PWL、PWT 和 HCN1/HCN2 的变化，揭示了 PEMF 有利于神经再生并可缓解神经性疼痛。其中 PEMF 对 CCI 后 HCN1/HCN2 mRNA 表达的改变无影响，推论可能是 HCN1/HCN2 mRNA 表达的恢复需要更长时间。PEMF 治疗周围神经损伤已有多年，可加速损伤周围神经的功能恢复。评述者认为今后可延长实验周期观察电磁场对 HCN1/HCN2 mRNA 表达的影响以进一步验证。

（张安仁）

第四节　脊髓损伤康复研究进展

一、神经病理性疼痛

文选 1

【题目】　胡黄连苷Ⅱ通过抑制脊髓中 NF-κB 信号通路介导的反应性星形胶质细胞激活缓解大鼠慢性压迫性神经痛（Picroside Ⅱ attenuates CCI-induced neuropathic pain in rats by inhibiting spinal reactive astrocyte-mediated neuroinflammation through the NF-κB pathway）

【来源】　Neurochemical Research，2018，43（5）：1058-1066

【文摘】　研究分析了胡黄连苷Ⅱ（pricroside Ⅱ，PⅡ）可以通过抑制脊髓中 NF-κB 信号通路介导的反应性星形胶质细胞激活缓解大鼠慢性压迫性神经痛。通过建立 SD 大鼠慢性压迫性坐骨神经损伤模型，分为假手术组，手术组＋PⅡ组，假手术组＋PⅡ组，单纯手术组进行研究。PⅡ组术后3～14 天进行 10mg/kg 注射，每天 1 次，术后 1 天、3 天、5 天、7 天、10 天和14 天测定各组大鼠后足机械缩足反射阈值和热缩足反射阈值。每组取 6 只大鼠分别在 7 天和 14 天取材进行实时定量聚合酶链反应（rt-PCR）、Western blot 和酶联免疫吸附测定（ELISA）检测。在痛阈和热敏感性方面，CCI术后，缩足反射阈值与潜伏期相比假手术组明显下降（$P<0.01$）；与单纯手术组相比，10mg/kg 腹腔注射 PⅡ 干预组 3～14 天大鼠机械缩足阈值和热缩足反射阈值明显升高（$P<0.01$）。Western blot 结果显示，单纯手术组胶质纤维酸性蛋白（GFAP）明显高于其他 3 组（$P<0.01$）；手术组＋PⅡ组虽然 GFAP 表达仍高于假手术组和假手术组＋PⅡ2 组，但其下调 CCI 介导的炎症反应有统计学意义（$P<0.01$），假手术组＋PⅡ组在干预前后 GFAP 无明显变化；单纯手术组相比假手术组，IL-1β、IL-6、TNF-α 的蛋白和 mRNA 水平表达均升高（$P<0.01$），手术组＋PⅡ组 3 者表达则均降低，表明受到抑制（$P<0.01$）。ELISA 检测样品上清当中 IL-1β、IL-6、TNF-α 浓度证实了这一结果。原代星形胶质细胞株用于验证 IL-1β、IL-6、TNF-α 炎性因子的表达及星形胶质细胞炎症反应与核因子 κB（NF-κB）之间的关系。上述因子 mRNA 和蛋白水平均基础表达，使用 LPS（1μg/ml）干预模仿神经炎症，IL-1β、IL-6、TNF-α 的表达增加。LPS（1μg/ml）诱导 30 分钟后，以 1.56、3.12、6.25μM 浓度 PⅡ 干预得到与动物实验相同的实验结果，并证实 PⅡ 对于炎性因子负调控作用是剂量依赖的。星形胶质细胞在6.25μM PⅡ 下干预 4 小时，检测 LPS 诱导后 0、15、30、60 检测核因子 κB（IκBα）抑制因子 α、p-NFκB/p65 蛋白表达量。LPS 明显诱导 IκBα 的分解，减少细胞质中 p-NF-κB/p65 表达，增加核内 p-NFκB/p65表达。PⅡ 可以抑制 IκBα 分解并且增加 pNFκB/p65 在胞质的表达量。PⅡ 对 CCI 介导的 NP 发挥着有效的镇痛效果，PⅡ 镇痛效果与脊髓组织内的星形胶质细胞前炎性因子的释放存在密切关系，这种机制与 NF-κB 通路相关。这些发现为 PⅡ 治疗 CCI 介导神经痛提供了理论基础，并为该疾病的临床治疗提供了新思路。

（王　帅　张立新）

【评述】 胡黄连苷Ⅱ是传统中药胡黄连抽提物，具有抗氧化、抗凋亡、抗炎的功效。星形胶质细胞对于物质代谢和神经元营养有重要作用，当发生损伤或局部微环境的改变会使其失去神经保护作用，并且诱导炎症反应的发生。使用大鼠慢性压迫性坐骨神经损伤模型与假手术组进行比较证实了损伤后炎症反应的存在，并通过体外原代培养星形胶质细胞株的使用证实了炎症反应与 NFκB 通路的激活密切相关。胡黄连苷Ⅱ干预后，大鼠足机械缩足反射阈值和热缩足反射阈值等与疼痛相关的指标得以改善，IL-1β、IL-6、TNF-α 等炎性因子的释放得以减少，NF-κB 的激活得以降低，星形胶质细胞表达数量得以减少。这些发现为该疾病临床治疗提供了新思路。

（张志强）

文选 2

【题目】 电针对大鼠慢性压迫性损伤后脊髓内脑源性神经营养因子－酪氨酸蛋白激酶受体 B 通路的影响（Effect of electro-acupuncture on the BDNF-TrkB pathway in the spinal cord of CCI rats）

【来源】　International Journal of Molecular Medicine，2018，41（6）：3307-3315

【文摘】　研究分析了电针（electro-acupuncture，EA）治疗对大鼠慢性压迫损伤（chronic constrictive injury，CCI）性神经痛的影响极其可能的机制。通过游离并结扎坐骨神经制作大鼠 CCI 模型。大鼠随机分为正常对照组、假手术组、CCI 组及 CCI＋EA 组（CCI 组术后第 8 天开始给予 EA 刺激足三里穴和阳陵泉穴，连续治疗 7 天），每组 15 只大鼠，CCI 术前及术后 3 天、5 天、7 天和 14 天测定机械缩足反射阈值（mechanical withdraw threshold，MWT）和热缩足反射潜伏期（thermal withdraw latency，TWL）。术后 14 天取材，分别进行免疫荧光染色、Western blot 及 q-PCR，观察脊髓内小胶质细胞活化及离子钙接头蛋白分子 1（Iba1，小胶质细胞特异性标志物）、BDNF、蛋白激酶受体（TrkB）的 mRNA 及蛋白的表达情况。结果发现，与正常对照组和假手术组相比，CCI 组及 CCI＋EA 组 MWT 和 TWL 显著降低（$P<0.001$），经过连续 7 天的 EA 治疗后，CCI＋EA 组 MWT 和 TWL 显著高于 CCI 组（$P<0.001$）。免疫荧光染色发现，CCI 及 CCI＋EA 组 BDNF 表达及小胶质细胞激活较正常及假手术组显著增加，而连续 7 天的 EA 治疗后，CCI＋EA 组 BDNF 表达及小胶质细胞活化较 CCI 组明显减少（$P<0.001$）。Western blot 及 q-PCR 结果均表明，CCI 及 CCI＋EA 组 Iba1、BDNF、TrkB 的 mRNA 及蛋白表达量均较对照组明显增加（$P<0.001$），连续 7 天的 EA 治疗后，CCI＋EA 组 Iba1、BDNF、TrkB 的 mRNA 及蛋白表达量较 CCI 组明显减少（$P<0.001$）。大鼠 CCI 后 MWT 及 TWL 升高，脊髓内小胶质细胞过度激活进而引起 BDNF-TrkB 信号通路的激活，BDNF 及 TrkB 表达明显增加，而 EA 治疗则能够降低 MWT 及 TWL，起到缓解疼痛的作用，其机制可能与抑制脊髓背角内小胶质细胞的过度激活、进而阻断 BDNF-TrkB 信号通路密切相关。

（赵利娜　张立新）

【评述】　目前的研究数据显示，EA 能够有效缓解神经性疼痛，但其具体机制尚不明确。CCI 后的神经痛与脊髓内小胶质细胞过度激活相关，活化的小胶质细胞能够分泌包括 BDNF 在内的多种细胞因子。许多研究表明其功能与 BDNF 的活动密切相关。近期研究发现 BDNF 主要通过与受体 TrkB 结合发挥作用，因而 BDNF-TrkB 信号通路可能在 CCI 后神经痛中扮演重要角色。本研究通过动物实验，揭示了 EA 治疗能够提高痛阈，有效减轻 CCI 后神经痛，这可能与其抑制小胶质细胞过度激活、减少 BDNF 及 TrkB 表达有关。同时也进一步证明了小胶质细胞介导的 BDNF-TrkB 信号通路在慢性神经痛中起重要作用。

（赵利娜　张立新）

文选 3

【题目】　整合素相互作用蛋白 1 调控神经病理性疼痛大鼠的星形胶质细胞活化及痛觉敏感度（Kindlin-1 regulates astrocyte activation and pain sensitivity in rats with neuropathic pain）

【来源】　Regional Anesthesia and Pain Medicine，2018，43（5）：547-553

【文摘】　Zhao 等研究分析了在神经病理性疼痛大鼠中整合素相互蛋白 1（kindlin-1）的表达水平及其在调控痛觉敏感度中发挥的影响。98 只成年雄性 SD 大鼠被随机分为 6 组：假手术组；假手术＋K1 组［假手术操作前 20 天腹腔内注射 kindlin-1 腺病毒相关病毒（adeno-assoviated virus，AAV）

载体］；假手术＋K2组［假手术操作前20天腹腔内注射kindlin-1-短发夹RNA（shRNA）AAV载体］；CCI组（坐骨神经慢性压迫性损伤）；CCI＋K1组（实施CCI操作前20天腹腔内注射kindlin-1 AAV载体）；CCI＋K2组（实施CCI操作前20天腹腔内注射kindlin-1-shRNA AAV载体）。于术前2天及术后第1天、4天、7天、10天、13天、17天和20天测定MWT和TWL，对大鼠的痛觉敏感度进行评价。同时，对GFAP的表达情况、kindlin-1在RNA及蛋白水平的表达情况进行检测，同时测定了TNF-α和IL-1β的水平，并通过生物信息学分析推测kindlin-1参与的细胞转导通路。结果表明，CCI组与假手术组比较，MWT和TWL阈值下降，痛觉敏感度提高（$P<0.05$），同时kindlin-1在mRNA和蛋白水平的表达明显提高。CCI＋K1组，kindlin-1过表达使痛觉更加敏化；CCI＋K2组，*kindlin-1*基因沉默，kindlin-1水平降低改善了大鼠的痛觉敏感度。相比于假手术组，CCI组出现星形胶质细胞活化伴GFAP蛋白表达明显增加。CCI＋K1组中GFAP阳性细胞及GFAP蛋白的表达进一步增加，相反在CCI＋K2组，GFAP阳性细胞的数量显著减少。通过分析上述结果与整合素β1水平的关系，猜想kindlin-1是通过活化整合素β1实现其在星形胶质细胞活化中的调控作用。与假手术组相比，BDNF、TNF-α、IL-1β的表达水平在CCI组均增加，并且在CCI＋K1组增加的更多，而在CCI＋K2组的表达明显减少，提示在CCI大鼠中，kindlin-1可调控炎性介质和细胞因子的释放，而假手术各组之间上述因子的表达无显著差异。通过STRING数据库进行生物信息学分析结果表明，Wnt通路和STAT可能在kindlin-1介导的炎症反应中扮演了重要角色。qPCR结果提示，相较于CCI组，CCI＋K1组Wnt-2a、Wnt-3a、Wnt-5a、Wnt-10a的mRNA表达水平明显提高，而CCI-K2组上述因子的表达均明显下降，Wnt家族中的其他蛋白表达无明显变化，因此，Wnt-2a、Wnt-3a、Wnt-5a、Wnt-10a可能是kindlin-1影响神经病理性疼痛的特异性配体。在大鼠CCI模型中，感觉神经损伤提高了kindlin-1水平，引起星形胶质细胞的活化，促炎因子分泌增多，产生神经炎症反应，最终导致了神经病理性疼痛的产生。

（徐　阳　张立新）

【评述】 神经病理性疼痛因其发病机制不明，表现形式复杂多变，目前在临床治疗中尚无确切方法可以有效控制，严重影响了患者的生活质量。kindlin-1在此前的研究中被发现可以通过调控整合素信号来影响感觉神经轴突的生长，本研究通过动物实验阐述了kindlin-1通过介导星形胶质细胞的活化，参与形成了神经病理性疼痛的发病机制，其不同的表达水平可调控神经病理性疼痛大鼠的疼痛敏感度。该研究揭示了kindlin-1可能是临床干预和治疗神经病理性疼痛的靶点之一，为日后的新药研发、不同治疗方式的探索提供了启示。

（张志强）

文选4

【题目】 N-甲基D-天冬氨酸受体2B型拮抗剂，Ro25-6981，通过抑制突触后密度95表达减轻神经病理性疼痛（N-methyl D-aspartate receptor subtype 2B antagonist, Ro25-6981, attenuates neuropathic pain by inhibiting postsynaptic density 95 expression）

【来源】 Scientific Reports, 2018, 8（1）：7848

【文摘】 研究分析了 Ro25-6981、NA-1 治疗对大鼠坐骨神经 CCI 神经病理性疼痛的影响及其可能的机制。通过游离并结扎坐骨神经制作大鼠 CCI 模型。大鼠随机分为假手术组、CCI 组及 CCI＋NS 组、CCI＋NA-1 组（CCI 组术后连续 7 天鞘内注射 PSD-95 拮抗剂 NA-1 单一剂量 125ng10μl 盐水，测试在给药前和后的 6 个时间点即 0.5 小时、1 小时、1.5 小时、2 小时、3 小时和 4 小时进行，NA-1 组 5 只大鼠，对照组 6 只大鼠）、CCI＋DMSO 组、CCI＋Ro25-6981 组（对于急性抗伤害反应，测试在 4 个时间点进行，0.5 小时、1 小时、1.5 小时和 2 小时，Ro25-6981 组 7～8 只大鼠，对照组 5 只大鼠，对于慢性抗伤害反应，测试在连续 5 天药物注射后的 2 小时进行，Ro25-6981 组 5～6 只大鼠，对照组 5 只大鼠），测试 MWT 和 TWL。术后 7 天取材，分别进行免疫荧光、免疫印迹、免疫共沉淀、Western blot、免疫组织化学、免疫双标，观察 NR2B、PSD-95、P2X7R、Homer1b/c 在运动皮质、前扣带皮质、脊髓背侧角、脊髓腹侧角、脊髓背根神经节的表达情况。结果发现，与对照组及假手术组相比，CCI＋Ro25-6981 组及 CCI＋NA-1 组 MWT 和 TWL 显著降低（$P<0.001$），经过连续 7 天的 Ro 25-6981、NA-1 鞘内注射治疗后，CCI＋Ro25-698 组、CCI＋NA-1 组 MWT 和 TWL 显著高于 CCI＋DMSO 组、CCI＋NS 组（$P<0.001$）。Western blot 发现，CCI 后的第 7 天，总 NR2B 水平在 CCI 组和假手术组没有明显变化，但是，磷酸化的 NR2B 蛋白水平在 CCI 组高于假手术组，而且，CCI 诱导脊髓背侧角的 PSD-95、磷酸化的 PSD-95、CREB、磷酸化的 CREB 的上调。免疫共沉淀发现，CCI 组的 PSD-95 在患侧的脊髓背侧结合的 NR2B 要高于对照组，即 CCI 诱导 NR2B/PSD-95/CREB 信号通路在脊髓中的激活及积累与脊髓背侧 PSD-95 和 NR2B 之间的相互作用。Western blot 发现，鞘内注射 Ro25-6981 100nmol/10μl，在 CCI 术后的第 7 天，显著减少，由 CCI 诱导的脊髓腰段背侧角的 PSD-95 的上调，表明 Ro25-6981 抑制脊髓背侧角的 PSD-95 的表达。免疫沉淀和免疫共沉淀分析测定从正常大鼠的不同神经系统组织中（包括运动皮质和前扣带回皮质，以及脊髓背侧角和腹侧角）提取 PSD-95 的沉淀物，发现 PSD-95 在多处表达，并且和 NR2B、嘌呤能受体 P2X7，以及 Homer1b/c 蛋白免疫沉淀。大鼠 CCI 后，在脊髓背侧角，磷酸化的 NR2B 上调，磷酸化的 NR2B 由脊髓 NR2B 和酪氨酸激酶介导，在慢性内脏痛的发展中发挥重要作用。PSD-95 与 NR2B 蛋白在损伤后增强并与诱导痛觉性过敏相平行，显示这 2 种蛋白与神经痛发展有关。NR2B 拮抗剂 Ro25-6981 减弱由 CCI 诱导的热过敏，以及上调的 PSD-95。Ro25-6981 注射减弱了 PSD-95 的水平，显示了 NR2B 是由 PSD-95 介导的。而 PSD-95 抑制剂 NA-1 减弱由 CCI 诱导的行为学高敏。脊髓背侧的 NR2B 升高，NR2B、PSD-95、CREB 信号的激活在神经病理性疼痛中代表着疼痛高敏的特点，慢性抗伤害刺激反应由 NR2B 拮抗剂产生，可能通过抑制脊髓 PSD-95 的上调，提高 MWT 及 TWL，起到缓解疼痛的作用，其机制可能与抑制脊髓背角内 PSD-95 的水平有关。

（索　吕　王红星）

【评述】 目前的研究数据显示 PSD-95 与神经病理性疼痛有重要关系，但其具体机制尚不明确。CCI 后的神经病理性痛与脊髓内 PSD-95 过度激活相关。而近期研究已经表明鞘内注射 NR2B 模拟肽通过干扰 PSD-95-NR2B 相互作用来减弱神经元过度兴奋和异常疼痛相关行为。该研究不仅发现了 PSD-95 可以与 NR2B 相互作用，还发现了新的信号蛋白和细胞表面受体，如 P2X7R、Homer1b/c，并且发现 CCI 后动物的脊髓背侧角总 PSD-95、CREB、磷酸化的 NR2B、PSD-95、CREB 及 PSD-95-NR2B 都增加。慢性抗伤害刺激性反应由 NR2B 拮抗剂 Ro25-6981 产生，提高 MWT 及 TWL，起到缓解疼痛的作用，其机制可能与抑制脊髓背角内 PSD-95 的上调有关，因此 NR2B 信号通路可作为治疗慢性神经病理性疼痛的靶向。

（许光旭）

文选 5

【**题目**】　前额叶皮质内侧－伏隔核促肾上腺皮质激素释放因子的环路－神经病理性疼痛增加对阿片类药物成瘾的敏感性（A medial prefrontal cortex-nucleus acumens corticotropin-releasing factor circuitry for neuropathic pain-increased susceptibility to opioid reward）

【**来源**】　Translational Psychiatry，2018，8（1）：100

【**文摘**】　研究分析了持续神经病理性疼痛可增强吗啡诱导的条件性位置偏爱（conditioned place preference，CPP）行为，增加前额叶皮质内侧（medial prefrontal cortex，mPFC）神经元促肾上腺皮质激素释放因子（corticotropin-releasing factor，CRF）神经活动，促进吗啡成瘾及其可能的机制。通过对坐骨神经的 CCI 建立小鼠 CCI 模型，持续神经病理性疼痛降低了产生 CPP 反应的吗啡最小剂量，该剂量吗啡对疼痛阈值无影响。在 CCI 小鼠中涉及疼痛及情感加工的 mPFC 发现 CRF 的表达增加。mPFC CRF 神经元的化学抑制逆转了 CCI 诱导的吗啡 CPP 易化作用。此外，伏隔核（nucleus acumens，NAc）接受 mPFC CRF 的功能投射，对 NAc 神经元发挥兴奋作用。mPFC 神经末梢的光遗传学抑制或于 NAc 局部输注 CRF 受体 1（CRFR1）拮抗剂可恢复神经病理性疼痛对吗啡诱导 CPP 行为的影响，但在正常小鼠中没有出现。在分子水平上，通过组蛋白二甲基转移酶 G9a 介导的表观遗传机制，CCI 小鼠在 NAc 中 CRFR1 蛋白表达增加。局部 G9a 敲除增加 CRFR1 的表达及模拟 CCI 诱导超敏反应，以获得吗啡 CPP。神经病理性疼痛通过 mPFC 鏈 Ac CRF 这一具体的神经元环路，增强了吗啡成瘾的反应。该过程的中心是环路机制，在慢性神经损伤后增加 NAc 投射到 mPFC CRF 神经元的活性。同时，增加 mPFC CRF 输入通过 CRFR1s 对 NAc 产生兴奋作用，G9a-H3K9me2 介导的表观遗传机制可调控 CRFR1s 表达上调。综上所述，这些发现证明了先前未知和特异的 mPFC CRF 参与 NAc 神经环路，在神经病理性疼痛状态下，NAc 神经环路敏化有助于通过 CRFR1S 促进吗啡奖赏反应。

（周　停　王红星）

【**评述**】　研究发现 CCI 后的神经病理性疼痛与 mPFC CRF 神经活动增加有关，mPFC → NAc 神经通路与吗啡成瘾的易感性有关，但无法缓解疼痛。对 mPFC CRF 终端进行光抑制可将吗啡成瘾反应逆转为神经病理性疼痛，但不引起痛觉敏化，说明 CRF1 在 mPFC → NAc 神经通路中不是致病因素，而是维持 CCI 诱发的痛觉过敏。在分子水平，慢性吗啡处理可下调 NAc 中 G9a 水平，同时 G9a 的过表达促进了镇痛的耐受性。通过 CRFR1 的转录脱抑制，由 H3K9me2 绑定于 CRFR1 的基因启动子可促进 CPP 行为的发生。本研究通过动物实验，揭示了神经性疼痛诱导产生对吗啡成瘾反应敏感性的生理学及分子学机制，分别从环路和分子层面去理解神经病理性疼痛使吗啡成瘾作用的调节机制。

（王　彤）

二、神经源性膀胱

文选 6

【**题目**】球海绵体反射试验对女性糖尿病神经源性膀胱阴部神经损伤的诊断价值（Bulbocavernosus reflex test for diagnosis of pudendal nerve injury in female patients with diabetic neurogenic bladder）

【**来源**】Aging and Disease，2016，7（6）：715-720

【**文摘**】Niu 等探讨球海绵体反射（bulbocavernosus reflex，BCR）检测在女性糖尿病神经源性膀胱（diabetic neurogenic bladder，DNB）诊断中的临床应用及意义。该研究纳入了 68 例具有尿频、尿急、尿无力、尿滴沥、排尿时间延长、尿失禁、排尿困难及尿潴留等症状的糖尿病女性，并经 B 型超声检测残余尿＞100ml，泌尿系结石、肿瘤、外伤等引起的尿潴留被排除。按照四肢的神经传导（NCS）结果，上述患者被分为正常 NCS 组（26 例）、异常 NCS 组（42 例）。此外，根据所患糖尿病病程，68 例患者分为 5 年以下组（21 例），5～10 年组（27 例），10 年以上组（20 例）。同时，40 例健康女性被纳入对照组。试验根据北京协和医院神经生理实验室建立的标准，使用丹麦产 KEPOEN EMG /诱发电位仪来评估 NCS 的结果。BCR 测试时，受试者处截石位，接地电极放置于足踝，刺激电极放置于耻骨联合处，同心针记录电极依次插入左右球海绵体肌，方波刺激强度是感觉阈值的 7 倍，刺激频率为 1.9Hz。共记录 20 条反射波，获得平均值。从基线波形计算潜伏期。扫描时间设定为 5ms DIV，分析时间为 100 毫秒，带宽为 10～2000 赫兹。试验比较了不同糖尿病组女性 DNB 患者的 BCR 异常的情况。结果表明，与 5 年以下组比较，5～10 年组患者平均 BCR 潜伏期明显延长，而 10 年以上组则进一步延长（$P<0.05$），而上述患者平均 BCR 潜伏期均长于对照组（$P<0.05$）。提示随着糖尿病病程的延长，女性 DNB 患者的 BCR 潜伏期显著延长（提示阴部神经损伤）。在 68 例受试者中，有无 NCS 对 BCR 潜伏期的影响无显著性差异（$P>0.05$），提示女性 DNB 患者异常的 BCR 与 NCS 无相关性。因此，该研究推测女性 DNB 患者的阴部神经损伤可能发生在肢体神经损伤之前。研究同时调查了 DNB 患者 NCS/BCR 异常率与糖尿病病程之间的潜在联系，结果表明 NCS 异常率与糖尿病病程呈正相关，与四肢的 NCS 相比，BCR 试验对女性患者 DNB 的诊断更为敏感。与 NCS 相比，女性 DNB 患者的 BCR 异常率随糖尿病病程的增加而显著升高，诊断敏感度优于 NCS。尿动力学检查在疾病诊断中易受主观因素影响，而 BCR 试验更为可靠和客观。本研究表明，女性 DNB 患者的阴部神经损伤可以通过 BCR 测试来检测。BCR 潜伏期与女性 DNB 患者的糖尿病病程密切相关。此外，女性 DNB 的阴部神经损伤可能发生在肢体神经损伤之前，BCR 试验对四肢的 NCS 诊断更为敏感，因此，BCR 检查可能是临床上女性 DNB 患者的一种很有前景的客观准确的早期诊断工具。

（潘　雷）

【**评述**】糖尿病是神经源性膀胱的重要病因之一，50% 以上的糖尿病患者并发 DNB，女性明显多于男性。DNB 起病隐匿，多无症状性进展，待出现症状以后再予治疗则极为困难，因此早期诊断及处理有助于减少 DNB 的不良后果。DNB 目前缺乏统一的诊断标准，早期诊断困难。本试验探讨 BCR 检测在女性 DNB 诊断中的临床应用及意义，结果表明 BCR 潜伏期与女性 DNB 患者的糖尿病病程密切相关，女性 DNB 的阴部神经损伤可能发生在肢体神经损伤之前，BCR 试验对四肢的 NCS 诊断更为敏感，因此 BCR 检查可能是临床上女性 DNB 患者的一种很有前景的客观准确的早期诊断工具。

（尹　勇）

文选 7

【题目】　足部刺激可增加脊髓损伤大鼠膀胱容量（Increasing bladder capacity by foot stimulation in rats with spinal cord injuries）

【来源】　BMC Urology，2017，17（1）：85

【文摘】　Chen 等的前期研究发现，电刺激足部传入神经可增加乙状结肠膀胱成形术后神经源性膀胱患者的膀胱容量（bladder capacity，BC），在此基础上，研究试图探讨足底表面电刺激是否也可以增加胸 10 节段脊髓损伤导致的神经源性膀胱的大鼠 BC。该实验选择了 40 只体重在 236～270g 的 SD 大鼠，胸 10 节段脊髓平面行椎板切除后剪断脊髓，保温、抗感染等处理，在逼尿肌反射恢复之前给予每天膀胱挤压排尿，约 3 周逼尿肌反射恢复后，将 SCI 动物分为 2 组：对照组（无刺激）；治疗组（电刺激组），开腹，将 PE-90 导管插入膀胱以通过膀胱穹隆记录膀胱内压力，导管通过三通旋塞阀连接到压力传感器和微输注泵。在观察到至少 2 个稳定的排尿周期后，开始记录膀胱测量参数，2 组均进行 5 次膀胱压力容积测定，对照组无刺激，治疗组分 5 个亚组：1、2 组无刺激，3 组给予 1T 的刺激强度，4 组给予 2T 的刺激强度，5 组给予 4T 的刺激强度。电刺激 3 个组将表面自粘电极附着在 2 个后趾的皮肤区域，采用单相脉冲（5Hz，0.2 毫秒），刺激强度为 3～16V，以能观察到足趾抽搐为强度判断标准。对照组和治疗组的 1、2、3 亚组的 BC 无明显改变，4 组（2T）、5 组（4T）BC 明显增加（4 组增加率为 68.9%±20.82%；5 组增加率为 120.9%±24.82%）（$P<0.05$）。2T、4T 刺激足部皮肤可以增加 BC。该研究进一步分析了足部电刺激可能影响 BC 的机制，认为其机制目前仍不是十分清楚，但可能与足部的神经介导有关，可能是通过激活胫神经在足底外侧和内侧足底传入支，从而进一步刺激胫神经发挥效应。同时研究也提出，4T 的强度可能在人体是不适用的，下一步可能会通过观察低强度的电刺激结合低剂量药物联合是否可达到高强度刺激的效果。总之，研究认为，表面电极足部刺激能有效抑制 SCI 大鼠反射性膀胱活动，增加 BC，该疗法可能是脊髓继发性神经源性膀胱的有效治疗方法。

（潘　雷）

【评述】　膀胱容量过少、膀胱顺应性差、膀胱过度活动等是神经源性膀胱治疗的难点，也是导致上尿路损伤的最主要因素，因此有效增加膀胱容量是减少上尿路损伤、改善患者生活质量的重要目标，但目前方法有限。骶神经调节（SNM）、阴部神经刺激（PNS）和胫神经刺激（TNS）被认为在治疗 SCI 继发的逼尿肌过度活动有一定价值，但目前的循证证据不足。虽然未被指南推荐，但胫神经刺激因其无创性，较上述两种方法有其潜在的应用前景，本研究利用胸 10 节段脊髓损伤大鼠，给予足部电刺激（胫神经分布区域），测定膀胱压力容积（cystometrogram），足电刺激可以增加膀胱容量，表明电刺激足部能有效抑制脊髓损伤大鼠的反射性膀胱活动，提高膀胱容量，该实验为临床上使用该疗法提供了一定的依据，具有较大的参考意义。

（尹　勇）

文选 8

【题目】 Typical value ranges and typical signal patterns in the initial cough in patients with neurogenic bladder：Quality control in urodynamic studies.

【来源】 Int Neurourol J，2016，20（3）：214-223

【文摘】 研究通过分析尿动力学数据建立用于尿动力学质量控制的初始咳嗽（膀胱充盈前咳嗽）的典型值范围（typical value rangs，TVRs），并分析仰卧位及坐位典型信号模式（typical signal patterns，TSPs）。回顾性分析 539 例神经源性膀胱患者的尿动力学检测数据，其中 443 人在仰卧位进行尿动力学检测，而 96 位患者在坐位进行检测，建立起始咳嗽时膀胱内压（P_{ves}）、腹压（P_{abd}）和逼尿肌压（P_{det}）的 TVRs，并使用 95% 范围作为所有参数的参考范围。结果发现在仰卧位和坐位 95% 的初始静息压力范围相近，初始咳嗽时 P_{ves} 和 P_{abd} 测量幅度相似，95% 的测量范围仰卧位分别为 4～62cmH$_2$O 和 3～70cmH$_2$O，坐位分别为 9～95cmH$_2$O 和 8～98cmH$_2$O。由于盆腔器官坐位时有更大的压力负荷，坐位时 P_{ves} 和 P_{abd} 测量幅度较仰卧位高。对于 P_{det}，初始咳嗽时仰卧位为 －38～25cmH$_2$O，坐位为 －44～41cmH$_2$O。初始咳嗽期间，根据 P_{det} 的不同峰值分为 3 种类型：Ⅰ型，咳嗽期间 P_{det} 压力表现出最小变化（＜5cmH$_2$O）；Ⅱ型，在咳嗽期间观察到单相峰（＞5cmH$_2$O），可能是正峰值（Ⅱa 型）或负峰值（Ⅱb 型）；Ⅲ型，观察到 P_{det} 为双相峰，可能是正负双相峰（Ⅲa 型）或负正双相峰（Ⅲb型）。通过分析这些不同类型的初始咳嗽峰值，发现尿动力学检测时 Ⅰ型咳嗽信号具有更高质量的检测结果（$P < 0.01$）。尿动力学检测时建立神经源性膀胱患者初始咳嗽试验的 TVRs，并描述初始咳嗽信号的 TSPs，认为膀胱充盈前存在 Ⅰ型咳嗽信号可以获得高质量检测结果。

（李　哲）

【评述】 对于一项高质量的、可信的、客观的、科学的尿动力学检测来说，急需一套质量控制的标准。尿动力学质量控制取决于参数 TVRs 及对 TSPs 的建立。该研究通过回顾性分析，建立了可用于定量质量控制的神经源性膀胱患者初始咳嗽试验的 TVRs，并描述了初始咳嗽信号的 TSPs，得出了高质量的咳嗽信号可以作为尿动力学测定中质量控制的一个组成部分，为临床尿动力学质量控制工作提供了合理的标准。

（郭钢花）

文选 9

【题目】 不同剂量 A 型肉毒毒素经尿道膀胱壁注射治疗脊髓损伤患者神经源性尿失禁的疗效对比

【来源】 中华医学杂志，2015，95（45）：3920-3923

【文摘】 研究对比了 200U 和 300U 不同剂量的 A 型肉毒毒素膀胱壁注射治疗脊髓损伤患者神经源性尿失禁的临床效果。纳入 60 例脊髓损伤后口服抗毒蕈碱药物效果欠佳神经源性尿失禁患者，男 56 例、女 4 例，平均年龄 32 岁。所有患者注射前均连续记录 3 天排尿/导尿日记并行影像尿动力学检查，并随机分为 200U 组（$n=30$）和 300U 组（$n=30$）。其中 200U 组应用 200U 的 A 型肉毒毒素溶解于 10ml 0.9% 氯化钠注射液后分 20 个点注射于膀胱壁，其中 10 个点注射于膀胱三角区，10 个点注射分布于膀胱底部、两侧膀胱壁内，每点注射 0.5ml；300U 组应用 300U 的 A 型肉毒毒素溶解于 15ml 0.9% 氯化钠注射液水分 30 个点注射于膀胱壁内，每点注射 0.5ml，注射点主要分布于膀胱底部、两侧壁及顶部。随访 1～9 个月，期间记录排尿 / 导尿日记、复查影像尿动力学检查以评估疗效并观察毒副作用。结果发现与注射治疗前组内相比，注射后第 4 周，200U 组和 300U 组每天平均尿失禁次数均显著下降（$P < 0.05$）、间歇导尿量均显著增加（$P < 0.05$）、饮水量均没有变化（$P > 0.05$），而 2 个剂量组间控尿率差异无统计学意义（$P > 0.05$）。注射后起效平均时间为 1 周，注射后第 4 周时影像尿动力学结果表明 2 组最大膀胱测压容积、充盈末最大逼尿肌压力、膀胱顺应性均较注射前显著改善（P 均 < 0.05），而 2 个剂量组间差异均无统计学意义（P 均 > 0.05）。治疗后第 4 周，200U 组 30 例患者中 19 例患者可以达到完全控尿，控尿率为 63%，治疗后第 4 周，30 例患者中 21 例可以达到完全控尿，控尿率为 70%。随访期间 2 组均未观察到毒副作用。包含膀胱三角区 200U 的注射方案对已经开始间歇导尿的神经源性尿失禁患者是安全的，与常规的 300U 避开膀胱三角区的注射方案短期疗效基本相当，但 200U 的注射方案降低了单次注射剂量，减轻了患者的经济负担，是一种治疗脊髓损伤患者神经源性尿失禁有效、安全的治疗方法。

（李　哲）

【评述】 神经源性尿失禁是由于神经系统疾病所致的膀胱尿道功能障碍，是脊髓损伤上尿路损害的直接原因。抗毒蕈碱药物配合间歇导尿是治疗脊髓损伤引起的神经源性尿失禁的一线治疗方法。该研究比较了 200U 包含膀胱三角区与常规的 300U 避开膀胱三角区的 A 型肉毒毒素膀胱壁注射这 2 种方案的疗效，得出了 200U 包含膀胱三角区的注射方案与常规的 300U 避开膀胱三角区的注射方案短期疗效基本相当，但从药物经济学的角度出发，200U 的注射方案降低了单次注射剂量，减轻了患者的经济负担。研究表明多数患者在注射 6 个月后尿失禁症状复发，该研究的长期疗效有待扩大样本量长期随访观察。

（郭钢花）

文选 10

【题目】 神经源性膀胱伴输尿管反流的尿动力学研究

【来源】 中华小儿外科杂志，2016，37（8）：612-615

【文摘】 本研究神经源性膀胱（neurogenic bladder，NB）伴输尿管反流（vesicoureteral reflux，VUR）的患儿有或没有逼尿肌过度活动（detrusor overactivity，DO）时的尿流动力学参数差异。通过纳入经过影像尿流动力学检查发现膀胱输尿管反流的 68 例 NB 患儿，按照充盈时有无 DO，将其分为 DO 组（$n = 20$）和无 DO 组（$n = 48$），并使用 MMS 尿动力检查仪、影像尿动力学检查使用飞利浦公司移动式 C 型臂 X 线机来记录 2 组患儿发生膀胱输尿管反流时的逼尿肌压、膀胱灌注量并计算此时膀胱顺应性，以及 2 组充盈结束时最大膀胱测压容积、最大逼尿肌压并计算此时膀胱顺应性。结果发现与无 DO 组相比，首次发生反流时，DO 组膀胱容量明显减小（$P = 0.023$）、膀胱顺应性明显降低（$P = 0.027$），但 2 组逼尿肌压力并没有显著差异（$P = 0.43$）；与无 DO 组相比，充盈结束时，DO 组最大膀胱容量减小（$P < 0.05$）、膀胱顺应性明显降低（$P = 0.027$），但 2 组逼尿肌压也没有明显差异

（P＝0.39）。结果还发现 2 组发生反流时的膀胱容量、逼尿肌压及顺应性与充盈结束时与各组的最大膀胱容量、逼尿肌压及顺应性的比值均介于 0.5～1，且 2 组间各比值差异无统计学意义（P＞0.05）。有输尿管反流的 NB 患儿伴发 DO 时的尿流动力学特征是膀胱容量小、膀胱顺应性差，可能是 DO 组更易发生反流的原因之一。对于 NB 伴输尿管反流的患儿无论是否存在 DO 在较低的逼尿肌压就会出现 VUR，且反流均发生在充盈中后期，影像尿动力学检查对于 NB 患儿病情评估及了解反流发生的机制具有重要意义，为临床治疗提供理论依据。

（李　哲）

【评述】　NB 是指控制排尿功能的中枢神经系统或周围神经受到损害而引起的膀胱尿道功能障碍，部分患儿伴发 DO。其中 VUR 是小儿 NB 最常见的并发症之一，如不及时治疗和纠正可发展到慢性肾衰竭。该研究通过应用影像尿动力学检查技术研究 68 例 NB 患儿发生 VUR 时的尿动力学差异，发现有输尿管反流的 NB 伴发 DO 患儿与无 DO 患儿相比在较小的膀胱容量就有可能发生 VUR，且 DO 患儿的膀胱顺应性差，这就说明对于神经源 DO 的临床治疗具有重要意义，为此类患儿临床个体化治疗提供了理论参考依据。

（郭钢花）

三、神经源性肠

文选 11

【题目】　电针疗法对脊髓损伤大鼠肠蠕动的昼夜节律性及结肠组织 Per2 表达的生理节律性的影响（Effects of electroacupuncture on the daily rhythmicity of intestinal movement and circadian rhythmicity of colonic Per2 expression in rats with spinal cord injury）

【来源】　BioMed Research International，2016，4（1）：1-9

【文摘】　研究表明电针疗法（EA）可以改善脊髓损伤（SCI）后的肠功能障碍。然而，在缺乏中枢神经系统影响的情况下，EA 能否调节肠道的生物时钟仍不清楚。Per2 基因是主要表达于结肠的上皮细胞和肠内神经丛的一种重要的时钟基因。研究和探讨了 EA 对 SCI 大鼠肠道运动的昼夜节律和结肠 Per2 表达的生理节律性的影响。将实验大鼠随机分为假手术组、SCI 组和 SCI＋EA 组。脊髓损伤后，在白天（11：00—11：30）时段，EA 双侧足三里穴（ST36），持续 14 天。对大鼠肠道运动的昼夜节律性进行评估。实时荧光 RT-PCR 检测结肠表达的昼夜节律性。在 EA 干预后第 15 天检查发现 SCI 大鼠排便时间缩短，24 小时粪便干重增加，但肠道运动的昼夜节律性不受 SCI 的影响。在 SCI 组和假手术组中，结肠 Per2 表达在 20：00 时达峰值，8：00 时水平最低。在 SCI＋EA 组中，结肠 Per2 表达在 12：00 和 20：00 达到高峰，8：00 时水平最低。SCI 对大鼠结肠 Per2 表达的昼夜节律无影响，日间肠道运动节律可以保持不变。EA 干预后可改变 SCI 大鼠肠道运动的昼夜节律和结肠 Per2 表达的生理节律性，且可导致干预后 Per2 表达的短暂性增加。在 Per2 的峰值出现后不久，在 SCI 的大鼠中，Per2 的表达可以直接受到 EA 的影响，改变了肠道运动的最初节律性。综上所述，EA 可用于改善 SCI 肠功能。

（卢红建）

【评述】 SCI 后，随着肠道部分或完全失神经支配，肠道的生理状况发生改变，出现了失禁、便秘等并发症，若不能及时纠正，则会发生更严重的病理改变。研究显示 *Per2* 是结肠运动生物节律性的分子基础之一，参与调控结肠运动节律的周期和振幅，通过调节肠神经末梢的兴奋性和抑制性神经递质，可以影响肠道运动。该研究显示电针对 SCI 鼠结肠 *Per2* 表达的肠道运动昼夜节律性和生理节律性的影响，发现电针有助于患者恢复正常排泄能力，减少了排便时间、增加粪便干重量，并改变了肠道运动的日常节律性及增加了 SCI 鼠结肠 *Per2* 表达的昼夜节律。

（许光旭）

文选 12

【题目】 大鼠生殖股神经生殖支移位盆腔神经的直肠神经再生研究（Reinnervation of the rectum with transfer of the genital branch of the genitofemoral nerve to the pelvic nerve in rats）

【来源】 Journal of Neurosurgery：Spine，2018，28（5）：562-567

【文摘】 SCI 所致的神经源性肠功能障碍（neurogenic bowel dysfuction，NBD）严重影响患者健康和生活质量。生殖股神经代盆神经移植术可以实现神经再生。该研究将 36 只雄性大鼠随机分为 3 组：神经移植组（*n*＝12）大鼠去除支配直肠的神经，然后行双侧生殖股神经代盆神经移植术；神经切除组（*n*＝12）大鼠去除直肠支配神经；假手术组作为对照组（*n*＝12）。通过切断腰 6 脊神经、腰 6 下的脊神经和盆神经去除直肠的神经支配。术后第 4 个月，进行神经的逆行束路追踪、再生神经形态学检查和直肠测压。其再生神经形态学检查显示，生殖股神经移植后轴突再生良好。在神经转移组的 12 只大鼠中，10 只大鼠在受到神经刺激后直肠压力增高。神经移植组直肠压力平均值为 54.9±7.1mmHg，神经切除组直肠压力平均值为 5.5±2.0mmHg，对照组直肠压力平均值为 70.6±8.5mmHg（*P*＜0.05）。同时通过荧光标记证实神经转移组在腰 1 和腰 2 脊髓节段中出现了新的神经通路。

（卢红建）

【评述】 SCI 后 NBD 是肠道失中枢神经支配造成感觉运动障碍，使结肠活动和肛门直肠功能发生紊乱，导致结肠通过时间延长而出现一系列肠道并发症。该研究通过电生理、直肠测压、神经追踪、电镜等技术来研究生殖股神经代盆神经移植术后神经再生方式，神经移植支配肌肉功能的影响，从而研究生殖股神经代盆神经移植术吻合修复直肠功能的可能性，证明其可以实现神经再生，重建肌肉的神经再支配，为临床应用提供实验依据，也为将来进一步探究 NBD 的诊疗方法提供时间窗口。

（许光旭）

文选 13

【题目】 肉毒毒素注射治疗脊髓损伤出口梗阻型便秘的临床研究

【来源】 中国康复医学杂志，2017，32（2）：195-198

【文摘】 脊髓损伤后肠道功能障碍是目前临床上一个非常棘手的问题。虽然经过长时间的肠道功能康复治疗，但仍会出现严重便秘的情况。选取了这样的患者86例，应用结肠传输试验、肛肠动力学检查等明确诊断为出口梗阻型并肛管压力过高的便秘患者共25例，选择在肛门的1、5、7、11共4点将肉毒毒素注入肛门直肠环内，肉毒毒素用量32～48U，此为低剂量，因此，未出现大便失禁的不良作用。根据对排便日记表的整理统计，得出肉毒毒素注射前后排便频率、每次排便耗时的数据，在注射后1个月、3个月分别观察排便情况，发现排便频率都明显增加（$P<0.01$），排便时间都明显缩短（$P<0.01$）。此外，统计注射前后排便辅助方式的病例数变化，以$>1/4$排便次数需要辅助为异常。结果发现1个月后需要栓剂及手掏大便等辅助排便方式的病例明显减少（$P<0.01$），表明治疗后排便障碍症状明显改善。注射后1个月复查肛肠动力学指标变化，发现1个月后肛管最大收缩压明显减少（$P<0.01$），直肠肛管弛缓反射异常例数由24例减为13例（$P<0.01$），球囊迫出成功例数由3例增至16例（$P<0.01$）。肉毒毒素的剂量选择还需进一步探索，以减少不良反应。在排除其他肛肠器质性疾患后，肉毒毒素注射治疗脊髓损伤出口梗阻型便秘是一种新兴的治疗手段，有效期长，治疗方法简便、微创，为脊髓损伤所致的出口梗阻型便秘，提供了一个简便有效的治疗方法。

（卢红建）

【评述】　脊髓损伤后肠功能障碍是目前公认的脊髓损伤后严重后遗症，该研究结果证实肉毒毒素注射治疗脊髓损伤出口梗阻型便秘具有良好的疗效，可以促进脊髓损伤后肠功能障碍患者日常生活能力的提高，尽早回归社会。但该研究只是少数患者的病例报道和回顾性研究，随访时间较短，期待未来可以加大样本量、设计更完善的随机对照试验研究。对肉毒毒素治疗的作用机制、适应证、刺激参数的确定、统一疗效评价的标准等方面进一步深入研究。

（许光旭）

文选 14

【题目】　基于量化评估的护理干预对脊髓损伤后神经源性肠功能障碍患者肠功能和生活质量的影响（Effect of quantitative assessment-based nursing intervention on the bowel function and life quality of patients with neurogenic bowel dysfunction after spinal cord injury）

【来源】　J Clin Nurs，2018，27（5-6）：1146-1151

【文摘】　研究分析了基于量化评估的护理干预对脊髓损伤后NBD患者肠功能和生活质量的影响。将184例脊髓损伤后NBD患者随机分为观察组（92例）和对照组（92例）。对照组患者给予常规护理，对观察组患者进行基于量化评估的护理干预，比较2组患者的肠功能恢复、生活质量和患者满意度。观察组和对照组肠功能的比较，观察组腹胀、便秘、排便延长、药物依赖性排便和大便失禁的评分显著低于对照组（$P<0.05$）。观察组和对照组的生活质量比较，2组生活质量参数（生理功能、一般健康、社会功能、角色定位、心理健康）评分无显著差异，在导纳当天的得分差异均无统计学意义（$P>0.05$）。与入院当天比较，观察组和对照组出院前一天的生活质量参数（生理功能、一般健康、社会功能、角色定位、心理健康），评分均显著增加（$P<0.001$）。观察组和对照组满意率的比较，观察组满意率为95.6%（满意69例，总体满意19例）显著高于对照组（$P<0.01$）。在本研究中，针对脊髓损伤后肠功能障碍患者开展了基于量化评估的护理干预。这使得护理更加有针对性和高效，

通过合理配置重症患者的护患比例和重症监护，与对照组相比，观察组的腹胀、便秘、排便延长、排便药物依赖和排便不畅的得分显著降低。结果表明，基于量化评估的护理干预可促进脊髓损伤后肠功能恢复，改善 NBD 患者的生活质量，提高患者满意度。

（李旭红）

【评述】 量化评估策略是近年来在临床护理工作中广泛应用的新型护理措施，使护理内容更具有针对性和个性化，有效提高护理质量。脊髓损伤后的肠功能障碍存在结肠动力下降、肠蠕动减慢、肛门反射、直肠感觉、排便协调性问题，导致神经源性肠道功能障碍，严重影响患者日常生活质量。针对脊髓损伤后肠功能障碍患者开展基于定量评估的护理干预，为患者提供全方位、多角度、深层次的针对性护理服务，增加护理人员和患者及家属的接触和信任感，使得护理更加具有针对性和高效性，提高患者满意度，改善临床疗效。

（张长杰）

文选 15

【题目】 电针足三里（ST36）上调大鼠结肠神经元 nNOS 改善脊髓损伤后神经源性肠功能障碍［Electroacupuncture at Zusanli（ST36）ameliorates colonic neuronal nitric oxide synthase upregulation in rats with neurogenic bowel dysfunction following spinal cord injury］

【来源】 Spinal cord，2016，54（12）：1139-1144

【文摘】 结肠运动是由在圆形和纵向肌肉层之间的肌肠神经丛中的收缩胆碱神经元和弛缓性非肾上腺素非胆碱（not-adrenaline，not-choline，NANC）神经元介导的。减少或增加的 NANC 神经元可能参与神经源性肠功能障碍（NBD）的病理生理学。一氧化氮（NO）是一种主要的抑制 NANC 神经递质，它是由无合成酶（neuronal nitric oxide synthase，nNOS）的神经元异构性合成的。现有的研究显示，脊髓的半切伤、撞击伤或脊髓局灶性损伤导致 nNOS 表达的上调，拟认为 nNOS 可能参与 SCI 后 NBD 的发病机制。免疫组织化学、实时反转录 PCR（RT-qPCR）和 Western blot 分析，分别检测在 SCI 中大鼠肠内神经丛中 nNOS mRNA 表达、nNOS 蛋白水平和 nNOS 免疫反应的变化，分析 EA 对足三里（ST36）大鼠脊髓损伤 NBD 的影响。选取 30 只成年 SD 大鼠随机分为假手术组、模型组、电针组，采用重物敲打的方式建立胸 10 水平 SCI 模型。采用改良的 BBB 功能评定量表对 SCI 模型进行评价，记录排便时间（从给活性炭到排出第 1 次黑色粪便的时间），采用免疫组织化学、实时 PCR 和蛋白质印迹分析方法评估 14 天后大鼠结肠的肠内神经丛 nNOS 阳性细胞、nNOSmRNA 和蛋白质的变化。EA 组的大鼠每天治疗 30 分钟，持续 14 天。电针按世界卫生组织标准穴位定位，垂直插入双侧 ST36 约 5mm。电刺激频率为 2 或 15Hz 的疏密波，强度在 1～2mA。实验结果显示，在建模后第 15 天，模型组和电针组的 BBB 功能评分显著低于假手术组。EA 缩短了 SCI 大鼠的排便时间，EA 组排便时间低于模型组。模型组中 nNOS- 免疫反应细胞的数目和 nNOS 染色的强度均大于假手术组，而 EA 组的 nNOS 染色的强度要大于模型组。与免疫组织化学结果一致，模型组 nNOS mRNA 和蛋白表达高于假手术组，EA 组低于模型组（$P<0.05$）。结肠中 nNOS 浓度的增加可以影响结肠收缩的节律性，并在 SCI 大鼠中诱导或加重 NBD。ST36 的

EA 对于 NBD 的治疗是有益的，并且其效果通过在结肠中下调 nNOS 表达来实现。

（李旭红）

【评述】 SCI 后的神经源性肠治疗包括非药理学、药理学和外科治疗。然而，临床仍缺乏帮助 SCI 患者恢复自我控制的肠道功能的方法。EA 在 NBD 中的作用得到了动物和临床研究的支持。研究证明了在 Zusanli（ST36）的 EA 可以改善胃肠运动，并促进小鼠的胃肠运动。此外，Wong 等发现，在 SCI 后的 NBD 患者中，EA 可以减少肠道护理的需要。同时也有研究报道了 EA 可以提高 SCI 患者自我控制的肠道功能。EA 是一种简单、有效、无不良反应的管理方法，仍需要进一步的基础研究及临床试验来证实其对 SCI 后的 NBD 的疗效。

（张长杰）

四、压疮

文选 16

【题目】 伤口评估三角工具联合康复新及碘仿在治疗压疮中的临床研究

【来源】 护士进修杂志，2018，（6）：565-567

【文摘】 对伤口评估三角联合康复新、碘仿在治疗压疮中的临床效果进行了研究。研究选取了河北省邢台市第一医院 2014 年 10 月至 2016 年 9 月收治的带入 Ⅱ、Ⅲ 期压疮老年患者 219 例。其中 2014 年 10 月至 2015 年 9 月收治的带入压疮老年患者 106 例设为对照组，2015 年 10 月至 2016 年 9 月收治的 113 例患者设为观察组。2 组患者一般资料比较差异无统计学意义（$P>0.05$），具有可比性。所有患者全身评估后均给予基础治疗，包括：给予医用气垫床；建立翻身卡，每 1～2 小时翻身一次，侧卧时呈 30° 角，同时注意避免压力、剪切力、摩擦力对局部皮肤的联合和单独损害；压疮局部减压，已患压疮部位不得继续承受压力；保持皮肤的清洁和干燥；积极治疗原发病；增加营养，在病情允许的情况下，给予患者高维生素、高热量、高蛋白的食物，同时增加维生素 C 和锌的摄入。评估压疮情况时，观察组使用伤口评估三角进行评估，对照组使用《伤口愈合评估表》进行评估。根据评估结果制订治疗方案。2 组患者均使用含碘量为 0.45% 的碘伏溶液消毒疮口周围；3% 双氧水和 0.9% 氯化钠溶液交替冲洗创面。感染严重、渗液量大时，观察组使用碘仿纱填塞并覆盖伤口，对照组使用高吸收敷料如藻酸盐敷料，并增加换药次数；感染控制、渗液量少时，观察组使用康复新液外用，对照组使用水胶体敷料。结果显示，观察组总有效率为 94.9%，对照组为 83.7%，2 组数据采用 χ^2 检验比较后 $P<0.05$，具有统计学意义；观察组压疮治疗护理相关费用为 515.3±63.6 元，对照组为 1180.7±742 元，2 组数据采用 t 检验对比后 $P<0.05$，具有统计学意义。伤口评估三角可以更加简便、全面的评估压疮情况。选择康复新液联合碘仿纱局部使用治疗压疮伤口更加经济适用。

（刘 剑）

【评述】 压疮患者入院治疗时常常是 Ⅱ 期、Ⅲ 期甚至 Ⅳ 期，如何有效地处理压疮伤口，科学合理的评估是关键。伤口评估三角是一种新的伤口评估工具，该工具将当前的伤口床准备和 TIME 概念扩展至伤口边缘外，它将伤口评估分为 3 个区域：伤口床、伤口边缘和伤口周围皮肤，通过促进早期识别有伤口周围皮肤问题风险的患者、执行相应预防和治疗策略，治疗规范得以改进。伤口评估三角联合康复新、碘仿治疗压疮优势明显：操作简便、评估全面并且价格花费较低。在压疮患者管理中使用伤口评估三角，伤口处理中使用康复新液加碘纱，可以提高压疮的恢复情况，降低住院费用，具有一定的临床指导意义。

（朱　宁）

文选 17

【题目】 康复护理在脊髓损伤截瘫患者压疮中的应用效果

【来源】 实用临床医药杂志，2017，21（18）：218-219

【文摘】 选取了脊髓损伤截瘫伴压疮患者为研究对象，对比分析康复护理与常规护理的效果。选取就诊的 112 例脊髓损伤截瘫伴压疮患者为研究对象，其中男 63 例、女 49 例，高位截瘫患者 73 例，低位截瘫患者 39 例，多数患者接受过骨折复位及减压内固定术治疗。分为观察组和对照组，观察组采用康复护理方式。在脊髓损伤截瘫伴压疮患者入院开始治疗时，责任护士及时采用有效的护理措施和治疗措施，对创面受损组织和渗液进行初步处理。同时与患者及家属有效沟通，了解压疮发生的主要原因，并对其认知情况做出评估，了解诱发压疮的主要原因，筛除包括全身性因素和局部因素在内的各种疾病诱发原因，告知患者和家属压疮患病原因、常规护理及护理过程中应该注意的事项，鼓励其积极配合治疗，帮助患者树立信心。对照组采用常规护理方式，在护理过程中，随时对患者压疮创面清理、消毒并敷以常规药物，同时注意经常更换患者的衣物和床上用品，采用柔软棉垫或气圈等，减轻创面损伤，并给予患者营养支持。结果发现，观察组患者压疮创面总体康复率高于对照组，差异有统计学意义（$P<0.05$），随着压疮严重程度增加，患者康复所用时间也随之延长，但观察组各种程度压疮的康复时间均短于对照组，差异有统计学意义（$P<0.05$），与此同时，观察组患者护理配合程度优于对照组，差异有统计学意义（$P<0.05$）。在脊髓损伤伴压疮患者的护理中，康复护理能够改善压疮缓解情况，减少患者住院时间、医疗费用，提高患者生存质量。将康复护理应用在脊髓损伤截瘫并压疮患者的护理中，不但能排除影响压疮恢复的各种因素，而且能改善不同程度压疮的恢复情况，缩短恢复时间，提升医患合作程度。

（刘　剑）

【评述】 康复护理应用在脊髓损伤截瘫并压疮患者的护理中，能排除影响压疮恢复的各种因素，而且能改善不同程度压疮的恢复情况，缩短恢复时间。压疮亦称"褥疮"，根据美国压疮协会压疮分级标准可分为 Ⅱ、Ⅲ、Ⅳ 度多个等级，多是由久卧而致身体多部分区域尤其是骨突出部位的血液循环不畅，诱发不同程度的组织坏死和缺血性溃疡而造成。如果护理不当，患者情况会进一步严重，可诱发全身性感染甚至导致死亡，本研究揭示了康复护理在压疮患者护理当中的正相关性，加强脊髓损伤截瘫并压疮患者及家属的压疮护理相关知识和注意事项的讲解相当重要。

（朱　宁）

第五节　肌肉骨骼康复研究进展

一、肌肉骨骼超声临床应用

文选 1

【题目】　肌骨超声检查在创伤性浅表软组织损伤中的临床意义

【来源】　山西医药杂志，2017，4（8）：888-890

【文摘】　因物理检查在判断浅表软组织创伤性损伤病变范围、损伤深度方面准确性较差，而其他影像学检查包括 X 线、CT 及 MRI 检查等。X 线检查对浅表性软组织损伤诊断价值不高；CT 检查对机体软组织细微结构的辨别能力不高，也导致 CT 检查对浅表性软组织损伤诊断价值不高；MRI 检查对机体软组织细微结构的辨别能力比较高，适合进行浅表性软组织损伤诊断，但是由于其价格昂贵，且禁忌较多。而超声检查具有无创、价格低廉、可重复性高、禁忌少的特点，而且其对机体软组织细微结构的辨别能力亦比较高，超声探头频率越高导致纵向分辨能力较强，但是会造成声束穿透距离变短，所以高频超声比较适用于浅表性软组织损伤诊断。通过探索肌骨超声检查在创伤性浅表软组织损伤中的临床意义，为肌骨超声检查在创伤性浅表软组织损伤中的临床应用提供理论依据。该研究共纳入 158 例疑似创伤性浅表软组织损伤患者，其中男性 106 例，女性 52 例，年龄 18～65 岁。采用彩色多普勒超声诊断仪对患者进行肌骨超声检查，检查方法和诊断标准按照美国超声医学会及美国放射学会制订的肌骨超声检查指南执行，且入住的患者均经过磁共振成像（MRI）及手术、病理检查，并以手术、病理检查结果作为该研究的金标准进行比较，研究结果采用 SPSS19.0 统计软件包进行统计分析，发现肌骨超声检查对创伤性浅表软组织损伤诊断的敏感度为 88.4%，特异度为 85.0%，阳性预测值为 97.6%，阴性预测值为 51.5%，诊断符合率为 88.0%。肌骨超声和 MRI 在对囊性肿块、实性肿块、韧带损伤、肌腱损伤、肌肉损伤、神经损伤检查的准确性比较，差异均无统计学意义（$P>0.05$）；但是对于半月板的检查，MRI 的准确性高于肌骨超声。但肌骨超声因其廉价、无创的优点可以将其作为诊断半月板损伤的初筛方式。因此肌骨超声检查对浅表性软组织损伤具有一定的诊断价值。

（康治臣）

【评述】　评者认为国内的肌骨超声较国外开展晚，技术也不如国外成熟，且由于肌肉骨骼系统的解剖非常复杂，肌骨超声又依赖于操作者的经验和超声仪器的分辨率，两者均可影响操作者对疾病准确判断。但是因肌骨超声的费用低、无创性、无放射性、禁忌证少等特点，可以反复操作，非常适合某些骨骼肌肉疾病的早期诊断及初筛，如该研究指出的肌骨超声检查对浅表性软组织损伤具有一定的诊断价值，可以作为浅表性软组织损伤的常规影像学检查手段，有一定的临床指导意义。

（刘忠良）

文选 2

【题目】 肌骨超声影像分析肩痛患者流行病学及影像学特点

【来源】 中国老年学杂志，2017，37（22）：5666-5670

【文摘】 随着肌骨超声影像技术的发展，高频探头已经可清晰显示软组织病变影像。采用肌骨超声影像分析肩痛患者的流行病学及影像表现特点。对2016年6月1日至2017年3月31日中山大学附属第三医院康复科门诊连续收治的肩痛患者进行肌骨超声检查。将肩痛患者按年龄分为青年组（≤44岁）、中年组（45～59岁）和老年组（≥60岁）。使用uSmart 3300超声系统（5～12MHz）按照下列顺序进行检查：肱二头肌长头肌腱、肩胛下肌肌腱、喙突下滑囊、肩锁关节、肩峰下撞击征、肩峰下滑囊、冈上肌肌腱、冈下肌和小圆肌肌腱、盂肱关节。共收集116例肩痛患者，青年、中年和老年患者各占22.4%、44.0%和33.6%。其中男性30例，女性86例。11例患者有外伤史。双侧肩痛18例，左侧肩痛47例，右侧肩痛51例。肩痛患者病程最短6天，最长3余年，该研究中大部分患者就诊时肩痛病程在6个月内。肩峰下滑囊炎和冈上肌肌腱病变的发病率分别为65.7%和58.2%。与青年组相比，中、老年组冈上肌腱病变（60.7% *vs.* 32.1%；71.1% *vs.* 32.1%）和肩锁关节退行性变（36.1% *vs.* 3.6%；37.8% *vs.* 3.6%）的发病率显著增高（$P<0.05$）。

（康治臣）

【评述】 肩痛是中老年人群常见的退行性病变之一。由于缺乏有利的检查手段，临床上肩痛多诊断为肩关节周围炎，诊断不明使治疗缺乏针对性，难以做到精准治疗。肩关节肌骨超声影像检查具有高敏感性、高特异性和高准确性的优势，操作方便、经济高效、简单无创、可动态观察。为早期明确肩痛诊断提供了重要参考，有助于个体化康复治疗方案的制定，必要时可予超声引导精准定位注射治疗。该研究对门诊就诊的肩痛患者的一般资料进行记录，包括年龄、性别、病程、患肩数、有无外伤史、既往史、个人史、特殊病史等，并进行统计学分析，得出的结论表明肩关节肌骨超声影像在肩痛的诊断中具有较高价值。

（刘忠良）

二、腰痛康复进展

文选 3

【题目】 背根神经节中RAGE／STAT3通路激活导致腰椎间盘突出引起的持续性痛觉过敏（Activation of the RAGE/STAT3 pathway in the dorsal root ganglion contributes to the persistent pain hypersensitivity induced by lumbar disc herniation）

【来源】 Pain Physician，2017，20（5）：419-427

【文摘】 应用动物对照研究探讨背根神经节（dorsal root ganglia，DRG）RAGE/STAT3通路在由腰椎间盘突出（lumbar disc herniation，LDH）引起的持续性痛觉过敏的形成和发展中的作用。通过在小鼠左侧腰5神经根植入自体髓核（nucleus pulposus，NP，从动物尾部采集）建立LDH模型，在28

天观察期间内，分别在 7 天、14 天、21 天和 28 天共 4 个时间点进行机械疼痛阈值和电生理学实验。分别采用免疫印迹和免疫组织化学检测 RAGE 和 p-STAT3 的蛋白水平和定位。结果发现，LDH 可引起持续性痛觉过敏，与假手术组（19.25±2.47）和治疗前基线（19.88±2.59）值相比，同侧的 50% 回缩阈值在 NP 植入后的 7 天、14 天、21 天和 28 天后分别显著降低至 4.15±1.62、3.60±1.36、4.98±1.27 和 5.73±5.73。在植入 NP 后第 7 天、14 天和 28 天，DRG 神经元动作电位的数量显著增加，DRG 神经元的兴奋性增强。采用免疫印迹检测大鼠 DRG 中 RAGE 和 p-STAT3 的表达在第 7 天显著上调，并持续到 28 天实验结束。免疫组织化学结果进一步证实 LDH 大鼠第 14 天 RAGE 和 p-STAT3 的表达与假手术组相比显著增加。连续注射剂量为 100μg / 10μl 的 RAGE 拮抗剂 FPS-ZM1 对 LDH 引起的机械性痛觉异常具有明显的抑制作用，连续注射剂量为 100μg/10μl 或 200μg/10μl 的 STAT3 活性抑制剂 S3I-201 降低了由 NP 植入引起的 DRG 神经元的兴奋性。此外，通过将编码 Cre 和 GFP 的重组腺相关病毒（AAV-Cre-GFP）鞘内注射到敲除 *STAT3* 基因的小鼠腰 4 至骶 1 脊髓蛛网膜下腔，21 天后 DRG 中 STAT3 的表达显著降低，与对照组注射 AAV-GFP 的小鼠相比，由于 NP 植入诱导的机械性异常疼痛被明显抑制。重要的是，研究还发现 p-STAT3 的表达与 DRG 中 RAGE 的表达共定位，并且用 FPS-ZM1 抑制 RAGE 阻止了 NP 植入诱导的 STAT3 激活。RAGE / STAT3 通路的激活在 LDH 引起的持续性疼痛中起着关键性的作用，并且这一通路可能是治疗 LDH 引起的持续性疼痛的新的治疗靶点。

（郐淑燕）

【评述】 LDH 引起的慢性腰痛和坐骨神经痛通常称为根性神经痛（radicular neuralgia），是引起非特异性腰痛的主要原因，由于对其发病机制仍缺乏深入了解，很难得到有效的临床治疗。根性神经痛是由于脊神经根特别是 DRG 受到某种伤害性刺激而引起，最常见的伤害性刺激是机械压迫和炎性刺激，如椎间盘突出对神经根既有突出物的机械压迫又有髓核组织和致炎因子的化学刺激。多种离子通道被认为与持续受压后 DRG 的高兴奋性有关，如电压门控性 Na^+ 通道和 K^+ 通道，超极化激活性阳离子通道及瞬时感受器电位离子通道家族中香草素受体 TRPV 家族在神经损伤后疼痛过程中的作用得到越来越广泛的关注。本文研究了 DRG 中的 RAGE 通路，研究发现，其在与外周炎症或神经损伤相关的感觉神经过度兴奋状态中起重要作用。RAGE 的特异性调节能有效地减弱与慢性炎症和神经性疼痛状态相关的伤害感受的敏感性。STAT3 是调节基因表达的一种有效的调节蛋白，STAT3 的活化可能参与神经性疼痛。研究应用动物实验揭示了 DRG 中 RAGE/STAT3 通路的激活会促进 LDH 引起的持续性痛觉过敏。RAGE/STAT3 通路在 LDH 引起的持续性痛觉过敏的过程中的更多潜在作用机制，有待进一步研究。

（岳寿伟）

文选 4

【题目】 关于下背痛患者腰部多裂肌表面肌电信号与肌肉横断面积的研究分析

【来源】 中华物理医学与康复杂志，2016，38（4）：297-299

【文摘】 应用 sEMG 和超声成像检查技术比较下背痛患者双侧多裂肌表面肌电信号平均肌电振幅值（AEMG）与肌肉横断面积（cross sectional area，CSA）变化差异，分析两者之间变化相关性。选取 30 例健康成年志愿者（对照组）和 30 例下背痛患者（病例组），利用表面肌电图检测仪和超声诊断仪分别对 2 组受试者腰 5 至骶 1 部位双侧多裂肌的 AEMG 值及 CSA 值进行比较分析。表面肌电记录时采用 Biering-Sorensen 腰背肌等长收缩方法测试。结果发现，对照组多裂肌 AEMG 和 CSA 值的左右侧之间比较（71.30±13.26 vs. 70.70±15.00）（5.80±1.14 vs. 5.73±1.17），差异均无统计学意义（P>0.05）。病例组疼痛侧 AEMG 和 CSA 值（54.57±16.02 vs. 3.86±1.32）均小于非疼痛侧（68.37±16.44 vs. 4.92±1.50），且两侧间差异均有统计学意义（P<0.01）。病例组疼痛侧的多裂肌 AEMG 值与 CSA 值呈显著相关（P=0.000，r=0.766）。病例组非疼痛侧多裂肌 AEMG 值与 CSA 值亦呈显著相关（P=0.000，r=0.763）。对照组左侧多裂肌 AEMG 值与 CSA 值呈显著相关（P=0.000，r=0.807）。对照组右侧多裂肌 AEMG 值与 CSA 值亦呈显著相关（P=0.000，r=0.800）。下背痛患者疼痛侧多裂肌 AEMG 和 CSA 值与健侧相比，均有不同程度的下降。双侧多裂肌 AEMG 值与 CSA 值变化均显著相关。超声成像和 sEMG 都可以用于下背痛患者多裂肌功能状态的评估，肌肉的 AEMG 值和 CSA 值都可以作为检测肌肉活动功能的指标。

（郤淑燕）

【评述】 导致下背痛的病理机制非常复杂，脊柱系统结构的不稳定是目前比较认可的原因。多裂肌是维持脊柱动态稳定的重要肌肉，多裂肌的力量不足、运动控制障碍及预激活的延迟等直接影响到脊柱的稳定性，从而导致慢性腰痛的发生。因此，寻找多裂肌等脊柱稳定肌群肌肉收缩能力和功能状态的客观评估方法，有助于提高下背痛的临床诊治和研究水平。该研究利用 sEMG 和超声评估技术分别对下背痛患者多裂肌的肌肉收缩能力和肌肉形态进行定量评估，以 AEMG 和 CSA 为定量指标，并探讨了两者之间的相关性。结果证实下背痛患者的患侧多裂肌功能及形态均发生了明显变化，两者之间具有显著相关性，提示超声成像和 sEMG 都可以客观定量地评估下背痛患者多裂肌功能。在今后的研究中可以进一步探讨影响多裂肌功能及导致下背痛的相关因素，进一步探索下背痛发生的机制及评定方法。

（岳寿伟）

文选 5

【题目】 与急性腰痛的异常自发脑活动相关的静息态 fMRI 研究（Abnormal spontaneous brain activity in acute low back pain revealed by resting-state functional MRI）

【来源】 American Journal of Physical Medicine & Rehabilitation，2017，96（4）：253-259

【文摘】 应用静息态 fMRI 和低频振幅（the amplitude of low-frequency fluctuation，ALFF）法观察了实验性急性腰痛（low back pain，LBP）患者部分脑区的异常自发性脑活动。该试验为自身对照试验研究，共纳入 12 名健康志愿者，平均年龄 23.83±3.51 岁。所有受试者均接受静息态 fMRI 扫描作为基础数据，然后于俯卧位在腰 4 椎体水平右侧竖脊肌内注入 5% 的高渗盐水 0.5ml（注射深度 2cm），诱导产生急性 LBP，20 秒后再次进行静息态 fMRI 扫描。同时应用 VAS 评分评估受试者疼痛程度。应用静息态 fMRI 数据处理助手软件进行数据处理，ALFF 的计算采用傅里叶转换，获得 0.01～0.08Hz 范围内每一频率的均方根作为 ALFF 值。应用统计参数图显示 fMRI 脑网络激活情况。

研究结果发现：①双侧前额叶皮质的 ALFF 值明显高于平均值，但在无痛和疼痛条件下的强度不同（$P<0.05$）。②组间分析显示，在疼痛状态和基线之间存在着显著的 ALFF 差异，急性腰痛下右后扣带回皮质/楔前叶和左侧初级躯体感觉皮质的 ALFF 下降，但右内侧前额叶皮质、右侧颞中回、双侧颞下回、双侧岛叶、右前扣带回皮质和左小脑的 ALFF 增加（$P<0.05$）。③在双内侧前额叶皮质、左额下回、左初级躯体感觉皮质、右前扣带回皮质、左侧颞中回的 ALFF 值与 VAS 评分存在着显著的负相关（$P<0.05$）。部分出现异常自发神经活动的大脑区域负责感觉，情感，和认知功能，这可能与急性 LBP 的潜在病理生理学机制有关。

（郄淑燕）

【评述】　LBP 是疼痛的最常见形式之一，已有研究显示疼痛引起的大脑重组与形态和功能的可塑性有关。近年来应用静息态 fMRI 的研究也推动了我们对于 LBP 脑功能改变的认识和理解，默认网络（default mode network，DMN）是 LBP 主要影响的神经网络。研究发现，DMN 的神经活动可被不同程度的急性疼痛状态干扰，但其神经生理学机制仍不清楚。该研究应用静息态 fMRI 和 ALFF 法，发现急性 LBP 状态下部分皮质和皮质下大脑区域尤其是 DMN 出现了异常自发神经活动及功能连接的异常。这种与急性 LBP 疼痛处理过程中的功能调节相关联的静息态自发性大脑活动与慢性 LBP 的中枢功能改变不同。大脑中躯体感觉系统、边缘系统、前额叶皮质、颞叶皮质血氧水平依赖性信号的改变提示急性 LBP 的病理生理学机制可能与感觉、情感和认知的处理相关。但该研究纳入的样本量较少，肌内注射高渗盐水是否引起除局部疼痛外其他的异常改变也尚需进一步研究。未来应继续扩大样本量并考虑增加其他功能网络模型方法以深入探讨疼痛状态下多脑区间相互作用的复杂中枢机制。

（岳寿伟）

三、骨折康复进展

文选 6

【题目】　膝关节骨折患者康复模式的前瞻性多中心研究

【来源】　中国骨与关节杂志，2016，5（4）：199-204

【文摘】　探讨膝关节骨折术后采用不同康复模式的治疗效果，提出适宜的膝关节骨折术后早期康复模式。方法纳入 9 家医院因膝关节骨折进行手术治疗后的 279 例患者作为研究对象，分为对照组和观察组。对照组采用现行骨科康复模式，观察组采用骨科康复一体化模式进行术后康复。分别在术后 5 天、12 周、24 周行 VAS、关节活动度评定；术后 12 周、24 周行美国特种外科医院（hospital for special surgery，HSS）功能和 Berg 平衡量表评定。结果显示，膝关节骨折患者 VAS 评分观察组术后 5 天（4.35±3.17）分，术后 12 周（1.07±1.17）分，术后 24 周（0.45±0.78）分与对照组术后 5 天（4.05±2.03）分，术后 12 周（1.35±1.44）分，术后 24 周（0.58±0.99）分，差异无统计学意义（$P>0.05$）。Berg 平衡量表观察组术后 12 周（46.62±9.08）分，术后 24 周（53.78±4.90）分，对照组术后 12 周（43.27±12.35）分，术后 24 周（52.44±6.40）分，差异无统计学意义（$P>0.05$）。观察组膝关节主动屈曲活动度术后 5 天（45.16±32.33）°，术后 12 周（115.23±18.07）°，均优于对照组术 5 天（30.36±32.15）°，术后 12 周（109.71±25.31）°（$P = 0.006$，$P = 0.041$），术后 24 周 2 组差异无统计学意义。膝关节主动伸直活动度观察组术后 5 天（1.50±4.67）°，术后 12 周（2.01±4.34）°，术后 24 周（1.06±3.64）°，对照组术后 5 天（1.14±5.66）°，术后 12 周（2.08±5.26）°，术后 24 周（1.03±4.10）°，差异无统计学意义（$P>0.05$）。HSS 评分观察组术后 12 周（73.52±14.46）分，术后 24 周（91.35±9.94）分，对照组术后 12 周（71.14±14.15）分，术后 24 周（90.11±10.24）分，差异无统计学意义（$P>0.05$）。HSS "功能"维度观察组术后 12 周（16.12±5.26）分，显著优于对照组（13.88±5.40）分（$P=0.003$）。骨科康复一体化模式不增加膝关节骨折术后患者的疼痛，可更好地改善膝关节骨折患者术后功能指标，适合作为膝关节骨折术后早期康复模式。

（李燕如）

【评述】 骨关节手术后早期、规范化康复可以加速关节功能恢复，并能减少医疗费用支出和因失能导致的劳动报酬损失。该研究发现膝关节骨折术后早期规范化康复 3 个月后，关节活动能力（屈曲度）和参与功能（HSS 功能维度）明显优于非康复组；非劣效性研究表明康复治疗不增加疼痛和远期（6 个月）不良反应。该研究为制定康复临床路径和医疗保险支付改革提供了一定依据；为下一步进行卫生经济学研究和膝关节手术后分级康复治疗奠定了基础。

（刘汉良）

文选 7

【题目】 骨科手术患者术后康复知识知晓度与需求度的多中心研究

【来源】 中国骨与关节杂志，2016，5（3）：205-208

【文摘】 研究分析了骨科患者对术后康复知识的知晓度和对康复方面的需求。采用前瞻性多中心登记注册现况研究，整群抽样方法共抽取北京地区 9 家三甲医院骨科手术患者共 817 例，采用自行设计的问卷进行康复知识知晓度和康复需求方面的调查。结果发现 817 例研究对象中，男 405 例，女 412 例，研究对象对康复知识的知晓度为 52.26%，不同性别、不同年龄组患者，对骨科手术后康复知识的知晓度的差异无统计学意义。不同教育水平患者的知晓度的差异有统计学意义（$x^2=9.968$，$P=0.041$），研究生及以上患者组的知晓度（80.00%）高于专科（52.52%）、高中（52.74%）与初中及以下组（47.04%）（$P=0.042$、0.043、0.013）。不同手术部位患者对康复知识的知晓度差异有统计学意义（$P=0.014$），腰椎退变患者对康复知识的知晓度（55.61%）高于其他部位骨折患者组（42.86%）（$P=0.002$）。需要专业康复人员指导术后康复的需求度为 77.55%，不同性别、年龄、教育水平和手术部位患者的需求度的差异均无统计学意义。需要专业康复人员进行功能训练指导的占 72.09%。骨科手术患者对术后康复知识的知晓度较低，对康复专业人员的指导需求度较高，特别是对心理指导的需求，有必要加强对骨科手术患者的健康宣教。

（喻锦成）

【评述】 骨科手术治疗与康复是一个整体，术后的恢复水平除受手术本身的影响外，术后的康复锻炼同样至关重要，很有必要加强对骨科手术患者的健康教育。该研究通过对北京地区骨科术后康复知识的知晓度及需求度的抽样调查，提供骨科康复现状基线数据，得出骨科手术患者对术后康复知识知晓度低，但对术后康复知识的需求度较高知识的需求度较高，特别是对功能训练指导的需求度最高，同时还要重视心理指导的结论。该研究从现状调查研究角度出发，为骨科术后康复制订健康宣教方案和措施提供数据支持，有利于针对不同学历、不同手术部位、手术不同阶段患者开展不同形式且针对性强的健康教育。

（符　俏）

四、颈椎病康复进展

文选 9

【题目】　揿针治疗交感神经型颈椎病疗效观察

【来源】　上海针灸杂志，2016，35（7）：861-862

【文摘】　研究观察了揿针治疗交感神经型颈椎病的临床疗效。参照《中医病证诊断疗效标准》关于交感神经型颈椎病的诊断标准，将针灸科门诊 77 例诊断为交感神经型颈椎病的患者按就诊先后顺序采用查随机数字表法将患者随机分为揿针治疗组 37 例和常规针刺对照组 40 例；其中治疗组中男 19 例，女 18 例，年龄最小 20 岁，最大 57 岁，平均（37±5）岁，病程最短 4 个月，最长 23 个月，平均（8.10±3.82）个月；对照组中男 17 例，女 23 例，年龄最小 19 岁，最大 57 岁，平均（36±5）岁，病程最短 4 个月，最长 1 年，平均（8.14±3.78）个月。2 组患者性别、年龄及病程比较，差异无统计学意义（$P>0.05$），具有可比性。2 组均取百会、风池（双）、三阴交（双）、内关（双）、太冲（双）等相同穴位，治疗组采用揿针疗法治疗，采用苏州医疗用品厂有限公司出品的 0.22mm×（1.3～1.5）mm 揿针进行埋针，留针 2～3 天后取针，3 天后再次埋针，6 次为 1 个疗程；对照组采用常规针刺治疗，采用苏州医疗用品厂有限公司出品的 0.30mm×40mm 毫针进行针刺，行平补平泻法，得气后留针 30 分钟，隔天治疗 1 次，10 次为 1 个疗程，疗程间休息 5 天。2 组治疗 2 个疗程后，比较 2 组临床疗效。原有症状消失，肌力正常，颈、肢体功能恢复正常，能参加正常劳动和工作痊愈；原有症状减轻，颈、肩背疼痛减轻，颈、肢体功能改善好转；症状无改善未愈。采用 SPSS17.0 软件进行统计处理，计数资料采用卡方检验。治疗组总有效率为 91.9%，对照组为 92.5%，2 组比较差异无统计学意义（$P>0.05$）。研究表明揿针能达到常规针刺一样的效果，同时揿针治疗的患者依从性更好，符合现下社会对生活、工作节奏的要求（高速率、高效率），是临床上针灸医师治疗颈椎病的一个上佳选择。

（张富强）

【评述】　交感神经型颈椎病是一种临床上较为少见的颈椎病，但随着人们生活节奏的加快及电脑、手机的兴起、长时间低头伏案的人员逐渐增多，使本病的发病率逐年上升。该研究通过对比揿针和常规针刺两种治疗方法，揿针疗法依从性更好，符合现下社会对生活、工作节奏的要求，是临床上针灸医师治疗此类疾病的一个上佳选择。揿针疗法又称皮内针疗法，古已有之，《素问·离合真邪论》有"静以久留"的刺法，是在经络腧穴理论、针刺理论的指导下，将揿针刺入穴位并留置 2～3 天，对腧穴产生持续有效的刺激，可提高腧穴的兴奋性和传导性，能激发经气，疏通经络，调节气血，从而达到治疗目的。希望有更客观的疗效评价指标，更高质量的临床疗效和机制探讨的研究，为揿针的推广应用提供科学依据。可以预见，随着揿针疗法临床研究的逐渐深入，其治疗机制和疗效必然会得到更加充分的揭示和验证，揿针疗法以其简便、价廉、安全、有效的特色，必将发挥它治疗疾病的独特优势。

（何　竟）

文选 10

【题目】　长针透刺治疗神经根型颈椎病临床分析

【来源】　辽宁中医药大学学报，2017，（6）：125-127

【文摘】　研究分析了长针透刺治疗神经根型颈椎病的疗效，共纳入符合国家中医药管理局制定的神经根型颈椎病中医病证诊断标准的 147 例患者，经患者本人及家属同意，按照患者就诊次序，采用随机分组的形式，根据观察需要分为 3 组：其中针灸长针透刺治疗组为 55 例，年龄范围为 22～63 岁；短针治疗组为 52 例，年龄范围为 24～66 岁；颈部手法配合牵引组为 40 例，年龄范围为 24～60 岁。长针透刺组取穴：双侧风池穴、颈夹肌穴，患侧天宗穴、肩髃穴及后溪穴；采用 0.35mm×75mm 环球牌针灸针无菌针灸操作，风池穴采用向同侧眼球方向直刺，将针刺入 50mm；患者微低头，将环球牌针灸针沿颈部棘突旁开 0.5 寸直刺 50mm；取天宗穴，从天宗穴向臑俞穴斜刺进针，刺入 60mm；取肩髃穴，针尖向下直刺 60mm；后溪穴采用向合谷穴方向刺入，针刺深度为 50mm；每天针刺 1 次，留针 30 分钟，10 天为 1 个疗程，期间周末休息。短针治疗组取穴：双侧风池穴、颈夹肌穴，患侧天宗穴、肩髃穴及后溪穴；采用 0.3mm×40mm 环球牌针灸针无菌针灸操作，取风池穴，向鼻尖方向刺入 25mm；取双侧颈部棘突旁开 0.5 寸，直刺 25mm；对患侧天宗穴直刺 20mm，遇阻力时即刻停止；向下直刺患侧肩髃穴 25mm；直刺患侧后溪穴，针刺深度位 20mm；每天针刺 1 次，留针 30 分钟，10 天为 1 个疗程，期间周末休息。颈部手法配合牵引（颈部康复）组操作：患者取坐位，医师在患者患病处施以推拿手法，每天 1 次，每次 30 分钟，并配合颈部牵引康复，10 天为 1 个疗程，期间周末休息。3 组连续进行 2 个疗程后依据国家中医药管理局制定的《中医病证诊断疗效标准》评定。短针治疗组与颈部康复组比较疗效更好；长针治疗组与短针治疗组、颈部康复组比较疗效更好；统计学差异有意义（$P<0.05$）。

（张富强）

【评述】　神经根型颈椎病是临床常见病和多发病，是颈椎病分型中较常见的一种类型，其发病率为颈椎病整体发病率的 50%～60%。近年来本病发病仍有逐年上升趋势，已经严重危害人类健康。该研究通过临床观察长针透刺、短针针刺及颈部手法配合牵引等方法治疗神经根型颈椎病的疗效，充分肯定了长针透刺法在治疗神经根型颈椎病时相比短针针刺、牵引配合手法治疗疗效更好。透刺法是将针灸针按照一定方向深透至某穴或身体某部，其针刺深度往往深于普通针刺方法，它是针灸刺法中的重要组成部分，也在祖国医学史上具有重要地位，但透刺法由于针刺深度和针刺方向的特殊性，对于针灸施术者的临床要求较高，且临床中施针者应谨记深刺的程度，切莫因过分追求疗效或针感而造成医疗事故。

（何　竟）

五、骨关节炎康复进展

文选 11

【题目】　运动方式对膝关节骨性关节炎患者运动功能及关节液中 NO、MMP-9 水平影响的研究

【来源】　中国康复医学杂志，2016，31（9）：960-963

【文摘】　探讨了不同运动方式对膝关节骨性关节炎（knee osteoarthritis，KOA）患者膝关节滑液中一氧化氮（NO）、基质金属蛋白酶（MMP）-9 水平的变化及膝关节运动功能的影响。采用单盲、随机方法将 96 例患者分为 3 组：A 组股四头肌等长抗阻训练组，33 例；B 组有氧踏车运动疗法组，28 例；对照组 C 组日常步行活动组，35 例。所有入组患者在治疗前及治疗后第 1 周、第 5 周，进行 VAS 评分、Lysholm 膝关节功能评分量表（LKSS）等评定及关节液 NO、MMP-9 测定。结果发现，A、B、C 3 组治疗前，VAS、LKSS 评分及 NO、MMP-9 含量无显著性变化（$P>0.05$）。治疗后第 1 周，与治疗前相比，3 组 VAS 评分明显降低、LKSS 评分明显增加、NO 含量明显下降，MMP 含量仅 B 组下降明显，且差异均具有统计学意义（$P<0.05$）；3 组间 VAS 评分、LKSS 评分及 NO、MMP-9 水平比较无差异（$P>0.05$）。治疗后第 5 周，3 组 VAS 评分明显降低、LKSS 评分明显增加，差异均具有统计学意义（$P<0.05$），A、B 组 LKSS 评分分别较治疗 1 周及对照组显著下降（$P<0.05$），VAS 评分仅 B 组下降明显（$P<0.05$），3 组间 VAS 评分、LKSS 评分差异有显著性意义（$P<0.05$）；3 组 MMP-9 含量分别较治疗前及第 1 周显著下降（$P<0.05$），A、B 组 MMP-9 含量较对照组显著下降（$P<0.05$），NO 含量仅 B 组下降明显（$P<0.05$），3 组间 NO、MMP-9 含量有明显差异，差异有统计学意义（$P<0.01$）。有氧踏车运动能够降低膝关节骨性关节炎患者关节液中 NO、MMP-9 含量，提高膝骨性关节炎患者的运动功能，减轻症状。单纯的股四头肌肌力训练可能在急性期有效。MMP-9、NO 能较好地反映膝关节软骨细胞的代谢水平，可作为评价膝骨性关节炎治疗效果的有效指标。

（蒋东生）

【评述】　该文选择 NO 和 MMP-9 作为评价膝骨性关节炎的疗效具有一定的先进性和实用性。在其临床资料中，入组患者膝骨关节炎严重程度跨度较大（1～3 级），可能对结果观察有一定的影响；文章中部分表格治疗前的数值不一致，部分表格中的数值与文字表述不一致。在讨论中忽略了膝关节功能指标的变化，就 NO 和 MMP-9 与膝关节功能指标的关系分析不够。建议在今后的研究中，进一步明确分组训练的强度及下肢负荷对膝关节的影响，适当延长临床观察时间，可以更好地反映某种运动训练对膝骨性关节炎的影响。

（倪朝民）

文选 12

【题目】　综合康复治疗膝骨关节炎软骨病变的磁共振成像研究

【来源】　中国康复医学杂志，2016，31（12）：1363-1366

【文摘】　研究不同康复方案治疗膝骨性关节炎，通过对比治疗前后磁共振成像软骨缺损的最大

直径和 T_2 值的变化，评价治疗效果，提出根据 MRI 成像软骨病变程度和 T_2 值，可以选择相应康复治疗方案以达到更好效果。将 60 例膝骨关节炎患者随机分为综合中西医康复治疗组、西医康复对照Ⅰ组和中医康复对照Ⅱ组。治疗组采用针刺、推拿、微波、康复运动疗法及药物综合疗法，对照Ⅰ组采用药物口服、微波配合运动疗法治疗，对照Ⅱ组采用针刺、推拿治疗。每天 1 次，每周 6 天，治疗 12 周。采用 Noyes 关节软骨评分标准分级评分比较其疗效，采用 GE signa3.0 磁共振成像进行治疗前后膝关节 MRI 检查，观察膝关节治疗前后软骨缺损的最大直径和 T_2 值的变化。结果发现 3 组患者膝关节 Noyes 评分均呈下降趋势，治疗组和对照Ⅰ组、对照Ⅱ组均有显著性差异（$P<0.05$），对照Ⅰ组和对照Ⅱ组临床疗效无显著性差异（$P>0.05$）。3 组患者软骨缺损最大直径前后比较均有显著性差异，治疗后治疗组和对照Ⅰ组、对照Ⅰ组和对照Ⅱ组比较有显著性差异（$P<0.05$），治疗组和对照Ⅱ组比较无显著性差异（$P>0.05$）。3 组各期治疗前后软骨缺损最大直径比较，治疗组在磁共振成像ⅡA、ⅡB、ⅢA 级别、对照Ⅰ组在ⅡA 级别、对照Ⅱ组在ⅡA、ⅡB 级别软骨缺损最大径与治疗前比较有显著性差异（$P<0.05$）。治疗前后 3 组软骨下平均 T_2 值前后比较均有显著性差异，治疗组和对照Ⅱ组、对照Ⅰ组和对照Ⅱ组比较有显著性差异（$P<0.05$），治疗组和对照Ⅰ组比较无显著性差异（$P>0.05$）。3 组各期治疗前后软骨下平均 T_2 值比较，治疗组在磁共振ⅡA、ⅡB、ⅢA 级别、对照Ⅰ组在ⅡA、ⅡB 级别、对照Ⅱ组在ⅡA 级别软骨下平均 T_2 值与治疗前比较有显著性差异（$P<0.05$）。3 组所用的干预方法对膝骨关节炎软骨缺损均有疗效，根据软骨缺损最大径诊治，病情较重者建议选择中医疗法、中西医综合康复进行治疗。根据磁共振成像软骨下平均 T_2 值诊治，早期建议选择西医治疗或中西医综合康复治疗。按照诊治标准不同，可选用不同治疗组合方案。

（蒋东生）

【评述】 该研究应用磁共振成像软骨缺损的最大直径和 T_2 值、Noyes 关节软骨评分标准分级等指标评价膝骨性关节炎不同康复治疗方案的疗效，具有较好的实用价值。但该临床研究的设计存在不足，如患者每次治疗结束可以做或不可以做哪些活动不明确（这对疗效有影响）；因样本量较小、观察的综合治疗方案中治疗技术较多、单一治疗技术在综合治疗方案中的作用比重无法明确等；文章的讨论中本文的方法和结果缺乏与相关研究进行比较；没有随访结果，建议今后相关研究可以进一步展开。

（倪朝民）

六、骨质疏松症康复进展

文选 13

【题目】 广场舞对绝经期后骨质疏松症患者的骨密度和骨转换指标影响的研究

【来源】 中国骨质疏松杂志，2017，23（1）：43-46

【文摘】 本研究观察了广场舞对绝经后骨质疏松症患者的骨密度、骨转换指标的影响。研究方法如下。研究组：口服钙尔奇 D 600mg 每天 1 次的同时，联合广场舞运动方法干预，每周 5 次，每次平均 0.5～1.0 小时。对照组：单纯采用口服钙尔奇 D 600mg 每天 1 次，观察 2 组试验前及试验干预 6 个月后受试者骨密度、骨转换指标变化、骨痛。研究组治疗 6 个月后，腰 2 至腰 4 椎体、股骨颈部的骨密度较治疗前明显升高（$P<0.05$），Ward's 区骨密度无显著性改变。对照组各部位骨密度较前无明显改变（$P>0.05$）。两组血钙、血磷及碱性磷酸酶指标值在治疗前后无统计学差异（$P>0.05$）；治疗 6 个月后 PINP 的水平明显升高（$P<0.05$），β-CTX 水平未有明显改变（$P>0.05$）。2 组治疗前后疼痛分级比较，研究组疼痛明显改善。广场舞运动能部分改善绝经后妇女骨密度，并且可以缓解骨质疏松症引起的疼痛，是一种切实可行的预防和治疗骨质疏松症的临床方案。

（江　山）

【评述】　广场舞是目前国内人民群众自觉广泛开展的群众体育活动。该研究观察了广场舞对绝经后骨质疏松症患者骨密度、骨代谢情况及疼痛程度的影响，揭示了广场舞作为一种负重运动，对绝经后骨质疏松症患者骨密度的正性作用，同时能够增加骨形成，缓解疼痛。由于广场舞具有普及范围广，开展方便的特点，并且能充分接触日照，因此可以利用这一优势，在国内人口日益老龄化的今天，采用广场舞积极展开骨质疏松症的防治工作。因为绝经后骨质疏松症患者很多存在有心肺疾病，对运动强度有一定的要求，但该研究对于广场舞的类型和强度并未做进一步的细化。因此，在未来需要对这一点进行展开研究。

（李　玲）

文选 14

【题目】　快速康复理念对老年骨质疏松性压缩骨折的影响

【来源】　创伤外科杂志，2018，（2）：135-137

【文摘】　探讨快速康复理念（fast-track surgery，FTS）在老年骨质疏松性压缩骨折中的应用效果。该研究将 2015 年 2 月至 2017 年 2 月的 68 例平均年龄 71.4 岁老年骨质疏松性压缩骨折行 PKP 球囊扩张椎体成形术，根据治疗过程中是否应用 FTS 理念指导行围术期临床处理，随机分为试验组和对照组，每组 34 例。试验组在 FTS 指导下行围术期临床处理（术前禁食时间、麻醉方式选择、围术期内环境稳态平衡等），对照组在传统理念下行围术期处理，观察 2 组术后住院天数、并发症发生情况、临床疗效。结果表明，试验组术后住院时间（8±3）天明显少于对照组（11±3）天。试验组满意 31 例，较满意 3 例；对照组满意 25 例，较满意 9 例；试验组治疗优良率（93.1%），治疗优良率明显高于对照组（75.2%，$P<0.05$），术后 NRS 评分降低，差异有统计学意义（$P<0.05$）。研究结果表明将 FTS 应用于老年骨质疏松性压缩骨折的治疗，安全、可行，与传统理念围术期处理相比，可有效缩短住院时间，减轻患者痛苦，缩短康复周期，节约治疗费用（与传统治疗费用相比节约 30%）等优点。

（江　山）

【评述】　老年骨质疏松性压缩骨折是老年骨质疏松症最为常见的并发症，该并发症可使患者疼痛、身高变矮，严重影响患者的日常生活能力。该研究观察了 FTS 对老年骨质疏松性压缩骨折患者术后康复的影响，发现了 FTS 能减轻患者住院时间和经济负担，并能缓解疼痛，缩短康复周期。FTS 的核心理念是通过优化围术期处理，减少患者的生理和心理应激，术后尽早介入康复。对于老年骨质疏松性压缩骨折术后的患者来说，卧床时间越长，患者钙流失越多，肺部感染、泌尿系感染、深静脉血栓、褥疮的风险也就越大，而FTS能够有效增加负重，减轻钙流失，预防并发症的发生，降低住院日和住院费用，有一定的临床指导意义，这也就需要手术科室和康复医学科有着更为深入的协作。

（李　玲）

文选 15

【题目】　不同锻炼水平对大学生骨密度和体成分的影响及其相关性分析

【来源】　中国骨质疏松杂志，2017，23（5）：594-598

【文摘】　探讨不同锻炼水平对大学生骨密度和体成分的影响，同时分析骨密度和体成分之间的相关性。该研究纳入了在校大学生120名，根据参与运动情况分为缺乏运动组、普通运动组和大运动量组，每组40名，男女各20名，采用超声法和生物电阻法分别检测其跟骨密度和体成分各项指标。结果表明，普通运动组大学生的骨密度明显高于缺乏运动组和大运动量组大学生的骨密度（$P<0.05$），与缺乏运动组相比，普通运动组和大运动量组的体脂百分比均显著降低（$P<0.05$），而去脂体重和肌肉量却明显升高（$P<0.05$），与缺乏运动组和大运动量组相比，普通运动组矿物质含量明显升高（$P<0.05$），各组去脂体重/体重、肌肉量/体重、矿物质含量与骨密度呈高度正相关（$P<0.01$）。适量运动使大学生骨密度增加，大强度长时间的大量运动使骨密度下降，不利于骨骼的生长，运动锻炼可以有效改善大学生身体成分，降低脂肪含量，增加去脂体重，预防肥胖。

（江　山）

【评述】　运动是骨质疏松症防治的重要方法之一，但什么样的运动方式更有利于骨密度增长？该研究就探讨了不同的运动方式对于大学生骨密度和体成分的影响及相关性分析。结果说明，适量运动使大学生骨密度增加，大强度长时间的运动反而使骨密度下降。因为大学生所处的年龄正处于骨密度增长期，因此，增强该年龄段的骨密度对于预防老年骨质疏松症有着积极的意义。此外，该研究还发现去脂体重/体重、肌肉量/体重、矿物质含量与骨密度呈高度正相关，这更加说明，适量有氧运动对于骨密度增加的正性作用。

（李　玲）

第六节　重症康复研究进展

文选 1

【题目】　跨学科多量表评定神经重症患者意识的信度研究

【来源】　中国康复医学杂志，2018，33（2）：137-140

【文摘】　评价跨学科采用3种量表对重症患者意识评估的一致性。研究选取2017年9—12月神经内科重症监护室（intensive care unit，ICU）30例患者，入住ICU后72小时内分别用，格拉斯哥昏迷量表（Glasgow coma scale，GCS）、全面无反应性量表（full outline of unresponsiveness，FOUR）、昏迷恢复量表（coma recovery scale-revised，CRS-R）各评定 1 次。GCS 是最早用于评估颅脑创伤意识障碍患者的昏迷量表，其分量表包括睁眼功能、运动功能、语言功能，分量表得分范围 3～15 分，得分值越高，提示意识状态越好。FOUR 是一个新的用于评价意识障碍程度的量表，包括眼睛、运动、脑干反射、呼吸 4 个分量表，分量表得分范围 3～15 分，分数越低，表明死亡和残疾的可能性大。CRS-R 用于昏迷后意识障碍程度的评估，是目前国际公认鉴别植物状态和最小意识状态的测量工具，主要用于意识状态的诊断及鉴别诊断，包括听觉、视觉、运动、语言、交流和觉醒水平 6 个分量表，得分范围 0～23。每个分量表的最低项目代表反射功能，最高项目代表认知功能。每次评定由 ICU 医师、康复科医师、康复治疗师分别单独进行评定，3 人的评定均在 1 天内完成。3 位评定者应用 3 种量表，评定患者的得分及所用时间无统计学差异（$P>0.05$）。GCS、FOUR、CRS-R 量表的相关分析提示，ICU 医师、康复科医师、康复科治疗师在每个量表的内部评分显著相关（$r>0.9$，$P<0.0001$）。在 ICU 医师、康复科医师、康复科治疗师评估中，GCS、FOUR、CRS-R 量表间显著相关（$r>0.85$，$P<0.0001$）。3 种量表评测意识的一致性较好，可作为重症脑血管病意识评估的工具，ICU 医师、康复科医师、康复科治疗师在经过正规培训后，用 GCS、FOUR、CRS-R 3 个量表对患者进行评估的一致性同样较好，可用于跨学科的重症患者意识评估。

（殷　樱）

【评述】 跨学科协作以及规范化的评估与治疗对推动重症康复的发展非常重要。本研究积极探讨了在 ICU 病房进行跨学科意识评估的一致性，研究结果显示国际上最常用的 3 种评估量表在 ICU 医师、康复科医师及治疗师经过正规培训后对患者进行评估的一致性较好。GCS 评估较简单；FOUR 量表增加了脑干功能和呼吸的评估，弥补了 GCS 对机械通气患者言语功能测评不足；CRS-R 评估时间相对较长，适用范围更广，适合鉴别植物状态与最小意识状态。需注意跨学科对重症患者意识障碍评估的准确率还依赖于选择合适的评估量表并正确使用，使用者的规范化操作流程，观察患者行为反应时间足够长等。

（虞乐华）

文选 2

【题名】 徒手膨肺联合胸廓震动挤压在重症康复病房气管切开患者中的应用

【来源】 中国康复医学杂志，2018，33（2）：141-145

【文摘】 探讨徒手膨肺联合胸廓震动挤压在重症康复病房气管切开患者中的应用效果。纳入了 76 例重症康复病房收治的气管切开患者，然后随机分为对照组及干预组，对照组采用常规排痰技术，干预组采用徒手膨肺联合胸廓震动挤压排痰技术。观察时间为 28 天，对比 2 组患者单次排痰量及每周日均排痰总量和临床肺部感染评分（clinical pulmonary infection score，CPIS）。2 组患者均留置带有声门下吸痰及气囊的塑料气管套管，将气囊注气，监测压力在 25～30cm 水柱，避免口腔分泌物及胃内容物反流造成误吸，2 组患者均进行床旁心电监护。每天上午对照组在使用震动排痰仪后进行吸痰，干预组在 MH 呼气相联合胸廓震动挤压后进行吸痰，使用一次性痰液收集器收集痰液，对比 2 组患者不同排痰方法的当次排痰量。对照组及干预组每天使用痰液收集器收集痰液，统计每天痰液总量，分别对比第 1 周、第 2 周、第 3 周、第 4 周 2 组日均痰液总量的差异。2 组患者使用不同的排痰方式后立即吸痰，MH 呼气相联合胸廓震动挤压排痰量较震动排痰仪单次排痰量多，差异有显著性意义（$P<0.05$）；第 1 周统计的 2 组患者日均痰量差异无显著性意义，但第 2 周、第 3 周、第 4 周，干预组日均排痰总量均较对照组少，差异有显著性意义（$P<0.05$）。CPIS 是由 Pugin 等制定的国际通用的临床肺部感染评分，评分分 6 个部分，包括体温、白细胞计数、气道分泌物、气体交换指数、胸部 X 线片浸润程度和气道吸出物细菌培养，总分 12 分，每项最高 2 分，最少 0 分。入科时及每 2 周取最低的一次评分进行 2 组 CPIS 评分比较，可看到 2 组患者入科时 CPIS 评分差异无显著性意义，但在第 1、2 周及第 3、4 周最低 CPIS 评分干预组均较对照组低，差异具有显著性意义。说明 MH 呼气相联合胸廓震动挤压排痰的方法每次辅助患者排痰更彻底，使肺内聚积的痰液能及时廓清，肺通气量增加，改善氧合效果，降低肺部感染的概率，减少痰液的产生。

（李燕云）

【评述】 重症监护病房气管切开患者长期卧床等原因更容易出现排痰困难，气道阻塞、导致肺炎肺不张，严重者呼吸衰竭、随时有生命危险。因此，重症康复病房的气管切开患者的痰液清除及气道管理十分重要。MH 呼气相联合胸廓震动挤压排痰的方法每次辅助患者排痰更彻底，使肺内聚积的痰液能及时廓清，肺通气量增加，改善氧合效果，降低肺部感染的机会，减少痰液的产生。MH 呼气相联合胸廓震动挤压能提高痰液清除效果及降低肺部并发症。此研究将 MH 呼气相联合胸廓震动挤压应用于重症康复病房的气管切开患者，发现能提高痰液清除效果及降低肺部感染的发生。该技术对气管套管拔管时间的影响有待进一步研究。

（虞乐华）

文选 3

【题目】 右侧正中神经电刺激治疗急性创伤性昏迷中（亚洲昏迷电刺激试验）：一项随机对照试验的方案［Right median nerve electrical stimulation for acute traumatic coma（the Asia Coma Electrical Stimulation trial）：study protocol for a randomised controlled trial］

【来源】 Trials，2017，18（1）：311

【文摘】 针对右侧正中神经刺激（right median nerve electrical stimulation，RMNS）在昏迷促醒和长期效果的有效性和安全性设计了多中心、前瞻性、随机对照试验（亚洲昏迷电刺激试验，ACES），该试验正在进行中。计划纳入亚洲 16 个神经外科中心的 380 例脑外伤昏迷的患者随机分成电刺激组或非刺激组。纳入标准为脑外伤后 7～14 天的患者，GCS 评分 4～8 分或 GMS 低于 5 分，年龄在 18～65 岁。电刺激组患者在非刺激组标准治疗的基础上给予振幅 15～20mA，脉冲宽度 300μs，20 秒 40Hz（通）和 40 秒断，每天 8 小时，持续 2 周。主要结局指标为受伤后 6 个月恢复知觉的患者比例，次要结局指标为格拉斯哥结局量表、修正版昏迷恢复量表和伤残评定量表评分，分别以 28 天、3 个月和 6 个月为结点；GCS、格拉斯哥昏迷量表运动部分、全面无反应性量表在第 1 天、第 7 天、第 28 天、3 个月、6 个月进行评估，并记录无意识和机械通气持续时间和重症监护病房和住院时间及不良事件的发生率。

（殷　樱）

【评述】　右正中神经电刺激作为一种安全、廉价、非侵入性的治疗方法已被应用于昏迷患者 20 多年，在神经重症病房的早期促醒康复干预中应用较多，但目前尚无临床试验证实这种治疗方法的有效性和安全性。本研究与其他 RMNS 相比是一项亚洲多中心、随机对照试验，在脑外伤后 7～14 天开始，采用各种评价量表对患者病情进行持续评价。希望试验结果能使 RMNS 获得最佳的临床应用。

（虞乐华）

第七节　心肺康复研究进展

一、心脏康复

文选 1

【题目】　森林浴对老年慢性心力衰竭患者的有益影响（The salutary influence of forest bathing on elderly patients with chronic heart failure）

【来源】　International Journal of Environmental Research and Public Health，2017，14（4）：368

【文摘】　研究了森林浴作为一种辅助疗法，是否对老年慢性心力衰竭（chronic heat failure，CHF）患者有益。研究者随机将 33 例 65～80 岁的 CHF 的患者分为 2 组（森林组 $n=23$，城市组 $n=10$），分别送到森林和城市的一处试验区域，进行为期 4 天的试验。在试验期间，2 组均进行每天 2 次、每次 1.5 小时的外出步行，其余时间留在酒店，活动由受试者自由安排。出发前 1 天和试验最后 1 天，给受试者进行常规体格检查、采血，填写心境状态问卷（POMS）。检测试验前后受试者血样中的 B 型尿钠肽（BNP）和 N 端 B 型尿钠肽原（NT-proBNP）。结果显示，与城市组或基线水平相比，森林组的 BNP 水平显著下降（$P<0.01$），而城市组的 BNP 水平无明显变化。而试验前后 2 组的 NT-ProBNP 水平都无显著差异。检测试验前后血样中的心血管疾病相关因子，包括内皮素 1（ET-1）、肾素-血管紧张素系统（RAS）成员，如肾素、血管紧张肽原（AGT）、血管紧张素 Ⅱ（Ang Ⅱ）、血管紧张素受体 1（AT1）、血管紧张素受体 2（AT2）。在试验结束后，与城市组相比，森林组的 ET-1 水平显著降低（$P<0.01$）。在城市组中，ET-1 水平上升（$P<0.05$），且 5 个 RAS 成员水平没有显著改变。值得注意的是，对 CHF 有保护作用的 AT2，在森林组中有所上升（$P<0.05$），而在城市组中则无明显变化。检测血清中的炎性细胞因子，包括 IL-6、TNF-α 和 hs-CRP。在试验后，与城市组相比，森林组血清中的 IL-6 显著降低（$P<0.05$）；森林组与本组基线相比，TNF-α 和 hs-CRP 水平有所改善，但变化不显著。然而在城市组中，这些细胞因子水平没有显著改变。检测受试者氧化应激，发现与城市组相比，森林组血清丙二醛（MDA）水平较低（$P<0.05$），同时总超氧化物歧化酶（T-SOD）活性轻微增高（$P<0.05$）。值得注意的是，城市组的 MDA 水平显著增高（$P<0.05$），而 T-SOD 活性无明显变化。使用 POMS 评估受试者的心境状态发现，与基线值或对照组相比，森林组在 4 个负性分量表（焦虑、抑郁、愤怒、疑惑）的得分都显著降低（$P<0.05$）。而城市组在每个分量表的得分都无明显改变。分别检测森林组和城市组试验地点的空气质量，发现前者的 PM2.5 浓度远低于后者

（P<0.001）。此次试验结果直接证明了森林浴对 CHF 患者有益，此研究可能会促进森林浴作为心血管疾病辅助疗法的发展。同时，本研究倡导人们走出城市的拥堵地区，到自然森林环境中去。

（魏　全）

【评述】　近年来，研究发现"森林浴"在人类健康方面有某些疗效，如增强免疫功能、降低高血压患者血压，以及缓解压力，所以在一些亚洲国家，对森林浴疗法的关注日益增加。此前已有研究关注森林浴在心肺系统疾病的疗效，如老年高血压、慢性阻塞性肺病，结果取得了某些疗效。此研究发现老年 CHF 患者接受森林浴后，BNP、心血管疾病相关因子、炎性细胞因子、抗氧化功能、心境状态等方面均有改善，证明了森林浴对老年 CHF 患者的疗效。然而，此研究受限于样本量较小；无法对受试者的指标进行连续监测，因此使用可穿戴设备对受试者生理变化进行连续性监测，可能是以后研究的方向。此外，此研究时间为炎热的夏季，森林里较舒适，因此气候因素对试验结果的影响是不明确的。最后，森林浴对 CHF 患者的长期效果如何，还需进一步研究。

（陆　晓）

文选 2

【题目】　协同康复护理模式可提高 CHF 患者的自理能力、生活质量和心脏功能（Collaborative care model improves self-care ability, quality of life and cardiac function of patients with chronic heart failure）

【来源】　Braz J Med Biol Res，2017，50（11）：e6355

【文摘】　探索协同康复护理模式（collaborative care model，CCM）对于 CHF 患者的干预效果。这一前瞻性研究开展于 2013 年 11 月至 2016 年 1 月。本研究共纳入 114 例 CHF 患者且被随机均分为试验组和对照组（每组患者均为 57 人）。对照组患者接受常规护理，包括对于疾病症状的控制管理、饮食、运动、药物使用和心理干预。而试验组患者额外增加 CCM，由康复师和护理人员共同监督完成：①评估患者的自我管理能力和心理状态，然后与康复师协同商议，为患者建立个性化的临床和自我护理目标。②康复师协同护理人员发放健康教育小册子和录像带并向患者介绍普通药物类型、剂量、疗效和不良反应，同时，还要负责指导患者有关 CHF 的管理和生活方式，包括体重、血压和心率测量、水和盐的摄入量、合理的运动和充足的睡眠。最后，康复师要在患者出院后每周进行随访电话，以提供患者对整体 CCM 的依从性反馈。2 组患者持续进行为期 3 个月的康复护理干预。这一研究分别使用心力竭衰自理指数（self-care of heart failure index，SCHFI）和 SF-12 评估 CCM 对于 CHF 患者自我管理能力和生活质量的影响。心脏功能主要通过测定左心室摄血分数（LVEF）、NT-proBNP 水平和 6 分钟步行测试来评估。CCM 组患者与对照组患者的临床及人口变量学特征相近。相较于常规模式，CCM 显著提高了 CHF 患者的自我管理能力，包括自我管理维持、自我护理管理和自我管理自信心，也显著提高了患者身体和心理生活质量。此外，CCM 相比常规模式，能够显著增加 LVEF、降低 NT-proBNP 水平和增强运动能力。

（郭　琪）

【评述】　CHF 通常发生在心肌无法泵出足够的血液和氧气以满足机体需要的时候，是一项需要长期康复护理的公共健康问题。目前，这种长期状态对全球范围内超过 2300 万人造成了影响，大大降低了他们的生活质量、身体活动水平、注意力、执行能力和记忆力。因此，对于 CHF 疾病的管理需要更多样化的内容，而目前针对 CCM 对 CHF 患者的影响方面的文献较局限。这项研究的开展有效地填补了这一空缺，对于今后进一步开展 CCM 与 CHF 患者之间的研究提供了指向性和参考依据。本研究的方向着眼于自我护理、生活质量和心脏功能，均是与 CHF 密切相关的重要主题，CCM 相较于常规护理在改善患者的自我护理能力、心脏功能及生活质量方面均有更好的作用，对于临床应用 CCM 于 CHF 患者的护理内容中具有良好的指导意义。此外，在本研究中创造性地探究了康复师与护理人员协同工作模式对于 CHF 患者主要功能改善方面的作用，提示了 CCM 及相关内容在 CHF 功能改善与恢复方面的积极潜在效用，尤其是在帮助患者提高生活自理能力、改善预后和维持疾病状态稳定等方面都具有良好作用，因而应该被临床医师及护理人员广泛考虑实际应用于 CHF 患者的护理过程中。

（谢欲晓）

文选 3

【题目】　一项多学科支持计划对心力衰竭患者家属照顾者的负担，生活质量和抑郁症的影响：一项随机对照研究（Effect of a multidisciplinary supportive program for family caregivers of patients with heart failure on caregiver burden, quality of life, and depression: A randomized controlled study）

【来源】　International Journal of Nursing Studies，2016，62：11-21

【文摘】　研究分析了一项多学科支持计划对心力衰竭患者家属照顾者的负担、生活质量和抑郁症的影响。选取了 118 例成都某医院心脏病房住院患者的家属照顾者（1 位患者对应其 1 位家属照顾者）。家属照顾者 58.5% 在 40 岁以上，且以已婚（83.1%）女性（57.6%）居多，95.8% 为患者的成年子女或配偶，72.9% 的家属照顾者为高中以上学历。随机分为试验组与对照组，对照组对家属照顾者进行常规关心，试验组除常规关心外，对家属照顾者进行为期 3 个月的多学科支持计划干预。该多学科支持计划的内容包括：家属照顾者宣传手册，3 次每次 60 分钟的宣教，3 次每次 30 分钟的支持性小组活动，规律的电话咨询及随访。分别于干预前、干预后（出院后 3 个月）、干预结束 3 个月后（出院后 6 个月）测评试验组与对照组家属照顾者的负担状况，生活质量及抑郁症状。使用的评估工具分别是 ZBI 负担问卷（Zarit Burden Interview，ZBI）、健康调查简表（Short Form-36，SF-36）、流行病学研究中心抑郁量表（Center for Epidemiologic Studies Depression Scale，CES-D），其中 SF-36 分为生理健康部分（Physical Component Summary，PCS）和心理健康部分（Mental Component Summary，MCS）。试验组与对照组在家属照顾者负担状况（ZBI）（$P=0.043$）、心理健康生活质量（MCS）（$P=0.043$）、抑郁症状（CES-D）（$P=0.009$）等方面的差异具有统计学意义；与对照组相比，试验组在干预后及干预结束 3 个月后 ZBI（$P=0.001$、$P=0.010$）、MCS（$P=0.008$、$P=0.001$）、CES-D（$P=0.000$、$P=0.000$）都有显著的改善。与对照组相比，试验组家属照顾者在干预后及干预结束 3 个月后 PCS（$P=0.947$、$P=0.413$）均无显著的改善。多学科支持计划能够有效改善心力衰竭患者家属照顾者负担状态、生活质量及抑郁症状。

（魏　全）

【评述】　心力衰竭患者家属照顾者往往承受着严重的压力，但在临床工作中，医务工作的重心较多的关注在患者身上，忽略了患者家属照顾者。心力衰竭患者家属照顾者的负担状态、生活质量及心理状态直接影响到心力衰竭患者的健康和幸福。如何更好地缓解心力衰竭患者家属照顾者压力、改善其生活质量，从而帮助患者更好地回归应该受到得到重视。目前国内对于这方面的研究相对较少。一项基于中国传统文化设定的多学科支持的计划对心力衰竭患者家属照顾者负担、生活质量和抑郁症等方面进行了干预，结合已有相关循证证据和临床试验，得出认为多学科支持计划能够有效改善心力衰竭患者家属照顾者负担状态、心理健康生活质量及抑郁症状的结论。该研究在中国传统文化的大背景下设计、实施，符合中国目前的国情，且运用多学科的发展理念。研究仍有值得改进之处，宣传手册的制定可由医务工作者与心力衰竭患者家属照顾者共同参与，延长随访时间以更好地观察多学科支持的计划对心力衰竭患者家属照顾者负担、生活质量和抑郁症等方面的长期效果。

（陆　晓）

二、肺康复

文选 4

【题目】　在农村社区以预防与管理为主的综合干预对慢性阻塞性肺疾病的长期效果（Long-term efficacy of a rural community-based integrated intervention for prevention and management of chronic obstructive pulmonary disease: a cluster randomized controlled trial in China′s rural areas）

【来源】　Braz J Med Biol Res, 2015, 48（11）: 1023-1031

【文摘】　研究探讨了在农村社区以预防与管理为主的综合干预对慢性阻塞性肺疾病（chronic obstructive pulmonary disease, COPD）的长期效果，该研究共历时 18 年（1992 年 5 月至 2010 年 9 月），囊括了 15 个村庄在内年龄为 40 岁以上的 1008 例确诊为 COPD 或有 COPD 高危因素的受试者。其中，干预组包含 454 名男性和 40 名女性（平均年龄 54±10 岁）而对照组包含 482 名男性和 32 名女性（53±10 岁）。参与居民被随机分配至干预组或对照组，在农村环境内接受相应的治疗。其中，干预组项目包括系统的健康教育、戒烟咨询及有关 COPD 疾病管理的教育，分为强化干预阶段和积极维持阶段。在强化干预阶段，同济医院的呼吸科专家每 6 个月进行至少一次的特定干预。在维持阶段，当地卫生人员在接受院内呼吸科专家的指导监督下进行干预措施。与此同时，对照组仅接受常规护理。在 18 年后比较 2 组的 COPD 发病率、肺功能下降程度及 COPD 死亡率。相较于对照组，干预组的 COPD 发病率显著降低（10% vs. 16%，P<0.05）。干预组的 COPD 或者高风险患者比起对照组患者会延迟出现肺功能的下降。干预组在戒烟方面有显著改善，其吸烟指数远低于对照组（350 vs. 450，P<0.04），其累计 COPD 死亡率也显著低于对照组（37% vs. 47%，P<0.05）。因此以农村社区为基础的综合干预能够有效地降低高风险 COPD 人群的发病率，同时延缓 COPD 患者和高风险人群的肺功能下降，进而降低 COPD 的死亡率。

（郭　琪）

【评述】　COPD 因其较高且稳定上升的发病率逐渐成为一项主要的公共卫生问题。2018 年 4 月 9 日王辰院士团队在《柳叶刀》杂志上发文指出，COPD 是中国成年人口中的流行病，患病率 8.6%，患病人数接近 1 亿人口，其中 60% 患病人口在农村，但针对农村地区进行的 COPD 干预治疗研究较少。这项研究的开展有效地弥补了这一缺失，具有先进性和指导性意义。本研究独特的研究人群为中国农村地区的居住者。由于中国农村的社会环境和较偏远且不发达的地理位置，该地区的人们因缺少必要的娱乐设备和运动设施，身体活动水平相对较低，且常常把吸烟作为主要的休闲活动之一，因而这类人群往往会有较高的 COPD 患病率和风险，需要更多的关注和研究。改善中国整体 COPD 患病现状、降低其发病率提供了重要建议。中国当前针对 COPD 患者的综合康复管理措施的缺失问题应该受到关注，尤其是多数 COPD 患者缺乏对于疾病的早期认识和康复干预及戒烟干预。在这项研究中，戒烟咨询和康复健康教育被纳入综合干预项目中，不仅是贴合了农民群体的特性，也是涵盖了有关改善患者疾病认识水平、心理支持和运动训练的全面内容，为临床建立全面 COPD 干预措施提供了指向和建议方案，同时也强调了戒烟和健康教育内容在 COPD 治疗中的作用，为临床医师和护理人员提供了新的干预治疗方案。

（谢欲晓）

文选 5

【题目】　门诊 COPD 患者长期呼吸训练的疗效研究：一项随机对照试验（Long-term effect of respiratory training for chronic obstructive pulmonary disease patients at an outpatient clinic：a randomised controlled trial）

【来源】　Clinical and Translational Medicine，2015，4（1）：1-7

【文摘】　研究观察了 12 个月的呼吸训练对门诊 COPD 患者的肺功能、活动耐力和急性加重频率的长期影响。入选病例来自 2010 年 2 月至 2012 年 4 月就诊于河南省人民医院呼吸科门诊的 60 例患者，随机分为干预组和对照组，每组各 30 例。2 组患者均接受吸入支气管舒张药和类固醇激素的使用和营养支持。干预组在每月门诊复诊时接受 1 次 1 小时的由物理治疗师进行的一对一肺康复训练，训练内容包括缩唇呼吸、腹式呼吸和上下肢训练，并告知患者在家中坚持每周 5 次的肺康复训练。对照组患者在每月回门诊复诊时，由物理治疗师给予关于 COPD 方面知识的健康教育，发放健康教育手册和光盘，希望他们可以学习和坚持肺康复训练。2 组均在研究前后评估肺功能（FVC、FEV1、FEV1/FVC）、BODE 指数（BMI、气流受限程度、呼吸困难和运动能力）、改良英国医学研究委员会呼吸困难量表（MMRC）、慢性阻塞性肺病评估测试（CAT）、Saint George's 呼吸疾病问卷（SGRQ）和 6MWT，并记录 1 年中的急性加重频率。干预组的 FVC、FEV1 和 FEV1/FVC 指标在治疗后明显优于对照组（$P<0.05$），对照组在研究前后无明显改变。干预组在治疗后 BODE 指数下降，6MWT 增加，对照组则没有变化（$P<0.05$）。2 组 MMRC、CAT 和 SGRQ 在研究前后均有改善，但 2 组间差异无统计学意义。此外，在 1 年的研究期间，干预组的急性加重频率低于对照组（$P<0.05$）。结论认为，肺康复训练通过缩唇训练可以缓解呼吸困难症状，改善膈肌功能，从而改善 COPD 患者的肺功能和活动耐力，推迟肺功能的下降，提高呼吸效率，减少急性加重频率。

（陈　彦）

【评述】　肺康复可以改善 COPD 患者的症状、生活质量、身体状况和情绪。稳定期的 COPD 患者坚持长期肺康复训练的依从性常常难以保证，影响肺康复的疗效判断。此外，COPD 急性加重可能会给患者带来短期和长期的临床影响，是患者反复入院的常见原因，反复发作的急性加重与肺功能的加速下降有关，也和患者活动能力的下降、较差的生活质量，甚至死亡风险的增加有关。目前较少有观察长达 1 年的肺康复训练对稳定期 COPD 患者急性加重频率的研究。该研究采取每月定期门诊复诊进行肺康复训练，结合家中每周 5 次的肺康复训练，进行了为期 1 年的疗效观察，对研究期间急性加重频率进行了记录。肺康复训练可以改善稳定期 COPD 患者的肺功能指标、症状、活动耐力，减少急性加重发作的频率。该研究认为 BODE 指数在干预组的改善是源于干预组经肺康复治疗后呼吸困难的下降导致。MMRC、CAT、SGRQ 在 2 组治疗后均较治疗前有改善，但 2 组间差异无统计学意义，原因未在文中讨论。该结果还需进一步研究证实。

（张继荣）

文选 6

【题目】　两种相等强度的吸气肌训练对稳定型慢性阻塞性肺疾病患者的影响：一项随机对照试验（Effect of two types of equal-intensity inspiratory muscle training in stable patients with chronic obstructive pulmonary disease：a randomised controlled trail）

【来源】　Respiratory Medicine，2017，132：84-91

【文摘】　研究观察了两种吸气肌训练设备以相同的训练负荷治疗吸气肌乏力的 COPD 患者的临床疗效。将符合入选标准的 60 例患者，随机分为 3 组，R-IMT 组（运用抗阻负荷吸气肌训练设备组）21 例，T-IMT 组（运用阈值负荷吸气肌训练设备组）19 例，对照组 20 例。R-IMT 组和 T-IMT 组的吸气肌训练负荷均调整为 60% 的最大吸气压（MIP），每天训练 2 次，每次 15 分钟，共训练 8 周。对照组仅给予药物治疗，不干预其日常活动。主要观察指标是 MIP，代表吸气肌肌力；次要观察指标包括健康相关的生活质量（HRQoL），用 CRQ 代表；呼吸困难程度，用基线呼吸困难指数（BDI）和过渡性呼吸困难指数（TDI）表示；肺功能和最大活动能力，包括运动时间、最大做功、最大摄氧量和二氧化碳当量。R-IMT 组和 T-IMT 组的吸气肌肌力均在治疗后改善（$P<0.01$），2 组间无明显差异，对照组则无变化。2 个训练组的 CRQ 均在治疗后明显改善（$P<0.01$），R-IMT 组优于 T-IMT 组（$P<0.01$），对照组无变化。呼吸困难程度方面：BDI 值治疗前后在 3 组中都没有改变。2 个训练组的 TDI 值都有提高，对照组没有提高，但是 2 组间的差异没有统计学意义。最大活动能力方面，R-IMT 组的运动时间、最大做工和二氧化碳当量均优于 T-IMT 组（$P<0.01$），最大摄氧量在 2 个训练组均改善，但组间比较无明显差异；对照组则在治疗前后无明显改变。3 组患者在治疗前后的肺功能指标均无明显改变，包括 FEV1、FVC、FEV1/FVC、TLC 和 IC。以 60% 的最大吸气压为阻力负荷进行持续 8 周的 2 种吸气肌训练方案对中度到极重度的存在吸气肌乏力的 COPD 患者是有效的，且 R-IMT 训练效果在提高健康相关的生活质量、呼吸困难程度和最大活动能力方面优于同等强度的 T-IMT 训练。

（陈　彦）

【评述】　阻力负荷训练是提升吸气肌力量的主要手段，常用的训练方式有吸气气流阻力负荷（inspiratory flow resistence load，IFRL）和吸气压力阈值负荷（inspiratory pressure threshold load，IPTL）。

但在临床研究中，由于吸气阻流设备易受使用者吸气流速的影响，使得吸气阻力负荷难以固定，从而影响研究结果。该研究通过 MIP 来调节两种训练设备的吸气负荷达到一致，对 2 组受试者训练前后的 MIP、HRQoL、BDI/TDI 和 CPET 进行对比，认为两种方法对中到极重度吸气肌乏力 COPD 患者均有效，由于抗阻吸气肌训练可以诱发膈肌的动员和呼吸模式改变，CR-IMT 组效果优于 T-IMT 组。在该文提供的数据中，R-IMT 组对 HRQoL、CPET 的效果明显优于 T-IMT 组。但两种训练方法对 MIP 和 TDI 的影响差异没有统计学意义，该结论还需进一步研究证实。

（吴　霜）

第八节　儿童脑瘫康复研究进展

文选 1

【**题目**】　限制－诱导运动疗法结合电刺激对偏瘫型脑瘫患儿肌肉募集与协调功能影响的随机对照研究（Muscle recruitment and coordination following constraint-induced movement therapy with electrical stimulation on children with hemiplegic cerebral palsy：A randomized controlled trial）

【**来源**】　Plos One，2015，10（10）：e0138608

【**文摘**】　研究分析了限制－诱导运动疗法（constraint-induced movement therapy，CIMT），CIMT 结合电刺激和传统作业治疗对偏瘫型脑瘫手功能障碍进行干预后肌肉募集和协调功能的变化。该研究为单盲随机对照试验。共纳入偏瘫型脑瘫患儿 68 名，随机分配患儿接受 CIMT（$n=22$），CIMT 结合电刺激（$n=23$）或传统作业治疗（$n=23$）。3 组患儿接受了为期 2 周的医院干预和 6 个月的家庭锻炼计划。CIMT 采用限制性手托限制患儿健侧手使用，诱导患儿使用患侧手，同时根据患儿的功能状况，针对性调整任务难度。电刺激应用于患手的腕伸肌群。传统作业治疗包括单侧与双侧手功能训练。所有患儿在治疗后 2 周、3 个月和 6 个月时进行表面肌电图（sEMG）评估以了解肌肉募集与协调功能，进行握力和上肢功能测试以了解患手临床功能。使用患侧手最大用力抓握时，3 组患儿双手腕伸屈肌的均方根值（RMS）、患手腕伸屈肌的积分肌电值（iEMG）、协同收缩率治疗后各时间点与治疗前比较，以及健手腕伸屈肌 iEMG 治疗后 6 个月与治疗前比较，均有改善（$P<0.05$）。患手腕伸肌 RMS 的改变率在治疗后 3 个月、6 个月比较，CIMT 结合电刺激组高于作业治疗组（$P<0.05$）。患手腕伸肌 iEMG、协同收缩率的改变率在治疗后 3 个月、6 个月比较，CIMT 结合电刺激组高于 CIMT 组、作业治疗组（$P<0.05$）。治疗后 6 个月的患手抓握肌力改善与患侧腕伸肌 iEMG 的提高呈正相关（$P<0.05$），患手上肢功能测试得分的改善分别与患侧腕伸肌、腕屈肌 iEMG 的提高均呈正相关（$P<0.05$）。CIMT 结合电刺激，CIMT 及传统作业治疗可以加强患手肌肉募集能力、改善协调功能和提高双手分离运动控制能力，与仅进行 CIMT 或传统作业治疗相比，CIMT 结合电刺激可发挥更好的效能。

（徐开寿　李海峰）

【**评述**】　偏瘫型脑瘫在临床中最为常见，约占脑瘫的 44%，主要表现为偏侧肢体功能障碍，以手功能障碍较为多见。因该型患儿发病年龄偏小，自控力较差，习惯使用健侧上肢而忽略患侧上肢，易造成习得性失用或发育性忽略；与此同时，患肢肌肉与骨骼的生长速率常不匹配，易致患儿前臂旋前肌群和腕屈肌群发生挛缩，甚至发生桡尺骨旋转畸形。目前临床上常用的按摩、作业治疗、矫形器等对其手部灵活性及功能性的改善疗效尚不明确。研究表明，CIMT 可明显改善 HCP 患儿手功能，提高其社会生活能力，但在改善患儿运动模式、肌张力和肌力方面的疗效不明确。CIMT 结合电刺激提高患手肌肉收缩时的募集能力、协调功能和双手的分离运动控制能力等方面与单纯 CIMT、作业治疗相比，表现出更好的临床效能。可考虑将来进一步扩大样本量，进行多中心研究以进一步验证其效能。

（肖　农）

文选 2

【题目】 偏瘫型脑瘫患儿腕屈伸肌群的表面肌电特征分析（Surface electromyography of wrist flexors and extensors in children with hemiplegic cerebral palsy）

【来源】 PMR，2015，7（3）：270-275

【文摘】 利用表面肌电图（sEMG）分析了偏瘫型脑瘫患儿腕屈伸肌群最大等长收缩时肌肉募集和协调功能的肌电信号特征。研究共纳入 68 名患儿，包括 38 例右侧偏瘫患儿与 30 例左侧偏瘫患儿，患儿年龄在 2～14 岁。测量时，根据表面肌电系统中所指定的电极安放位置并结合徒手肌力检查技术、触摸或体表解剖知识确定 4 个待测肌肉部位（包括左右侧的腕伸肌、腕屈肌）的电极安放位置。患儿取舒适坐位，双肩轻度前屈外展、屈肘、前臂中立位。嘱其用健手抓住"圆柱形小木鱼"，用最大力量与研究人员对抗，进行腕伸肌群与腕屈肌群的最大等长收缩，持续 10 秒，休息 10 秒，连续 3 组。研究采用 sEMG 检测患儿健手和患手腕屈伸肌群最大等长收缩时的表面肌电信号，通过配对 t 检验和 Pearson 相关性分析确定其 iEMG、RMS 和协同收缩率特征。患手用力抓握时，患侧 RMS 与 iEMG 均高于健手（$P<0.01$），且患侧腕伸肌的 RMS 与 iEMG 及腕屈肌的 iEMG 与健侧有明显相关性（$P<0.01$）。健手用力抓握时，RMS 与 iEMG 均高于患手（$P<0.01$），健手 iEMG 与患手有明显相关性（$P<0.5$）。健手用力抓握时的 RMS 与 iEMG 高于患手用力抓握时的 RMS 与 iEMG（$P<0.01$）。健手肌肉协同收缩率显著低于患手（$P<0.01$）。偏瘫型脑瘫患儿使用患手时腕屈肌群存在过度协同激活，协同收缩率高于健手，但健手的肌肉募集能力明显强于患手。研究提示偏瘫患儿患侧手因过度协同收缩造成运动能力受限，肌肉募集能力不足导致患儿无法动员有效的运动单位，这是影响脑瘫患儿手功能的重要神经因素之一。该研究结果还提示偏瘫患儿使用健侧或患侧手抓握时，其另一只手的腕部仍然存在较明显的表面肌电信号，由此提示偏瘫患儿双手的分离运动可能受到影响。

（徐开寿　李海峰）

【评述】 与针电极 EMG 比较，sEMG 的特点是将电极置于皮肤表面，使用方便，可用于测试较大范围内的肌电信号，能很好地反映在运动过程中肌肉生理、生化等方面的改变，以及持续观察肌肉活动的变化。该研究使用 sEMG 分析了偏瘫型脑瘫患儿腕屈伸肌群最大等长收缩时肌肉募集和协调功能的肌电信号特征。结果证实偏瘫患儿患手肌肉协同收缩率显著高于健手，但肌肉募集能力弱与健手。该研究为解释偏瘫型脑瘫患儿用手抓握时肌肉收缩、肌群协调及双手分离运动的肌电特征提供了客观依据，进一步佐证了偏瘫型脑瘫患儿进行手部活动时受联合反应或镜像运动影响。但该研究仅对偏瘫患儿患侧手与健侧手腕部的表面肌电信号特征进行了探讨，对其与同龄正常儿童的表面肌电信号特征之间的相关关系尚需进一步研究。

（肖　农）

文选 3

【题目】　不同剂量 A 型肉毒毒素注射缓解痉挛型脑瘫患儿腘绳肌痉挛的前瞻性研究

【来源】　中国康复医学杂志，2018，33（5）：506-512

【文摘】　对比研究了痉挛型脑瘫患儿腘绳肌常规康复治疗与不同剂量的 A 型肉毒毒素注射（BTX-A）的临床疗效和肌肉形态改变。该试验共纳入腘绳肌痉挛脑瘫患儿 78 例，并将患儿随机分配为 4 组，常规康复组为 A 组，21 例。BTX-A 注射组为 B、C、D 组，分别为 19、18、20 例。注射剂量分别为 B 组 3U/kg、C 组 4U/kg、D 组 54U/kg。A 组仅接受常规康复，含运动疗法、蜡疗、神经肌肉电刺激疗法、低频脉冲痉挛肌治疗以及推拿治疗。B、C、D 组在 BTX-A 注射 24 小时后接受与 A 组相同的康复训练。在治疗前与治疗后 1 个月、3 个月、6 个月、12 个月由同一治疗师在单盲状态下随机评估 4 组患儿，采用 MAS、表面肌电图被动状态 iEMG 评定腘绳肌的痉挛程度；应用彩色多普勒超声仪测量腘绳肌的肌肉形态；使用 GMFM-88 评定粗大运动功能。研究发现 BTX-A 注射组在 MAS、iEMG 数值方面低于常规康复组（$P < 0.05$），但不同剂量的 BTX-A 注射在 MAS、iEMG 数值方面无显著改变（$P > 0.05$）。B、C、D 组在治疗后 3 个月、6 个月、12 个月 GMFM-88 得分高于 A 组，有显著性提高（$P < 0.05$）。但在 B、C、D 组间比较发现 GMFM-88 评分无明显差异（$P > 0.05$）。在肌肉形态方面显示不同剂量组与常规治疗组治疗后各时间点半腱肌的横截面肌与肌纤维长度无明显差异（$P > 0.05$）。BTX-A 注射对于缓解脑瘫患儿腘绳肌痉挛作用优于常规康复组，不同注射剂量对于临床疗效、肌肉形态改变及不良反应上均无显著差异；研究也指出 BTX-A 可在较长时间内对脑瘫患儿肌张力具有改善作用。

（徐开寿　李海峰）

【评述】　80% 的脑瘫患儿以痉挛为主要核心症状，如果其痉挛未能得到有效控制，痉挛肌群会持续过度活动，而拮抗肌群则会持续被动牵伸，如此反复可导致患儿明显的运动受限和姿势异常。目前研究显示 BTX-A 可明显减轻脑瘫患儿肢体痉挛。该研究探讨了痉挛型脑瘫患儿的腘绳肌在常规康复及不同剂量注射 BTX-A 后康复对患儿临床疗效、肌肉形态的影响。该研究不仅从痉挛状态、运动功能方面进行评估，同时也使用 iEMG、超声测量了肌肉面积与肌纤维长度，为 BTX-A 治疗不会影响患儿腘绳肌肌肉结构发育提供了进一步的证据。该研究 BTX-A 的注射剂量比较接近，建议后续研究在安全剂量范围内进一步探索适宜的注射剂量，补充注射剂量与功能的相关性分析。

（肖　农）

文选 4

【题目】　虚拟现实技术结合作业疗法对痉挛型偏瘫脑瘫患儿上肢功能康复的影响

【来源】 中华物理医学与康复杂志，2016，38（12）：916-919

【文摘】 研究了虚拟现实技术（VR）结合作业疗法对于痉挛型偏瘫脑瘫患儿上肢功能的影响。试验共招募痉挛型偏瘫脑瘫患儿38例，采用随机对照法分为治疗组与对照组，其中治疗组18人，对照组20人。2组患儿均接受常规作业治疗训练，含患手感觉训练、肌力训练、抓握、精细操作、双手协调等。治疗组在此基础上辅以VR技术治疗，通过VR技术生物反馈系统提供的多种可促进上肢分离运动、精细运动、双手协调的虚拟游戏对患儿进行训练。在治疗前与治疗3个月后，应用Peabody运动发育量表-2（PDMS-2）中精细运动发育商（FMQ）、Carroll手功能评定量表和日常生活活动量表，分别对2组患儿双上肢精细运动功能与日常生活能力进行评定。治疗前，2组患儿FMQ、患手Carroll手功能与ADL评分间比较，差异无统计学意义（$P>0.05$）；治疗3个月后，2组患儿FMQ、患手Carroll手功能与ADL评分均较治疗前改善，差异有统计学意义；与对照组比较，治疗组在FMQ（79.65±4.10）分、患手Carroll手功能（25.65±48.41）分和ADL（47.25±5.50）分得分改善更明显（$P<0.05$）。研究证实VR技术结合作业疗法对痉挛型偏瘫脑瘫患儿上肢功能康复效果优于单纯作业疗法，VR技术可显著改善其手功能及日常生活能力。作者认为VR技术的作用机制可能与大脑的"神经可塑性"有关，并且VR技术在临床应用中具有乐趣性，易为儿童接受，值得在儿童康复领域中推广该技术。

（徐开寿　李海峰）

【评述】 VR技术是新兴出现的一种康复治疗技术，能够与脑瘫患儿较好地互动，患儿一般易于接受。该研究提示VR技术结合作业疗法在改善精细运动功能及日常生活活动方面，效果优于单纯的作业治疗。该文为偏瘫型脑瘫患儿手功能的改善提供了一种较新的治疗措施。后续研究建议在VR技术应用的具体参数、训练任务方面交代清楚，评估方面补充肌张力、健手-患手之间的功能差异这些内容。

（肖　农）

第九节　烧伤康复研究进展

文选 1

【题目】 康复护理干预模式对改善手部烧伤患者总体健康状况的效果（The effect of a rehabilitation nursing intervention model on improving the comprehensive health status of patients with hand burns）

【来源】 Burns，2017，43（4）：877-885

【文摘】 研究了一种手部烧伤患者护理方法的效果，主要关注在治疗过程中的生物-社会-心理方面。目前手烧伤患者的康复方式不完善而且相对着重物理治疗。2013年3—10月他们的团队在福建医科大学协和医院烧伤中心对60例手烧伤患者进行研究。他们用简明烧伤健康量表（BSHS-A）来评估患者的总体健康情况。这些患者随机分为2组，对照组给予烧伤传统治疗和护理干预。传统治疗主要包括在早期阶段的补液护理、感染护理、伤口护理、围术期护理、心理护理、健康教育、疼痛护理和康复护理。患者接受的康复治疗是康复专家个体化设计的且通过护士指导来完成的训练。试验组分为急性期（T1）、恢复期（T2）和出院期（T3）接受康复治疗。在急性期阶段，护士与患者一对一见面建立友好关系并指导患者完成 BSHS-A 评估。同时给予患者医学教育包括烧伤的急救、烧伤的常见类别等。着重于患者心理状态的心理治疗也被应用于急性期。医学专家在这个阶段给予咨询来帮助患者适应目前的治疗过程。在急性期中，患者的被动手活动训练会根据患者条件和忍耐度逐渐增加，一般是每天 2 次，每次 10～15 分钟。恢复期包括中期治疗的 BSHS-A 评估，评估患者的健康状态和帮助患者适应治疗，心理疗法或者情感疗法也同样应用在恢复期阶段来检测患者心理问题、焦虑或者其他可能会影响治疗过程的心理疾患。出院期在患者出院之前，在这个阶段不仅要关注患者的心理状态还要关注患者在社会生活中继续自主生活的能力。因此，Li 等人鼓励患者考虑一些不会由于烧伤而影响的工作岗位。试验组的康复进步程度比对照组的更大更广。在整体健康和一般健康方面，出院期试验组比对照组进步更多。在恢复期，只有试验组的整体健康和心理功能进步了。直到出院期试验组的整体健康、物理功能、社会关系和一般健康才有显著的进步。通过研究，发现当地乃至国内缺乏正规的烧伤康复中心，这对他们试验进一步研究产生了影响。然而，这个试验仍然显示科学的康复护理对手烧伤患者有较大的帮助。

（刘　昊）

【评述】　手部功能是人类最重要的运动功能之一，手部烧伤后的功能障碍对患者的生活、工作乃至心理都造成了严重的影响。本研究针对手部烧伤患者急性期、恢复期和出院期个体化制订综合治疗及康复训练方案，通过 BSHS-A 来评估患者的总体健康情况，根据评估结果调整方案，最终取得了较对照组更优的治疗效果，具有一定的借鉴意义。

（HOWE LIU）

文选 2

【题目】　烧伤后膝关节僵硬的治疗与康复（Treatment and rehabilitation of knee joints straight stiffness after burns）

【来源】　Indian Journal of Surgery，2015，77（3）：1088-1093

【文摘】　对烧伤导致膝关节僵硬患者进行膝关节松解术及术后康复进行了研究。从 2007 年 6 月至 2011 年 9 月该研究总共纳入 11 例患者的 16 个烧伤所致僵硬的膝关节，其中 9 男 2 女，年龄 19～45 岁，平均年龄 33.2 岁。膝关节僵硬持续时间为 8～26 个月，平均持续时间为 12.6 个月。术前患者膝关节弯曲度为 5°～50°，平均 26.2°。术前美国特种外科医院膝关节评分（HSS 评分）为 46～72 分，平均分 55.8 分。对所有僵硬的关节都进行了外科松解，对关节内粘连也进行松解，同时切除病侧股中间肌。进行膝关节松解术后，粘连部位的瘢痕皮肤被完全松解；术后所有膝关节的弯曲度均大于 90°，同时在屈膝 90° 位置，将筋膜瓣反转以修补深筋膜缺损；术后膝关节保持屈曲位置 72 小时，同时通过早期康复给予积极训练。早期康复训练包括术后 72 小时膝关节每天 100～200 次等长收缩，72 小时后进行膝关节伸展和屈曲练习，关节活动训练、股四头肌训练及借助康复器具增加膝关节屈曲度等训练。定期观察患侧皮肤覆盖度、关节活动度及关节功能恢复情况。术后随访 16～36 个月（平均 25.7 个月），膝关节弯曲度提高到 110°～135°，平均提高了 122.2° 和 96°（P＜0.01）。此外，患处皮肤有更好的延展性可以满足膝关节屈曲度的增加。随访结束时 HSS 膝关节功能评分提高至 93～100 分，平均 97.5 分，较之前提高 41.7 分（P＜0.01），关节功能明显提高。通过对烧伤后膝关节僵硬的松解可以减轻肌肉挛缩，降低筋膜粘连，避免皮肤移植。术后短期固定和主动屈曲康复训练可能是提高患处皮肤延展性和关节功能的关键。

（刘　昊）

【评述】 烧伤后因皮肤瘢痕挛缩导致关节僵硬、活动度下降在临床中多见，是烧伤后常见的后遗症，有效的治疗方法不多。本研究在对瘢痕进行外科手术松解后配合积极的康复训练，取得了比较满意的效果，减轻了挛缩，降低了粘连，避免了皮瓣移植。这种治疗方式既降低了费用，也减少了患者多次手术的痛苦，随访效果还比较满意，值得进一步的研究和探讨。

（HOWE LIU）

文选 3

【题目】 移动训练对 BICU 严重烧伤患者的影响：一项回顾性队列研究（Effects of mobility training on severe burn patients in the BICU：A retrospective cohort study）

【来源】 Burns，2016，42（7）：1404-1412

【文摘】 世界卫生组织估计每年有大量的烧伤患者，因此烧伤患者功能缺失更加凸显早期烧伤康复的重要性。回顾性队列研究通过对比烧伤重症监护室（BICU）的住院时间、总住院时间、绝对卧床时间、呼吸机支持天数、BICU 康复时间、患者活动范围、BI 和功能独立性量表（FIM）来评估入住 BICU 且烧伤面积大于或者等于全身体表面积（TBSA）50% 的严重烧伤患者的移动训练效果。参加试验者需满足以下要求：①从 2011 年 1 月至 2013 年 12 月入住 BICU 并在受伤后 7 天以内；②年龄 16～65 岁；③TBSA 烧伤等于或者大于 50%；④BICU 的住院时间不等于住院总时间；⑤在 BICU 接受康复治疗；⑥存活。总共 73 例患者入选，其中 49 例患者在 BICU 接受被动训练，24 例患者接受移动训练。在 2011 年 1 月至 2013 年 4 月患者接受被动训练，包括抗挛缩姿势练习、日常被动活动度训练和动态/静态夹板。移动训练包括日常主动活动度训练、床头摇高 5°～10°、转移训练、斜桌训练、进阶版转移等。2 组患者在离开 BICU 前 7 天内都会接受患侧的活动度测试（通过量角器）、ADL（通过 BI 和 FIM）。比较 2 组发现 BICU 入住时间（P＝0.002）、住院时间（P＝0.010）、绝对卧床时间（P＜0.001）和 BICU 康复时间（P＝0.026），移动训练组均显著短于被动训练组。在呼吸机治疗天数上（P＝0.067），2 组没有显著的差别。在活动度方面，移动训练组在肩外展（P＝0.013）、腕伸展（P＝0.001）、臀内收（P＝0.003）、臀外展（P＝0.001）、膝内收（P＝0.001）、踝背屈（P＜0.001）和跖屈（P＜0.001）的活动度都显著更好。除了 FIM 的认知方面（P＜0.001）被动训练组优于移动训练组，在 BI、FIM 总分和 FIM 运动方面 2 组没有明显的差异。以上这些结果提示针对性的 ADL 训练和在 BICU 里给严重烧伤患者营造合适环境的必要性。早期的 BICU 康复训练对严重烧伤患者能够取得更好的治疗效果，强调了在中国大陆发展早期康复基本模式的重要性和必要性。

（刘　昊）

【评述】 烧伤患者的治疗包括烧伤治疗和康复治疗两大部分，其中康复治疗强调早期康复尤其是对在 BICU 住院的严重烧伤患者。烧伤患者的康复方法多样，各地都在进行有益的探索。通过对比 2 组患者住院指标和患肢功能量表，研究移动训练和被动训练两种康复方式对在 BICU 住院的严重烧伤患者预后的差异。研究结果显示移动训练组患者各项指标优于或不差于被动训练组，该结果对我们临床烧伤早期康复有一定的借鉴意义，这也为今后各类烧伤康复专家共识的撰写提供数据支持。

（HOWE LIU）

第十节　肿瘤康复研究进展

文选 1

【题目】 表面活性蛋白 D：肺癌术前肺康复效率的敏感预测指标（Surfactant Protein-D: A sensitive predictor for efficiency of preoperative pulmonary rehabilitation）

【来源】 International Journal of Surgery，2017，41：136-142

【文摘】 研究分析了表面活性蛋白 D（surfactant protein D，SP-D）作为肺部炎症的肺源性生物标志物，血清水平变化与术前康复治疗（the pre-operative rehabilitation program，PRP）之间的关系。采取前瞻性研究方法通过对 80 例存在肺癌（lung cancer，LC）术后并发症（post-operative pulmonary complication，PPC）危险因素的肺癌患者进行随机分组，受试者被随机分为干预组（intervention group，IG，$n=36$）和对照组（control group，CG，$n=44$）。全部受试者在肺叶切除术前均行 1 周外科术前干预，IG 在肺叶切除手术前进行 1 周的 PRP 治疗，治疗内容包括：腹式呼吸训练（每天 2 次，每次练习 20～30 次腹式呼吸）；简单的呼吸器训练（voldyne 5000，sherwood medical supplies，St. Louis，MO，USA）（每天 4 次，每次 20 分钟）；心肺功能训练（每天 2 次，每次 15～20 分钟）。CG 进行肺叶切除术前仅行 1 周常规术前准备治疗。分别在入院日、手术日术前、术后第 1 天（postoperative day 1，POD 1）、第 3 天（postoperative day 3，POD 3）、出院日收集外周静脉血样本，并通过酶联免疫吸附（ELISA）法测量血清 SP-D 水平，分析 SP-D 的血清水平变化及 2 组之间 PPC 发生概率。2 组患者的平均 SP-D 水平均随时间变化呈下降趋势，与 CG 相比术前 SP-D 在 IG 下降显著（6.56±5.30ng/ml *vs.* 1.05±2.79ng/ml，$P<0.001$）。IG 中 PPC 发生率显著低于 CG（2/36 *vs.* 10/44，$P=0.032$），PPC 人次从术后第 1～4 天（POD1-4）（5/36 *vs.* 15/44，$P=0.038$）和总人次（5/36 *vs.* 19/44，$P=0.004$）。PPC 患者手术前 1 天的总体 SP-D 水平显著高于没有 PPC 的患者（34.07±4.3ng/ml *vs.* 30.30±6.52ng/ml，$P=0.005$）；此外，PPC 患者入院当天的总体 SP-D 水平也明显高于无 PPC 者（34.93±4.15ng/ml *vs.* 29.81±7.47ng/ml，$P=0.045$）。术前康复治疗能明确降低存在 PPC 危险因素的肺癌患者血清 SP-D 水平，较高的术前血清 SP-D 水平可能与较高的 PPC 发生率相关。血清 SP-D 可以作为评估 PRP 有效性和 PPC 发生风险性的潜在预测指标。

（乔鸿飞）

【评述】 肺癌是发病率和死亡率增长最快，对人群健康和生命威胁最大的恶性肿瘤之一。手术仍然是早期 LC 患者最佳的治疗方法，随着预期寿命的延长，流行病学数据显示 LC 多种合并症的发生率增加，目前减少术后并发症，重点在如何改进 LC 手术的结果，特别是控制 PPC 的危险因素。PRP 已经被证实可有效地减少术后症状，增加运动耐受性，提高生活质量，减少住院时间和术后几年内 PPC 的发病率。通过该研究明确了血清 SP-D 水平与 PRP 之间的关系，SP-D 与 PPC 之间的相关性及 PRP 与 PPC 之间的关系，从而为 PRP 在 LC 患者中的映用提供了一项客观、简单、可行的生物标志物的检测方法，通过对 LC 患者血清 SP-D 检测可明确反映出 PRP 治疗在 LC 患者中应用的有效性及结果。为 PRP 在 LC 患者中应用的有效性及必要性提供了客观依据，且 SP-D 应用于 PRP 的有效性检测在国内外均无相关文献报道，该研究具有先进性、创新性，该研究方法设计合理具有科学性，且为临床提供了快捷有效的 PRP 疗效评估及应用的有效指标，具有临床应用价值。

（张巧俊）

文选 2

【题目】 电刺激对鼻咽癌患者声带功能的影响（Effects of electrical stimulation on vocal functions in patients with nasopharyngeal carcinoma）

【来源】 Laryngoscope，2017，127（5）：1119-1124

【文摘】 采用前瞻性随机对照试验方法，通过对 85 例以放疗为主要治疗方法，同时进行化疗或不行化疗的鼻咽癌（nasopharyngeal carcinoma，NPC）患者随机分组，受试者被随机分为神经肌肉电刺激（neuromuscular electrical stimulation，NMES）干预的 NMES 组（$n=57$），进行传统吞咽（traditional swallowing exercise，TE）训练的 TE 组（$n=28$），2 组患者均在 4～6 周内接受 12 康复治疗，每次康复治疗持续 60 分钟。NMES 组采用 VitalStim（VitalStim Therapy，Chattanooga Group，TN，USA）进行经皮 NMES 治疗，治疗时采用 2 组电极，2 组电极平行放置在甲状软骨的两侧，电极上端放置于舌骨处，NMES 治疗可刺激到舌骨肌、二腹肌和甲状舌骨肌，可能包括上中咽缩肌。TE 组采用常规吞咽训练，包括 Shaker 训练、Masako 训练、用力吞咽、Mendelsohn 训练，且 2 组患者均行颈部及头部的放松训练。85 例鼻咽癌患者分别于放疗后行康复治疗，康复治疗前、康复疗程结束时和康复治疗后 6 个月、12 个月时进行中文版嗓音障碍指数 -30（the Chinese version of the Voice Handicap Index-30，VHI-30）评估，康复治疗前 VHI-30 评分作为声带功能评估的基线。NMES 组患者 VHI-30 评分在康复治疗前及康复治疗疗程结束时，治疗后的 6 个月、12 个月没有显著变化，即 NMES 组患者声带功能无显著性恶化。TE 组患者 VHI-30 评分显示康复治疗前和康复治疗疗程结束时没有显著变化，但在治疗后 6 个月时 VHI-30 评分显著上升，但在随后的第 12 个月时 VHI-30 评分回归到基线水平，即 TE 组患者语音功能在 6 个月时有短期恶化。2 组 VHI-30 分数在 12 个月时都回到了基线水平。以放疗为主要治疗方法的 NPC 患者行常规吞咽治疗后仍存在短期声带功能减退，采用 NMES 治疗后可为放疗后鼻咽癌患者的声带功能提供短期受益。

（乔鸿飞）

【评述】 放射治疗后的声带功能损伤在非喉部的头颈部肿瘤患者中广泛存，声带功能障碍表现在感知、声学和空气动力学的测量中，以及与语音相关的这些癌症患者生活质量上，目前关于声带功能障碍的康复治疗多数针对喉部肿瘤的，然而喉部肿瘤同头颈部非喉部肿瘤的照射部位不同，针对非喉部头颈部肿瘤的 NMES 治疗的国内外文献很少，更缺乏大样本量研究，该研究针对 140 例鼻咽癌患者进行 NMES 治疗前瞻性随机对照研究，85 例患者完成该研究，且该研究设计合理，故具有创新性、科学性。结合该研究结果鼻咽癌患者放疗后行 NMES 治疗可避免短期声带功能减退，提高患者生活质量，具有临床实用价值，为非喉部头颈部肿瘤的 NMES 治疗应用提供了理论基础。该研究对照组采用常规吞咽治疗，评者考虑针对声带功能障碍可设计嗓音治疗干预组，更全面地评估鼻咽癌患者放疗后康复治疗方法的适用性，为 NPC 患者提供更为全面有效的康复治疗方法。

（张巧俊）

第十一节 疼痛康复研究进展

文选 1

【题目】 A 型肉毒毒素注射联合红外偏振光治疗慢性偏头痛的疗效观察（Efficacy of type a botulinum toxin injections and infrared polarized light on treating chronic migraine）

【来源】 European Review for Medical & Pharmacological Sciences，2015，19（11）：1976

【文摘】 研究探讨了 A 型肉毒毒素注射联合红外偏振光治疗慢性偏头痛患者的疗效。91 例慢性偏头痛患者随机分为 4 组，对照组（A 组，$n=22$），接受尼莫地平治疗 2 个月；红外偏振光疗组（B 组，$n=22$ 例），接受红外偏振光治疗 50～60 天；A 型肉毒毒素治疗组（C 组，$n=24$），在超声引导下将 A 型肉毒毒素注射入前额、颞部和枕部肌肉，每个点注射剂量为 5U，每个注射点间距为 1～2cm；联合治疗组（D 组，$n=23$），在超声引导下行 A 型肉毒毒素注射（治疗方法同 C 组）联合红外偏振光治疗（治疗方法同 B 组）。采用偏头痛残疾程度问卷（MIDAS）SF-36 评估患者治疗前后的疼痛和生活质量，统计患者偏头痛发作频率、持续时间、严重程度、止痛药物的使用情况和偏头痛恢复状况，以及观察患者的不良反应；通过检测 EKG 肝及肾功能等指标评估治疗的安全性。评估时间为治疗前 3 个月及治疗后 1、3、6 个月。各组间性别、年龄和疼痛强度的差异均无统计学意义，治疗过程中脱落 11 例（A 组 3 例，B 组 2 例，C 组 4 例，D 组 2 例），共 80 例患者完成随访。治疗后 1、3、6 个月，4 组患者的 MIDAS 评分明显低于治疗前（$P<0.01$）；SF-36 评分明显高于治疗前（$P<0.01$）；偏头痛发作频率、持续时间明显低于治疗前的基线值，止痛药物的使用量也较治疗前明显减少（$P<0.01$）。D 组的 MIDAS 评分和 SF-36 评分分别与 A 组、B 组、C 组比较均有更好的疗效（$P<0.05$）。研究期间 C 组有 2 例患者出现头晕症状（2 周后消失，未予治疗）；21 例患者（C 组 10 例，D 组 11 例）注射 A 型肉毒毒素后出现额纹和鱼尾纹不同程度的变浅或消失。超声引导下 A 型肉毒毒素注射联合红外偏振光治疗可以明显减轻患者的疼痛，显著降低发作次数，减轻头痛严重程度，缩短发作时间，提高患者的生活质量，治疗效果优于单纯的红外偏振光治疗、A 型肉毒毒素注射或药物治疗。

（刘　刚）

【评述】 慢性偏头痛是一种复杂的神经功能障碍疾病，临床上已有多种治疗方案，其中 A 型肉毒毒素注射是具有多个循证医学证据证实疗效的干预方法之一。本研究对比了单纯的药物治疗、单纯的 A 型肉毒毒素注射治疗、单纯的红外偏振光治疗，以及 A 型肉毒毒素注射与红外偏振光联合治疗对于减轻疼痛和提高患者生活质量的治疗效果，得出了联合治疗疗效更佳的结论。本研究尝试采用了 A 型肉毒毒素注射联合红外偏振光治疗的方式，得出的结论为临床医师选择更有效、更合适的治疗方案提供了参考依据，具有一定的创新性与临床意义。

（杨万章）

文选 2

【题目】 体外冲击波治疗慢性肩袖肌腱炎患者的疗效（Effect of extracorporeal shock-wave therapy for treating patients with chronic rotator cuff tendonitis）

【来源】 Medicine，2017，96（35）：e7940

【文摘】 研究探讨了体外冲击波治疗（extracorporeal shock-wave therapy，ESWT）对治疗中国人群中的慢性肩袖肌腱炎（chronic rotator cuff tedonitis，CRCT）的有效性和安全性。84 例 CRCT 患者采用计算机数字程序随机、双盲的方法分为治疗组和对照组，每组 42 例。治疗组接受 ESWT 治疗，对照组患者接受类似体外冲击波装置的探针作为安慰剂治疗，2 组患者均治疗 5 个疗程，3 天 1 次。主要测量指标采用 NRS 评估肩痛程度，次要测量指标采用 Constant-Murley 肩关节功能评分（CMS）、简明肩关节功能测试（SST）评估肩关节功能，记录整个试验过程患者的不良反应发生情况作为评估 ESWT 安全性的指标，均采用双盲法记录，评估时间点为治疗前、治疗 4 周和 8 周时，2 组患者所有测量结果的对比，均采用治疗前基线值与治疗后结果之间的差值（和 95%CI）进行统计分析。2 组患者年龄、病程、治疗部位、影像结果及试验前治疗情况等一般资料、治疗前 NRS 评分、CMS 和 SST 评分差异均无统计学意义。治疗 4 周时治疗组的 NRS 评分、CMS 和 SST 评分与基线差值分别为 -1.9、19.4、1.5；对照组的 NRS 评分、CMS 和 SST 评分与基线差值分别为 -0.2、10.3、0.4）；治疗 8 周时治疗组的 NRS 评分、CMS 和 SST 评分与基线差值分别为 -4.5、27.2、2.8；对照组的 NRS 评分、CMS 和 SST 评分与基线差值分别为 -0.5、14.1、0.7。ESWT 治疗组较对照组在治疗后 4 周（$P<0.05$）和 8 周时（$P<0.01$）均表现出更好的疗效。该研究期间 2 组患者均未发生不良反应。ESWT 可以有效改善肩关节功能及减轻肩部疼痛，是对 CRCT 有效并安全的治疗方式。

（刘 刚）

【评述】 CRCT 是常见的引起肩关节疼痛的疾病之一。近年来体外冲击波已成为一种全新的缓解疼痛的非手术治疗方式，其适应证与禁忌证也在不断地探索更新中。本研究以类似体外冲击波装置的探针治疗作为空白对照，分析 ESWT 治疗 CRCT 的有效性和安全性，得出了 ESWT 治疗 CRCT 安全有效的结论。本研究评估了患者治疗前后肩痛程度、肩关节功能的变化，并记录了不良反应情况，全面、直观地证实了 ESWT 的有效性和安全性，ESWT 的临床推广应用提供了依据和参考，具有较高的临床价值和意义。

（吴 文）

文选 3

【题目】 体外冲击波联合矫形鞋垫治疗足底筋膜炎的疗效观察

【来源】 中南大学学报（医学版），2014（12）：1326-1330

【文摘】 研究分析了体外冲击波联合矫形鞋垫治疗足底筋膜炎的近期和远期疗效。153 例足底筋膜炎患者，随机分成 3 组。联合组（n＝51）采用体外冲击波联合矫形鞋垫治疗，冲击波组（n＝53）采用 ESWT，矫形组（n＝49）采用矫形鞋垫治疗。评定指标是 VAS 评分、持续行走时间、疗效（治愈率和总有效率）及足底筋膜厚度。在治疗前和治疗 2 周、1 个月、3 个月时采用 VAS 评分评估患者保持坐位 30 分钟后开始行走时的疼痛程度，用计步器记录患者 1 周内最长可持续行走时间。在治疗第 3 个月时利用疼痛减轻的百分数评估疗效，采用超声波测量足底筋膜厚度。3 组患者年龄、性别、病程等一般资料方面差异无统计学意义；3 组患者治疗后 VAS 评分均低于治疗前，行走时间均明显高于治疗前，足底筋膜厚度较治疗前明显变薄（P 均＜0.05）。联合组与矫形组 VAS 评分在治疗 2 周、1 个月和 3 个月时均低于冲击波组（P＜0.05），在治疗 2 周和 3 个月时联合组 VAS 评分低于矫形组，1 个月时两者差异无统计学意义；联合组与冲击波组行走时间在治疗 2 周时长于矫形组（P＜0.05），联合组与矫形组在治疗 1 个月和 3 个月时均长于冲击波组（P＜0.05）；联合组的厚度明显薄于矫形组（P＜0.01）与冲击波组（P＜0.05），矫形组和冲击波组差异无统计学意义。联合组的治愈率为 62.74%、总有效率为 94.12%，明显高于矫形组（治愈率 42.86%、总有效率 83.67%）和冲击波组（治愈率 24.53%、总有效率 77.36%），矫形组的治愈率高于冲击波组，总有效率与冲击波组差异无统计学意义。体外冲击波联合矫形鞋垫治疗足底筋膜炎的疗效确切，近期和远期疗效优于单纯采用体外冲击波或矫形鞋垫治疗。

（刘　刚）

【评述】 足底筋膜炎是引起足跟痛最常见的原因，临床上多以保守治疗为主。体外冲击波是一种安全、有效、操作方便的新型治疗方法，应用前景广泛。本研究对比了单纯的 ESWT、单纯的矫形鞋垫治疗、体外冲击波与矫形鞋垫联合治疗 3 种治疗方法的近期和远期疗效，得出了 3 种方法均有一定的疗效，其中联合治疗效果更佳的结论。本研究从多方面指标进行治疗前后的疗效分析，详细对比了单一治疗与联合治疗的近期和远期疗效，得出的结论有利于帮助临床医师制订更有效和更有针对性的治疗方案。

（马　超）

第十二节　帕金森等运动障碍性疾病康复研究进展

文选 1

【题目】 节律性听觉刺激与视觉刺激对帕金森病患者运动和平衡功能的影响（Rhythmic auditory stimulation with visual stimuli on motor and balance function of patients with Parkinson's disease）

【来源】 Eur-Rev Med Pharmacol Sci，2015，19（11）：2001-2007

【文摘】 研究分析了节律性听觉刺激与视觉刺激对帕金森病患者运动和平衡功能的影响，该研究将116例帕金森病患者随机分为对照组和综合训练组，2组均给予美多丝肼或与美多丝肼等效剂量的抗帕金森药物治疗，综合训练组在此基础上予以节律性听觉刺激与视觉刺激治疗，具体的方案为根据患者的基本行走速度调节节拍器的节奏，确定每天行走速度，在步行训练时让患者根据节奏把脚踏在有一定间距的缎带上。在治疗4～8周后进行评估，评估的方法为统一帕金森病评定量表第二部分、统一帕金森病评定量表第三部分评估帕金森病患者的运动功能损伤程度，Berg平衡量表评估平衡功能，6MWT评估步行运动功能。在研究的过程中，2组各有2例病例脱落。综合训练组与对照组相比，步长增加，频率降低，速度增加，统一帕金森病评定量表第二部分得分、统一帕金森病评定量表第三部分得分减少，6MWT距离增加，Berg平衡量表得分显著增加，2组间有显著差异（$P=0.000$）；在训练4周和8周的时间点进行比较，结果有显著差异（$P=0.000$）；2组间比较各时间点对测试结果的主要影响，发现在开始训练时，2组间比较无明显差异（$P>0.05$），经过4～8周的训练后（$P<0.05$），2组间的比较具有明显差异，时间因素对2组有不同的影响。节律性的视觉刺激和听觉刺激训练可以改善帕金森病患者的步态功能，促进帕金森病患者的运动功能和平衡功能恢复。

（徐　薇）

【评述】 异常步态和姿势障碍是导致帕金森病患者运动功能障碍的主要原因之一。运动学特征：步态不稳定、频率增加、步幅下降、速度减慢、步态冻结等，严重困扰患者。目前在药物基础上辅以姿势矫正、平衡功能、步态等训练对步态障碍和姿势稳定性有效，部分患者不能获得满意疗效，影响生活质量。该研究将116例帕金森病患者随机分为综合训练组与对照组，综合训练组使用鲜有报道的以节律性视觉刺激和有节奏听觉刺激对帕金森病患者运动和平衡功能的训练，8周后步长增加，频率降低，速度增加，促进帕金森病患者的运动和平衡功能恢复。该研究从探讨康复新方法出发，得出的结论有助于临床医师选择更高效的康复方法。建议该研究的效果评估采用步态分析会更有价值。

（阳初玉）

文选 2

【题目】 足底压力分析在帕金森病患者运动训练中的应用（Plantar pressure measurement in patients with Parkinson's disease and targeted rehabilitation protocols）

【来源】 中国康复医学杂志，2015，30（10）：985-989

【文摘】 研究分析了帕金森患者足底压力的特点及其在帕金森患者运动训练中的应用。将Hoenh-Yahr分级为2～3级、可以独立步行、无认知障碍及视力、听力障碍，无其他影响独立步行疾病的帕金森病患者和正常对照组进行足底压力测试，包括静态测量和动态测量，静态测量分析参数为左右拇趾（1区）、第2～5趾（2区）、第1跖骨（3区）、第2～4跖骨（4区）、第5跖骨（5区）、足掌中部（6区，即足中部）、后跟内侧（7区）、后跟外侧（8区）共8区静态压力平均数值，其中1、2区代表足趾部，3、4、5区代表前足掌，6区代表足掌中部，7、8区代表后跟部；动态测量分析参数为左右足底 8 个区平均压力数值及行走时双足底压力变化，足跟着地、足掌着地、推进期占同侧足着地总时间百分比，足部着地动态影像。帕金森组和正常对照组在一般情况上无明显差异，在静态足底压力分析中帕金森组双足底 5 区压力明显增高（$P<0.05$），帕金森组分别为左侧（40.39±22.44）kPa，右侧（30.40±13.12）kPa，正常对照组分别为左侧（21.58±10.37）kPa，右侧（20.77±9.08）kPa，余各区压力无明显差异；双足底压力方面帕金森组与正常对照组相比第 5 跖骨（5 区）、足中部（6 区）压力高于第 1 跖骨（3 区），提示帕金森患者重心更向两侧分散。在动态足底压力分析中帕金森患者步行时左足底压力 5 区排在 3 区之前，提示帕金森患者足外侧压力增加，2 组右足底压力分区排位相同，与左足相比右足 4 区排位更靠前，右侧跖骨的负重比例增加，可能与全部参与人员均为右利手有关。步行时足跟着地时间为足掌着地时间为推进期间占本侧足着地总时间百分比，帕金森病组患者足跟着地时间较正常对照组明显缩短（$P_{左侧}=0.008$，$P_{右侧}=0.02$），其中有 48 次足跟着地时间为 0。结论认为帕金森病患者站立时重心不稳可能与重心倾向足的两侧有关，步行时足跟着地时间缩短，重心前移促进了"慌张步态"，足底压力测定可定量分析步态障碍的特点，治疗时应根据这些特点制定康复计划有助于改善帕金森病患者步态和平衡。

（徐　薇）

【评述】 步态障碍是帕金森病的特征性运动障碍，临床上常表现为慌张步态、冻结步态、姿势不稳致跌倒等，对日常生活造成不便，严重困扰患者。目前其治疗仍是在用药物降低肌张力的基础上，辅助以视听觉刺激、音乐疗法、平板训练及全身震动训练等方法改善患者的异常姿势及步态，但有部分患者不能获得满意疗效。足底压力分析作为步态分析的重要组成部分，对运动系统疾病的病因分析、诊断、功能及疗效评定均有重要意义，在临床上得到越来越广泛的应用。本研究通过足底压力分析手段，研究帕金森病步态特点，进一步明确步态障碍的原因，为康复治疗提供了更全面的理论基础，为康复训练提供了新的方法，并有效地增进患者对自身问题的了解，增加患者在训练过程中的主观能动性，为取得更加满意的临床疗效提供了基础。

（陈启波）

文选 3

【题目】 技术辅助平衡和步态训练减少帕金森氏症患者发生跌倒：一个为期 12 个月的随机对照试验（Technology-asisted balance and gait training reduces falls in patients with parkinson's disease：a randomized controlled trail with 12-month follow-up）

【来源】 Neurorehabil Neural Repair，2015，29（2）：103-111

【文摘】 研究分析了技术辅助平衡和步态训练对帕金森病患者减少跌倒的影响。该研究将符合条件的帕金森患者 51 人随机分为试验组（BAL 组）和对照组（CON 组），在 3 个月的训练期间有 6 人退出研究。试验组进行技术辅助平衡和步态训练，对照组进行力量训练，2 组患者接受为期 12 周的训练，2 期为期 4 周每周进行 3 次的物理治疗师指导实验室训练，2 次实验室训练之间间隔 4 周每周进行 5 次的自我监督的家庭训练。在实验室的训练阶段，试验组的平衡和步态训练由 3 个训练部分组成：随意的踏步、保持站立姿势、在外部的微扰下行走；对照组接受了力量训练计划，重点是增加下肢的肌肉力量。在为期 4 周的家庭训练中，训练重点与各组在实验室阶段相同，以家庭为基础的训练，旨在鼓励参加者在日常活动中练习他们的学习练习和（或）姿势控制策略，并形成锻炼习惯。本研究将跌倒次数和跌倒率作为主要研究结果，将单腿站立时间，对微扰的姿态反应潜伏期，自主步态速度，步幅作为次要研究结果。试验组发生跌倒的受试者数量少于对照组（$P<0.05$）；在训练 3 个月及结束 3 个月后试验组跌倒发生率少于对照组（$P<0.05$），在训练结束后 12 个月有轻微下降（$P=0.57$）；在步幅增加和减少体位响应延迟方面试验组较对照组更明显（$P<0.05$）；在单腿负重时间方面试验组较对照组略微增加（训练 3 个月时 $P=0.64$，训练结束后 3 个月 $P=0.041$ 和训练结束后 12 个月 $P=0.087$），2 组的步态速度均显著提高（BAL 组 $-7.5\%\sim10.7\%$，CON 组 $-6.8\%\sim9.2\%$，$P<0.05$）。结论认为与力量训练计划相比，技术辅助平衡和步态训练对于减少帕金森病患者发生跌倒有更积极的作用。

（徐 薇）

【评述】 帕金森病行步态障碍及因为步态障碍引起的跌倒直接关系到了帕金森患者的基本生活能力——行走。经常性跌倒及由此引起的紧张和对行走的恐惧，标志着患者失去了基本的生活自理能力。目前对于帕金森病步态障碍的治疗（包括药物及 DBS 手术）都缺乏令人满意的效果。康复措施的应用为这种状况的改善提供了可行性，既往的康复措施尚缺乏明确的可行性和可操作性。本文通过技术辅助平衡和步态训练的方法，对帕金森病患者进行技术辅助平衡和步态训练，通过 12 周的培训发现：发生跌倒的情况受试组数量明显少于对照组，跌倒发生率受试组少于对照组，说明该技术有着一定的临床价值，这种技术可以在家庭中应用，因此具有较高的可行性。

（沈岳飞）

第十三节 其他康复（含 ICF）研究进展

文选 1

【题目】 电针治疗女性压力性尿失禁随机对照研究（Effect of electro-acupuncture on urinary leakage among women with stress urinary incontinence :a randomized clinical trial）

【来源】 JAMA，2017，317（24）：2493

【文摘】 分析评价了与安慰电针对照电针治疗女性压力性尿失禁的疗效，12 家中国医院的多中心随机对照研究，从 2013 年 10 月到 2015 年 5 月共纳入女性压力性尿失禁患者 504 例，纳入病例按照 1∶1 比例随机分入电针治疗组（252 例）、安慰电针组（252 例）接受为期 6 周共 18 次电针治疗。结局指标为治疗期间 1 小时尿垫试验、72 小时尿失禁日记。结果表明 6 周治疗期间，与安慰电针组相比，电针组 1 小时尿垫试验均数显著减少，差异有统计学意义（$P<0.01$），72 小时尿失禁日记差异亦有统计学意义（$P<0.01$），该研究在患者表明骶骨区域进行电针治疗可有效治疗女性压力性尿失禁。

（张 路）

【评述】 该研究尝试探索中医针刺八髎技术对泌尿系统治疗的作用，关注病种为女性压力性尿失禁，评价了以电针中髎穴（第三骶后孔）以刺激第三骶神经为主要针法，对女性压力性尿失禁的治疗效果。研究显示出阳性结果，提示该技术在治疗泌尿系统疾病中有效。现刺激第三骶神经，对许多泌尿系统疾病具有治疗作用，如尿潴留患者，可以手术置入倒刺电极——膀胱起搏器给予规律刺激治疗尿潴留，目前临床提示，如应用电针刺激第三骶神经，可帮助医师选择哪一侧置入膀胱起搏器效果更好，该研究已在进行中。对于如何准确将针灸针精准刺入第三骶后孔，中国中医科学院西苑医院已进行了前期探索研究，在研究中借鉴现代解剖针刺点定位技术与放射技术评估针具是否刺入第三骶后孔。

（张　路）

文选 2

【题目】　针刺蝶腭穴治疗持续性变应性鼻炎的随机对照研究（Treatment of persistent allergic rhinitis via acupuncture at the sphenopalatine acupoint：a randomized controlled trial）

【来源】　Trials，2018，19（1）：28

【文摘】　研究分析了针刺蝶腭穴治疗持续性过敏性鼻炎的疗效。该研究共纳入 72 例患者，按照 1∶1 比例随机分入治疗组与对照组（每组各 32 例），治疗组进针深度 50mm，对照组进针深度 20mm，治疗期间患者鼻炎症状量表（total nosal symptoms sore，TNSS）为主要结局指标，患者生活质量、应急药物应用情况、针刺不良事件发生率为次要结局指标。治疗组 TNSS、生活质量改善、应急药物用量与对照组相比差异具有统计学意义，2 组均未见不良反应；深刺蝶腭穴疗效优于浅刺。

（张　路）

【评述】　过敏性鼻炎是一种常见的呼吸系统疾病，原北京同仁医院李新吾教授在 20 世纪 60 年代参考中医针刺技术并结合西医解剖理论，研发出一种可有效控制慢性鼻炎、变应性鼻炎的针刺技术，目前此技术在针灸学界关注度较高，许多学者做了有益的探索研究。研究干预措施为毫针盲刺刺入翼腭窝技术，以间接诱发对翼腭窝内蝶腭神经节刺激；对照措施为相同进针点浅刺，不将针具刺入目标解剖结构翼腭窝，对比 2 种技术对于持续性过敏性鼻炎症状控制的疗效。将针具刺入目标解剖结构的方案疗效优于对照针刺。目前，国内许多针灸医师在应用此项技术治疗鼻炎等疾病，为了规范针刺入路，中国中医科学院西苑医院进行了系统解剖学研究探索针刺入路，初步结果已经发表在美国针灸杂志。相关解剖研究提示，该技术欲刺激结构为位于翼腭窝中的蝶腭神经节，但翼腭窝中除该神经节外还有其他机构，为进一步提高对蝶腭神经节的精准刺激，中国中医科学院西苑医院正进行结合现代纳米技术的针灸针具改良研究，以期借助针具提升进而进一步提高临床疗效。

（陈新野）

文选 3

【题目】　基于 ICF 核心组合的芦山地震骨盆骨折伤员的功能评价

【来源】　四川大学学报（医学版），2016，47（1）：117-121

【文摘】　研究分析了骨骼肌肉系统 ICF 核心组合应用于芦山地震骨盆骨折伤员的可行性。采用骨骼肌肉系统 ICF 核心组合综合版，对 2013 年 4 月 20—30 日在四川大学华西医院就诊的 10 例芦山地震骨盆骨折伤员进行功能评价，采用骨骼肌肉系统 ICF 核心组合综合版的类目与相关限定值，包括身体功能、身体结构、活动与参与 3 个分量表。其中身体功能包括 17 个类目，身体结构包括 9 个类目，活动和参与包括 14 个类目。所得数据进行统计描述分析。骨盆骨折是芦山地震后较为严重的损伤，骨折类型复杂，合并伤多。在身体功能评价中，主要为骨盆骨折伤员的睡眠、能量和内在驱力、痛觉及运动和皮肤修复功能的损伤。在身体结构评价中，主要为骨盆、躯干、下肢和皮肤结构的损伤。在活动与参与评价中，伤员表现为体位转换、行走、护理身体各部等活动的困难。骨骼肌肉系统 ICF 核心组合能够为芦山地震后的骨盆骨折伤员提供一套相对全面和系统的评价方法，从身体功能、结构及活动和参与功能 3 个方面评估伤员的功能障碍情况。

（喻锦成）

【评述】 自然灾害发生后，骨盆骨折是较为严重的损伤，功能与残疾情况更加复杂，需要全面、系统而准确的康复评估。目前康复临床中缺乏系统的针对骨盆骨折的康复评估量表。该研究通过骨骼肌肉系统 ICF 核心组合综合版，对芦山地震后骨盆骨折伤员进行康复评估。骨盆骨折伤员提供了相对全面的康复评估工具，评定的结果可明确骨盆骨折伤员的功能受限情况，为自然灾害后骨折伤员评估提供更好的工具。当然，ICF 核心组合如何更有效、针对性地应用于骨盆骨折及其他骨折伤员的康复评估仍有待进一步研究。

（符　俏）

第十四节　学科前沿研究进展

一、康复循证

文选 1

【题目】 体外冲击波治疗急性和慢性软组织创伤的疗效和安全性：系统性评价和 Meta 分析（Efficacy and safety of extracorporeal shock wave therapy for acute and chronic soft tissue wounds：A systematic review and Meta-analysis）

【来源】 International Wound Journal，2018：1-10

【文摘】 评估和比较体外冲击治疗（extracorporeal shock wave，ESWT）和常规伤口治疗（conventional wound therapy，CWT）对急性和慢性软组织创伤的疗效。该研究选取了在 2017 年 6 月之前发表的关于 ESWT 治疗急性和慢性软组织创伤的英文文献，包括 PubMed、Medline、Embase、Cochrane Central Register of Controlled Trials、Cochrane Library、Physiotherapy Evidence Database、HealthSTAR 等数据库，以及这些文献的参考文献中的相关文献。该研究采用 Cochrane 偏倚风险评估工具进行所搜集文献的质量。筛选出合格的文献后，提取的变量包括研究方法，受试者人口统计资料，损伤的病因，治疗方案，评估指标和随访时间等。根据异质性检验的结果，选择固定效应模型或随机效应模型来计算合并效应。10 个 RCT 研究包括 437 例患者最终被纳入此 Meta 分析。Meta 分析结果显示 ESWT 治疗急性和慢性软组织创伤愈合率显著增加 2.73（*OR* 3.73，95%*CI* 2.30～6.04，*P*＜0.001），创面愈合面积增加 30.45%（SMD＝30.45，95%*CI* 23.79～37.12，*P*＜0.001）。ESWT 使急性软组织创伤的创面愈合时间缩短 3 天（SMD＝−2.86，95%*CI* −3.78～−1.95，*P*＜0.001），慢性软组织损伤的创面愈合时间缩短 19 天（SMD＝−19.11，95%*CI* −23.74～−14.47，*P*＜0.001），而且与单独使用常规伤口治疗相比，伤口感染风险减少 53%（*OR* 0.47，95%*CI* 0.24～0.92，*P*＝0.03）。使用 ESWT 未见报告严重的不良反应。与常规伤口治疗相比，ESWT 对急性和慢性软组织伤口有更好的治疗效果。但是，ESWT 对急性和慢性软组织创伤的作用仍需要更高质量的和更好条件控制的 RCT 进行进一步的评估。

（曾凡硕）

【评述】　ESWT 可改善是治疗急性和慢性软组织创伤有效的方法，特别是传统的治疗效果不佳的时候。该系统性评价和 Meta 分析旨在评估 ESWT 和常规伤口治疗对急性和慢性软组织创伤的作用。该研究通过搜集相关文献，采用 Cochrane 偏倚风险评估工具进行文献质量的筛选，提取相关变量。该研究发现相对于常规伤口治疗，ESWT 使急性和慢性软组织创伤愈合率增加，创伤愈合面积增加，创面愈合时间缩短，创面感染风险减少，无严重的不良反应，为临床医师提供临床证据。因为现有的临床和试验证据有限，该研究结果需要更高质量的大样本随机对照试验来证实。

（孙强三）

文选 2

【题目】　正念训练对脑卒中患者康复效果的系统评价与 Meta 分析（A systematic review with meta-analysis of mindful exercises on rehabilitative outcomes among post-stroke patients）

【来源】　Arch Phys Med Rehabil，2018

【文摘】　采用 Meta 分析严格评估了正念训练对脑卒中患者的康复效果。该研究系统检索了 4 个英文数据库（PubMed、Cochrane Library、Web of Science、physiotherapy Evidence Database）及 2 个中文数据库（CNKI、万方数据库），检索了相关文章的文献列表，共收集到 490 项正念训练（太极、气功、瑜伽）对脑卒中患者康复效果的随机对照研究；由 2 名评价员单独对纳入的文献进行数据提取、质量评价和偏倚风险评估，由第三方参与讨论一起解决发生的分歧，最终筛选出 20 项符合条件研究，1286 例脑卒中患者（正念训练组 611 例，对照组 675 例）。这些研究发表于 2010 年—2017 年，包括中国 16 篇，美国 2 篇，日本和澳地利各 1 篇。有 4 项研究中正念训练为该组唯一干预方式，其他 16 项研究均为正念训练和常规康复、药物治疗或平衡训练等联合干预。该 Meta 分析根据修订的 PEDro 量表评估这些随机对照研究的质量，这些研究的 PEDro 量表总分在 5～9 分间，提示存在低中度偏倚风险。分析采用 Comprehensive Meta Analysis 2.0 版软件进行合并研究结果，10 项 RCT 研究采用 FMA 量表评估了正念疗法对上下肢感觉运动功能的作用，分析结果提示了正念疗法与脑卒中患者下肢和上肢感觉运动功能改善存在显著相关，下肢（SMD＝0.79，95%*CI* 0.43～1.15，*P*＜0.001，I^2＝62.67%）；上肢（SMD＝0.7，95%*CI* 0.39～1.01，*P*＜0.001，I^2＝32.36%）。5 篇 RCT 研究检查了正念训练对步速的影响（SMD＝0.24，95%*CI* 0.01～0.48，*P*＝0.04，I^2＝15.79%）；只有 1 篇研究结果显示正念训练能明显改善步速；2 项 RCT 研究调查发现正念训练对下肢力量（6WMT 和 2 分钟踏步试验）有影响（SMD＝0.35，95%CI 0.09～0.62，P＝0.01，I^2＝0）；3 项 RCT 研究结果显示对有氧耐力无明显影响（SMD＝0.18，95%CI －0.05～0.42，P＝0.13，I^2＝0）；3 项 RCT 研究调查发现正念训练队整体运动功能无明显改善（SMD＝0.26，95%CI －0.06～0.57，P＝0.11，I^2＝25.05%）。该 Meta 分析提示了正念训练在改善脑卒中患者的四肢感觉运动功能方面可能是有效的。对于脑卒中患者的步速、下肢力量、整体运动功能及有氧耐力方面则没有显示出明显的疗效，仍需要更进一步的研究才能得到有循证医学证据的结论。

（杨德刚）

【评述】 我国每年新发脑卒中患者约 200 万人，绝大部分幸存者因残疾不能独立生活。康复治疗是促进功能的重要手段。近年来太极、气功、瑜伽等正念疗法受到越来越多的关注，作为一种心理疗法被用于精神疾病、肿瘤等康复领域，其在脑卒中康复治疗中的有效性仍缺乏循证医学证据。该研究通过最高循证级别的 Meta 分析评估了正念疗法对脑卒中康复的疗效影响，较严格地进行 Meta 分析并遵照 PRISMA 标准进行规范报告，结果提示了正念疗法对脑卒中患者四肢感觉运动功能的改善可能会发挥明显作用，对临床康复有一定指导意义。限于收集到 RCT 研究存在偏倚风险及多数研究中正念疗法组也同时接受了传统康复治疗这一情况，仍需要更进一步的研究明确其作用大小。

（桑德春）

二、再生医学

文选 3

【题目】 恒河猴大脑移植的干细胞可分化为神经元并对声音刺激产生功能性反应（Neurons differentiated from transplanted stem cells respond functionally to acoustic stimuli in the awake monkey brain）

【来源】 Cell Rep，2016，16（4）：1016-1025

【文摘】 将移植入恒河猴的下丘脑干细胞诱导分化为神经元，发现可与在体神经元形成有效的网络联系，且这种网络连接对声音刺激可以产生功能性的反应。首先，将一个定位管插入恒河猴大脑的下丘脑，然后通过定位管移植入大量的 GFP$^+$ 的干细胞。移植后 6 个月，利用 NeuN、Map2、Tau 等标记发现，移植处约 12% 的移植干细胞分化为神经元；移植处周围 0.4mm^2 的范围内约 29.4% 移植的干细胞分化为神经。此外，该研究还标记了 Synapsin、PSD95 等，结果提示移植后的干细胞可以存活 6 个月并分化为成熟神经元，且与宿主神经元形成突触连接。将移植后 6 个月的 5 只清醒的恒河猴分为 2 组：声音干预组（n＝3），对照组（n＝2）。声音干预组将恒河猴置于安静密闭箱内 2 小时，然后予以 30 分钟的 80dB 的宽频白噪音刺激，最后再放回安静密闭箱 90 分钟。对照组则直接将恒河猴置于安静密闭箱 4 小时。4 小时结束后猴子立即处死取材。结果发现，声音干预组恒河猴下丘脑区 c-Fos$^+$/NeuN$^+$ 计数较对照组明显增多（P＜0.01），约 70% 的 NeuN$^+$ 细胞同时有 c-Fos 的表达。移植分化的神经元通过突触连接获得了来自宿主神经元的声音刺激诱发输入，在处理这些输入后，移植分化的神经元产生动作电位，然后很可能通过它们之间的投影将它们传输到神经元，进而在清醒的大脑中发挥功能性作用。最后，在移植后 2 周取 5 只恒河猴进行电生理的检测。移植后第 4 周神经元开始记录到明显的自发电活动，且这种电活动随声音刺激的频率、强度发生变化。在清醒的恒河猴移植的神经干细胞可以和宿主细胞形成网络连接并发挥一定的功能。

（郭　凤）

【评述】 神经干细胞移植对神经再生具有重要的意义。本文利用恒河猴作为研究对象，将神经干细胞移植入下丘脑，定位具体，利用荧光双标观察了干细胞分化为成熟神经元及和宿主神经元突触的连接，在此基础上发现了声音干预对神经元网络连接具有重要的影响。本研究为神经干细胞的移植、分化，网络连接的形成及功能性的发挥，进而促进神经再生及功能恢复具有重要的意义。

（陈　红）

文选 4

【题目】 p53 途径通过 SOX2 介导小鼠脊髓重塑（The p53 pathway controls SOX2-mediated reprogramming in the mouse adult spinal cord）

【来源】 Cell Rep，2016，17（3）：891-903

【文摘】 研究分析了成年小鼠中 p53 途径在 SOX2 诱导脊髓胶质细胞再生中的重要作用。利用野生 C57BL/6J 成年小鼠在胸 8 处注射转染 SOX2 病毒。首先，转染后 4、5、6 周进行注射位置脊髓的荧光免疫组化。发现转染后 4~8 周，正常小鼠约有 200 个 DCX^+ 成神经细胞。结果发现转染后 5、6 周，p53 突变缺失的小鼠脊髓内 DCX^+ 成神经细胞的数目约 1500 个。而转染 4 周后，p53 突变缺失的小鼠脊髓内 DCX^+ 成神经细胞的数目则较正常小鼠可增多近 1 倍（每组 4 只，$P=0.05$）；通过 GFAP 抑制 p53 shRNA 的表达后，小鼠脊髓内 DCX^+ 成神经细胞的数目较正常小鼠也明显增多（每组 6 只，$P=0.027$）。此外 p21KO 小鼠脊髓内 DCX^+ 成神经细胞的数目也较正常小鼠也增加近 1 倍（每组 4 只，$P=0.042$）。这些结果提示 p53-p21 途径在 SOX2 介导脊髓成神经细胞再生中发挥重要作用。通过 caspase-3 和 $TUNEL^+$ 研究转染后 4~8 周脊髓成神经细胞的凋亡。不论通过 shRNA 还是 p21KO 降低 p53 的表达，caspase-3 和 $TUNEL^+$ 的表达均较少且较正常小鼠无明显差异。这些结果提示 p53 的改变对细胞的存活没有太大的影响。然后通过标记 KI67 研究转染后脊髓成神经细胞的增殖。结果显示转染后 1~4 周，$KI67^+DCX^+/DCX^+$ 细胞从 20% 降至 5%（每组 5 只，$P<0.05$）。而不论通过 shRNA 还是突变使 p53 缺失后，转染后 4 周小鼠脊髓成神经细胞的增殖都较正常小鼠显著增多近 3 倍（每组 4~6 只，$P<0.01$）。此外 p21KO 小鼠转染 4 周后脊髓内成神经细胞的增殖数目也明显增加（每组 4 只，$P=0.004$）。还对小鼠进行 Brdu 的标记，显示 p21KO 小鼠 $KI67^+Brdu^+DCX^+/Brdu^+DCX^+$ 比例较正常小鼠增长 22.5%。这些结果提示 p53-p21 途径通过限制干细胞的增殖和细胞周期调节成神经细胞的产生。还检测了转染后 3 周 p21KO 小鼠与正常小鼠 $ASCL1^+$、$KI67^+ASCL1^+/ASCL1^+$、$ASCL1^+DCX^+/ASCL1^+$ 细胞比例均无明显差异（每组 3 只，$P>0.05$），但 p21KO 小鼠 $ASCL1^+DCX^+/DCX^+$ 细胞比例较正常小鼠稍有降低。这些结果提示 p53 途径对早期 $ASCL1^+$ 前体细胞的生成、增殖及其向 DCX^+ 的早期成神经细胞的分化没有影响。研究进行了丙戊酸（valproic acid，VPA）干预，发现转染后 8 周，p21KO 小鼠较正常小鼠 $Brdu^+$

RBFOX3$^+$细胞数目减少但无统计学意义；VPA 处理后，转染后 8 周正常小鼠 Brdu$^+$RBFOX3$^+$细胞约有 6000 个，而 p21KO 小鼠仍并没有检测到 Brdu$^+$RBFOX3$^+$细胞（每组 3～4 只，$P=0.03$）。此外在 p21KO 小鼠可看到大量 DCX$^+$细胞，且经过 VAP 处理组的 p21KO 小鼠对 DCX$^+$细胞数目并没有产生太大的影响。这些结果提示抑制 p53-p21 途径使成神经细胞停滞在早期较不成熟的阶段。利用包括 GDNF、FGF2、Bdnf 和 Nog 进行微环境的干预。结果显示转染后 8 周，GDNF 和 FGF2 可以增加 p21KO 小鼠约 6000 个脊髓 Brdu$^+$RBFOX3$^+$细胞，而对正常小鼠无明显作用。Bdnf 和 Nog 干预后，正常小鼠脊髓约 7000 个 Brdu$^+$RBFOX3$^+$细胞，而 p21KO 小鼠脊髓可以达到约 30 000 个 Brdu$^+$RBFOX3$^+$细胞。shRNA p53 缺失后也发现了同样的结果。没有 SOX2 转染的小鼠并没有检测到 Brdu$^+$RBFOX3$^+$细胞。脊髓微环境的生长因子可以促进成神经细胞的成熟。研究还利用 mGfap-Cre 和 Thy1-STOP-YFP（GcTy）系小鼠，通过计数 YFP$^+$、GAD6$^+$、GABA$^+$、GLYT2$^+$、5-HT$^+$、VGLUT2$^+$、CALB$^+$等发现脊髓成神经细胞可以分化成熟的不同的神经元亚型。最后通过 mGfap-Cre 和 Rosa-tdT 小鼠胸 7 至胸 9 的脊髓撞击模型，建立正常小鼠组和转染 SOX2 组，每组 3 只，8 周后仅 SOX2 组可检测到脊髓胶质细胞来源的神经元 tdT$^+$RBFOX3$^+$。这些结果提示：脊髓损伤后可在损伤处产生大量的新生神经元。p53 途径在 SOX2 介导成神经细胞再生中发挥有重要的作用。

（郭　风）

【评述】 脊髓的修复和神经再生对脊髓损伤疾病具有重要的意义。本研究利用慢病毒转染、转基因小鼠等多种新的技术，从分子学角度检测了从脊髓胶质细胞再激活到诱导分化为神经前体细胞、成神经细胞及神经元一系列的过程，并揭示了 p53 途径在 SOX2 介导脊髓神经再生中有着重要的作用，对脊髓损伤后神经再生的研究提供了重要了依据。

（黄晓琳）

文选 5

【题目】 长期的 GABA 源性输入可调节神经干细胞活性及海马的神经再生（Long-range GABAergic inputs regulate neural stem cell quiescence and control adult hippocampal neurogenesis）

【来源】 Cell Stem Cell, 2017, 21（5）：604-617

【文摘】 首先利用 AAV-FLEX-TVA-mCherry 或 AAV-FLEX-RG 注射至 PV-Cre 小鼠的齿状回颗粒下层来标记 PV 中间神经元（$n=3$），术后 21 天时进行 RV-GFP 的标记，术后 27 天处死取材结果确认了齿状回的 PV 中间神经元主要接收的是内侧隔核 GABA 源性神经元的投射。然后分别将 AAV-DIO-YFP 或 AAV-DIO-ChR2 注射至 VGAT-Cre 小鼠的内侧隔核来标记 GABA 源性神经元，结果显示 VGATMS-DG 可以有效地通过齿状回的 PV 中间神经元的投射与神经干细胞建立功能性网络连接，且 VGATMS-DG 的活性对神经干细胞的激活十分重要，即内侧隔核的 GABA 投射神经元可以调节神经干细胞的激活。接着齿状回的 PV 中间神经元是通过去极化内侧隔核的 GABA 信号通路投射至神经干细胞，而仅内侧隔核的 PV 中间神经元并不能调控神经干细胞。最后通过去除内侧隔核的 GABA 神经元，发现消除后 1～6 周，Nestin$^+$EdU$^+$/Nestin$^+$数值逐渐增高，Nestin$^+$数目降低，而 Nestin$^+$EdU$^+$的数目并无明显变化，同时 Tbr2$^+$EdU$^+$的数目也逐渐增多，而 DCX$^+$EdU$^+$数目无明显变化，这些结果提示内侧隔核和齿状回 GABA 源性投射的减少促进了干细胞的分化成熟。此外研究还进一步观察了内侧隔核 GABA 消除后海马神经再生的情况，结果发现 DCX$^+$、NeuN$^+$EdU$^+$ 数目明显增多，这些结果提示内侧隔核和齿状回 GABA 源性投射的减少促进了新生成熟神经元的存活。通过干预内侧隔核和齿状回的 GABA 投射神经元可以有效调控海马的神经再生，进而改善相应的认知功能。

（郭　风）

【评述】　海马的神经再生对认知等相关功能至关重要。本文仔细地阐述了 GABA 投射神经元和海马齿状回相互作用后进一步调控海马的神经干细胞活性和神经再生，提出了 GABA 源性神经元是海马齿状回 PV 中间神经元重要的投射因子，在海马神经再生中具有重要的作用，从反向消除 GABA 投射神经元进一步验证了其在海马神经再生中的功能。

（陈　红）

三、康复机器人

文选 6

【题目】　肌电驱动的神经肌肉电刺激机器人辅助脑卒中后腕关节的康复（Wrist rehabilitation assisted by an electromyography-driven neuromuscular electrical stimulation robot after stroke）

【来源】　Neurorehabil Neural Repair，2015，29（8）：767-776

【文摘】　将 26 例慢性脑卒中伴偏瘫患者随机分为 2 组，分别接受肌电驱动的神经肌肉电刺激（NMES）机器人和肌电驱动机器人辅助的腕关节活动训练，比较 NMES 机器人和传统机器人辅助腕关节活动训练的康复效应。训练持续 7 周，共进行 20 次训练。训练前后及训练结束 3 个月后，分别用 FMA、MAS、上肢动作研究试验（Action Research Arm Test，ARAT）等临床评分对训练效果进行评估，并利用肌肉共同收缩指数（co-contraction index，CI）的肌电指标评估训练期间的肌肉协同模式。NMES 机器人和传统机器人辅助训练组的各项评分在训练前组内和组间均无显著性差异，但是 2 组的 FMA 肩肘评分训练后均较训练前明显提升（$P<0.05$），效应持续至训练 3 个月后，并且 NMES 机器人组评分显著高于传统机器人组（$P<0.05$）；NMES 机器人组训练后 FMA 腕手评分较训练前明显增高（$P<0.05$），效应持续到训练后 3 个月，而传统机器人组该项评分较训练前无明显变化；2 组患者训练后 MAS 肘和腕关节评分均较训练前明显下降（$P<0.05$），且该下降趋势持续至训练后 3 个月；NMES 机器人组 ARAT 得分在训练后及训练后 3 个月后均有显著改善（$P<0.05$），传统机器人组无明显变化。在 3 个月的随访过程中，NMES 机器人组 ARAT 得分均显著高于传统机器人组（$P<0.05$）。在肌电参数方面，传统机器人组桡侧腕屈肌（FCR）腕桡侧伸肌（ECR）协同肌群的 CI 值无明显变化，而 NMES 机器人组 CI 值明显下降（$P<0.05$）。2 组被试训练 10 次之后，NMES 机器人组 CI 值低于传统机器人组。此外，ECR 和肱二头肌（biceps brachii，BIC）、BIC 和肱三头肌（triceps brachii，TRI）及 FCR 和 BIC 肌肉对的 CI 值在 2 组患者中均明显下降（$P<0.05$）。NMES 机器人相对传统机器人在辅助腕关节活动训练中的康复效果更好。

（刘汉军）

【评述】 本研究以偏瘫脑卒中患者为研究对象，比较了 NMES 机器人与传统机器人辅助运动训练对腕关节运动功能的康复效果，揭示了 NMES 机器人在康复治疗中的优势。该研究运用了多种量表对训练前后患肢的近端远端运动功能进行了全面评价，选用了肌电参数 CI 评价肌肉的协同运动情况。本研究对 2 组患者干预后的随访为 3 个月，未揭示 3 个月随访过程中运动功能的动态变化趋势，亦未进行更远期效应的随访，可在今后的研究中进一步完善。

（宋　嵘）

文选 7

【题目】 功能性电刺激与机器人外骨骼混合康复系统的协同控制（Cooperative control for a hybrid rehabilitation system combining functional electrical stimulation and robotic exoskeleton）

【来源】 Front Neurosci，2017，11：725

【文摘】 结合功能性电刺激和外骨骼开发了一个混合康复系统（FEXO Knee），用以在游泳时控制膝关节。该系统使用前馈控制方法对 FES 进行控制，对外骨骼采用反馈控制方法，可实现功能性电刺激（functional electrical stimulation，FES）和外骨骼产生的转矩任意分布进而保证运动的协调。该混合康复系统对关键参数的实时检测和调整通过参数调节器实现，以协调控制 FES 和外骨骼。该系统工作时刺激股四头肌和腘绳肌 2 块肌肉以产生膝关节主动力矩，可将膝关节角度和外骨骼与柄之间的交互力矩作为反馈信号用于控制系统。中心模式生成器（central pattern generato，CPG）作为相位预测器，被该系统用于处理运动模式的相位冲突，实现了 2 个不同体（柄和外骨骼）的同步。本研究以 5 名健康受试者和 4 例截瘫患者为对象，记录并分析关节最大角度、单次试验时间、柄与外骨骼之间的绝对最大互转矩、外骨骼参考轨迹与实际膝关节角度的平均误差和期望辅助转矩与实测互转矩之间的平均误差，验证 FEXO Knee 系统的可行性和运动控制能力。试验设置了运动模式和 FES 水平，以关节最大角度、单次试验时间、柄与外骨骼之间的绝对最大转矩为主要参数。在试验时间方面，健康被试在不同 FES 水平之下无显著不同（运动模式 1 $P>0.1$；运动模式 2 $P>0.1$；运动模式 3 $P>0.1$），偏瘫患者在不同 FES 水平之下亦无明显差异（运动模式 1 $P>0.1$；运动模式 2 $P>0.1$；运动模 3 $P>0.1$）。绝对最大互转矩方面，健康被试（运动模式 1 $P<0.01$；运动模式 2 $P<0.01$；运动模式 3 $P<0.01$）和偏瘫患者（运动模式 1 $P<0.01$；运动模式 2 $P<0.01$；运动模式 3 $P<0.01$）。在不同运动模式中，绝对最大互转矩均具有显著差异。在整个试验过程中，角度偏差在极小的范围内变动，转矩偏差限制在 $\pm 3Nm$ 之内。上述结果表明了期望轨迹与实际膝关节角度之间的良好跟踪性能：即使在不同运动模式之间的过渡阶段，轨迹也能维持平滑和稳定的。因此，FEXO Knee 在转矩分配、轨迹跟踪和相位同步的协同控制方面均有良好的控制效果。

（刘汉军）

【评述】 该研究提出了结合功能性电刺激与机器人外骨骼的混合康复系统对运动进行协同控制的新型运动控制策略，通过对健康被试和偏瘫患者的对照试验验证了该混合康复系统的运动控制效能、稳定性和适应性。该系统在运动的协同方面具有良好的控制效果。研究设计及测量分析指标较为合理，反映了该混合康复系统的性能和优势。该研究仅招募了 5 名受试者，样本量偏小，临床评分需要进一步完善，以更全面地反映该系统的临床康复效果。

（宋 嵘）

文选 8

【题目】 神经肌肉电刺激与机器人混合系统用于脑卒中后多关节协调性康复 [A Neuromuscular Electrical Stimulation（NMES）and robot hybrid system for multi-joint coordinated upper limb rehabilitation after stroke]

【来源】 J Neuroeng Rehabil，2017，14（1）：34

【文摘】 开发 NMES 和机器人的混合康复系统，用于上肢多关节协调物理训练，帮助肘、腕、指关节完成特定的动作。为了评估该混合系统的运动辅助能力及其对卒中患者患肢的康复效果，本研究招募了 11 例慢性脑卒中患者，以每周 3～5 次、每次 1.5 小时的训练强度对其进行了 20 次设备协助下的上肢训练。训练过程采用了 R100N100、R0N0、R0N100、R100N0 4 种辅助方案，利用追踪过程中的目标与实际关节位置的均方根误差（RMSE）评价运动的准确性。结果显示，NMSE 机器人混合系统协助下的运动更为流畅，追踪曲线更为平滑。追踪任务使用的关节和 NMES 机器人对运动的辅助方案均对 RMSE 值变化产生效应（关节因素 $P = 0.0127$；辅助方案 $P = 0.0083$），具体表现为当辅助方案为 R0N100 和 R0N0 时，腕 RMSE 值高于肘（$P < 0.05$），R100N100 和 R100N0 时两者 RMSE 值无差异；R100N100 和 R100N0 辅助方案下的 RMSE 值，NMES 机器人辅助组显著低于无辅助时（$P < 0.001$）；肘部 R100N100 辅助方案 RMSE 值显著低于 R0N0（$P = 0.022$）。此外，本研究用 EMG 参数中的共同收缩指数（cocontraction index，CI）评价运动协调性。结果显示，当辅助方案为 R100N100&R0N100 时，FCR&BIC（$P < 0.001$）、ECU-ED&FCR（$P < 0.001$）和 BIC&TRI（$P = 0.004$）的 CI 值均显著降低。训练前和训练后分别对被试进行 MAS、FMA、手臂动作调查测试（Action Research Arm Test，ARAT）和沃尔夫运动功能试验（Wolf Motor Function Test，WMFT）临床评分。训练后肘和腕 MAS 评分显著降低（$P < 0.05$），但手指评分无变化；FMA、ARAT、WMFT 评分在训练后均较训练前改善（$P < 0.05$），WMFT 完成时间亦缩短（$P < 0.05$）。综上所述，采用 NMES 机器人混合系统辅助后，RMSE 值和 CI 值以及物理训练后的临床评分均较未使用该系统时显著改善，EMG 驱动的 NMES 机器人系统能够改善肘、腕、指关节的肌肉协同运动。

（刘汉军）

【评述】 偏瘫脑卒中患者的患侧上肢各关节间运动不协调是一个康复难题。本研究开发了 NMES 机器人系统，帮助偏瘫患者肘、腕、指各上肢关节的协调运动，且验证了该系统的稳定性、适应性和临床效果，发现该系统对肘、腕、指关节的协同运动具有改善作用。国外研究更为注重评估机器人系统的运动参数、力学参数等与临床量表的相关性，而本研究未做此项工作，可在今后研究中进一步完善。该系统的开发可以使上肢偏瘫脑卒中患者的运动功能康复获益，为解决上肢各关节运动不协调的难题提供了解决方案。

（宋 嵘）

（审阅：励建安 魏 全 陈 红）